U0276324

上海第二医科大学史

上卷
（1952—1978）

主　编　孙大麟
副主编　陈　挥

上海交通大学出版社

内容提要

上海第二医科大学于 1952 年 10 月由原圣约翰大学医学院、震旦大学医学院、同德医学院合并而成,2005 年与上海交通大学合并,成为上海交通大学医学院,本书依发展阶段分为上下两册,共 5 个章节,以学校发展沿革为经,以组织机构、教学、科研、医疗、师资、对外交流、校园文化、党群工作、人物等方面内容为纬,如实记载了学校各个时期(1952—2005)具有重要意义、重要影响和重要历史价值的大事、要事,全面展示了学校不断改革、建设与发展的历程。

本书适合所有关注二医大的过去、现在和将来的读者阅读。

图书在版编目(CIP)数据

上海第二医科大学史/孙大麟主编.—上海:上海交通大学
出版社,2020
ISBN 978-7-313-14729-5

Ⅰ.①上… Ⅱ.①孙… Ⅲ.①上海第二医科大学—校史
Ⅳ.①R-40

中国版本图书馆 CIP 数据核字(2016)第 059789 号

上海第二医科大学史
SHANGHAI DIER YIKE DAXUE SHI

主 编:孙大麟
出版发行:上海交通大学出版社　　　　　　　　地　　址:上海市番禺路 951 号
邮政编码:200030　　　　　　　　　　　　　　电　　话:021-64071208
印　　制:苏州市越洋印刷有限公司　　　　　　经　　销:全国新华书店
开　　本:787mm×1092mm　1/16　　　　　　印　　张:53
字　　数:983 千字
版　　次:2020 年 12 月第 1 版　　　　　　　　印　　次:2020 年 12 月第 1 次印刷
书　　号:ISBN 978-7-313-14729-5
定　　价:200.00 元

《上海第二医科大学史》编撰委员会

主　任：孙大麟　范先群　陈国强

成　员：（按姓氏笔画排序）

丁文祥	王一飞	王玉龙	王志明	王振义	方　勇
朱正纲	朱志安	朱明德	刘　军	刘国华	刘锦纷
江　帆	江忠仪	孙　锟	严　肃	李卫平	李宏为
李学敏	李春郊	李宣海	杨伟国	吴　皓	邱蔚六
余贤如	沈国芳	沈泽民	沈晓明	张一楚	张志愿
陈　佩	陈　挥	陈　睦	陈万隆	陈红专	陈树宝
陈淑瑾	范关荣	欧阳仁荣	罗　蒙	郑德孚	赵佩琪
胡翊群	钱志明	徐卫国	徐宝其	郭　莲	唐国瑶
黄　钢	黄荣魁	黄淇敏	龚圣济	程鸿璧	简光泽
蔡秉良	潘家琛	戴尅戎	瞿介明		

《上海第二医科大学史》编写组

主　　编：孙大麟

副主编：陈　挥

成　　员：宋　霁　葛鹏程　魏洲阳　陈　杰　乙福祥

　　　　　文　丰　南德红　卢立波　张宜岚

前　言

　　《上海第二医科大学史》历时近十个寒暑编纂成书,终于问世。这是值得庆贺的一件大事。

　　上海第二医科大学于1952年10月由原圣约翰大学医学院、震旦大学医学院、同德医学院合并而成。学校成立以来,全体师生医护员工认真贯彻党的教育方针,坚持社会主义办学方向,秉承"博极医源、精勤不倦"的治学精神,以"谋国家之强盛、求科学之真知、践医学之神圣"为己任,精诚合作、努力工作,同舟共济、携手前行,医教研管等事业都取得了巨大成就。党的十一届三中全会后,学校坚决贯彻改革开放的政策,促进各项工作取得长足发展。进入21世纪,学校继续解放思想,实事求是,与时俱进,开拓创新,不断开创建设和发展的新局面。2005年7月,在国家教育战略的大背景下,上海第二医科大学与上海交通大学实现强强合并,成立新的上海交通大学医学院。在建设"世界一流大学"和"一流医学院"的"两个一流"奋斗目标指引下,上海交通大学医学院充分发挥"部市共建""部部共建"的体制优势,以战略规划为先导,抢抓机遇,深化改革,开启了冲击世界一流的新征程。

　　《上海第二医科大学史》坚持尊重历史、实事求是的原则,以唯物史观为指导,以学校发展沿革为经,以组织机构、教学、科研、医疗、师资、对外交流、校园文化、党群工作、人物等方面内容为纬,如实记载了学校各个时期具有重要意义、重要影响和重要历史价值的大事、要事,全面展示了学校不断改革、建设与发展的历程。全书依发展阶段分为上下两册,共5个章节,近80万字。它是上海交通大学医学院广大师生医务员工进行调查研究不可或缺的工具书,也是对青年教工及学生进行爱国荣校教育的生动教材。

　　这部校史,是上海第二医科大学建校以来第一部由学校组织编写的校史。其编纂工作自 2010 年开始启动,至今已历时十余年。这段时间里,校史编纂工作得到上海交通大学医学院党政领导的高度重视与大力支持。各相关职能部门、各附属单位积极配合、通力合作。许多老领导、老校友、老专家也给予了热情无私的指导与帮助。他们不仅提供资料,而且参加审稿等工作,提出许多宝贵的意见和建议。十余年多的时间里,参与编纂工作的同志,悉心投入,默默耕耘,查阅了千余卷的原始档案,力求内容翔实、史料丰富;修改了百万字的稿件材料,力求详略适中、精益求精。在此,我们谨向所有为编纂和出版校史做出贡献的单位和同志表示诚挚的谢意!

　　校史编纂工作量大,所涉内容年代久远,条线繁多,加上我们水平有限,在资料完整性、史实准确性、内容鲜明性以及体例规范性等方面,难免有谬漏之处,恳请读者予以批评指正。

　　春华秋实数十载,风劲扬帆正当时。希冀《上海第二医科大学史》的出版,能够进一步激励今天的交大医学人,努力推动医学院各项事业蓬勃发展,为谱写医学院的新篇章,为振兴我国的医学事业而不懈奋斗!

编者

2019 年 11 月

目 录 | CONTENTS

绪论
追根溯源：上海第二医科大学的前身与
近代上海西医教育（1896—1952）

引言　西医东渐与近代上海高等医学教育

文化具有传播的属性。文化传播产生于人类生存和发展的需要。传播促进了人类社会的发展，文化借助于传播影响着人类。不同文化间总是存在着相互影响的现象。

中西文化交流有着悠久的历史，早在新石器时代，仰韶文化的西传；两汉、魏晋南北朝时期，中华文明与西域文化的交融；唐宋元时期，中西科学技术文化的交流，等等。与中华文明繁荣时期，中西交流表现出的"中学西传"一样，随着西方资本主义近代以来的快速发展，17、18 世纪以来的中西文化交流逐渐呈现出"西学东渐"的走向，这其中有着深刻的历史文化因素。

在中西文化交流中，存在着两股强大的推力。其一是资本积累的原始动力，推动着资本主义国家向外拓展，实施殖民；其二是基督教的传教精神，为向外扩张的现实行为披上了"道德"的外衣，也使得传教士在这场文化交流中走在了最前列。

传教士与医学的关系是微妙的。

一方面，突破中世纪黑暗后的西方各国在科学技术发展方面取得了巨大突破。传教士团体中，掌握近代科学技能者比比皆是。随着经济社会的发展，西方传教士的传教力度也得到了不断加强。

另一方面,传教毕竟是一件"苦差事",传教士常常孤身一人进入一个完全陌生的落后地区,最大的潜在威胁来自于疾病。因而,具有医疗能力的传教士不仅能够使自己避免疾病的侵害,而且还能帮助教会中的其他传教士以及本国商人远离疾病的威胁。

这些具有医疗专长的传教士,在为"自己人"服务的同时,本着基督教"仁慈"的精神,也经常对他们传教的对象展开救治。他们发现,一些成功的救治使他们赢得了当地人的信任,有助于他们更好地传播福音。久而久之,医疗传教的工具性开始显现出来,成为传教的一种工具。

西方医学在中国传播,最初就是通过西方基督教医学传教士的努力来实现的。尽管医学传教的目的很明确,但是医学传教士在中国面临着巨大的患者群体,工作量之大往往使他们无暇顾及传教工作的开展。在一定程度上,他们的医疗使命远远超过了传教使命。

特别是近代来华的新教传教士,他们为现代医学教育和社会福利所吸引,为了解决中国的疾病、愚昧和饥饿,在 19 世纪末的中国开展了一场"西医运动"。正如上海第一家西式医院(仁济医院的前身)的创建者、传教医生雒魏林(William Lockhart,1811—1896)所说的"一个勤勉的医学传教士应在其全部时间里开掘其职业,把他的精力贡献给医学和外科实践"。

西医东渐的历史进程可以分为两个阶段:第一阶段是明末至 19 世纪初,这一时期,医学并没有作为独立的内容传入中国,而是作为近代科学技术的一个组成部分来到中国,其内容也仅限于理论知识层面,鲜有实质性的医疗行为发生。

第二阶段是自 19 世纪初以后,又可以鸦片战争为界,分为两个阶段:前一阶段,由于中国政府的禁令,医疗传教只能在广州、澳门以及南洋各地的华人中传播;第二阶段是鸦片战争之后,特别是 1942 年《南京条约》的签订,使传教士的活动范围不断扩大并向中国内陆延伸,医学传教进入新的阶段。

在中国近代历史上,西方医学入华,与近代新科学与思潮入华历程一样,国人的接受也是由被动转为主动,并进行了中国式的消化。可以说,西方医学是以医院为发端,以医科学校为延伸,以传教士为媒介。

一系列不平等条约,迫使中国开放通商口岸,并允许外国传教士在口岸建教堂、设医院诊所和学校,于是教会医院在我国日渐增多,西医西药成为帝国主义侵略中国的重要手段之一。传教士郭雷枢《关于任用医生作为对华传教士的建议书》在此时产生了更大的影响。据粗略统计,鸦片战争以后至 1920 年以前来我国行医的传教士有 563 人;到 1935 年,散布于我国各地的教会医院达 330 所。

上海开埠后，首先在上海建立教会医院的是伦敦会医师雒魏林。他于 1844 年 2 月抵达上海，随即在上海南市附近的一所民居里开办了上海最早的一家西式医院——雒氏诊所。诊所条件虽然简陋，但因免费义诊，前来求治者络绎不绝。后因业务拓展的需要，这所医院多次搬迁扩建，一度被称为"山东路医院"，最后中文名定为"仁济医馆"（1932 年正式定名为"仁济医院"）。其建设费用主要由英国商人、侨民捐赠和香港医学会募捐。医院开办极为成功，在很短的时间里赢得了巨大的声誉。在 1857 年雒魏林离开上海后，伦敦会委派合信（Hobson，Benjamin）任仁济医院院长。以后又有柯林斯（Rev. Collins）、韩德森（James Henderson）等人相继主持该院工作。仁济医院在开办的最初 13 年中，即 1844—1856 年，医治患者 13 万人次，1875 年达 56 624 人次。

1926 年，英国富商、德和洋行老板亨利·雷士德（Henry Lester）去世，遵其遗嘱，医院获得了 200 万两白银的赠款，医院的英文名称也因此改成"雷士德医院"。

至 19 世纪末，在上海的教会医院中较著名的还有 1867 年设立的同仁医院、1885 年设立的西门妇孺医院等。教会医院的设立已遍及全国 13 个省市、80 多个地区，并由沿海城市向内陆地区辐射。

当然，除一些著名的医院外，大多数教会医院是教堂、诊所、住所"三位一体"的场所。由于战争或传教医生私人的原因，常导致医院时开时闭，流动性也大，因此，这些医院在为民众治病和传播西医知识方面虽也起了一些作用，但实际上大多不具备现代意义上医院的职能。

随着西医学在中国的发展，医院诊所医疗业务的繁忙，医学学术交流活动也被提到议事日程上来。在圣约翰大学医科（上海第二医科大学前身之一）创办人、美国传教医师文恒理（H. W. Boone，1839—1925）的倡议下，"中国博医会"（Chinese Medical Missionary Association）于 1886 年在上海成立，由嘉约翰任主席，并划区成立分会。中国博医会还创办了《博医会报》，报道西医学在华发展情况、世界医学发展的最新动态，也介绍中国医学的历史及中医疗法、方药、名中医经验及其代表著作等，成为西医在华传播和交流的媒介。1932 年《博医会报》并入《中华医学杂志》。1890 年，在"中国博医会"中还成立了医学名词委员会，1905 年成立了编译委员会，从事翻译出版医学书籍，使各种名词能达到理解和相互比较等。博医会在 20 世纪初共译出医书 60 余种。

由于博医会长期不准中国医师入会。1915 年，在伍连德倡议下，由中国医师颜福庆、俞凤宾、伍连德等共同发起，在上海成立了"中华医学会"，颜福庆任会长。学会宗旨为"巩固医家交谊、尊重医德医权、普及医学卫生、联络华洋医界"。同年 11 月出版中英文并刊的《中华医学杂志》。1932 年，中国博医会并入中华医学会；1937 年成立了包括皮肤病、结核病、公共卫生、儿科、内科、医史、眼科、妇产科等在内的 12 个专科委员会;至 1947 年,在全国已发展至 30 多个分会,会员达 3 000 余名。

教会医院的发展需要大量医生,而靠国外派遣医生远远不能满足需要。于是,教会开始出资选派留学生并在中国兴办医学校。中国最早的西医教育,是以教会医院兼收学徒为主要教育方式,名为医校者,从招生规模来说,也只是师带徒,是向近代医校过渡的机构。

由于教会医院兼收学徒的训练方式成效不高,无论从数量上还是从质量上都不能满足当时医疗发展的需要,于是各教会医院都加强了对教育的投入,创办医学院校便被提上了议事日程。1896 年圣约翰书院率先在上海设立医科,1914 年上海震旦学院也设立医科。据统计,1900—1915 年间,我国先后建立了 323 所教会医学院校。在此期间,外国人来华设立医校者,还有德国人宝隆(E. H. Paulum)在上海设立的同济医院,附设同济德文医学堂。

教会和外国人所办医学校,学制、教材均引自欧、美、德日诸国,且大部分在国外注册立案,享有治外法权和其他各种特权,因此人们称之为"外国文化租界"。但西医和西医教育系统的传入,加速了西医人才的培养,也将比较先进的医学理论和医疗技术、医学教育思想和方法引入中国,对我国近代医学教育体制的确立起了一定的促进和推动作用。

以圣约翰大学医学院为例,短短数年就培养了一批近现代中国著名的西医师,为中国的西医事业做出了开拓性的贡献。如颜福庆[①]、刁信德[②]、牛惠生[③]、牛惠霖[④]等。

1912 年南京国民政府成立后,教育部于该年 10 月即公布《大学令》(《壬子学制》),确立

[①] 颜福庆,医学教育家,公共卫生学家。1904 年毕业于上海圣约翰大学医学院。1906 — 1909 年赴美国耶鲁大学医学院深造,获医学博士学位。他先后创办湖南湘雅医学专门学校(湖南医科大学前身)、第四中山大学医学院(上海医科大学前身)、中山医院、澄衷肺病疗养院(上海第一肺科医院前身)并与中国红十字会订做合作,接办该会总医院(上海医科大学附属华山医院前身)等医学教育和医疗机构,为中国医学教育事业做出了卓越的贡献。

[②] 刁信德,1909 年毕业于上海圣约翰大学医学部,获医学博士学位。1911 年留学美国,获宾夕法尼亚大学卫生学博士和热带病学博士学位。1915 年回国,历任上海同仁医院内科主任,上海红十字会医院(今华山医院)院长,圣约翰大学医学部教授、教务长、院长。刁氏学识渊博,医术高明,在圣约翰大学医学部执教 30 余年,沪上不少名医皆出其门下。热心社会公益事业,曾参与创建中华医学会,被推选为第四届会长。

[③] 牛惠生,1910 年毕业于上海圣约翰大学,获文学士学位。当年赴美国哈佛大学医学院深造。获医学博士学位后赴新斐德福城圣路加医院任外科医师。1915 年回国,次年再度赴美,任波士顿加尔纳医院、儿童医院、麻省普通医院及霍布金斯医院骨科医师,加入美国医学会及骨科医师协会为会员。1920 年,返沪开业行医,兼任西门妇孺医院、苏州博习医院、杭州广济医院骨科医师。后任上海红十字会医院总办,中国红十字会总医院外科主任,上海圣约翰大学医学部及沪江女医学院教授,国民政府军事委员会军医监理委员会委员长,教育部医学教育委员会委员,中山医院名誉院长等职。1927 年和 1932 年红军将领陈赓腿部负重伤两次秘密来沪就医,均由牛氏兄弟精心治复。民国 17 年,牛惠生创办中国最早的骨科医院——上海骨科医院。"一·二八"战争期间,牛氏兄弟与宋庆龄、何香凝等积极组织救护工作,救治大批伤患者。1937 年,日内瓦万国外科协会授予牛惠生会员衔。牛氏逝世后,家属遵遗嘱将所藏图书资料及遗款 1 万元赠予中华医学会图书馆。

[④] 牛惠霖,1907 年毕业于圣约翰大学医学部,后赴英国剑桥大学深造,获医学博士学位,为英国皇家外科学会会员,并领有皇家内科学会开业证书,任伦敦医院主任医师。第一次世界大战期间参加救伤工作,任伦敦叶普斯惠区医院、密它瑟斯医院重伤外科手术主任医师。1919 年回国,任仁济医院副院长兼外科主任。

了医学教育的学制及课程；1922 年北洋政府又颁布《壬戌学制》，规定医科至少 5 年；1929 年由教育部和卫生部会同组织医学教育委员会和助产、护士等专业教育委员会，分别负责制定各专业的学制和课程。这些学制、章程虽大多是抄袭日本或英美等国，但也加入了一些中国体制的内容，对医学教育规定了修业年限和必修科目等，从而使我国的医学教育纳入正规的教育系统。

这一时期，国人在上海自办的医学院开始增多，如 1918 年成立的同德医学院，1924 年成立的私立南洋医学院，1926 年成立的私立东南医科大学，1932 年成立的国立上海医学院等。

总体而言，鸦片战争以后至 1949 年期间，除革命根据地以外的医学教育都直接或间接地受到外国的控制和影响，教学体制也基本照搬外国模式，因有英美、法比、日德三种模式之别而形成了其时中国医学教育相应的三大体系。无论如何，这些学校培养出来的大多数中国医务人员，为中国的医疗、教学和科研做出了贡献，并有不少著名的医学家、医学教育家、药学家享誉世界。

在中外医学交流中，西方医学教育理念和体系随着西方医院、学校的开办而被传入。同时也加速了西洋医学在中国的传播、立足和发展，并源源不断地输送西医人才，充实了西医队伍。而且这种具有现代管理的教育体制的传入也为中医教育提供了一种新的模式，学校教育也逐渐成为近代培养中医的途径之一。

第一节　圣约翰大学医学院："英美派"高等医学教育的典范

1842 年《南京条约》签订后，香港割让、五口通商，医学传教士们迅速活跃在这些口岸城市。在众多通商口岸中，上海以得天独厚的地理优势和日渐显露的政治经济地位，成为西医传教士活动的中心。随着形势的发展，外国对华贸易中心也逐步转移到上海。1844 年 2 月雒氏诊所的建立，标志着西医在上海的正式开始。诊所条件虽然简陋，但因免费义诊，前来求医问药者络绎不绝。1845 年，英国与上海地方当局签订了《上海土地章程》，其中规定："洋商租地后，得建造房屋……得修建教堂、医院、慈善机构、学校及会堂。"

雒氏诊所的创立，促使其他教会加快了在上海开办诊所、医院的步伐。当时上海的《申报》曾对西医做出评价："中外施医局院之多，莫盛于上海……皆耶稣教中集资并劝中外官商乐输而成者也。外国之医生诊治中外人民，莫不竭尽心力，施医送药，不惜工本，具见西医之仁心可嘉。"[1]

一、圣约翰医科的最早溯源：从"同仁医局"到"同仁医院"

圣约翰医科最早可以追溯到 1866 年创办于上海的"同仁医局"。那一年，美国圣公会传教士汤蔼礼牧师（Elliot Heber Thomson）收到美国费城长老会友人希尔兹夫人（Elizabeth Shields）捐赠的 150 元美金（合当时通用的鹰洋 86 元）供作慈善事业用。[2] 汤蔼礼看到当时上海许多贫苦患者无力就医而束手待毙，便以此款与吴虹玉合办医疗事业。11 月，他们在蓬路百老汇路（今塘沽路大名路）的转角处租得一房，取名"同仁医局"，并正式开业。同仁医局有中式平房 11 间，"2 间为礼拜堂，1 间为诊疗所，4 间为男病室，2 间为女病室，共有病床 24 张"。当时，美国圣公会在上海尚无传教医师，幸有美国浸礼会传教医师玛高温（Daniel Jerome MacGowan）义务前来诊病开药房，由吴虹玉照方给药。按照吴虹玉的回忆，前来医局就医的患者非常多，"每日门诊患者有 100～300 人，某日我数竟有 517 人，我记得是日发药从早上 11 时直至傍晚 7 时。由于患者增多，詹姆森（Jameson）、巴顿（Barton）及韩德森（Henderson）等医生亦义务前来诊病。"[3]然而医局的费用很快就用完了，而希尔兹夫人也早已返美。于是，汤蔼礼在报纸上呼吁各方赞助，收到捐款白银 700 两。汤蔼礼用其中的 130 两购得房屋 13 间。至此，同仁医局初具医院规模，诊室、病房及手术室均已具备。1867 年，教会又用所得捐款在当时的教会领地上建造一所较大的房屋以满足日益增长的需求，并于 1868 年初将医局更名为"同仁医馆"，英文名为"American Episcopal Mission Hospital and Dispensary"。因医馆地处虹口，居民俗称"虹口医院"。

1877 年 10 月 30 日，美国圣公会中国传道区第三任主教施约瑟（Joseph Schereschewsky）上任，他欲出租教会土地，于是下令拆去同仁医馆房屋，逐年延聘的外籍教士纷纷离去。教会的医院事务，几近放弃。但是吴虹玉力主维持，此后一年内医馆在一简易租房内开诊。吴虹玉独任疗病、给药、账房、经营等事。稍后，教会才费银 2 700 元购得西华德路唐氏住宅作为医局的新址。[4] 就当前所掌握的资料来看，虽然施约瑟做出这次出租教会土地以及下令拆去同仁医馆房屋的具体细节不明朗，但与他欲在华筹措经费设立圣约翰书院有一定联系。因为，施约瑟等人在为圣约翰书院的建立而筹款时，曾与汤蔼礼和孙

---

① 《体仁医院施诊》，《申报》1872 年 11 月 3 日，第 3 页。

② 沈宗仁：《上海市长宁区同仁医院院志（1866—1992）》，上海市长宁区同仁医院藏，第 3 页。

③ 朱友渔整理：《吴虹玉牧师自传（1915 年口述）》，徐以骅译，《近代中国》第七辑，1997 年，第 302 页。

④ 徐以骅：《吴虹玉与中国圣公会》，《复旦学报》（社会科学版），1997 年第 2 期，第 44 页。

罗伯（Robert Nelson）商议，将处于虹口的三处教会地产"以每年 3 400 两墨银的价格出租"。[①]

1879 年 4 月 14 日圣约翰书院奠基。施约瑟从外滩乘坐小型轮船至此，众多西方在沪侨民及一些中国商人、买办纷纷来此共襄盛举。奠基仪式颇为隆重，上海最有影响的英文报纸《北华捷报》当日以"简朴而又意义重大的奠基之仪"为标题进行报道："施约瑟主教在旅沪美英侨民及西方各国传教士的簇拥下，亲自为这座新校铺设下第一块基石。"[②]1879 年 9 月 1 日，圣约翰书院正式举行开学典礼。1880 年 8 月，被美国圣公会任命为赴华教会医生的文恒理（Dr. Henry W. Boone）来到上海。

文恒理祖籍美国南卡罗来纳州，其父文惠廉（William Jone Boone）是美国圣公会中国布道区第一任主教，被誉为圣约翰大学的"精神创始人"。1840 年，文恒理出生于其父当年布道所在的印度尼西亚巴达维亚，后回美国接受教育。1861 年，来上海行医。1863 年起，负责上海欧美人事的医务，兼理美国圣公会设在县城内诊疗所的医疗工作。1865 年，因身体问题回到美国，在旧金山市立医院任职，并指导两个医学院的外科实习生。1880 年，当他感觉身体完全恢复的时候，他迫切希望回到上海，并向美国圣公会提出："在上海创建一所医科学校。"美国圣公会答应了他的要求，任命他为圣约翰书院的教员，并让他主持同仁医馆的工作。[③] 就这样他放弃了在美国的优越条件，来到中国。当时很多朋友建议他不要来中国，但他拒绝了，他认为他是接受上帝的"特殊命令"，为上帝工作，他相信在教会的支持下，他能在上海建立一所成功的医科学校。[④] 1880 年 8 月，他正式接受任命，并于当月 31 日来到上海。历史证明，美国圣公会的对文恒理的这次任命具有重要的意义，它使圣约翰书院成为中国近代史上第一个开展西医教育的教会大学。

在文恒理看来，1880 年的同仁医馆严格来说只是一个药房而非医院。他来到上海后，即清理原有场所，开始工作。希尔兹夫人再次捐款 1 000 美元，文恒理与汤蔼礼、纳尔逊牧师共同努力，购得华德路和蓬路（今长治路和塘沽路）路口的一幢房屋，经修缮后，于 1880 年 12 月 14 日正式开业。医馆改名为"同仁医院"（英文名为 St. Luke's Hospital），由文恒理任院长。这时医院依然设施简陋、条件艰苦。然而，幸运的是，广东富商李秋坪到医院看望其住

① 徐以骅主编：《上海圣约翰大学（1879—1952）》，上海：上海人民出版社，2009 年，第 7 - 8 页。

② 转引自熊月之、周武主编：《圣约翰大学史》，上海：上海人民出版社，2007 年，第 8 页。

③ Kaiyi Chen. *Seeds from the West*：St. John's Medical School，Shanghai，1880 - 1952，Chicago：Imprint Publications，2001，p. 23.

④ Kaiyi Chen. *Seeds from the West*：St. John's Medical School，Shanghai，1880 - 1952，Chicago：Imprint Publications，2001，p. 24.

院的亲戚,看到同仁医院极为清洁,且对贫富患者一视同仁,认为医院是个十分有价值的机构,愿意出资帮助。在文恒理的建议下,李秋坪于 1881 年将医院所在街区余下的土地及房屋购下,拆除旧房,另建新屋。为了加速建造进程,他先行垫付了全部费用。在文恒理的亲自设计下,新病房于 1882 年动工。至翌年春建成,总共耗资 10 772 元,这些病房后以李秋坪的名字命名,成为"李秋坪病房"。① 李秋坪对同仁医院的慷慨捐赠在上海社会各界中产生了巨大反响,也为当地官绅及外商树立了典范,他们纷纷解囊,为医院慷慨捐助。"依靠中外居民及官方捐助,医院实现了自给自足。除在光绪八年,从费城圣三一教堂获得捐助 6 000 元用以购置医学部用房及文恒理住宅外,未曾从美国圣公会总部领取丝毫资助。例如,光绪十一年,医院的收入构成如下:工部局捐助 505 两,上海道捐助 73 两,会审公廨捐助 88 两,上海县捐助 29 两,中国人捐助 179 两,外籍人士捐助 868 两,病人付费 359 两。而光绪十三年的收入构成则是:工部局捐助 400 两,外籍人士捐助 807 两,上海道、上海县及全审公廨捐助 179 两,中国人士捐助 274 两,病人付费 419 两。有时还收到全审公廨送来的罚款。"②

1882 年,由中国人自费创办于 1871 年的体仁医院(Gutzlaff Hospital)因经费匮乏,于 8 月 14 日并入同仁医院。③ 原在该院工作的哲梅生(Jameison)及其他人员均并入同仁医院工作。同仁医院亦在院中设立了 16 张"Gutzlaff 夫人纪念床位"。1887 年 1 月,吴虹玉说服李秋坪,让其把预备修建静安寺的 5 000 元

同仁医院彩图

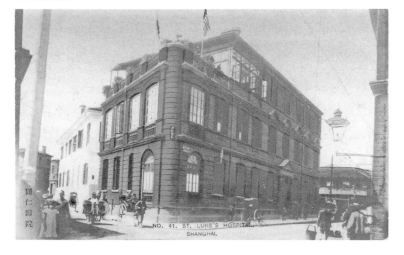

---

① 沈宗仁:《上海市长宁区同仁医院院志(1866—1992)》,上海市长宁区同仁医院藏,第 4 页。
② 沈宗仁:《上海市长宁区同仁医院院志(1866—1992)》,上海市长宁区同仁医院藏,第 56 页。
③ 上海通社:《上海医院的开展》,《中华医学杂志》1935 年第 21 卷第 3 期,第 318 页。

捐给医院,李秋坪还从亲友处筹得5 000多元,一并捐给了同仁医院。

在文恒理的主持下,同仁医院的声誉日渐增长,不仅当地清政府将清军病号送来诊治,连偏远省份的患者也慕名前来求诊。医院的规模也逐步扩大,这些都为他开展医学教育奠定了基础。文恒理还在圣约翰书院的校门口设立了一所门诊,对附近居民开放,每周两天给患者诊治。每年春秋两季,他还定期到上海附近村镇巡回诊视。他乘坐轮船,携带大量药物,逐站进行诊疗。每次巡回诊视都持续5～6天,医治450～750人。

二、文恒理的医学教学理念与实践

在文恒理主持同仁医馆之前,医馆曾培训过几名中国人作为医院助手。最早的培训记录是1875年汤姆逊(Archdeacon Thomson's)给传教士月刊《教务杂志》(*Chinese Recorder*)的报告,其中,提到有一名中国学生接受培训,但没有具体的细节。[①] 这种培训并不正规,因为即便是当时的美国医学教育,也还没有实现从"师徒制"到现代医学教育模式的转变。

文恒理到上海后,便积极筹划为圣约翰书院引入系统的医学教育。1880年10月,文恒理筹办了一个医科培训班。这期培训班共有9人,其中有7人是从圣约翰书院高级班中招收的,另两人是在武昌师从班恩(Bunn)博士的高年级学生。后来,有两位学生因基础太差而离开。剩余7人学习刻苦,在一段时间内取得了可喜的成绩。[②] 尽管教学人员和设备短缺,文恒理还是坚持要建立起系统而全面的医学教育系统。这期培训班开设了4年的课程,前两年的课程是自然科学与医学预科,包括化学、解

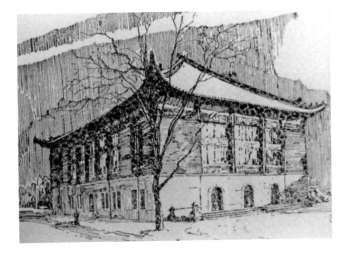

圣约翰书院外观

---

① 转引自 Kaiyi Chen. *Seeds from the West*: *St. John's Medical School*, *Shanghai*, *1880 - 1952*, Chicago: Imprint Publications, 2001, P. 27.

② Mary Lamberton, *St. John's University Shanghai*, *1879 - 1957*, New York: United Board For Christian Colleges In China, 1955, P19.

剖学、药物学、生理学和医学实践;后两年的课程为临床医学和外科学。学生每年进行两次考试。第一年,文恒理自己担任全部课程的教学工作。他讲授的化学课是最成功,也是最耐人寻味的。文恒理在化学课所做的实验极大地引起了大家的兴趣,许多其他专业的师生都来旁听。在开班初期,文恒理的教学任务是比较重的,直到后来颜永京承担生理学课程的教学后,他的担子才逐步减轻。[①]

鉴于繁杂的教会医务工作,圣约翰的医科学生并不缺少实习机会。文恒理将学生们分别安排在同仁医院和圣约翰书院门诊实习。为克服教员短缺的困难,文恒理邀请在沪西医来教授医学专业知识。由于医院和学校之间有一段距离,文恒理于1882年12月将他的办公室搬到医院附近。在此之后,文恒理早上在同仁医院工作,下午就到书院门诊行医。

基于在美国医院工作的经验,文恒理为圣约翰书院和同仁医院引进了美国式的医学教育模式。此时的西方,医学科学与教育正经历革命性的变革。生物学特别是微生物学取得重大进展,显微镜、麻醉剂、抗生素等众多先进设备与药物的出现,极大地促进了西方医学的发展。与此同步,欧美的医学教育也发生了革新,如取消"学徒制"、引进实验科学、大力发展实验室等。这些都为文恒理等人在中国、在上海开展医学教育提供了借鉴。他们紧跟世界医学教育发展的潮流,积极筹划圣约翰书院医科的建设。文恒理在1882年12月18日的日记中写道:"现在我已看到通向进行系统的医学教育的道路,要教授学生解剖学、善后处理、医院临床工作,还需引进一些欧洲教授。除此之外,还要扩大招生数量,当然,也不能招太多,因为教学应该采取稳步的'逐行逐行''逐条逐条'(line upon line, precept upon precept)的模式。"[②]

文恒理的医学教育理念是:"在教学上稳扎稳打,循序渐进,不能脱离实际。重质不重量,要让培养出的学生在独立行医后,赢得同胞的尊敬与善意。"[③]

由于清政府法律严禁解剖人的尸体,所以解剖学成为圣约翰医学预科教育中最难开展的教学课程。对文恒理来说,如若脱离解剖实践,解剖学这门课无异于纸上谈兵。在当时的环境中,他只能用一些人体模型来教解剖学。1883年,为了克服此障碍,文恒理认真制定了详细计划,决定把学生们带到允许解剖尸体的日本学习2～3个月。在他的积极努力下,这

① Kaiyi Chen. *Seeds from the West*: *St. John's Medical School*, *Shanghai*, *1880 -1952*, Chicago: Imprint Publications, 2001, P. 28.

② Mary Lamberton, *St. John's University Shanghai*, *1879 - 1957*, New York: United Board For Christian Colleges In China, 1955, P19.

③ Mary Lamberton, *St. John's University Shanghai*, *1879 - 1957*, New York: United Board For Christian Colleges In China, 1955, P19.

一方案得到了美国教会总部的同意。当年,文恒理去日本做了实地考察。但在考虑到多方面因素,加之行政和财力方面也出现了困难,他意识到这一计划并不现实。他改变策略,托人从巴黎送来一具人体模型,用作教学。

除此之外,文恒理还面临着教科书和仪器设备方面的问题。由于当时中国的西医教育刚起步,因此几乎没有可用的教科书和仪器设备。文恒理只能从美国订购教科书和仪器设备。在圣约翰书院1896年改组之前,所有的课程都是用中文教授的。在改组之后,所有课程都用英语教授。

"随着中国西医学的发展,许多教会人士都极力促进中国的护理专业,特别是护理学率先发展起来的英美两国,他们是当时在中国传教和建立医院的主要国家。这些来自英美等国家的传教士认为,教会医院要和现代医学发展同步。换言之,如果它要在实际和名义上都成为一个真正的基督教医院的话,就必须发展护理专业。护理不是简单的看护,除了守护生命之责,也和医生一样,需要一定的技术水平和文化知识。"[①]基于此,文恒理预料到,随着西医在中国的发展,对护士的需求将越来越多。所以,在进行西医医师教育的同时,他还在同仁医院试办了护士训练学校,对少数男女学生进行特殊训练,以尽护理之责。在1884年的报告中,文恒理就汇报了有两男一女进行了护理专业培训。由此,同仁医院也成为中国近代培训专业护士最早的教会医院。这距美国1872年建立第一所正规护士学校仅相差12年。

在师资方面,随着医科教育的不断发展,前来任课的教员也逐渐增多。文恒理在1887年的报告中提到,他有3位辅助教员：Dr. E. M. Griffith,1885年由美国圣公会派来,负责教授解剖学、药物学和医学实践；颜永京,教授生理学；Rev. S. C. Partridge,教授化学。此外还有两个中国籍教员,一位是第一助理丁明(Ding Ming)先生,另一位是第一外科手术助手Zun Zee,两位中国籍教员的杰出表现,让文恒理颇为满意。另外还有若干外籍人员参与教学管理。在文恒理的领导以及众多教职工的共同努力下,"学校"正常运转,朝着良好的方向发展。

三、实现从书院医科到大学医学院的转变

1896年,圣约翰书院改组为"圣约翰学校",大学部得到美国圣公会布道部的确认。改组后,设立新的医学馆,文恒理为第一任主任。之后,医学教员林嘉连(C. S. F. Lincoln)博士曾担任过代理院长一职,辅助文恒理的工作。[②] 医学馆的主要职责是培养专业的内外科医

---

① 何小莲：《西医东渐与文化调试》,上海：上海古籍出版社,2006年,第232页。

② Mary Lamberton, *St. John's University Shanghai*, *1879 - 1957*, New York：United Board For Christian Colleges In China, 1955, P52.

生,并不仅是培养医院助手。说明此时的医学馆已完全脱离了传统医院"学徒式"的培训模式。改组后,同仁医院的学生并入医学馆作为正式学生,并采用英文教学,学制定为四年,通过考核后,授予毕业证书,而不是学位。① 另外,医学部还采取了几项重要的措施:①医科全部采用英文教学。这个规定使得老师和学生可以通过英语这一主要语言工具直接吸收外国先进医学知识,同时,也有利于医学部正在进行的西方医学教育改革;②改善实验室教学,紧跟美国医学教育标准,将医学部移入大学本部;③制定新的入学标准。虽然之前对入学学生没有硬性的标准,但这时圣约翰大学却希望能够招收有西方自然科学知识基础的学生。总而言之,新改组的医学部已经开始按照类似大学的标准来进行教学及管理。

1905 年 9 月 2 日,袁世凯、张之洞等人奏请废止科举考试制度,以便推广新式学堂教育。清政府下诏,准自 1906 年开始,所有乡试会试一律停止,各省岁科考试亦即停止。至此,中国历史上延续了 1300 多年的科举制度被废除。

圣约翰大学校门

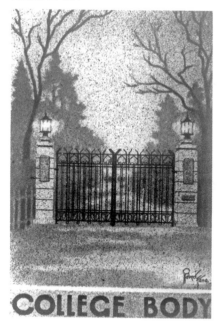

这为新式学堂教育扫除了障碍。"圣约翰大学抓住了这一历史机遇。面对中国社会和教育界的这一变局,致力于在中国创办一所著名大学的卜舫济(Francis Lister Hawks Pott)开始调整此前圣约翰那种以美国小型文理学院为发展方向的建校目标。"②

1905 年 11 月 8 日,圣约翰书院根据美国大学注册的相关要求,成立了圣约翰大学托事部,由美国圣公会布道部 16 名主教、14 名牧师和 15 名平信徒组成;12 月 30 日,按照美国纽约哥伦比亚特区条例,美国哥伦比亚特区议会通过了同意圣约翰注册的相关法案,圣约翰成功注册。1906 年 1 月起,圣约翰书院改称"圣约翰大学",成为一所名副其实的设在中国土地上的"美国大学",并从此有权授予毕业生各种学位。③ 此后,医科开

---

① Announcement of the Pennsylvania medical school being the medical department of St. John's University,1920年,上海档案馆藏,圣约翰大学档案 Q243‐1‐792。

② 徐以骅著:《上海圣约翰大学(1879—1952)》,上海:上海人民出版社,2009 年版,第 25 页。

③ F. L. H. Pott, "Editorial", St. John's Echo (March 1906), p. 3,转引自徐以骅著:《上海圣约翰大学(1879—1952)》,上海:上海人民出版社,2009 年版,第 25 页。

始按照欧美医学院的标准，
提升其入学标准，招收的学
生必须先在学校认可的大学
或文理学院修业 2 年以上，
然后再进行 5 年的医科学习
（包括最后一年实习），毕业
生将被授予医学博士学位。

　　通过与美国同期的医学
教育相比，可以发现，圣约翰
的医科教育理念并不落后于

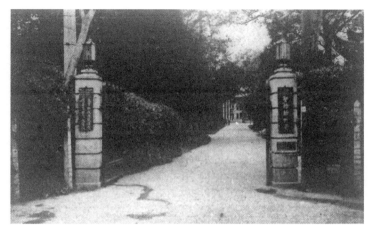

圣约翰大学校园

美国本土的医学院校。比如建于 1893 年的约翰·霍普金斯大学，其医学院是
作为美国的一所样板医学院而得到发展的，对美国当时执行的医学教育制度
进行了重大的改革，确立了"学制为四年，前两年为基础医学课程，重点是实验
室训练，后两年为临床训练，在门诊和医院中进行""一开始就把医学院与医院
结合起来"。[1] 这些都在圣约翰的医学教育体系中得到了体现。

　　（一）课程及师资硬件设施

　　在 1896 年改组之后的第一期医科班仅有 4 名学生，他们是：萧智吉、龚懋
恩、吴元润、周光松。当时的四年制课程分为两大部分。前两年主要是医学预
科，除了化学、物理学和药物学外，还包括人体学、解剖学、生理学、物理诊断和
显微镜方法。后两年，学生在同仁医院学习，内容涵盖较广的临床医学，这其
中包括内科医学、外科医学、产科学、儿科学，还有与皮肤、眼耳鼻喉等器官的
疾病相关的学科。在学习专业知识的同时，学生还进行医学实践。在同仁医
院的学习和实践，极大地提高了学生们的医学知识水平。改组后，医学部还引
进了一套较为完善的考试制度。半年进行一次大型考试。在临床实践时期，
每 6 周进行一次小测试，半年进行一次大型考试。毕业考试尤为特殊，为了避
免祖护，学校将考试公开和透明。在沪的医生往往会被请来给学生检查。考
试分为三个部分：笔试、口试和操作。学生毕业后被分配到美国人开办的教会
医院或到武昌和其他地方从事医务工作，也有部分同学自谋职业。改组后的

---

① 朱潮主编：《中外医学教育史》，上海：上海医科大学出版社，1988 年，第 451－452 页。

医学馆详细课程如下表所示。

医学馆课程[1]

分类	第一年	第二年	第三年	第四年
英文	全体阐微 身理学 化学育物 对症施药	全体阐微 身理学 化学 对症施药 化学推原　格致 定症见验 以显微镜察各症 络血及诸质学	和药定法 精理药性 孩儿症　肌肤症 耳目鼻喉诸症学 外科密授	验药方法 刀圭方法 肌肤症 孩儿症
教书	新约书信	基督道证据	各教比较	

此外西学斋备馆课程具体内容如下。

第一年：英文读本（第一、第二本）、地理志、文法（第一、第二本）、拼法习字、默书、造句、笔算数学（华文自加法至诸等法完）、启悟初津（华文）；第二年：英文读本（第三、第四本）、地理志、中国史略、文法（第三本）、拼法、习字、默书、作短文、数学（小数）、地理初桄；第三年：格致读本、地理志（大本）、希腊史、罗马史、数学（上半部）、默书、作文、文法（第四部上半）；第四年：欧洲（中古、近世）史、代数、身理学、化学、文法（第四部下半）、绝岛漂流记、汤晤勃浪学校之经历、数学（下半部）、中西互译、华英翻译捷诀、作文。

从上可以看出，西学课程内容已大多用英文教授，且医学课程也分得较为细致。

1906年圣约翰书院改称圣约翰大学后，医学院改为7年制，即医预科学习2年，医本科学习4年和医院实习1年，毕业后授予医学博士学位。[2] 至于课

思孟堂

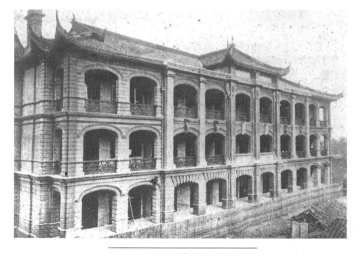

① 《圣约翰书院详定章程》，上海美华书馆1898年印，第4页。

② "Announcement of the Pennsylvania medical school being the medical department of St. John's University"，1920年，圣约翰大学档案Q243-1-792，上海档案馆藏。

程设置则常有变动。值得一提的是,这 7 年制的课程和学位有两种不同形式的安排:第一种,如果仅欲得医学博士学位,则在医预科修满 2 年化学、1 年生物学、1 年物理学和 2 年大学英语,加上医本科 4 年及医院实习 1 年即可;第二种,如果要同时得到理学士和医学博士,则医预科的要求就比较高些,必须修毕化学 2 年、生物学 1 年半、物理学 1 年半、国文 2 年、大学英语 2 年、心理学 1 学期、体育课 2 年、宗教课 2 年。也就是说,修毕大学 2 年和医本科 2 年即可得理学士学位,待修毕医本科全部课程和医院实习 1 年又可得医学博士学位。总体看来,圣约翰大学医学院开始具备如下特点:注重基础理论、基本知识和基本技能的整合与贯通,强化理论与实践的结合,促进学科间的交叉与渗透。

随着教学的发展,其医学课的课程也更加细化。1909 学年,圣约翰大学医科的课程主要有:化学、格致、生物学(动植物组织学)、生理学、卫生学、外语(拉丁文)、作论、医理(名医演说医理、医理志)、病理(百病总论、妇女病理论、研究病理)、药材、配发药、给药、各科病症(产科、脑科、肤症、目耳鼻喉症、婴孩科、内外科临症)、医疗检查(验脉络法、验病)、各治疗法(外治、外科剖解法、外科用刀法、下体医法、治热道患病法、医院治症诸法、接骨法)、医学实验等。[①] 另外,医学实验和临床诊治类课程也得到重视,成为圣约翰大学医学课程的一大亮点。

学科的细化是学科进步的一种体现,但如果处理不善,很容易导致学科知识的割裂和人才知识体系的分裂,这对于学科本身的发展和人才的发展都是不利的。圣约翰大学校方在顺应学科分化趋势的同时,敏锐地觉察到这样一种潜在的危险,并且在课程设置和管理方面采取比较切实有效的举措,细心地去帮助学生树立文理科交叉的科学学习理念,并在注意提高文科学生理科程度的同时,也适当地照顾到了文科学生与理科学生存在着的不同需求。如此既有新意又不乏实事求是精神的课程改革,有利于帮助圣约翰大学学生确立比较全面的知识结构和知识素养,并由此对其个人和群体的事业职业与生活方式产生深刻与长远的影响。[②]

在文理科实行若干教学贯通的重大改革之同时,1911 年圣约翰大学医科也继承原先的跨学科兼修精神,并将其发展为文医兼修制度。所谓文医兼修即愿意兼习医科的学生,可以在第一、第二两个学年学完圣约翰大学文学课程之后,开始兼习医学课程。医学每周有 11 课时,文学每周有 9 课时。至文学高级毕业时,可以得到文学秀士文凭。医科本身学制为 5 年。其中文医兼习之前两年在圣约翰大学本部上课,后三年则移居同仁医院"专习诊视,借资历练"。医科 5 年毕业后,授予医学博士文凭。颇有意味的是,在普通科分化为文学、格

---

① 熊月之、周武主编:《圣约翰大学史》,上海:上海人民出版社,2007 年,第 88—89 页。
② 熊月之、周武主编:《圣约翰大学史》,上海:上海人民出版社,2007 年,第 92 页。

致两科时,圣约翰大学校方对于跨学科兼修问题首先考虑到的并非理医兼修而是文医兼修。这除了反映出比较浓烈的人文倾向外,不能不说还与医科本身的特性有关。作为一门科学,虽然医学和理科的关系比起医学和文科的关系来显得更为密切和直接,但与其他以物质材料为研究对象的科学有很大不同,医学是一门以人为对象、直接与人的生命打交道的特殊学科。而人除了生物属性外,还具有其独特的社会属性和精神、心理活动。实际上,人类某些疾病并非单纯的药物或手术治疗所能奏效。

这种变化也跟国际上医学专业教育中文科教育的衰化有关系。早在 100 多年前,德国著名病理学家魏尔啸就说过:"医学,本质上是社会科学。"德国著名病理学家魏尔肖也说:"医学,与其说是自然科学,不如说是社会科学。"所以,医学应该兼具自然科学和社会科学的双重属性。医学的双重属性决定了人文素质教育是高等医学教育的应有之义。随着社会的发展,人类越来越多的疾病与社会因素和精神心理因素相关。这些特点决定了未来的医生——医科学生在熟练掌握精深的医学知识以外,还有必要通晓一些基本的人文知识,具备基本的人文关怀,这样才能更好地提供患者所需要的病理与心理有机结合的医疗服务。但是,这些声音都淹没在技术主义的大潮中。从 19 世纪开始,显微镜、温度计、X 线、听诊器、心电图仪、CT、核磁共振等医学仪器成为医学的诊断和治疗不可缺少的基本条件,其显著绩效有目共睹。医学技术的冷峻和客观渐渐替代了原本与医学融为一体的亲情和仁爱。医学向医学技术主义迈出了危险的半步。这种倾向一开始就引起了警觉。20 世纪,医学技术在医学中的作用继续强化,医学技术主义倾向发展的势头有增无减。学术界批评蜂起,但在医疗实际工作中收效甚微。

此时,圣约翰大学文学课程已经在文理贯通的课程改革中,开设了若干理科类物理、算学等课程,并且规定:如果打算以后兼习医科者,必须学习化学。这样接受了若干理科知识学习和训练的文科学生再选择习医,显然和纯文科生的知识结构有着一定程度的区别,更加能够适应医科学习的需要。

虽然到"五四"前期,圣约翰大学医学科兼习制度发生变化,由单一的文医兼习转化为文医兼习和理医兼习并行,但并没取消文科学生,虽然这也受到美国医学院校的兼习模式影响,因为在美国文医兼习和理医兼习是并行不悖的。但另一方面。这也是由于医学本身与文理两科之间确实存在的客观关系。圣约翰的医科教育能够保持文医兼习,可以说是具有非凡的重要意义。

值得一提的是,虽然清政府的教育政策有所改进,但国内反对解剖尸体的势力还很强大,所以解剖学的教学阻力依旧。文恒理不得不继续采用以前的比较解剖学方法。他通过解剖动物向学生传授解剖技巧以及动物的身体构造。同时,他继续从西方购进模型以服务教学。

　　课程改进之后，文恒理又按照西方课程设置建立了一套系统的医学教育课程。当然，这就需要足够的教员。医学馆和同仁医院在 20 世纪前 10 年里也引进了不少优秀的教员。其中有塔克（Augustine Washington Tucker），美国弗吉尼亚大学的外科医生，1906 年由美国圣公会派到同仁医院，在圣约翰大学教授外科学一直到 1949 年，成为圣约翰大学资历最深的教师。Angie M. Myers，儿科学教授，1905 年加入圣公会，并成为广仁医院的一名医生。Ellen C. Fullerton，1903 年毕业于美国明尼苏达州大学，1908 年来到上海，成为广仁医院的内科医生和圣约翰大学医学部的病理学教授。她一直工作到 1940 年珍珠港事件后。这 10 年里，医学部除了吸收美国教员外，还吸收了三名中国教员，其中就有两名圣约翰的医科毕业生。其中有刁信德，他 1909 年毕业于圣约翰医科班，获医学博士学位。1907—1911 年见习于同仁医院，为医务助理医师主任。[1] 后来他赴美留学，以资深造，入宾夕法尼亚大学，1913 年获得 D. P. H. 卫生学博士学位，1914 年获得 D. T. M. 热带病学博士学位。1915 年回国，任同仁医院主任医师及化验所所长。另一位圣约翰的医科毕业生是谭以礼，他是刁信德的同学，毕业后成为圣约翰大学医科教师。另一名中国教员叫 Waung Koh Toong，制药学指导教师。吸收这些中外教员，壮大了圣约翰医科的师资力量，提高了其教学水平。

　　除了在师资力量上的发展，在硬件设施上也有一定增加。1897 年，卜舫济利用第二次休假机会在美国募得 13 000 美元，沪上士绅及校友、外商也捐助了 30 000 美元。卜舫济用此款建造格致楼。该楼 1898 年 11 月 20 日始建，落成于 1899 年 7 月 19 日，一、二楼为物理化学实验室，三楼为医学院教室和解剖室。格致楼是当时中国所有院校中第一座专门教授自然科学课程的校舍。

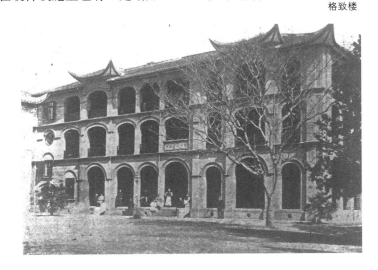

格致楼

---

① 《刁信德医师》，李元信编纂：《环球中国名人传略上海工商各界之部》，环球出版社，1944 年，第 194 页。

到了 20 世纪初,由于在同仁医院就医的患者增长迅速,所以也很有必要增加相关的硬件设施。1901 年,杰弗里医师来到同仁医院后,看到同仁医院设施还很简陋。他写信向在美国的父亲募捐,老杰弗里先生本人捐助美金一万元,又从亲友处募集到一万余元,汇寄来院。于是医院从 1912 年开始动工,将原主楼建筑重新翻建,同时在女病房南侧建造医学院学生及中国职工用房,该房于 1913 年冬完工,主楼于 1914 竣工。主流属当时上海流行式样。外墙用青砖嵌以红线,照明采用煤气及电。整幢房屋略呈三角状。其基底部朝向熙华德路,高三层。三楼南端设有一大间周围都是玻璃的日光室和一个屋顶花园。三角形的顶端在蓬路上,高两层,底层为礼拜堂,二楼为手术室。手术室里配备有来自英美的现代化设备。采光来自顶部及西北方向,地面及墙上到离地 1.5 米均有白色瓷砖,洗手池用脚踏开关,手术室可以堪称当时中国最漂亮的手术室。手术室外有一前厅,将手术室与二楼其余部分分隔开。新楼底层有礼拜堂、接待室、内外科医生办公室、急诊室、一间小化验室、一间囚犯病室、一间外科病室及厕所;二楼有两间外科病室、四间设有阳台的私人病房、手术室、无菌室、器械室及厕所浴室;三楼为另一大病房、X 光室、病理博物馆(属于中华博医学会)、消毒室、四间私人房间、日光室及屋顶花园。屋顶花园种着紫藤、常春藤和各种花卉,还养着金鱼和色彩艳丽的鸟和一只猴子,供康复期的患者特别是贫苦患者享受。新楼与李秋坪病房有廊相通。与底楼接待室里有一架人力升降机用以运送患者上下。

(二)教会医学教育大讨论

在 1890 年的中华博医学会上,嘉约翰发表了"医学教育大纲",提出医学教的 3 个目标:①为一般民众造就才学俱全的中国医士;②造就教会医院内的医生;③造就医学校教员。当然,传教医师始终不会忘记自己的传教使命。按照华西医科大学的奠基人启尔德的说法,医学传教应当成为一个基督教传播组织中不可缺少的部分,它不应该考虑作为将来会被撤销的临时性工作,而必须成为与教会其他训练工作一样的永久性事物。医学传教的任务是在中国人中间培养出医学传教士来"壮大它自己"。[①]

1905 年 2 月,中国博医学会在同济医院举行,会长马雅各(J. L. Maxwell)指出当前中国人已经对西医转变了看法,并体验到西医的优越,在这一时期,医学传教士应该用更科学的方法来发展中国的西医教育,他敦促不同教会的医学院联合起来。20 世纪初,中国的医学传教士也感受到中国需要先进的医学知识,认为要紧跟医学教育的趋势,中国应该有强大的医学师资力量和硬件设施。对于提高西医教育水平的需要,在传教士之间再次点燃了一场

---

① 何小莲:《西医东渐与文化调试》,上海:上海古籍出版社,2006 年,第 201 页。

关于中国教会医学传教的论战。这场论战围绕着三个问题：①医学传教的目的；②关于教会联合的需要；③中文教学和英文教学的选择。

科学化的西医给中国传教士带来了不少挑战，这与传教士最初那种"拯救异教人们灵魂"的想法是违背的。尽管进行医务活动是非常必需的，但很多传教士认为，这只是其进行传教的一种手段，为更好地传教铺路。对于提升中国西医教学水平和更新设备，教会的保守者则认为这不利于他们在中国的传教，也会使得与其传教的最初目的相违背。当然，教会中也有反对这一观点的人。他们认为进行这种医学上的提升，也是他们传播福音的重要内容之一。改进中国的西医水平会能更好地治疗患者、减轻中国人的痛苦。更有教会的人甚至认为，为了达到这一目的，应该将传教与医务分离开来，彻底摆脱教会的控制。对于这场论战，文恒理在医学教育的实践中采取了较为中和的做法，他在积极做好医学教育工作的同时，也很重视开展宗教活动，他认为："明智地开展医疗工作是一个接近人民的非常有效的方法。每天来医院诊疗的患者，加上陪伴她们前来的亲友、儿女的人数，远比到任何教堂来的人为多。通过日复一日的传道，纵使难免重复，日积月累，便能使他们接受基督教义。即使当时不能立即见效，假以时日，必将使他改变信仰。"①事实证明，这种做法还是非常有效的，通过医院中的经常传导活动，不断有患者和工作人员成为基督教徒。

对于这场论战，圣约翰大学校长卜舫济也坚决地站在了长远的观点看待这一问题。对于在中国进行医务工作的重要意义，他认为治疗人们的伤痛是上帝赐予的高尚工作。②关于英语教学，卜舫济更有他自己独到的想法，这也逐渐成为圣约翰大学的独到之处。卜舫济在上任圣约翰的校长后，大力推行英语教学，将英语逐步变成教学通用语言，史称"英语运动"，这一运动包括五个措施：①各门课程采用英语教学；②设立西学斋（科学系），积极传播西方科学文化；③创办英文刊物《约翰声》；④举办英语辩论演说和戏剧表演；⑤聘用优秀英文教员。卜舫济的"英文运动"取得了显著成果。其中作为圣约翰学科中西学重要组成部分的西方医学，因为采用的是英文教学，使得医科的学生占有了英语优势，这使得他们在毕业后就能轻松找到一份体面的工作并领有很高薪酬，许多医科毕业生毕业后留学美国也因此有了相当的便利，可以免去半年的语言培训而直接升入大学，在语言沟通上无任何障碍。

除去医学传教和英文教学外，文恒理和卜舫济等人还面临着医学的联合教育问题。受庚子之乱的影响，中国的教会医院与学校受到了沉重打击，甚至有些传教医师丧命其间，除

---

① 沈宗仁：《上海市长宁区同仁医院院志（1866—1992）》，上海市长宁区同仁医院藏，第78页。

② Kaiyi Chen. *Seeds from the West*：*St. John's Medical School*，*Shanghai*，*1880 - 1952*，Chicago：Imprint Publications，2001，P. 50.

少数沿海城市外,中国的教会医学事业几乎崩溃。但是,巨大而又短暂的挫折,却为医学发展带来了新的转机。中国社会开始普遍主张联合教育,医院的开设需要大量的资金与人才,仅凭任何一个传道团的力量都难以办好一个学校。中国博医学会决定集中力量于一些基础较好的医学校。他们利用庚子赔款,由几个教会联合进行医学教育,选中的学校在沈阳、北京、天津、成都、杭州、福州和广州等大城市,各教派联合医院和医学校纷纷出现,打开了 20 世纪中国医学教育蓬勃的新局面。这种新局面为身处上海的圣约翰大学医学院带了机遇,也带了挑战。

四、让圣约翰医科蜚声中外:莫约西办学举措

（一）失败中带来机遇:与上海哈佛医学校的合作办学

20 世纪初,中国的医学传教界在兴办医学教育上表现出了前所未有的合作精神。在 1905 年的基督教教育会上,与会的医学传教士都主张联合办学以提高医学教育的水平。同年,中华博医会通过决议,主张各地的差会联合开办医学院校。于是,教会合办的医学院校相继出现。1906 年,美部会、美国长老会、伦敦医学传道会、华北安立甘会、伦敦会、美以美会等差会联合创办北京协和医学堂。同年,美国长老会和英国浸礼会在济南创办共和医道学堂。1908 年,美以美会、伦敦会、美国长老会、美部会联合创办了北京协和女子医学院。1908 年,纪利生所办的医学堂与美国循道会、美国浸礼会合办,成为一所协和医学校,学校因此改名为大同医学院。1910 年,七个教会在上海开会决定在南京创立一所医科大学,由个教会协力进行。1911 年 3 月,"七教会表示赞成,并改良一切规则,于是筹备既定,遂宣布成立,名曰中国东方医科大学,各教会认捐开办费金洋 2 000 元,年各捐常年费金洋 300 元,派医士一人充当教员,及西式住所一所。"[①]同时,在四川的教会积极联合筹办医学院,以之作为华西协和大学的医学院;在福建的教会也于 1911 年决定"医学校集中福州办学",之前存在的兴华双凤医学校并入福州协和医学校。[②] 除教会之间合办医学院校外,美国宾夕法尼亚大学于 1910 年与岭南大学合办广州医学预科,但到 1912 年后即宣告停办。[③]

在这种教会联合办学的氛围中,圣约翰大学的医学教育形势却不是很乐观。1910 年 5 月,文恒理因久治不愈的慢性支气管炎而回美国疗养,未再来华。1925 年 9 月 20 日,文恒

---

① 《南大百年实录》编辑组编:《南大百年实录南京大学史料选》(中),南京:南京大学出版社,2002 年,第 12 页。
② 《福建省卫生志》编纂委员会编:《福建省卫生志》,1989 年,第 343 页。
③ 郭卫东:《近代外国在华文化机构综录》,上海:上海人民出版社,1993 年,第 40 页。

理在美国加州的圣伯那地诺市逝世，享年 86 岁。[①] 文恒理的离开对于圣约翰大学医学院来说是一个巨大的损失。为了能寻求医学教育的主动，圣约翰的医科工作者开始寻求一系列的联合办学活动。从 1910—1913 年这段时间，圣约翰大学医学院先后与武昌布恩大学（Boone University）、上海哈佛医学院、广州宾夕法尼亚医学院进行了合作办学。

当圣约翰大学医学院的发展遇到困难的时候，在武汉的文华大学也遭遇相同情况。文华大学是由美国圣公会于 1871 年在武昌设立的，最早是为纪念主教文惠廉而设立的，名为"文惠廉纪念学堂"。[②] 1891 年改名为文华书院；1909 年改名为文华大学。"文华者文教士在中国传教之谓也，这个名字也恰好符合中国'文章华国'这一句成语"，[③]其教育宗旨为："注意泰西教育，兼顾中国固有的国粹及文学，而借基督教主义增进人格。"[④]1910 年，文华大学医学院主任梅应时（E. M. Merrins）建议卜舫济将两校的医学院进行联合办学。他计划是文华的医科学生前两年在文华大学就读，后三年在圣约翰大学医学院。梅应时认为这样的优点在于文华大学可以在节约大量经费的情况下继续维持医学教育，同时圣约翰大学医学院也减轻了部分医科学生前期培养的负担。[⑤] 由于两所学校都同属于美国圣公会，所以进行这样的联合办学是很容易操作的。之后不久，经与汉口吴主教接洽，梅应时被聘为为圣约翰大学医学院的"医科专任教员"。[⑥] 梅应时的加入使得两所学校之间的关系更加紧密。但是，与文华大学的结合，并没有解决圣约翰大学医学教育所面临的财政问题。除此之外，圣约翰在医科教育方面还遇到了不少竞争对手。1900 年的义和团运动使得西方的传教团体更加对中国有兴趣。由于对在华传教团体的不满，一部分哈佛医学院医科毕业生于 1907 年成立了一个医学团体，准备在中国进行高等医学教育。这项活动得到了哈佛老校长埃利奥特（C. W. Eliot）的大力支持。1911 年 5 月，上海哈佛医学院正式成立。学院董事会由埃利奥特出任主席，成员包括当时哈佛最著名的三位医学家：医学院院长克里斯蒂安（Henry A. Christian）、著名生理学家坎农（Walter B. Cannon）和病理学家康寿曼（William T. Councilman）。不过，上海的哈佛医学院与哈佛大学并没有正式关系，也不归属任何教会

① 沈宗仁：《上海市长宁区同仁医院院志(1866—1992)》，上海市长宁区同仁医院藏，第 91 页。

② 罗福惠：《武昌文华大学》，冯天瑜主编：《中华文化辞典》，武汉：武汉大学出版社，2001 年，第 560 页。

③ 卢春荣：《武昌文化书院的始末》，中国人民政治协商会议湖北省委员会文史资料委员会编《湖北文史集萃教育、科技、医卫、体育》，武汉：湖北人民出版社，1999 年，第 519 页。

④ 马敏，汪文汉主编：《百年校史》，武汉：华中师范大学出版社，2003 年，第 10 页。

⑤ Kaiyi Chen. *Seeds from the West：St. John's Medical School，Shanghai，1880 - 1952*，Chicago：Imprint Publications，2001，P. 51.

⑥ 《圣约翰大学五十年史略》，第 23 页。

管辖。①

　　早在 1908 年,哈佛医学院教授布雷克(C. Q. Blake)就曾写信给文恒理问询哈佛在上海建立一所医院会不会成功。文恒理在回复说道:"上海的现存医院需要的是大量资金来维持教学医院,而不是建立新的医院",同时强调,圣约翰大学医学院现在需要"一座高质量的医科教学楼",以有利于教员们开展教学工作;他建议布雷克最好让哈佛能加入圣约翰的医学教育事业,这样不会使他们在没有任何经验和基础的情况下冒险办学;另外,文恒理还建议美国圣公会总部用其影响力来劝导哈佛医学院加入圣约翰大学医学院,这样就很有希望在中国建立一所最好的医学院。②

　　然而,哈佛方面并没有接受文恒理的建议。但由于哈佛若想在上海办医科教育,还是很需要圣约翰的支持,于是,他们建议圣约翰向哈佛医学院提供接受过两年预科教育的医科生,还需要圣约翰大学提供教学医院设施以用来科学研究;作为回报,哈佛将为圣约翰大学医学院建造一座用于医学教育的建筑并提供医科教员。③

　　哈佛的提议既引起了圣约翰大学医学院的兴趣,又引起其疑虑。虽然圣约翰的医科教员们希望合作能够顺利,但圣公会方面却不敢贸然合作,他们预想到两种结果:如果圣约翰拒绝与哈佛合作,那么哈佛将会成为圣约翰的强劲对手;如果圣约翰接受哈佛的这些条件,那么哈佛将会从圣约翰这边得到不少医科学生,这对圣约翰是不利的,必定会减少自己的生源,很可能成为"一个干瘪的空壳"。时任圣公会主教郭斐蔚(Rev. Frederick. R. Graves)也向卜舫济表达了这样的担心:上海是中国最重要的通商口岸,西医也已经被大部分中国人所接受,由于圣约翰大学医学院是中国最早办西医高等教育的学校之一,圣约翰大学医学院也已经成为美国圣公会在华事业的一笔有意义的财富,如果这时候以这种方式"放弃"其医学教育,将是一件十分可惜的事情。郭斐蔚认为,无论圣约翰是否接受哈佛的好意,圣约翰大学医学院都将会受到相应损失。持否定态度的还有梅应时。但是,卜舫济却对圣约翰大学医学院的前途十分乐观,他认为哈佛医学院不会长久。他指出哈佛医学院在招募教员方面肯定会十分困难,即便是幸运招得部分医生充当教员,其中来华工作的也有限。当然,卜舫济也不希望哈佛成为圣约翰的竞争对手;他对哈佛医学院在中国的发展持观望态度,也认

---

① 张大庆:《中国现代医学初建时期的布局:洛克菲勒基金会的影响》,《自然科学史研究》2009 年第 2 期,第 145 页。

② Kaiyi Chen. *Seeds from the West*: *St. John's Medical School*, *Shanghai*, *1880 - 1952*, Chicago: Imprint Publications, 2001, P. 52.

③ "Graves to Pott, 13 Nov. 1909",上海档案馆藏,圣约翰大学档案 Q243 - 1 - 94。

为等到哈佛计划破产时，圣约翰就会在投入资源上占据主动。[①]

1912 年 5 月 27 日，圣约翰大学医学院与哈佛医学院签署了合作办学的协议。协议里规定，圣约翰大学向哈佛医学院提供接受过两年医学预科教育的学生，这些学生仍然保持与圣约翰大学关系，即仍为圣约翰大学的学生，当学生上完所有课程之后，被授予圣约翰大学与哈佛医学院联合学校(St. John's University in association with the Harvard Medical School)文凭与学位；学生在哈佛上完两年医学课程后，可获理学学士，学完全部课程获医学博士学位。[②] 然而，这种合作办学关系并没有持续多长时间。哈佛医学院认为同仁医院设施落后，卫生条件不好，并想以此获得对同仁医院的管理权。[③] 这当然不会得到圣约翰的同意。同仁医院一直是圣约翰大学医学院最为重要的教学医院。因此，两所学校之间的关系变得不和。1913 年，两所学校之间的合作办学关系彻底结束。

这次办学就这样没有成功，这使得圣约翰大学医学院仍旧处于困难当中。医学院的前途成为一个重要议题，好在校长和医学院教员都不气馁。杰弗理(William Hamilton Jefferys)也继续鼓舞卜舫济，他向卜舫济提出了四个理由：第一，医学院已成为教会在华的重要事业，教会将大力支持，给学校带来很多教学资源；第二，上海这个大舞台会给圣约翰提供更多的机遇，上海需要高等医学教育；第三，他对圣约翰大学医学院的毕业生充满信心，他认为那些毕业生是圣约翰大学医学院的巨大财富，会能为学校的成功起到促进作用；第四，将有新的合作计划去实施，因为他已与宾夕法尼亚大学校友们有了接触，由于美国宾夕法尼亚基督教会在广州也进行了医学教育计划，也遭遇到了合作不顺利的境遇，这就为两所学校之间的合作提供了机遇。[④]

杰夫理所提的四个理由中，第四条对圣约翰大学的医学教育产生了重要影响，后来与宾夕法尼亚医学院的成功合并以及莫约西的到来极大加强了圣约翰大学的医学教育。

(二) 与广州宾夕法尼亚医学院的成功合并

20 世纪初，宾夕法尼亚大学基督教协会开始在广州进行传教事务。由于与岭南大学意见不合，所以该教会在 1913 年开始寻找新的合作伙伴。恰好圣约翰大学想加强其医学教育系统，这样双方就医学教育计划顺利达成了协议。

① "Pott to Edwards，22 Apr. 1912"，上海档案馆藏，圣约翰大学档案 Q243 - 1 - 94。

② "Terms of Agreement Between The Harvard Medical School Of China And St. John's Uninversity，27 May. 1912"，圣约翰大学档案 Q243 - 1 - 94，上海档案馆藏资料。

③ Kaiyi Chen. *Seeds from the West：St. John's Medical School，Shanghai，1880 -1952*，Chicago：Imprint Publications，2001，P. 54.

④ Kaiyi Chen. *Seeds from the West：St. John's Medical School，Shanghai，1880 - 1952*，Chicago：Imprint Publications，2001，P. 56.

　　宾夕法尼亚大学有"第一个授予医学学位的美国大学"的美誉。约翰·摩根(John Morgan)是宾夕法尼亚医学院的建立者,他1762年毕业于苏格兰爱丁堡大学的医学院。在1765年,摩根建立了北美费城第一个医学校,此时摩根已经认识到这个学校在国际和文化交流方面的宏伟前景。在摩根的演讲中,他对于关于美国医学院机构这样评论到:"这个美国第一个医学机构,或许她现在很小,但她也许会接受持续增长的力量,并且每年都会释放新的力量。她能吸收许多不俗的年轻人;并且能够提高他们的知识并传播其美誉到远方。通过让他们适当地到达国外……他能够产生出更多有用的类似机构。"

　　虽然摩根在这演说中体现了当时美洲大陆独一无二的想法,但是他向宾夕法尼亚医学院所发出的文化交流使命却不受大陆边界的限制。基于这样的传统,宾夕法尼亚医学院的毕业生们处于第一批来华的西方先驱传教士浪潮中,这并不是偶然现象。宾夕法尼亚的J. H. 布拉福德(James H. Bradford),是第一个在中国行医的人,他就是宾夕法尼亚医学院的毕业生。洛克伍德在宾夕法尼亚医学院培训半年后,就于1835年因传教任务分配到中国。到19世纪末,基督教协会积极从事在远东的工作,大批宾夕法尼亚医学院的毕业生被不同团体分配到中国进行医学工作。

　　在19世纪最后几十年的时间里,美国高校校园里掀起了一场"学生志愿布道运动",学生们开始热心关注各种社会问题。1902年,耶鲁大学宣布成立耶鲁基督教协会(Yale Mission Society),要在中国长沙进行医学教育计划。受到耶鲁大学的影响,宾夕法尼亚大学也下决心到中国发展医学教育。加之宾夕法尼亚大学的管理层早就对中国产生了浓厚兴趣,宾夕法尼亚大学成为第一所在中国进行医务工作的美国大学,学校的基督教协会也为其提供了便利和有力支持。

　　与此同时,岭南学堂向宾夕法尼亚大学基督教协会提出了要建立医学部的要求。岭南学堂是在美国美北长老会海外差会同意下,于1888年创立的一所基督教大学。岭南学堂初名为格致书院(Christian College in China),1903年改名为岭南学堂(Canton Christian College)。岭南学堂创始人之一安德鲁·哈巴牧师(Rev. Andrew P. Happer, MD DD)也出身医学,他先后就读于杰弗逊学院、西方神学院和宾夕法尼亚大学医学院,于1844年来华。在他脑子里早就孕育着一个想法:"中国应该有一所基督教教会大学来为整个中国服务";这所学校应该是"在结构上完全等同于新教叙利亚学院,应有一个预科学校,一所文理学院和一所医学院"。[①]"哈巴的计划也同样宏大,通过教授西方科学、医学和宗教,使大学能有助

---

① 李瑞明编:《岭南大学》,岭南(大学)统筹募发展委员会,1997年,第5-6页。

于启迪中国，有助于使中国基督教化；并将帮助纠正由于专读儒家经书而产生的错误观点。"①由此可以看出在华进行医学教育成为岭南学堂不可或缺和极为重要的一部分。

1905 年，宾夕法尼亚大学基督教协会决定向中国派出独立的工作组，当年 10 月 30 日，协会董事会开了一个专门会议，与会人员一致认为协会应该在中国传授先进的医学知识。随后，协会为进一步了解中国形势，于 1906 年派出莫约西（Josiah Calvin McCracken）到中国进行调研。莫约西 1901 年毕业于宾夕法尼亚大学医学院，于 1906 年被协会排到广州，在经过七个月的调研之后，莫约西认为，在美国本部基督教会的支持下，他能够在中国做得比在美国更好。莫约西的报告得到了协会管理层的认可。莫约西所提出了一些想法，也得到了宾夕法尼亚大学老校长哈里森（Chrles Custis Harrison）的支持。

莫约西在来中国之前有丰富的人生经历。1874 年 3 月 30 日，莫约西出生于美国田纳西州林肯县，父亲名为艾萨克·劳伦斯·莫约西（Isaac Lawrence McCracken），母亲名为埃拉·沃森·斯图尔特（Ella Watson Stewart）；莫约西父亲是一名牧师，后来将家庭搬到了堪萨斯州。②他的父亲在那里建立了一所教堂。莫约西 8 岁时便加入了美国基督教长老会（United Presbyterian Church）。

由于莫约西出色的体育运动能力，他于 1896 年考入宾夕法尼亚大学。大学期间，他当了 4 年班长，并担任 3 年的基督教协会会长。毕业于宾夕法尼亚大学医学院后，莫约西担任了两年哥伦比亚大学青年基督教会（Young Men's Christian Association）秘书长职位。莫约西在体育方面也取得了骄人的成绩，他在校足球队效力了 4 年，并屡次率队夺冠。由于其在体育方面的全能，他于 1900 年代表美国队参加了巴黎奥运会，并获得了射击项目的银牌和掷链球项目的铜牌。③莫约西具有出色的个人魅力和领导水平，这些都成为他人生重要的财富，并为日后在中国进行医学教育打下了坚实基础。

1907 年 2 月，莫约西和他的新婚妻子乘船来到广州，正式开始其在中国的工作。岭南学堂的医学院正式命名为"中国广州医学院（The University Medical School in Canton, China）"。莫约西因其宾夕法尼亚大学基督教会代表的身份，成为医学院的主任。随后，他开始为医学院的筹备事务而奔波。1909—1911 年，他还参与筹建校医院，担任过校医；同为

① ［美］杰西·格·卢茨著，曾钜生译：《中国教会大学史（1850—1950 年）》，杭州：浙江教育出版社，1987 年，第 29 页。

② Helen McCracken Fulcher, *Mission to Shanghai*，*The Life of Medical Service of Dr. Josiah C. McCracken*，Tiffin Press of Maine，1995，PP. 1 - 3.

③ Helen McCracken Fulcher, *Mission to Shanghai*，*The Life of Medical Service of Dr. Josiah C. McCracken*，Tiffin Press of Maine，1995，PP. 6 - 7.

校医的还有林安德、李青茂、侯惠和嘉惠霖。[①] 1910 年 3 月 11 日，医学院正式开课，共有 5 名学生；教师除莫约西外，还有嘉惠霖和苏马利小姐；入学标准是要求中学毕业。[②]

"虽然岭南学堂最后在不分教派的委员会主持下成为一所多科学校，但由于种种原因，其中主要是围绕学校目的的争论，难以召集忠心的支持者以及缺乏行政管理的连续性，所以它的发展长期受到延搁。许多其他的教会大学开始也都遇到同样的困难，但是这些问题在广州显得特别严重。"[③]这种分歧与争论也同样影响到了医学院的办学。在联合办学后不久，岭南学堂基督教协会和宾夕法尼亚大学基督教协会便因此在宗教事务上发生了分歧。虽然这两个团体同为宗教机构，但他们从来没有在宗教事务上协调一致，不少教员为此离开学校。后来这种矛盾越来越深，并达到了不可调和的地步。在这种形势下，莫约西和宾夕法尼亚大学基督教会领导层开始考虑从广州退出，并选择新的合作办学伙伴。在 1913 年，他们共找到两所学校可供选择，一是位于南京的金陵大学，另一个就是位于上海的圣约翰大学。后来经过反复考虑与对比，莫约西及宾夕法尼亚大学基督教会最终选择了圣约翰大学作为合作办学伙伴。

1914 年 3 月，宾夕法尼亚大学基督教会与圣约翰大学达成合作办学协议，新成立的联合医学院名为"圣约翰大学宾夕法尼亚医学院"[④]（Pennsylvania Medical School Being The Medical Department of St. John's University），除此之外这个办学协议有 3 个重点：第一，圣约翰大学若在上海寻求更进一步医学教育合作，宾州基督教会会同意并与圣约翰大学进一步合作；第二，宾夕法尼亚大学基督教会会尽可能地提供多的教员；第三，医学院由圣约翰大学直接管理。[⑤]

圣约翰大学对这次合作办学充满了希望。1914 年 9 月 14 日，通过选举，莫约西当选为医学院院长。在签署合作协议之后，莫约西和梅应时还礼貌地给上海哈佛医学院院长胡恒德（Henry Spence Houghton）写了一封信，信中提到："每所学校都有自己的特色，圣约翰此次签署的联合办学并没有将上海哈佛医学院定为不友好的对手看待；相反，我们也急切的盼望圣约翰与哈佛之间的关系继续保持友好并互相帮助。"[⑥]

---

① 《简又文记岭南大学之组织时期》(上)，朱有瓛，高时良：《中国近代学制史料》第 4 辑，上海：华东师范大学出版社，1993 年，第 538 页。

② 李瑞明编：《岭南大学》，岭南(大学)统筹募发展委员会，1997 年，第 37 页。

③ ［美］杰西·格·卢茨著，曾钜生译：《中国教会大学史(1850—1950 年)》，杭州：浙江教育出版社，1987 年，第 30 页。

④ 因"宾夕法尼亚"的英文翻译问题，新成立的联合医学院中文名一度为"圣约翰大学本薛斐尼医学院"。

⑤ "Terms of agreement between the Christian association of the university of Pennsylvania and St. John's University, Shanghai, China"，上海档案馆藏，圣约翰大学档案 Q243 - 1 - 707。

⑥ "Minutes of the meeting of the Pennsylvania Medical School Being The Medical Department Of St. John's University, Shanghai"，上海档案馆藏，圣约翰大学档案 Q243 - 1 - 100。

　　通过莫约西的努力，圣约翰大学医学院来了不少优秀的专业教师。自此，圣约翰大学的医科教育开始步入标准化道路，虽然在这之后因建立联合医学院而出现了不少波折，但这种良好的办学根基却使得圣约翰大学医学院逐步迎来其医学教育的辉煌时期。

　　（三）积极筹划与洛克菲勒基金会的联合

　　1. 洛克菲勒基金会对中国医学教育的考察

　　19世纪末，老洛克菲勒(John D. Rockefeller)从所经营的标准石油公司和其他投资中获得了巨大的收益。由此他成为世界上第一个十亿富翁，而且财源还不断滚滚而来。如何花钱成了问题。老洛克菲勒是虔诚的浸礼教徒，相信愉快来自"能做一些使自己以外的某些人满意的事"。与此同时，越来越多的人和团体向他要求帮助，到19世纪90年代，他每年的捐献已超过百万元。但是他很快意识到，即使散尽家财也不足以消灭世上所有的贫困，于是决定将钱财用于减少贫困与灾难。在他看来，教育是根本，于是以教育事业作为他捐助的中心。他在建立基金会之前最有名的捐助是1892年创办芝加哥大学，到1910年，他已累计向芝加哥大学捐款3 500万美元。[①]

　　老洛克菲勒对医疗事业情有独钟，并把它作为慈善事业注入了大批资金，这一过程中有两位人物起着重要作用，这就是老洛克菲勒的财政顾问弗雷德里克·盖茨(Frederick F. Gates)和小洛克菲勒。盖茨是一名美国浸礼会牧师。当洛克菲勒在1889年拿出他的第一笔捐款来建立芝加哥大学时，他就看重时为浸礼会教育社秘书长的盖茨。1891年，老洛克菲勒任用盖茨为他处理慈善事业的投资。1897年夏天，作为假期的消遣，盖茨阅读了著名医学家、被誉为美国四大名医之一的奥斯勒(William Osler)的《医学的原理与实践》(*The Principles and Practice of Medicine*)。该书不仅使他对医学产生了极大的兴趣，而且也在洛克菲勒基金会重点支持医学事业方面起到了关键作用。他回忆道："当我带着奥斯勒的著作回到百老汇大街26号的办公室后，我向洛克菲勒先生递交了一份备忘录。我列举了传染病并指出发现的细菌还很少，未来发现的空间还很大，特效药十分少，不能治疗的病痛是如何令人震惊。"[②]这段时期，美国的医学教育也已开始进行重大改革。1893年新建的约翰·霍普金斯医学院(Johns Hopkins School of Medicine)以崭新的面目出现。1910年，美国著名教育家阿·弗莱克斯纳发表了《美国和加拿大的医学教育：致卡内基基金会关于教育改革的报告》(*Medical Education in the United States and Canada：A Report to the Carnegie*

---

① 资中筠：《财富的归宿：美国现代公益基金会述评》，上海：上海人民出版社，2006年，第87页。

② Gates F T，"The Memoris of Frederick T. Gates"，*American Heritage*，no. 6，(1955)，p. 73，转引自张大庆：《中国现代医学初建时期的布局：洛克菲勒基金会的影响》，《自然科学史研究》2009年第2期，第138页。

Foundation for the Advancement of Teaching），这就是著名的《弗莱克斯纳报告》，它使美国的医学教育发生了革命的变革。在这样的医学教育改革浪潮中，像洛克菲勒这样的慈善基金会开始选择性地支持一些顶尖的医学院校。1910—1936 年间，洛克菲勒基金会及其他基金会约 9 100 万美元的巨额捐款不断地流入像约翰·霍普金斯医学院这样被弗莱克斯纳肯定的学校。此时的洛克菲勒基金会不仅关注本土医学院的发展，同样，他们将目光投向位于大洋彼岸的中国。

洛克菲勒基金会对中国的医学教育的兴趣是先于其成立。前五年的 1908 年，洛克菲勒根据其顾问盖茨的建议，向中国派去了一个"东方考察团"（The Oriental Education Commission），由芝加哥大学校长伯顿（Ernest De Witt Burton）为首，调查并准备向中国资助高等教育。然而这个选择被拒绝了，因为当时的中国政府在高等教育方面设置了不少限制。

1913 年 4 月 24 日，纽约州通过了成立洛克菲勒基金会的法令。洛克菲勒基金会的宗旨最初只有一句话："促进人类的安康"，之后随着社会的变化，措辞上有些变动，其宗旨则改为"促进知识的获得和传播、预防和缓解痛苦，促进一切使人类进步的因素，以此来造福美国和各国人民，推进文明"。基金会的第一任秘书长是 J. D. 格林，他认为基金会的任务就是"深入并解决个人和社会的苦难与不幸"。其基本精神如今仍然以此为核心。

由于美国南部成功地控制了钩虫病，这使其开启了新的海外慈善计划的可能。当哈佛大学校长埃利奥特（Charles W. Eliot）向洛克菲勒基金会提交了一个报告，报告中要求提供给中国哈佛医学院 200 万美元资助，这就使得基金会的人员看到了机会。但是，他们没有给中国的哈佛医学院进行资助，反而决定在中国成立一个属于基金会的独立医学教育机构。带着这样一个宏伟的目标，洛克菲勒基金会于 1914 年 1 月 19 日在纽约召开了一个关于中国的医学与教育工作会议。老洛克菲勒先生亲自主持了这个会议。除了基金会的成员之外，一些教育和医学界的著名人士应邀出席了这次会议，如芝加哥大学校长裘德逊，哈佛大学校长埃利奥特，约翰·霍普金斯大学医学院院长威尔奇（William Welch），洛克菲勒医学研究所所长西蒙·弗莱克斯勒（Abraham Flexner），教育家阿·弗莱克斯勒（Abraham Flexner），哥伦比亚大学教授、汉学家孟禄（Paul Monroe），1909 年代表东方教育委员会赴中国考察的芝加哥大学伯尔顿和钱伯林，大众教育委员会主任巴特利克（Wallace Buttrick），国际基督教青年会代表莫特（John Mott），国际卫生委员会主任罗斯（Wickliffe Rose），等等。老洛克菲勒在开幕词上清楚地解释了这次会议的目的："本机构对中国的问题感兴趣已有几年了……我们已经感到在中国正在发生巨大的变化，这个变化提供了一个千载难逢的机会，或许基金会应当考虑。"格林提出两个议题：教育与医学教育，公共卫生。在两天富有成效的讨论后，一项议案被递送给洛克菲勒基金会的董事们。1914 年 1 月 21 日举行的董事会做出了基金会在中国开展医学方面的工作的决定，并强调这些工作应由现有的机构来承担，无论是传教士还是政府举办的机构。[①]

1914 年 1 月 29 日，洛克菲勒基金会开会讨论盖茨提交的报告，标题是"在中国逐渐和有序地发展广泛有效的医学体系"。在这份报告中，他指出在中国最适当的工作是支持医学的发展，并建议为此目的未来的行动可分为 4 步：①派专家去中国调查当前的医学和教育现状；②选择最好的医学机构来提供我们的资助；③制定海外访问教授计划并培训中国医生和护士；④随着计划被证明是可行和有效的，扩展这个体系到其他类似的中心。这次会议还投票通过了成立一个专门研究中国公共卫生和医学状况的委员会并要求委员会提供一份详细的调查报告供基金会最终决策所用。会议决定由芝加哥大学校长、洛克菲勒基金会董事及总教育委员会成员裴德逊任委员会主席，哈佛医学院教授毕巴礼(Francis W. Peabody)和熟悉中国事务、时任美国驻汉口的总领事顾临(Roger S. Greene，Jerome D. Greene 之弟)为成员，由麦基斌(George Baldw in McKibbin)任秘书，组成中国医学考察团前往进行医学考察。[②]

1914 年 4 月，第一届中国医学考察团来到北京，然后以 4 个月的时间分头或集体访问了北京、天津、济南、汉口、长沙、九江、南京、苏州、上海、香港、广州、汕头、厦门、福州和台湾等地，对医学院和医院进行调查，并与许多中国官员和医学传教士接触。1914 年 10 月，这个委员会呈报了一个详尽的报告，建议在北京和上海两地，分别建立医学院。[③] 同年 11 月，基金会投票接受了这个报告的建议，并专门成立"中华医学基金会"(China Medical Board，又译为"罗氏驻华医社")以主持其在中国的事业。

1915 年，洛克菲勒基金会组织了第二届中国医学考察团，对中国再次进行了深入的考察。考察团于 1915 年 8 月 7 日从美国动身，经日本、朝鲜来到沈阳，然后来到北京。他们到了许多地方，以北京和上海为重点进行考察。该团得出的报告认为：①当时中国的医学教育水平太低；②所有医学校的师资水平和教学设备都很差；③学生的预备教育不够；④用中文教学有很大的局限性。

对此，他们建议：①为了培养高水平的医学人才，必须用英文教学，因为英文是进行世

① 张大庆：《中国现代医学初建时期的布局：洛克菲勒基金会的影响》，《自然科学史研究》2009 年第 2 期，第 140 页。
② 张大庆：《中国现代医学初建时期的布局：洛克菲勒基金会的影响》，《自然科学史研究》2009 年第 2 期，第 141 页。
③ Kaiyi Chen. *Seeds from the West*：*St. John's Medical School*，*Shanghai*，*1880 - 1952*，Chicago：Imprint Publications，2001，p. 79.

界科学技术交流所必需的工具;②学生的入学条件应尽可能如美国第一流医学院的要求,要在正规中学毕业后至少再读两年预科,内容应包括物理、化学、生物、数学、英文和中文;③要选聘有教学能力并能做科学研究的专职师资,而这类人才是不能用当时教会医学院和医院那样的底薪所能吸引得到的;④他们认为不可能在当时任何一所医学校(包括"协和医学堂")的基础上改造提高,以达到最高水平的要求,因此要办一所够得上世界第一流水平的医学院就要从头开始;⑤要同时办一所护士学校。①

此次调查比第一次调查更为深入,调查结果也更为实际一点,其中对于英文教学的看法以及在办学原则等方面都深深影响了洛克菲勒基金会以后关于建立新医学院的政策。

2. 圣约翰大学医学院与基金会的"上海计划"

洛克菲勒基金会的决定激励了在中国的传教士,由于在其第一次对中国医学教育考察后通过的决议中是在北京和上海两地各建一所医学院,这就使得北京和上海两地的传教团体备受鼓舞。

在当时的上海,医学教育领域的"英美派"代表是圣约翰大学医学院。此时的圣约翰大学医学院,刚刚与广州宾夕法尼亚医学院合并,通过协议,莫约西任主任。

当莫约西还在广州的时候,他就听到了洛克菲勒基金会要在中国发展医学教育事业的消息。随着广州宾夕法尼亚医学院最后定下与圣约翰大学合作的协议,1914年3月,他向校基督教会总部报告询问受教会控制的圣约翰大学是否能够被选为洛克菲勒基金会在上海的合作者。于是,莫约西向时任湖南湘雅医学院的胡美(Edward H. Hume)发了一封建议书以建议与其合作。但休姆认为,目前并没有达到迫切的与圣约翰大学进行完美合作的时候,因为,建立联营关系容易,但是要想再分出来就很难了。从莫约西对与圣约翰大学合作的最后犹豫就可以看出,洛克菲勒基金会决定在中国发展医学教育的计划对他们影响是多么巨大。

前面所说的洛克菲勒基金会第一次考察团报告中的关于建立两个医学院的建议,其原则是在"合作精神"的基础上,以现存的由传教会建立的医学院和医院为基础来建立这两个医学院。② 这正好与莫约西的意思相符。他迫切希望圣约翰大学医学院能够成为洛克菲勒基金会在上海的合作者。这样,就可以给圣约翰大学医学院提供足够的资源并建立一个莫约西理想中的医学教育中心。

---

① 中国协和医科大学编:《中国协和医科大学校史(1817—1987)》,北京:北京科学技术出版社,1987年,第6页。
② The Rockefeller Foundation Annual Report 1915, p. 249.

圣约翰大学医学院与广州宾夕法尼亚医学院合并后，莫约西和圣约翰大学校长卜舫济没有放弃任何来与洛克菲勒基金会联系的机会。他们试图与基金会的主要负责人尤其是贾德森和顾临取得联系并游说。与此同时，莫约西与上海哈佛医学院院长胡恒德进行了接触，以改善这两个上海学校之间的关系。莫约西知道，尽管圣约翰大学医学院有着较长的医学教育历史和良好的声誉，但在教师和设备上却严重不足，尤其缺乏自然科学老师和先进试验设备，这也致使医学院的预科教育很薄弱。由于洛克菲勒基金会明确表示要在中国建立一所与世界最好的医学院相媲美的一流医学院，所以莫约西认为与上海哈佛医学院的结盟会极大提高圣约翰大学医学院的形象，也能够提高被洛克菲勒基金会选为主要合作对象的可能性。

然而，来自洛克菲勒基金会的消息却改变了。在贾德森报告提出的4个月后，基金会突然改变了在上海建立医学院的态度。在1915年3月1日，基金会在华医学董事会解释说："在这个时候考虑在上海建立一个新的医学院是不合时宜的。"并建议说："在上海的医学院和其周边城市的医学院，应该感觉到建立一个之前所提议的联合医学院是可行的……现在的学院能通过所有可行的措施继续和加强他们的工作"。① 基金会在建立联合医学院上令人莫名其妙的反悔和要建立一个非教会管理的医学机构的表现，让上海的传教士团体感到沮丧。

然而传教团体们的失望是不可避免的。贾德森报告已经给他们造成了这样一个假象，那就是现存的医学院如果组成一个松散的联合体，通过这个联合体他们可以享受到洛克菲勒基金会的资源，这样他们也可以不用受累于上面的基督教机构。无论如何，洛克菲勒基金会承诺建立一个集慈善和促进医学发展于一体的机构。就在洛克菲勒基金会正要准备实施所定计划的时候，他们的高层管理人员却又认识到，中国的医学教育工程虽有其"固有"的价值，但并不该成为"传教活动的辅助机构"。

到底是什么原因促使了洛克菲勒基金会放弃原有计划，转而实施新的计划呢？通过阅读相关文献，可以看到这么一个细节：

当洛克菲勒基金会于1914年11月接受贾德森报告的时候，美国哈佛大学校长 Charles Eliot 率先提出抗议。在中国哈佛医学院的执行委员会会议上，Eliot 宣称医学院之间加上医院之间的联合是"危险的"，他坚持基金会应该建立一个完全属于自己的独立医学院。盖茨

---

① Kaiyi Chen. *Seeds from the West*: *St. John's Medical School*, *Shanghai*, *1880 - 1952*, Chicago: Imprint Publications, 2001, p. 81.

称之为"哈佛观点",它对洛克菲勒基金会"未来的行动和政策""产生了一个深远的影响"。鉴于"哈佛观点",中华医学基金会于 1915 年 3 月 1 日做出了那个出尔反尔的决定。基金会方面,正如盖茨在 1920 年说的那样,改变了贾德森报告所提的建议。

究其原因,洛克菲勒基金会之所以不想在已有教会医学院的基础上建立,主要是不想所设立的医学院具有传教包袱,正如基金会西蒙·弗莱克斯纳(Simon Flexner)后来所强调的那样,"基金会志在开创一流的医学教育机构",而不是一个传教机构,并声明,这个新的医学院的教师应该都是全职的,没有其他传教任务。① 虽然这时洛克菲勒基金会已经表现出这种想法,但为了更准确地了解情况,基金会于 1915 年组织了第二届中国医学考察团。考察之后由巴特利克所做的报告虽然说服洛克菲勒基金会的领导人在上海建立一个医学院,但同时强调这所医学院必须由洛克菲勒基金会独立领导。这个建议被基金会和中华医学基金会采纳。于是,新的计划产生了,洛克菲勒基金会开始联合上海的"英美派"医学院,准备建立一个新的医学院,名字定为上海洛克菲勒基金会医学院(Shanghai Medical School of the Rockefeller Foundation)。

然而,外界的形势却不容乐观,这主要体现在三个方面:①1917 年 4 月,美国参加一战,收到战争影响,作为慈善机构的洛克菲勒基金会对战争支持和难民方面的开支急剧增加;②1917 年秋天,北京协和医学院招收了第一个医学预科班,虽然在招生方面做了很大努力,但情况还是不很乐观,仅仅招到了很少数量的学生,这就使得基金会方面认识到,如果在上海建立第二个高标准的医学院,会遇到更多的问题;③北京协和医学医学院方面的资金投入过大,致使上海计划中资金严重短缺。

基于以上原因,洛克菲勒基金会开始放缓其在上海的计划。1918 年 5 月 1 日,中华医学基金会的建设委员会正式决议暂停在上海的任务,决定等到来自教育和建筑标准方面的问题全部解决后,再重新开始。此时,虽然建设委员会宣布停止其任务,但整个计划还没有完全被停止。直到 1920 年 4 月,中华医学基金会在一次特殊会议上正式宣布取消上海的计划。一个月后,洛克菲勒基金会也正式通过这项决议。1920 年 5 月,这个消息传入上海,上海的传教团体反应非常强烈,从 1914 年看到希望,到 1920 年希望破灭,他们不得不面对那些现实困难,在少得可怜的资金下运转。于是,上海的计划取消了,与其几乎同时进行的北京计划则相对稳定。

---

① Kaiyi Chen. *Seeds from the West*：*St. John's Medical School*，*Shanghai*，*1880 - 1952*，Chicago：Imprint Publications，2001，p. 82 - 83.

与此同时，上海哈佛医学院因资金、设备不足等问题而停办了，这期间上海的医学教育形式是圣约翰大学医学院"岿然独存"。①

3. 洛克菲勒基金会对圣约翰大学医学院的影响

虽然洛克菲勒基金会取消了在上海的计划，但这不并代表着其对上海医学教育的兴趣丧失。据分析，从 1917—1928 年，中华医学基金会累计向圣约翰大学捐赠的经费总计 98 000 美元，②在新建的科学馆中，洛克菲勒基金会捐赠了 80 000 美元，这笔拨款也非常有利于医学院的建设，因为这极大地促进了医学预科生的培训工作。③ 圣约翰大学也购买了不少先进的医学设备，并聘用高级的教师。这对圣约翰大学的医学教育起到了很大的促进作用。

这些好的迹象，使得圣约翰大学的校长卜舫济也感觉到，学校的医学教育没有处于危险的境地，这也让其他医学院很难超越圣约翰大学医学院。

洛克菲勒基金会这段时期对中国医学教育的政策深深地影响了中国医学教育的格局。在北京，北京协和医学院在美国医学教育的改革浪潮影响下，采用了约翰·霍普金斯医学院的办学模式，极大提高了其办学水平。北京协和医学院在其建立后的 30 多年时间里对中国的教育制度和中国医学的发展产生了深远的影响，为中国培养了一批一流的医学人才，为中国医学发展奠定了基础。

同样，在上海，虽然洛克菲勒基金会的计划最终取消，但期间与之后一段时间对上海的医学院，尤其是对圣约翰大学医学院的资助，也极大地促进了其医学教育的发展。此时的莫约西也已经认为："1918—1919 年是医学院历史上最为成功的一年。"④在此之后，圣约翰大学也开始以此为契机，联合其他医学院建立新的联合医学院，并取得了一定成就。

(四)克服多种困难，稳步发展圣约翰医科

1. 圣约翰引领联合医学院运动

由于对洛克菲勒基金会的上海计划不再抱有任何幻想，众多教会开始尝试着自主建立一所联合医学院。1920 年 6 月 18 日，卜舫济在圣约翰大学开了一个教会会议，除圣约翰大

---

① 《圣约翰大学五十年史略》，第 26 页。

② Kaiyi Chen. *Seeds from the West：St. John's Medical School，Shanghai，1880 - 1952*，Chicago：Imprint Publications，2001，p99.

③ Mary Lamberton，*St. John's University Shanghai，1879 - 1957*，New York：United Board For Christian Colleges In China，1955，P86.

④ Mary Lamberton，*St. John's University Shanghai，1879 - 1957*，New York：United Board For Christian Colleges In China，1955，P87.

学以外,还有来自金陵大学、东吴大学、之江大学、沪江大学的代表;卜舫济向与会者们表达了在上海建立联合医学院的期望。[①] 卜舫济和莫约西都强烈希望各教会联合起来兴办一所新的联合医学院。虽然洛克菲勒基金会忽略了教会对大学的作用,也最终放弃了在上海的计划,这些都使各教会非常失望。但是现在,他们开始对建立一个由教会控制的联合医学院充满憧憬。更明确地说,卜舫济和莫约西更热衷于建立一个以圣约翰大学医学院为核心的联合医学院。此时上海的医学教育环境对圣约翰来说是非常有利的,上海哈佛医学院因资金不足而关闭。德国人建立的德文医工学堂因一战失败也已陷入被动,"第一次大战期间,德文医工学堂除了在法租界的主校区被强占外,德国教师的人员变动也给学校维持正常的教学秩序带来很大的困难。"[②]法国人所办的震旦大学医学院也正在起步之中。正因为这种有利的客观形势,使得卜舫济和莫约西对建立新的联合医学院产生了憧憬。在随后的这几年里,他们两个都一直围着建立联合医学院这一计划而努力着。虽然在各教会之间来回协调是件极为复杂的事情,但是他们始终坚持这个联合医学院必须以圣约翰大学医学院为基础。

资金来源仍然是联合医学院计划最重要的问题。虽然此时计划已经完全由教会独立操办,但是卜舫济还是希望洛克菲勒基金会能够提供相应支持。卜舫济重新拿出了洛克菲勒基金会在 1919 年 8 月的计划,希望洛克菲勒基金会能在 5 年内每年向圣约翰大学提供 25 000 美元支持。然而,这遭到了洛克菲勒基金会的否决。随后卜舫济将援助资金降为 5 年内每年 10 000 美元,但再次遭到否决。为了取得洛克菲勒基金会的支持,卜舫济和莫约西在美国度假的时候还专门联系了洛克菲勒基金会的高层领导,然而他们的拒绝理由是如果挪用基金会的资金用于上海联合医学院的建立,最后没有使得其医学教育达到高等标准,将会造成不利的影响;就算取得较好成绩,也会让基金会表现尴尬,显示出偏袒。[③] 洛克菲勒基金会冷酷的态度使得卜舫济和莫约西非常失望。莫约西对此感觉尤为深切,当年秋天,当他在北京参加一个关于中国医学教育会议时,北京协和医学院正好举行极为隆重的开幕典礼,时间为 9 月 15 日至 9 月 22 日。参加典礼的正式代表有中国及亚洲、欧洲、美洲各国高等学府的校长或教授,一些学术团体及国际卫生组织的负责人或代表等,共 50 人。洛克菲勒基金会主席文森(George E. Vincent)代表基金会将全部建筑和设备交付北京协和医学院

---

① "A history of the movement to establish a union medical school",上海档案馆藏,圣约翰大学档案 Q243 - 1 - 707。

② 李乐曾:《德国对华政策中的同济大学(1907—1941)》,上海:同济大学出版社,2007 年,第 89 页。

③ Kaiyi Chen. *Seeds from the West*:*St. John's Medical School*,*Shanghai*,*1880 - 1952*,Chicago:Imprint Publications,2001,p101.

使用(但产权仍属洛克菲勒基金会)。胡恒德此时已为北京协和医学院的院长,他正式接受,并代表学校全体教职员向来宾表示欢迎;中国政府大总统代表颜惠庆、内务部长齐耀珊、教育部次长马邻翼等致贺词。顾临代表中华医学基金会,洛克菲勒之子代表洛克菲勒基金会致答词;徐世昌总统在总统府举行招待会,招待全体代表。[1] 北京协和医学院的繁荣景象与上海的惨淡情况在莫约西心里形成了鲜明对比,这使得莫约西更加坚定了其在上海建立一个联合医学院的信念,他认为只要坚持努力就一定会实现这个目标。

寻求洛克菲勒基金会帮助的同时,卜舫济也积极向美国圣公会寻求资助。他在写给圣公会主教郭斐蔚的信中提到,对洛克菲勒基金会徒劳的等待已经浪费了圣约翰大学医学院5年的时间,在这个新形势下,他希望美国圣公会能拨一部分款用以现在的联合医学院计划。由于这时候任何一个教会都没有能力独立完成这一项任务,卜舫济也认为应该积极与其他教会合作来促进联合医学院建成。

然而美国圣公会方面在洛克菲勒基金会取消上海计划后却没有回应。1921年12月,所有对联合医学院计划感兴趣的教会都来到纽约,卜舫济和莫约西正好在美国度假,他们也被邀请去介绍关于中国华东地区医学教育计划。然而,这次会议却没有继续谈卜舫济和莫约西所提出的实际措施。1922年1月,美国圣公会对外秘书写信给上海主教郭斐蔚,同意建立一所向圣约翰大学医学院这样的联合医学院,但前提是以现有的医学院作为基础。就在此时,在其高层与莫约西谈话后,宾夕法尼亚大学基督教会也做了一个重要的决定,他们认为联合办学后应该调整与圣约翰大学所订协议,随后也调整了对圣约翰大学的支持以及相关医学教育计划。

1921年11月9日,相关教会的代表在上海举行了第二次会议,这次会议正式通过了联合计划,并成立了一个组织委员会,共9人,其中包括卜舫济和莫约西,剩下的那7个人来自其他教会和中国长江下游地区的教育机构。卜舫济被选为主席,莫约西被选为组织委员会秘书;会议还通过了允许中国机构和个人参与联合医学院建设的决议。[2] 在随后的会议上,虽然各团体都口头上达成了联合意愿,但是涉及财政问题,便出现了不一致的意见。

1921年12月,在卜舫济主持的会议中,各教会和团体主要围绕财政计划讨论,明确规定了其资助项目。但是,这次会议也没有对一些争议事项达成实际协议。在随后的一段时间里,很多教会都提出了自己的不同意见,这些都造成了各教会之间的不和。

---

① 中国协和医科大学编:《中国协和医科大学校史(1917—1987)》,北京:北京科学技术出版社,1987年,第10页。

② "A history of the movement to establish a union medical school",上海档案馆藏,圣约翰大学档案 Q243 - 1 - 707。

1922年,莫约西的报告中,5个团体的代表已向其本部建议对联合学校进行资助。中国校友会也同意要捐助25 000美元用于设备,另外还有每年5 000美元的维持费用。下表是相关团体的捐赠资金数目:

6个团体拟捐赠资金数目①

团体名称	医学院设备(美元)	维持费用(美元)
美国圣公会	50 000	20 000
美北浸礼会	25 000	10 000
美南卫理公会(男)	100 000	18 000
美南卫理公会(女)	150 000	
华人团体	25 000	5 000
宾夕法尼亚大学基督教会		5 000
总计	350 000	58 000

然而这些传教团体本部却没有任何实质反应。他们仍然提防美国圣公会对医学院主导作用。由于圣约翰大学医学院在美国圣公会管理下已经发展多年,众多教会就开始考虑如果新建的联合医学院是否会完全脱离美国圣公会控制。虽然卜舫济也作了明确表态,限制圣约翰权限,但是在华教会和美国本部方面的意见还是不一致,所承诺的款项也一直没有兑现。到1922年末,甚至连美国圣公会总部方面也收回其资助承诺。虽然年初本部承诺提供50 000美元用来购买设备,并每年提供20 000美元的支持费用,但这都一直没有得到兑现。这件事让卜舫济很失望,他一直看重的联合医学院计划面临破产,卜舫济沮丧地认为这将是他个人的一次失败。相对于卜舫济,莫约西依然对联合医学院的未来充满信心。虽然有来自其他教会方面的不利因素,但莫约西还是认为计划正朝着有利的形势发展,并相信教会能够很快就能使资金到位。但是随后不久,作为此次计划的重要支持者美国浸礼会却表示因财政问题不能提供支持,加之美国圣公会总部也摇摆不定,莫约西也开始心灰意冷。

虽然卜舫济和莫约西都做了最后的努力,但最终还是没有说服美国圣公会总部方面。由于没有得到总部的任何资金,圣约翰大学于1923年调整了其计划。在1924年新的计划章程里,有11个理事方:圣约翰大学、美国圣公会、华人代表、美南以美会、美女子以美会、

---

① Kaiyi Chen. *Seeds from the West*:*St. John's Medical School*,*Shanghai*,*1880 - 1952*,Chicago:Imprint Publications,2001,p107.

上海市政健康委员会健康教育理事会、美浸礼会、上海联合培训学校控制委员会、南京大学、仁济医院、中华博医会、宾夕法尼亚大学基督教会。[①]

如同之前那个组织委员会那样，卜舫济仍被选为主席，莫约西还是秘书。不同的是，这次组织委员会减少了团体代表，加强了机构权力。这次提议有4个特点：

(1) 与上次由全体单位来联合提议不同，这次是由两个派别发起的，一个是圣约翰大学医学院与美国圣公会，另一个是宾夕法尼亚大学基督教会。这就使得这个计划更像以圣约翰大学医学院为基础来进行扩展。

(2) 任何参与联合的单位，不论其规模大或者是小，在参与建设与控制学校方面的权力是平等的。这就意味着这次联合是众多独立机构的松散联合体。

(3) 鉴于第一次联合因资金短缺而失败，这一次不需要购买新的设备和预算每年的开支，只是以现有的圣约翰大学医学院与同仁医院为基础来建立，所参与联合的单位仅需提供教员。

(4) 这个新联合的医学院命名为"上海(华东)联合医学院"，最后要作为"华东联合大学"医学院。

但是，即便是这个新的提议也没有得到好的回应。美国方面既不提供资金支持，也不分配相关教员。与此同时，中国国内政局动荡，民主主义思潮涌现，收回教育主权的呼声日益高涨，非基督教运动也如火如荼。教会在华势力的发展使得民众尤其是知识界对基督教产生了逆反情绪。最后，在得不到美国方面的支持下，这次计划再一次失败。

此次失败，已不单单是资金短缺的问题了，除了这之外还有五点值得注意：①单纯地以圣约翰大学医学院为基础来建立新的联合医学院并不能够完全消除其他教会的疑虑，其他教会参与进来是否能够真的实现平等，这些都影响了其他教会的决心，更不用说进行投入；②战争使得江浙一带局势动荡；③中国进行的非基督教运动，使得民众反对基督教及其在华教育事业；④洛克菲勒基金会对这一计划的无视态度，也是此计划失败的一个重要原因。正由于以上这几个原因，加上其他教会资金短缺，这一计划的失败也就不可避免了。

2. 与国立上海医学院的合作计划

在积极筹划联合医学院并遇到阻力时，位于湖南长沙的湘雅医学专门学校进入圣约翰

---

① Kaiyi Chen. *Seeds from the West*：*St. John's Medical School*，*Shanghai*，*1880 - 1952*，Chicago：Imprint Publications，2001，p. 111.

大学医学院的合作视野。

湘雅医科大学是圣约翰大学医学院校友颜福庆与胡美一起筹划创建的。1910年,颜福庆美国耶鲁大学医学院学习并取得博士学位后归国。他被雅礼会推荐到长沙雅礼医院行医。辛亥革命后,胡美和颜福庆用西医方法治好了湖南都督谭延闿之母久治不愈的大叶性肺炎。从此,胡美和颜福庆以及西医深得谭延闿信任,三人成为至交。当时谭延闿正积极推行兴教办学。胡美和颜福庆创办新式医科大学的想法得到了谭延闿的积极支持。1913年,谭延闿决定以湖南省政府的名义与美国雅礼学会在长沙创办一所新式医科大学。同年7月,双方草签了合作创办湘雅医学专门学校的契约,并成立了由双方人士组成的学校管理机构,即湘雅医学会董事部。"湘雅"的校名根据董事部聂其琨提议确定。"湘"是湖南的简称,"雅"是雅礼会英语名称第一个音节的汉语谐音。两字合在一起,反映了中美合作办学的意愿。当这个联合办学的契约草案上报北洋政府备案时,北洋政府国务院却以"地方政府与外侨团体订约案无先例"为由,不予批准。湘雅创办人当即派颜福庆等进京陈诉开办"湘雅"的理由,并联络在京任职的35名湘籍军政委员和社会知名人士,发起组成了名为"湖南育群学会"的民间团体。1914年7月,由湖南育群学会出面代表湖南省政府与美国雅礼会正式签订了合作办学的《十年协定》。根据这一协定,除联合创办一所医学专门学校外,还维持一所医院和护士学校,医学校、医院、护士学校统一冠以"湘雅"名称,都由湘雅医学会管理。颜福庆出任湘雅医学专门学校校长,胡美任湘雅医院院长兼学校教务长。

1915年2月,湘雅医学会接受了雅礼医院,更名为湘雅医院,原雅礼护病学校也更名为湘雅护士学校。这样,形成了医学校、医院、护士学校"三位一体"的体系。1915年9月,湘雅医学专门学校被北洋政府核准立案。

1914年签订的合作办学协定到1924年届满10年。由于经费困难,"中美双方都有骑虎难下之势";胡美曾一度考虑把湘雅并入教会联合会拟在上海创办的医学院,但遭到雅礼会的反对;中方也希望能尽可能维持现有状况。[1] 经过多次商议,最后于1925年5月达成了一个续约10年的折中方案:湘雅医学专门学校更名为湘雅医科大学,全权由中国方面管理,学校董事会完全由湖南育群学会负责产生;湘雅医院仍由双方共同管理,由双方派代表联合组成医院董事会。

1926年,受国民革命影响,湖南学生运动蓬勃发展,湘雅也被卷入。同年12月15日,颜

---

[1] 张孝骞:《湘雅医学院的缘起和变迁》,中国人民政治协商会议湖南省委员会文史资料研究委员会编《湖南文史资料选辑第23辑》,长沙:湖南人民出版社,1986年,第5-6页。

福庆离开长沙。1927年5月31日，颜福庆被北京协和医学院任命为副院长。6月，颜福庆率领国际红十字小分队赴武汉从事伤病救护工作。就在组织红十字会小分队的同时，颜福庆参与了创办上海联合医学院的计划。1927年6月，颜福庆已经与圣约翰大学、中华教育基金会、洛克菲勒基金会的代表达成了协议，合力在上海成立一所上海联合医学院。颜福庆把医学院的预算报告寄给了胡美，并给纽黑文雅礼会的执行秘书帕尔马·贝维斯写信，其中写道："我希望我们雅礼会的董事们同意这项计划，它不仅是为了解救学生失学的燃眉之急，更是为了共同参与一个伟大的计划。计划标志着中国东部一家第一流的医学院的诞生。当然所有这些参与单位是暂时性的，为期只有一年。"但是，雅礼会拒绝了参与上海联合医学院的计划。7月6日，颜福庆再次给帕尔玛·贝尔斯写信，指出共同参与创建上海联合医学院，不仅是雅礼会义不容辞的责任，而且也将对雅礼会日后在华事业产生积极影响。他还建议，如果雅礼会实在经费紧张，可以动用哈克尼斯的捐款，或采用其他方式筹款。他在信中还写道："我仍然希望雅礼会董事们能在1927—1928年度帮助上海联合医学院。我感到，1927年是中国基督教教育的一个转折性年代。我们要准备好对策，将来时机一到，就可以重启以前的工作，我们现在就可以着手准备了。这种准备需要我们在中美人民之间建立起友谊，我坚信，没有其他工作能比医学更能培养人民之间的友谊。"[①]

对于颜福庆的邀请，雅礼会最终还是拒绝了。但第四中山大学的出现，使得上海联合医学院的筹建又有了新的机会。

南京国民政府成立后，为了使教育独立于政治和宗教，实行法国式的大学区制度。江苏省率先试行，原"国立东南大学"等9所公立学校，合并组建"国立第四中山大学"，筹建文、理、工、医等9个学院。原江苏省教育厅厅长张乃燕被任命为校长。张乃燕原拟邀圣约翰大学医学院的乐文照筹建医学院。乐文照1920年毕业于美国哈佛大学医学院，当时已为圣约翰大学医学院讲师及副教授。[②] 乐文照没有接受这个请求，他权衡再三，转而推荐了颜福庆。1927年7月12日，张乃燕正式聘请颜福庆为医学院院长，即日莅临视事。"颜福庆暂委乐文照代理，制定湘雅首期毕业生高镜朗、任挺桂参加医学院筹建。颜福庆自己负责经费预算、教师聘请等事宜。"[③]

在颜福庆的协调下，第四中山大学医学院接受了湘雅医学院的大部分学生。但是这所医学院还没有教学医院，于是颜福庆便提议与圣约翰大学筹建的上海联合医学院建立教学

① 钱益民，颜志渊著：《颜福庆传》，上海：复旦大学出版社，2007年，第101页。
② 《乐文照医师》，李元信编纂：《环球中国名人传略上海工商各界之部》，环球出版社，1944年，第152页。
③ 《颜福庆年谱》，钱益民，颜志渊著：《颜福庆传》，上海：复旦大学出版社，2007年，第241页。

合作计划,并答应给 17 500 美元作为使用教学医院的费用。1927 年 8 月 6 日,颜福庆向顾临发去电报:"第四中山大学想与上海联合医学院合作,各司其职。低年级由第四中山大学负责,高年级由上海联合医学院负责。原先希望参与上海联合医学院合作的雅礼会,变成第四中山大学。根据各自承担的工作,各参与机构分头筹措上海联合医学院的预算。教育厅张厅长同意上海联合医学院董事会意见,名单今晚将最终决定。"①

　　这段时间莫约西并没有在中国,在他来中国之前,圣约翰大学医学院的执行主任刁信德已经与上海医学院建立了临时的合作关系。这个合作计划是在上海联合医学院管理委员会的指导下进行的。1927 年 9 月 1 日,第四中山大学医学院向圣约翰大学支付了 8 000 美元的费用。对于这个合作计划,莫约西是赞同的,许多其他医学院的教员也支持与上海医学院合作。对于接受这样的合作,圣约翰大学医学院出于以下三个考虑:①自从"六三事件"后,圣约翰的医学院已经没有医预科班,其医预科班的学生已经转入了上海医学院,圣约翰的医学院在 1927 年秋天也并未招生医预科班;②考虑到医预科班重开会增加不少财政负担;③拒绝国办医学院的好意是不明智的,况且上海医学院中有不少中国医学界知名人士。

　　从新发现的《创设上海医科大学意见书》②看出,颜福庆和乐文照的思路是以上海联合医学院为基础,扩充为上海私立医科大学,附属于第四中山大学;医科大学暂时保留私立性质,将来只要条件成熟,随时可以收归国有。但是,这一建议并没有付诸实施。第四中山大学医学院最终在原江苏医学专门学校的基础上创建而成。意见书虽然成了一纸空文,但是却详细记录了颜福庆和乐文照等人共同创办上海医学院的最初具体方案,也能看出其中与圣约翰大学医学院方面所制定的联合办学计划是有差异的。《创设上海医科大学意见书》中提到:"现在上海有私立医学校一处(指圣约翰大学所筹划的上海联合医学院——笔者注),新近改组,暂由三个国外团体(即圣约翰大学、中华教育文化基金会、洛克菲勒基金会——笔者注)捐款合办。校长及校董之大多数为华人,一切适合政府注册条例。目今初办,经费不充,苟有切实具体办法,各捐助单位,颇愿扩经费至每年 20 万元。但因不愿受帝国主义及文化侵略之嫌疑,拟有条件:在规定时期后,其捐款逐年递减,冀于最短之可能期间内,由中国政府或中国私人团体完全接收自办。即现在学校主权,亦经规定由华人掌理。盖医学原为国

---

① Cable correspondence with RSG, August 6, 1927. Archives of PMUC. No 3587,转引自钱益民、颜志渊著:《颜福庆传》,上海:复旦大学出版社,2007 年,第 103 页。

② 《创设上海医科大学意见书》(打印稿)是钱益民和颜志渊最新发现的资料,现藏上海医科大学档案馆,LS1-8。意见书上没有表明时间和作者。此处参见钱益民、颜志渊著:《颜福庆传》,上海:复旦大学出版社,2007 年,第 103 页。

际的科学,既无国界又无派别之可分。此种善意的友谊,吾国家社会,似可作为基础,或亦为暂时利用外资之一法。"从计划中所提到"不愿受帝国主义及文化侵略之嫌疑"可以看出,国立医学院还是与教会大学医学院存在一条不可忽略的鸿沟。这也使得圣约翰大学与第四中山大学医学院之间合作产生分歧的重要原因。

虽然莫约西非常同意与国立医学院合作,但是他在做出这样的决定的时候,卜舫济和圣公会上海主教郭斐蔚当时是在美国度假。当他们回到中国后对与第四中山大学医学院的合作并没有表现出多大热情。虽然郭斐蔚在10月初勉强答应这一方案,但圣公会和大学的领导层却不希望与国立的医学院合作。对此,圣公会在12月专门召开了一个会议讨论这个问题。参与此次会议的还有来自美国方面的一个调查团,这个调查团之前已对上海的教育形势做了详细的调查。在会上,调查团提出了美国教会继续进行医学教育的问题,以及如何处理与新建立的南京国民政府立案的问题。在关于是否继续进行医学教育方面,莫约西第一个起来发言,他认为圣约翰大学的医学教育必须发展下去,虽然此时圣约翰大学医学院在资金方面力不从心,外加联合医学院计划也难以实施,但是圣约翰的医学院可以与国立的医学院合作。他认为与国立的医学院合作能够取得有利的资金支持。刁信德也支持莫约西这种观点,认为目前圣约翰大学医学院的医预科教育无法得到保障,合作是一个比较好的解决方法。然而卜舫济对此却是持有不同的看法。他认为与国立第四中山大学的合作是不合适的,两所学校没有共同的基础,圣约翰大学为教会大学,而对方为一政府教学机构。卜舫济还指出:与政府机构的合作,永远不会成为教会的计划。他指出圣约翰大学医学院面临两个选择:一是撤销合作,再就是圣约翰大学医学院将会被国立大学彻底同化。同时他还认为,与国立大学的合作并不会带来他们的资金帮助,因为中华医学会的政策是资助中国人所办教育机构,而不会去资助教会学校。为了能够使圣约翰大学医学院的医预科班重新开立,他敦促教会方面追加拨款。圣公会的很多领导人也都表现出了与卜舫济同样的担心。

虽然莫约西认为上海联合医学院管理委员会能够在圣约翰大学和其校友会的控制中,但双方观点的分歧使得教会的领导层难以做出决定。主教郭斐蔚强调由于国立第四中山大学医学院为一政府机构,这就决定着圣约翰大学不能加入他们的联合。另外,他还指出既然这个医学院隶属于政府,那么政府的影响对管理委员会的也是不可避免的,管理委员会也不可能是完全独立的。最终教会方面做出了决定,虽然此时任何一个教会都没能力独自承担医学院的费用,但在现行条件下不能与政府机构建立固定的合作关系。

然而没过多久,众多医学院教员就因财政和其他方面的困难不得不重提合作办学事宜。

莫约西也认为当时教会不与国立第四中山大学医学院合作办学定是不明智的。众多教员又重新提议与国立医学院合作，但遭到卜舫济的否决。在这之后教员们虽然又数次重申其合作意向，但都无果而终。

圣公会及圣约翰大学不与国立高校联合的否决，除了有对教学学校本身性质的考虑外，更多的是一种对新成立的南京国民政府的不信任。因为美国圣公会对革命政府没有任何好感，尤其是"南京惨案"这一事件后。虽然之后南京国民政府对于教会采取了稍微温和的政策，但这并没有彻底消除美国圣公会的疑虑。另外，立案问题也是阻碍圣约翰大学进行联合办学的重要阻碍。1927年，医学院注册员报告中说："无疑，与中山大学合作的中断，在一定程度上是因为圣约翰大学仍是一所未向中国政府立案的学校"。[①] 在国民革命运动的浪潮中，1927年成立的南京国民政府于1929年公布了《私立学校规程》，其中涉及教会学校的内容主要有：①校董会要改组，中国董事须占三分之二多数，不得以外国人为主席或董事长；②校长要由中国人担任，如有特殊情形，得另聘外国人为顾问；③学校一律不得以宗教科目为必修科，也不得在课内作宗教宣传，不得强迫学生参加宗教仪式。[②] 对于立案问题，医学院院长莫约西是一直支持学校立案，因为医学院经费一直很紧张，莫约西希望通过学校立案取得教育部的经济援助。但是，立案问题逐步演变为圣公会与南京国民政府之间的拉锯战，在此期间，圣约翰大学的办学也受到一定程度的影响，同时遭到了社会的非议。直到1947年，圣约翰大学才完成向国民政府的立案事项。圣约翰大学也因此成为最晚向南京国民政府立案注册的大学。

虽然1927年10月第四中山大学医学院开课时，圣约翰大学从自己学校转了一部分学生过来。但这种短期合作教学只有一年时间，在长期的合作教学方面也没有得到圣公会方面的同意。不过圣约翰大学医学院与第四中山大学医学院的合作也在某些时期继续保持着，例如1932年"一·二八"事件后，后者校园受到严重破坏，其一、二年级的学生以及师生就搬到圣约翰大学苏州河校园，并在那进行教学直到当年秋。

对与中国政府建立的医学院进行合作办学的否决，使得圣约翰大学与很多接受南京国民政府温和政策的美国团体机构更加疏远。比如洛克菲勒基金会，在南京国民政府建立后，基金会对在华办学的教会机构更加偏见，此时的基金会一方面对国立高校进行投资，另一方却劝阻教会不要在中国进行医学教育工作。当圣约翰大学方面在为是否与第四中山大学医

① Mary Lamberton, *St. John's University Shanghai*, *1879 - 1957*, New York: United Board For Christian Colleges In China, 1955, P145.

② 徐以骅主编:《上海圣约翰大学(1879—1952)》,上海:上海人民出版社,2009年,第40页。

学院进行合作办学的时候,洛克菲勒基金会明确表示他们想看到圣约翰与国立学校的联合办学,其属下的中华医学基金会的顾临也直接坦率地表明支持这样的联合办学。在他于1927年写给卜舫济的信中,他认为国立的第四中山大学医学院能够在上海办好医学教育。在这样的舆论环境中,洛克菲勒基金会花了约100万两白银购买了24英亩的土地用以支持国立第四中山大学医学院,但却没有对圣约翰大学给予任何支持。除洛克菲勒基金会外,其他很多美国团体机构也表现出同样的态度,并不看好此时圣约翰的医学教育,认为圣约翰大学医学院应该放弃独立的医学教育,加入新的上海联合医学院计划。

3. 抗战前的稳步发展

对于圣约翰大学来说,1925年是其历史转折的时间坐标。1925年的"五卅惨案"掀起了全国范围内的革命风暴,圣约翰大学的爱国师生也参加了这一爱国运动。圣约翰学生致函学校当局,提出全体罢课、宣誓、每晨11时聚集向国旗行礼并唱国歌等项要求。6月1日晚和2日上午,在圣约翰举行的大学和中学教员联席会议上,孟宪承、钱基博等中国教员恳切陈辞,呼吁支持学生。结果校方以不介入校外活动为条件,同意学生住校罢课一周。6月2日晚,圣约翰童子军副团长潘志杰代表学生会面见卜舫济,请准学生升半旗行礼,获应允后于次日将中国五色国旗悬于半旗杆。但是郭斐蔚见状后,以圣约翰是美国学校,不应介入当前事件为由,指使卜舫济于6月3日清晨将国旗取下,结果与学生发生冲突。学生们当时高呼"打倒帝国主义"的口号,签名宣誓离校,当场签名者有553人,并发表离校宣言,表示"永远脱离该校,誓不再来",教师孟宪承、钱基博、伍叔傥、何仲英、黎观明等17人亦于6月5日登报声明辞职,脱离圣约翰。这就是上海学生运动史上著名的"六三"事件(又称"国旗事件")。圣约翰的离校师生们组成了"善后委员会",在社会各界的支持下另建"光华大学"。在学校停办期间,也有部分师生赁屋继续授课,取名"丁卯学社",推沈嗣良为主任。待圣约翰重新开学,这些师生仍回圣约翰,学生在丁卯学社所得学分得到圣约翰当局的认可。"至于医学院并未停办,仍在同仁医院上课,但在1927及1928年未招收新生,到1929年将医学基础课程迁至校部上课后才恢复招生"。[①] 医学院虽未停办,但仍有部分学生离开学校,暂时去了北京或其他地方。1925年9月,圣约翰大学重新开学,"在9月12日注册日,大部分离校的学生都从北京协和医学院回来了。到此为止,所有去年招收的学生都赶回了学校,包括1名

---

① 倪葆春:《关于上海圣约翰大学医学院》,上海市政协文史资料委员会编《上海文史资料存稿汇编教科文卫》,上海:上海古籍出版社,2001年,第49页。

在暑假期间周游世界的学生。另外,我们又招收了 3 名新生,现在学生数量达到了 41 名"。[①]
在人事方面,1926 年,刁信德代理医科主任,1927 年为正式主任。[②]

　　虽然在立案问题上,政府还规定:"所有未向教育部立案的学校的毕业生,凡在过去三年中毕业,一律不能颁发行医执照,即使是优秀的医学院校的毕业生,也不能例外。"[③]但圣约翰大学的声望仍然吸引了不少学子。1928 年,有 13 名学生从圣约翰大学医学院毕业并获得博士学位。到 1928 年秋天,圣约翰大学重开,但医学院一年级学生直到 1929 年才完成其招生。但是 1929 年的招生名额达到了其历史最高纪录,共招得 24 名学生。圣约翰的医科生毕业后仍然非常抢手,主要原因是社会对医学方面的人才需求很大,甚至连政府部门都招聘圣约翰的医科毕业生。良好的就业形势使得圣约翰医科入学人数不断增加。这种情况也得益于当时中国对医学人才的需求。从 1931 年 3 月 6 日颜福庆在上海沪江大学医预学会上题为"现代医学教育的趋势"的演讲就可以看出中国对于医学人才的需求,他讲道:"中国医生太少。关于此事,有下列统计:美国 800 人中有医生 1 人,英国 1 400 人中有医生 1 人,法国 1 600 人中有医生 1 人,德国 1 500 人中有医生 1 人,俄国 2 800 人中有医生 1 人,中国 18 000 人中有医生 1 人。以这样少的医生人数,还是这样的不经济,若然科学医学全国都发达了,一定不够应付的。"[④]

　　总体来说,圣约翰大学虽然在 1925 年遭受了重大挫折,但经过多方努力,学校也逐渐恢复元气,1933 年的全校总招生人数已经超过了 1925 年的水平。虽然立案问题也迟迟未能解决,但"九一八"事变和随后的华北危机,使得大量北方学子南下,圣约翰大学的办学规模也有所扩大,在学校管理和校舍建筑上也取得了新的进展。对于圣约翰大学医学院来说,这段时期也可以说是一个稳步发展的时期,也主要表现在医学院毕业人数和入学人数都有所上升。

　　这段时期教学方面另一个重要的发展是在女子医学教育方面。不仅医学院,整个圣约翰大学都对女生敞开了大门。在圣约翰大学所筹划的上海联合医学院计划中,就有关于女子医学教育的规划,但随着整个计划的破产,女子医学教育也就暂时给搁置了。到了 20 世

---

① Mary Lamberton, *St. John's University Shanghai*, *1879 - 1957*, New York: United Board For Christian Colleges In China, 1955, P145.

② 汪统:《著名的教会大学圣约翰》,陆坚心、完颜绍元编《20 世纪上海文史资料文库》第 8 辑,上海:上海书店出版社,1999 年,第 9 页。

③ Mary Lamberton, *St. John's University Shanghai*, *1879 - 1957*, New York: United Board For Christian Colleges In China, 1955, P146.

④ 钱益民、颜志渊著:《颜福庆传》,上海:复旦大学出版社,2007 年,第 140 页。

纪 30 年代中期,圣约翰大学是唯一一所没有向女生开放的在华教会大学。1936 年,圣公会的圣玛利亚女中因未向中国政府立案,13 名毕业生无法考入他校读书,这使圣约翰当局改变了大学部不招收女生的规定。1936 年 5 月,圣约翰校务委员会通过决议,接受圣玛利亚女中毕业生为走读生,从此打开了男女同校的一道门缝。此后,圣约翰大学又先后接受了上海中西女塾、上海清心女校等校的毕业生,完全实现了男女同校。

1936 年,圣约翰的医学院招收了其第一个女生莫美福(Mary McCracken),她是莫约西的女儿,之前在上海女子医学院上学。到 1938 年,医学院正式通过了一项决议,即符合要求的男女生都可以报考医学院。

这一时期医学院的另一教育特点就是其开始招收外国学生和海外归来的中国学生。1934 年,医学院招收了一名美国学生和几名从海外过来的中国学生。其中这名美国人是位在华医学传教士的儿子。从学生多元化的构成可以看出圣约翰大学医学院具有一定的国际声望。1935 年 4 月,学校就招收外国学生事务开了一次会议,虽然医学院的最初目的是培养中国医师,但会议还是决定在某些特殊情况下,可以接收外国学生。1936 年秋季招生的时候,招收了三名美国学生。由于医学院优先招收中国学生,所以在这一年有很多外国学生被拒绝了。在 20 世纪 30 年代的相当一部分时间里,医学院每年限额招收两名外国学生,而且主要招收那些来自传教士家庭,出生于中国并有一定中文基础的学生。到 1939 年,由于受第二次世界大战影响,有大批欧洲难民跑到上海,这一年要求来圣约翰求学的外国学生也相应增多,对此,学校也放松了对外国学生的限制。

伴随着入学人数的增加,医学院也亟须增加其师资力量。为解决这一问题,莫约西等人主要通过三种途径:①邀请在沪医师来讲课。②与其他教学机构进行合作。主要有两个合作对象,一个是女子联合教会医学院(Women's Union Christian Medical College),另一个是基督复临安息日会(Seventh Day Adventist Mission)。早在 1929 年,女子医学院就与圣约翰大学医学院就某些课程进行共享,互通有无。1930 年,圣约翰大学医学院与基督教复临安息日会达成双边合作协议,由圣约翰为该会培养学生,该会则为圣约翰提供一名教员。③招聘圣约翰医科优秀毕业生来担当教员,这是最成功的解决方法。20 世纪 20 年代,就有不少优秀毕业生来到圣约翰大学医学院充当教员。这其中有刁信德(1903 年届)、谭以礼(1903 年届)、俞凤宾(1907 年届)、古恩康(1909 年届)、胡兰生(1916 年届)、韩林徵(1919 年届)、徐逸民(1919 年届)、余建东(1919 年届)、徐乃礼(1920 年届)。

虽然这段时期学校还面对着一些资金方面的困难,但在相对和平稳定的时期,圣约翰大学医学院在教学上还是彰显了其特点。

(1) 坚持英语教学。良好的英语训练使圣约翰学生能够及时接触欧美的先进医学,紧跟世界医学发展趋势。同时,良好的英语基础使得学生在前往欧美国家深造方面具有明显优势。尽管医学院毕业生人数甚少,但数据显示,20 世纪 50 年代中叶在美国工作进修的圣约翰的医科学生竟有 70 多人。

(2)"不重规模,质量为上"的教务管理方针。在圣约翰大学管理层看来,大学不仅是学生求学的地方,在充满学术氛围的同时,还要有浓浓的大家庭氛围。学生与教员之间不仅在课上是教与学的关系,更应该在课外也保持亲密的、经常的联系与接触。为此,学校就在规模和学生数量上进行了控制使得"人数较少,则师生间之接触愈多,知识上之增加更速。此种较小之大学,对于中国,贡献必多。"①医科教育也是秉承了这一方针,教员与学生的人数比值很高。不仅如此,医学院的临床教学与实践条件也是非常出色的。虽然医学院学生人数较少,但其教学医院的教学资源却相对丰厚。

(3) 师资力量雄厚。许多教授都是美籍名医,他们有的边授课边行医,经验丰富。另外,医学院还对他们实行定期返美度假制度,回来时经常带有新的技术和书籍。除美籍医生外,还有众多优秀的校友回到医学院充当教员,他们有很多都是从国外留学归来,具有先进的医学知识,回母校任教,使得医学院的师资队伍更加壮大。

(4) 由于圣约翰大学是教会大学,其医科毕业生"可以到华东地区的任何教会医院实习,得以积累更多的临床经验"。②

(5) 圣约翰大学医学院与美国宾夕法尼亚医科学会订立协议,圣约翰的医科毕业生在满足条件的情况下可以到那边去深造,况且留学生是免受学费的,这就为有意到美国留学的医科毕业生提供了更有利的条件。另外,由于圣约翰大学医学院与宾夕法尼亚医学院的协议,其可以授予医学院毕业生以博士学位,圣约翰大学医学院的博士学位一直被美国的大学和各大医学院所承认,并将圣约翰大学医学院列为"Grade A"(甲级医学院)。

五、时局所限与办学遗憾: 倪葆春苦心经营

(一)抗战初期的圣约翰医学院

1937 年 7 月 7 日,日本制造了"卢沟桥事件",并发动全面侵华战争。随即"八一三"事变爆发,战争波及上海。民族矛盾的加深和抗日战争的爆发,使具有美国背景的圣约翰大学

---

① 《圣约翰大学五十年史略》,第 35 - 36 页。

② 汪统:《著名的教会大学圣约翰》,陆坚心、完颜绍元编《20 世纪上海文史资料文库》第 8 辑,上海:上海书店出版社,1999 年,第 10 页。

不仅完全摆脱了立案问题所造成的困境，而且使其拥有抗战初期在上海继续办学的条件。[①]

1937 年 8 月 13 日下午 4 时，日军舰突然以重炮轰击闸北，日海军陆战队向八字桥、江湾路、天通庵路的中国军队发起猛攻，淞沪会战正式爆发。此时的莫约西夫妇正准备回美国度假，但他们决定留在上海，积极处理医学院的工作。[②] 严峻的战争局势让圣约翰大学医学院别无选择，同仁医院准备撤到圣约翰大学苏州河校区。为了同仁医院能够顺利撤离战区，莫约西等人动用了其所有的交通工具，包括救护车、卡车、学校大巴和私人汽车。另外，莫约西还向租界的消防队请求援助。撤离工作于 8 月 14 日上午九点钟开始。工作人员首先转移患者，然后转移医疗设备和日常用品。到了下午四点，撤离工作基本结束。随后不久，同仁医院所在区域遭到日军猛烈轰炸，其建筑遭到毁坏，该区域也有不少平民伤亡。8 月 14 日正好是星期六，因此被医学院员工们称为"血腥的星期六"。当医学院于 8 月 15 日再想派员工回去搬运更多的医院用品和医疗设备时，这个区域已经不可进入卡车了，只有消防车、学校大巴和私人汽车可以进入。按莫约西的话说："有几次当我们在工作时，炮火轰炸的位置离我们非常近，且非常剧烈。以至于我们都必须待在室内，直到这一切都结束……"[③]

然而，医学院和同仁医院在苏州河校区只待了两周，美国官员和军事顾问便敦促他们撤离。因为苏州河上靠近圣约翰大学校园的铁路和桥梁被认为是日军下一阶段的进攻目标。之后不久，同仁医院迁至海格路（今华山路）英国女童公学。12 月初，同仁医院再次迁至九江路英国男童公学，成为同仁第一医院；医院另向中国政府租下了毗邻圣约翰大学的兆丰公园（今中山公园）对面的前国立中央研究院（今长宁路中国科学院硅酸盐研究所）房屋，将其改建为"同仁第二医院"（又称"难民医院"），收治难民和伤员，圣约翰大学亦迁至此处，医学院与教会医院终于合为一处。[④] 由于坐落于商业区的中心地带，这个位置更加安全，但是租金很高。在此期间，学校通过圣约翰大学校友宋子良租到位于南京路上的大陆商场大楼（后称慈淑大楼）。此时医学院的班级比较分散，但大部分课程在大陆商场大楼里面进行。医学院一年级和二年级的学生在苏州河校区里面上实验课。此时苏州河北面和东面已经被日军占领，学生们需要特别通行证来从主校区穿过苏州河到达新科学大馆。临床教学班被安排

①　徐以骅主编：《上海圣约翰大学（1879—1952）》，上海：上海人民出版社，2009 年版，第 45 页。

②　Mary Lamberton, *St. John's University Shanghai, 1879-1957*, New York：United Board For Christian Colleges In China, 1955, P192.

③　Kaiyi Chen. *Seeds from the West*：*St. John's Medical School, Shanghai, 1880-1952*, Chicago：Imprint Publications, 2001, p. 196.

④　徐以骅主编：《上海圣约翰大学（1879—1952）》，上海：上海人民出版社，2009 年版，第 92 页。

在同仁第一医院,也有一部分被安排在广仁医院。

在大陆商场期间,圣约翰大学加强了与华东地区其他教会大学的合作。早在 1928 年至 1929 年间,圣约翰大学就与金陵、东吴、之江、沪江、金陵女子文理学院等院校酝酿着在华东地区筹设一所联合大学。但这一计划由于各校意见分歧而被搁置。受战争的影响,各校迁到租界后,联合计划被重新激活。圣约翰和金陵、金陵女子文理学院、东吴、沪江、之江曾合用大陆商场的校舍、图书资料和实验设备。1940 年到 1941 年夏,由圣约翰、东吴、沪江和之江各大学创办人会组成的中国基督教大学联合托事部,曾策划筹组华东基督教联合大学,并拨款给上述四校,用于扩大大陆商场的租用面积,建立联合图书馆、实验室、教室、诊所和食堂,并制定各校学生互选课程的各项条例。这一联合计划,随着其他教会大学迁往内地而未能实现。1938 年 11 月,圣约翰大学校董会决定把学校迁回未遭严重破坏的校园,并于次年 9 月重新开学,960 名学生中 515 名先回校园上课,而整个迁校过程直到 1940 年 9 月才最终完成。这样拖延主要基于两个因素:其一,上海及周边地区战争虽已平息,但治安却极其混乱,对此,学校非常关心学生们的安全。其二,当时苏州河校区被来自各个国家传教站的传教士和难民所挤满。这些传教士和难民大多无家可归。所以,尽管 1940 年就迁校完毕,但大陆大楼的办公处仍然开放。

在此期间,莫约西担起了同仁第二医院总医师的重任,莱安妮(Anne Lamberton)任业务主管,玛瑞恩·赫斯特(Marian Hurst)任护士长。莫约西还并招募了不少逃难来沪的医护人员。难民之中许多有医院工作经历的人纷纷毛遂自荐,投入到难民医院的救护工作中。同属浸礼会的宁波和绍兴的两所护士学校,分别在学监玛克欣·怀特海德(Maxine Whitehead)和玛尔雷德·鲍厄丝(Mildred Bowers)小姐的带领下,来到这里并在新环境中继续接受培训。苏州循道会的茹比·撒特菲尔德(Ruby Satterfield)小姐成为医院的营养师;A·R·斯坦凌(A. R. Standring)夫人放弃在苏州的工作,来到医院办公室工作;来自扬州并受过专门训练的格林夫人在门诊担任护士;亨利·麦克娜提(Henry McNulty)夫人和其他差会妇女也都如此,只要每周能够挤出几个小时,便自愿提供帮助。[1]

由于莫约西在上海的诚实和处事公正的态度,他还从美国红十字会争取到很多资金,用于维持医学院和医院的日常工作。尽管当时战事不断,但圣约翰大学医学院的学生数量却

---

[1] Mary Lamberton, *St. John's University Shanghai*, 1879 - 1957, New York: United Board For Christian Colleges In China, 1955, P193.

越来越多。1941年秋开学时，医学院的招生人数超过了以往历史上的任何一年，达到了125人。[①]

在上海成为"孤岛"时期，医学院的师生们同心协力，展现出了极大的信心和爱国热情。莫约西在给1939届毕业生的毕业留言上说道："国家需要你们，国家也有权力期盼你们能够在她危难时刻来忠心、一意地奉献。"[②]1940届毕业生吴仁伯所说："记得不久以前有一个外国女作家说：'目下中国有许多青年知道为中国而死。但是很少知道为中国而生。'在这大时代当中，我们这一辈，幸运着，能暂时不受流离颠沛的痛苦，继续着未完的学业。我们便当努力为中国而生，因为有牺牲，有破坏，必当同时有建设，有生产，不然必有青黄不接的结果。所以在深刻认识，不挠意志之下，我们踏着前人光荣的足迹，来完成他们未完的伟业。"[③]也正是基于这种精神，才有了圣约翰大学医学院师生们积极参与抗战医护工作。

（二）倪葆春率队参与抗战医护工作

"七七事变"和"八一三事变"以后，日军先后占领了中国北方的京津地区，南方的上海、南京、汉口、广州等华中、华东和华南地区，囊括了中国主要的大城市、95％的工业区、50％的人口。更为重要的是，中国沿海几乎所有的港口都落入了日本人的手中。武汉会战以后，中日双方进入战争的相持阶段。战争变成了消耗战。对于中国来说，物资供应问题此时显得异常严峻。中国政府为了抢运在国外购买的和国际援助的战略物资，于1938年开始修建滇缅公路。公路与缅甸的中央铁路连接，直接贯通缅甸当时首都的仰光港。随着日军侵占越南，滇越铁路中断，滇缅公路竣工不久就成为中国与外部世界联系的唯一运输通道。

在这种情况下，以倪葆春为代表的爱国知识分子加入了抗战医护工作行列。倪葆春生于1899年，1917年进入北京清华学堂，1919年，取得清华的公费留美名额，1925年在约翰·霍布金斯大学获医学博士学位。1927年9月，倪葆春学成归国。经老同学容启兆邀请，倪葆春到光华大学担任校医。[④] 1928年7月，又经著名医师、圣约翰大学校友牛惠生[⑤]介绍，倪葆春结识了卜舫济，并获得他的赏识，遂被邀请到圣约翰大学当校医。1929年9月，倪葆春开

---

① Mary Lamberton，*St. John's University Shanghai，1879-1957*，New York：United Board For Christian Colleges In China，1955，P194.

② J. C. McCracken to the members of the medical class of 1939，圣约翰大学档案 U104-0-76-24，上海档案馆藏。

③ Medical Class of 1940，上海档案馆藏，圣约翰大学档案 U104-0-76-24。

④《倪葆春自传》未刊稿。

⑤ 牛惠生（1892—1937），1907年考入圣约翰大学，1910年留学美国哈佛大学医学院。回国后曾任圣约翰大学医学院教授、上海红十字会总医院院长、上海中山医院院长以及中华医学会主席等职。参见熊月之、周武主编：《圣约翰大学史》，上海：上海人民出版社，2007年，第363页。

始兼任圣约翰大学医学院解剖学助教,通过引进美式教学方法和一丝不苟的精神,取得了出色成就。1931 年 9 月,倪葆春晋升副教授。为了发展整形外科,把临床实践与教学结合起来,他于 1933 年在医学院正式设置了整形外科并自编讲义,亲自授课。① 1934 年 9 月晋升教授。

1938 年冬,倪葆春的好朋友刘吉生从香港托上海中国国货银行带来信说,宋子良在西南运输处当主任,管理滇缅公路的运输工作。因为地处云南山区的滇缅公路瘴气盛行,急需良好的医疗服务,以确保运输人员的健康,因此希望圣约翰大学医学院能够承担这个艰巨的任务。获此信息后,基于强烈的爱国情怀,倪葆春积极响应,请当时的医科校友会主席王以敬②召集执行委员会共同讨论,初拟了一份医务工作合同。随后,倪葆春代表校方到香港与刘吉生进行具体磋商,并拟定了一个新的合同草案。返沪后,倪葆春经与卜舫济商谈,决定成立一个由校方、院方和医科校友组成的委员会,校方代表为卜舫济和沈嗣良,院方代表为莫约西和倪葆春,医科校友会代表为刁信德和王以敬,卜舫济任主席,倪葆春任秘书。沈嗣良代表校方与西南运输处的代表中国国货银行签订了正式合同。之后,倪葆春开始着手招募医生护士等工作人员。由于当时上海市郊已经沦陷在侵华日军手中,所以招募工作只能秘密进行。圣约翰大学医学院的师生对于这一爱国行动表现出极大的热情,积极参加。在一年半的时间里,倪葆春先后招了 7 批医护人员,很多都是来自于同仁医院等教会医院,还有不少从苏州、常州逃难来沪的护士。1939 年 11 月,倪葆春亲自带领第三批医护人员奔赴前线。③

1940 年 1 月,倪葆春回到上海。不久,他的行动就遭到敌伪特务的注意。为了安全起见,他避居香港,上海方面的事务交给沈嗣良处理。同年 9 月,倪葆春再次前往昆明,担任了西南运输处医务顾问,竭尽全力为滇缅公路医院的开设和运营出谋划策。1941 年 10 月西南运输处改组,倪葆春辞职,7 个滇缅公路医院由中缅公路局接收。

1941 年 11 月,倪葆春返沪途中在香港暂住。12 月 7 日太平洋战争爆发后,倪葆春先后在刘吉生和颜福庆家里住了一段时间,于 1942 年 6 月再次来到昆明,出任公路总局昆明分局的医务顾问。经当时中国银行经理王振芳的介绍,曾为宋子文看肠胃炎,并向他汇报了西

---

① 《整形外科专家:倪葆春》,崔月犁,韦功浩主编《中国当代医学家荟萃》第 1 卷,长春:吉林科学技术出版社,1987 年,第 287 页。
② 王以敬(1897—1990),1924 年获圣约翰大学医学院医学博士学位。1928 年获美国宾夕法尼亚大学医学研究院泌尿外科硕士学位。回国后曾任圣约翰大学医学院教授、宏仁医院院长等职参见《上海第二医科大学纪事》编纂委员会:《上海第二医科大学纪事(1952—2005)》,上海:上海交通大学出版社,2006 年,第 215 页。
③ 《倪葆春自传》未刊稿。

南运输处滇缅公路的工作。宋子文对倪葆春的付出与努力表示赞赏。1943 年 1 月，宋子文致电倪葆春，让他到重庆共同商议滇缅公路医务工作。倪葆春针对当时滇缅公路的详细情况，对在路上何处应设卫生站作了详细的报告。[1] 随后，宋子文邀请倪葆春做一个详细的计划，并约当时的军医署长林可胜、卫生署长金宝善、胡兰生以及美国军医威廉士共同讨论，拟定做一个庞大的滇缅公路医院计划，设 15 000 张病床。但这个计划由于国民党的腐败并未进行有效的实施。[2] 之后，宋子文改组中国红十字会，蒋梦麟任会长，杜月笙、刘鸿生任副会长，胡兰生任秘书长兼救护总队总队长，倪葆春任救护总队副队长兼昆明办事处主任，其主要任务是在云南领导民众医疗队配合军医工作。

到达云南后，倪葆春将众多医疗队布置在几百里的怒江前线。这些医疗队把当时先进的医疗技术、设备带到了滇缅公路。他们不仅热情地为战斗在公路运输线上的广大官兵服务，及时医治了他们的伤病，还为沿线居民进行医疗卫生知识的宣传教育和必要的紧急治疗，比如对滇缅公路西段傣族同胞居住地区发生较多的恶性疟疾进行了有效的防治工作。"他们不分白昼黑夜，不分内科外科，患者来了立即诊治，如发生翻车等事故还随车到现场救……有的患者临时需要输血，医生、护士就从自己身上抽血给病人"。[3] 医疗队的努力取得了显著的效果，为保障公路运输人员的身体健康做出了突出贡献。他们为了抗日战争的胜利无私奉献的精神赢得了世人的钦佩。

抗日战争胜利后，倪葆春于 1945 年 11 月回到已经离开五年多的上海。他受刘鸿生[4]邀请，担任中国救济总署上海分署的救济组长，负责美国剩余物资的分配。

（三）珍珠港事件后的颠沛

1941 年 12 月 7 日，日军突袭珍珠港，太平洋战争爆发。随后，日军很快占领租界，上海"孤岛"时期结束。珍珠港事件使得形势瞬息万变。事件爆发后的第三天，日本人便通知圣约翰关闭同仁第二医院，并要求其撤离中国科学院大楼。莫约西意识到他必须辞去这所医院的职务。1942 年 1 月 6 日，校董会召开紧急会议，决定继续在上海办学，并成立全部由中国人组成的紧急校董会，由陈宗良担任主席。1942 年 1 月中旬，同仁第二医院从白利南路搬

---

① 《倪葆春自传》未刊稿。

② 《倪葆春自传》未刊稿。

③ 中国人民政治协商会议上海市委员会文史资料委员会、上海政协之友社编《上海文史资料选辑 第 77 辑 血肉长城》，1995 年，第 224 页。

④ 刘鸿生（1888—1956），中国近代实业家。祖籍浙江定海。早年就读于上海圣约翰大学。1909 年进英商开平矿务局工作。一战期间，他因包揽开滦煤南运业务而获巨利。之后，他又将其资本投资火柴、水泥、毛织等行业。中华人民共和国建立后，刘鸿生历任上海市人民政府委员、华东军政委员会委员、政协全国委员会委员、全国人民代表大会代表、全国工商业联合会常务委员、上海市工商联合会副主任委员。参见王宗华主编：《中国现代史辞典》，郑州：河南人民出版社，1991 年，第 348 页。

到忆定盘路(今江苏路)150号一幢小洋房内继续维持,床位只有60张。[①] 新址只能勉强安置下医学院的管理部,但没有空间安置预科班。因此,一、二年级学生只好搬回校园,三、四年级的学生在广仁医院、同仁二院和在九江路上的同仁医院里上课。[②]

1942年1月5日,莫约西辞去医学院院长职务。同时委员会还决定在1月10日授予五年级学生学位以作为应对突发情况的紧急措施。2月,刁信德被正式任命为医学院院长,黄铭新为院长助理。4月,院执委会里的美国人在圣约翰大学全体员工大会上提出辞呈。虽然不少美国教员希望能够继续留下教学,但日军已下令驱逐在上海的美国人,且不允许任何美国船只驶入上海。因此,中立国瑞典的"格雷普绍姆"号船被派来接运美国人,莫约西便乘坐此船。[③] 同船的还有他的妻子及女儿莫美福(Mary McCracken)。同年6月,医学院及其教学医院的所有医护工作被迫停止。1943年2月底,大部分传教士被送进集中营。1943年秋,第二批传教士被驱逐。随着美国势力的退出,圣约翰大学也失去了来自美国本部的财政支持。

这段时间医学院的教学一度陷于停顿,黄铭新受命于危难,担任圣约翰大学医学院代理院长。他另觅新址开办教学医院(同仁第二医院),并利用宏仁医院继续维持着医学院教学工作。战时中国通货膨胀严重,圣约翰大学的学费则从1940年初的每学期125元增加到了1945年2月的每学期65 000元。严重的通货膨胀和资金短缺使学校在保持大量注册学生的同时减少设备与仪器的开支。学校在1942年秋天招收了40名新学生,在1943年则招收了42名。由于战时的动乱,只有为数不多的学生能坚持学完五年课程,战后这些毕业生只有每班25人左右的规模。"为延续医学院教务,黄铭新一方面向社会筹募经费,一方面将自己开业所得部分贴补上去。在这段时期,黄铭新未在医院领取工资或取得其他形式的报酬。这样,医学院才得以在风雨飘摇中勉强维持,直至抗战胜利。"[④]

虽然战时教育环境恶劣,但圣约翰大学医学院在珍珠港事件之前还是取得了很多成就,这可以从以下四个方面看出:①医学院在战后前5年里只损失了两个月的上课时间;②学校在战争环境中仍然扩大了招生,其中1942年的招生人数是140人;③战争期间医学院通过多种途径增加了不少试验设备和临床设施,提高了教学质量;④医学院系统中的美国难民

---

① 沈宗仁:《上海市长宁区同仁医院院志(1866—1992)》,上海市长宁区同仁医院藏,第5页。

② Kaiyi Chen. *Seeds from the West*:*St. John's Medical School*,*Shanghai*,*1880-1952*,Chicago:Imprint Publications,2001,P. 214.

③ Mary Lamberton,*St. John's University Shanghai*,*1879-1957*,New York:United Board For Christian Colleges In China,1955,P208.

④ 江绍基,曾民德:《黄铭新》,黄树则主编《中国现代名医传2》,北京:科学普及出版社,1987年,第282页。

医院 4 年中免费治疗了近两万名患者。

（四）解放战争时期的财政危机

抗日战争客观上提高了中国的医疗服务和培训水平，但战后国内政治局势的不稳定却使得处于发展阶段的医疗卫生事业受到极大影响。战后国内政治形势依然动荡，此时上海高校的教育特征被美国学者形容为"革命的政治取得了主导地位"，[①]这使得圣约翰大学校园并不平静，医学院也受到了影响。1945 年 8 月 21 日，中共圣约翰大学党总支根据上级组织指示精神，组织校内部分学生连夜赶制并在校园内张贴庆祝抗战胜利和要求惩治汉奸的标语、横幅和宣传品，准备次日到曹家渡一带进行宣传活动，但当他们出发离校时，遭到学校当局的阻拦，队伍亦遭解散。随后，校方突然宣布提前放假，并以行为不检、违反校规为由，开除陈震中、钱春海等 18 名学生，而施家溥等 3 名学生也被当局逮捕，这就引发了针对校长沈嗣良的"护校运动"。后来沈嗣良被迫辞职，学校临时成立"处理校务特别委员会"，并致函被开除同学，恢复他们的学籍。沈嗣良辞职后，圣约翰大学校政暂由魏希本（主席）、汤忠谟（秘书）、吴清泰三人组成的校务委员会主持，三人均为圣约翰校友。此时圣约翰大学的西籍教员除少数例外，也纷纷返校。

1945 年 11 月，倪葆春回到上海。他受刘鸿生邀请，担任中国救济总署上海分署的救济组组长，负责美国剩余物资的分配。[②] 1946 年 1 月，圣约翰大学新校董会聘请医学院临床外科教授倪葆春出任代理校长，但倪葆春教授到职不久，发生了学生因学费上涨而发动的减肥运动，他不久即以治校困难和个人原因辞职，4 月 2 日改由医学院院长刁信德接任代理校长职。7 月 26 日校董会又任命韦卓民担任代理校长，但遭到拒绝。到 10 月中旬，校董会决定聘请时任中华基督教青年会副总干事的涂羽卿担任校长。10 月 31 日涂羽卿正式接任校长一职，在这期间，82 岁高龄的卜舫济从美国返到上海，并于 1947 年 3 月 7 日在上海宏恩医院去世。这期间由于校政多次更迭，学校管理一度出现混乱。[③]

涂羽卿任职后的重要事情就是解决了困扰圣约翰大学近 20 年的立案问题。早在抗战结束后不久，圣约翰大学临时校董会就曾呈请国民政府教育部京沪区特派员，要求立案。在涂羽卿的努力下，1946 年圣约翰大学将文理学院分为文、理两个学院，神学院并入圣公会中央神学院，大学院宣告结束。此外，农学院从 1946 年起停止招生，1949 年夏正式结束。1947年恢复了太平洋战争爆发后停办的新闻系，工商管理系并入经济系，体育部改为两年制体育

---

① ［美］杰西·格·卢茨著，曾钜生译：《中国教会大学史（1850—1950）》，杭州：浙江教育出版社，1987 年，第 405 页。
② 《倪葆春自传》，未刊稿。
③ 徐以骅：《上海圣约翰大学（1879—1952）》，上海：上海人民出版社，2009 年版，第 52‑53 页。

专科,医学院不分系,土木工程学院则改组为工学院。核准立案后的圣约翰大学,设文、理、医、工4个学院,以及两年制专修科。1947年10月17日,国民政府批准圣约翰大学立案,终于结束了圣约翰大学马拉松式的立案过程。[①] 此外,为应对困局,1946年以来在涂羽卿的推动下,圣约翰大学与东吴大学、之江大学再度讨论合并问题,并拟于1947年秋正式合并为"华东联合大学",但这项计划并没有得到有效实施。到1947年,由于莫约西已退休,圣约翰大学与广州宾夕法尼亚医学院所订立的协议已无继续生效的必要,学校遂决定将"圣约翰大学宾夕法尼亚医学院"这一名称取消,正式定名为上海圣约翰大学医学院。[②]

1947年3月,涂羽卿邀请正在美国进修的倪葆春出任圣约翰大学医学院院长。于是,倪葆春代表圣约翰大学医学院向医学教育联合委员会提交了一个特别急需清单。清单包括3万美元用来雇佣10个全职教师,2.4万美元补助金给20名全职教师,5万美元用来购买额外的实验设备,还要求普通基金中每年有2万美元由学院执行委员会自行支配。[③] 这笔费用显然超过了教会组织所能提供的数字。

倪葆春在美期间,莫约西担任代理院长。"对医学院来说,把莫约西留在上海是一大优势,因为他很有声望。但是,他的身体的确欠佳,两场大病让他不得不彻底退下来。在他离开之前,他的朋友纷纷为他举行告别宴会,这些都使他应接不暇了。"[④]

同年11月,倪葆春返回上海,正式担任圣约翰大学医学院院长职务。11月8日,圣约翰大学医学院全体师生欢送莫约西返美,欢迎倪葆春莅任新院长,并合影留念。[⑤] 莫约西回到美国后,不仅帮助圣约翰大学医学院的学生们去美留学,还帮助他们参加考试,以便在美国行医。倪葆春担任院长后,充分发挥了自己的管理潜能,从教师的物色和聘请,课程的计划和安排,教授间的沟通和交谊,与教学医院的协调,到向社会各界争取支持,以及日常的行政管理,凡是医学院的校务工作,都安排得井井有条。他上任后不久就发现,政治动荡和通货膨胀使得原有计划的实施很艰难。许多校友也因工资问题没有前来任教。师资力量的不足开始影响医学院的发展。由于只有很少的资金可供使用,倪葆春只能重新安排课程、维修和

① 徐以骅:《上海圣约翰大学(1879—1952)》,上海:上海人民出版社,2009年版,第56-57页。
② 倪葆春:《关于上海圣约翰大学医学院》,上海市政协文史资料委员会编:《上海文史资料存稿汇编教科文卫》,上海:上海古籍出版社,2001年,第50页。
③ Kaiyi Chen, *Seeds from the West：St. John's Medical School, Shnghai, 1880-1952*, Chicago：Imprint Publication, 2001, P. 228.
④ Mary Lamberton, *St. John's University Shanghai, 1879-1957*, New York：United Board For Christian Colleges In China, 1955, P. 236.
⑤ 《圣约翰大学关于校董会主席、代理院长、校长、校行委会主席、院长、训导长以变更和任命文件》,圣约翰大学档案Q243-1-380,上海档案馆藏。

扩展实验设施并重新审视其原来设想的培训计划；除了继续向教会寻求更多资金以及向圣约翰大学的校友募捐外，还争取到联合国善后救济总署（UNRRA）、行政院善后救济总署（CNRRA）和社会各界的支持，并在短期内建立了临时的同仁医院。[①] 与此同时，倪葆春还担任了一定的教学工作，甚至为经济比较困难的同学向外界争取资助。

　　此时，国民党在国内已成强弩之末，圣约翰大学校方决定于 1949 年 1 月 10 日提前开学，计划在 5 月初结束整个学年，此年仍有 24 名学生从医学院毕业。[②] 在内战和美国对华政策的催生下，战后的圣约翰大学成为上海学生运动的主要据点之一。"五二〇惨案"后，圣约翰大学的很多学生参与了反饥饿、反内战、挽救教育危机联合大游行，他们痛斥国民党政权，"今天统治阶级的残酷比'一·二九'时代更进步了，'一·二九'时代只有大刀和水龙，今天他们有机枪、步枪、马队、青年军和宪兵，比'一·二九'时代大了无数倍，'一·二九'时代没有侮辱女同学，今天他们侮辱了。虽然如此，我们的力量也比'一·二九'时代大了无数倍，"一·二九"时代只有一部分同学起来，一部分人民觉醒。今天所有的老百姓、所有的同学都团结起来了。因此我们相信只要我们永远团结，永远坚持，我们一定能像'一·二九'时代学生终于掀起抗日的巨浪一样，达到我们反对内战、挽救教育危机的任务。"[③]

　　1948 年初，中共地下党策划在上海学生中掀起反对美国扶植日本的运动，圣约翰大学被确定为此次运动的重点学校之一。5 月 4 日，上海各大学校学生 1 万余人在交通大学举行营火晚会，圣约翰大学学生 300 余人以及教职员工 3 人（陈仁柄、潘世兹、王宝元）出席。陈仁柄在会上发表演说，强烈反对国内外法西斯主义的复兴，呼吁在被国民党当局禁止的学联旗帜下团结起来。5 月 18 日，圣约翰大学学生会召开由校长、部分教员和 100 多名学生参加的"日本问题座谈会"。5 月 25 日，为配合"上海市学生反对美国扶植日本抢救民族危机联合会"的活动，学生会在学校交谊室走廊举办"民族展览会"，但遭校方阻挠。涂羽卿后来回忆到："这是一个反美和反蒋色彩极其鲜明的运动，而且是在美国教会所办的具有 70 年历史的圣约翰大学的校园内举行（当时各报纸、特别是英文《大美晚报》都报道了展览会的情况和主要内容），当然引起了美国政府、国民党当局和校内差会成员极大的注意和深刻的不满。"[④] 学校当局在美籍教员的压力下，于 6 月 2 日召开紧急校务会议，宣布自当日起学校停课一

① 钱本余：《中国整形外科先驱——医学院倪葆春院长》，徐以骅主编：《上海圣约翰大学（1879—1942）》，上海：上海人民出版社，2009 年，第 407 页。

② Kaiyi Chen, *Seeds from the West：St. John's Medical School，Shnghai，1880 - 1952*，Chicago：Imprint Publication，2001，P. 293.

③ 《圣约翰大学慰问信（一九四七年五月二十二日）》，《五二零运动资料　第 1 辑》，北京：人民出版社，1985 年，第 435 页。

④ 上海市政协文史资料委员会编：《教科文卫》，上海古籍出版社，2001 年 12 月版，第 39 - 40 页。

周,提前在 6 月 9 日举行大考,并以"违反校规"为由,给予学生会主席史久余、联络部部长陈文涵(女)停学一学期的处分。6 月 3 日,学生会在交谊室门口搭台集体抗议,但会场遭人扰乱,史久余等六七名学生被打伤。这就是圣约翰大学历史上第二次"六三事件"。就在当日,涂羽卿公开宣布辞职,这让校董事会成员感到非常震惊并予以挽留,但涂羽卿坚决辞意。6 月 10 日,校董事会将涂羽卿的辞职改为病假,任命卜其吉为代理副院长,负责校务,遭卜其吉拒绝。8 月 16 日,校董事会乃指定由吴清泰、卜其吉、赵修鸿、倪葆春和德爱濂(E. N. Tucker)等 5 人组成校政委员会,行使校长职权。10 月 4 日,卜其吉出任副校长,实际主持圣约翰大学校政。直到 1949 年 1 月 10 日,校董会任命赵修鸿为代理校长,才结束了校长一职空悬的局面。

尽管受国内外局势和通货膨胀的影响,圣约翰学生运动不断,但医学院总体上教学工作并未中断。直到 1948 年,圣约翰大学已经无法举行其向来隆重的毕业典礼,"既不在交谊厅,也没有去小教堂,亦未穿戴博士衣冠,稀稀落落地聚集在教职员办公室,全体站立,仅有医学院倪葆春院长递给学位文凭。在场另有几位中、外籍职员给予应景的零落掌声,场面相当冷清……以后两届学生毕业时,因适逢上海解放初期,几乎没有举办什么仪式。"[①]

六、适应大势,三派归一

(一) 解放初期的圣约翰大学医学院

1949 年 5 月 24 日,中国人民解放军进入上海,从此改变了上海城市的历史。圣约翰大学成为解放军在上海市区最先进驻的学校。5 月 24 日下午,解放军先头部队派员前来圣约翰大学联系暂住事宜,圣约翰大学的学生热情地把他们引进校园,安排他们住入男生宿舍,并指引解放军消灭盘踞在苏州河北岸的国民党残余部队。5 月 26 日凌晨,正在指挥淞沪战役的第三野战军司令员陈毅进驻上海的第一宿营地——圣约翰大学交谊室,并于当日下午转至三井花园,领导接管上海的工作。

早在上海解放前,医学院西籍教员就开始离开中国,莫里斯(Harold H. Morris)于 1948 年 12 月中旬离开,德奥格(A. W. Tucker)于 1949 年 5 月初离开,偌顿施泰因(Hans Rottenstein)一直待到城市被人民解放军解放前两周的 5 月 11 日才离开。二战期间因为是犹太人而从维也纳逃到中国的精神病专家哈尔彭(F. Halpen)和耳鼻喉学客座教授邓洛普(A. M. Dunlop)一直到 1950 年还在中国任教。

---

① 1948 届医学院陆正伟提供:《约大后期几种形式的毕业典礼》,徐以骅主编:《上海圣约翰大学(1879—1952)》,上海:上海人民出版社,2009 年版,第 340 页。

　　上海解放后不久，圣约翰大学医学院就接到来自中华医学会关于医疗工作新规划的指示，主要内容可以归纳为以下几点：①准备扩大现存的医学教育体系；②调整现有医疗人员的分布状况，以便将广大的内地列入国家医疗保障体系；③将私有医疗机构与制药企业逐渐国有化；④国家需要一个"两级体制"来满足广大乡村地区对医疗和卫生保健的紧急需求。[①] 1950 年 6 月，倪葆春参加了教育部召开的第一次全国高等教育会议，受到了毛泽东主席等党和国家领导人的接见，听取了周恩来总理的报告，参与了关于新中国高等教育方针、任务等重要问题的讨论。[②] 会议决定，因需要大量的医生，政府将扩展现有的医学院并建立新的医学院，将医科 5 年制学制替代现有医科学校中所采用的 6 年或 7 年学制。

　　为了适应新形势下的医科教育，圣约翰大学医学院放宽了其入学标准。学院招收的学生也相应增多，从 1950 年秋天开始，学校采用新的标准进一步降低学生入学要求。1951 年秋天，入学的 180 人中有 60 人免试入学，剩下的 120 人通过资格考试的方式入学。虽然入学人数增多，但此时的学生在医学预科的学习上是不足的，为了弥补这一不足，圣约翰大学医学院额外增加一年的预科课程。内科医生培养的总时间因而从 7 年缩短到 6 年。圣约翰大学医学院另外一个主要变化是教学语言上的变化。由于大部分美国教员已经离开，而且新入学的学生英语能力不强，因此，大部分课程开始用中文授课。

　　在新时期，圣约翰大学新成立的校务委员会也以"根据本校发扬真理为人民服务之立校精神，配合新民主主义高等教育需要，遵奉人民政府教育法，发展民主时代高深学术研究及专门人才训练为宗旨"。[③] 师生还积极参与了相关社会服务。例如 1949 年 11 月，上海开展了防结核病宣传，许多医学院被分配了到许多公共场所收集唾液样本的任务，圣约翰大学医学院被分配到相关工厂进行收集唾液样本的工作。倪葆春也被邀到电台宣讲霍乱的历史及预防。

　　圣约翰大学医学院一项更大的任务是参与防治血吸虫病的斗争。1949 年 12 月 20 日，上海市血吸虫病防止委员会成立。1950 年 1 月 3 日，由全市有关专家和医务人员 1 400 多人组成血防大队分赴海盐、嘉兴、嘉定、青浦、宝山等重点地区，与驻军部队一起进行血吸虫病的疫情调查和治疗工作。[④] 在接到华东卫生部指示以前，圣约翰大学医学院同学 200 余人在医科学生会领导下，于 1951 年 12 月 9 日到松江地区的苍梧乡进行调查。1951 年 12 月 25

① Kaiyi Chen. *Seeds from the West：St. John's Medical School，Shanghai，1880 - 1952*，Chicago：Imprint Publications，2001，p. 232.

②《倪葆春自传》未刊稿。

③《圣约翰大学规程》，1950 年编印，第 4 页。

④ 中共上海市委党史研究室编纂：《中共上海党史大典》，上海：上海教育出版社，2001 年，第 76 页。

日,华东卫生部召开各院校负责人会议,决定在寒假中治疗血吸虫病。之后,圣约翰大学医学院推举潘孺荪为大队长,并着手组建血吸虫防治大队。这个大队共有225人,教师里面除潘孺荪之外,还有黄铭新、江绍基和陈彦裕。圣约翰大学医学院的血吸虫防治大队到达上海松江县(现上海松江区)后与农民们一起生活了2个月,并向他们传授了医疗和卫生保健知识。整个队伍被分为8个小组在地方医疗保健人员的协助下到不同的地区开展工作。这项活动使得圣约翰大学医学院的学生体验到了真正的为人民服务的精神。整个队伍被分成31个小组和地方医护人员一起工作。队伍共给2 688个患者做了检查,并给其中1 453人进行了全程治疗。直到圣约翰大学被裁撤后,圣约翰大学医学院的员工还作为主要研究者继续开展此项工作。可以说圣约翰大学医学院为新中国防治血吸虫病做出了突出贡献。

沪浙地区各医学院校1951年治疗血吸虫病参加人员统计表[①]

单位	工作地点	教授	医师	化验员	护士	其他	同学(年级)						地方卫生干部	开业医生	共计
							2	3	4	5	6	合计			
圣约翰	松江	1	23				98		51		49	198	151	34	407
上医	青浦		15									190	70		275
震旦	木凌		6									134	73	55	268
同德	昆山		4									140	83	40	263
同济	嘉定	3		3		1			60	23	1	84	39		134
军大	嘉兴		24		4							71		1	100
浙省医	嘉兴		9		16							72		1	98
浙大		10		2	9			38	15	17		70	2	1	94
总计		14	81	5	19	1						959	418	132	1 639

沪浙地区各医学院校1951年治疗血吸虫病治疗人数统计[②]

单位	检查人数	治疗人数	占检查/%	中途停治人数	占治疗/%	完毕治程人数	占治疗/%	死亡人数	占治疗/%	移交人数	占治疗/%
圣约翰	2 688	1 453	54.05	116	7.98	1 337	92.08				
上医	1 701	1 352	79.48	76	5.62	1 272	94.08	4	0.29		
同济	1 070	830	77.59	85	10.24	745	89.76				

---

① 《圣约翰大学医学院血吸虫病防治大队工作报告》,1953年2月15日,上海档案馆馆藏,圣约翰大学档案Q243-1-658。
② 《圣约翰大学医学院血吸虫病防治大队工作报告》,1953年2月15日,上海档案馆馆藏,圣约翰大学档案Q243-1-658。

（续表）

单位	检查人数	治疗人数	占检查/%	中途停治人数	占治疗/%	完毕治程人数	占治疗/%	死亡人数	占治疗/%	移交人数	占治疗/%
同德	1 925	748	38.85	45	6.01	703	93.99				
震旦	1 019	792	77.71	152	19.19	640	80.81				
浙大	1 068	483	45.22	56	11.60	427	88.40				
军大	615	473	76.91	42	8.79	374	79.06			57	12.20
浙省医	561	353	62.92	55	15.58	298	84.42				
总计	10 647	6 484	6 089	627	9.65	5 796	89.40	4	0.09	57	0.87

（二）并入上海第二医学院

新中国成立后，中国共产党对有着西方教育背景的知识分子，采取了"包下来"的政策，以"团结、教育、改造"的方针，号召他们自觉进行思想改造，参加到新中国的建设中来。中央政府颁布的《共同纲领》中规定："中华人民共和国的文化教育为新民主主义的，即民族的、科学的、大众的文化教育"，政府"应有计划有步骤地改革旧的教育制度、教育内容和教学法"。同年 12 月，中央政府召开了"第一次全国教育会议"，根据毛泽东的建议，确定了"以老解放区新教育经验为基础，吸收旧教育有用经验"的高校改造方针，并且认为，由于老解放区高等干部教育是农村环境与战争环境的产物，因此"特别要借助苏联教育建设的先进经验""应该特别着重于政治教育和技术教育"，并邀请苏联专家来华直接参与新中国高等教育的改造和建设工作。从以上方面可以看出，建国初期，党中央对待教会学校及有西方教育背景的知识分子的态度相当宽容，对于国民党时期的教育体制也采取了逐步改造的渐进策略。[①]

然而，朝鲜战争却改变了中国的教育形势。1950 年 6 月，朝鲜战争爆发，10 月中国人民志愿军入朝参战，全国掀起轰轰烈烈的"抗美援朝、保家卫国"运动，各界人士声讨美国侵略的浪潮席卷中国大地。1950 年 11 月 30 日，党中央发出《关于在学校中进行思想改造和组织清理工作的指示》，明确了此次思想改造运动的目的、作用和步骤，在这场运动中，接受美国援助的教会大学自然成为批判"文化侵略"的重点。在上海，圣约翰大学首当其冲，被冠以"帝国主义大学""黑学校"等称谓，许多教师被勒令参加政治学习班，并定期进行思想汇报。

虽然圣约翰大学在这期间遭受了一些不公平的待遇，但是医学院还是组织了医疗队赴朝鲜参加抗美援朝。1950 年 12 月 15 日，上海召开了医务工作者抗美援朝大会，成立了上海

① 熊月之、周武：《圣约翰大学史》，上海：上海人民出版社，2007 年，第 388－389 页。

市医务工作者抗美援朝委员会,倪葆春担任常委兼研究计划组副组长,负责有关手术医疗队技术问题的研究计划及组织编制,药材配备,以及出发前政治、技术等方面的学习培训问题。[①] 1951 年 8 月,圣约翰大学医学院组织了医疗队赴朝鲜参加抗美援朝。倪葆春担任上海抗美援朝志愿医疗总队五大队大队长。在恶劣的战争环境中,倪葆春率领的医疗队克服了无数困难,担负起救死扶伤的光荣任务,创造了光辉的纪录。当时,东北军区后勤卫生部为了将各志愿医疗队和专家们的工作经验及心得汇集起来,供后来者参考和部队医务干部学习,向各志愿医疗队发出了征稿号召。当时,烧伤已经成为战场上常见的外伤,在志愿军战士们的战伤中占有很高的比例。为了推广治疗烧伤的经验,倪葆春和其战友刘仁麟合作在百忙之中撰写了《烧伤》一文,刊登在沈克非主编的《抗美援朝战伤处理文集》中。此书亦成为当时处理战伤的主要参考文献。[②]

　　朝鲜战争也使得圣约翰大学医学院中断了来自美国圣公会和宾夕法尼亚大学基督教会的财政支持。1950 年 12 月 26 日,美国政府在不照会中国政府的情况下,单方面宣布冻结中国在美国的全部资产,并规定非经特别许可,任何企图转引财产到中国大陆均为非法。对此,中国政府立即做出反应,宣布冻结美国在华所有资产。12 月 29 日,政务院一致通过《关于处理接受美国津贴的文化教育救济机关及宗教团体的方针的决定》,表达了中国政府坚决收回教育权的决心。《决定》拟定了处理接受美国津贴的文教机关的方针,即"政府应计划并协助人民使现有接受美国津贴的文化教育救济机关和宗教团体实行完全自办。接受美国津贴之文化教育救济机关,应分别情况或由政府予以接办改为国家事业,或由私人团体继续经营改为中国人民完全自办之事业,其改为中国人民完全自办而在经费上确有困难者,得由政府予以适当的补助"。并于同日通过了《接受外国津贴及外资经营之文化教育救济机关及宗教团体登记条例》以便于对上述机关的管理。[③]

　　1951 年 11 月,中央教育部召开了全国工学院院长会议,拟定了全国工学院院系调整方案,此举揭开了 1952 年全国院系大调整的序幕。1952 年 7 月,中央教育部高等学校院系调整方案下达上海各高校。8 月 2 日,华东地区高等学校院系调整委员会成立,舒同任主任委员,冯定、孟宪承任副主任委员。[④] 在调委会的领导下,上海高校院系调整工作正式开始,并

① 《上海市医务工作者抗美援朝工作委员会工作简报(第 1 号)》,华东师范大学国际冷战史研究中心编:《冷战国际史研究 6》,北京:世界知识出版社,2008 年,第 381 - 383 页。
② 沈克非主编:《抗美援朝战伤处理文集》,东北军区后勤卫生部,1952 年,第 78 页。
③ 何东昌:《中华人民共和国重要教育文献 1949—1975》,海口:海南出版社,1998 年,第 62 - 63 页。
④ 中共上海市委党史研究室:《上海社会主义建设五十年》,上海:上海人民出版社,1999 年,第 91 页。

迅速制定方案并付诸实施。

10 月 24 日,在学院礼堂隆重举行了上海第二医学院成立大会暨首届开学典礼。华东军政委员会教育部长孟宪承到会祝贺,并宣布宫乃泉为上海第二医学院院长,胡文耀、王乐三、倪葆春、杨士达为副院长。至此,圣约翰大学的医科教育走完了其 72 年的历史道路。

上海高校的院系调整,从根本上改变了旧上海半殖民地半封建的高等教育制度,也改变了高等教育布局混乱、办学体制庞杂、系科设置重复、教学内容陈旧、水平参差不齐、校舍设备简陋等状况,加强了理工、师范、医科等专业,为高等教育适应国家建设需要提供了保证,促进和推动了高教事业的发展。但在调整中,像圣约翰大学这样校史较长、基础较好并已形成一定办学传统的综合性大学被调整为单一类别的多科或单科性高校,违背了各门学科综合依存、互相渗透的客观规律,不利于学科上的综合交叉发展;有些学科停办,有的规模缩小,有的专业设置太细,致使学生知识面太窄,不利于社会主义建设事业的需要。关于圣约翰大学医学院的三校合并,老校友高寿征说:"1952 年三校合并时心情比较复杂,震旦的广慈医院的临床水平要比宏仁、同仁、仁济等圣约翰的医院要强。但是,合并的劣势在于将原有的圣约翰各科系的优秀教师都割裂开来了,被拆散到各大院校,各科的优秀师资得不到共享了。"[1]

上海第二医学院前身的三所学校里,圣约翰大学属于英美派,震旦大学医学院属于法比派,同德医学院属于德日派。如何将这三个不同体系的医学院团结成为一个一体的医学院,成了一个大问题。"幸喜三个医学院的同志都能竭诚相待,团结一致,故而上海二医在医、教、研各方面都有所发展。"[2]

三派顺利合一且团结为一个整体的医学院,也得益于上海的知识分子改造运动。

1951—1952 年,全国范围内开展了一场对于知识分子的思想改造运动。"这次学习运动,尽管存在一些缺点,主要是思想批评中有些问题是非界限不清(如有些单位学习苏联,要求承认苏联的某些生物学说是'无产阶级'的,批评西方科学家的一些生物学说是'资产阶级'的),做法有些粗糙,有的单位采用群众斗争的办法,在感情上伤了一些人,但是总的来说,效果是积极的。在运动的过程中,党对发生的缺点比较及时地作了纠正,并且通报各单位要求注意防止。大多数知识分子都感到有收获,通过学习,克服旧思想,接受新思想,树立为人民服务的观点,使自己获得了前进的方向和力量。"[3]

① 口述采访,圣约翰大学医学院校友高寿征,1954 年上海第二医学院医疗系毕业,获医学博士学位。
② 《妇科专家郭泉清》,李向明编:《中国现代医学家传略》,北京:科学技术文献出版社,1984 年,第 246 页。
③ 胡绳主编:《中国共产党的七十年》,北京:中共党史出版社,1991 年,第 301 页。

　　1952 年,华东和上海市的知识分子思想改造运动首先从高等院校开始,逐步扩展到中等学校、科技界、文艺界、新闻出版界、民主党派及医药卫生界,到 1953 年基本结束。1952 年 9 月 18 日,上海市委宣传部在《1952 年下半年工作计划要点》中曾提到:"卫生界的思想改造非常需要,但须待中央统一指示,至早须在秋后再开始进行,以便改变医务工作者不问政治的单纯技术的思想,使之成为为人民服务的新中国医务工作者,并在此基础上,加强对医务科技工作的领导。"同年 12 月 16 日,给市委、华东局宣传部并中央宣传部的《1952 年上海市党的宣传工作综合报告》中提到:"全市二万七千多小学教师及为数甚多的医务卫生人员的思想改造工作还根本未动。"上海医药卫生人员的思想改造运动以团结为主,以正面教育为主,通过组织医药卫生人员积极参加医疗业务实践,并辅以法规、制度的引导、制约,在工作中进行教育、改造。华东局、上海市委、市府和市卫生局的党政领导,经常邀集医药界名人、专家举行座谈会、报告会,对他们进行形势和政策教育。"陈毅、饶漱石、潘汉年等就召开过多次座谈会、报告会,和专家们谈心,宣传国内外形势和党的方针、政策。鼓励医药界专家、学者消除过去英美派、德日派、法比派的门户之见,团结起来,为开展人民卫生保健事业服务,为建设新中国服务。各级党委也定期组织医药人员学习政治理论,提高广大医药人员的认识。"①上海医药卫生界知识分子的思想改造主要是通过组织他们学习及参加医药业务实践的活动进行的,具有特殊性,但成效是显著的。通过改造,圣约翰大学医学院医师教员们不仅在认识上不断深化,在实际工作中也是及时总结经验教训并不断加以改进,他们团结在中国共产党周围,参与建设新中国。

七、从圣约翰大学看上海英美派医学教育的特色

(一) 为人称道的办学特色

　　圣约翰大学作为中国最早设立医学部的教会大学之一,其无论在历史发展还是办学模式上均有鲜明的特色。圣约翰大学在教会教育界乃至中国高教界独树一帜,有着与众不同、难以复制的办学模式。圣约翰大学也未遵循一成不变的某种教育模式,在长期与学校所处的中国社会环境互动磨合、调适的过程中,逐步形成了圣约翰教育模式,主要有八项内容,即①推崇英文教学,形成独树一帜的英文教育模式;②在学生来源上注重发展自己的预科教育或附属中学制;③在办学思路上走书院、大学、大学院逐步拓展的道路;④在学生教育和管理

① 潘鋐:《上海知识分子思想改造运动》,中共上海市委党史研究室编:《历史巨变(1949—1956)》,上海:上海书店出版社,2001 年,第 336 - 337 页。

上倡导"德、智、体"三育和谐发展的理念；⑤全面和美国接轨，移植美国的学校制度；⑥积极发展多元化的社会支持体系；⑦创设同学会，强化圣约翰学生与母校的联系；⑧宽进严出，管理严格，奖优汰劣，培养学生竞争意识。① 另外，圣约翰大学还具有"一会专制"的管理体制和文理通识教育的特点，因此综合来说，可以将"这种最充分体现学校理念和精神的办学模式归纳为'由单一差会(美国圣公会)主办，以西学为中心，以英语为媒介，全面引入美国自由教育理念和制度的办学模式'"。② 在这种管理体制下，医学院也具有相对较大的独立性，医学院由于院长莫约西个人与美国宾夕法尼亚大学的关系，以及差会所设的同仁医院和宏仁医院的关系，在人事、经济方面形成一个独立王国；医学院有独自的行政制度，学生的注册表、成绩单由医学院的注册处单独保存。③ 处于这种模式下的圣约翰医学教育是特定历史和地域的产物，并有许多为人称道的地方。

　　圣约翰大学的成就是多方面的，但它成功的英语教学在世人心里留下了深刻的印象。圣约翰早期的章程中有一句话："在圣约翰大学，英语是理解的媒介。"④圣约翰大学不仅强调"英语教学的重要性"，而且把英语作为教学语言，运用于课堂的学习中，成为活学活用的语言。圣约翰英语教学成了圣约翰大学最为人们称道的特色，以至于当时人们把能说一口纯粹的英语视为圣约翰学生的典型标志。⑤ 可以毫不夸张地说，英语教学是圣约翰发展的独特手段和成功的最大秘诀。⑥ 圣约翰大学对于英语教学的重视，是与卜舫济的努力联系在一起的。早在19世纪后期教会圈子里还在辩论"是否教授英语"而非"如何教授英语"时，圣约翰大学就已开始大张旗鼓地推动英语教学。1888年，卜舫济向教会提出大力推行英语教育的建议，表示"英语教学的重要性在于：①华人研究英文，犹如西人研究希腊拉丁文，可以增进智慧；②研究英文，可以铲除华人排外之成见；③华人研究英文，可以增进东西间之情感，并可以扩张国际贸易；④研究英文，可以使华人明了基督教事业在培养人才，为社会服务；⑤华人研究英文，至少在通商口岸势在必行，教会学校应捷足先登"。⑦ 卜舫济关于教会大学教授英语的五大好处和必要性的论述，成了教会大学"英语运动"的代表作。英语教学在很大程度上改变了圣约翰大学的性质，这不仅使其从招收贫寒家庭子弟的学校转变为招收较

---

① 石建国：《卜舫济研究》，博士学位论文，上海师范大学历史系，2008年，第41-59页。

② 徐以骅主编：《上海圣约翰大学(1879—1952)》，上海：上海人民出版社，2009年，第72页。

③ 涂羽卿：《我在圣约翰大学的经历》，上海市政协文史资料委员会编：《教科文卫》，上海：上海古籍出版社，2001年，第23页。

④ 涂怡超：《中国近代化进程中的圣约翰英语教育》，徐以骅，张庆熊主编：《基督教学术　第7辑》，上海：上海古籍出版社，2009年，第123页。

⑤ 熊月之、周武主编：《圣约翰大学史》，上海人民出版社，2007年版，第229页。

⑥ 徐以骅主编：《上海圣约翰大学(1879—1952)》，上海：上海人民出版社，2009年，第106页。

⑦ 《圣约翰大学五十年史略(1879—1929)》。

富裕阶层子弟的学校,也"使其不再是那种只训练传教助手的教会学院而演化为一所传播自由和开明的基督教教育的教会学院。"[①]

圣约翰大学的英语教学使得其医科学生能够及时接触欧美先进医学知识,紧跟世界医学发展趋势。同时,良好的英语基础使得学生在前往欧美国家深造时具有明显优势。虽然医学院毕业人数不多,但 20 世纪 50 年代种业在美国工作进修的圣约翰医科学生就有 70 多人。

圣约翰大学还依托公开透明的校章校规,逐渐形成一套美国式的"宽进严出"的教学管理模式。由于圣约翰医学院创办早,学制长,加上重质不重量、宽进严出的模式,其毕业生成才率非常高。学生在两年的医预科学完后,必须经过严格考试,所有科目都要达到 85～90 分以上,才有资格进入医本科,继续医科的学习,否则就被淘汰,只能改读其他学系;"不少住宿的同学不会忘记,在冬天每晚十点宿舍熄灯后,披着棉被,在昏暗的走廊路灯下继续背诵课本内容的情景""选读医科在学习过程中是十分艰苦的,难怪医科毕业生是那么稀少,由医预科 200～300 人淘汰至 40 人,而这 40 人中也很难全部能坚持到毕业。其中有身体不好不能继续就读的,有经济条件不够无法继续的,也有不堪长年累月艰苦学习而放弃学医的,以致到最后毕业时几乎没有全班同学同时毕业。"[②]由此可见,严格的筛选制度和医学经营教育致使毕业生为数甚少,从 1896—1950 年,全部医科毕业生只有 466 人,而且近半数(231 人)是在 1941 年后毕业的;即使加上最后的 1951 级、1952 级毕业生 52 人(1951 级 24 人、1952 级 28 人),圣约翰医学院在 1896—1952 年长达 56 年的时间里毕业生平均每年为9. 25 人。[③]

圣约翰大学的医科教育采用美国宾夕法尼亚大学医学院的教材,侧重于英美医学教育的理论与实践。前期讲课和实验为每周 26 小时,以实验和自学为主;后期讲课和见习为每周 26 小时左右,以见习和自学为主;最后一年为实习期,分别在同仁、宏仁和仁济三家教学医院实习。"在医科后期有些课程上课时,老师常常会讲解一些实际上遇到的病例并加以分析、讨论,对需要熟读或背诵的课本内容,作为 Assignment,自行复习。当医科进入第五、六学年时,某些临床课程常常被安排在医院内上课,例如同仁或宏仁医院。第六学年被称为 Extern 年,即见习年,此时课堂授课和观察、示范临床病例相结合,学生可得到实际的效果,授

① 徐以骅:《上海圣约翰大学(1879—1952)》,上海:上海人民出版社,2009 年版,第 106 页。

② 郭德文:《名医的摇篮——圣约翰大学医学院》,徐以骅主编:《上海圣约翰大学(1879—1952)》,上海:上海人民出版社,2009 年版,第 338 页。

③ 徐以骅:《上海圣约翰大学(1879—1952)》,上海:上海人民出版社,2009 年版,第 93 页。

课变得更为生动和现实，印象也更为深刻。如全班同学被带到精神病院，观察对患精神分裂症的患者进行电击治疗时的反应和效果，印象极为深刻，不易忘怀。第七学年为实习年，全部学生被分配至各指定医院为实习医师，并住在医院。在各指定医院内，由上级医师指派在各科室定期轮转，如内科 3 个月、外科 3 个月、妇产科 2 个月、儿科 1 个月，较小的科室轮转共 3 个月。实习 1 年期满后，自选题目写毕业论文，经审阅评分后正式毕业。"①

1925 年圣约翰大学医学院毕业生合影

严谨的教学风格使得圣约翰大学医学院在培养出众多优秀毕业生的同时，也赢得了非常好的声誉。早在1916 年，《大中华杂志》就写道："本埠三大医学校，为约翰、哈佛与同济。约翰、哈佛为美人所经营，而同济则德人所办。三校以约翰之资格为最老，已造之人才亦最众。"②这些优秀的医科毕业生在我国医疗卫生事业的发展中，起到了重要的推动作用，其中有很多成为上海第二医学院及其附属医院的教学骨干和医疗中坚。

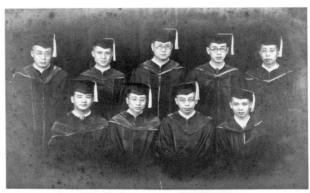

圣约翰大学醫學院廿五年畢業同學紀念合

（二）作为"医疗与科研平台"的教学医院

医学院的医学教育与医院是不能分开的。圣约翰大学的医学教育起于医院。圣约翰医学院在新中国成立前有两个教学医院，是同仁医院和广仁医院。同仁医院和广仁医院都是由美国圣公会建立的。两所医院的监管人每年都要向圣公会在上海的主教做汇报，主教也有向美国圣公会总部汇报的权利。最初这两所医院的英文全名分别是 St. Luke's Hospital for Chinese of the American Church Mission 和 St. Elizabeth's Hospital for Chinese for Chinese of the American Church Mission。其中文名字中，同仁意为"同心仁爱"，广仁意为"广泛仁爱"。就像其名字一样，这两所医院是慈善医院，而且在当时是很著名的医院。占当时上海人口总数 3％的外国居民，并不以高人一等的态度对待医

① 郭德文：《名医的摇篮——圣约翰大学医学院》，徐以骅主编：《上海圣约翰大学（1879—1952）》，上海：上海人民出版社，2009 年版，第 338 页。

② 《约翰大学之医学校》，《大中华杂志》1916 年第 2 卷第 5 期，第 13 页。

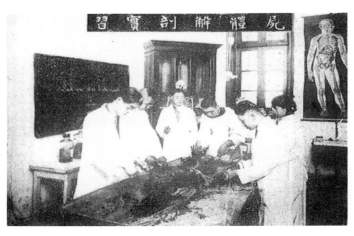

尸体解剖实习

院。这两所医院的医师把时间分成两部分,一是教育学生,二是治疗患者。医学院的学生在这待三年,进行临床法学教育,还有第五年的实习医师期。另外,直到 1937 年,全面抗日战争爆发后,同仁医院一直是医学院的总部。建立医学院的文恒理,在同仁医院担任其主任之职。莫约西在 1914 年被选为医学院主任,莫约西在同仁医院办公一直到 1937 年抗日战争爆发。新中国成立后,仁济医院也被划归为圣约翰大学医学院的教学医院,至此,医学院有了三所教学医院。

总体来说,同仁医院是以外科见长的。文恒理主持同仁医院院务后,由于医院靠近工厂码头,住院患者几乎都是较重的外科病例,例如骨折、多发性脱臼、机器外伤、截肢、关节切除及其他手术。全部外科病例均经严格消毒处理,效果良好,无一例在手术后并发感染。门诊中有大量眼科病例。因此,医院做了大量眼睛、泪道手术。当时内科病以疟疾、腹泻、各种皮肤病、神经痛及慢性肌肉疼痛为主。文恒理来沪一年半后,在当地中国人中已颇有声望,同仁医院的声誉也日渐增长。到 1882 年,当地政府就将清军中的病号送至同仁医院诊治,华中地区的英国主教也将患者乘轮船航行 300 多公里送来。1884 年,医院也开始接待个别接产业务,当年 11 月,罗斯耐德医生(Dr. E. Reifsnyder,西门妇孺医院创始人)在同仁医院为一清兵妻子作卵巢肿瘤切除术。该患者的卵巢肿瘤极大,已被中医宣布不治,放弃治疗,坐以待毙。该手术取下肿瘤重达数十斤。手术后,患者痊愈出院。该病例是中国范围内(除广东外)首例取得成功的卵巢切除术,为当时人们前所未闻,因而影响极大,吸引了更多女性患者前来就诊。1885 年,文恒理也为女患者作了乳房巨大肿瘤切除术、颈部深部肿瘤切除术、肘关节复位术、剖腹术及数例眼科手术,均取得成功。驻扎上海的清军将领也成为医院的患者。内地各处均有人来院求治,甚至当时排外思潮高涨的湖南也有人因颈部巨大肿瘤来上海,由文恒理手术切除后康复。19 世纪 90 年代,上海建立很多纺织厂,工伤事故大为增加。人们囿于迷信,不愿截肢，医院针对这种思想，除非绝对无法保留，决不轻易截除身体任何部分，并称之为"保守外科"，事实上也有不少看来明显无望的病例，经"保守"后被挽救过来。到了 20 世纪 30 年代初，在外科患者中，不论成人或儿童，都有很多工伤或交通事故造成的断臂、断腿等，在内科病例中有很多回归热、伤寒、疟疾、霍乱，而脚气病患者的病死率高达 40％，1934 年曾诊断一例少见的爱迪生氏病。1935 年治愈一例颗粒细胞缺乏症。[①]

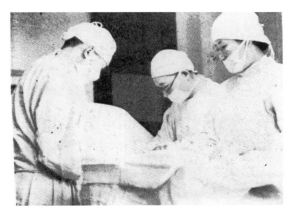

学生在医院临床实习

　　"把医院的工作仅仅归于对某些病人的诊治，还远远不够，甚至在医学中同情和怜悯也在其次。必须承认，来中国的每一位传教医生，最初的和最基本的工作都是属于教育性的。本质一点看，医学工作的价值也在于教育而不仅仅为了治疗。当无边无际的病痛向人们袭来的时候，通过医生来上门治疗显得那么微不足道。当中国人开始认识到这一点以后，就有越来越多的学生、商人甚至官员到欧美国家和日本，在那里有些人专门学医"。[②] 作为圣约翰大学医学院的最早追溯，同仁医院就发挥了这种示范作用。同样，这种示范作用所带来的病源，也为医学院的学生提供了宝贵的实习机会。由上可以看出，同仁医院有不少的外科病例，不乏手术，所以，学生们在此实习时可以将外科理论与实践并重，强化自己所学。

手术室

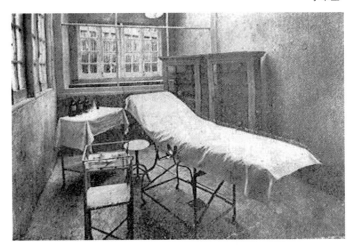

　　宏仁医院源于同仁医院的妇产科。1890 年，同仁医院正式成立妇科。1903 年，妇科搬到爱文义路，并进行了扩建，扩建医院名

---

① 沈宗仁：《上海市长宁区同仁医院院志(1866—1992)》，上海市长宁区同仁医院藏，第 30 - 31 页。
② 何小莲：《西医东渐与文化调试》，上海：上海古籍出版社，2006 年，第 131 页。

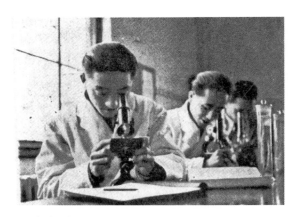

学生在进行教学
实习

为广仁医院。从此,广仁医院为专门的妇婴医院。该医院第一任院长为史蒂芬。在建院后的前30年里,广仁医院稳步发展,逐步成为上海有名的妇婴医院。

全面抗战爆发后,广仁医院因位于租界西部的富人居住区免遭战争破坏。然而"八一三"事件后,广仁医院几乎成为一个昼夜不停工作的战地医院。从1937—1941年,广仁医院救治了大量伤员,13名医生(其中有10名中国人和3名外国人)在46名专业护士和100名护士学生的支援下,在战争状况中全力运转着医院。他们表现出大无畏的精神,在枪林弹雨中救死扶伤。1937年,医院总共救治患者达45 000名;总共接纳了6 205名住院患者,其中有3 766人是在1937年7~12月期间接受治疗的,此外还接纳了2 747名孕妇。1937年,广仁医院总共接生了2 355名婴儿,这是当时中国最高的接生纪录,在最忙碌的一天接生23名婴儿。[①] 抗日战争期间,为满足战时紧急需要,医院积极筹划增加床位,从200张增加到300张。护士生们的教室和娱乐室被改为孕妇病房。医院里的每一个可用的地方都被用来放置小床和担架。300个床位中,专门为孕妇设置的床位有127个,并且不收任何护理服务费。为解决空间不足,广仁医院于1937年在愚园路上的838巷开了分院,设有100个床位,主要用来应对从广仁医院总院转过来的康复患者和慢性病患者。

如前所述,为强化管理协调,同仁医院和广仁医院于1939年10月1日正式合并,名为"同仁和广仁医院",新的中文名字"宏仁医院",用以区别于同仁医院和广仁医院。但由于其属于美国圣公会系统,广仁医院从那时起被用中文的"宏仁"所代替。太平洋战争爆发后,医院的美籍医生被日军关进集中营,医院遂停诊。随后便由王以敬担任院长。1945年8月抗日战争胜利后,广仁医院与同仁医院同时恢复。由于同仁医院院址已被改作民房,难以收回,而这两个医院同属于美国圣公会教会系统,10月两医院遂合并,改名为宏仁医院,以

---

① Kaiyi Chen. *Seeds from the West*:*St. John's Medical School*,*Shanghai*,*1880 - 1952*, Chicago:Imprint Publications, 2001, P. 199.

原广仁医院址为院址。1954年，宏仁医院由上海市卫生局接管，改为公立，并成为上海第二医学院附属医院。1951年，上海市卫生局将宏仁医院与上海市立第九医院对调。1957年11月，宏仁医院改为上海市胸科医院，成为专科医院。

仁济医院是在新中国成立后才正式成为圣约翰大学医学院的教学医院的，但在这之前，很多圣约翰的医科学生也来此实习。它创立于1844年2月，是上海最早的西式医院。1846年，医院迁入当时公共租界近山东路的麦家圈，即现在仁济医院西部的院址，并改名为山东路医院（英文名为：Shangtung Road Hospital），又称"仁济医馆"。1876年，仁济医院最先开创了外科消毒法在中国的应用，使医院所有的外科手术均在无菌的条件下进行。1926年，侨沪英籍商人雷氏德氏病故，遗下大量财产，因雷氏德氏并无子女，遗嘱该项财产捐赠本院一部，并对仁济医院董事会进行了改组，加入英籍商人（此前仁济医院董事会全为教士），医院英文名也改为Lester Chinese Hospital。至1932年，医院已扩建成一座设备较好的六层楼现代化医院，并正式命名为"仁济医院"。太平洋战争爆发后，日本人将仁济医院视为敌方机构，将其置于军方管理之下，受托经营者为同仁会华中支部，委日籍医师中山高志为院长，原有一切英籍之职员（包括医师、技师、护士等）全部送往集中营，一切重要职位概由日本人担任，中国人担任不重要职务者均不变动。在此期间，华籍英美派医师仍有若干人留任。至1945年抗日战争胜利后，此院先由自集中营释放出的前英籍院长巴德僎接收，在人事方面，完全恢复如前。但当时的上海市卫生局局长俞松筠认为仁济医院在太平洋战争期间每年均接受公共租界工部局大量津贴，事实上已成为公共租界之公立医院，所以应该与租界一同交还给中国。当时英国政府对华采取让步政策，并且在胜利来临之时，有心笼络，况且仁济医院的经费若无政府津贴，亦难维持，所以允许交还中国管理。然后上海市卫生局即委任仁济医院内科主任饶健初为院长，英籍院长巴德僎氏改聘为顾问。后陈邦典为院长。1949年上海解放后，为适应新的医科教育形势，因仁济医院的医师大都为圣约翰大学医学院出身，所以有人建议要改变仁济医院作为教学医院的提议，撤销了商人之董事会。[①] 后经政府批准，仁济医院成为圣约翰大学医学院的教学医院。1952年，圣约翰大学被裁撤后，仁济医院成为上海第二医学院的附属医院。

圣约翰大学医学院的三所教学医院虽然相互独立，但相互之间也存在合作。1951年春，上海市政府指示：圣约翰大学须把发展医学院作为今后本校的重点工作。1951年正处于全中国人民抗美援朝中建设新中国的爱国主义任务下，当时全国医师人数尚不足三万人。

---

① 《上海仁济医院概况》，上海档案馆藏，上海仁济医院档案 B242 - 1 - 146。

为了贯彻政府这一指示，圣约翰大学的医务工作者认为，为了培养更多和更优秀的高级医务人员，将医学理论结合实际技术和开展医院与医学院的广大前途，也为了对新中国作有效贡献，应该将圣约翰大学医学院与三所教学医院(同仁医院、宏仁医院和仁济医院)进一步密切合作。经过几个月的酝酿，由圣约翰大学的医学院院长张鸿德、仁济医院院长陈邦宪、同仁医院院长张福星、宏仁医院院长王以敬、圣约翰大学医学院校友会主席曹裕丰医师以及各科主任教授共同筹划，又经过多次会议的讨论，一致决议在各单位原有机构下正式成立"圣约翰大学医学院暨仁济、同仁、宏仁医院临床教学委员会"。[①]

根据当时的实际情况，此委员会下暂设下列各科小组：内科、小儿科、皮肤科、外科、骨科、胸腔外科、泌尿科、妇产科，以及眼耳鼻喉科。各小组人选由临床教学委员会决定聘任。各委员会任期一年，连选连任。常会每两个月开一次，必要时可召开临时会议。委员会计划、促进、联系及协助各小组的工作。各小组根据具体情况可做下列工作：①编订统一的医院手册；②统一规定结业生工作制度；③加强领导结业生工作；④编订讲义及教科书；⑤加强临床病房课内容(尽量与教授配合)；⑥设立进修班，专题报告；⑦施行外科手术前互相通知；⑧病例与病理报告；⑨人事交流。

（三）专业化师资及自由教育

教育家梅贻琦先生说过："大学者，非大楼也，大师之谓也。"这句话非常贴切地道出了现代大学的真谛。圣约翰大学医学院之所以能够成为上海乃至全国一流的医学院，根本原因还在于其拥有一批名师。春风化雨，在这些名师的悉心培育和教导下，一批又一批的医科学子在圣约翰大学渡过最难忘的大学岁月后，走出校园，成为医学界的精英。他们为中国的现代化做出了重要贡献，同时也为母校赢得了巨大荣誉。

圣约翰大学医学院在师资队伍建设上经历了正规化和专业化的过程。医学院创办之初，由文恒理主持主要工作，并有三位辅助教员，分别是1885年由美国圣公会派来负责教授解剖学、药物学和医学实践的 Dr. E. M. Griffith，教授生理学的颜永京和教授化学的 Rev. S. C. Partridge。另外还有其他外国人参与了教学管理。早期的医学院只想接受熟悉各种课程的"万金油"式的教员，这些教员通常还是差会所派遣的教牧人士，身兼牧师、传道人、医生、教员、管事数职。正如一位传教士称此时的圣约翰为"仁慈的章鱼"，因为它惯于抓住差会的每个成员。[②] 总体来说，医学院的招聘教师途径主要通过三个途径：差会、本校毕业生

---

① 《圣约翰大学医学院暨仁济、同仁、宏仁医院临床教学委员会章程》，上海档案馆藏，圣约翰大学档案 Q243 - 1 - 572。
② ［美］卢茨著，曾钜生译：《中国教会大学史(1850—1950)》，杭州：浙江教育出版社，1988 年，第 54 页。

和其他渠道。1911年，圣约翰文理科分科后，开始要求聘用受过正规科学训练和学有专长的教员；1913年，圣约翰规定只有那些至少有三年以上教龄和硕士学位者方有资格担任教授；1926年，圣约翰的教员编制又进一步分为教授、副教授、助理教授、讲师、助理讲师等六级。[①]

医学院的师资队伍也进行着本土化的过程，即中国教员逐渐占大多数。20世纪20年代中期前，医学院主要依靠西籍教员，中国教员相对较少。此后，随着学有所成的归国留学生和其他专才的陆续加盟，中国教员在医学院逐步取代西籍教员而成为教学中坚，整体教学和学术研究水准也开始全面超越西籍教员。如著名医学教育家刁信德，早年毕业于圣约翰医学院，后在美国宾夕法尼亚大学获得博士学位，回国之后在圣约翰任教30余年，为社会培养了不计其数的医学人才。另外，牛惠生、牛惠霖、陈邦典等著名医生也是从圣约翰大学医学院毕业，后又返回母校担任教师的。前届毕业生中有1916届骨科的胡兰生，1929届眼科的张福星，1934届内科的黄铭新、肺科的刁友道、胸外科的邱少陵，1935届儿科的郭迪，1939届皮肤科的李家耿等。[②] 到1950年医本科共计有教师63人，其中医学基础科15人，临床科48人，但此时外籍教师已经很少，仅2名。[③]

在专业化师资队伍的情况下，医学院还遵循着“自由教育”的教学传统。“除课程和院系设置外，最能体现圣约翰自由教育理念的是1919年圣约翰在我国首先实行的分科制（group system，又称选科制，即学分制）。开始时学校把全部课程分为现代语言、数学、自然科学、社会科学、英语、哲学与教育学、宗教学、国文等八大科目，根据学科制，学生须修满各科目一定的学分，方可升级毕业。”[④]对于医学院来说，医预科时的选课可以体现这一特点，但其选课相对严格，例如将以下课程列为必修课：大一的国文和国文作文、英文和英文作文、生物、物理、化学以及各理科相应的实验课、体育、宗教与伦理。到第二学年，继续大二的国文和国文作文、英文课、各理化学科的深入选课，加上心理学及自选第二外语等课，两个学年达到80余学分。即便如此，这也符合了圣约翰提倡的欧美“广博之自由教育”，倡导文理兼容，德、智、体、美四育并进，以德为先，四育一体，以造就完善国民为宗旨，使学生“以国利民富为前提，以克己自治为本领。”

---

① 徐以骅著：《上海圣约翰大学(1879—1952)》，上海：上海人民出版社，2009年版，第78页。
② 郭德文：《名医的摇篮——圣约翰大学医学院》，徐以骅主编《上海圣约翰大学(1879—1952)》，上海：上海人民出版社，2009年版，第336页。
③ 倪葆春：《关于上海圣约翰大学医学院》，上海市政协文史资料委员会编《教科文卫》，上海：上海古籍出版社，2001年，第52页。
④ 徐以骅著：《上海圣约翰大学(1879—1952)》，上海：上海人民出版社，2009年版，第84页。

基于这种自由的学风,医学院的教员们在授课和考试时也洋溢着自由的氛围,如讲授神经病学的韩芬(Dr. Halperen),"每次上课时,她驾驶着一辆旧的小汽车,还带着一条狼狗锁在车内。她授课从来不用讲稿,全凭记忆,考试时全部口试。被考的学生坐在她对面,其他学生可以坐在旁边听。当她提出考题时如能顺利地回答前一部分,她立即叫停,并转向第二个考题,问过两三个考题后即评分。"[①]医学院的学生们也成立了圣约翰医科学会,这是由医科同学吴必彰于1924年秋发起成立的,得到了众多同学的支持,旨在联络师生感情。设有顾问、会长、副会长、干事、会计和文牍等职。起初主要活动地点在生物化学教授潘克家里,举办交易会和茶话会等活动。1925年"五卅运动"发生,学校颇受震荡,吴必彰出国,学会活动暂停。1926年秋,在林卫光等医科同学的努力下,重订章程,并重新开始会务活动,医科学会逐渐得以发展。该会会员众多,与其他学生组织最大的不同在于有女会员,学会还吸收了上海西门女医专的学生。[②]

（四）影响深远的历史遗产

"西医东渐"扩大了西医学在中国的影响,医学教育也越来越成为医学传播的重要手段,中国的医学校也在中国形成了一个"从无到有,逐步发展"的过程。医学教育是中国基督教大学最具影响的贡献之一。[③]"医学院校是近代西方科学医学集中传播发展的核心场所,在西方的各医学院内往往是各派学者云集于此,交流、辩论和研究,使得学者有可能摆脱宗教束缚,重视实践,既以批判的态度和热烈的情绪,从事重新阐释古典医书的工作,又重在实验、观察的基础上加以发展。近代医学模式,正是在医学院这样'批判的中心'自由展开学术争鸣的氛围中,酝酿而逐渐成形并趋完善的"。[④] 在还处于传统教育体系中的中国,教会医学院率先成为现代化医学教育的样板,为中国人显示出现代化学校的基本模式。同时那种开放式的学术氛围也被教会医学院带到中国,在美国圣公会所办的圣约翰校园中,教员与学生之间关系和睦,学术气氛活跃,学生在这样的环境中学习着西方医学的专业知识,开拓了眼界。同时,圣约翰大学医学院的教职员工也具有坚忍不拔的意志,在艰苦的条件下,使得圣约翰的医学教育在当时的中国处于领先地位,培育出众多医学人才,直接促进了近现代中国的西医学发展。

---

① 郭德文:《名医的摇篮——圣约翰大学医学院》,徐以骅主编《上海圣约翰大学(1879—1952)》,上海:上海人民出版社,2009年版,第337-338页。

② 熊月之、周武主编:《圣约翰大学史》,上海:上海人民出版社,2007年,第309页。

③ [美]芳卫廉著,刘家峰译:《基督教高等教育在变革中的中国1880—1950》,珠海:珠海出版社,2005年版,第137页。

④ 何小莲著:《西医东渐与文化调试》,上海:上海古籍出版社,2006年版,第212页。

圣约翰大学的医科教育起源于教会医院，从文恒理到莫约西，再到后来的倪葆春，他们都在其发展过程中做出了大量贡献。圣约翰医学院不仅培育了众多优秀医学人才，同时还为混乱落后的中国救治了大量患者。从1896年圣约翰建立医学馆至1952年圣约翰被裁撤，共有518名学生从圣约翰医学院毕业。虽然其毕业人数在数量上相对不多，但却是高质量的，在这518名医学院毕业生中，很多成为我国医学界的高级人才，极大地推动了我国医学的发展。

从文恒理在同仁医院创办第一个培训班开始，圣约翰医学院就开始追求与西方同步，在以西方医院标准管理医院的同时，力求将先进的医学教育管理方式及内容引进到培训班。到1896年，圣约翰学校组建完成，设立医学馆，这时期的医学教育已经非常正式，并且非常规范。到1914年，圣约翰大学医学院与广州宾夕法尼亚医学院合并后，新的主任莫约西更是下定决心要打造中国最好的医科教育，他毕生梦想就是试图在圣约翰建立一所能够得到洛克菲勒基金会等财团支持的、包括跨教会的联合医学院及其教学医院在内的大学医学中心，但这一宏大目标由于种种条件尤其是单一差会体制的限制，并没有实现。但是在他们的努力下，圣约翰大学医学院成为国内一流的医学院，并在实现建立医学中心的宏大抱负和服务教会的基本目标之间取得了某种平衡。

严谨的教学风格使得圣约翰大学医学院培养出了非常多的优秀毕业生，这都为圣约翰赢得了非常好的声誉。这些优秀的医科毕业生发展了中国的西医学，在发展中国的医药卫生事业中起到了重要的推动作用。虽然圣约翰大学的医科毕业生人数不是很多，但在社会上却有一定的地位与影响。工部局医院聘用的医师绝大多数是圣约翰的医科毕业生。社会上的不少西医名医也多出自圣约翰大学医学院，如黄铭新、王以敬、董方中等，不仅在国内，在国际上也有较高声誉。圣约翰大学医学院的校友中如颜福庆、牛惠霖、刁有道、江上峰、胡兰生、俞庆恩、王逸慧、黄铭新、张福星、陈邦典、王以敬、郭迪、刁信德、董方中、周孝达、江绍基、王一山、马安权、何尚志、陶清等都是学有所成的专家、名医。

建立大学部后的第一批医科毕业生中，颜福庆最为出名，他于1903年在圣约翰大学医学院毕业，1906年被选送到美国耶鲁大学医学院进修，1909年获得耶鲁大学医学院医学博士学位。回国后，颜福庆受聘为湖南长沙雅礼医院外科医师，并先后担任了雅礼医学院主任和北京协和医学院副院长，同时他还邀集我国医学界爱国进步人士成立中华医学会，后来又抓住机遇创办了国立上海医学院。

圣约翰大学医学院的优秀毕业生中有很多成为医学院教员，在圣约翰大学医学院并入上海第二医学院后，这些既是圣约翰的校友又是其教员的医学人士成为上海第二医学院的教学中坚。例如黄铭新教授，受聘为上海第二医学院内科一级教授，兼医疗系二部系主任，继续培育英才，其许多学生驰名国内外医学界。

"历史地看，中华人民共和国成立后，在以美国为首的西方国家极度敌视、必欲扼杀之而后快的政治环境中，国家取缔教会学校、收回教育权的做法有其合理性，是当时尖锐的政治斗争使然。从这个意义上讲，教会学校的消失更多的是西方国家在华政治的失败，而非文化的失败"。[①] 正如圣约翰大学医学院，它在客观上对中国现代医学的发展做出了很大贡献，为中国培养了大批医学人。虽然圣约翰最终被裁撤，追求"光与真理"的精神却保留了下来，其"学而不思则罔，思而不学则殆"的校训不断地影响着各届校友。

虽然圣约翰大学医学院早已不复存在，但其历史文化影响却在经历岁月的沧桑后越显浓郁、深远。数十年来，散落在世界各地的圣约翰大学医学院校友会通过各种组织各种形式的联谊活动来增进友谊，弘扬圣约翰精神。中国改革开放之后，圣约翰大学医学院校友会复会，倪葆春、黄铭新担任名誉会长，江绍基任会长。[②] 医学院校友会不忘本源，他们除积极参与上海第二医学院的建设外，也对同仁医院的医疗软件建设大力帮助和支持。沪上医学界著名人士徐家裕、钱本余等对"母校"有着深厚的感情，故主动与原校友葛成筠、夏思禹联系，希望能为振兴同仁、发展我国的卫生事业做出贡献。在原上海市副市长谢丽娟的直接关心、支持下，于1988年11月26日正式举行了圣约翰大学医学院校友会与同仁医院合作的签约医师暨工作商讨会，以黄铭新为名誉团长，江绍基为团长，徐家裕为副团长等30位知名教授为团员的圣约翰大学医学院校友会顾问团正式成立，从此开始全面指导、协助和支持同仁医院医疗业务的开拓和专业技术的培训工作；为此，时任国家卫生部部长陈敏章为祝贺双方合作发来亲笔贺信，写道："为医疗卫生事业的发展，为向人民提供更多的优质医疗保健服务，做出更多的贡献。"[③]经过10年的合作和发展，圣约翰大学医学院校友会顾问团现更名为"上海同仁医院医学顾问团"，继续有计划地参加医院的教学讲课、查房、手术、抢救等教学和医疗工作，成为医院发展的坚强后盾。[④] 1995年，作为圣约翰大学医学院最早溯源的同仁医院被上海市教委、上海市卫生局审定为上海第二医科大学教学医院，每年接纳上海第二医科大学、上海职工医学院、松江卫生学校等大中专学生的实习任务，承担医疗、放射、护理等教学工作。

---

① 熊月之、周武主编：《圣约翰大学史》，上海：上海人民出版社，2007年版，第395页。
② 王一飞主编：《上海第二医科大学志》，上海：华东理工大学出版社，1997年，第113页。
③ 长宁区政协文化和文史资料委员会编：《长宁文史资料　第15辑　庆祝中华人民共和国成立五十周年专辑》，第141页。
④ 长宁区政协文化和文史资料委员会编：《长宁文史资料　第15辑　庆祝中华人民共和国成立五十周年专辑》，第139页。

作为圣约翰大学医学院的最后一任院长，倪葆春担任了很长一段时间的上海第二医学院副院长，他兢兢业业，努力工作，也为学校的发展做出了很多贡献。虽然他在历次运动中受到很多不公正的待遇，但是爱国心不变。1980年，他与妻子王淑贞赴美探亲，儿孙们怕两位老人住在国内太孤单，劝他们留居美国。但是儿孙们的劝说动摇不了他们的心，儿子家里的优越条件也吸引不了这两位爱国老人。他们原来请假半年探亲，然而他们牵挂在祖国的事业，仅住了三四个月就匆匆回来了。[①] 就在当年，倪葆春为了把我国烧伤医学成就介绍给国外学术界，不顾年迈体弱，将杨之骏等编著的《烧伤治疗学》译为英文。1982年该书在西德出版，为国际学术交流做出了贡献。另外，他们还翻译校订不少国外学术论文，被收录在1982年的《国外医学计划生育分册》里。20世纪80年代，30～40年代的清华老学长组成了上海清华同学教育基金会，用以支持品学兼优的学生，倪葆春和王淑贞在里面也倾注了很多心血，捐了数万元，这在当时是一笔很大的款项。[②] 年逾古稀之际，他填写了《中华人民共和国公民生前要求将自己遗体捐献给医学科学事业登记表》。1997年10月28日，倪葆春教授因病去世，享年98岁。根据他的遗愿，他与王淑贞共同所建的占地两亩的住宅经其子倪宣文于1999年变卖，用所得的420万元设立了"倪葆春、王淑贞医学奖学金"，支持医学教育。[③]

在1949年以后，在"以苏联为师"和"向苏联一边倒"政策的影响下，我国以行政命令的方式使所有的大学都采用了统一的办学模式，如系统地移植苏联的教育模式，按照苏联的高等教育集权管理、高等教育国有体制和高度分工的专门教育体系来构建中国的高教制度等。这次调整除保留少数文理科综合性大学外，按行业归口建立单科性高校。就医学院校来讲都改为独立设立，如圣约翰大学医学院、震旦大学医学院和同德医学院合并为上海第二医学院，且私立学校全部被接收为公立。虽然单从形式上讲，整齐划一的办学模式有利于统一规划管理，但也必然导致管理及发展上的僵化，几十年的发展已经证明了这一点。[④] 改革开放之后，中国医学界的各种办学模式又开始出现：长学制模式的探索，民办医学教育的出现，中外合作办学，多数医学院校又开始合并到综合性大学之下。其中，也能隐隐看到当年圣约翰大学医学院的影子。

① 王乐三：《倪葆春、王淑贞夫妇现身医学四十载》，中国人民政治协商会议上海市委员会文史资料编辑部编《上海文史资料选辑统战工作史料专辑10》，1991年，第151页。
② 华泽钊：《在这里创业——上海理工大学工作40年杂记》，2008年6月9日，http://dag.usst.edu.cn/s/11/t/63/03/5f/info863.htm，2010年3月19日。
③ 陈建国：《海外侨胞捐赠公益事业》，《上海年鉴》编纂委员会编：《上海年鉴2000》，上海：上海年鉴社，第477页。
④ 慕景强：《民国西医高等教育研究（1912—1949）》，博士学位论文，华东师范大学教育学系，2005年，第150页。

第二节　震旦大学医学院:"法比派"高等医学教育的先驱

一、震旦大学医学教育的发展历程

（一）马相伯与震旦学院

震旦大学是法国天主教会在上海支持创办的一所全西方化管理模式的新式大学,以其先进和严谨的教学管理模式被誉为"东方的巴黎大学",被法国政府和天主教会视为彰显法国文化的一面镜子,是法国人在东方宣传法国思想文化的骄傲,但在这些荣誉的背后却充满了初创时的艰辛。

1898年,维新派人士梁启超上书清廷,拟通过了驻法公使毕盛(Pichon),请求驻上海的"江南宗座代牧区主教"倪怀纶(Garnier)授命马相伯[1]在北京开设编译学堂。马相伯虽然接受了任务,但提出编译学堂地址要设在上海。但1898年9月,慈禧太后发动政变,囚禁光绪帝,通缉康有为、梁启超,斩杀了"戊戌六君子",维新运动失败,梁启超逃到国外,慈禧太后重新垂帘听政。10月份,清政府取消开设编译学堂的计划,马相伯创办编译学堂的计划流产。[2]

维新运动虽然失败了,但是维新思潮并没有减弱,其办新学的教育思想已被广大爱国志士所接受。马相伯作为一名爱国的天主教徒,教育救国之志时刻激励着他为创办新式学堂而奔波劳碌。20世纪初,马相伯与南洋公学蔡元培等人力倡教授西学,创办学校。1900年,马相伯把在松江和青浦的良田3 000亩捐献给天主教江南司教,作为创办学校的基金。但时隔两年,教会并未办学。而当马相伯自己准备筹措办学时,在土山湾的住所已经无法作为宿舍。为使办新学的希望不致破灭,马相伯请求教会协助。江南宗座代牧区主教姚宗李(Paris),"耶稣会会长"丁绍明(Lauail)拨出徐家汇老天文台附近一块区域作为震旦学院的校舍,至此,震旦学院正式创立。[3] 校名采用公元前印度对中国的旧称"cinisthana",佛经译为"秦坦"的谐音——"震旦"。八卦中"震"表示东方,"旦"象征太阳从地平线升起。"震旦"意为中华曙光,表达了马相伯创办新学的目的。法、英文校名L'Aurore,Aurora意义相同。校训为

---

[1] 马相伯原名建常,祖籍江苏丹徒。早年信奉天主教,获神学博士学位,曾任清政府驻日本使馆参赞。
[2]《震旦大学建校百年纪念》,震旦大学校友会编辑出版,第41页。
[3]《震旦大学建校百年纪念》,震旦大学校友会编辑出版,第41页。

拉丁文 Per Auroram ad Lucem（从震旦到光明）。①

　　震旦学院于 1903 年 3 月 1 日正式开学。首届入校学生 20 余名，校舍设在徐家汇气象台遗址。学制两年，分文、质（科学）两类，各科均以外文教授（主要是法文）。② 梁启超在日本东京知道震旦学院成立的消息，十分高兴，著文说："吾闻上海有震旦学院之设，吾喜欲狂。吾今乃始见我祖国得一完备有条理之私立学校，吾喜欲狂。吾祝震旦学院万岁。"③震旦开办第二年已蜚声四起，吸引了全国各地的真心求学之士，学生人数增至 80 余人，其中有翰林 8 人，举人20 余人。当时的上海，已是南方的思想文化中心，革命志士云集。对于一些有志青年，许多学校不敢收容，唯马相伯不理这套。④ 著名革命党人马君武、刘成禺、邵力子等均是震旦的学生。当时青年举人于右任以作诗讥时政，为清廷追捕逃亡沪上，马相伯阅报得知后，便派人招其入学，虑其经济困难，特免除学、膳等一切费用。于遂化名"刘学裕"入震旦求学。⑤

　　由于震旦学院是在教会的支持下建立的，所以在各个方面都受教会的掣肘。而马相伯又宣称震旦学院是为国家和民族培养未来人才的地方，不准在学校宣扬教理，自然遭到教会的嫉恨。他们先是借口马相伯掩护革命学生，胁迫他立下捐据，承认产权归教会所有，条件是每月付给马家赡养费 600 元，马相

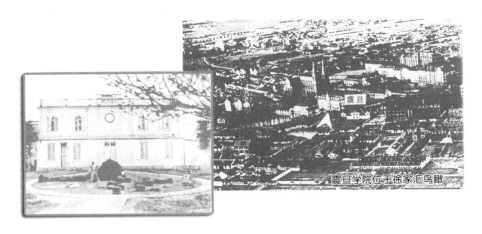

1903 年 的 震 旦 大学

震旦学院位于徐家汇鸟瞰

---

① 《震旦大学建校百年纪念》，震旦大学校友会编辑出版，第 41 页。
② 《震旦大学建校百年纪念》，震旦大学校友会编辑出版，第 41 页。
③ 宋浩杰主编：《历史上的徐家汇》，上海：上海文化出版社，2005 年，第 208 - 209 页。
④ 宋浩杰主编：《历史上的徐家汇》，上海：上海文化出版社，2005 年，第 208 - 209 页。
⑤ 《震旦大学建校百年纪念》，震旦大学校友会编辑出版，第 41 页。

伯被迫就范。[1] 接着他们又从外文课着手。1905 年 3 月,第三学年开始,震旦学院已有 132名学生,而教师主要是马相伯、南从周、惠济良(Haousee)三位,还有一位中国神父和四位兼职的耶稣会神学修士。[2] 当时校章规定:"拉丁为任何国文(指英法德意)之阶梯,次年读何国文以能译各种文学书为度。"[3]当时大部分学生要求学习英语,但教务长南从周断然规定外语必须以法语为主,这显然有悖于校章,但这和他是法国人有关。法语是法国人的骄傲,在他们的潜意识里,法语遣词用字高雅、句法工整,具有贵族气息,被视为世界上最美的语言。在历史上,法语曾被称为"18 世纪的语言"。无论是在沙龙和科学院,还是在宫廷里,人人都以说法语为荣,许多欧洲作家都用法文写作。[4] 另一方面也和耶稣会想把震旦学院办成由他们主办的学校有关,他们想把震旦学院办成天主教在华传教和培养宗教服务人员的基地。原来学院分为英文班和法文班两种,但法国传教士故意把英文班的课程订得很差,法文班的课程订得相当完善,借以引诱学生转学法文,但在当时由于学好英文毕业后能够找一份好工作,所以学生坚持要求以英语代替法语。这样,学校由中国人主办还是由外国人主办这个矛盾就变成了以学法语为主还是以学英语为主的矛盾。矛盾爆发后,教会当局以不派教师上课为要挟,发出通牒,导致学生纷纷离校。马相伯同情学生,将学生所缴费用全额退还,但由于受教会压力,被迫无病住院。教务长南从周趁马相伯住院期间尽改原章,总揽大权,取消英文,专用法文,把震旦学院变成实际意义上的教会主办的大学。因此,马相伯愤然离校,与叶仲裕、沈步洲、邵力子、于右任等人另创复旦,以求复兴震旦。至此,由马相伯创办的震旦宣告结束。震旦学院停办后,离校学生中有一部分回来向传教士提出复课请求,当时上海有些名人从中疏通,教会当局决定重开震旦。1905 年 8 月,与马相伯同年入耶稣会的马相伯的同学、中国神父李问渔任"校长"的震旦学院开学了,英文课也得以恢复,但却不像以前那样为主了。但此时的震旦学校教务上由耶稣会掌控,经济由法国政府资助,在校政、教学和经济等方面都不同于 1903 年马相伯创办时的震旦。因此,有人把自 1903—1905 年的震旦学院称为"第一震旦",把 1905 年后的称为"第二震旦",以示区别。

1908 年,第二震旦开学以后,教会虽表面上承认马相伯是震旦创办人,捧其为董事长,但却不让他过问校务。震旦学院在法租界卢家湾扩建新校舍时,马相伯仍以办学为重,不计前嫌,捐现银 4 万元。以每亩 400 元的价格在吕班路(今重庆南路)购买了 103 亩土地,此外

---

① 宋浩杰主编:《历史上的徐家汇》,上海:上海文化出版社,2005 年,第 210 - 211 页。

② 《震旦大学建校百年纪念》,震旦大学校友会编辑出版,第 41 页。

③ 《震旦大学建校百年纪念》,震旦大学校友会编辑出版,第 42 页。

④ 王薇佳:《震旦大学与近代中法教育交流(下)》,《高等教育研究》,2008 年第 4 期。

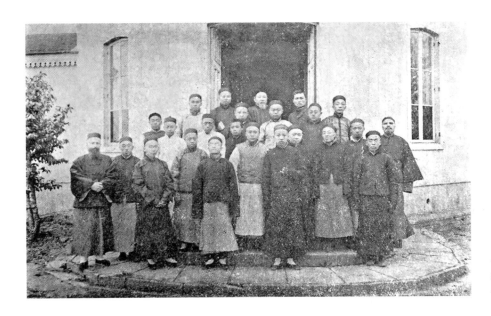

1903 年震旦学院
初成立时师生
合影

又把他在英法租界拥有的价值 10 万银圆的 8 处私人地产全部捐献给了学校。[①]

（二）从医科到医学院的转变

1909 年，学校迁吕班路新校舍后，耶稣会任命法籍教士韩绍康（H. Allain）为院长。他参照欧洲大陆学制，把预、本科共 4 年的肄业期改为 6 年，设文、理两科，毕业生授予学士学位，开始步上正式大学的办学轨道，也表达了开办医学院的意向。

说起震旦大学医学院的成立，不得不提到一位重要人物，他就是法国里昂医学院的资深教授、里昂科学院院士文森特（Eugène Vincent）博士。他不但在法国科学界享有崇高威望，还极其热衷于推进法国在海外的影响。1913 年文森特博士来中国视察，写了一篇文章，反复强调了法国在中国建立医学院的重要性。为了引起法国政府的重视，文森特博士在这篇文章中还特别强调：“震旦是中国唯一的以法语为主的大学。其他学校，英语占主导地位，准备学医的学生则去学习德语。除耶稣会学校外，没有任何地方，法语能作为必修课。如果震旦是唯一能荣耀法国语言的学校，它就值得法国的特别关注。法国不能回避支持这项事业的义务。这关系到体现爱国主义和人道主义的问题，关系到法国在东方的影响，以及法国在忠诚捍卫世俗社会进步方面所发挥的作

①《震旦大学建校百年纪念》，震旦大学校友会编辑出版，第 42 页。

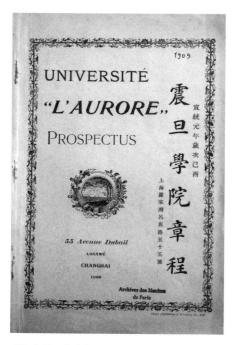

1909 年震旦学院章程

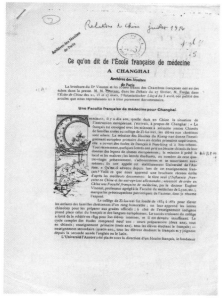

Vincent 博士撰写
的法国在中国建
立医学院必要性
的文章

用……我们希望这种观念深入所有的法国人、所有关注法国强盛和法国文明传播的人。"[1]文森特博士的呼吁对震旦大学医学院的创办起到了积极的推动作用。

1909 年，震旦学院开办生物理化科时，韩绍康（1908—1912）院长强调理论和实习并重。1912 年，法籍传教士孔明道（Joseph de Lapparent）（1912—1914）任震旦学院院长后即着手建立医科。先设医学先修科，请广慈医院法籍医师李固（Dr. Picou）和柏赍（Dr. Pellet）担任临床指导教师。每周一、二、六，学生前往广慈医院做临床实习。当时仅有两名学生就读自然理化科，两年后，又在广慈医院做临床实习四年，经过考试于 1917 年毕业，为震旦医科首届毕业生。1914 年，南道煜任院长时正式设立医科，学制四年；1915 年姚缵唐（Hery）院长（1915—1923）聘请法国医学方面的教授来校任教，并把学制由 4 年改为 6 年，教学上参照当时法国医学专业的课程设置和教学大纲，教材亦以法国医学院教材为准。1916 年，薛佩礼博士被法国政府委派到震旦学院，主持医科的发展工作，从而使震旦学院的医科向着创办正轨医学教育的方向前进了一大步。南京国民政府成立后，加强了对私立教会大学的管理。1928 年，震旦学院依据国民政府章程，改震旦学院为震旦大学。[2] 1932 年，国民政府教育部批准了震旦大学的立案申请，将医科升格为医学院，聘请驻华使馆医师贝熙业（Dr. Bussiere）兼任震旦大学医学院院长。

---

[1] Dr. Eugene Vincent, *L'influence Francaise en Chine et les Entreprises Allemandes : Necessite de creer en China une Faculte francaise de Medecine*, 1914. Fch325, Archives Francaises de la Compagnie de Jesus.

[2]《震旦大学建校百年纪念》，震旦大学校友会 2002 年 9 月编辑出版，第 43 页。

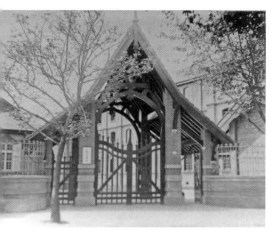

震旦大学校门

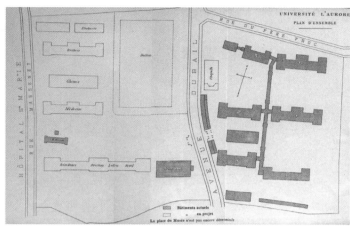

震旦大学总平面图

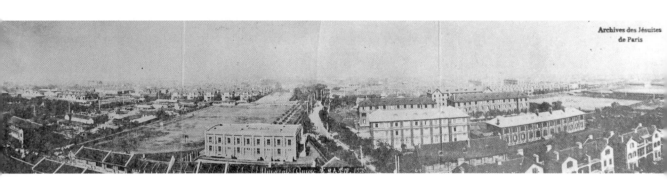

震旦大学院全景鸟瞰（1928 年）

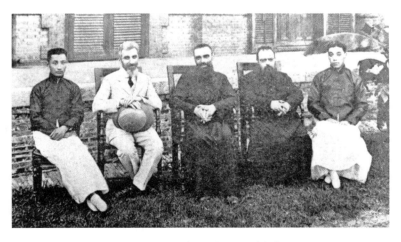

1917 年震旦医学院首届毕业生与院长合影

1932 年,常务校董才尔孟认为中国地大人多,而牙医教育只有华西大学一家牙医学院,认为牙医教育具有广阔的前景,因此决定在震旦医学院内设立牙医学系。这也是上海地区设立牙医学系最早的教会学校。1932 年秋天,震旦大学以高薪聘请在天津工作的法国牙医学博士勒乔爱(Dr. Le Goaes)来主持震旦医学院筹建牙医学系的工作,在广慈医院开设牙医系附设的门诊部。牙医系不拘一格聘请有真才实学者来任教。聘请留学英、美、加拿大、法、日一流大学毕业的颜邃良、叶景甫、卢佳、方连珍、梁北和、贾维霖、徐少明等教授,基本上达到各分科有专门教师。之后又陆续聘请到席应忠、陈绍周、沈鹤臣、周继林、桑德斯、培福特、昆德奈、朱学灵、司徒学等教授。中华人民共和国成立初期,又有张锡泽、张涤生任教。

牙医学系学制四年,分前期、后期,每期两年。凡修完医学系所有课程者,只需要再修牙医系最后一年的课程即可毕业,毕业生授中法文凭各一份。中文文凭由校长签发;法文文凭必须由法籍常务校董和系主任共同签名,法国政府许可方可有效,毕业生若想继续深造,经复试合格后可到法国牙医学院进修。1938 年,勒乔爱合同期满回国。1940 年沈国祚回中国,被任命为系主任。沈国祚根据牙医发展趋势以及震旦牙医事业必须中国化的要求,把牙医学系的教学逐步建成以汉语为主体,法语和英语同时作为教材、教学用语的新体系,为震旦牙医学系的健康发展创造了有利条件,从而奠定了震旦乃至上海第二医学院口腔医学队伍学术流派的基础。1948 年春,牙医学系将学制四年改为六年,名称改为牙医学院。1950 年春,学制仍改为四年。1952 年初,上海牙医学校并入震旦大学医学院牙医系。

（三）抗战期间的震旦大学医学院

1937 年 7 月 7 日,"卢沟桥事变"爆发,八年抗日战争由此开始。"七七"事变后,日本侵略者在东南沿海的狂轰滥炸中,"有意识地以大学等文化教育设施为破坏目标"。[①] 据统计,当时全国 108 所高校中,因战争有 17 所无法办理,14 所仍勉强维持在敌占区,剩余的 77 所被迫迁移后方。[②] 这是中国高等教育史上一次罕见的大迁移,淞沪会战结束后,上海地区的国立大学和一部分教会大学也纷纷内迁,来不及迁走的则被日军占领。而此时,震旦大学校长胡文耀和校董才尔孟利用职务之便斡旋于各种敌伪势力之间,又由于震旦大学是法国天主教会控制下的学校,所以一直没有被日军强行占领,使震旦大学得以保存,确保了震旦大学在沦陷区稳定发展,但也颇受战争影响。在八年抗战期间,震旦非正式停课仅有两次,第一次是民国二十六年一月一日(1937 年 1 月 1 日),战事在离震旦数百米的距离外炽烈展开,

① 石岛纪之著,郑玉纯译:《中国抗日战争史》,长春:吉林教育出版社,1990 年版第 61 页。
② 四川省志教志编辑组:《抗战中 48 所高校迁川梗概》,中国人民政治协商会议四川省委员会、文史资料研究委员会编:《四川文史资料选辑(第 13 辑)》,成都:四川人民出版社,1979 年版第 72 页。

为安全需要，震旦停课 24 小时，之后日军占领上海后，震旦恢复了正常上课制度。由于地处沦陷区，震旦学生被迫要求学习日文，关于学习日语的情况，据震旦学生高世魁回忆：[①]

在日寇占领上海租界的日子里，有一天，我们正要上课，一个日本教官突然出现在讲台上，叫嚷着要给我们上日语。同学们对日本侵略中国、对中国人民实施惨无人道的血腥暴行早已义愤填膺、满腔怒火，今天看见这个日本鬼子逼迫我们学日语，要中国人甘心当亡国奴，不约而同地站了起来，纷纷表示"我们坚决不学日语""我们不当亡国奴！"同学们真的一股革命热情、团结一致地离开教室，举行了罢课。

由于在法国教会学校念书，地处当时所谓的"法租界"，日本鬼子表面上还较收敛些，见到同学们坚决不上日语课，一时也无对策。但不久，他们又来到教室，威胁说："学日语也是第二外国语，为什么你们不要学？如果你们不上日语课，那么英语你们也不能上！"就这样，学校在日本人的压力下被迫取消英语课程。

第二次是抗战快结束时，日军鉴于天平洋战场失利，预计上海将沦为战场，所以占领各处大厦，化为堡垒负隅顽抗。震旦大学的大礼堂、大厦以及操场都被日军强行征用，震旦大学决定停课 15 天，搬迁被日军占领屋舍的图书器材，常务校董才尔孟详细地记录了当时日军占领震旦的情形：[②]

民国三十四年三月（1945 年 3 月），日本陆军鉴于太平洋战局失利，预测上海将沦为战场，乃占领各处大厦，化成堡垒，以为负隅之计，本校当局亦接得此项无理"命令"，即由余及教务长与日方力争，毫无结果，于是大礼堂、大厦以及操场均被强制占用。图书馆藏书十六万册；细菌学、生理学、病理学、解剖学种种试验器械，以及教室内一切用具，皆有学生协助迁移，分置于博物院及旧宿舍。劳动至两星期之久，始告完毕。中学部校舍经打通后，改为教室，实验室设于博物院，办公室则迁于第四宿舍。草草布置，免可应付。

日军自四月八日开始占据，迄八月三十日迁出，蹂躏几达五个月，在侵占期内，屋内一切行动非外人所能得悉。但见军用卡车日夕往来，运载器具、粮食、兵械、牲畜之类。其人数并不甚多，连女兵在内，大约二百余人。每日清晨早操后，即继之以挖掘沟堑，建造防空壕，以及掘井等工作，大好球场几全被破坏。每遇节日，门口交悬国旗，大礼堂中倭歌喧嚣，令人闻之热耳酸心。

八月十五日，日本无条件投降消息露布后，情势顿异，大礼堂中不复闻喧呼歌

---

① 《震旦大学建校百年纪念》，震旦大学校友会编辑出版，第 73 页。

② 《抗战时期之震旦大学（才尔孟）》，上海市档案馆藏，卷宗 Q244 - 1 - 135 - 20。

声，所驻军士亦开始搬运东西，某晚见球场火光冲天，盖日人焚毁巨量之文件也。

八月三十日，日方负责军佐将所占屋宇交回校方，又交还大厦中所有钥匙，并愿偿付房金，本校答以此屋并非自愿出租，乃被强迫占用，房租一项，当然拒绝。

此时日军已成强弩之末，不久抗战胜利，日军投降。由于震旦大学在日军占领下的时间不长，所以日常教学秩序能得以维持，故整个抗战期间震旦大学在当时的上海地区傲然一时。

（四）中华人民共和国成立后的状况

1. 领导机构重置

1949 年新中国成立后，各地区教会学校的一切行政大权均由国人执掌，震旦作为天主教会创办的教会大学也是如此。1951 年 1 月 16 日至 22 日，中央教育部召开的处理接受外资的高校会议在京举行，胡文耀校长出席会议，并在会上讲话。会议确定了处理接受外国津贴的学校的原则、办法和具体政策措施：第一，一切接受外国津贴的高等学校必须登记；第二，1951 年内将接受美国津贴的高等学校处理完毕，按学校具体情况，采取政府接管改为公立或者维持私立、政府补助等不同办法；第三，解除外籍人员的董事及学校行政职务；第四，对中国籍教职员工一般原职留用，待遇照旧。[①] 返沪后，震旦大学按照会议指示对本校行政管理模式进行了改组，1951 年 1 月 30 日胡文耀接到"第二震旦"未任院长茅若虚给他的信，信中声明：1950 年度给震旦的剩余物资补助金约 9 000 美元已在美国冻结，自 1951 年 2 月 1 日起无款补助震旦。1951 年 1 月 31 日华东教育部唐守愚副部长即来校做报告，表示人民政府支持震旦大学克服困难办法办好学校。胡文耀校长仍任校长并兼工学院院长，杨士达任教务长兼医学院院长，金则人任总务长，聂传贤任医学院副院长，冯成提任工学院副院长，漆其生任法学院院长，牙医系仍由沈国祚任主任，文学院院长由中国文学系主任徐哲东代。同年夏震旦女子文理学院并入后，原女子文理学院院长王国秀任副校长兼文学院院长。所有传教士退出震旦。茅若虚于 1951 年 7 月离开中国，震旦改为中国人自己办学的学校。

1952 年初，中共华东局派来以王乐三同志为首的工作组进入震旦，首先组织了学习委员会，学委会主任是胡文耀，副主任是王国秀、王乐三，秘书长是李资清。委员有杨士达、聂传贤、金同尹（工学院副院长）、漆琪生（法学院院长）、金则人（总务长）、张长高（政治课教师）、郑康林（党支书）和各学院师生代表多人，组织有关学习，领导开展思想改造运动。至此，震旦大学教会势力的生命走到历史的尽头。

① 董宝良：《中国近现代高等教育史》，武汉：华中科技大学出版社，2007 年版，第 258 页。

2. 三校合并

20世纪50年代的院系调整是中国高等教育发展史上的一个重大转折，它从根本上改变了民国后期高校内部院系的课程状况，初步改变了中国高校过于集中在大城市和沿海地区的不合理的分布格局。50年代的院系调整初步奠定了中华人民共和国高等教育的基本框架。[①]

50年代的院系调整是当时社会政治、经济形势及高等教育自身发展的必然结果。[②] 中华人民共和国成立之初，百废待举，急需社会各界的人才，正如周恩来总理在第一次全国高等教育会议讲话中所指出的："现在我们国家的经济正处在恢复阶段，需要人'急'，需要人'专'。"[③]1950年召开的第一次全国高等教育会议指出："我们要在统一的方针下，按照必要和可能，初步地调整全国公私立学校或某些院系，以配合国家建设的需要。"[④]

1952年5月，教育部确定了院系调整方针："以培养工业建设干部和师资为重点，发展专门学校和专科学校，整顿和加强综合性大学。"调整的原则包括：①基本取消原有系统庞杂的、不能适应培养国家建设干部需要的旧制大学，改造成为培养目标明确的新制大学；②国家建设所迫切需要的学科专业，予以分别集中或独立，建立新的专门学校，使之在师资、设备上更好地发挥潜力，在培养干部的质量上更符合国家建设的需要；③将原来设置过多、过散的摊子，予以适当集中，以便整顿；④条件太差、一时难以加强、不能继续办下去的学校予以撤销或合并。[⑤]

1952秋天的上海，落叶纷飞，秋风萧瑟，昔日震旦的校园里凄凉中带着喜庆的色彩，根据中央教育部调整高校的政令，震旦大学医学院、圣约翰大学医学院和同德医学院合并，在震旦大学原址建立上海第二医科学院（现上海交通大学医学院）。增设内科、外科、口腔三个专修科，学制为三年。震旦大学从此消失在历史的尘埃中。震旦大学1903年2月创立，震旦医科从1908年创办到1952年10月截止，共培养了581名医学人才，虽然它存在的时间很短暂，但却为新中国医学教育事业的发展做出了不可磨灭的贡献。

二、震旦大学医学教育的办学特征

（一）办校宗旨及行政机构设置

1. 办学宗旨

马相伯生于鸦片战争时期，目睹列强入侵与国土沦丧，自幼即有爱国救亡之志、教育

---

① 董宝良：《中国近现代高等教育史》，武汉：华中科技大学出版社，2007年版，第273页。

② 陈黎：《论五十年代的院系调整》，《教育史研究》，1998年第53期。

③ 中央教育科学研究所：《周恩来教育文选》，北京：教育科学出版社，1984年9月版。

④《中国高等教育简介》，北京：教育科学出版社，1982年3月版。

⑤ 董宝良：《中国近现代高等教育史》，武汉：华中科技大学出版社，2007年版，第274页。

富国的理念,从他的切身经历中认清"自强之道,以育人为本,求才之道,尤宜设学堂为先。"①他希望能办一所新式大学教授欧美各国新知识,使学生能学到先进的科学技术。因此,这也决定了他创立震旦学院的目的。1903 年,震旦正式开学,马相伯自任总教习,躬身执教,主持教务,编写教材,并聘请修士作义务教师。在开学典礼上,马相伯在演讲中表达反对八股和科举制,反对秦汉以来的"奴隶""为人",提倡"格物致知",力求"自主"之学,宣称:"欲革命救国,以近代科学开始;欲研究近代科学,必自通其语言始。有欲通其外国语言文学,以近代科学而为革命之准备,请归我。"②宣布了震旦学院"崇尚科学;注重文艺;不讲教理"的办学原则和"广延通儒,培养人才"办学宗旨。③ 马相伯虽然借助于教会的支持办起震旦学院,但他却毅然宣称学校是研究学术的机构,不是宣扬宗教的地方,力求把震旦建设成崇尚科学与真理,培养翻译人才的基地,"不讲教理"是办学宗旨之一。④ 因此,震旦学院虽然是在法国天主教会的支持下建立的,但在第一震旦时期仅与法国天主教保持着松散的联系。

　　1905 年天主教会接管震旦后,震旦大学才成为一所真正的教会大学。他们的教育理念是建一所法国式的大学,提供系统的职业教育。因此,震旦大学逐渐从一所"学院"变为综合性的大学。⑤ 1909 年,震旦学院重订了学院章程,学校建设宗旨被表述为:"为便易本国学生,不必远涉重洋,留学欧美,而得欧美普通及高等程度之教育。"⑥耶稣会士从而有机会与同样设在上海的新教圣约翰大学一争高下,为的是让天主教"赢得知识分子的尊重""接触社会的高层"。⑦ 由此可见,马相伯时期的震旦重在为中国培养实用的人才,关注中国社会现状,这也是马相伯办学的最终目的。而天主教会掌控下的震旦则把办学精力集中在宣扬法国文化以及法国天主教在华的传播方面,把震旦作为彰显法国文化的一面镜子、宣传法国文化的一个阵地。所以震旦大学的办学宗旨在第一震旦和第二震旦时期是不同的,导致这种不同的根源在于学校主办方的变化。

―――――――――――

① 《震旦大学建校百年纪念》,震旦大学校友会编辑出版,第 34 页。

② 宋浩杰主编:《历史上的徐家汇》,上海:上海文化出版社,第 208 - 209 页。

③ 《震旦大学建校百年纪念》,震旦大学校友会编辑出版,第 41 页。

④ 办学信条"信崇尚科学;注重文艺;不讲教理"。参见马相伯:《从震旦到复旦》,载《一日一谈》。

⑤ 刘贤:《两所大学与两个时代——天主教震旦大学与辅仁大学比较(1903—1937)》,《世界宗教研究》,2009 年第 4 期。

⑥ 《震旦大学建校百年纪念》,震旦大学校友会编辑出版,第 56 页。

⑦ LNM,Ⅱ,317～318,letter of Poissemeux,January 30,1850. 转引自魏扬波 Jean-Paul Wiest,"Bring Christ to Nations:Shifting Models of Mission among Jesuits in China",in The Catholic Historical Review,83（October）:4,p667. 法国耶稣会士曾经在尝试过几次办理高等教育,但都以失败告终。参魏扬波 Jean-Paul Wiest,"A Clash of Visions:The Beginning of Aurora University 1842—1905".

2. 行政机构设置

　　教会大学的行政机构设置都是照搬本国学校的经验，但都具有浓厚的宗教色彩。震旦学院由于是在法国天主教会的支持下建立的，所以在行政机构设置上不可避免的有教会大学的缩影。被法国天主教会接管以后，学校则更加注意借鉴和移植西方大学先进的管理模式。教会大学一般由设在国外的托事部、学校董事会和校务机构组成，另外还有一些专门的行政委员会负责具体事宜。从表面上看，教会大学管理层次较多，但实际发挥作用的只有几个层面，而且分工比较明确，各司其职，各机构人员不多，比较精干，有的人兼任几项工作，避免出现互相推诿的现象，①体现了其在管理效率和管理权力上的规范化和公平。

　　震旦大学的行政机构设置也是参照这一规则，最高行政组织是校董会，其中董事成员分中法两籍，法籍者为驻华大使、法驻沪总领事、天主教江南教区主教、天主教耶稣会会长、沪泾浜教堂司库等；华籍者均为政府及商界中之亲法派。校董中常务校董一职，实际相当于校长，有时权力甚至在校长之上，长期在校，学生和教职员均呼之为"院长"。校董会之下，负全校责任者，照例应为校长，但实际上却不是这样，如胡文耀②虽担任校长职务，但并非专任，同时又兼任市立英士小学(前法租界时代萨坡赛小学③)校长之职，他的大部分时间均在英士小学，仅在本校典礼或对外应酬时代表本校出席，对学校的一切内外行政均不加过问，校内一切行政大权均掌握在常务校董才尔孟手中，这也是教会学校虽然在教育部立案、聘请中国人当校长，但实际上仍是教会掌握实权。常务校董握有处理全校之权，但实际行政工作则在教务长之手，教务长也是外籍教士，集总务、教务、训导于一身，总揽行政大权，教务长之下还有医学院院长。④ 因此，医学院的行政大权全掌握在常务校董、教务长和医学院院长之手。震旦大学行政组织如下图。

---

① 董宝良：《中国近现代高等教育史》，武汉：华中科技大学出版社，2007年版，第87页。
② 胡文耀(1885—1966年)　字雪琴。浙江鄞县(现浙江宁波市鄞州区)人。清光绪三十四年(1908年)震旦学院毕业，赴比利时鲁汶大学深造。民国2年(1913年)获博士学位。历任北京大学理学院、北京高等师范学校教授，兼北京观象台编辑。与翁文灏、孙文耀并称震旦三文。民国20年，任震旦大学校长，后兼震旦附中(今向明中学前身之一)和萨坡赛路小学(今卢湾区第一中心小学)校长。中华人民共和国成立后，法籍教务长以闭校相威胁，拒绝学生扩大学杂费减免比例的要求。挺身支持学生合理要求，以校长名义宣布开学。1951年，拒绝教会外籍神职人员诱其举家迁法，带领师生收回学校权力，后任上海第二医学院副院长，并为中国天主教爱国会副主任、上海市天主教爱国会主任、第一届全国政协委员，全国人大第一至三届代表、市人大第一至五届代表。著有《实用潮汐测时法》、《数学论》、《通俗天文学》等。
③ 1932年由法租界公董局慈善会创办"华童公学"，初建时名为中国第一小学，后改为萨坡塞小学。
④ 《震旦大学医学院》，上海市档案馆藏，卷宗 B242-1-152。

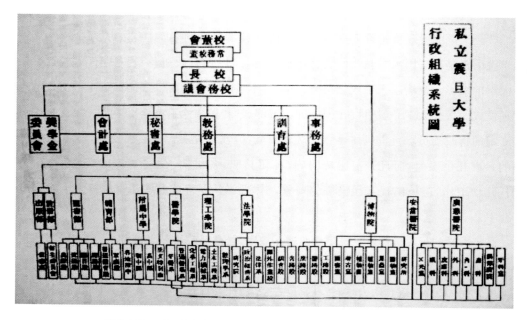

（资料来源：《震旦大学建校百年纪念》，震旦大学校友会编辑出版，第58页。）

　　聘请中国人当震旦大学的校长也是教会大学的无奈之举，这涉及民国时期的立案风波。随着列强入侵中国的加深和人民意识的觉醒，中国人民开始在各个领域同帝国主义列强和外国教会势力展开了不同程度的斗争，收回教育权运动就是其中之一。收回教育权主要是从外国教会势力手中夺回办校的主权，把学校的控制权掌握在国人的手中。但"弱国无外交"这一准则无论是在外交上还是在教育上都是通用的，没有强权政府的支持，收回教育权运动只能是"水中月，镜中花"。虽然国人没有彻底地收回教育权，但国人的抵制和社会舆论的压力也迫使教会学校做了巨大的让步，教会学校必须在国民政府教育部进行"立案"。"立案"，实际上是对收回教育权的让步，使教会大学世俗化、中国化。只要教会方面向政府立案，教会学校就可以照旧办下去。为了更好地保证震旦学院的稳定发展，1932 年 12 月，震旦大学向国民政府教育部申请立案得到批准。[①] 为了符合立案的教会大学必须聘请中国人担任重要职位的要求，震旦大学聘请了原震旦校友留比数学博士胡文耀任校长。获得立案后，震旦医科改为医学院，常务校董才尔孟开始注意配备师资，不惜重金从法国招聘有真才实学的教授来校任教，并从法国名牌大学毕业归国的留学生和从本校医科毕业的高才生中选拔人才，充实教师队伍。法国驻华使馆贝熙页被聘为医学院医师，并于 1932—1938 年担任医学院院长一职。

①《震旦大学建校百年纪念》，震旦大学校友会编辑出版，第36页。

贝熙页博士为人端庄谦逊，以诚待人，性格豪爽，平易近人，工作上尽职尽责，因此，病人多感其恩颂其德，是良好的模范教师医师。[①] 1938 年贝熙页院长离任后，法国耶稣会神父富来梅（Flamet）接任医学院院长，他是法国里昂大学医学院毕业的理学博士，教学认真，治学严谨，在他担任医学院院长的 11 年间，他对震旦大学医学院的发展和教学质量的提高做出了重大贡献。

（二）法国政府的大力支持

近代中国的教会大学在与各自国家的联系方面都有一个共同点，在名义上都得到本国政府的承认，学生毕业所授予文凭得到本国政府的承认，如圣约翰大学学生的学士学位在美国是被认可的，同样，震旦大学的学位也同样受到法国政府的认可。有些学校不但得到名义上的支持，还得到实际上的资助。

1918 年，随着震旦的发展，所需费用急剧增加，单凭教会和学校自身的力量很难继续发展经营，所以院长姚缵唐不得不致书中国传教区各主教，告以处境。所幸一战结束，法国作为战胜国获得巨额战争赔款，再加上 Vincent 教授为震旦积极宣传，法国政府决定立即给震旦拨款 588 000 法郎，其中图书馆建设 30 000 法郎，三位教授职位 90 000 法郎，三个赴法奖学金 18 000 法郎，其他待建项目 450 000 法郎，这笔款项对于困境中的震旦无异于久旱之甘霖。[②] 1919 年底，法国政府下又发了新的补贴：120 000 法郎聘请新教授，30 000 法郎用于实验室开销，30 000 法郎作为助学金，共计 180 000 法郎。1920 年增加至 477 000 法郎。从1921—1925 年，每年 625 000 法郎。此后一直持续对震旦进行资助，多少不等。

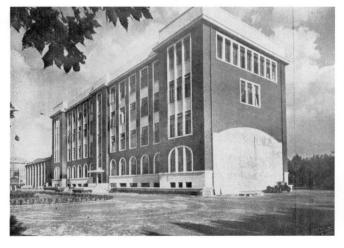

1936 年 9 月 12 日震旦大学新校舍落成

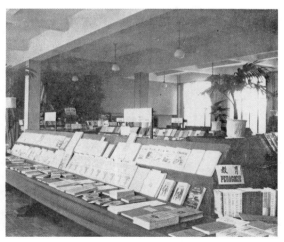

1936 年新校舍落成举行法国图书展

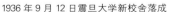

① 《私立震旦大学一览》，上海市档案馆藏，卷宗 Y8 - 189 - 109，第 92 页。
② 王薇佳：《震旦大学与近代中法教育交流》，《高等教育研究》2008 年第 4 期。

由此可见,法国政府的支持是震旦大学继续发展壮大的重要一环,也是震旦大学与同期的圣约翰大学在本国政府支持方面不同的一面。

(三) 独树一帜的医学教育

震旦大学初期虽由中国人创办,但自 1905 年被天主教会控制后,则变成了实际意义上的教会大学,这是法国天主教会在上海办的第一所也是唯一一所高等教育学校,震旦大学从建立到发展壮大,除了法国政府的支持和中国特殊的社会政治环境外,还有其自身极强的自我生存能力。外因只对事务的存在和发展起促进和推动作用,最根本的决定因素还是其内在因素,因此,无论是政府支持还是社会环境,这些只是震旦存在和发展的外因,对震旦的存在和发展起决定作用的还是震旦自身的办学特色。

1. 坚持法语教学

震旦大学是近代中国第一所也是唯一一所用法语教学的高等学校,这是震旦大学最为显著的办学特色,也是法国政府引以为豪和大力支持震旦办学和发展的最主要原因。1840年鸦片战争以来,西方侵略势力深入到中国沿海沿江地区,英语成为外国人之间以及外国人与中国人之间最主要的交流语言,一些教会大学也用英语教学,这让内心孤傲的"高卢雄鸡"感觉很不舒服,在他们的潜意识里,法语用字高雅、句法工整,具有贵族气息,是世界上最美的语言,法国作为当时欧洲人口最多的国家,法语也理应在亚洲具有一定的影响力和吸引力;另一方面,1914 年在华的 1 500 名天主教传教士中,850 名是法国人,占半数以上。[①] 在震旦大学校园里,一些老师也是法国人或从法比留学归来的,会说一口流利的法语,这也是教会和政府支持下的震旦大学坚持用法语教学的原因,他们力求把震旦大学办成传播法兰西民族文化桥梁、彰显法国民族精神镜子、完全效仿法国的东方巴黎大学。正因为如此,即使在 20 世纪 20 年代末国民政府要求教会大学的教学语言改为中文时,震旦仍坚持法语教学,保证了学校的独特之处。1928 年震旦大学 25 周年校庆时,法国驻华总领事梅理蔼(Meyrier)曾祝辞:"我代表法国政府与法国人民对你们所完成的工作表示赞扬,并对你们在此为传播、发展法国的文化和科学而做的一切表示感谢……你们把我们的工作方法和教学方法带给了这些青年,把我们工程师的本领、我国的医学、我们哲学家的才智教给他们,使他们了解我国文学的杰作,还把我们的法律、法令和宪法中的原则阐述给他们听……你们懂得怎样根据他们的情况,在你们的教学方法中,将培养中国学生与你们带来的法国文化结合在

---

① 王薇佳:《震旦大学与近代中法教育交流》,《高等教育研究》2008 年第 4 期。

一起。你们进行的这一中法文化合作事业是值得我们骄傲的。"①从法国政府官员的口中可以了解，震旦大学是法国在中国传播法兰西文化的阵地，同时这也是它与同时期上海其他教会大学(如圣约翰大学)最不同的地方，也使震旦大学变成真正意义上的法国大学而非教会大学。

2. 独特的教学方法

震旦大学在当时享有较高的声誉是与其严格的教学质量和独特的教学方法分不开的，从一年级开始，所有学科除每周一、二课时的国文课是用古汉语外，其余的均用法语教材。②1915年，震旦大学医学院学制改为六年，在校的六年间，一、二、三年级为基础课。四、五、六年级为临时课。课程设置、教学大纲皆参考法国医学专业，所用教材为法国医学院校教材，讲授用法语。前两年专习博物，课程包括法文、哲学、化学、物理学、动物学、植物学、心理学、组织学通论。后四年学医科，课程为人体解剖学、病理解剖学、精神病学、眼科学、耳鼻喉科学、皮肤病学、妇产科学、儿科学、外科学等共40余门。③当时学生人数不多，1920年前每届新生数在2～10名，1920年后每届有十多名，到30年代初才达到30名以上，但因淘汰率高，各届毕业生数没有超过10名的。1936年新教学大楼落成，医学院的实验室和仪器设备得到充实和改善，入学的学生数也逐年增加，1935年入学新生47名，1940年57名，1944年67名，1949年104名，震旦大学医学院被列入国内著名医学院行列。④

为提高教学的效果，震旦大学在教学中特别注意运用直观的方法，通过观摩实习、实地考察、社会调查等方式，提高学生的动手能力和分析能力，引导学生养成独立观察和思考的习惯。⑤解剖学是医学院学生在基础医学阶段学习的重要任务，按规定学生在第二、三年中有三个学期要安排解剖实习的课时达270小时，平均每日要进行2小时的尸体解剖，这样每个学生才能完成两次全身解剖的实习。⑥这种极其注重实践动手能力的医学授课法在当时的医学院校中实属罕见。

医学院后期学生见习在安当医院(后并入卢湾区中心医院，今为瑞金医院卢湾分院)，实习在广慈医院(今瑞金医院)。广慈医院有病床700张，安当医院有病床100张。两所实习医院设备先进，病床多，病种多，为学生提供的临床实践的机会也多。学生从第三学年开始，

① 王薇佳：《震旦大学与近代中法教育交流》，《高等教育研究》2008年第4期。
② 全国政协文史资料委员会：《文史资料存稿选编·教育》，北京：中国文史出版社，2002年，第269页。
③ 李雪、张刚：《震旦：中华曙光——上海震旦大学》，《科学中国人》，2007年第8期。
④ 《私立震旦大学概况》，上海市档案馆藏，卷宗Q244-1-152.
⑤ 董宝良：《中国近现代高等教育史》，武汉：华中科技大学出版社，2007年版，第88页。
⑥ 《私立震旦大学概况》，上海市档案馆藏，卷宗Q244-1-152.

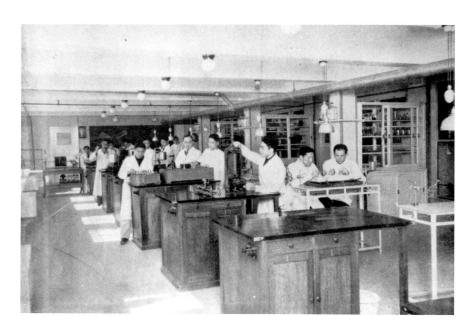

震旦细菌学试验

　　每日上午去安当医院实习诊断学及小手术。第四学年每日上午在广慈医院各个病区及门诊见习,并学习临床课。第六学年临床实习。[①] 同时,学校特别注重学生的医德教育,开设了"医业伦理学"课程,使学生懂得了在正式成为执业医师后必须恪守的医师人格、医师道德和医业秘密等。当学生完成学业时,必须在毕业典礼上当众宣读医学誓言:[②]

　　一、自今伊始,余誓以至诚,谨守医师道德,永保医师令誉。

　　二、余于病者当悉心诊治。不因贫富而歧视,并当尽瘁科学,随其进化而深造,以期造福于人群。

　　三、有患时症者,虽传染甚虞,余必赴救,绝不畏难而退缩。

　　四、余绝对严守医事秘密。

　　五、新马尔萨斯节育谬说,余必尽力辟之。

　　六、生命神圣,对于任何病人,余必尽力保护,不加毁伤。尤于产妇务求母子两全。

　　七、对于绝望之病人,余必婉辞相告,俾得及时为物质上宗教上之身后预备。

---

① 李雪、张刚:《震旦:中华曙光——上海震旦大学》,《科学中国人》,2007 年第 8 期。
② 《震旦大学建校百年纪念》,震旦大学校友会编辑出版,第 62 页。

八、对于任何病人，绝不索其力所不逮之诊金，并愿每日牺牲一部分时间，为贫苦病人免费之诊治。

九、余于正当之诊金之外，绝不接受不义之财。

自古以来，在医生的头上似乎总有一个神圣的光环。随着时代的变迁，这个光环可以

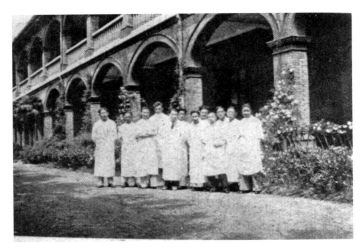

震旦医学院学生安当医院实习合影

被赋予不同的含义，如"济世活人""治病救人""救死扶伤""普救苍生""人道主义"等。这些闪光的词句曾经激励着一代又一代的医务工作者忘我地工作。一旦这个光环消失，如果医师和病人之间只剩下一种赤裸的金钱和生命的交易，那将是对医学的背叛和对医师这个神圣职务的亵渎。因此，只有具有良好的职业操守的医师才算得上一位真正的医者，高尚的医德是医生的灵魂，是医生在各种工作过程中贯彻始终的指导思想和行为准则，震旦大学医学院的医学誓词将是指引他们树立正确的价值观和坚定自己的事业信念的航标，对即将毕业的医学生起着重要的激励、鼓舞、自勉、制约的作用。

3. 频繁的考试制度

由于是法国的医学教育模式在中国的移植，所以震旦大学医学院考试制度也模仿法国医学院校，有周考、月考、学期期终考、学年年终考等规定。科目证书考试是学年年终考试的一种：第一、第二学年须得到物理、化学、生物三科目（法文简称 P. C. B）证书考试及格；第三至第六学年就有六组科目证书考试，从医学基础到临床各科目共有 27 门，分期举行考试，主要科目还规定进行笔试与口试。每项科目第一次考试不及格可补考，补考不及格则需留级。笔试试卷由两位教授分别阅评，口试由考试委员三人分别考问。医科学制为六年，在校六年间，每周六上午规定必有一门学科的考试。每年由一门学科的大考，发给一张证书。六年间要考得六张证书，才能参与最后的毕业考试。[①] 这些重点

① 《震旦大学关于震旦大学医科、法科及理工科的课程计划与考试（中法文）等》，上海市档案馆藏，卷宗 Q244 - 1 - 756。

的考试,均有法国使馆特派人员参与,考试及格后,发给法国政府认可的医学学士学位证书。由于震旦实行这种严格的考试制度,使得震旦大学的学生淘汰率特高,但这也有效地保证了震旦大学有着较高的教学质量,这些医学人才毕业后对新中国医学事业的发展起着不可估量的作用。

(四)教学相关机构

震旦大学医学院进入成熟阶段后,有较完善的教学人员和设备。有以教学(震旦)、医疗(广慈)和科研(上海巴斯德研究院)三结合的体制,有利于教学和医疗的深入。临床医院的规模较大,又有低收费和慈善事业的性质,因此患者多,可以见到各种类型的疾病是学医的好环境,连法国教员也说,许多法国医生都愿意到此工作。当年法国巴斯德研究院在上海建立分院以及今日的法国巴斯德研究院仍在此建立协作性的科研大楼,就是这个道理。而此两所机构对震旦大学医学院的发展也起着至关重要的作用。

1. 广慈医院

(1)医院发展概况。

20 世纪初,天主教江南教区主教姚宗李(法籍)为了扩大天主教的影响,在上海法租界金神甫路(今瑞金二路)东侧购买了 165 亩土地,建筑面积 7 386 m²,分内外两个科。医生 2 名,8 位修女管理医院,另有 15 位工人,共设 55 张病床。姚宗李将医院委托天主教仁爱会管理。1907 年 10 月 13 日举行了开院典礼,命名为"广慈医院",在教会内部则称为"圣玛丽亚医院"。1914 年震旦大学设立医科,广慈医院成为震旦学院的教学医院。1916 年法国医学博士薛培礼(法籍)来校任教,并兼任医院内科主任,使内科声名鹊起。1932 年,医学院分设内科、外科、产科、眼科、耳鼻喉科、皮肤科和电疗科等 7 个科室。床位 500 张,法国医生 8 名,中国医生 3 名,外籍护士 7 名,修女 24 名(其中 14 人执有护士执照),同时医院内设立特等病房,专供法国在华高级官员用;传教士病房;男女头等、二等病房、平民病房,以及产科病房和隔离病房。此外还设有法国陆空军人专备病房,安南(越南)巡捕专备病房和"罪犯病房"(属法租界警务管理处)。[①]

1932 年震旦大学医科增设了牙医专业,选派沈国祚医生赴法国巴黎大学医学院进修 3 年,1938 年回国主持牙医系工作。广慈医院专门建造了一幢牙医门诊部作为牙医系的临床教学基地,成为上海牙医疾病治疗中心。1948 年牙医系改为六年制牙医学院,是上海第二医学院口腔系的前身。同年,广慈医院开办护士学校,定名为震旦大学附设高级护理学

① 《百年瑞金》,上海交通大学医学院附属瑞金医院《百年瑞金》编委会编,第 46-47 页。

校,校长由震旦大学校长胡文耀兼任,药理学教授吴云瑞兼教务主任,修女梁贞德主持日常校务,并兼管全院护理工作。

1941 年,广慈医院被日军强行占领,作为他们的野战医院,由此医院被竹篱笆一分为二。病房楼为日军野战医院,老房子为广慈医院,1945 年 8 月日军投降,敌占病房归还医院,用于开设内科和外科普通病房,同时中心手术室、护士学校等也设在其中。抗战胜利后,广慈医院先后聘请了法国巴黎大学医学院外科学博士司比利特、儿科学博士米雄、法国资深传染病专家魏利奥、放射学专家载霞、留学比利时的外科学专家傅培彬、妇产科专家唐士恒、泌尿外科专家程一雄、耳鼻喉科专家刘涛、留学法国的皮肤科专家朱仲刚等专家,同时陆续增添了一批年轻的医生。发展至 1949 年,病床已达到 780 张,全院共有医生 50 多名,完成了学科齐备的综合医院的规模始建,逐步踏入国内一流医院之列,并成为当时远东规模最大的医院。1951 年 10 月,上海市人民政府接管了广慈医院,1952 年改为上海第二医院附属医院。

(2) 医院行政机构。

广慈医院的最高管理组织为董事会,由法籍三人和华籍四人共同组成。法籍成员由法领事、法籍教士(洋泾浜司库)、法籍修女(事实上的院长,俗称大嬷嬷);华籍成员有赵棣华(交通银行总理)、陆子冬(华东煤矿总理)、聂传贤(本院医师)及邝安堃(本院医师)。虽然华人名义上是董事会成员,但由于是教会创办的医院,所以法国传教士控制着医院的一切对外实权,医院内部事务一般由大嬷嬷处理,华人医师只尽自己本职工作,对医院事务概不过问。

(3) 医院设备状况。

由于广慈医院是教会创办的医院,所以得到了天主教会和法国政府的大力支持,一些比较先进的医学设备则是由国外捐赠,在经费来源上较其他医院稳定,医学设备虽然比较简陋但也较其他医院好。

广慈医院设备附表

教学重要设备	组织学、细菌学、微生物与病理科学实验室中共有显微镜 45 具、电气测热具四具、天平五具、幻灯机二具、切片机四具、温箱二具、离心机一具、热压机一具			
教学参考用具	主要参考书籍	标本	模型	照片及挂图
	医学内外科百科全书法文版,两种英文版,两种均最新出版	病理解剖学标本 200 件,组织学 2 000件(实验),病理组织学15 000 件	产科模型两具	解剖挂图 800 件,病理解剖挂图 200 件,组织学及脑科 500 件

（续表）

	分科	重要设备	学习制度
实习医药院厂情形	分妇产科、皮肤花柳科、眼科、内分泌科、耳鼻喉科、X光科、小儿科、内科、外科、牙科	普通病床163张;脑病60床;眼科20床;内分泌部15床,门诊间一间;耳鼻喉科15床;手术间、门诊间一间,无暗室;小儿科、内科及外科共50床;婴儿室一间,门诊间一间(每日平均约有50个病人);眼科门诊间每日平均有病人120名;外科及妇科160床,手术间三大间(有一间备有学生听讲设备);荧光灯胃部手术矫形外科设备;X光手术间门诊间一间;放射诊断室;放射接触室;产科50床;隔离病床100张;暗室及显微镜设备等,额部局部测验器一具,自动视野计一具,另一暗室置有电视器一具,法眼器一具,Hess氏链形灯一架	第三学年主要是住院实习:妇产科实习两个月;皮肤花柳科、眼科、内分泌科、耳鼻喉科、小儿科、X光科一个月或两个月;内科、外科两个月或3个月(视各生情形而定)

(资料来源:上海市档案馆:《私立震旦大学概况》,卷宗Q244-1-152.第6～7页。)

　　广慈医院不但是一所以盈利为目的的医院,还是震旦大学医学院的实习医院,是一所教学医院。住院医师实习是由医学院和广慈医院共同建立的,它针对的是在震旦医学院完成了第五年医学学习的学生。住院实习在7月1日开始,于第二年的6月30日结束。实习学生必须遵守住院医师实习规则。[①]

　　去医院实习是医学院学生完成学业不可缺少的一个环节,震旦大学非常注重学生的实习。广慈医院作为震旦大学医学院的教学医院、震旦学生的实习医院,去广慈医院实习的学生必须严格遵守广慈医院的暂住医师实习规定,去医院实习不但可以使学生学习的理论知识与实践相结合,学以致用,而且也能够拓展科学知识,培养学生的爱岗敬业精神、实践锻炼的能力和职业道德规范,为以后走向工作岗位奠定了基础,广慈医院作为实习医院也在震旦大学医学院发展的道路上起着越来越重要的作用。

　　2. 上海巴斯德研究院(1936—1949)

　　上海巴斯德研究院位于瑞金二路227号,建于1936年,主楼大厦为四层,另外还有锅炉间、动物舍、储藏室等建筑设施。原作为法工部局卫生实验所,建筑经费(包括设备)都由法租界公益慈善会捐助(公益慈善会是一种半官方性质的团体,董事会成员全是法籍侨民,法国领事为董事长,该会以主办法租界内的公益慈善事业为工作,经费主要来源自法商逸圈跑狗场及意商中央运动场的捐助)。1936—1938年,该处为法公董局卫生试验所,在行政上属

[①]《广慈医院住院工程师及实习条例》,上海市档案馆藏,卷宗Q244-1-15。

于法公董局卫生处；1938年起，上海巴斯德研究院总院与法租界公董局签订公约，将该所连同一切设备无偿租给上海巴斯德研究院，为期10年，所中职员均成为巴斯德研究院的职员，不受法卫生处的管辖，但事实上经费仍由法公董局划拨，该院每年无偿捐赠一定量的疫苗，免费检验卫生处送来的材料。第一任院长由卫生试验所所长雷尔(法籍)担任。1941年日本人进入租界，但由于法国是中立国家，所以未受影响。1943年法租界交回中国，由汪伪政府接受，在租界内一切公共机构自应交还中国，但法方借口"公益慈善会"是私人团体性质，其所兴建之事业不肯交换，至于上海巴斯德研究院之前身明明为法工部局卫生试验所，自应随法工部局的被接受而接受，伪接受委员陆润之坚持接受，但因其他伪接受委员接受法方贿赂，与法方勾结，大肆阻挠，因此未能实现。其他公益慈善会的产业均未能接受。1945年抗战胜利来临，重庆政府的接受人员自伪政府手中接受一切，对法租界的接受是根据在重庆签订的中法交换租界协定，但对"公益慈善会"产业一项，法方坚持不肯交换，几经会议，法方态度强硬，因此直到中华人民共和国成立前仍悬而未决。在日本占领及汪伪政府时代，伪政府仍履行法卫生处与巴斯德研究院所订的条约，每月指拨一定经费，而以该院供给一定数量疫苗。此外，汪伪政府卫生署长陆润之曾购买大批器材存放该院，中华人民共和国成立后由上海市卫生局勒令该院交出从而加以接受。新中国成立后，政府不再津贴该院经费，同时也不再向上海巴斯德研究院索取疫苗。

上海巴斯德研究院虽然名为研究院，实际上却是卫生实验所性质，分为研究、检测及制造三部，研究部因经费困难已形同虚设；检验部分为化学及细菌两室；制造部专制疫苗。所制疫苗分为三大类，即防痨(为远东制造防疫疫苗的唯一处所)、防瘐及防疫(伤寒霍乱)。

上海巴斯德研究院作为巴黎巴斯德研究院在上海的一个分支，其宗旨是服务所在地区，使社会受益，主要是选择上海地区的重要流行病加以研究，如伤寒、斑疹伤寒、霍乱等极强传染病，同时在科研方面加强与震旦大学医学院的交流与合作，不但加强了自身的建设，也促进了震旦医学的发展，为上海地区的公共卫生建设做出了的重要贡献。"求真""服务"，不畏难、不苟且，穷极探索你之力以求真理，与自私之心战，努力向前，继续不懈，有如晴地开矿之工人，坚具豁然贯通之念，此谓"巴斯德精神"。[①] 大家据此精神，则思想行为有一定方针，虽异地异时，亦同时趋向。巴斯德曾言曰："在科学上做一项发明是人生最愉快之事，如想到这个发明有益于祖国，可以宣扬祖国，则愉快的情绪更为增高！巴斯德研究院将永以此语为其服务求真之极则也矣。"

---

① 《私立震旦大学概况》，上海市档案馆藏，卷宗B242-1-152，第4-5页。

（五）师生状况及校园生活

1. 教师概况

1932 年，才尔孟任震旦大学常务校董后，不惜用重金从法国招聘有真才实学的教授来校任教，同时吸收从法国名牌大学留学回来的中国医师任教，从 20 世纪 30 年代后期起，师资主要从本校医科毕业生中选拔。在医学院先后任职的法国教授有：薛佩礼、巴吕协斯、朗培、黎先、安纳礼、巴台、司比利特、米雄、桑德里、魏利澳等。中国教授有：邝安堃、徐宝彝、胡延甫、宋国宾、吴云瑞、刘永纯、杨士达、许日东、陆润之、唐士恒、刘焘、沈永康、聂传贤、傅培彬、程一雄、沈锡元、朱仲刚、郭成周等。凡担任临床学科教授基本上都兼广慈医院科主任。1950 年，儿科专家高镜朗被聘为儿科教授。

震旦大学医学院在办学的 40 余年间共有华籍教员 45 名，外籍教员 27 名，外籍教员中大部分是法籍（也有少些白俄教员），而法籍教员中又分为教士和非教士。教士担任教职者，依照教会传统概不支薪，但食宿均由校方提供；法籍非教士教员待遇较为优厚，工薪依美金计算，又供给住宅、水费、仆役等；白俄教员薪金也以美金计算，但不供给住宅；华籍教员待遇最差，其薪金在币值不断贬值时，往往一天的薪水都不能购米一石，因此，全医学院的华籍教员均为兼任，即在外兼差，若非如此他们在医学院的薪金则不足以维持生计。[①]

震旦大学医学院的教员间没有联谊福利等组织，又因大家每天忙忙碌碌，也无暇顾及组织联谊活动。医学院有很大一部分医生办有私人诊所或担任某医院医生一职，有时他们在学校外的收入将近十百倍于校内的工薪，因此对学校的微薄薪金也不屑计较，他们之所以不惜花费时间和精力来校授课，很多是冲着"教授"的荣衔而已。而学校方面也正是用这一点以最低工资来聘请他们。常务校董才而孟曾公开扬言谓："医师自有办法，学校方面可以不必代其生活着想。"[②]但却不知此项办法导致的后果是多么的恶劣，因为教员一心外骛，授课必不尽心，学术水准难免不受影响。

2. 学生状况

震旦大学由于是教会所办的私立大学，一切教学设置和管理模式均模仿法国大学，为想留学法国的学生在本国提供了深造的机会，由于收费十分昂贵，也可以称之为贵族学校。在校学生多为大资产阶级子弟，贫苦子弟极少，又因为天主教的关系，所以学生思想比较落后，震旦一向被称为"多读书，少关事"的学校。思想进步的学生人数远远少于其他教会学校，又

---

① 《私立震旦大学概况》，上海市档案馆藏，卷宗 B242‐1‐152。
② 《私立震旦大学概况》，上海市档案馆藏，卷宗 B242‐1‐152。

因为震旦外籍(尤以白俄)学生较多,国籍学生中有很多人沾染了洋人的不良风气;震旦大学另有一部分学生是海外华侨子女。

关于震旦大学的学生生活,张圣道①回忆说:②

> 震旦是一个很不一般的学校,它的教学上有两大特点,第一是培养医学生有"死读书"的硬功夫,第二是培养医学生有灵活的临床处理能力。首先,主要读法文,这对于大多数像我这样中学不学习法文的学生有很大的困难;其次每周六下午要进行考试,这个压力也很大,逼着你死读书,精神始终处于紧张的状态,因此,很多同学都离开了,我们武汉来读医科的有十几位,结果其中一位转法学院,一位转口腔科,留下来坚持读医科一直到毕业的就我一个人。其实我心中也很不高兴,很不情愿,无奈勉强坚持而已。这种"死读书"的方式,到三年级读解剖学的时候发展到顶峰。读系统解剖学的时候,每个人一副骨骼,两套又厚又大的书 Rouviere 及 Testu;读局部解剖的时候,每人一具尸体标本,一本 Petit. Rouviere,解剖学没有道理,只有死记硬背,做解剖没有捷径,只有一刀一刀地割出来。年终的 Certificant 也特别难考,特别是三堂会审的口考,同学们都将其比喻为鬼门关。不及格允许考两次,再不及格降级重读。大家对这种"死读书"的方法很反感,也没有办法。当时,我与大家一样心有怨气,但是现在回想,读医科没有这种硬拼死记的读书方法也是不行的。

震旦大学的学生大体可以分为四类。③

第一类是国民党政府要人和财阀、资本家的子女,因有后台,在当时社会里有一定的社会地位,出路较广且生活相当阔绰。

第二类学生是出生在天主教徒的家庭,他们过去就和外籍神父有一定的关系,平时亦穿着青色长衫,迈着方步,装着学气十足的样子,每日按时进教堂拜耶稣三次,每逢宗教节日,他们就忙起来,有时还光荣地充当辅祭角色。他们不但学业评分可以受到优待,还可向教会申请免学费,毕业后的出路也比较稳定,有些人经神父介绍到法租界巡捕房做翻译,到卢家湾法商水电公司或其他法商洋行当职员(那里待遇比一般中国机构要高得多),有些人获得教会的公费津贴,保送进修道院成"神父"后,送出国外,充当神职人员,回国后担任教会或学校的领导职位。这些学生大多数成为震旦公教青年会的成员。这里顺便谈一下震旦公教青

---

① 张圣道(1926—　　),男,湖北武汉人。外科专家。1953 年 7 月毕业于上海第二医学院,毕业至今在瑞金医院工作。历任外科教研组副主任、主任、外科主任、教授、博士生导师、瑞金医院终身教授。
② 《一甲子回忆录》,第 81 页。
③ 全国政协文史资料委员会:《文史资料存稿选编·教育》,北京:中国文史出版社,2002 年,第 270 页。

年会,它是一个青年天主教徒的组织,在学校里是个信教学生的核心组织,不得神父信任的教友学生不被吸收入会。

第三类学生是一般职员家庭的子弟,他们都具有一些法文和法语基础,进震旦是想继续学习法文。当时在国内懂法语的人不多,学好法文,毕业后容易找到出路,如能获得公费留法,那是最理想的。另一方面,当时日伪统治着沦陷区,几个国文大学已迁往内地,一般家庭无力送他们的子女到内地上大学,而又不愿入敌伪学校,因而投入西洋人主办的学校,既可继续学习外国语文,又可不受日本人干涉,将来可能还有机会留学西洋。当然这类学生中也有极少数人获神父的推荐,进入法商水电公司、法国洋行以及法国巡捕房当职或翻译。

第四类学生是侨居在上海的外国人的子女,当时震旦大学的学生中已有法国、葡萄牙、希腊、波兰、越南和白俄等外籍男女学生和一些混血儿。此外还有白俄贵族当教授,如特别班的法文教授尚伯拉道夫就是帝俄时代的贵族(他的薪金按外籍教授待遇,比中国教授的薪金要高得多)。外籍人之所以进震旦,有些是由于震旦的毕业文凭在法国也被认可。据震旦的法文校名 Uiversity L'Aurora 和它的校徽(系一公鸡,迎东方黎明之朝阳作啼鸣之状)国外皆知。这些外籍学生,生活阔绰,态度傲慢,特别是法籍学生直视震旦为法国学校,这些外国学生毕业后的出路是不言而喻的。

除这四类学生外尚有少数华侨学生,他们来自马来西亚、泰国、南洋群岛,他们多会广东或福建方言,生活富裕,生活习惯半中半西,穿西装。喜欢小团体,小资派气息浓厚,与法籍学生和国内学生一般都很少来往,他们的家庭在国外,多数是商人子女,毕业后大多数回到国外,承继他们父母的事业。

在学业上,由于震旦全部用法语教学,教材也是使用法国巴黎大学的,为此在上课时,教师所讲的话都是些专科名词和专门术语,和过去所听到的不同。当时还没有法语医学中文字典和各专科的专业词典可查。此外还有数不清的考试,迫使学生们长期处于紧张的备考状态,由于语言上的障碍和繁重的学习压力,使得震旦的很多学生在学业上都不过关,因此震旦大学的淘汰率是很高的。

另外震旦大学医学院的学生还有一个恐怖关。入学不久就开课的解剖学科(尸体解剖)是一个重点学科,为期达半年之久,每天整个下午都是解剖课,课后连饭都吃不下。为了学骨科,每人都有一木箱尸骨,放在床下,自习时放满书桌上,天晴时还要不时地在窗台上晒骨。这种人尸相伴的生活也不易适应。[①] 但这也锻炼了医学院学生过硬的专业素质,为培养

① 《震旦大学建校百年纪念》,震旦大学校友会编辑出版,第61页。

医学类领域的佼佼者提供了练习的舞台。

3. 校园生活

震旦大学位于卢湾区重庆南路 282 号,地处闹市中心,位置优越,交通便利,学校面积适中,校舍舒畅,环境幽美,建筑布局错落有致,精致但不失大方,小巧中透着灵气,除圣约翰大学外,在上海也算是独一无二的。

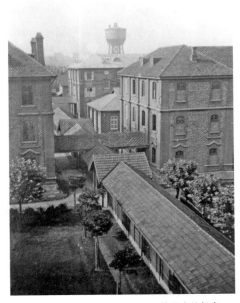

校园内的长廊

当时的震旦,只收男生(1938 年 9 月以后招收女生),全体住宿(外籍除外)。每天六点起床,早自习一小时。晚八点半关闭校门,无故不归校者,作为严重犯规处理。晚九点自习一小时,十点熄灯。亲友来客一律不得进入宿舍,均在会客室接见。每一校舍,均有一法国修士为监学,陪同居住。医学院的学生在读满四年或五年后,须在医院实习,这也体现了医学院注重培养学生的实际动手操作能力。在实习期间,一个人住一间寝室,寝室宽敞舒适,未达实习期的四个同学住一间面积 40 m² 的大宿舍,空气阳光都很充足。每层楼还有淋浴设备。[①]

由于震旦大学是教会学校,有信教学生和非信教学生,为便于管理,信教的与不信教的学生分开居住,前者住四舍大楼,后者住七舍大楼,两类学生都是每日六点起床,八点上课,上午最迟的课十一点半结束;下午一点半上课,最迟的课五点结束;晚上七点在宿舍或图书馆自修,九点结束,九点半熄灯,自修开始和结束时由舍监神甫点名,如缺席,到第二天必须持教务长的签条证明交给舍监,才算不缺席旷课,晚上如逾时归校,亦必须有教务长签条证明,工友才打开校门,准入校舍,不做缺席论,这是一般的规则,至于对教友学生(即信教的学生),则另有教则:早晨六点半,由领班的同学(即热心教友)带领列队在楼房前的走廊里念早祷经文(包括起身经文、圣母经文、天主圣三经文和早祷经文);七点进教堂做早课(即拜天主之意)。晚自修后九点十分再由领班同学带

① 全国政协文史资料委员会:《文史资料存稿选编·教育》,北京:中国文史出版社,2002 年,第 272 页。

领念晚祷经文（包括天主经文、圣母经文，有时加玫瑰经文和晚祷睡前经文）。[①]

震旦大学重视宗教节日而轻视中国的节日，耶稣圣诞节放假三天，耶稣复活节（即圣体降临节）和其他宗教节日也都放假，而且举行各种隆重的仪式。旧中国国庆节（10 月 10 日）只放假一天，平平淡淡地过去，其他如劳动节和国耻纪念日等都不放假。而圣诞节前夕，教会学生和教堂附近的中外教徒以及法国中学的法籍学生和学生家长，齐赴教堂望子夜大弥撒，由院长神父亲自主祭，还有中法两国的公教童子军到场维持秩序。当时教堂内香烟缭绕，音乐齐鸣，先由震旦大学热心教友组成的唱经班领唱耶稣降临赞美经文，然后进行大弥撒仪式，须经过一个钟头才结束。结束后教友学生齐集大礼堂举行聚餐（即圣诞夜餐），餐席丰富多彩，有面包、果酱、肉酱、牛奶、咖啡和法国葡萄酒等，先由院长神父讲话致祝赞词，然后进餐。会餐后，准许学生自由活动，校门不闭，不规定就寝时间，这是震旦的例行节日中最随便的一日，次日早晨见到神父时，要说"圣诞快乐"或"圣诞幸福"等吉利话。[②]

其次要算耶稣复活节，在这个节日里，早上要进行教堂望弥撒一次，下午再进教堂跪拜圣体，向圣像敬礼，需要半小时之久。

震旦大学系由法国神父主持，所以校园各处都充斥着教会文化，无论是教学、衣食住行，还是节假日方面，震旦大学的校园生活都受法国教会生活的影响，益处是容易培养学生严于律己的生活习惯，对于养成良好的道德品质起到积极的作用，缺点是容易培养那种"两耳不闻窗外事，一心只读圣贤书"的压抑的学习氛围，所以震旦的学生对于外界的了解甚少，思想觉悟方面也难免比较保守。

（六）小结

学校是文化传播的载体，是知识进行传承的重要纽带，而一所学校能否在这方面发挥作用或怎样发挥作用，其自身的办学特征起重要的决定作用。所以本章着重通过对震旦大学医学教育办学特征的研究来论证震旦大学在异己文化国家兴旺发达的原因，透过对办学特征的研究可以得出以下两个方面的观点。

第一，尊重医学教育规律，注重理论联系实际。

医学是一门极其注重实践经验、动手能力极强的学科，它和其他自然学科一样需要通过严密的实践论证才能够得出正确的结论，才能够发现其中的真谛。震旦大学医学院除了重视基础理论课程以培养学生严谨、务实、勤思的学风外，去医院实习是医学专业学生必不可

[①] 全国政协文史资料委员会：《文史资料存稿选编·教育》，北京：中国文史出版社，2002 年，第 269 - 270 页。
[②] 全国政协文史资料委员会：《文史资料存稿选编·教育》，北京：中国文史出版社，2002 年，第 272 - 273 页。

少的学习内容，只有通过实实在在的动手才能够印证自己所学，才能够在将来真正担当起一名医生的责任。教会大学医学院一般都有自己的附属医院，把教学与实习融为一体。如圣约翰大学的附属医院是仁济医院，齐鲁大学的附属医院是齐鲁医院，同样，震旦大学的附属医院是广慈医院和安当医院。它不但重视学生基础医学知识的掌握，更是把临床实习当成培养一名合格医师的重要手段来抓。这种尊重医学教育规律、注重理论联系实际的教学方法培养了一批又一批合格的医学人才，同时这也是当时教会大学医学院所采取的主要教学方法。

第二，注重内外因的相互配合。

唯物辩证法认为，内因是事物发展的内部矛盾，是事物发展的源泉，是事物变化的根本原因，起决定作用。外因是事物发展的外部矛盾，是事物发展的条件，起加速和延缓作用。外因通过内因起作用，同样，震旦大学的发展也是内外因相得益彰的结果。

内因就是影响定震旦大学及其医学教育在中国发展的最决定性因素，包括行政机构设置、办学宗旨、医学教育的特征等。

行政机构设置的原则一般包括：管理统一的原则、管理经济原则、指挥灵便原则、责权相称原则、工作效率原则和便利群众原则。而教会大学在创办之日起就比较注重吸收和借鉴本国先进的行政管理模式，因为在异国创办学校，只有在一些方面表现出其优越性和先进性，才有可能获得生存和发展，同时这也是比较科学的行政机构管理方法。所以震旦大学选择此种管理模式有其必然性，是在对中国教育国情及自身教育教学管理文化分析的结果上做出的一种理性的选择。这对形成震旦大学积极稳定的发展模式和高效率的管理手段起着重要的推动作用。

办学宗旨表达了一所学校什么样的办学目的，它决定了一所学校的发展方向，对学校的发展有重要的指导作用。而震旦大学的办学宗旨可以分为两个阶段的演变：第一阶段是马相伯主持震旦学院时期，由于是爱国人士所办，所以其办学宗旨是培养能为国效力的使用人才；第二阶段是教会掌控后的震旦学院，意在宣扬本国的文化，为打算留学欧美的学生提供了一条捷径，使其在国内就能够接受欧美普及高等程度的教育。无论是前期培养实用的人才还是后期为求学国外的学生提供留学国外的环境都成为震旦吸引生源的重要因素，这也是震旦兴旺发达的动因之一。

震旦大学的医学教育与其他教会大学有共性之处，但对一所学校自身发展最有利的因素还是自身所不同的特性、个性因素。严格的考试制度淘汰了渣子，留下了真金，保证了震旦大学的学生质量，这些优秀的人才进入社会在受到人们称赞的同时，也使人们对震旦有了更深入的了解,人们对震旦学生综合素质的评定就是对震旦大学最好的宣传,这也是震旦大学声名鹊起的媒介。同时,教学语言的特殊性不但使震旦大学有别于其他教会大学,更为法国政府的大力支持提供了依据,从震旦以后的发展可以看出,法国政府的大力支持是稳定震旦的重要一环。

从外因来看,震旦的发展有诸多因素,如当时的国内环境为震旦的发展提供了良好的政治土壤;位于上海法租界为其提供了地理位置上的优越性;人们理性地对待传教士及其教会学校也为其提供了一定的社会认同感。但所有这些外因都通过与其相应的内因起作用,它们之间的相互配合共同促进了震旦大学的发展。

三、震旦大学医学院的历史贡献和社会影响

（一）令人瞩目的社会贡献

1. 参加社会爱国运动

医学是一门实践科学,是一门服务于最广大人民群众、救死扶伤的科学。震旦大学医学院作为医学总类下的一个分支,服务社会、治病救人是它的本职工作。医学院虽然存在的时间很短暂,但它对中国近代社会的贡献确实不容忽视,以下就震旦大学医学院对社会的贡献做一下简单的论述。

民国时期,战祸不断,震旦大学医学院学生不避艰险救护伤兵成为震旦校史上光荣一页。

（1）蚌埠之役。民国十五年(1926年),孙传芳与张作霖战于徐州一带,后方医院都靠近蚌埠一带,伤兵多而医生少,红十字会虽极力抢救伤员,但仍感力不从心,于是求助于震旦大学医学院。救死扶伤是医生的天职,因此医院急派医科高级生前往救助,同行者还有薛培礼教授、蒲鲁亚(Dr Brugeas)医师。震旦医师抵达后受到热烈的欢迎,虽然医院物质、药品比较匮乏,但震旦医师仍把病房、手术室安排得井井有条。参观者皆赞誉"震旦义举固有足多,而该校学生之诚恳服务尤属难能,其手术施行之精细稳深得一般人之信仰"。[1] 同年11月20日,蚌埠教士钱士勋氏(P. Barmaverain)致函震旦大学医学院"贵校医科学生颇能引起此间人士之注意兴嘉许,凡有重症及大手术无不请贵校青年行之"。[2] 救护工作持续几个星期后,震旦学生开始返校复课,前线伤兵闻之无不戚然,依依不舍,返校后曾有学生记载"伤兵闻吾

---

① 《私利震旦大学一览》,上海市档案馆藏,卷宗 Y8 - 1 - 189 - 109,第 92 页。

② 《私利震旦大学一览》,上海市档案馆藏,卷宗 Y8 - 1 - 189 - 109,第 92 页。

辈动身消息悲痛弥切，其有至于堕泣者，诚属可悯，盖由吾辈之诊治周到深得其心也，此亦可为吾人终身不忘之纪念矣"。[1]

（2）"一·二八"战役。民国二十一年一月二十八日（1932 年），日军进犯上海，战争爆发后，震旦学生二十余人基于民族大义，自告奋勇奔赴前线，冒死抢救伤员，纷纷投入前方临时军医院服务。随着战争的持续，伤患者越来越多，临时军医院床位有限，许多伤员都得不到妥善安置。于是震旦大学决定把大礼堂西宿舍临时改建为第二十八伤兵医院，由于事起仓促，所以设备极其简陋，以蒲草为褥，手术室的设备也比较匮乏。但随着社会各界的捐助，伤兵医院的简陋状况得以改善。从战争开始到结束，震旦大学共计收容伤兵 300 余名，上海市市长吴铁成来震旦大学慰问伤兵时对医学院师生忠诚的服务给予高度的评价。红十字会会长亦称赞说："第二十八伤兵医院医师诊治热心，设备周到，故伤兵死亡者极少而用费极其经济"。[2] 在设立第二十八伤兵医院的同时，震旦大学医学院宋国宾教授在安当医院设立了第十八伤兵医院，热心诊治伤员，不遗余力。

（3）抗日战争。1937 年"八·一三"事变爆发翌日，震旦大学医学院毕业同学、在校师生及法医研究所共同筹设救护医院，即中国红十字会上海市救护委员会，编为第三救护医院，以震旦大学为院址，并由筹备会推选校友孙逵方医师任院长，分总务、收发、医务三科办事。[3] 1937 年 10 月 1 日，生理学教授吴云瑞接任院长一职，第三救护医院共设床位 200 余张，另有广慈医院 50 余张，医生基本上由本校教师和五六年级学生担任，护士包括方济各会撒助爵会修女 30 人及圣心、公济医院男女护士十余人。第三救护医院刚成立就收容了大量的伤员，随着战争的持续，伤员越来越多，很多伤员都无法得到有效的安置，面对这一困境，院方决定在医学院再增加 100 张床位、安当医院另设 20 张床位，所以在抗战初期，第三救护医院存在期间（1937 年 11 月—1938 年 4 月），共设有床位 370 张，收容伤病 1 400 余人，尽了医学院应尽之力。

虽然第三救护医院成立得比较仓促，存在的时间也比较短，但由于借用震旦大学医学院的原有医学设备，所以也不失为一所正规医院的标准。当时，全国人民都在为抗战出钱、出力。所以第三救护刚成立，所需医药材料（绷带、纱布、药棉，药品及医学设备）除震旦医学院自备的外，还有红十字会和社会私人团体捐赠的。如外科整形器械是向土山湾孤儿院订制的，X 光室是由校友陈香泉医师提供的，配药室由校友主办的四孚公司捐赠，手术及换药器具除一部分由红十字会捐献外，其他的则由私人捐助。此外，社会各界还捐助了大量的生活

---

①《私利震旦大学一览》，上海市档案馆藏，卷宗 Y8-1-189-109，第 92 页。
②《私立震旦大学一览》，上海市档案馆藏，卷宗 Y8-1-189-109，第 93 页。
③《抗日战争之私利震旦大学》，上海市档案馆藏，卷宗 Q244-1-135-20。

用品和慰劳品，保证了伤员在医院不但得到很好的救助，还得到很好的休养。

从 1937 年 11 月至 1938 年 4 月，第三救护医院共实施手术 1 629 次，救护了大量伤兵，受炮弹、炸弹、手榴弹炸伤者占 62%，这与抗战时期日本武器先进有关；枪弹受伤者占 26%；刺刀及戳伤占 2%。以下是抗战时期第三救护医院按受伤面积实施的统计表。

按负伤部位种类计	人数	占总数/%
表面及肌肉损伤	728	48.76
骨骼及关节损伤	582	38.98
内脏损伤计腹部	32	2.14
内脏损伤计胸部	41	2.75
表部神经系损伤	22	1.47
中枢神经	20	1.33
五官器	8	0.53
动静脉瘤	3	0.20
内科病症	7	0.47

（资料来源：上海市档案馆：《抗日战争之私立震旦大学》，卷宗 Q244－1－135－20。）

国家兴亡，匹夫有责。震旦大学虽然是法国天主教会主办，但校内老师和学生大多数是中国人，在抗日战争这个亡国灭种的时刻，震旦大学医学院师生作为国民的一分子，维护了中国人的尊严，并利用其在租界之便，开办救护医院，救护伤兵，为我国的抗战事业做出了重要贡献。

2. 防治血吸虫病

1949 年，上海和华东地区解放，进驻该区的解放军战士为了准备渡海作战，积极开展游泳、涉水和武装泅水等战术训练。但由于旧社会江南水乡血吸虫病流行，广大农村居民的患病率很高，由于严重缺乏防治条件，患者大多重复感染，晚期患者发生肝硬化、腹水、巨脾，丧失劳动力而早亡。有些农村竟成无人村，大片河道成为"疫水"区。解放军战士接触疫水后，也受感染，急性血吸虫病大量发生。

为消除疾病隐患，保证渡海作战的胜利，为了广大人民群众的健康，华东军政委员会指示上海、南京、杭州等地组织医疗力量，帮助部队突击防治血吸虫病。上海市成立了血吸虫病防治委员会。部队领导有三野副司令员宋时轮，卫生部领导崔义田、宫乃泉等。

1949 年 12 月 25 日，华东卫生部在上海召开了由上海、杭州两市医学院校参加的寒假期间防治血吸虫病的会议，并通过了具体治疗血吸虫病的实施办法。[1] 根据会议精神，震旦大学医学院作为上海地区重要的医学类院校，受命参加防治血吸虫病的工作，震旦大学医学院积极响应政府的号召，在各方面都做了认真的准备，实现其服务社会的天然职能。接到任务后，参加防治血吸虫病的老师和同学针对血吸虫病的防治情况做了深入的研究和分析，不但在器材上准备妥当，更在思想上和理论上做了充分准备。1950 年震旦大学医学院由赵善政、王耆煌、梅英石、高玉祥和高国兴五位老师带队，分别前往木渎、陆墓、胥口镇、三乡庙等地区参加血吸虫病的防治工作，经过两年的奋战，震旦大学医学院共治愈病人一千余人。

沪浙地区各医学院校 1951 年治疗血吸虫病参加人员统计表[2]

单位	工作地点	教授	医师	化验员	护士	其他	同学（年级）						地方卫生干部	开业医生	共计
							2	3	4	5	6	合计			
圣约翰	松江	1	23				98		51		49	198	151	34	407
上医	青浦		15									190	70		275
震旦	木凌		6									134	73	55	268
同德	昆山		4									140	83	40	263
同济	嘉定	3		3		1			60	23	1	84	39		134
军大	嘉兴		24		4							71		1	100
浙省医	嘉兴		9		16							72		1	98
浙大		10		2	9			38	15	17		70	2	1	94
总计		14	81	5	29	1						959	418	132	16 39

沪浙地区各医学院校 1951 年治疗血吸虫病治疗人数统计[3]

单位	检查人数	治疗人数	占检查/%	中途停治人数	占治疗/%	完毕治程人数	占治疗/%	死亡人数	占治疗/%	移交人数	占治疗/%
圣约翰	2 688	1 453	54.05	116	7.98	1 337	92.08				
上医	1 701	1 352	79.48	76	5.62	1 272	94.08	4	0.29		
同济	1 070	830	77.59	85	10.24	745	89.76				
同德	1 925	748	38.85	45	6.01	703	93.99				

[1]《治疗血吸虫病》，上海市档案馆馆藏，卷宗 Q244 - 1 - 290。

[2] 数据来源：上海档案馆馆藏档案 Q243 - 1 - 658

[3] 数据来源：上海档案馆馆藏档案 Q243 - 1 - 658

（续表）

单位	检查人数	治疗人数	占检查/%	中途停治人数	占治疗/%	完毕治程人数	占治疗/%	死亡人数	占治疗/%	移交人数	占治疗/%
震旦	1 019	792	77.71	152	19.19	640	80.81				
浙大	1 068	483	45.22	56	11.60	427	88.40				
军大	615	473	76.91	42	8.79	374	79.06			57	12.20
浙省医	561	353	62.92	55	15.58	298	84.42				
总计	10 647	6 484	6 089	627	9.65	5 796	89.40	4	0.09	57	0.87

　　震旦师生出色地完成了防治任务,华东军政委员会和第三野战军的领导为血防队队员进行主动评功。经过各级评委的审定,震旦大学血防队的老师聂传贤、王琪和赵善政被评上二等功,出席 1950 年第一届上海市劳动模范大会;学生中也有多人得立功奖状,其中最突出的一位女同学丁永宁被评为一等功,并被推荐参加在罗马尼亚举行的世界民主青年大会。震旦医师的出色表现受到社会各界的广泛好评。这次防治血吸虫病也是新政府组织大规模医学实践活动的第一次尝试,加强了各医学院校的交流与合作,不但是各医学院校服务社会的表现,也促进了基层医学和寄生虫病学的发展。

　　3. 贯彻政务院号召,展开彻底种痘工作

　　1951 年,华东地区出现流行性的传染病,天花、鼠疫等疾病横行,旧社会由于医疗卫生水平低下,这些疾病曾夺取成千上万人的生命。为防治疾病的蔓延,搞好基础卫生设施建设,上海市人民政府卫生局根据华东地区军政委员会教育部通知(卫教字第 01300 号)给上海市各高等学校下达了贯彻政务院号召开展彻底种痘的工作任务。

　　"一、查天花为全国范围内流行最广之传染病,在三五年内消灭天花已为中央人民政府确定之政策并经颁布种痘暂行办法通令全国各地执行在案。本市天花流行历年来从未间断,去年 11 月后流行益见猖獗,罹病者先后尸逾两千人,危害人民健康,影响社会经济。我局遵照中央指示,经于去年秋冬季展开重点种痘工作,唯因各项政治任务颇多,各方面未能充分配合,加以本市人口密集流动频繁,致未能阻止传染。为贯彻中央消灭天花政策,扑灭天花唯一有效办法,为切实遵照政务院颁布的种痘暂行办法,动员一切力量展开普遍彻底之种痘工作。为迅速完成任务,必须由各方面大力配合。二、兹检附上海市一九五一年春节普种牛痘计划及中央政务院种痘暂行办法各一份。三、查在短期内完成全市普种工作,有赖市区各医学院校动员员工予以配合,希即转饬各校予以重视。贯彻中央种痘工作完成下列任务：(一)各院校员工及家属迅速种痘；(二)组织宣传队、话报、演讲等向民众展开宣传工作，掀起普种热潮；(三)组织种痘队、站，全力配合所在地区政府完成分配的种痘任务，并同本局取得联系。除利用课余假日外，必要时可准予停课一、二日以利工作等于。兹即随文附发上海市一九五一年春季普通牛痘及中央政务院种痘暂行办法各一份，希配合这一工作为要。"[1]

为使各院校密切配合，积极熟练有效地展开种痘防疫工作，华东军政委员会决定举办防疫训练班，目的是缩短治疗时间，减少开支。根据华东区卫生局的要求，所有医学院及有生物、化学、病虫害、兽医等系科的学校，即在上述系科内举办全系师生的短期防疫训练班。由上述各系科师生担任教师，推广至全校师生员工，参加所在地区的一般防疫常识的宣传工作。防疫短训班以100人为一班，四周为一个周期，六月初正式开始学习，经训练后成绩合格者，才能担任当地临时防疫员，参加或组织一定地区的临时防疫工作及其他院校系科全体师生员工防疫常识的一般训练。[2] 由于"三反"关系，上海各院校被迫推迟开学，震旦大学也于1952年6月16日开设防疫课程，每周三次，每次两小时。经培训合格后，震旦师生和其他兄弟院校一起参加到预防疾病的战役中去，经过几个月的努力奋斗，有效地遏制了流行病的传播与扩散。

4. 加强国际交流与合作

文化交流之道在于海纳百川、有容乃大。同样，学校只有在与外界的接触交流中才能汲取丰富的营养，才能弥补自身的不足，取得长足的发展。震旦大学是法国天主教会主办的学校，与法国政府不可避免地发生着千丝万缕的联系，与国外医学院校的交流与合作更在情理之中。

1941年5月25日，由法国巴黎大学主办、震旦大学承办的"法国医学展览会"在震旦大学隆重举行，社会各界知名人士都应邀参加了此次展览会。此次展览会由法兰西大学病理学实验室助手 Dr. Boris Noyer 发起，主题是"关于法国对医学进步贡献的看法"。[3]

这场意在宣扬法国医学的博览会从1941年5月25日开始，至6月6日结束，期间安排了一系列法国医学科学方面的讲座。[4]

(1) 5月24(星期六)下午3时举行开会典礼，由驻沪法总领事主席致开幕词。

---

[1] 《防疫、卫生运动及防疫训练班卷》，上海市档案馆藏，卷宗 Q244‑1‑288。
[2] 《防疫、卫生运动及防疫训练班卷》，上海市档案馆藏，卷宗 Q244‑1‑288。
[3] 《震旦大学医学院展览会》，上海市档案馆藏，卷宗 Q244‑1‑250。
[4] 《震旦大学医学院展览会》，上海市档案馆藏，卷宗 Q244‑1‑250。

（随放电影）

　　（2）5月26日（星期一）下午6时，讲题：《法国研究院与医学》（法语）。主讲者：洛逸教授（前法国大学病理学教授及葛莱士医院临床主任）（随放电影）。

　　（3）5月28日（星期三）下午6时，讲座：《法国所贡献于皮肤病学之进步》（英语）；主讲者：海斯教授，前法国国立医学专校皮肤病学教授，现任上海医学会主席（随放电影）。

　　（4）5月30日（星期五）下午6时；讲题：《殖民地医学概述》（法语）；主讲者：马尔伐教授，本校产科临床主任（随访电影）。

　　（5）5月31日（星期六）下午6时；讲题：《癞病之实验研究》（国语）；主讲者：邝安堃教授，前巴黎国立医院驻院医师，现任本校内科教授（随放电影）（华文）王爵荣医师讲解。

　　（6）6月3日（星期二）下午6时；讲解：《法国几位大神经病学家》（俄语）；主讲者：戴讷医师，本市俄侨医师联合会主席（随访电影）（俄文）司毛尼格夫医师讲解。

　　（7）6月4日（星期三）下午6时；讲解：《近代法国外科学之演进》（国语）；主讲者：徐宝林教授，前法国里昂国立医院驻院医师现任本校外科教授（随放电影）（英文）。

　　（8）6月6日（星期五）下周6时；讲题：《法国名医莱恩纳克》（法语）；主讲者：洛逸教授，前法国大学病理学教授及葛莱士医院临床主任（随放电影）。

　　此次为期十几天的医学展览会到6月6日圆满结束。医学展览会的成功举办反映了震旦良好的社会声誉以及与社会及其他医学院校之间的相互联系，受到社会各界的广泛好评，它不但扩大了震旦大学在社会和其他医学类院校中的影响，也加深了中外医学的交流，有助于学习和借鉴国外先进教学经验和管理模式，有助于震旦医学院的医学发展和进步。同时从上述的博览会安排表也可以看出法国医学在近代社会医学界的贡献，从法国医学界的先进理念中可以看出震旦大学医学院的医学教育在近代中国医学教育史的重要意义。

　　（二）社会影响

　　震旦医学教育在中国近代教育史上存在了41年，共培养了581名医学人才，[①]对中国医学教育事业的发展起着非常重要的作用，填补了中国近代医学教育事业的空白，具有重要的

[①]《私立震旦大学一览》，上海市档案馆藏，卷宗 Y8 - 189 - 109。

社会意义。

1. 反映了国民的对外意识逐渐由感性走向理性

自鸦片战争,中国沦为半殖民地半封建社会后,中国沿岸地区的人民饱受西方侵略势力的压迫。教会作为西方侵略势力的先头哨,热衷于传播西方的基督教文明,甚至利用强权作为后盾,激化了与当地民众的矛盾,因此各地时有教案发生。而国弱民贫,各地在处理教案问题上都偏向于教会一方,这也助长了各地教会势力的猖獗,加深了民众对教会势力的憎恨,使国民对西方的认识更加感性化,于是抛开了教会兴办医院学校的客观积极影响,把教会在中国所兴办的一切有利于民众健康的事业均比作洪水猛兽,避之犹恐不及,这不但不利于中国医疗教育卫生事业的改进,也阻碍了西方先进文明在中国的传播和发展。

旧中国是高度集中的专制政治体制,统治阶级的思想往往就能代表下层平民的意志,上有所好,下必效之。第二次鸦片战争后,统治阶级对西方社会有了新的认识,洋务运动的开展加速了西方先进文明在中国传播的速度,教会在兴办学校、建医院方面也没有像以前那样以妨碍风水为由受到地方士绅的大力阻拦;另一方面,教会所办医院确实帮助当地人民解决了许多中医所不能解决的疑难杂症(像外科手术方面),鼓励妇女放弃缠足陋习,介绍了农业及林业改良的方法,发展抵抗植物和家畜病害的方法,鼓励孩子上学。这些都实实在在贴近民众生活,有利于民众的身心健康和国计民生,因此得到了民众的支持,也改变了民众对教会的看法,这也是教会势力能够在中国发展壮大的重要原因。

国民对外意识的转变,也加速了西方教育在华事业的发展。1905年,清政府取消了传统的科举制度,西方式的教育机构开始出现。新式学堂的出现,给中国教育带来了无限的生机,同时也给鸽派教会在华的文化教育事业创造了一个大好机会。到1918年,天主教和基督教的教会学校比1900年以前增加约四倍,共13 000所,其中大学有14所。中小学所占比例是:中学约占15％,小学约占85％。学生总数约35万名,其中天主教学生约15万名,基督教新教学生约20万名,大学生约1 000名。[①] 相对于当时中国官方学校来说,就学校总量而言,其所占比例为1∶5;就学生数量而言,其所占比例为1∶6。震旦医学院的发展状况就是其中的一例。学生人数和学校数量的增加,说明了国人对西方文明这个新事物的看法更加理性和全面,国民的理性反映中国向着近代社会又迈出了重要的一步,是中国走出中世纪樊笼的重要一步。

---

① 顾长声:《传教士与近代中国》,上海:上海人民出版社,1981年版,第333页。

2. 加强了中西文化的交流

鸦片战争以后,伴随着西方列强的武力入侵,发生于明末清初一度中断的"西学东渐"潮流重新出现,西方文化,包括"器物技艺"的物质文化、"议院"和"立宪"等制度文化以及各家思想学说、学术观点的"学理"(即精神文化)以前所未有的规模,大量流入中国,并和中国的传统文化广泛碰撞交流,对近代中国的政治、经济、军事、教育等方面产生了重大的影响,但这种交流是不对等的,呈一种不对称交流格局,它是一种先进的文化被引进、被吸收,传统文化中的落后一面逐渐被摒弃、被改造。在这种文化交流的方式中,中国处于文化入侵的不利地位,西方文化处于入侵的有利地位,这种状况不是自然形成的,而是西方列强通过武力强加给中国的。但作为一种文化交流,先进文化对落后文化的输入则是一种正常的现象,有利于人类社会文明的共同进步,是人类文明发展的必然结果。

国门既开,文化涌入的方式也是多种多样,但办教育则是最快捷、最行之有效的途径。近代中国,外国势力在华办教的主体都与教会有关,这些教会或是天主教,或是基督教,这与他们妄图以基督教文化改造中国文化,征服中国社会,把基督教那种所谓的"爱人者,爱天下人"的情感在中华大地上蔓延开来有关,要把中国人民变成基督教文化统治下的顺民,通过大学来实施奴化教育,以培养它们统治中国的代理人。1890 年,在上海举行的第二次在华传教士大会上,美国传教士卜舫济说:"在我们学校内,我们训练中国未来的教师和传教士……使他们成为中国未来的领袖和指挥者,给未来的中国施加最强有力的影响。"美国传教士狄考文则更进一步地说:"一个受高等教育的人是一支燃着的烛,别人就要跟着光走……作为儒学思想的支柱者,是受着高等教育的士大夫阶级。如果我们要取儒学的地位而代之,我们就要准备好自己的人,用基督教和科学教育他们,使他们能胜过中国的旧士大夫,因而取得旧士大夫阶级所占有的统治地位。"[1]他们的用意很明显,就是要把教会大学变成他们进行帝国主义文化侵略的前沿阵地,培养受他们控制和支配的"领袖"和"指挥者",为其在华利益服务。培养在华代言人,这是教会在华办学的最主要目的。早期震旦大学也抱有同样的目的而成为教会对中国进行文化入侵的一个基地。

1915 年新文化运动和 1919 年的"五四运动"以后,国人意识逐渐自省,对待教会学校更加理性、慎重。收回教育权运动、教会学生冲破教会阻碍参加爱国活动等事件是对教会文化强有力的冲击;另一方面,教会学校鉴于中国历史、文化文明悠久,彻底改造中

---

① 狄考文:《在华基督教传教士 1890 年大会回忆录》。

国文化已不现实。所有的这些情况逼迫着教会大学为了自身的生存发展而改变办学中不利于学校发展的模式，力求符合中国社会的发展现状，向国民政府教育部注册，表面上是教会学校向中国政府妥协，而实质上则是教会基督教文化没有彻底改变中国传统的儒家文化而改变自身谋求在一个主流文化里生存和发展，是教会大学在适应中国矛盾的社会环境中所做出的自我调整，无论这种自我调整是主动的还是被动的，它都表明，随着社会历史的发展，教会大学再也不能撇开中国的社会环境而独建自身的小王国了。

所以，此时的教会大学已经在很大程度上排除了文化侵略目的，向正规大学方向前进了很大一步。两种文化的交流与相融，则是通过具有某一文化的媒介(基督教文化以教会大学为载体)，在长时间的冲撞斗争中达到调和的，取长补短、互相吸引、共同进步。这也是教会大学在前期客观、后期主观上所做出的重要贡献——加深了中西文化交流。

3. 促进了中国医学事业的发展

泱泱华夏，文明古国，医学在中国有着悠久的历史，文物典籍中有许多关于医学的著作和历史人物的记载，远的可以追溯到春秋战国时的扁鹊，近的可以追溯到明朝时的李时珍和《本草纲目》。进入近代以来，由于西医的传入，传统的医学被称作中医，这才有了在医学史上的中西医之争。而医学教育方面，我国古代医学知识的传承仅限于家传或师徒传授，医学传播的范围非常有限，且不受国家的重视。医学教育的源起，"至唐始于太医署教授诸生，并分体疗，疮睡，少小，耳日，日齿和角法五科，是为中国医育的权兴"[①]。到了宋代，有太医局，分九科，学生多达 300 人，并定有考试制度，每年春季考试题日包括六个方面：墨义、抓义、大义、论方、假令和运气。清代有教习厅之设，教授太监医学者，谓之内教习；教授医官子弟者，谓之外教习。凡考试医士医生，由太医院堂官就素问滩经、本昔月瓜廖及本科紧要方药内出题。总之，我国古代虽有考医之举，也仅为采风问俗，而历朝之太医院，则不过供应皇室治病，没有确立较为系统的医学教育体制，多数仍限于简单的师徒传承。这也是中西医之间重要的差别。西医教育设有专门的医学院校并设有规定的年限和课程。

中国近代的西医教育是在西方传教士在华开办医院的刺激下产生的。1569 年，传教士在澳门设立医院，为人治病，这被视为西医传入我国的开始。1807 年，英国伦敦教会传教士马礼逊(Robert Marrison)到达广州，成为踏上中国大陆的第一位基督教布道者。1835 年，第

---

① 《中国医学教育(一)》，《大公报》，1933 年 5 月 9 日。

一所由基督教会开办的医院——眼科医局在广州出现，创办人为传教医师伯驾（Parker），后改为博济医院，治疗各种病症，并招收生徒，以资助理。1843 年，浙江宁波创立华美医院。1845 年，上海创设仁济医院。1868 年，天当创设 Mackenzie 医院。1869 年，汉日创设陇和医院。1861 年，北平创设 Lackhart 诊疗所。此后各地教会医院如雨后春笋般出现。[①] 医院的设立促使了医学教育的发展，圣约翰大学医学院、震旦大学医学院也是应医学的发展建立起来的。

震旦大学的医学教育是法国本土的医学教育在中国的移植，震旦医学院体现了法国医学的办学理念和教学目的，填补了近代中国西医教育的空白，对促进中国近现代医学的发展主要表现在以下几个方面。

第一，震旦大学学生的淘汰率很高，能够坚持到毕业的都是品学兼优的学生，震旦大学医学教育虽然只存在了短短的 41 年，但却培养了一大批精英医学人才，这些人才在新中国医疗卫生事业的建设方面都发挥了重要作用，填补了现代医学人才的断层。节省了新中国培养一代医学人才的成本，有利于新中国社会主义事业的建设。

第二，震旦大学医学院代表着先进的医学教育，新中国成立后，震旦医学院并入上海第二医学院，但震旦医学院先进的教学模式、管理模式和临床医学经验被完整地继承下来，对上海第二医学院的建设和发展起着很好的借鉴作用，今天学院仍在很多方面都保留着震旦医学院的特色。

第三，震旦大学医学院虽然从历史上消失了，但却留下丰厚的财产，包括建筑、医疗设备、实验室等，这些都是上海第二医学院存在和发展不可缺少的硬件设施，可以说，没有前期震旦医学院的发展就没有后期上海第二医学院的强盛。

四、教会大学医学教育的转型

教会大学是半殖民地半封建的中国近代社会的产物，它是传教士根据中国国情而采取的一种变通的传教手段，主观愿望是通过这种方式和途径，传播基督教，培养基督教徒，使中国基督教化。但随着中国社会国情的发展变化，迫使教会大学的办学轨道发生扭转，从以传播福音为主到教育为本的转变，其医学教育更是为近代中国培养了一批优秀的医学人才。

震旦大学是 20 世纪初到 50 年代由差会主办的教会大学，其医学教育是应中国社会的

---

① 赵璞珊：《西洋医学在中国的传播》，《历史研究》，1980 年第 3 期。

现实状况和自身学校的发展需要而产生的,经历了无—有—鼎盛—消亡的发展历程,它的发展演变不但反映了教会学校在中国的发展命运,更反映了国人在对待教会大学这个舶来品所经历的思想变化。抛开以震旦大学医学院为代表的教会大学创办医学教育的主观目的性,它的客观效果确实有目共睹：教会大学的医学教育经过几十年艰难的探索和发展,为近代中国培养大批医疗人才以及在卫生行政、医学教育、公共卫生等方面的各级各类人才,为新中国医疗事业的发展起到不可估量的作用。

震旦大学及其同时代的教会大学已经成为历史,但我们仍然可以透过其发展演变来探讨其在中国教育史上占据一席之地的重要原因以及对中国高等教育发展的启示。

(一) 从"传教者"到"教育者"的角色转变

中国社会不欢迎"传教士",但欢迎"教育家"。教育角色的转变向社会展示了教会大学美好广阔的教育前景,奠定了教会大学得以生存的社会基础,为其提供了不断发展的动力。同时角色的转变也使教会大学以培养各方面的实际人才为教育教育教学目标,是对中国社会和教会大学互利双赢的举措。

教会大学是传教士希望以学校为媒介,大规模地培养基督徒,传播基督教文化,但由于中国特定的历史条件,失衡的中西文化交流,阻碍了这一发展链条,使教会大学不可能再按照原定的愿望和轨道发展下去,迫使其做出了角色上的转变,就其中国社会因素来看,主要是以下两个方面起着重要的作用,也是使其做出转向的最大推动力。

1. 激烈的民族矛盾

随着帝国主义列强侵略中国程度的加深,中外民族矛盾也在深化,传教士传教活动作为这种军事侵略的副产品,也必然受到国人的抵制,各地教案的频繁发生使人们对教会的传教活动更增添了警惕心理。这就使得借助于不平等条约保护建立起来的教会大学创办初期在招生方面遇到前所未有的阻力与困难。1922 年的非基督教运动和 1924 年收回教育主权的运动深刻影响了中国教会大学的发展方向,这是由日益深重的外患所激发的民族救亡意识。为避开国人的斗争锋芒,获得在中国土地上的生存和发展空间,许多教会大学做出了自身角色转变的明智选择——将办学目标由传播福音转移到教育为主上来。[①] 正如一位美国学者所指出的那样："在中国教会大学的历史上,20 世纪 20 年代的事件结束了一个时代。教会学校不再是外国人管理的宣传外国教义的学校了……教育成了学校的主要目的,传播福音

[①] 任利剑：《从"布道者"到"教育家"——教会大学的角色变化及其意义》,《教育史研究》,2009 年 9 月。

只能在政府控制的教学计划所允许的范围内进行。"①

2. 中国传统文化因素

从汉武帝"罢黜百家,独尊儒术"算起,儒家思想所强调的人际关系和伦理纲常在中国人的思想观念中根深蒂固。这与基督教的"原罪说""上帝面前人人平等"等观念严重不符。传统文化与基督教文化的互不妥协性导致教会学校以传播福音为主的教学目标难以实现,为跳过这种文化隔阂,教会大学发现以教育为主的教学目标则与传统文化中的"有教无类"有相似和相同之处。

综上所述,民族矛盾和文化冲突促使教会大学教育职能的回归,实现了"传教者"到"教育者"的角色转变。同时也正是由于实现了这种角色转变才使得教会大学在中国社会顺利发展。

(二) 教会大学医学教育的自身办学特点是其稳定发展的内部动力

教会大学虽在中国办学,但学生毕业后所取得的医学学位却能得到本国政府的认可,如震旦的医学学士学位是得到法国政府认可的,圣约翰的医学学士学位也是得到美国政府认可的。为想出国深造的学生提供了一条捷径,这也是教会大学吸引生源的一个重要保证。

教会大学还有一套相对稳定的培养模式:学生的入学考试以及在学期间的一系列考核大多表现出了理论与实践相结合的特点;课程设置上渐趋一致;教学方法上主要是以教师、课堂、教材为中心的模式。② 此外,在重视学生基础教育的同时,为培养学生的动手能力,同时也是为了检验教学成果,去教学医院实习也是教会大学医学教育所共有的特点,它是医学教学中应该具备的,这样有利于检验和保证每一个从医学院毕业的学生是不是一位合格的医生。

教学语言的设置也是教会大学所共有但又不尽相同的特点,由于当时上海地区租界林立,不同国家教会主办的教会大学在教学语言上多以本国语言为主,如震旦用法语教学、圣约翰用英语教学。这种教学语言的设置对想学习外文的学生也是一个诱惑,如震旦大学由于坚持用法语教学,不但吸引了众多想学习法语的学生,还从法国政府得到了实实在在的经济援助,被援助的原因之一就是坚持用法语教学。

角色的转变为其在中国的发展提供了可能和空间,而教会大学自身的生命力则是其向

---

① [美]杰西·格·卢茨著,曾矩生译:《中国教会大学史 1850—1950》,浙江教育出版社,1987 年版,第 248 页。
② 慕景强:《民国西医高等教育研究(1912—1949)》,博士学位论文,华东师范大学教育学系,2005 年。

着更远更深方向发展的源泉。

(三) 对中国高等医学教育发展的启示

教会大学在近代中国的发展主要交织着两大历史过程：一是促使着适应自给自足的农业经济和封建专制政治需要的传统封建教育的瓦解；二是反映近代工业生产要求的新教育的萌芽、壮大过程。[①] 所以从客观上说，教会大学是我国高等教育走向现代化的催化剂，其医学教育对中国来说更具有首创之功，对当今如何发展高等教育仍具有启示作用。

1. 寻求以国家支持为主的办学模式

由于震旦大学本着宣传法国文化的宗旨，所以在政治层面就得到了致力于推进法国在海外影响的法国政府的支持。从 1918 年开始，震旦大学每年都能得到法国政府数目不等的经济援助，这是稳定非营利性教育机构的重要一环，国家因素的加入解决了非营利性教育机构的后顾之忧，推进了一所学校向学术研究方向前进的步伐。

党的十七大提出了"优先发展教育，建设人力资源强国"的目标，要求全国人民要共同努力，实现我国由人力资源大国向人力资源强国的转变，充分发挥我国人力资源优势，推动有中国特色社会主义事业的建设。要实现这一转变，教育是关键，它是培养更好更多优秀人才的阶梯，是实现科教兴国的必要步骤。为实现这一目标，学校的未来发展要积极地寻求国家的支持，而国家加强对教育领域的经济投入不但使学校有坚实的物质后盾，更为学校全身心地投入到教育教学活动、科研创作提供了保证，对我国大学向创新型、综合型、研究型大学的发展演变起到积极的促进作用。

2. 加强与国内外院校的联系，优势互补，加快中国高等医学教育的发展

闭关就要落后，一个国家如此，一个学校的发展同样要加强与外部学校的联系与合作。从教会大学在中国几十年的发展历程来看，它们除了与本国院校保持紧密的联系外，在课程设置、行政机构设置方面都相互借鉴，已达到资源的最佳配置，使学校功能得到最大程度的发挥。在当今世界紧密联系的今天，国际合作化办学已成为现代大学的一个重要特征，也是当今世界各国高等教育走向现代化的一种必然要求。各国都在向世界开放各自的教育市场，从而扩大教育资源，满足教育需求，提升教育质量。中国各高校要想走国际化办学道路，除了要加强国际学术交流与合作，借鉴和吸收别国先进的教学思想和教育管理手段来促进本国教育的发展外，还要加强国内各高校间的联系，整合教育资源，提高教学资源利用率，以

[①] 田正平：《教会大学与中国教育现代化》，《文史哲》，2007 年第 3 期(总第 300 期)。

达到学术信息共享、优势互补,从而达到建设创新型、综合型、研究型的国际国内知名学府的目的。

　　3. 重视医德医风教育,提高医学生的服务意识

　　对于一名医生来说,医术固然重要,但更重要的是那种为民服务的高尚医德。震旦大学医学院在培养学生医学知识的同时,还注重学生的医德教育,开设医学伦理教程,向学生讲授医师人格、医师道德、医业秘密等知识,同时要求学生在毕业典礼上当众宣读医学誓言。震旦的这些做法都是努力培养一名合格医师的举措。此外,医学院学生自愿服务社会的行为可以看成是震旦医学院医德教育的结果,也可以看作是对医德医风教育的行为诠释。因此,教会大学注重学生人文素质培养的这种教育观念是值得当今高等医学院校借鉴的。

　　在当今市场经济条件下,医师所经受的诱惑越来越多,越来越具有不可抗拒性,这对医生的职业道德是一个很大的考验,故为培养医师真正全心全意为民服务的精神,高校医学院加强学生的医德医风教育工作刻不容缓。而新时期加强医学院校学生医德医风教育不但有利于提高学校的综合人文素质,更有利于为学校的发展创造一种和谐静谧的校园文化环境,符合新时期我国构建和谐社会主义的精神文明要求,符合新时期构建和谐校园的目标。

五、附录

（一）震旦大学(学院)历任校院长及医学院院长

1903—1905 年	马相伯	总教习
1905—1908 年	李向渔	总教习
1908—1912 年	韩绍康（H. Allain）	院长（Directeur）
1912—1914 年	孔明道（De Lapprent）	院长（Directeur）
1914—1915 年	南道煌（G. Fournier）	院长（Directeur）
1915—1923 年	姚缵唐（Henry）	院长（Recteur）
1923—1927 年	帅理蔼（Seellier）	院长（Recteur）
1927—1931 年	桑黻翰（Lefelure）	院长（Recteur）
1931—1946 年	才尔孟（Germain）	常务校董
1946—1952 年	茅若虚（Dumas）	常务校董

1932—1952 年	胡文耀	校长
1916—1932 年	薛培礼	医学院院长
1932—1938 年	贝熙页（Bussiere）	医学院院长
1938—1951 年	富莱梅（Flamet）	医学院院长
1951—1952 年	杨士达	医学院院长

（二）私立震旦大学医学院及牙医系主要教师名录

王耆龄、王毅意、邝安堃、汤于翰、刘涛、刘永纯、刘晋钰、齐家仪、庄桂生、许日东、许国祺、孙逵方、朱大成、朱仲刚、沈永康、沈国祚、沈锡元、沈鹤臣、宋才宝、宋国宾、陆润之、杨士达、吴云瑞、吴必亭、陈绍周、张锡泽、余贺、罗忠、周渭良、周鲸渊、查凤杰、胡延甫、郭成周、唐士恒、席应忠、袁濬昌、聂传贤、徐邦宪、徐宝彝、徐福燕、梁绮山、葛经、程一雄、傅培彬、裘作霖、Allary（安纳礼）、Brugeas（蒲鲁塞）、Bussiere（贝熙页）、Calame、Chabaud（夏波）、Desnos、Flamet（富莱梅）、Fournier（富礼爱）、Gaoer、Genin（芮南）、Hernault（赫尔福）、Lambeet（朗培）、Malval（马尔物）、Michon（米雄）、Palud、Paucourt、Payen（佩阳）、Poisson、Reffe、Richer（黎先）、Royer、Santelli（桑德里）、Sidesil（薛佩礼）、Sprit、Taillard、Velliot（魏利澳）、Vieron（魏也龙）。

（三）1923 年医学院课程表

1. 第一学年课程表

课程＼学期	第一学期	每周时数	第二学期	每周时数
震旦医学院课程表	动物学	五	动物学	五
	实习	四	实习	四
	植物学	一	植物学	一
	物理	三	物理	三
	化学	三	化学	三
	实习	四	实习	四
	法文	四	法文	四
	心理学	二	心理学	二
	中文	二	中文	二
	英文	二	英文	二

2. 第二学年课程表

学期\课程	第一学期	每周时数	第二学期	每周时数
震旦医学院课程表	骨骼学	五	解剖学	五
	实习	四	尸体解剖	十
	组织学	二	组织学	二
	物理	三	物理	三
	实习	四	实习	四
	化学	三	生理学	四
	实习	四	法文	三
	法文	三	伦理学	二
	伦理学	二	学期终了举行尸体解剖、解剖学口试、生理学笔试及口试、组织学考试（切片认识及口试）的考试	

3. 第三学年课程表

学期\课程	第一学期	每周时数	第二学期	每周时数
震旦医学院课程表	解剖学	五	解剖学	五
	尸体解剖	十	尸体解剖	十
	生理学	四	生理学	四
	实习	四	实习	四
	组织学	二	细菌学及实习	三
	症候学	二	诊断学	二
	法文	二	胎生学	一
	形上学	二	法文	二
	每晨医院实习		形上学	二
	学期终了举行组织学考试		每晨医院实习	
			学期终了举行解剖学、胎生学、尸体解剖诊断学考试	

4. 第四学年课程表

学期　　　课程	第一学期	每周时数	第二学期	每周时数
震旦医学院课程表	内科病理学	五	内科病理学	五
	外科病理学	三	外科病理学	三
	大手术实习	二	大手术实习	二
	细菌学及实习	三	寄生物学	一
	寄生物学	一	病理解剖学	一
	病理解剖学	一	产科学	二
	产科学	二	妇科学	一
	妇科学	一	X光学	一
	X光学	一	眼科学	一
	医学名词	一	医学名词	一
	每晨医院实习		每晨医院实习	
	学期终了举行细菌学生理学考试		学期终了举行产科、妇科、寄生物、病理解剖学考试	

5. 第五学年课程表

学期　　　课程	第一学期	每周时数	第二学期	每周时数
震旦医学院课程表	内科病理学	五	治疗学	五
	外科病理学	三	神经学	三
	大手术实习	二	内分泌学	二
	X光学	二	电疗学	二
	卫生学	二	卫生学	二
	皮肤病学	一	皮肤病学	一
	眼科学	一	耳鼻喉科学	一
	医业伦理学	一	医业伦理学	一
	法医学	一	法医学	一
	生物化学	一	生物化学	一
	每晨医院实习		每晨医院实习	

（续表）

课程＼学期	第一学期	每周时数	第二学期	每周时数
	学期终了举行内科学外科学大手术考试		学期终了举行眼科、法医学、卫生学、皮肤病学、医业伦理学考试	
			皮肤科、眼科临床实习及产科实习两月	

6. 第六学年课程表

课程＼学期	第一学期	每周时数	第二学期	每周时数
震旦医学院课程表	治疗学	四	每晨医院实习	
	药物学	一		
	小儿科学	二		
	内科病理学补遗	三		
	耳鼻喉科学	一		
	神经病学	一		
	每晨医院实习			
	学期终了举行治疗药物、小儿科、内科病理学考试		学期终了举行内外科、临床学、电疗学考试	

（四）六门考试证书

	考试科目	系数	第某学期	第某学年	月份
第一组证书	解剖学 胎生学 尸体解剖	三 一 二	六 六 六	三 三 三	六 六 六
第二组证书	生理学(笔试) 生理学(口试) 组织学	二 三 一	六 六 五	四 四 三	一 一 一
第三组证书	大手术实习 外科病理学(笔试) 外科病理学(口试) 产科学 妇科学	二 二 三 二 一	九 九 九 八 八	五 五 五 四 四	一 一 一 六 六

（续表）

	考试科目	系数	第某学期	第某学年	月份
第四组证书	内科病理学(笔试) 内科病理学(口试) 病理解剖学 细菌学 寄生物学 内科补充	二 三 一 一 一 一	九 九 八 六 八 十一	五 五 四 三 四 六	一 一 六 六 六 一
第五组证书	治疗学(笔试) 治疗学(口试) 卫生学 法医学 皮肤病学 眼科耳鼻喉科学 小儿科学 医业伦理学	二 三 二 一 一 一 一 一	十一 十一 十 十 十 十 十一 十	六 六 五 五 五 五 六 五	一 一 六 六 六 六 一 六
第六组证书	内科临床 外科临床	六 六	十二 十二	六 六	六 六

（五）1950 年震旦医学院的教师及开设课程

1. 普通医学系

姓名	职别	专兼	本年度本年所开课程	每周授课时数
佘亚雄	教员	专	解剖学、尸体实习	五、实习五次
沈锡元	教员	兼	妇科学(兼临床指导)	一
沈传德	教员	兼	治疗学	二
富莱梅	教员	专	病理解剖、组织学	六、实习六次
傅培彬	教员	专	外科学(兼临床指导)	三
富礼爱	教员	兼	细菌学	一
许邦芸	教员	兼	寄生虫学	二、实习两次
胡曾吉	教员	兼	内科临床	
邝安堃	教员	专	内科学(兼临床指导)	一
郭成周	教员	兼	细菌学实习	四次
梁绮山	教员	兼	化学	五
刘寿	教员	专	耳鼻喉科学(兼临床)	一
梅希荣	教员	专	内科学、小儿科学	五

（续表）

姓名	职别	专兼	本年度本年所开课程	每周授课时数
聂传贤	教员	专	眼科学（兼临诊）	二
吴冠英	教员	专	征候学（兼临诊）	二
吴云瑞	教员	专	生物药学、实验	四
徐福燕	教员	兼	化验	每日上午
司马宜高	教员	兼	治疗学	二
唐士恒	教员	专	产科学（兼临床）	二
程一雄	教员	专	泌尿科学（兼临床）	一
周仁	教员	专	生理学实验四次	
周渭良	教员	兼	解剖学	六
朱继业	教员	专	组织学实习	三
朱大成	教员	专	放射学（兼临床）	一
朱仲刚	教员	专	皮肤花柳科学（兼临床）	二
杨士达	教员	兼	公共卫生学	二

2. 牙医专修学系

姓名	职别	专兼	本年度所开课程	每周授课时数
窦福康	教员	兼	化学	四
黄复	教员	兼	物理	三
李树勋	教员	专	生物、生理	八
冯成提	教员	专	化学及实验	五
富莱梅	教员	专	组织学、病理组织学	四
吴仲瑞	教员	兼	解剖学	二
宋增祥	教员	兼	解剖学	二
郭成周	教员	兼	细菌学及实验	三
丁霆	教员	专	生物化学及实验	三
沈国祚	教员	专	麻醉学、口腔内科	二
席应忠	教员	专	拔牙学、矫正学、牙组织学及实验	五
孙艮生	教员	专	放射学	一
鲍文澜	教员	兼	药物学	一

（续表）

姓名	职别	专兼	本年度所开课程	每周授课时数
朱学灵	教员	专	修复学及实验	九
冯方珍	教员	兼	儿童牙科	三
颜遂良	教员	兼	牙病理学	二
许国祺	教员	专	牙治疗学、牙预防学、牙术语学	三
吉幼道	教员	兼	托牙学及实验	三
陈绍周	教员	专	口腔外科学及临诊	五
周仁	助教	专	生物学实验	二
张锡华	教员	兼	牙疾病学	二
朱继芳	助教	专	组织学实验	
潘成新	教员	兼	征候学	
沈鹤臣	教员	兼	冠桥学及实验	五

第三节　同德医学院：“德日派”高等医学教育的本土化

一、从专科学校到医学院：创立缘起与经过

（一）创建背景

“中华民国”成立以后，政府放开了私人兴办大学的权力，颁布了一系列鼓励兴办私立学校的法规。1912 年 10 月，“中华民国”教育部颁布的《专门学校令》第五条规定“凡私人或私法人筹集经费依本令之规定设立专门学校，为私立专门学校”，同月颁布的《大学令》第二十一条规定“私人或私法人亦得设立大学”。与公立学校不同的是，该令规定私立大学不得设立大学院（研究生院），其余与公立大学一视同仁。同年 11 月，教育部又颁布了《公立私立专门学校规程》16 条，规定对公立、私立大学都一体对待，其中有所不同的是规定私立学校在创办的时候“须开代表人之履历”“代表人对于该校应负完全责任”。1913 年，教育部又公布了《私立大学规程 14 条》，详细规定了创建私立大学的政策，这可以说是近代中国私立大学的第一个成文法。14 条分别规定了创设大学的目的、名称、位置、学则、学生定额等，同时还特别规定“开设医科者，并须开其临床实习用病院平面图，及临床学习用病人之定额，解剖用尸体之预定数目”。这些政策颁布表明政府鼓励私立高等教育的发展，私立高等学校的政策体系已经初步形成。由此可见，“中华民国”成立以后，颁布了一系列有利于私立学校的法

规,私立学校在这些利好政策的影响下,数量剧增。

在经济上,民国成立以后,民族资本主义得到迅猛发展,出现了一大批私人企业家。这些企业家通过发展实业,积累了大批财富。与此同时,这些企业家还抱有教育救国的观念,他们期望通过资助高等教育来实现自己的理想,同时也有些人期望通过这些手段来提高自己的社会地位。于是,这些民族资本家的支持为私立大学的发展提供了重要的资金来源。

另外,由于当时北洋军阀连年混战,导致政局十分不稳定,同时庞大的军费开支致使北洋政府无力顾及当时的公立高等教育。1920 年,国立北京大学、北京高等师范学校等八所公立学校的教职员还因为薪资积欠而发起了争取教育经费独立的运动。北洋政局无力在经费上满足公立学校的要求,但是这却为私立高校的发展提供了一个发展机遇。另外,这些军阀虽然一方面进行战争,另一方面却又通过捐赠私立学校来提高自己的社会地位,所以这也从侧面促进了私立学校的发展。

(二)沈云扆与同德医学院的创立

沈云扆,字尧阶,崇明县人,1907 年被保送入上海同济德文医学堂学习,毕业后曾在宝隆医院(同济大学医学院附属医院)工作。第一次世界大战爆发后,医院德籍人员回国,沈云扆担任医院代理院长。1915 年,沈云扆鉴于乡村需要西医,便邀约同学返回崇明,集资在城内东街创办一所小型医院。在此期间,沈云扆曾经为一位乳腺癌患者成功施行手术,医院声誉大振。1917 年,沈云扆受邀就任南通医学专门学校主任。在校期间,沈云扆治学严谨,为该校培养了不少的医学专门人才,深受学生爱戴。在校期间,沈云扆对官僚过多的干预学校管理十分不满,愤然于 1918 年辞职回沪。当时,与沈云扆同行的还有该校刘新、张更生等 10 多名学生。为了帮助这些学生继续完成学业,沈云扆向当时的中华德医学会求助,希望成立一所医科学校,以期帮助这些学生完成学业。

中华德医学会成立于 1916 年 5 月,首任会长为陈任民和江逢治,地址设在北四川路 A134 号。该学会是由同济医工学堂的医科毕业生成立的校友会性质的团体,主要联合江浙等地的德医以及同济毕业生。该学会会章的第二条第二项目规定"设立学校造就后进"[①]。中华德医学会先是推举筹备员三人,后又推举学会干事 10 人,筹划建校,募集基金,同时租用麦根路(今淮安路)19 号为校舍,定名为同德医学专门学校。当初之所以定名为同德,根据校友回忆原因一是为了表示大家同心同德之意;二是"这两字音同心脏听诊时的收缩、舒

---

① 《同德年刊(1929 年)》,上海档案馆馆藏,档案 Q249 - 1 - 279,第 193 页。

张心音及近似"。① 学校创建以后，推举发起人之一、德医学会会长、同济医工学堂首届毕业生江逢治为校长，沈云扉为教务主任。学校初创时设学制5年，入学学生共40名，教员16名，于1918年9月16日正式开学。由于学校实属初创，学校在经费和师资各方面都十分紧缺，为了解决资金上的困难，校

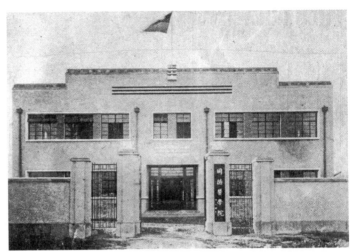

同德医学院校门

方四处奔走，游说社会名流资助，并得到康有为等人的支持。康有为为了表示对学校的支持，以书法条幅对联捐赠学校。为了解决师资困难，学校聘请了许多毕业于同济医科的校友来授课。据统计，在同德最早的16名授课教师中，有12人毕业于同济医工学堂。

（三）筚路蓝缕的发展

1. 自力更生 初具规模

私立同德医学专门学校于1918年9月16日正式开学，起初校址为租赁上海麦根路19号房屋。根据北洋政府颁布的《专门学校令》规定"专门学校以教授高等学术、养成专门人才为宗旨，专门学校得设预科与研究科"②，同德设立预科2年，正科3年。同德开设消息甫一传出，来咨询者"已踵相接"，也有许多其他医学学校的学生要求插班，在这种情况下同德同时招收预科生一班、正科生一班。由于医科重视实习的特点，同德在1919年2月于青岛路开设附属医院，以张近枢为医院院长，"一以利济贫病，一以供学生临床实习"③之用。同年教育部派员沈俭事与张司长来校视察，认为办理与定章相符，准予立案。

学校创立之后，不仅面临着学生的实习问题，也要考虑医科学生平时的试验，另外教育部于1912年颁布的《公立、私立专门学校规程》规定"校内必须具

---

① 同德医学院校友会编：《同德医学院建校80周年纪念文集》，第7页。
② 璩鑫圭、唐良炎：《中国近代教育史资料汇编：学制演变》，上海：上海教育出版社，2007年，第672-673页。
③ 《同德医学院暨附属医院概况》，上海档案馆馆藏档案 Q249-1-22-204，第1页。

备如实验室、图书室、器械标本室、药品室"[①]。此时距第一批学生入学已快一年，但是缺乏实验设备却成为一大教学难题。为了解决这些问题，同德花巨资于 1919 年 6 月为学校添置了化学实验室、病理实验室与尸体解剖室，并同时添设了大量教学仪器，从而一次性地解决了学生的试验问题。

学校规模初具之后，来同德求学者日益增多，但是因为资金和校舍有限，无法大量增添学额，导致校方一直"引为憾事"。为了解决这些问题，校方更是邀请沪上名流充任校董，募集资金，校方另外租赁麦根路 22 号为校舍并同时添聘德国教员，负责德文教学。1920 年 2 月，中华德医学会决定废除推举办法，设立学校委员会，由江逢治、沈云扉、张近枢、黄钟等 9 人组成学校委员会，主持校务。同时江逢治聘请社会名流康有为、钱新之、陈光甫、周宗良、江上峰、黄季植、袁履登、袁观澜等组成董事会，康有为为主席董事，呈北洋政府教育部备案。

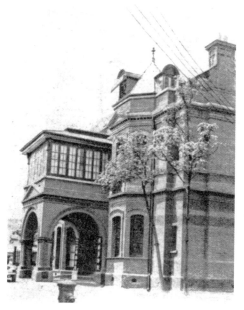

同德医学院附属医院

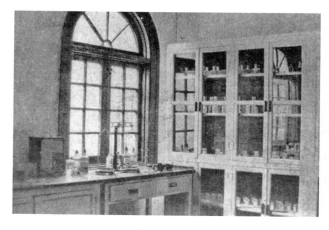

同德医学院实验室

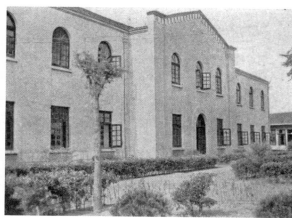

同德医学院实习室

---

① 潘懋元、刘海峰：《中国近代教育史资料汇编：高等教育》，上海：上海教育出版社 1993 年版，第 462 页。

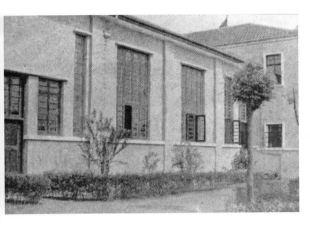

同德医学院图书馆

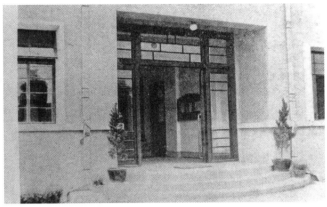

同德医学院礼堂入口

　　1920 年秋天，校董会正式通过男女同校的决议，并招收女生 12 名，但是由于当时同德校舍紧张，所以只招收走读的女学生，对那些外地报考同德的女生，校方也只能爱莫能助了。此时的同德通过招收女生，在校生人数逐渐增多，为了解决这些学生住宿问题，学校于 9 月在卡德路祥福里租赁房屋作为宿舍，并聘任德国教员三人，担任德文

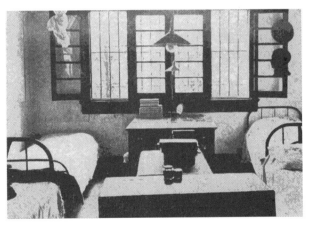

同德医学院寝室内景

教授。虽然学校当时新聘的德籍教员有助于学校师资的完善，但同时也有不少不学无术之辈，这也为同德以后的"分裂风波"埋下了伏笔。通过男女同校决议之后，同德在社会上的名声大震，一时来校投考者甚众。不仅有高中毕业生报考，当时甚至有省立医学学校三年级学生要求转学。校方为了应对这些投考者，一方面不得不扩大招生规模；另一方面四处筹措资金，扩充校舍，继续增加师资。校方首先于 1921 年 2 月聘请了三名德籍教员，分任妇产科、外科与皮肤花柳科教授；其次校方将位于青岛路的附属医院迁往学校新租赁的麦根路 22 号房屋，改医院旧地址为男生宿舍。然而此时报考者甚多，尤其是众多女生，"商请住宿者，其志甚殷"①。在这种情况下，学校不得不继续采取措施，续

---

① 《同德医学院章程之本学院史略》，上海档案馆馆藏，档案 Q249 - 1 - 11 - 90，第 1 页。

租麦根路 18 号房屋,并将附属医院迁到麦根路 18 号与 19 号,22 号用作教室与女生宿舍,青岛路房屋做男生宿舍。到了 1922 年,学校报考人数再次激增,当年在校生人数达到数百人,学校不得不另租麦根路 20 号与 21 号房屋,添作校舍。最后,为了应付资金不足,学校一方面多方筹措资金,向当时的社会名流募捐,另一方面校董会于当年六月决议组织金石书画展览会,出售门票以补贴学校之用。

即使在这种艰难的情况下,学校规模依然迅速扩大。为了整顿教学秩序,更好发展学校,优化资源配置,学校于 1922 年添设了细菌研究室,并且扩充了解剖实验室与病理研究室,添聘了教授等,并在当年由解剖学教授庞京周正式解剖成人尸体,使学生得以实地观察人体状况,创造了学校的一项新纪录,使学校一时声名鹊起。

2. 曲折成长　同心同德

就在学校步入正轨的时候,突发的"校长风波"令同德一时四分五裂,元气大伤。

事情缘起江逢治新聘任的德国教授有部分是不学无术之辈,而此时院长江逢治竟然放任这些德籍教员胡作非为,另外江逢治在校期间废弛校务,账务不明。由此引起大部分学生不满。于是校委员会在 1924 年召开会议,商议废除校长制,实行委员会制,仍推举江逢治为委员,但这还是引起江逢治不满。后经过校董会调解,决定恢复校长制,并改组委员会,以新委员会选举校长。经过新委员会的选举,黄钟当选校长,庞京周担任校事务长,郑邦彦担任附属医院院长,这再次引起江逢治的不满。于是前校长江逢治霸占校产不放,导致新任校长黄钟无法正常办公。此时学校内部四分五裂,分成众多派系。在这种情况下,教授人心浮动,连续走了好几个人,而学生也不得不在外面借读。先有学生在闸北粤商医学院上课,由周宗琦和王景阳授课,后来德籍教员又为了霸占校产,图谋组织学生另组学校。在这种危急的情况下,校长黄钟紧急组织了部分学生与教员迁入麦根路 33 号正常开课。此时,占有原来校产的江逢治将同德医学专门学校改名为崇德医学专门学校。在互不承认的情况下,校董会不得不将校长风波概况及经过报告教育部与省长公署,以求调解。在省长公署的确认下,承认黄钟为合法校长。同德一方有了省长公署名正言顺的支持,而江逢治的崇德则遭受重创,无法维持正常校务,不得不将学校全部资产(即同德医学专门学校房屋资产)减值抵卖,用于补偿其在任期间的亏损,而同时崇德医专(后改名为崇德医大)也被迫宣告结束,其部分学生也重新并入同德。

经过此次校长风波之后,同德元气大伤,本来就惨淡经营的学校更加千疮百孔。但是在这种艰难的情况下,校方与学生团结一致,精诚合作,异常坚定。校长风波结束之后,学校资金困难,难以应付麦根路校址的费用支出,于 1925 年迁校址到爱文义路 88 号。但是由于此时校产已由江逢治卖完，而此时的同德手里并没有继承多少原有同德之资产，相反，由于前期房租问题，还借了许多外债，虽然经周宗良、庞京周、黄楚九等人捐款6 000多元，仍然不足以维持校务。在这种情况下，黄钟选择辞职，同时校委员会和校董会宣布解散，由庞京周一人全权负责学校事务。

　　庞京周全权负责学校事务之后，立即重组校董会，并修改了原有校董会章程，重新选举董事并转报教育厅备案。重组之后的校董会以中法药房总经理黄楚九出任董事长，并正式选举庞京周为校长。经过此次风波之后的同德可以说是"内患外忧，命运之不绝于缕。各部设施，竟同破产，元气大伤"[①]。然而也正是由于同德学生发扬同心同德的精神，虽然学校当时正处于风雨飘摇之际，但当时报考同德的学生"北自高丽，南迄滇粤，风声远播"[②]，报考的学生倍增。而此时同德刚从风波中恢复过来，学校各种设施建设异常困难。为了克服困难，学校新任董事纷纷注资捐款，添建新校舍。然而，此时爱文义路校舍屋主有收回校舍之意，校方在这种情况下，另觅他处，于1926年1月在同孚路19号租得黄楚九房屋作为校舍，并由社会人士捐款用于新校舍扩建。新校舍于1927年6月落成，当时正逢革命军兴盛之时，在落成之际同德国民党区分部募集巨款，慰劳革命军将士，并组织学生会筹备新校舍落成纪念大会，举行游艺会。在召开落成大会时，同时举行了第七届毕业生毕业典礼，并聘请曾立群为教务处主任。新校舍落成之后，扩建了细菌、病理、生理、化学实验室并添建了众多的仪器标本。同时，由庞京周和曾立群捐助了中西书籍若干部，建立了图书室。经过此次变故，同德变得更加团结，也吸引了众多学生来以插班生与转学生的名义报考同德，一时盛极。1929年，国际联盟会卫生部长拉西门会同上海市卫生局长胡基茬临参观。1930年4月，江苏省高等法院特地委托同德开设法医讲习所为该院培养法医人才。

　　1926年6月，根据蔡元培、李石曾等人的提议，国民政府决定组织大学院，任命蔡元培为大学院院长。这是中国教育体制的一大重要改革，其侧重点就是要变"教育官僚化"为"教育学术化"。1927年7月4日，国民政府公布《大学院组织法》，从法律上规定大学院为全国最高学术教育机关。大学院下各省分大学区制，每区设国立大学一所，负责该区一切学术及行政事宜。当时江苏省将东南大学等省内的9所专科以上的学校合并为第四中山大学，负责江苏省内的教育行政事宜，而同德隶属于国立第四中山大学管辖。南京国民政府成立之后，要求各大学重新立案。此时大学区制已经成立，同德于1927年呈请国立第四中山大学补造

---

① 上海档案馆馆藏档案，Q2491－5，第131页。
② 上海档案馆馆藏档案，Q2491－5，第132页。

新表以便转呈大学院备案。后大学院改为教育部,同德又转呈教育部要求履行立案手续。但此时国民政府履行新制,要求医科专门学校限时停办,而此时同德开办迄今"逾十二载,毕业生十届,成绩可稽。虽形式之容有不周而精神则未尝或赖苦心经营"[①],只得一面先遵循新制改组为独立学院,一面"力事刷新以期适合制度,并勘地鸠工建筑院址、基金、年费"[②]等。1930年,同德经教育部审核,因为校舍不符合要求,所以不予批准升格为医学院。校长庞京周无奈于1932年2月26日辞职,此时正值"一二·八"事变,校董会无法正常召集,所以由教务长曾立群召集教师商议,由吴忆初、沈谦、金问淇、尤彭熙、顾毓琦、曾立群6人组成临时校务委员会,推顾毓琦为主任委员暂维校务。"一二·八"事变停息之后,顾毓琦聘请邵力子、李大超、潘公展、吴敬恒、颜福庆、虞洽卿、庞京周暨院务委员共22人组成新校董会,推邵力子为主席董事。校董会于4月17日举行常务会议,正式任命顾毓琦为院长兼附属医院院长,同时顾毓琦聘请曾立群、尤彭熙、吴忆初、沈谦等人组成院务委员会,并聘请曾立群为教务主任,李大超为训育主任,金问淇为院务主任等。至此,学院经过改革之后,面貌焕然一新,整个领导集体也是团结一心,尽力筹划学校发展。

顾毓琦上任之后的第一件重大事情就是成立新校舍建筑委员会,聘请庞京周与潘公展为常务校董与建设委员会委员,负责新校舍筹划工作。新校舍委员会成立之后,即展开工作,一方面着力向校外人士募捐,并向银行借贷一部分;另一方面校董、教职工、校友、学生家长纷纷捐资相助。在大家的苦心筹划下,学校于1934年购得市中心江湾翔殷路2131号前上海卫生试验所痘苗部房屋基地五亩八分地,并配有楼房12间,平房五大间。在此基础上,学校又添建了大礼堂一所,教室6间,宿舍32间等,并扩建了细菌研究室、病理研究室、化学实验室、解剖实验室、生理实验室、组织实验室、药物研究室、物理实验室、生物研究室等。新校舍于1935年1月奠基,4月落成,这也是同德自有校舍的开始。新校舍建成之后,同德将一、二、三年级学生移入新校舍上课,四、五年级依然在同孚路上课。当年9月,教育部派员视察,认为同德新校舍符合规定并核准立案。至此,同德医学专门学校正式更名为同德医学院。

3. 以医术服务抗战事业

1937年"八·一三"战事起,同德翔殷路新校区正处在日军炮火之下,辛辛苦苦建立起来的校园除了教学楼,在日军的炮火下荡然无存。学校只得将学生分开上课,四、五年级在

---

① 上海档案馆馆藏档案,Q249-1-4-61,第78页。
② 上海档案馆馆藏档案,Q249-1-4-61,第79页。

同孚路并另租附近乐群中学的四间教室,一、二、三年级在爱文义路790号上课。据统计,当时同德在战火中的损失如下。

同德医学院在战火中的损失[1]

损失项目	数量	损失价值(国币元)	损失原因	损失时间	损失地点
建筑物	校舍、教室、礼堂、实验室、运动场等	65 900 元	八一三战争先经轰炸,再经战火	民国二十六年八月十三日	上海市中心区翔殷路
器具	全校家具,各教室用具	11 940 元	同上	同上	同上
仪器	各实验室仪器,机械、标本、药品、挂图	40 460 元	同上	同上	同上
文具	各教室应有文具	2 500 元	同上	同上	同上
图书	图书馆全部图书	10 200 元	同上	同上	同上
损失总计		131 000 元			

虽然同德在事变中遭受重大打击,但还是积极参加抗战,投身于国家生死存亡之役中。在"八·一三"事变中,同德积极参加战时救护工作,并参加了上海市救援委员会,以医术服务于抗战事业。从8月21日同德接收治疗32名伤兵始,一直到9月9日,几乎每日都有新的伤兵转到同德救治。在不到1个月的时间里,同德共接收了819名伤兵,181名伤民。除了接收伤兵之外,还先后有王锦春率领的88师528团一营三连、秦知正率领的98师294旅588团一营一连等18个连队在同德休养。

1937年11月,国民党军队西撤,在沪的部分高校也奉命内迁。在内迁过程中,由于交通原因,不少教授与学生被迫留在上海。由于同德是私立学校,无法承担起内迁的高额费用,只得留在上海。于是,重庆教育部指示留在上海的同济大学、上海医学院等学校的医科学校学生到同德就读,这些未内迁的教授也到同德授课。在国难当头之日,同德勇敢地打破了门户陋见,广聘各派名师来校,同德讲坛得以集各学派之精粹而声名远播,全国各地报考的青年学子络绎不绝,尤为兴盛。

1941年,日军进入市区,上海"孤岛"时期结束,与内地交通也几乎全部隔绝。此时仍然留在上海的高校并不多,同德医学院就主要担负起沦陷区上海的医学教育任务。此时,沪上高中毕业生报考同德的也日渐增多,学校为了吸纳这些学生入学,尽量增加名额,并在教育

部次长顾毓琇的主持下，购进附属医院房产，在同孚路 67 弄 1 号筑起 4 层教学楼，将爱文义路学校归并在一起，用于接纳这些学生入学。当年同德的在校生共 551 名，教师也是名人辈出，成为同德历史上的最兴盛时期。1942 年 9 月，日本发布所谓的《上海高等教育学校处理计划》，其内容要求将上海各私立大学合并整顿，并且不得任用英美人为教授。在这种情况下，校长顾毓琦利用其特殊身份，与敌伪周旋，艰难地保住了同德医学院不被合并。

日本宣布投降的第二天，教育部长朱家骅即在重庆要求收复区各机关"暂维现状，听后接收"。随后，教育部又规定收复区高校由教育部统一处理，凡专科学校以上的教员由教育部组织进行调查审核，学生则由教育部进行审核。同德的学生听闻抗战胜利的消息为之雀跃，但是当听闻教育部要对学生和老师进行甄别审查时纷纷表示不满。而此时同德医学院校方也期望胜利之后能够迁入翔殷路原址教学，但是当时教育部派员来上海举办青年辅导班，并指令借用同德翔殷路校址。待辅导班结束之后，同德本以为可以收回校址，此时教育部又命令同济大学借用，在国民政府教育部的要求下，从此同德只能在同孚路校区教学，直至新中国成立。战后，同德校方改组校董会，以邵力子为主席，潘公展和熊式辉等人为校董，顾毓琦为院长，并聘请上海市教育局局长龚希倍为训导长。由于战争期间同德正处战事前沿，除了少部分仪器与图书被抢运出来之外，大部分设备毁于战火中。战后，同德医学院得到了善后救济总署分配的美制 100 张病床的野战医院全套设备以及拨款扩建病房，并添置了 20 架显微镜。此时同德教学仪器才略微得到补充。

（四）中华人民共和国成立后的合并

1. 中华人民共和国成立后的大发展

上海解放之后，华东军政委员会教育部颁布了《华东区私立高等学校董事会组织暂行纲要》。根据纲要规定，顾毓琦与学校工会、校友会协商，推荐新的董事会人选，报华东教育部审核。学校经过一番商讨之后，新董事会正式成立，由邵力子、荣毅仁、吴蕴初、郑定竹、庞京周、沈谦、曾立群、顾毓琦等 24 人组成，仍推邵力子为主席校董。新中国成立后同德遵照规定，对学校进行了一次重大的改革，主要有以下几个方面：①在制度上革除了以前的陋习，对学校的章程如《请假条例》《考试条例》《图书馆规则》等进行了逐步修订。院务会议改组，由行政、工会、学生会等单位推选代表组成，并经常组织工会会员进行政治学习。②对待学生上，同德对每个新录取新生家庭成分等做了详细分析，并对每个学生都进行了详细政审。学校 1950 的毕业生由政府统一分配，大部分被派往东北，并按照中央卫生部的规定抽调6人至本市国立医学院校作为师资培养。③在教学上，同德在党的领导下，逐步改变了以前的办学方针。当时同德的教学科目及钟点数依照中央卫生部所拟定的标准进行。在政治学习上，同德以社会科学科老师负责领导，形式上以讲课、做报告与小组讨论为主。由于经费紧缺，中华人民共和国成立之前同德紧缩在同孚路的小校区内，设备仪器与图书均十分缺少。中华人民共和国成立后，上海市卫生局实行尸体统一分配原则，给同德医学院分配了比较多的尸体用于教学解剖。华东教育部还拨款给同德医学院，用以购置教学设备、药品、器材和图书，以改善教学条件。除此之外，同德还举行各种各样的专业训练，比如看护训练。一般这样的训练是全校性的，每个学生都要参加，在训练中，每个班级按照小组进行编排，取得了良好的实践效果。同时，学校还组织学生进行形式多样的活动，其中包括文娱部组织学生建立歌咏兴趣小组、舞蹈小组、戏剧组与乐队组。体育部积极组织学生开展各项体育运动。虽然当时同德校舍狭窄，没有宽旷的场地供学生锻炼之用。但是在这种情况下，同学们的运动热情依然十分高涨，各个班级之间经常组织排球、乒乓球等联谊赛。

改造后的同德面貌焕然一新，学校师资与设备均得到了有效的补充，实力进一步增强。同时学校积极按照中央的部署，参加各种社会活动。同德于1950年派陈纬和宋厚均担任防治血吸虫病下乡医疗组医师，派学生参与上海郊区日本血吸虫病的防治等。1952年又派人参加昆山等地的防治血吸虫病工作，受到了卫生部等部门的表彰。

2. 院系调整中的合并

中华人民共和国成立之后，根据《共同纲领》中的文教政策，政府对高等学校中残余的封建的、买办的、法西斯主义的思想进行了肃清，同时为了照顾私立学校存在的困难，在教育上实行"公私兼顾"的方针。由于当时私立学校办学主要依靠军阀、官僚资产阶级与买办等，而此时这些阶级都已经被肃清了，私立学校赖以生存的经费来源也就枯竭了。于是1950年8月，教育部公布了《私立高等学校管理办法》，办法规定私立高等学校的方针、任务、学制、课程、教学及行政组织，均须遵照《高等学校暂行规程》及《专科学校暂行规程》办理。私立高等学校的院长与副院长由校董会任免，并报行政大区转核，中央教育部备案。根据这个规定，同德校董会主席邵力子于1951年1月到上海，召开院董事会议，遵照华东教育部的指示，校董会仍决定由顾毓琦任院长，并改组行政机构，设教务处、总务处，取消训育处，由杨保傲任教务主任，童致棱为副主任，谢大任为总务主任。

中华人民共和国成立之初，面临社会经济恢复与发展的需求，国家急需培养经济建设的专门人才，在这种情况下，政务院决定对全国高等学校进行院系调整。根据中央的统一部署，华东卫生部以集中师资力量、加强医学教育、发展人民卫生事业、为国家建设服务为调整原则，于1952年9月1日，由华东军政委员会卫生部派医学教务处职务科长胡易在圣约翰大学召集圣约翰大学医学院、震旦大学医学院和同德医学院的代表开会,宣布由这三所医学院合并组建上海第二医学院,以原震旦大学校址为院址。合并时的同德医学院有教职工 58 人(其中教学人员 38 人,职工 8 人,工友 12 人)、学生 429 人,这些学生与教职工一并成为新的上海第二医学院成员。

二、从"德日派"到"本色化"的教学演变

近代中国饱受西方各国列强欺凌,西方各国的文化也随着侵略者的脚步传入中国。所以在中国创办大学必然会或多或少地受到西方各国的影响,这在中国大学的创办过程中并不少见。比如圣约翰大学是由美国圣公会在华创办的一所著名大学,其在教学模式以及课程设置上深受美式教育影响,而震旦大学是由天主教耶稣会在中国创办的大学,其也深受法国文化的影响,而同德医学院作为一所具有浓厚德医背景的学校也不例外。同德医学院的创办者大部分从同济医科毕业,而资助创办同德的机构中华德医学会也是具有德医背景的江浙等地德医联合创办的组织。当然,随着中国社会的变化,近代西方列强势力此消彼长,同德的教学模式也随之受到严重影响。这反映在教学中最明显的就是课程设置的变化以及教师组成的变化。

(一)同德医学专门学校时期的教学特色

在同德创办伊始,上海已经有诸如圣约翰大学医学院、震旦大学医学院、同济医工专门学校等开设西医课程的学校。这些学校一方面有西方教会或政府背景,他们在办学资源上比较丰富,可以直接借鉴西方的办学经验;另一方面这些医学院都不是独立存在的,而是隶属于大学的二级医学院,所以他们在教学上有大学雄厚的教育资源作为支撑。同德作为一所国人创办的独立的专门医科学校,在办学经验和模式上有诸多欠缺,并且当时西医在中国传播远不如中医广泛,如何使学生更快、更好地学习好西医知识,成为创办人的重大挑战。

1. 秉承德医传统的教学特征

由于同德的特殊创办背景,其课程具有明显的国别与派别特点。与沪上"英美派"或者"法比派"的学校课程设置相似,同德的课程设置也反映了其明显的派系特色。当时,沪上具有"法比派"特征的震旦大学的主要教学语言是法语,而美国人创办的圣约翰大学的主要教学语言是英语。在这种派系背景下,具有德医背景的同德医学院教授的语言就不可避免地使用德语了。

从同德早期的课程设置来看,德语在其课程中占有重要的地位。具体见下表。

同德医学院课程表

科目	学年	第一学年			第二学年		
	学期	第一学期	第二学期	第三学期	第一学期	第二学期	第三学期
国文		三	三	二	二	二	二
德文		十二	十	十	八	八	八
化学	理论及实习	六	六	六	五	四	四
物理		三	二	二	二	一	一
拉丁文				一	二	二	二
医化学	理论及实习				二	一	一
解剖	理论	八	八	八	六	六	四
	实习		二	二	二	二	四
	局部解剖					二	二
组织学	理论				二	二	
	实习				二	二	四
动植物	理论及实习	二	二	二			
	比较动物学				一		
进化学							
生理	理论	六	六	六	六	六	六
	实习	一	一	一	二	二	二
合计		四一	四一	四零	四二	四二	四二

资料来源：上海档案馆馆藏 Q249 - 1 - 5 - 26。

我们从表中可以明显地发现在同德的预科阶段,德语课程占到全部课时数的 22.5％,是其在预科阶段开设的 10 门课程中课时量最大的一门。

在当时,外语教学水平是衡量一所高校教学水平的重要因素。比如当时沪上著名的圣约翰大学,其学生大部分使用英文教材,教师课堂讲课也尽量使用英文。在如此浓厚的语言环境熏陶下,圣约翰学生的英语水平在全国都是处于翘楚地位的,而当时沪上许多用人单位,如海关、律师事务所等都点名要圣约翰的毕业生,究其原因就是其学生具有良好的英语水平。同德作为一所具有德医背景的高校,要想在德医领域占据一席,其学生也必须具备良好的德语水平,这样才能在医学领域甚或具有德国背景的领域里占有一席之地。从另一方面来说,熟悉一门语言不单是掌握一门技巧,同时也是对这个语言所代表的国家的文明与价值观的认同。同德开设了大量的德文课程,也是希望学生通过对德文的学习,进而了解和热

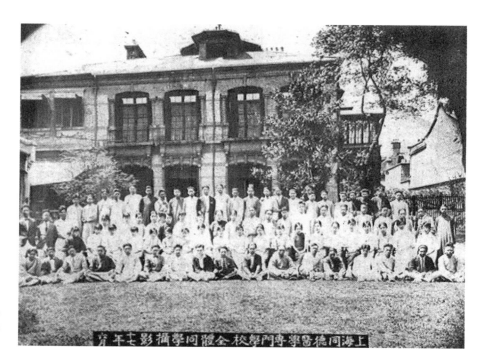

同德医学专门学校全体同学合影（1928 年）

爱德国文化。当然，我们在这里可以很清楚看出一所学校选择的道路与其创办人有着密切的关系，而我们也可以毫不掩饰地说同德之所以选择德语作为其主要外语，也有其创办人的私心。作为同济医科的毕业生，必然掌握了熟练的德文，而同时又是德医学会支持创办的学校，其外语选择只有一种了，那就是德语。

除了语言特征之外，让同德在教学上具有浓厚"德日派"特点的就是师资力量了。以 1936 年同德的师资配备来看，在当时同德的 23 名教授中，有 5 人是同济大学毕业，包括同德当时的院长顾毓琦是同济医科的医学博士，教务长曾立群也是同济大学医学博士，以及内科的李善畯教授，光疗学教授颜祖仁，生物学教授王岗等人都是同济毕业生，就连物理学这样的非医学科目都是由同济土木系毕业的杨崇雅讲授。除了由德国人创办的同济毕业生担任教授之外，同德还有 14 名教授是从德国留学归来的学者，其中有妇科学教授、著名妇科专家、德国弗莱堡大学医学博士金问淇，皮肤花柳科教授、德国海台山大学医学博士尤彭熙，妇产科教授、德国弗莱堡大学医科妇产科专门医院医学博士李元善，化学科教授、德国柏林大学医学博士黄希明等人。当然，除了这些从德国留学归来的博士，同德还聘请了一些从日本留学归来的博士，比如细菌科教授、血清学专家、日本东京国立医科大学卒业生程慕颐，医学史教授、日本东京帝国大学医科卒业生谢筼寿等人。纵观此时同德的师资，一共有19名教授是同济毕业或者从德国留学归来，加上从日本卒业的两名教授，我们可以很清楚看出同德教授中有21人是具有"德日派"背景的学者。一个人所接受的知识必然会和其所受的教学环境密切相关。如此多地拥有德日背景的教授也必定会给同德带来一个具有浓厚德日文化氛围的教学环境与教学模式。根据教育学理论，教师会在其课堂教学中根据其自身的价值观念，对教学过程中诸多元素具有自己的选择与偏好性。教学风格差异体现了教学过程中教师的个体差异，教师的个性化特征体现于教师对各种教学元素的选择与组合方式上。[①] 因此，这些从德日归来的学者必会在教学中根据自己的价值观与自身的偏好，对学生灌输具有德日风格的教学模式与方法，当然这些学生也会随之潜移默化，而默认自己所学知识与德日文化之间的关系，从而认同德日的医学文化。

2. 循序渐进与重视实践的课程设置特点

同德的办学宗旨是"以研究精深医学，养成高尚人格，造就专门人才为国家社会人群服务为宗旨"[②]，围绕办学宗旨，同德规定了学科设置和学习年限。同德在专门学校时期的学制为五年制，前两年是预科，预科读完之后通过升学考试方可升入正科继续深造。正科为三年，三年之后须通过学年考试和毕业考试才能正常毕业，若有一科不及格则必须以肄业结束。同德升格为医学院之后，学制改为六年，前三年为预科，后三年为正科，学生毕业之后授予医学学士学位。与国内其他众多高校不同的是，同德在早期实行的是三学期制，即每学年有一次期中考试，一般在开学的两个月后，次年即大概在1月20日左右有一次学期考试，一般在期中考试的两个月后，最后到学年结束还有一次学年考试，一般是放暑假之前。同德三学期制的实施可以让学生充分地调整学习时间，缩短学时、减少课堂教学压力，使学生有更多的自我学习、自我思考和自我发展的空间。

在精心设计的学制之下，同德又对课程设置进行了详细的安排。纵观同德的课程设置，我们可以明显地发现其课程设置具有循序渐进、由浅入深的特征。

当时同德的所有课程被分为先修科、基本科、临床科三个部分。先修科主要是讲授基础知识，课程有物理、生物、化学、进化、德文、拉丁文、国文、数学、医学史等；基本科主要是讲授医学的基本理论知识，课程有法医、精神病、皮肤花柳科、病理、外科、内科、小儿科、妇科、药物科、医学史、细菌科、卫生、解剖、生理、组织等；临床科则是侧重于实践，有精神病、皮肤花柳科、外科、内科、小儿科、耳鼻喉科众多课程。

[①] 刘和平：《教学风格辨析》，《沈阳师范学院学报》，1994年第二期。
[②] 《私立同德医学院章程》(1941年)，上海档案馆馆藏，档案Q249-1-11-90，第1页。

　　同德在预科时候的课程设置有解剖学、组织学、生理学、进化学、物理学、化学、动物学、植物学、德文、拉丁文、理化实验、解剖实习、局部解剖实习、系统解剖实习、组织实习、生理实习、医化学实习、国文众多科目。同德的课程主要分为两类,一类是基础课程如国文、拉丁文、德文、化学等;另一类课程属于医学的基础理论,有解剖、动植物、进化学等。从课程表来看,同德的课时安排十分重视基础知识的讲授,在第一和第二学期,课时最多的是语言类课程,包括德文、国文和拉丁文。精通语言是进行专业学习的基础。同德在学生入学之际就安排大量的语言课程,主要是希望学生能够熟练掌握国文与外国语言,从而为以后阅读专业书籍与外文书籍打下坚实基础。当然,在第一学期除了语言课程之外,还有物理、化学、生理和动植物等一些与专业课密切相关的基础课程。通过这些基础课程的学习,学生可以在接触专业课程之前打下比较扎实的知识基础,从而为以后的学习提前做好知识储备。

　　当然,对一名医科学生来说,除了要掌握好书本上的理论知识外,还要有能力将这些知识转化为实践能力。另外,从教学上来说,通过书本抽象地向学生灌输这些知识十分不利于学生的记忆,而如果将抽象的知识与具体的实验结合起来,则是会起到事半功倍的效果。基于这些考虑,同德的每门课程除了有课堂讲授之外,还有众多的实验课程。同德的理论课与实验课的比例根据课程不同也不一样。比如组织学实验课课时是理论课课时的两倍,而解剖课的实验课课时只有理论课时的一半。

　　在通过学期考试之后,学生可以升入正科继续学习。正科的学习科目比起预科来更加专业,难度也有所增加。对一名学生来说,如果说预科是检验你有没有资格进行医学事业的话,那么正科则是正式获得这个资格的开始。同德正科的学习科目有病理学、细菌学、卫生学、血清学、内科、外科、产科、妇科、小儿科、眼科、耳鼻喉科、皮肤花柳科、法医学、精神病学、德文等。同德正科课程表如下。

同德医学院正科课程表[①]

科目	学年	第三学年			第四学年			第五学年		
	学期	第一学期	第二学期	第三学期	第一学期	第二学期	第三学期	第一学期	第二学期	第三学期
德文		六	六	六	三	三	三			
病理	理论	六	六	六	三	三	三	一	一	一
	实习	四	四	四	无定			无定		

---

① 《同德医学专门学校章程》(1921年)上海档案馆馆藏,Q249－1－5－26,第10页。

（续表）

科目	学年　学期	第三学年			第四学年			第五学年		
		第一学期	第二学期	第三学期	第一学期	第二学期	第三学期	第一学期	第二学期	第三学期
微生物学	理论	四	四	四	二	二	二	一	一	一
	实习	三	二	三	三	三	三	二	二	二
	血清学							一	二	
	免疫学									
卫生学	理论	一	一	一	三	三	三	一		
	实习								一	
药物	理论及实习	三	一				一			
	处方及调剂						一	一	无定	
内科	理论	四	四	四	五	五	五	五	五	四
	实习				三	三	三	四	六	六
	临床	无定								
外科	理论	三	三	三	五	五	五	五	三	三
	实习	一		一	三	三	三	四	四	四
	临床	无定								
小儿科	理论及临床实习	一	一	二	二	二	三	三	二	二
皮肤花柳科					二	二	三	三	三	三
眼科								二	二	三
耳鼻科									二	二
妇产科		一	一	一	三	三	三	三	三	四
医学史		一	一	一						
法医学								一	一	一
合计		四零	三九	四零	四二	四二	四二	三九	四一	四九

　　从表中我们看出此时同德的课程安排依然延续了预科时候的特点，即课时安排由易到难且重视实践课程的开设。

　　在语言课程上，同德在预科阶段安排有国文、德文和拉丁文三门，到了正科阶段还剩德文一科，并且一直到正科二年级结束。这在当时的医科学校中是十分罕见的。大多数学校在当时只在预科阶段安排外语课程,而同德却将德文课一直延续下来,并且依然保证了大量的课时数。当然同德校方并不是不了解当时其他学校的课程设置,在相比之下,同德仍然坚持讲授外语课程自然是有其考虑的。由于同德在办学上有浓厚的德医背景,校方当然希望学生在毕业之后能够掌握熟练的德文,用来和德国人从事学术上的交流或业务上的来往。

从此时的专业课程设置上来看,专业方向已经初现雏形,有内科、外科、小儿科、眼科、耳鼻科、妇产科、皮肤花柳科等七科,差不多囊括了现代医学的专业分类。从课时上来看,内科和外科的课时数最多,其他皮肤花柳、产妇与小儿科的课程数量次之,像法医学与医学史等课程最少。如此轻重分明、重点突出的课程设置也是同德课程设置的一个特点。

当然,如果仔细观察此时的临床与实习课程,我们也可以发现重视临床实践课程依然是此时课程设置的一个特点。比如病理学、微生物、内科、外科等课程均安排了一定量的临床与实习课程。通过这些实践课程,很好地锻炼了学生的实际操作能力与观察能力,而这些能力又是学生以后走上医学领域必备的技能。所以说通过重视临床与实习课程开设,学校有效地锻炼了学生的实践能力,为提升学校教学质量与学生专业水平奠定了比较坚实的基础。

(二)同德医学院时期的教学特色

1. 从重视课程数量到重视教学质量的转变

同德在早期安排的课时数相当的多,平均每周 40 个小时,按照当时每周 6 天的上课时间来算,每天有接近 7 个小时的课时。同德声明其办学宗旨是"研究精深医学,养成高尚人格,造就专门人才为国家社会人群服务"。如此多的课时量虽然有利于学生研究精深医学,造就专门人才,但是反过来却将学生大部分时间封闭于学校之内,丧失了学习的全面性与开放性,不利于学生的全面发展。另外,从医科专门学校到医学院身份的变迁也促使同德重新考虑其培养学生的意义。早期,作为一所医学专门学校,同德提出以培养专门人才为己任;在升格为医学院之外,身份的变化促使校方改变学校的办学方式,大量的课堂教学是否有利于学生的培养,学校的唯一目的是否只是培养专门型人才? 这些考虑促使校方在培养模式上不得不进行转变,减少课堂授课时间,给予学生更多的时间来全面发展。

为了改变这种弊端,同德首先在课时量上做了删改。早在 1928 年,同德还未升格为医学院之前,校方就发现了这种弊端,对课时量做了一些删改。当时同德课程分配如下:一年级每周授课 34 小时,每周实验一小时,教授的课程有解剖、组织、生理、物理、生物、化学、德文等;二年级每周授课 32 小时,实验 3 小时,教授的课程有解剖、组织、生理、进化、物理、生物、化学、德文等。三年级每周授课 29 小时,实验 9 小时,教授的课程有病理学、细菌学、卫生学、药物学、内科、外科、妇产科、耳鼻喉科、医学史。四年级每周授课 31 小时,实验 13 小时，教授的课程有病理学、内科、外科、小儿科、皮肤花柳科、眼科、妇产科、法医学、精神病学。五年级每周的授课时数为 31 小时，实验 13 小时，其所授课程与四年级相同。

经过改革后的同德课时安排如下：改革前同德各年级平均每周课时分别为 41、42、40、42、43，而改革后的平均课时则为 35、35、38、44、44。从本次同德的课程改革来看，此时同德的课程设置已逐渐完善和成熟，课程设置充分考虑到了学生正是青春时期的生理和心理特点，符合学生对知识的认知程度和习惯，同时也兼顾到了学生对知识接受的习性，通过科学的课时安排使学生更容易接受这些知识。

同德在 1935 年升格为医学院之后，学制从五年制变为六年制，预科时间增加一年，变为 3 年。伴随学校的升格和学制的变化，同德的课时也有较大变化。我们从 1936 年同德的课程表中可以看出此时同德学年每周的课时数大概为 31、32、34、34、32、31、32、35、35、34。与早期的同德课程设置相比，此时课程最显著的特点的是课时数有大量的减少。在早期的课程安排中，每周都有近 40 课时理论课和实习课，而在此时特别是在一、二年级的时候，课时数大为压缩，基本在 31 课时左右。这样做大大减少了学生的课业压力，使学生有充裕的时间从事其他活动。同德改革之后的课时数随着年级的增加而不断递加，学校这样做也充分考虑到了学生的学习特性和学习习惯。刚入学的学生还处在适应阶段，让他们立刻接受如此强度的学习，避免不了使他们有所不适应或者感到反感。同德的课程改革充分的注意到了这一点，摒弃了之前各个年级课时数都大致相同且课时繁多的缺点。在低年级特别是在预科的时候，安排较少的课时，使学生有较多的时间来适应学校的学习环境和从事个人兴趣的培养。

2. 从"德日派"到打破"门户"之见

如果说由于创办者的原因，同德早期的教学模式属于"德日派"，那么随着同德的发展与国际国内形势的变化，早期办学遗留下来的影响慢慢消失殆尽，取而代之的是学校跟随社会潮流的变化，逐渐改变办学方针，转而打破门户之见，各取所长。

当时在老上海，人们习惯把西医分为"德日派""英美派"与"法比派"。如圣约翰大学就属于"英美派"，上海医学院虽然是国立，但是其教授和教材来自欧美，也可以归并到"英美派"里面。同济和同德与德国有众多渊源，且其教材与教师大部分是来自德国（日本医学教材都来自德国，因此羁附于德国）。当时"英美派"的主要医师有牛惠生、牛惠霖、任庭桂、乐文照等；"德日派"则是有江逢治、顾毓琦、庞京周等人。当时在上海，"英美派"与"德日派"水火不容，两派各有侧重。由于"英美派"在各大医院，如仁济、广慈、宏仁等都占有一席之地，所以"德日派"医生不得不选择自立门户，开设诊所。当然，这种医学界的派系之争肯定不利于学术交流与发展,所以必须打破这种门户之争。

同德医学院的这种转变还是源于时局的变换。1937 年"八·一三"事变中,同德校舍大部分被毁坏,被迫挤在同孚路附属医院继续上课。1937 年 11 月,国民党军队西撤,同济大学与上海医学院奉命内迁,而两校的部分教授与师生因为交通问题被迫留沪。在这种情况下,重庆教育部命令这两所学校的医科学生到同德医学院借读,继续完成学业。除了这两个学校的学生,同德还接受了东南医学院部分学生就读。在这种情况下,同德力邀当时留沪的"英美派"与"法派"教授乐文照、高日枚、李亮、粟宗华、邹仲、钱慕韩、苏祖斐、富文寿等人到同德兼课。抗战结束之后,由于抗战时期各校医生到同德兼课的影响,依然有圣约翰大学医学院、震旦大学医学院等学校的教授到同德任课,而此时的院长顾毓琦也力主打破门派之别,和谐共处,互相学习。在这种情况下,各派为了共赴国难,抛弃了门派之别,而同德也在医学领域打破了门户之见,融百家之长。

从同德的课程设置也可以略窥同德彼时办学模式发生的变化。在医学专门学校时期,同德的主要外语课程是德语与拉丁文,而到了 1936 年同德外语课程已经变为英文和德文并重,在课时量上德文为每周 6 个课时,而英文每周只有 1 个课时。1945 年之后,同德取消德文必修课,变为选修课,而将英文作为必修课,每周 6 个课时。这种课时数量的变化明显受到了时局的影响。在同德取消德文代之以英文课程的同时,也是德国在二战失败和英美国家实力增加与对中国影响力日益增大的时候。这也显示了同德在课程设置上受到时局影响的特点。

当然从同德前后两期的课程变化来看,还有以下特点。首先,在科目数量上有大量的增加,在专门学校时期,同德共有 24 门课程,这些课程侧重于理论,而且从现代的观点来看,当时所设课程的实用性的不强,像卫生学、药物学、显微镜学和生理问答等这些课程主要是侧重于理论分析,并且像生理问答这样的科目单独开一门课程,未免有些占用课时。

同德升格为医学院之后,对一些落后的和实践性较差的课程做了删改,把拉丁文、卫生学、显微镜学等课程删掉,增加了公民、胚胎学、热带病学、矫形外科学、战时救护学等富有时代特色的课程。通过这些新兴课程的开设,同德课程内容更加丰富,所涉及的学科范围也更加广阔。

其次,这个时候同德课程分类更加的细致与专业。专门学校时期的专业课程主要有内科、外科、小儿科、皮肤花柳科、妇产科、耳鼻喉科等,这些课程从严格意义上来说不能完全囊括当时医学学科的分类。而到了医学院时期,学校新增了热带病学、眼科学、战时救护学等学科,并且将原来作为一门课程的妇产科分为妇科学和产科学两门课程来讲授。当然此时增加战时救护学的主要原因是顺应社会的需求。因为当时上海处在抗日战线的前沿,特别是在"八·一三"事变中,上海的军民奋起抗敌。在民族危亡时刻,作为一所医科学校义不容辞地承担起救治伤员的重任。

第三,适当分配基础理论与应用性课程的比例。在专科学校时期,同德的基础理论课程主要有语言类和专业类两大类。语言类有国文、德文和拉丁文,专业类主要有化学、物理、医化学、动植物、生理、卫生等科目。从数量上来看,此时的基础课程总共有 15 门,而同德在 5 年内的所有也不过才 24 门。可见在 5 年时间内,学生大部分的学习科目是基础类课程,而对专业课的学习则比较少。在升格为医学院之后,同德在课程安排上做了很大调整,在加强基础课程讲授的同时,也增加了许多专业课程。此时同德的基础课程有德文、英文、数学、物理学、生物学、普通化学、分析化学、有机化学、生物化学、胚胎学、生理学等,而从专业课来看,也新增了热带病学、眼科学等。此时的基础课程与专业课程比例为 22∶14,比起前期来说比例更加科学。

同德在抗战之后的课程设置还有一个明显的变化是增添了选读科目,除了上述提到的德文,还有伦理学。虽然同德的选修课程只有两门,但是这毕竟是同德的课程制度从必修制向必修制与选修制并存的一个重大转变。通过选课制度的改变,可以进一步拓展学生的知识与技能,发展学生的兴趣和特长,培养学生的个性。

三、同德医学院的管理特点

（一）同德医学院的校务管理特点

1. "三权分立"的校务管理

同德医学院的创始人均毕业于西式学校,所以深受西式教育的影响。在这个背景的影响下,同德医学院的校务管理也秉承了西方的管理方法,从而显得比较民主。

在同德的组织机构里,校董会属于学校最高权力机构,主要负责学校经费筹措、监督以及校长任命等,所以校董会能否正常运行对学校的正常发展有着至关重要的作用。鉴于一些现实因素,特别是校董会成员大部分是由社会各界名流组成,所以校董会不可能经常开会,只在每年的二月和八月由主席校董召集举行全体大会各一次,但是作为学校的最高权力机构,在"本校有特别事件发生时,经校长之请求,得由主席校董或常务校董之连署,临时召集全体校董会解决之"①。当然,每次开会必须要遵循一定的民主程序,即要以执行校董到会五分之二为法定人数,如果有校董缺席,可以请另一名校董为代表。但是如果执行校董缺额

---

① 《私立上海同德医学院校董会章程》,上海档案馆馆藏,档案 Q249-1-4-48,第 77 页。

或者因故辞职的话,则必须新推校董补充,以保证校董会人数的完整。新的执行校董由校长或校董提出,并交由校董会聘请。

在每年长达 10 个月的教学时间里,校董会通常只召开大会两次。这样开会的频率显然满足不了校董会的正常管理与运作。因此,为了处理在校董会闭会期间的一切事务,校董会又设立了常务校董,负责处理校董会的日常事宜。早期的校董会有常务校董二人,"主持会内一切事务,并依据议决事项随时与校长商榷进行,另聘职员二人,佐理文书会计交际等事宜"①。而后期的校董会则设有主席校董一人,常务校董三人,另推秘书一人,负责办理本会事宜。可以说在校董会中,主席校董和常务校董拥有最多的权力,除了在短暂的全体大会期间,他们负责了校董会的日常运行和所有事务。所以一方面校董会对于常务校董的产生一直采取谨慎的态度,本着宁缺毋滥的原则,严格控制常务校董的产生;另一方面对主席校董和常务校董任期进行严格的限制。校董会章程规定主席校董和常务校董任期是 3 年,到期可以连任。

同德早期校董会的职权相当宽泛,这样宽泛的职权一定程度上反映了在早期同德的机构不是十分健全,需要通过校董会来弥补。当然,随着学校发展,学校的各项制度建设日趋完善,这种现象也得到了改善。在同德发展的早期,校董会起到了相当重要的作用,特别是在校长选任风波中,同德校董会坚持以和解为主,避免分裂双方的矛盾扩大,为同德统一做出了重要贡献。但是此时的校董会制度还不是十分完善,职能范围也比较模糊,主要有"一,决议本校之进行计划;二,决议本校之预算决算;三,决议校长之进退"②。在这些职能中,第一项的说明就比较笼统,也可以把后两项内容归并到第一项内容之中,所以在具体执行中避免不了有职权没有落实到实处之嫌。在后期,主要是在同德重新合并之后,校董会进行了一系列重大的改革,改革之后的校董会职权更加清晰与易于操作,有效地提高了管理效率与管理效力。后期校董会的主要职权有:

一、学校经费之筹划

二、学校预算及决算之审核

三、学校财务之保管

四、学校财务之监察

五、选任院长而委以学校行政之全责③

① 《私立上海同德医学院校董会章程》,上海档案馆馆藏,档案 Q249-1-4-48,第 77 页。
② 《私立上海同德医学院校董会章程》,上海档案馆馆藏,档案 Q249-1-4-48,第 77 页。
③ 《私立同德医学院章程》(1941 年),上海档案馆馆藏,档案 Q249-1-11-90,第 7 页。

可见改革之后的校董会主要职能是着眼于财政上，主要是经费的筹划、审核、保管以及监察等，职能逐渐与现代校董会职能接轨，走向了现代化与正规化。此时校董会将主要职能集中于财政方面，凸显了校董会对学校发展的支持作用。

为了更有效地行使经济监察权，校董会特意成立了经济审查委员会来监察学校经费使用状况。委员会由校董会公推三人，校长为天然委员，其余由事务长、校委员会以及在具有中国国籍的教员中各公推一人。审查委员会于每月的第三星期的周六召开例会一次，推选主席一人。在召开例会前，会计部应将上个月的收支款项列一详细表单送于审查委员会审查。在开会时，会计应列席会议，以备审查委员会有疑问时咨询。在审查委员会审查之后，必须在将收支款数在全校公布，以方便师生监督。

校委员会主要负责承办校董会的意旨并执行校董会的决议案。从这个职能上来说，校委员会可以说是校董会的执行机构。与校董会着重于财政事宜不同，校委员会着重于讨论行政与兴革事宜，并在决议后通知校董会来抉择实施。此外学校的重要职员也要由校委员会讨论后交由董事会来决定。可以说在日常的行政事务上，校委员会拥有更大的权力，也负责了最具体的事务。然而这个职权还要在校董会的指导下进行，并受校董会的监督。

由于校委员会委员在日常事务上具有很大的责任，所以学校严格控制委员的产生并对其进行严格的监督。一般来说，校委员会委员的任期为四学期，每学期改选其中的四分之一，其中若有连选连任者将交由董事会核定。改选后的缺额将由新委员补选。同德要求新委员入会必须有"旧委员会二人介绍并由到会委员四分之三决定，交董事会核定"。[①] 另外，校委员会的一个重要职权就是选举校长。虽然校董会的职权之一是选任校长，但是在具体执行上，则是由校委员会先选举出三位校长候选人，再由董事会在这三人中选择一人担任校长。因为选举校长是比较重大的事情，所以校委员会特别重视，要求必须全体委员的四分之三以上到会才算合法。这也体现了校委员会重视程序上的合法性，从而为学校的其他机构树立了一个良好的榜样。

由于校委员会负责学校具体事务，所以其各项规章制度均十分严格。在行使具体职权时，委员会十分重视公平、公正这一原则和权力使用的有效性。校委员会在开会时要求委员必须在开会前五日将议案交于会中，并在开常会时于三日前将议案印交委员先行讨论。这样可以保证委员有充分的时间阅读提案，从而做出科学的决策。在例会制度上，由于校委员

---

① 《同德医学院拟委员会组织大纲》，上海档案馆馆藏，档案 Q249-1-3-1。

会比校董会承担了更多的学校事务,所以开常委会次数也比较多。校委员会每年于学期前后开常委会四次,如果有特殊需要,可以由委员三人以上要求校长召集委员召开临时会议,但是必须有三分之二以上到会为法定人数。这比校董会每年开会两次以及召开临时会议要求有五分之二以上到会为法定人数严格了许多。

校长主要负责处理学校的日常事务。同德在创建以后就很重视校长职权的稳定性与独立性。同德的首任校长江逢治也是同德创始人之一,充分保证了校长在学校处理校务中的权威性。在初期,这样的权威帮助同德取得了快速发展。但是在 1924 年的"校长风波"中,这样集中权力的做法却导致了同德几乎分裂的惨剧。江逢治的一些做法遭到了许多教职员的反对,但他却罔顾教员们的呼声,依旧我行我素,导致双方最终分裂,并由江逢治另组崇德医学专门学校,与同德对立。经过这次风波之后,同德校方充分认识到了对校长权力进行制约的重要性。首先,在校长的产生上,需要经过校委员会选举,然后经过校董会的同意。校方希望通过这样的程序选拔出合适的人选。其次,校长在执行校务时,必须在校董会和校委员会的监督下进行,特别是校委员会负责讨论全校的行政事宜,对校长的权力进行有效的监督和制约。这样不仅可以保证校长权力运行的透明,也可以限制校长权力欲的膨胀,避免个人专权现象产生。事实上,在行政事务上,校长之上不仅有校委员会负责监督和讨论学校一些事宜,下面还设有训育处、总务处、教务处等机构负责具体事宜。但是这并不是将校长的权力架空,而是通过行之有效的方法监督校长的权力。

由此,同德由校董会负责财务,校委员会负责行政,校长与校务会议负责教务管理,三个机构彼此相互呼应,形成了"三位一体"的管理体系。同时,三个管理机构各司其职,各有侧重,从而保证学校能够正常运转。同样,在三个机构的关系上,校董会是学校最高权力机构,其他两机构须以其马首是瞻,重大决策都由校董会做出,校委员会则是主要负责执行校董会的决议,而校长与校务会议则是负责更详细的内容,服从校委员会和校董会的管辖,三者彼此呼应,形成了一个有机的管理体系。

2. 注重校务管理制度化

同德创办人都受过高等教育,受西方民主思想的影响比较浓厚,并且同德的大部分创办人都是从同济毕业,深受同济办学模式的影响,所以十分重视学校管理的制度化。

同德设立了一系列的委员会,包括有校董事会、校委员会、校务会议、教授会议、学生会议等。在进入这些会议的成员中,每个人都享有自己平等的发言权和表决权,每个人都是平等的个体。与此同时,同德还制定了详细的管理制度,学校的每个机构均在制度化的约束下运行。

以同德校董会为例,同德详细地规定了校董会的职能。在专门学校和医学院的两个时期,同德校董会的职能有诸多不同。在专门学校时期,同德规定校董会由 7 人组成,并要求校董会由"甲,声望卓著提倡新医学者;乙,以经济或学术经验赞助者"[1]组成。但是随着时间的推移与学校规模的不断扩大,校董会在组织架构上和组成成员上有了明显的变化,这也反映了校董会职能的转变。在医学院时期同德校董会规定由"甲,声望卓著提倡新医学者;乙,以经济学术或教育经验赞助本校者;丙,捐款本校有相当成绩者;丁,曾尽相当义务于本校者"。[2] 从校董会组成人员的要求中可以看出,同德扩大了校董会成员的来源,特别是增加了"捐款本校有相当成绩者"这一条,可以明显看出同德校董会对资助本校者的重视,也反映了同德作为一所私立学校的特征。在这样的人员组成格局中,必然会导致校董会人员增加。但是同德校董会的组成成员在两个时期并无本质的不同。

学校还从制度上详细规定了校董会的职权以及开会日期等内容。学校通过这些制度化的规定,使校董会的运行有章可循。

同德十分注重制度建设,并制定了众多的规章制度,通过这些制度化的规定,使学校管理形成了一套行之有效的管理系统。通过这些管理系统,学校形成了以规章制度管理校务的良好习惯,这也使得同德校务管理走上了制度化的轨道。从同德的档案来看,入学与考试制度、入学志愿书与保证书、图书馆、学生社团活动、教室及自修规则、学生出版物、奖励与惩罚、实习与毕业、学费奖学金、休假与请假、学生宿舍等都有详细的制度规定。

同德制定这些制度的最终目的是培养学生的自制力,帮助学生磨砺品质,养成完美人格。同德的制度规定涉及了学校生活的每个方面,大体上可以分为学习和生活两大部分。其中生活方面的制度涉及尊重公共空间、清洁卫生、遵纪守法、尊重他人等方面。如此多的制度化规定一方面有助于让学生养成遵守制度的好习惯,另一方面也有利于学生们的身心健康。在生活方面,学校尽量营造一个安静和谐的生活环境,给学生提供一个健康的私人空间并让他们成为具有公共意识及遵守公共品德的人,这样不仅在学习上塑造了他们,也在生活上塑造他们,从而使他们成为合格的医学毕业生。

同德学生住宿采取的是集体宿舍形式,这样不仅可以促进学生之间的关系相处,也可以让他们学会在公共空间内尊重别人。例如同德规定学生"除例假外,每日上午七时至晚间九

---

① 《私立上海同德医学院校董会章程》,上海档案馆馆藏,档案 Q249 - 1 - 4 - 48,第 76 页。
② 《私立上海同德医学院校董会章程》,上海档案馆馆藏,档案 Q249 - 1 - 4 - 48,第 77 页。

时不得在宿舍内吹唱喧哗,妨碍公共秩序"①,寄宿生会客均在会客室,晚间七时以后不准会客,寄宿生外出经训导处(即训育处)准许方可离舍或在外寄宿。为了保证公共空间的安全,同德还规定在室内不得有以下举动:"一、赌博饮酒或其他不规则行为,二、熄灯后私燃蜡烛或油灯,三、烹饪或用膳,四、使用电熨斗或电炉电风扇,五、藏匿危险或违禁物"②等。在会客规则上,同德规定学生会客不准妨碍教授授课时间,学生会客时间至多不得超过 20 分钟,每日下午七时后除有特别事故经训导处批准外不准会客,会客室内须保持肃静不得喧哗等。用餐时不得高声谈笑并不得有拍案或敲碗等举动。校方通过这些制度化的规定,试图培养学生尊重他人、遵守公共秩序的良好习惯。

在学习上,校方也制定了极为严格和详细的制度。校方期望可以通过这些制度的约束,养成学生良好的学习习惯并形成浓厚的学习氛围,从而形成一个积极向上的学习环境。

教室是学习的主要场所,同德将学生在教室中的座位编定号数,学生在上课时应按照编订好的号数入座,如果违规将作旷课论。在此规定下,每个学生都有固定的位置,每次上课,学生都会自觉地按照号数入座。在这样的规定下,每个学生都有自己个人的空间,而在空间中,每个人都要为自己的行为负责。因此同德规定"教室内课桌椅墙壁上不准任意涂抹"③,同德通过这样的形式,教会学生如何管理与维护属于自己的空间,从而培养他们的公共意识与遵守制度的意识。这样的规定无疑一举两得。可以说,在每个教室中,学生不仅是自己空间的主人,也是整个教室的主人。因为每个人都有义务维护教室的安静与整洁,所以同德规定学生在"教室中应保持整洁严肃;在授课时间内不得自由出入,违作旷课论;上课时各生制服应常保持清洁,违作缺席论;教室中禁止吸烟及随地吐痰"④等规定。从中可以看出同德不放过每个教育的机会,尽量把对学生的教育用制度化的规定嵌入日常行为中,使他们不知不觉地就接受各种制度化的教育,通过潜移默化来提高学生的修养。

同德规定学生除了白天上课之外,晚上还有规定的自修时间。学生的自修时间是"除星期日外规定每日晚七时到九时"⑤,地点在宿舍内。学生在自修期间必须遵守宿舍规则和学校的规定,不得唱和高声笑谈等,更不得借故随便出入宿舍。学校希望通过自修来增强学生的自律与自控能力,并借助这些习惯,进一步增加他们为人的荣誉感与尊严感。

---

① 《私立同德医学院章程》之《管理通则》(1941 年),上海档案馆馆藏,档案 Q249 - 1 - 11 - 1,第 14 页。
② 《私立同德医学院章程》之《管理通则》(1941 年),上海档案馆馆藏,档案 Q249 - 1 - 11 - 1,第 14 页。
③ 《私立同德医学院章程》之《管理通则》(1941 年),上海档案馆馆藏,档案 Q249 - 1 - 11 - 1,第 14 页。
④ 《私立同德医学院章程》之《管理通则》(1941 年),上海档案馆馆藏,档案 Q249 - 1 - 11 - 1,第 14 页。
⑤ 《私立同德医学院章程》之《管理通则》(1941 年),上海档案馆馆藏,档案 Q249 - 1 - 11 - 1,第 16 页。

校方在制定了一系列管理制度的同时也明确了违反这些规定的处罚措施。同德在这方面的规定颇具特色，也比较人性化。对那些违反请假纪律的同学，校方不是简单地对他们进行处罚，而是另辟蹊径，对学生进行量化式的处罚，用校务公告的方式公布于众。通俗地说，就是用"以牙还牙"的方式来处罚学生。比如校方规定如果学生缺席 20 小时以上则减该学科年平均分一分；如果学生未请假、未续假，或者请假未获批准者缺席一小时，按照五小时计算。如果学生逃课，点名未到及未按照编订座位者都按照旷课处理。我们可以看到学校想通过这种实实在在的处罚使学生明白逃课或者无故缺席给自己带来了双重损失。自己不仅在课堂上缺少了一次学习的机会，也使自己的成绩平均分少了一分。这样的方式无疑是告诫那些不遵守纪律的学生，如果这样做，只能使自己的学业成绩越来越差，无法达到毕业的水准；而对那些可能确实因为各种原因无法正常请假的同学来说，这也是一次补过的机会。这些学生可以通过日后更加努力的学习来弥补以前所犯的过错，从而使处罚的影响降到最低。从这里我们可以看出，同德制定这些纪律不是简单地对学生进行处罚，而是希望通过纪律使他们树立良好的习惯。虽然学生一时违反了规定，但是却可以有弥补这个过错的机会。同德正是通过这样的教育方法促使学生不断地进步，从而达到双赢的结果。

同德制定这些管理制度，目的是为了倡导一个文明、健康的校园环境和积极向上的学习氛围。同时，我们可以从这些细化的规则中看出校方通过这些规则也向学生传达了遵守公共秩序、尊重公共空间、尊重他人的行为规范。这些规章制度的制定和实施，使得校方在行使权力过程中有法可依，摆脱了个人化的倾向，为学校的健康发展与树立文明的校园环境提供了制度保证。

3. 精打细算的财务管理

民国时期私立高校的教育经费来源不同于公立大学，公立大学主要是靠政府拨款，而私立大学的经费主要靠办学者筹集，其来源也十分多样化。根据《第一次中国教育年鉴》的统计，直至 1931 年，政府对私立高等学校的补贴只占其总经费的 6％，而与此相对的是公立高校 90％以上的经费都来源于政府补贴。根据一项研究显示，在 1931 年中国私立大学经费来源各项所占比例为"政府拨款、财产收入、捐助款、学费、杂项收入分别为 5.98％、11.68％、49.80％、20.08％和 12.65％"[①]，从中可见捐助款占私立大学经费来源的一半。

对同德医学院来说，其经费来源途径也是相当的稀少。在建校初期，由于学校的名声并

---

① 李承先、韩淑娟：《近现代中国私立大学成功融资的社会背景分析》，《教育与经济》，2008 年第二期。

不是十分响亮,很难得到社会各界的捐助,所以学校的大部分收入均来自学生的学费和中华德医学会的干事费补助。以 1921 年为例,当年的财政支出明显显示出入不敷出的局面,当年的支出为 14 400 元,而收入仅为 8 900 元,赤字 5 500 元,占到支出的 40% 左右。随着学校规模的不断扩大,学校所需经费额度也越来越大,而每年学校的收入刚刚可以应付如此庞大的支出,有些年份还是处于透支状态。为了应付这种局面,校方绞尽脑汁、想尽办法,一方面开源节流,一方面争取社会资金的捐助。当时同德主要从下面几个方面来筹集经费:①利用中华德医学会和同德创办人的社会关系向各个银行借贷,但是由于当时同德实属初创,所以向各个银行借款十分艰难。②中华德医学会和同德教职工的个人资助。同德创立之后,由于经费困难,严重影响到学校的发展,作为同德创办人的江逢治、张近枢、沈云扉等人都对同德慷慨解囊,施以捐助。③成立校董会,利用各种社会关系募集经费。同德在创办之初就成立校董会,便于向社会各界募捐。同德校董会最初由当时的社会名流许沅、钱新之、陈光甫、吴荫培等人组成,其中陈光甫创立了上海商业储蓄银行,钱新之在当时则是上海银行公会会长,同德吸引这些金融界的名流进入校董会,无疑为同德以后的筹款提供了方便。当时上海医药界的著名人物黄楚九也担任同德董事,并且为同德捐出了一块地皮用以修建校舍。

除了想尽各种办法募集经费之外,同德还尽量开源节流,确立精打细算、量入为出的经费管理原则。在经费使用上,同德努力降低行政经费的比重,将大量经费用于学校师资和教学管理上。下面我们可以通过同德具有代表性三年的收支状况表来分析一下当时同德经费的具体使用情况。

同德医学专门学校收支表(1921 年)[①]

项目(支出)	金额(银)	备注
教员薪金	552	分三级教授,每级每周平均 40 小时,每月共 480 小时,每小时 3 元,折半发共需要 1 444 元,唯正科教授功课 12 小时给薪,其余都属义务,故以预科两级教员的薪金加正科一部分的薪金,共 552 元
学监主任一员薪金	120	学监教授需要常年驻校,并担任整顿风纪、征收学费各事,原定薪水 240 元,亦折半给
舍监二人	60	

① 《私立同德医学专门学校预算表》(1921 年),上海档案馆藏,Q249 - 1 - 5 - 14,第 1 页。

（续表）

项目（支出）	金额（银）	备注
书记一员	15	
庶务一员	15	
校役七人	42	
伙食	30	
房金	220	现有宿舍三所
电灯	25	
自来水	8	
电话	8	
巡捕捐	20	
零用	35	零用是指日常杂用，讲堂开支，如笔墨薄纸粉笔颜色之类
特别支	50	除实习室现消耗外，每届招生广告费以及常年邮电修理各费
总计	1 200	
项目（收入）	金额（银）	备注
学费	5 400	以 90 人计算，每人每年 60 元
宿费	1 500	以 75 人计算，每人每年 20 元
干事费补助费	2 000	由干事会捐助或筹募
总计	8 900	

注：支出以月计算，年总支出为 14 400 元；收入则以年计算。

同德医学专门学校收支表（1928 年）[①]

岁入			岁出								
学费收入	其他收入	总计	教员俸给	职员俸给	校役工食	图书购置	仪器购置	标本购置	消耗费	其他支出	总计
12 000	20 600	32 600	7 000	3 194	1 336	500	2 000	1 000	1 440	16 130	32 600

---

① 《私立同德医学专门学校立案表之二》(1928 年)，上海档案馆馆藏，Q249 - 1 - 5 - 46。

同德医学院收支表（1936年）[①]

岁入总数	学生缴费							租息	捐助款	杂项收入	其他	国省库款		
	合计	学费	杂费									合计	国库	省库
			小计	实验费	图书费	其他								
188 400	44 000	28 000	16 000	2 000	2 000	12 000		8 400	66 000	40 000	30 000			
岁出总数	俸给费				设备费						办公费	特别费	附属机关费	其他
	合计	教员薪金	职员薪金	工饷	合计	建筑修缮	卫生设备	图书	仪器设备	校具杂项				
188 400	65 780	45 780	18 000	2 000	35 300	12 000	5 400	2 500	13 800	1 600	13 000	7 600	60 000	6 720

从表中，我们可以发现同德的经费使用有以下特点。

（1）降低行政费用，将经费支出重心放到教学、学生和学校日常维护上。

从表中，我们可以清楚地看到创立初期，同德医学院经费的使用和收入状况。同德在经费紧张的情况下，将主要经费用于教员薪金的支付，学校校舍水电费、房金以及学生伙食、仪器和书籍购买等支出，而尽量削减行政和其他不必要的支出。在1921年，同德每月用于教学和学校日常维护的支出占到当月总支出的79%，而当年用于办公的费用除了支付一些行政人员的费用之外，竟然为零。这足可见同德在创始之初在经费使用上的捉襟见肘，也可见同德的艰辛。到了1928年，其经费支出在具体条目上用于教学支出也占到总支出的37%左右，这还不包括其他支出项目中用于教学等支出的项目。与此形成对比的是，当时用于支付行政人员的薪金仅占到支出总额的13.8%。到了1936年，同德的支出总额中，教学支出占到除了附属机关费之外支出总额的63%，也正是当年，在同德支出项目中，才真正多了专门的一项用于办公费用的支出。这足可见在其他年份，同德的办公费用大部分是其他项目费用节省下来的，或者挤占其他项目的费用。一直到同德建校接近20年之后，同德才真正将办公费用独立一项，作为一项单独的支出。从中可见同德用于行政上费用之少是难以想象的。而也正是这样的做法，才使得同德能够在如此艰苦的环境下坚持办学，不断将办学规模扩大，使学校在当时上海高校如林的情况下，在众多学校中占有一席之地。可见这和创办者的"艰苦奋斗，舍我为校"的精神是分不开的。

[①]《全国各专科以上学校概况报告表（三）》（1936年），上海档案馆馆藏，Q249-1-18-109。

（2）重视教员薪金，发扬义务教学精神。

在同德每年的支出项目中，教员薪金都占到了很大一部分比例。以 1921 年为例，当年的教学薪金占到当年薪金支出的 68.6%，到了 1928 年，教员薪金占到薪金支出的 60.7%，而到了 1936 年，教员薪金更是大幅上升，占当年薪金总额的 69.6%。从这 3 年的数据来看，教员薪金始终占到同德每年薪金支出额的 60% 以上。这很明显地反映了同德尊师重教，将有限的资金用于吸引优秀师资和提高学校教学水平上。

当然这些都是我们从表面上看到的同德教员的薪水水平。如果我们仔细深入发掘下去，可以很惊讶地发现，即使同德的教员薪金占到每年薪金的大部分，这竟是在大部分教员不支薪或者只领半薪的情况下实现的。据作者的一项统计，在 1921 年同德有记录的 23 名教员中，只有 11 名教员领取一半的薪水，而其他教员全部是义务授课。在 1928 年，同德有记录的 27 名教员中，有 16 人不支薪，占全体教员的 60%。正是这些教员能够发扬"大公无私，义务奉献"的精神，才使得同德能够在早期缺少经费、缺少师资的情况下不断发展，在沪上医学高校中的影响力也不断扩大。

（3）不断完善基础建设与扩大建设经费来源。

高校的基础建设是支撑学校继续发展的物质基础，也是提升高校教学水平的重要手段。所以，用于基础建设的经费是高校经费的重要组成部分。同德在创办初期可以说是白手起家，一穷二白，连校舍都是通过租用的途径获取的。面对经费短缺的困难，学校不可能在短期内集中完成如此大规模的基础设施建设，只能以渐进式的方式，边发展边建设。

我们从同德早期的经费使用情况来看，在 1921 年时候，由于同德的校舍是租用来的屋子，所以此时同德尚无经费用于基础建设，而到了 1928 年，同德经费中出现了图书购置、标本购置、仪器购置等用于教学设施建设的项目，到了 1936 年更比以前增加了校具设备、建筑修缮等费用。如果学校一次性就完成各项设施建设，肯定会大大挤占其他项目支出，所以同德才遵循渐进性的建设方针来完善学校的基础设施建设。

同德基本设施建筑情况

名称	建筑年份	经费来源	地址
附属医院	1919	学校筹款	青岛路
化学实验室	1919	学校筹款	麦根路 19 号
细菌实验室	1920	学校筹款	麦根路 19 号

（续表）

名称	建筑年份	经费来源	地址
病理实验室	1920	学校筹款	麦根路 19 号
解剖室	1920	学校筹款	麦根路 19 号
教室	1926	黄楚九、庞京周等人垫款	同孚路 19 号
图书室	1927	学校筹款	同孚路 19 号
新校舍	1935	新校舍建筑委员会筹款	翔殷路(包括有礼堂、运动场、会议室等)
新校舍	1941	国家拨款、学校筹款	本部在同孚路 67 弄,分部在爱文义路

　　从表中可见同德基础设施建设时间跨度很长,像实验室、图书室、礼堂、运动场、会议室等场馆均非在建校初期一应俱全,而是随着学校发展逐步建设而成。当然这些建设款大部分来自学校自筹款,来自其他机构及国家拨款的甚少。正是由于缺少经费的原因,同德才将基础设施建设分解到各个年代,这样有利于分散学校经费压力,有效地降低了学校的财务负担,也有利于学校将款项投入到学校发展的其他方面。也正是这样的措施才促进了同德经费的均匀使用,使学校的设施日趋完善。

　　同德在坚持渐进式建设学校基础设施的同时,也不断努力扩大学校经费来源的多样化。在同德创建初期,我们可以看出其大部分收入源自学生缴纳的学费与宿费,以及部分干事补助费。到了 1928 年,同德其他收入超过学费收入成为最大的收入项,但是此段时期的收入来源十分单一。到了 1936 年,我们可以清楚地发现学费收入只占当年总收入的 23%,远远低于前两期的 78% 与 36.8%。而此时在同德收入的项目中,租息、捐助款和杂项收入占据了最大的比例。从以上的变化中,我们可以明显看出随着学校发展,学校收入从最初的学生学费、宿费发展到社会捐助与学校自身产业收入等。在这过程中,学校努力拓展收入来源,终于取得了明显的效果。

　　从同德的发展历程来看,阻碍同德发展的主要因素就是经济原因。同德在经费如此短缺的情况下,坚持精打细算的原则,争取将每一分经费都用在刀刃上,用在教学最需要的地方。这足以反映学校发展的艰辛,也折射出学校管理人员的管理智慧。

　　（二）严谨的教学管理

　　1. 宽进严出的教学制度

　　（1）灵活的入学制度。依托于学校严格的教学制度与管理模式,同德医学院实行的是以美国式为主的宽进严出的教学模式。这种教学模式降低了入学门槛,使得更多的人能够进入大学学习,在学习过程中,学校可以通过各种形式的考察,对学生优胜劣汰;而这同时也给学生一次选择的机会,可以让学生通过自身的努力来改变自己的命运。

　　同德在宽进严出模式下的入学制度比较灵活,有考试、试读、转学、插班等多种形式。同德校方认为考查学生学业水平不是通过一次入学考试就能完成的,所以校方希望通过灵活多变的入学方式来吸引更多的人才就读同德。但是,这并不是以牺牲学生的入学质量为代价的。相反,同德十分重视入学学生的质量,认为入学学生质量好坏与毕业生质量以及学校的名誉密切相关。同德规定凡是投考一年级的学生必须在"公立或已立案之私立高级中学或同等程度学校毕业经会考及格者"①,具备这些条件的学生需参加同德的入学考试,考试一共有7门科目,分别为党义、国文、外国文、物理、数学、化学、生物和一项体格检查。通过这些考试的学生才可以正式升入同德。对于那些在考试中有一科或者两科不及格的学生,同德规定可以先以试读生身份在同德学习。试读学生试读期限为2年,在此期间学生如果在会考补试中考试及格,就可以转为正式生,但是期满两学年还没有转为正式生,则必须退学。当然,试读生考试与正式生还是有所不同,从及格分数上来看,试读生是以70分为及格标准的。这一规定显示了同德校方虽然放宽了学生的入学规定,但是并没有牺牲学生质量,而是在此基础上加以严格要求。

　　对于插班生,同德规定其在报考时必须满足"在国内公立或已立案大学医科或独立医学院学习一年以上"②,同时在报名时插班生除需提供高中毕业证明、提交高中毕业证书外,还必须将以前所受医学教育等情况和以前学校的修业证明书与转学证书向学校报备,以便学校查验。对于转学生,同德要求其要通过一系列的入学考试,根据考试成绩进行编级。考试的科目与新生考试相似,分别是党义、国文、外国文、物理、数学、化学、生物。但是为了保证教学质量,同德的四、五、六年级不接受转学生。因为作为四、五、六年级生,他们已经在别的学校接受过一些系统教育,这时候转过来,毕竟无法保证原学校和同德的教学模式相同,从而影响到学生的学习情况和毕业生的质量。

　　(2) 特点突出的考试及毕业制度。同德入学制度虽然相对比较宽松,但是相比起来其入学后的升学制度与毕业制度却是十分严格。由于同德采用的是学级制,所以在课程上并无选修课和必修课之分,全部是必修课。在考试制度上,同德厉行积分制,每次考试均计积分,以考查学生所有考试成绩之总和如何。同学们平时学习十分认真,除了学习书本知识之外,每学期还会举办一些医学演讲、医学研讨会等各种活动以活跃学习气氛。同时,为了增

---

① 《私立同德医学院章程》之《学生通则》(1941年),上海档案馆馆藏,档案 Q249 - 1 - 11 - 1,第2页。
② 《私立同德医学院章程》之《学生通则》(1941年),上海档案馆馆藏,档案 Q249 - 1 - 11 - 1,第2页。

进教学效果,同德校方还经常组织各种学生参观团,去各个医学场所进行参观学习,以各种丰富多彩且易被学生接受的教学形式来开展教学活动。

同德的考试制度具体如下。

(1)明确试验制度与分数标准。在专科学校时期,同德规定每学年都有一次年终试验。对此次年终试验,同德规定极其严格,如果学生第一次年终考试不及格则以留级处理,若第二次考试不及格,则要以退学处理。由此可见同德的规定十分严厉,毫无商量的余地。这对那些企图来混学历的学生不啻为一种警告,从而也杜绝了那些碌碌无为的学生企图轻松毕业的想法。

到了医学院时期,同德安排的试验包括临时试验、学期试验、学年试验以及前后期毕业试验等。每次试验又分为口试、笔试及实地试验等。其中实地试验主要是指"就仪器标本模型病人及尸体试验之"。[①] 同德规定"临时试验(口试或笔试)由各科教授目定之;学期试验于每学期终就本学期所授学科全部试验之;学年试验于每学期中了就本学年所授之学科试验之;前期试验于第三学年完全中了时举行之,后期试验由第五学年中了后举行之"[②]。当然,同德在各个时期对学生成绩的评定标准也有所不同,在专门学校时期,同德规定80分以上为甲等,70分以上为乙等,60分以上为丙等,60分以下为丁等。其中丙等以上为及格,丁等为不及格。到了医学院时期,同德规定"学业成绩以60分为及格,60分以上为中等,75分以上为优等,90分以上为最优等"[③]。

另外,同德还将考试成绩与平时出勤联系起来,鼓励学生认真对待平时的学习。在专门学校时期,同德规定如果学生缺席时间超过授课时间的三分之一以上,则不得参与学年试验,而同德又规定不参与学年实验者不得晋级。这也就明确告诉学生,如果平时缺勤超过三分之一,无论如何也不可能升级,这也是告诫学生要重视平时学习,对考试不能突击了事。在医学院时期,同德规定如果该学生"各科缺席时数苟逾六倍于各该科每星期授课之钟点数"[④],则该学生试验成绩做零分处理。当然,同德此时规定学生成绩以每年的总平均分为准,学生如若想升级,必须各个科目的总平均分及格方可。

(2)重视临床实习和实践性教学。对于一所医科学校的学生来说,仅仅有书本知识是不够的,还需要有足够的临床实习经验及仪器操作经验,这样才能适应医院及病人的需要,

---

① 《私立同德医学院章程》之《学生通则》(1941年),上海档案馆馆藏,档案 Q249-1-11-1,第6页。
② 《私立同德医学院章程》之《学生通则》(1941年),上海档案馆馆藏,档案 Q249-1-11-1,第7页。
③ 《私立同德医学院章程》之《学生通则》(1941年),上海档案馆馆藏,档案 Q249-1-11-1,第7页。
④ 《私立同德医学院章程》之《学生通则》(1941年),上海档案馆馆藏,档案 Q249-1-11-1,第7页。

而不至于纸上谈兵，无法将知识化为能力。同德医学院在这方面做得比较成功，即使在正常的学习中，同德也安排了大量实习及实验，以满足学生动手操作的需求。同德早在建校伊始就设有解剖、化学、病理、化学等实验室，各种实验仪器设备也比较齐全，所以学生的试验开展得也比较成功。这在平时的考试试验中就可以看出来。当然，对一所医学院来说，临床见习也是教学中的一个重要环节。一方面学生通过几年的课堂教学之后，有必要亲自实践，才能将学到的知识转化为能力；另一方面通过临床见习，可以使学生在毕业前就学习到丰富的实践经验，从而为以后的工作打下基础。因此，同德医学院的学生在整个学生生涯中都贯穿了各种实习。一到四年级分小组见习，五年级每天上午实习，六年级全日在医院见习。一年级有化学实验在本校的化学实验室；生物实验在本校生物实验室；物理实验在市立科学馆。二年级有生物实习，依然在本校的生物实验室；组织实验在本院的组织实验室；分析化学实习在本校的化学实验室。三年级有人体解剖实验、生物化学实验、药理实验、细菌实验、寄生虫实验和病理实验，都在本校的实验室进行。从四年级以后，学生就开始正式在工作岗位上进行见习。实习的内容有内科见习、物理诊断见习、外科见习和外科动物实验，这些都在同德医院及其实验室进行。五年级则开始见习，主要在市立第四医院、市立第二医院、仁济医院、南洋医院和儿童医院等分组见习。

(3) 严格的毕业制度与毕业论文写作。同德医学院规定所有学生第六学年需要临床见习一年才有资格获得毕业证书，见习的医院为同德医学院附属医院。这些学生可以在见习期得到医院医生以及护士的悉心指导，从而可以使自己在踏上医生生涯之前获得一次有益的指导。不过同德对于学生可以去其他医院见习也欣然接受，毕竟这样可以学到不同的知识，接受与同德不一样的学习氛围。如果去别的医院见习，需要通过学院的同意，在见习期满一年后，由该院出具书面证明文件及其实习成绩，这样方可有效。可见对学生去其他医院见习，同德并没有降低对他们的要求，而学生在内科的见习时间不得少于 3 个月，从而保证学生在见习期间学到的知识不至于偏颇。如若学生在见习期间遇有特殊事故请假以致见习期短于 10 个月的话，则必须重新见习。在这里我们看到了同德在管理中人性化的一面，一方面管理者在制定规则的时候，充分考虑到了各种突发情况，从而在规则上给学生以各种方便，不至于无章可循而生不快；另外即使有特殊情况也必须要保证学有所知，不能因为特殊情况而至没有收获。

学生见习期满后，即可进入毕业论文写作阶段。凡是"修业五年，课程经毕业考试及格，并于驻院见习一年期满时，经各科主任教授认为成绩及格者"[①]方可写作毕业论文。同德的

---

① 《私立同德医学院章程》之《管理通则》(1941 年)，上海档案馆馆藏档案 Q249 - 1 - 11 - 1，第 10 页。

毕业论文写作比较有特色。学生不得自拟毕业论文题目,而是先由教授提交论文若干论文题目交给教务处,再由教务处召集学生抽取论文题目。不过如果学生对抽取的论文题目有不合意之处,可以向教务处申请重新抽取题目,但是不得以此为由要求自拟或者两人以上共用一个题目。学校这样做虽然限制了学生的自由发挥,但是也避免了学生自己拟定题目而带来的题目过大或者不适宜写作等缺点。学生完成毕业论文后,需要将论文交给论文委员会审核,该委员会审核通过后,再将论文提交院务委员会审核。在经过两次严格审核之后,学生论文方可被认为合格,才有可能被授予学士学位。此时,各科主任教授必须再次审核该生的学业成绩,如果全部及格,才能毕业,方可被授予医学士学位。可见学校对毕业这道关口把得很严。先后经过三次审核,才有可能拿到学位。同德之所以在毕业这道关口上严把,首先是因为学生能否毕业关系到该生在学校付出的辛苦能否有收获,而如果学校轻易地把学位授予不合格的人,这样不仅对学生,也会对学校造成了不良的影响。一方面用人单位认为从该校毕业的学生即代表了学校的水平,如果学生水平不高而可以获得学位,也可以证明该校的校风不严、学风不踏实;另一方面,这也是对学生的负责,如果不合格学生能够照常毕业,走向工作岗位,将会影响这个医生的医疗水平,从而对患者造成伤害,所以这对患者、家属和医院来说也是一种不负责任。

2. 职业化教育为主,通识教育为辅

作为高等医学教育的学府,同德深知其"培养人才为社会服务"的宗旨。然而,同时高等医学教育又具有社会性、实践性与专业性等特点,决定了其很难像其他综合大学那样开展非职业化的教育。同时也受到社会条件与自身条件的制约,同德医学院不可能像国立大学那样,拥有充足的办学资源研究高深学问,钻研学术,而是本着立足于社会需求,培养社会需要的人才。

从同德医学院的发展历程来看,其发展十分坎坷,虽然学校规模不断扩大,但是其教学设施一直无法满足学术研究的需求。第一,从同德医学院的师资来看,其大部分教员是来自同济大学以及沪上部分医院的医生,其兼任的特点使他们不可能在同德开展学术研究,大部分外聘教员也只是在同德尽心尽力地教学,无法正常开展学术研究。第二,同德的经费不足也决定了其学校定位。受到经费不足的限制,学校经费主要用于学校的维持与发展。我们从前述内容看到,同德每年的经费收支几乎都处于平衡状态,无法像公立高校那样获得国家的资助,有充裕的资金进行学术研究。在这种情况下,同德只有将有限的经费投入到教学中去,校董会也只有在教学经费有充分保障的情况下才能考虑进行学术研究。纵观当时的私立大学,均秉持着这样的原则。以当时私立大学的翘楚南开大学为例,张伯苓曾经强调大学要为社会发展服务，并且进一步提出南开大学要实行"土货化"的办学方针，强调教育必须与中国的实际相结合。而复旦大学也在这种原则下强调以"为社会服务"为原则，要求学校的学科设置致力于解决社会的实际问题，而不是经院式的理论研究。

医生是一个专业性很强的职业，需要有熟练的职业技能，所以同德的教学大部分是围绕职业化进行的。医学研究的是人类的生命过程及其与外界环境之间的规律，人类的健康与疾病除了受到自身发展的影响外，在相当程度上还受到诸多社会因素的影响，所以它也具有很强的社会性。同时，医学也是一门实践性很强的应用科学。医务工作者要想更好地防治人的疾病，提高医疗质量，必须进行大量的临床实践，同时，医生在治疗的过程也是进行具体实践的过程。在这种情况下，学校首先从课程设置着手，培养学生的职业技能。在课程设置中，学校十分注重学生实践能力的培养，通过大量的试验课程以及临床实习课程来培养学生这方面的能力。从同德的课程表来看，学校在预科阶段就开设了大量的实践性课程用于培养学生的专业精神，到同德医学院的后期课程设置，其大部分的课程均开设了实验课，而且课时数与理论课不相上下。同德也正是希望通过这样的方式培养学生的临床运用能力、分析和解决问题的能力以及医务工作者的综合技能。从同德后期的课程表来看，当时的试验课程有生物学、普通化学、分析化学、物理学、组织学、解剖学、细菌学、内科学、诊断学等。可以说这些学校正是通过开设大量的实践性课程，使学生对某一门科目的学习精而准，来培养学生的职业技能，提高学生的职业化水平。

我们从同德医学院学生的毕业去向也可以看出同德培养学生的特点。以1928年统计的同德毕业生的去向来看，在被统计的21名毕业生中，有17人选择了医生作为自己的职业，选择继续深造、出国留学的只有4人。根据同德医学院的一项统计，同德历届毕业生中大概有"十分之一赴国外求学，35%服务国家，十分之三任职医院，25%自行开业，其中历年中途辍学者10%"。从这些数据中，我们也不难看出同德在培养学生过程中的教学偏向，即以培养专业的医生为主。

当然学校在训练学生职业化水平的同时也注重通才教育。同德在建校伊始就注重学生的通才教育，并且较早地设立了国文，拉丁文、德文以及物理化学等相关科目，并且这些科目占有同德很大的一部分课时数。像德文课，就是同德在预科阶段课时数最多的课程，而拉丁文、国文的课时数也非常多，并且贯穿了预科时期的整个课程。另外学校还十分重视学生的身体素质，并且较早地聘请了拳术老师，单独开设了拳术课程。这些都是学校重视通才教育的体现。

根据教育部于1929年颁布的《大学规程》规定，独立学院必须把党义、国文、军事训练和外语作为共同必修科。在这种思想的指导下,同德根据教育部的规定,专门聘请了庐山军官训练团的毕业生担任军事教官,同时还在课程中增设了英文为必修课,另外还增加了数学、伦理学等课程,用于扩展学生视野,增加学生的知识面。

3. 严格规范学生活动

同德医学院的学生深受西方思想影响,洋味十足。因此学校十分提倡学生进行课外活动,并且提倡学生以独立、自主的方式来开展这些活动,充分发挥学生自己作为大学生的组织优势和学术优势。当然,这些活动并不是在无序的状态下进行的,而是需要一定的规范来约束。同德医学院制定了一系列的学生活动制度,用来约束学生的行为,不至于使学生活动处于无序的状态。

学校规定学生组织社团必须以研究学术和联络同乡为限,学生如欲组织社团,须经训导处许可并要上报社团的名称、宗旨、登记人姓名、组织纲要、工作范围等。学生社团经过训导处批准后,需要将社团的章程报备训导处审核,同时还要将"一、经费来源及其预算:(一)会员会费;(二)会员临时费;(三)向外募捐;(四)其他。二、有无发行刊物。三、职员姓名。四、会员姓名。五、常会期间"①等报训导处备案。在规章的约束下,各个社团如有"对外参与团体或其他行动情事,须先报告训导处,经许可后始得进行"②,当然训导处对社团的指导与控制还不仅局限于这些,在同德的规章下,社团的一举一动必须告知学校知晓,以防某些学生以社团的名义做一些在当时看来非法的勾当。当然,同德这样的规定在一定程度上也限制了社团的自由发展。社团规章还规定,社团如需要向校内外募捐,还必须将募捐的用途、募捐的详细开支等报经训导处核销。学生社团在每学期结束时将本学期社团所有活动内容、经费详细开支等报训导处备案。如果社团违反这些规定,学校将对社团予以严厉处罚,重则禁止社团开会或者取缔该社团。社团在集会时,还必须将本次集会的名称、目的、地点、时间、到会人数和讨论事件等报由学校备案。

在学校社团规则的指导下,为了"联络感情,互相研究,本合作精神共谋全体同学之利益并提倡医学革命"③,同德医学专门学校于 1929 年成立了学生会,当时定名为上海特别市同德医学专门学校学生会。学生会规定凡是本校学生都可以入会,并秉承市民训会规定的组织法成立学生机构。学生会以学生全体大会为最高机关,全体大会下辖执行委员会和监察委员会。监察委员会共 5 人,每年级一人,执行委员会在全体大会闭幕期间为最高机关并且

① 《私立同德医学院章程》之《管理通则》(1941 年),上海档案馆馆藏,档案 Q249 - 1 - 11 - 1,第 18 页。

② 《私立同德医学院章程》之《管理通则》(1941 年),上海档案馆馆藏,档案 Q249 - 1 - 11 - 1,第 18 页。

③ 《同德年刊》,上海档案馆馆藏,档案 Q249 - 1 - 279,第 210 页。

负责执行本会的一切决议案。执委会由执行委员与候补委员组成，如果执行委员在开会时有缺席的话，则由候补委员替补。执行委员会又下辖5个机构，分别为总务部、组织部、宣传部、训练部和卫生部。其中，总务部负责总理各部的一切事物。总务部由5人组成，分别为常务一人，负责处理日常事务及召集开会并为该会主席；秘书一人，专理本会往来文件和记录；财务股一人，专理本会一切收支事宜；交际股两人专理本会内外一切交际事宜并为学校教务会议出席代表。组织部有成员一人，专门负责本会组织及设计事宜；卫生部有成员两人，并下辖有救护队，负责校内一切卫生及管理救护队事宜；训练部有成员一人，专理本会训练与实施事宜；宣传部有成员两人，负责本会宣传及出版事宜。各个部门事务在处理过程中必须得到执委会的通过，才可以实行。监察委员由各班级选举一人，与大会执行委员同时产生但不得与执行委员兼职。监察委员负责监察各部的执行事务，有弹劾权，但是没有表决权。

每位会员在入会时收取一元的入会费，之后则是每半年缴纳半元的会费。每届学生会在学期开始之时选举与改选，任期为一年，可以连选连任，但是不得连任原职三年。在选举之后，全体大会每半年举行一次，如有特别事情可以召集临时大会，而委员会则是每两个星期召开一次大会。如果有委员渎职可以由5人以上向执委会提交议案罢免或者执委会会议决议交监察委员会或全体大会处理等。同时，为了规范学生会的选举制度，避免在选举过程中出现不规范行为，学生会执委会特别制定了同德学生会选举规则。规则规定凡是经过组织部登记并缴纳会费的同学都有选举权和被选举权，每位选民在选举过程中必须尊重选举规则与爱护选票。为了严肃选举纪律，增加学生们的选举意识，规则规定，选票每人一张，不得更换；选票由本会制定者为有效；选票不得涂改或污损，否则视为废纸；选票字迹不能认识作废等。在选举过程中选票必须是双记名式，但是投票人的签名不得为外国字，否则无效。每票可以不分年级地选择5人，但是每班的监察委员必须由该级同学当选且于被选举人的名字下面注明某年级监察等字。

为了促进学生会和学生之间的交流，倾听全体学生的意见，同德学生会还设立建议箱。建议箱主要收纳以下意见："①对于本校校务上之批评与建议；②对于本会会务上之批评与建议；③对于同学间不法行为之检举；④对于医药新闻及其心得之报告；⑤对于同学之请求与申诉和质疑；⑥其他(惟建议书不得专做攻讦谩骂之文字以诚意批评与建议为原则)"。[①]意见书的形式不一，但是为了防止不法投诉以及方便学生会的询问，建议书必须签名盖章，学生会则对建议人严格保密。建议书在每逢执委会会前一日，由学生会组织部整理就绪后

---

① 《同德年刊》，上海档案馆馆藏，档案 Q249-1-279，第 210 页。

提交总务部并执委会讨论。执委会在讨论结束之后,认为可以执行的,必须将结果告知建议人,并且给予适当的奖励。

从同德学生会的制度来看,已经相当具有现代选举制度的雏形,并且在操作过程中具有相当的透明度与可操作性。学生会作为为学生服务的机构,必须遵循民主的原则。同德学生会不管是在选举上,还是在监督上,都充分体现了这些原则。

同德的主要学生组织除了学生会之外,还有同学会。同学会于 1936 年 12 月 23 日下午 7 时在上海公共租界同孚路 1 号成立,并同时举行了成立大会。在成立大会上,会员主要讨论了同学会会章,另外大会还讨论了学生提出议案,以及选举了执委会委员和监委会委员等。

新成立的同学会定名为"同德医学院同学会",以"联络同学感情,发挥互助精神,研究医药学术为宗旨"①。仔细研究学生会与同学会的宗旨似乎并没有太大的不同,但是从性质上来说,学生会是在校学生组成的组织,而同学会则是面向那些在同德医学院(前身为同德医学专门学校)毕业或者肄业的学生。如果仔细观察学生会和同学会在组织上的架构,我们可以发现二者并无太大的不同。从同学会的组织来看,也由会员大会、执委会和监委会组成,每年的会期、缴纳相应的会费以及大会组成和表决方法都与学生会有诸多相同。但是同学会的会员可以享有选举、罢免、创制、复决以及其他公共应享有之权利。如果从会员享有的权利来看,则可以看出其明显受到孙中山的"五权"思想影响,具有明显的时代烙印。

四、"西医东渐"背景下的私立同德医学院

(一)办学特点

1. 参加爱国运动,扩大社会影响

同德医学院是在近代中国错综复杂的社会环境下诞生的,必然会和近代中国社会发生各种各样的关系。同时,同德所在的上海是近代中国一个典型的缩影。外国人、买办、军阀、租界、华界等林林总总构成了上海这个多元的社会。在这个社会中,必然会伴随着侵略与反侵略的斗争。在这种环境下,同德医学院的学生受各种社会环境的影响,积极参加各种爱国运动,履行自己的社会职责与"天下兴亡,匹夫有责"的爱国情怀。

同德建校不久后就成立了学生会,积极引导学生参加社会运动。1919 年"五·四"运动爆发,同德学生踊跃参加"五·四"游行,表达自己的爱国热情。1925 年"五卅"运动中,共产党人恽代英曾两次借同德开会发动工人罢工、学生罢课,抗议日本帝国主义的暴行。虽然拥

---

① 《同德医学院同学会章程》,上海档案馆馆藏,档案 Q249－1－157,第 21 页。

有光辉的斗争历史，但是同德一直到 1940 年才拥有真正的中共党员。当时的中共上海地下党学委为了开辟同德的工作，于 1940 年 9 月派遣党员吴涤苍入校，后又派遣党员王希孟入校，1942 年 9 月又派遣党员沙济英与郑惠娥入校，1943 年派遣党员刘文篆和林佳楣入校。这些党员入校后，根据党的"荫蔽精干，长期埋伏，积蓄力量，等待时机"和"勤学，勤业，交朋友"的方针，认真学习，争取学习成绩名列前茅，同时积极培养积极分子，团结同学，为进一步工作打下了坚实的基础。

这些党员入校后，于 1944 年成立了全校性的公开组织同德学生自治会。自治会成立之后即领导同学参加各种社会运动。1946 年抗战胜利后不久，蒋介石发动了全面内战，闻一多、李公朴等爱国人士一再被暗杀，激起了全国人民的愤慨。同德学生在同德学生自治会的领导下，开展了各种形式的斗争，创办《同德之声》杂志，进行义演、义卖、游行等活动，表达对国民党的不满。抗战胜利之后，在地下党的领导下，上海学生界成立了学团联。当时，国民党的三青团也公开成立了上海市学生总会。当时许多学生愿意参加学团联，也有少部分希望参加学总，双方争论很激烈。为了教育这些学生，平息争论，自治会派了两名学生到两个团体实地考察。经过一番争论之后，终于以压倒性的多数通过加入学团联的决议，从而粉碎了三青团笼络自治会的目的。

为了解决当时社会上贫民看病难的问题，同德医学院的学生自发在同德医院内筹办了同德贫民诊所，并募捐了一些资金与药品，免挂号费，自己配药，酌收成本，对个别有困难者还减收或免收医药费。同德贫民诊所开办之后，受到了周边贫民的热烈欢迎，门诊人数甚至超过了校方主办的同德医院。校方害怕贫民诊所影响医院收入，通知诊所另外迁址。面对这种困难，学生不为所惧，托人在新闸路找到了一所房子，并成立一个独立诊所用于贫民的疾病治疗。与此同时，同德医学院的学生纷纷来帮忙，诊疗、配药、打针、换药都由学生担任。在诊所成立一周年之际，学生们邀请了一些毕业校友，以及本市医学院、护校的学生代表来参加庆祝大会，同时也邀请病人代表与社会人士参加，以入场券收入补充诊所资金。在同德学生的共同努力下，同德贫民诊所的影响越来越大，吸引了上海各地的贫民来就诊，取得了良好的社会效果。

医生的天职是救死扶伤，同时作为社会的一分子还要承担起自己的责任。同德医学院的学生作为未来的医生，不仅在学生期间利用自己专业知识服务社会，服务大众，而且还积极地参加反帝反侵略的斗争，勇敢地承担自己的社会责任。这些活动虽然大部分是学生自发组织的，但是这和学校的默许是分不开的。可以说同德作为一所医学院，不仅勇于承担自己的社会责任，同时也发挥自己的专业特长，利用自己的知识为社会服务，实现了"养成高尚人格,造就专门人才,为国家和社会人群服务"①的承诺。

2. 推动医学事业发展

教育的根本任务是服务人类社会,同德医学院在创办之初就决定了要以"为国家社会人群服务"宗旨。在同德办学的30多年历史中,校方一直以这个宗旨为办学方针,大量培养医学人才,促进医学教育事业的发展。当然同德此举并不是如当时一些大学那般滥发文凭,如前面所述,学校对学生毕业有着相当严格的要求。在同德历史上,因为不认真学习而拿不到毕业证书的比比皆是。据统计,在同德办学的34年中,一共培养了1 055个毕业生。与当时沪上其他医学院相比,"圣约翰大学平均每年毕业8.32人;震旦为13.46人,而同德则是33.46人。"②从数据可以明显看出同德医学院在培养毕业生数量上的优势。从数量上来说,同德毕业生的数量远远多于这两所学校,同时与沪上其他医学院相比,也毫不逊色。依托于同德医学院办学特色,这些毕业生大部分分布于医疗行业,有担任军医的,有办学从事医学教育的,有在精神病院担任医生的,也有单独行医或者出国继续深造的。

在同德的毕业生中,大部分都集中在江浙地区行医,这些毕业生在自己的岗位上兢兢业业,以自己的行动来践行母校的期望。在这些毕业生中,比较突出的有陈中伟、林佳楣等人。陈中伟于1948年考入同德医学院,1954年毕业于上海第二医学院医疗系。1963年1月2日,工人王存柏的右前臂被冲床完全切断,急送上海市第六人民医院抢救,在陈中伟等专家的紧急救治下,成功地接活了王存柏的断臂,完成了世界上第一例断肢再植手术,受到了周恩来总理的四次亲切接见。1978年,陈中伟再次救治断指再植成功,1996年他的国家自然科学基金资助项目"手臂残端再造指控制的电子假手研究"通过国家鉴定,为国际首创。在陈中伟的从业生涯中,一共在国际上首创了"断手再植和断指再植"等六项新技术。陈中伟院士于1981年获国务院国家科学大奖,1994年被求是基金和李鹏总理授予杰出科学家奖,在国际上被称为"再植之父"。除了在医学研究上的重大贡献之外,同德医学院的毕业生还在提高人民生活水平上有突出贡献,其中比较杰出的代表有原国家主席李先念的夫人林佳楣女士。林佳楣于1949年毕业于同德医学院,新中国成立之后,林佳楣选择了儿科、儿保工作作为自己的职业,林佳楣女士认为"一个新生命开始后,必须得到母爱和医务人员的保护,才能在以后发育成长为祖国建设服务的有用之才。"③在这种信念的驱使下,林佳楣女士多次下基层调研,并参与制定了保护妇女、儿童健康方面的法规,制定了妇幼机构设置方案

①《私立同德医学院章程》(1941年),上海档案馆馆藏,档案Q249-1-11-90,第1页。
② 同德医学院校友会编:《同德医学院建校80周年纪念文集》,第8页。
③ 同德医学院校友会编:《同德医学院建校80周年纪念文集》,第171页。

等。在计划生育制度下，每家只有一个孩子，群众保护儿童的意识越来越高，为此林佳楣女士特地开展了"少生、优生、优教"宣教工作，较好地开展了中国幼儿早期教育工作。除了这些在大陆的医学领域有杰出贡献的校友，同德校友还遍布港澳台和世界其他国家，这些校友在每个地方都积极参与当地的医疗事业，为这些地方的医疗事业发展做出了杰出贡献，这其中比较突出的是台湾辅英科技学院校长张鹏图。张鹏图于1949年毕业于同德医学院，并于1958年在台湾高雄县创办了辅英妇婴高级护理助产职业学校，后来学校又升格为辅英医事护理专科学校，1997年又正式改制升格为辅英技术学院，跻身于大学行列。在40多年的办学历史中，他勤奋创业、白手起家，把学校从由数间小校舍组成的校园发展为有四个独立学院与四个研究所组成的大学，为台湾地区的教育事业做出了贡献。

纵观同德的这些校友，有的在医学领域有巨大贡献，有的为提高中国医疗水平做出了巨大贡献，也有的兴资办学，育人树人，继续为医学教育事业奉献自己的力量。

当然大学除了进行教学之外，另一个重要任务就是进行研究。虽然同德医学院的实验设施与研究队伍不是十分的齐全，从事医学研究的条件也比较艰苦，但是校方仍然尽可能地提供一切条件，供教师进行医学研究工作。1938年，同德教员李元善编写的《产科病理学》将产科学与病理学结合起来研究，这在当时是比较罕见的。这本书图文并茂地叙述了产科学与病理学之间的关系，探讨了产科学的发展前景。针对当时社会上关于实验诊断的书籍零星不全且缺少图例的缺点，同德医学院联合部分教师及本校校友共同编纂了《实验诊断图解》一书，并于1949年12月正式出版。该书对血学、细菌学血液中的寄生虫都做了明确、清晰的标注。在全书中，共有彩色六寸插图33帧，这些插图一改以往书籍图例不清晰、读者很难辨认的缺点，并且都用外文标注，在装订上也十分精良，因此在当时的同类书籍中绝无仅有，产生了重大影响。

（二）西医东渐情境下的比较研究

民国时期的大学主要分为三类，分别是国立大学、私立大学与教会大学。在民国时期的办学历史上，这三类大学均发挥了重要的作用。然而究其根源，国人兴办的私立学校与国立大学在办学模式和办学理念方面均深受国外的影响。随着国内对外国兴办的大学特别是教会大学研究的不断深入，取得了较大的学术成果。如果从学术渊源来看，外国人在华兴办的大学主要分为"英美派""德日派"和"法比派"，与之相对应的，国人兴办的大学也深受这些派别的影响，在教学上呈现出某些特点。比如当时在沪上比较有名的国立上海医学院主要聘请"英美派"的教授执教，所用教材也大部分是英美系的教材；同济大学被收归国有之后，依然与德国方面保持着密切联系，其教学风格也依然保持着浓厚的德国背景。可见由于历史因素与社会环境的影响，即使是国人自主办学也依然摆脱不了外国的影响。当然，国人所办学校所受外国的影响主要是在教学方面,在其他的行政以及学校管理方面,国人均拥有足够的自主权。

除国立大学之外,国人兴办的私立大学也深受外国人办学影响,同德医学院便是其中一个重要典型。同德医学院为什么会在办学上深受"德日派"的影响,前面已经有论述,在此不再赘述。然而,既然这些大学在办学过程中受到不同派别的影响,必然会在办学上呈现出不同的特点,下面就分别以圣约翰大学医学院、震旦大学医学院为例,叙述这些学校的办学特点。

1. 迥异的办学目的与办学目标

众所周知,圣约翰大学与震旦大学都是教会学校,圣约翰大学是美国圣公会在上海创办的一所大学,而震旦大学则是一所由法国耶稣会士管理的大学。同属教会学校,这两所学校医学院的办学目的却是截然不同。圣约翰大学医学院的开设是圣公会在华医学事业延续的结果。在圣约翰大学成立初期,学校就设立了医学部,并且在办学上十分重视医学部的发展。可以说圣约翰大学医学部的创立是圣公会在华教育事业的拓展,当然这里还含有通过医学传教的意味,但是从创办初始来看,圣约翰大学医学部的创立似乎只包含了简单的教育目的。震旦大学医学部的创立则主要是天主教与基督教事业抗衡的结果,也是法国政府与德国在远东竞争的结果。因为"通常而言,耶稣会学校不设医科。震旦大学的耶稣会士却有意发展医科教育。究其原因,自晚清以来,进入中国的基督教传教士纷纷以医学作为一种重要的间接传教手段,设诊所、建医院并开始培养西医人才。"[①]震旦大学设立医科之后由于规模小、师资少,面临着圣约翰大学医学部和同济医工学堂医科的挑战。当然对法国人来说,引起他们注意的还是德国人创办的同济医工学堂。当时上海虽然不是德国人的势力范围,但德国人创办的同济医工学堂却在沪上众多高校中处于翘楚,这对德国的主要竞争对手法国来说无疑是一个不幸的消息。为了与德国人竞争远东的势力范围,扩大国家影响,在几经曲折之下,法国国民议会终于同意拨款用于扩大震旦医科,增加其教学实力。这两所学校医学部都是在外国教会势力和政府的干预之下成长,并且自身的发展或多或少带有传教和增加该国影响力的考虑。当然,这两所学校医学部的创立都借助了教会或政府雄厚的资本,所以起点比较高,实力比较强。圣约翰大学医学部的建立传教意味比较浓厚,而震旦大学医学部则是政治意味比较浓厚。对这两所学校的医学部来说,其创立既有促进中国医学教育发展,增进中美和中法文化交流的目的,也有扩大创建国在华影响的因素。因此,从这两所学校的创建来看,是各种因素综合的结果,在各自发展过程中也受到这些因素的影响,呈现出不同的特点,其发展过程也颇为曲折。

---

① 王薇佳:《一篇文章和一所学院:上海震旦大学医学院的建立》,《学术月刊》,2004 年 3 月。

　　与这两所学校的医学部创建不同，国人创立的同德医学院很大程度上是为了振兴本土的医学教育，造就专门人才。以创办目的与创办目标来说，同德医学院与上述两所医学院都有很大的差别。同德医学院创立的原因是沈云扆帮助来沪的南通医学院专门学校学生完成学业，同时中华德医学会也有"创立学校，造就后进"的宗旨，所以在两个因素的综合影响下，同德医学院得以创立。从这个因素来看，同德医学院的创建在偶然中带有一定的必然。从当时的背景来看，同德医学院的创建也是民国时期宽松的教育政策所致。在外国诸强纷纷在华设立学校、开展教育事业的时候，国人也为了振兴中华的教育事业而努力着。由于外国人较早在华开办学校，所以国人开办的医学学校也深受外国模式的影响。以同德医学院为例，其创始人是同济医科毕业生，深受德国文化的熏陶。同德医学院的教学与组织模式也是地地道道的西方学校模式，其教学目标与理念也深受国外因素的影响。

　　除此之外，前述两所学校医学部的创立与该国政府有较大的关系，而同德医学院是由具有校友会性质的中华德医学会创办。由于具有政府背景以及依靠强大的教会组织支撑，这两所学校医学部在发展过程中得到了较好的教学资源与设施，在经费上也较为充足。以震旦大学医学院为例，在 20 世纪 30 年代，常务校董才尔孟不惜重金从法国招聘真才实学的教授来华教学，圣约翰大学医学院的教师也有许多是花重金从国外聘请。相比之下，同德医学院则没有这么好的资源，在依托中华德医学会创办时期，其主要师资是同济医科热心教育事业的同仁，到了后期虽然大部分教师均有留学背景，但依然有许多教师是义务教学，不领薪金。这就从侧面反映了同德与这两所学校因创办背景差异而导致的差别。

　　当然，虽然中华德医学会是一个民间组织，其创办学校主要由热心会员资助，且依靠社会捐款，但是同德的这种创办背景也使其远离政府的影响，从而专心办学，这从另一方面也促进了其独立发展。相比之下，其他两所学校的医学部则没有这么好的条件。圣约翰大学曾经因为立案问题、"六三"事件而饱受挫折，使其发展一度停滞，主要原因是其学校的教会背景与当时中国政府的政策格格不入，同时中国的民族主义情绪高涨，包括圣约翰大学在内的中国学生爱国情绪高涨，而校方却罔顾中国学生的情绪，依然推行其教会大学的一套做法，导致中国学生不满。震旦大学也曾经面临这样的危机。在创办之初，由于耶稣会排挤马相伯，导致了震旦大学分裂，更是成立了所谓的"第一震旦"和"第二震旦"，学校实力也大受损伤。后来基于爱国感情，反对教会对大学正常教学阻挠与学生爱国情绪的表达，马相伯毅然创立复旦大学，与震旦相对立。从这些例子可以看出，外国人在华办学很大程度上是从本国的利益角度来考虑，从而忽视中国人的感情，一旦本国利益与中国利益有所冲突，或者校方不愿意介入中国本国事务，学校便不顾中国人的感情，阻挠中国学生表达爱国感情，与中国学生的爱国情绪发生冲突，从而使学校发生分裂。比如圣约翰大学的学生因为义愤，另组光华大学；震旦大学的学生也另组复旦大学与之抗衡。这些都从一定程度上削弱了这些学校的办学力量。可见虽然拥有强大的支持，反过来这些支持力量也是这些学校在中国发展的一种阻碍，从这个意义上来说，这两所学校的支持力量对其而言也是一把双刃剑。

2. 各具特色的教学模式

在列强瓜分中国的时候，教育是其重要的一项内容。在列强的影响下，中国近代的私立大学或多或少受到这些国家的影响。这些国家通过培养留学生和派遣学者来华，对中国的近代高等教育产生了重要影响。这些国家所支持学校的毕业生也必然受到这些国家的影响。同德医学院作为一所国人创办的大学，其在办学上相应地深受德国模式的影响，其中的原因与内容已经有详细叙述。作为深受德国影响的同德医学院可以划分到"德日派"，圣约翰大学是美国圣公会所创办且在美国注册，所以可以划分到"英美派"，而震旦大学是法国耶稣会主办，在教学上与法国有密切关系，所以可以划分到"法比派"。从这里可以明显地看出，这三所学校在各自的领域都具有一定的代表性，且他们在教学上也体现出各自的不同，这些特点主要集中在语言教学与课程设置上。

圣约翰大学医学院由于受到美国圣公会的支持，所以其在教学上很明显地体现出美式教育的特点。在卜舫济担任校长的几十年中，圣约翰大学医学院的课程中，除了国文课使用中文教材外，其余教材均使用英文，且教师也使用英文授课。除此之外，医学院的各项规章、通知等均使用英文，从而使学生受到良好的英语环境的熏陶。从这里可以清晰看出卜舫济重视英文轻视中文的做法，体现了其作为强势国家代表的优越感。

震旦大学在1905年被法国天主教耶稣会接管后，逐渐改为法语教学，并成为一所具有鲜明法国教育特色的高校。从学科设置上来看，震旦大学使用法语教学。当时由于英美国家在中国沿海的影响尤为深刻，英语在这些城市扮演的角色越来越重，并成为这些开放口岸的第一语言。在这种情况下，震旦大学依然坚持使用法语教学，并逐渐增加法语在教学中作用。"震旦自1905起规定，各门课程在第一年以中文教授，第二年务必使学生逐步习惯于听法文课，此两年为预科，第三年开始全部课程用法文教授。"[①]从震旦大学医学院的课程设置来看，在第一、二、三学年，医学院都开设了法文课，课时数也多于中文课与英文课。从每学年的课程设置来看，每周法文课的课时为4个，而中文和英文课时均为2个，到了第二和第三学年，医学院的语言课只保留了法文课，每周2个课时，中文课与英文课则不见踪影。从

---

① 王薇佳：《震旦大学与近代中法教育交流》，高等教育研究，2008年4月。

这些内容来看,震旦大学医学院严格执行了法国医学院的教学特色,把教学与法国以及法语紧密联系起来,明显地体现了法国教育的特征。

　　由于当时英语在社会上的重要作用,有些家长为了学生的将来着想,将孩子从震旦大学转到用英语教学的学校,也有家长将震旦大学作为留法预备学堂,加上当时震旦大学严格的教学制度,导致辍学率很高。在这种情况下,震旦依然坚持以法语作为其教学特色,并认为法语是其支柱点,不能丢。失去了这一特色,震旦就没有存在的价值。正是由于震旦的这种坚持,牢固地树立了其在法语教学与天主教教育机构中的领先地位。从震旦大学医学院的教学情况来看,当时法国国内的众多医学机构如巴黎医学院、巴斯德研究所、斯特拉斯堡医学院等都与震旦大学医学院合作,欢迎震旦医学系的学生前去深造。到 20 世纪三四十年代,有大量的震旦医学系学生毕业后前去法国各医学院留学,继续深造,天主教会在中国办的医院和诊所中,75％～85％是震旦大学医学院的毕业生。从师资上来看,震旦大学医学院的众多老师都是来自法国,据统计,在震旦大学医学院的历史上,一共有 45 名中国籍教员,27 名外籍教员。在外籍教员中,除了几位白俄籍教员外,全部是法籍教员。

　　3. 关注中国医学事业发展

　　作为医学生,积极参加社会活动,以所学的知识奉献社会,是义不容辞的责任。近代中国社会动荡,战争频发,特别是拥有重要战略位置的上海。从北伐战争到"一·二八"事变和"八·一三"事变,这几所医学院校都积极参加了战时救治,以自己的力量拯救伤员。

　　以震旦大学为例,"一·二八"事变之后,震旦大学医学院部分学生激于民族大义,毅然奔赴前线冒死抢救伤员。随着战争的深入,伤员越来越多,震旦大学决定把大礼堂西宿舍临时改建为第二十八伤兵医院。从战争开始到结束,震旦大学共计收容伤兵三百余名,上海市市长吴铁成来震旦大学慰问伤兵时对医学院师生忠诚的服务给予高度的评价。红十字会会长亦称赞说:"第二十八伤兵医院医师诊治热心,设备周到,故伤兵死亡者极少而用费极其经济"。①

　　抗日战争爆发之后,这几所学校更是纷纷组织救护队,投入到战事救助中。处于市区的圣约翰大学医学院与震旦大学医学院的学生也积极参与战时救护。1939 年,圣约翰大学医学院校友会提议要组建一个医疗队,参与抗战救治活动。提议一出,得到了校方和学生的强烈支持,医学院学生纷纷报名要求参加医疗队。学校经过权宜之后,决定由现有的实习医生组织医疗队,奔赴内地进行服务。这个医疗队包括 10 名医生、3 名技师和 26 名护士。在广东和香港沦陷后,滇缅公路成了中国大后方重要的补给线,在战略上具有重要意义,所以医

①《私立震旦大学一览》,上海市档案馆馆藏,Y8‑1‑189‑109,第 93 页。

疗队成立之后,立即前往接近滇缅公路的桂林地区工作,对前线伤员进行治疗。

1937 年"八·一三"事变爆发翌日,震旦医学院毕业同学、在校师生及法医研究所共同筹划建立救护医院,并由中国红十字会上海市救护委员会编为第三救护医院,以本校为院址,由筹备会推选校友孙遒方医师任院长,分总务、收发,医务三科办事。救护医院开始设有床位 200 只,另在广慈医院设床位 50 只。医院的医师由本院的医师和五、六年级学生组成,并由方济各会修女 30 余人,圣心、公济两医院男女数十余人担任护士。随着战事的扩大,医院接治的伤员也越来越多,病床数也由原来的 250 张增加到 370 张。从 1937 年 8 月 14 日到 1938 年 4 月 15 日,救护医院共收治伤兵达 1 424 人。

抗战时期,地处翔殷路校区的同德医学院恰好处在日军轰炸的前沿。在日军猛烈的轰炸之下,同德医学院损失惨重。辛辛苦苦建立起来的校园除了教学楼外,其他建筑在日军的炮火下荡然无存。在这种情况下,同德医学院师生同仇敌忾,在转移上课地点之后,全校师生义无反顾地投入到救死扶伤的事业中去。不仅众多同德的老师参加到救护中来,大部分学生也利用业余时间帮助救治伤员。在"八·一三"事变中,同德医学院的师生同心协力,运用自己的技能和知识为抗战服务。据统计,在"八·一三"事变之后不到一个月中,同德一共收治了 819 名伤兵,181 名伤民,充分体现了医生"救死扶伤、医济众生"的天职,也反映了同德师生"爱国、奉献"的大无畏精神。

中华人民共和国成立之后,华东地区血吸虫病肆虐,对人民健康和社会主义建设造成很大影响。为了消灭血吸虫病,提高人民身体素质,华东卫生部特地在上海召开医学院校参加防治血吸虫病的会议,并动员各医学院校组织血吸虫病防治队,进驻血吸虫病发严重地区进行防治。根据华东卫生部的指示,上海各大专院校均组织了血吸虫病防治大队,下乡进行宣传与防治。在防治过程中,卫生部对每个学校都下达了指定的人数,其中同德医学院 1 000 人,震旦大学医学院 1 000 人,圣约翰大学医学院 1 500 人[1]。

同德医学院的防治活动详情在前面已有叙述,在此不再赘述。圣约翰大学医学院于 1951 年 12 月 9 日派遣了 200 余人的医疗队伍前往松江进行防治。圣约翰大学医学院救治队队共有成员 225 人,包括教师潘孺荪、黄铭新博士、江绍基博士、陈彦裕博士等。血吸虫防治大队到达上海松江县(现上海市松江区)之后,与当地农民们一起生活了 2 个月的时间,并向他们传授了医疗和卫生保健知识。此后防治大队被分为 8 个小组,在地方医疗保健人员的协助下到不同的地区开展工作。这项活动使得圣约翰大学医学院的学生体验到真正的"为人

---

[1] 《治疗血吸虫病》,上海市档案馆馆藏,档案 Q244-1-290。

民服务"的精神。防治大队一共给 2 688 个病人做了检查,并给其中 1 453 人进行了全程治疗。直到圣约翰大学被裁撤后,圣约翰大学医学院的员工还作为主要研究者继续开展此项工作。可见圣约翰大学医学院也与其他学校一样,为新中国的医疗卫生事业做出了应有的贡献。

震旦大学医学院在接到政府的号召之后,立即做了周密部署,并号召医学院三、四、五年级三届同学及部分教师参加工作。1950 年震旦大学医学院救护队由赵善政、王耆煌、梅英石、高玉祥和高国兴五位老师带队,分别前往木渎、陆墓、胥口镇、三乡庙等地区参加血吸虫病的防治工作,经过两年的奋战,救治队共治愈病人 1 000 余人,出色地完成了防治任务。

建国之后,同德校方积极响应党和政府提出的消除血吸虫的号召,派遣 140 名学生与教员参加昆山的消灭血吸虫病活动。同德师生于 1952 年 2 月 6 日到达昆山,并立即召开了医师会议与学生会议,对活动进行了全面部署,将治疗队伍分为大队、中队、乡中心组和村治疗小组。学生与医师下乡之后,即深入农村,对农民进行体格检查,开展预防活动,进行防治血吸虫病的宣传。针对一些干部与农民认为治疗疾病花费甚高且耽误生产的想法,同德师生充分利用村干部的力量,发扬和动员群众了解血吸虫病的危害,说明治疗是为了农民的长远利益,即使一时妨碍生产,将来会对农民的产生莫大的好处。在师生们宣传下,当地农民纷纷表示愿意接受治疗,于是治疗工作于 2 月 25 日正式开始。

同德师生采用多种方法开展治疗。①典型示范法。在治疗开始派遣干部组成工作组,树立榜样,典型示范,推动一般;②病房教育。对患者进行以防治血吸虫病为主的卫生常识教育,通过口头讲解、唱歌、问答等逐步贯彻,使患者对疾病的认识有了很大的提高。③放映幻灯片。治疗组利用幻灯片在农村巡回放映各种幻灯片,配合口头解释,教育百姓。④训练村卫生员。治疗组还在治疗区域重点培训与培养了一大批村卫生员,积极教育了广大人民群众。通过此次活动,治疗小组一共查出血吸虫病人 1 925 人,治愈 748 人,取得了良好的社会效果。

医生无国界。这些医学院的学生们在旧中国动荡的社会中,将自己的命运与旧中国的命运紧密地联系起来,运用自己所学的知识为社会服务,这是他们共同的责任。当然,从另一方面来看,这些学校的大部分学生是中国人,在危急时刻站出来,以自己的专业知识服务社会、服务于抗战也是义不容辞的责任。从这些例子可以看出,虽然这三所学校有诸多的不同,但是它们拥有一个共同点——都是医学院校。他们在医学这个纽带的联系下,积极服务社会,在民国时期的高等教育史上留下了光彩的一笔。

五、私立大学医学教育的时代作用

民国时期的私立高等教育在当时的教育领域扮演着重要的角色。在民国社会时局不稳定的情况下,私立高等教育以其顽强的生命力与独特的生存形式存在并持续发展。虽然民国政府对私立高等教育进行了政策上支持,但是对其投入一直比较少,这也是导致私立高等教育难以壮大的一个重要原因。

私立同德医学院正是当时中国私立高等教育发展的一个缩影。在其34年的办学历史中,学校始终秉持"造就医学专门人才,为社会服务"的宗旨,坚持办学为先,取得了良好的效果。学校在遭受几次遭难、面临分裂的危险下,正是振兴教育的理念使学校支撑了下来。虽然同德医学院的办学质量不及当时沪上的其他著名高校,但是其根据自身发展特点形成的独特办学特色使其也具有独特的魅力。从一开始的缺少资金,仅靠热心教育事业人士注资,学校的大部分职员与教师也是义务工作,到后来的逐渐壮大,成为沪上当时为数不多支撑时间较长、办学质量较高的私立学校。可以说这些都是同德人不屈不挠办学精神的体现,也对现今的办学具有重大的借鉴意义。办学伊始,同德医学院由于各种局限,属于"德日派"的办学特点,但是随着学校发展,学校也逐渐调整办学方针,采取较现实的办学方式,博百家之长。其中特别是在抗日战争期间,同德勇于打破派别界限,容纳各派教授来校授课,填补了作为沦陷区上海的高等医学教育的空白,可以说这也是同德对高等医学教育的一大贡献。虽然中华人民共和国成立之后,同德与其他学校被合并,成为上海第二医学院的一员,但是从与同德一同合并的其他两所医学院校——圣约翰大学医学院与震旦大学医学院的办学质量来看,作为国人创办的私立高等学校,能够与当时沪上办学质量较高的两所学校一同合并,这也从侧面反映了国家与社会对同德办学质量与办学水平的认可。

研究私立同德医学院的发展历程,不仅有助于我们从另一个角度理解民国时期的高等教育状况,也有助于我们了解当时教育方针的利与弊,对现今的民办高等教育也具有借鉴意义。从同德医学院的发展历程来看,正是一批齐心协力、热心于教育事业的学人促使同德医学院不断地发展与壮大,也正是同德人注重办学质量与办学信誉的做法,使同德的名声不断远播,这对学校的壮大也有积极的意义。

作为一所高校,不可能摆脱时局的影响,特别是依靠社会力量来办学的学校,更是深受时局的影响。纵观同德的发展历程,在上海社会环境比较稳定的时期,同德都取得了长足的发展,而在社会环境比较混乱的情况下,学校的发展也比较艰难。虽然如此,当时的私立高等教育学校还是占据了当时高等教育的半壁江山,并且取得了良好的社会效果,而同德医学院也培养了大批的优秀学生,为促进医学发展做出了特殊贡献,这值得现今民办高等教育的各方深入思考。

第一章
应时而生　顺势而为（1952—1959）

第一节　上海第二医学院的诞生

一、院系调整："五二年体制"的确立

中华人民共和国成立后，医务干部十分缺乏。当时，"按全国人口的需要说，只是医师、药师、牙医师、卫生工程师就要 60 万人。加上中初级卫生干部，则共为 300 万人。但全国正式医师不到 2 万人，药剂师不到 5 000 人，护士助产士也只有 2 万多人。这些医务人员绝大部分集中在少数城市。以致农村中做医护工作的主要是巫婆、神汉、走方郎中等。据统计，一年患传染病的达 1 亿余人，死于疫病的达 600 余万，婴孩死亡率为 35％～50％。显然，如果每年患者应找医生以 8 次计，则约近 40 亿次，所以农村患者 80％找不到医生治病，广大人民在疾病和死亡的威胁中。在政治上已获得解放的今天，这种情况不应再让它继续。"①

正是在这样的背景下，新中国必须对医学教育进行改革。因为"如果按老制度老办法训

① 张查理：《医学教育的改革》，上海：中华书局，1951 年版，第 7 页。

练医师等干部,必须一千年以上,才能完成上述数目,是无法耐心等那么长时间的。我们改革医学教育所依据的重大前提,应该是:要从解决实际问题从发,要从适应生产建设与国防建设出发,是为了要解决占中国人口百分之九十以上的劳动人民的健康问题而进行教育。因此必须培养出大量的,而又有相当质量的医务干部来。"①医学教育改革的目标是十分明确的,即为新中国在较短的时间内培养大量的医疗干部,以满足社会的需要。但应该怎样改革,采用哪些政策措施促进改革又快又好地进行。这就需要一个"样板",毫无疑问,在当时的历史条件下,这个"样板"只可能是苏联。

苏联在十月革命后实行医学教育三级制,这一经验同样适用于成立初期的新中国。在初级医学教育方面:招收高小毕业程度的人员,给予3～6个月的基本训练,使之在农村中担任一般的卫生宣传、简单急救和最基本的防疫工作,以建立全国卫生组织的基层工作。在中级医学教育方面,包括护士、助产士、医士和城市卫生及医院里的技术员等,招收初中毕业生,给予1～2年的训练,使其成为医师直接的助手。在高级医学教育方面,培养具有系统理论知识的专科医师及药物人才,毕业以后能独立担任专科治疗工作,公共卫生的指导与设计工作,药物的配剂制造与分析工作。培养这些人的目的不是另设新校,而是在已有的基础上加以改革。② 因此,中国的医学教育政策从一开始就定下了"改革"而非"革命"的基调。因为革命意味着一切推倒重来,而这是与中国对医疗卫生人员的迫切需求相矛盾的。

总体而言,新中国的高等医学教育发展经历了3个时期:1949—1966年,借鉴苏联经验,形成我国高等医学教育的初步体系;1966—1976年,由于"文革"的影响,高等医学教育正常秩序被打乱,形成了较低起点、较低质量的三年制专科教育体制;1976年以后,经过长期的探索和改革,逐步形成了多层次、多专业、多形式的高等医学和药学教育体系。

20世纪50年代初期,我国高等医药院校两大系统并存,一个是全国各地已有的公私立医药学校和教会学校;另一个是在解放区创办的一些医药学校。③ 党和政府以此为基础,对全国医学院校进行了两次调整。

第一次院系调整始于1952年,上海第二医学院就是在这一次院系调整中成立的。当时,全国共有44所医学院校,国立24所,省立7所,私立13所,其中有22所附设在综合大学内。这些学校当时普遍的状况是规模小、招生少、设备差、校舍简陋、师资缺乏,学校的分布

---

① 张查理:《医学教育的改革》,上海:中华书局,1951年版,第8页。
② 张查理:《医学教育的改革》,上海:中华书局,1951年版,第8-9页。
③ 黄永秋　李剑:《新中国成立初期苏联对我国高等医学教育的影响》,《中国高等医学教育》,2007年第9期,第26页。

也极不合理。为了集中力量办好高等医药院校,改变布局不合理状况,1952年7月进行了院系调整,合并了规模较小的学校,把沿海的一些学校有计划地迁往内地缺少医学院校的省区。经过调整,虽然院校数较原先有所减少,但校舍得到了扩建,仪器设备得到了更新,教师队伍得到了充实,从而使院校规模得到了扩大,招生人数迅速增加。1956年又筹建了4所中医学院,到1957年时,全国医学院校总数达37所。这些院校后来都成为新中国医学教育事业的骨干力量。

全国高等医学院校一览表(1950年6月)[①]

地区	名称	性质	学生数	地址
北方地区	北京大学医学院	国立	587	北京
	第一助产学校	国立	146	北京
	山西大学医学院	国立	347	太原
	天津军医大学	国立	1 094	天津
	河北省立医学院	国立	376	天津
	中国医科大学	国立	4 809	沈阳
	长春军医大学	国立	784	长春
	大连大学医学院	国立	236	大连
	哈尔滨医科大学	国立	825	哈尔滨
	协和医学院	私立	146	北京
华东地区	山东大学医学院	国立	138	青岛
	南京大学医学院	国立	347	南京
	浙江大学医学院	国立	141	杭州
	江苏医学院	国立	428	镇江
	华东药学专科学校	国立	224	南京
	山东省立医学院	省立	552	济南
	浙江省立医学院	省立	398	杭州
	福建省立医学院	省立	288	福州
	上海医学院	国立	422	上海

[①] 由该表就可以看出中华人民共和国成立初期的高等医学院校的分布状况:沿海多内地少,东部多西部少的特征(单就城市而言,上海共有7所)。分布的极度不平衡,已充分说明我国1949年之前高等医学教育的落后性。但已有的医学院校也为之后的全盘调整提供了一定的基础。

（续表）

地区	名称	性质	学生数	地址
	同济大学医学院	国立	522	上海
	齐鲁大学医学院	私立	257	济南
	东吴大学理学院药专科	私立	41	苏州
	南通学院医科	私立	203	南通
	圣约翰大学医学院	私立	289	上海
	震旦大学医学院	私立	343	上海
	同德医学院	私立	409	上海
	东南医学院	私立	444	上海
	中法大学药学专修科	私立	106	上海
中南地区	河南大学医学院	国立	273	开封
	中山大学医学院	国立	359	广州
	武汉大学医学院	国立	99	武汉
	湘雅医学院	国立	257	长沙
	华中医学院	国立	617	南昌
	江西省立医学专科学校	省立	335	南昌
	湖北省立医学院	省立	168	武汉
	广西省立医学院	省立	141	桂林
	岭南大学医学院	私立	354	广州
	广东光华医学院	私立	318	广州
西部地区	西北大学医学院	国立	325	西安
	兰州大学医学院	国立	217	兰州
	贵阳大学医学院	国立	102	贵阳
	重庆大学医学院	国立	28	重庆
	云南大学医学院	国立	137	昆明
	华西大学医学院	私立	554	成都
总计	44	2024/7/13	18 651	

资料来源：朱潮、张慰丰：《新中国医学教育史》，北京医科大学、中国协和医科大学联合出版社，1990 年第 7 页。

1952、1957 年院系调整后医药院校

1952 年院系调整后的 30 所院校		1957 年新增院校
北方地区 北京医学院 协和医学院 河北医学院 山西医学院 中国医科大学 哈尔滨医科大学 大连医学院 沈阳医学院 **中南地区** 中南同济医学院 河南医学院 江西医学院 湖北医学院 湖南医学院 华南医学院 广西医学院	**华东地区** 山东医学院 青岛医学院 上海医学院 上海第二医学院 江苏医学院 华东医学院 浙江医学院 福建医学院 安徽医学院 苏北医学院 **西部地区** 西安医学院 兰州医学院 贵阳医学院 云南医学院 四川医学院	北京中医学院 上海中医学院 广州中医学院 成都中医学院 延边医学院 内蒙古医学院 新疆医学院

资料来源：朱潮、张慰丰：《新中国医学教育史》，北京医科大学、中国协和医科大学联合出版社，1990 年第 11 页。

在院系的整体调整之后，必然是教学体制和教育管理体制的细节调整，这主要涉及下列问题。

（1）学制问题。中华人民共和国成立之初，由于广大城乡急需医药人才，当时采取了分科重点制，并增办了两年制专修科。此措施在当时医药卫生人员严重缺乏的背景下，作为应急措施，起到了很大的作用。但由于不加分析地照搬苏联医学教育的分科经验，因此，在处理短期和长期、数量和质量的关系上，没有进行科学论证。但这些做法后来很快得到纠正。1957 年 9 月，卫生部召开高等医学院党员院长座谈会，确定了我国医学教育的学制：医学专业为五年，少数是六年。决定北京医学院、上海第一医学院、中山医学院、四川医学院改为六年制，中国首都医科大学为八年制，其他院校均为五年制，医学专科学校为三年制。

（2）教材编订。中华人民共和国成立初期，我国医药院校大部分采用自编讲义，部分采用外国教材。1954 年参照苏联模式进行教学改革，全面引进苏联教材。但是经过 2～3 年的试用，发现苏联教材分量过多，其中某些内容与我国情况方凿圆枘，而且有的翻译质量不高，使用时产生很多困难。[1]　因此，我国从 1956 年开始着手自编各门教材。1962 年 7 月，卫生部在上海召开生理学、病理解剖学、病理生理学、内科学、外科学、妇产科学等 6 门教材编审委

---

[1] 这种语言困难也成为苏联医学专家来华后，中国学生向他们学习的首要困难。而对这种困难的克服，采用了所谓的"突击班"模式，但效果极不理想。

员会议，对教科书的性质及使用对象、如何编好教科书等问题进行了比较深入的讨论。通过一系列的教材建设，极大地提高了教学质量。

（3）师资培养。中华人民共和国成立后，从中央到地方，政府采取了一系列有力的师资培养措施，如1952年卫生部委托部分高等医药院校举办基础课各门学科的高级师资进修班；培养骨干教师，组织骨干教师到国外进修；或根据教学、科研工作的需要，在国外学习某门新科学技术和短期观摩学习等。[①] 这些措施的实施，使高等医药院校的师资队伍有了很大发展。

（4）临床教学基地的建设。经过1952年与1955年的两次院系调整以及一系列教学改革，我国的医药教育事业获得了明显的发展。但是，医学教育有其特殊性，必须使理论与实践紧密结合，对于医药院校来说，最主要的任务是加强临床教学基地建设。1955年10月，卫生部在北京召开"华北、东北和西北地区高等医学院校长座谈会"，着重对加强教学基地建设和改进医教关系问题进行了讨论，明确了附属医院（包括教学医院）的任务是在"提高医疗质量的基础上保证教学任务的完成"。

通过对全国范围内医药院校的一系列调整，国内的医药院校分布格局和教学体制焕然一新，中国高等医学教育的"五年体制"最终确立。该体制奠定了我国当代医学教育体制的根基，并对我国医学教育事业产生了深远影响。诞生于这一时代背景中的上海第二医学院不可避免地从出生第一天起就印上了深刻的时代烙印。

二、上海第二医学院的建立

（一）建院过程

中华人民共和国成立初期，党中央提出："新中国的文化教育事业要为国家建设服务"，要有步骤、谨慎地对旧中国的教育科学文化事业进行改造。改革旧教育的主要内容就是教师的思想改造和高等学校院系调整。为此，1952年年初，中共中央华东局抽调30名党员干部前往圣约翰大学、震旦大学和同德医学院，与这些单位的党组织一起，开展以"改造思想、改革高等教育"为目的的政治学习运动，为此后进一步推动院系调整奠定了组织和思想基础。

1952年9月，华东军政委员会卫生部根据政务院关于高等学校院系调整的指示，决定成立上海第二医学院，以培养新中国建设所需要的医务工作者。

华东军政委员会卫生部随即派遣胡易于9月1日前往圣约翰大学，召集圣约翰大学医学院、

[①] 在各个教学进修环节都出现了短期突击行为，这与中华人民共和国成立初期的国内高等教育的基础建设状况有很大关系，在各个教学层面的突击行为是为了在最短时间内取得某些进展，但成效不甚显著。赶进度的倾向比比皆是，在向苏联老大哥学习的整个过程中，这种求捷径的心态使我国高等教育在最初阶段走了相当多的弯路。

震旦大学医学院以及同德医学院的代表(三所医学院的代表各 5 人)开会。会上宣布,由这三所医学院合并组建上海第二医学院(简称"二医"),校址定在震旦大学,成立建院委员会。华东卫生部副部长宫乃泉为建院委员会主任,周宗琦、江毅为副主任,成员由圣约翰大学医学院院长倪葆春、震旦大学医学院院长杨士达、同德医学院院长顾毓琦等 18 人组成[①]。建院委员会下设办公室、秘书组、人事组、学科课程组、图书仪器组、房屋修建分配组,分工负责各项具体筹备工作。[②]

从档案资料发现,建校初期的主要任务和难点有以下几点:

(1) 资源的整合与调配(教学用具、场地、教室、住宿、食堂、实验设备等)。

(2) 三校团结。

(3) 课程教务的协调(三个学校原有教学体系、进程都不相同;入学注册等问题)。

(4) 教学医院的划配问题。

(5) 领导关系的确认。

(6) 师资力量的建设。

(7) 筹备时间紧。

(8) 如何通知学生上课。

为此,筹建委员会召开多次会议,进行商讨。1952 年 9 月 27 日,建院委员会召开工作组会议。华东军政委员会卫生部长崔义田在大会讲话中指出:三校合并组建学院的目的是为了更好地培养医务人才。成立初期,学院应该大力进行整顿,加强团结,统一力量,坚持为人民服务的思想,争取教师专任,不断培养新的师资,力争教学等各项工作较快地开展起来,以适应国家卫生事业发展的需要。

10 月 24 日,上海第二医学院成立大会暨首届开学典礼在学院大礼堂隆重举行。华东军政委员会教育部长孟宪承到会祝贺,并宣布学校领导班子的任命:宫乃泉任上海第二医学院首任院长,胡文耀、王乐三、倪葆春、杨士达为副院长。随后,为了解决学校临床教学基地的问题,华东军政委员会卫生部批准同意将广慈医院、仁济医院划为二医附属医院。此前的10 月 16 日,根据中央卫生部下达的任务,二医明确增设口腔、内科和外科 3 个专修科,学制为三年。同月,根据中央宣传部的通知,学院成立了政治辅导处,主要分管师生员工的政治思想教育工作;成立了中国教育工会上海第二医学院筹备委员会;成立了中国新民主主义青年团上海第二医学院工作委员会。

[①] 建院委员会委员有:宫乃泉、周宗琦、江毅、倪葆春、张鸿德、周孝达、杨士静、杨之骏、聂传贤、杨士达、席应忠、严和骏、程一雄、顾毓琦、童致棱、杨保俶、朱仁宝、周明娟。
[②]《本院建院委员会会议记录》,上海交通大学医学院档案馆馆藏,档案编号:DZ14‑2‑1。

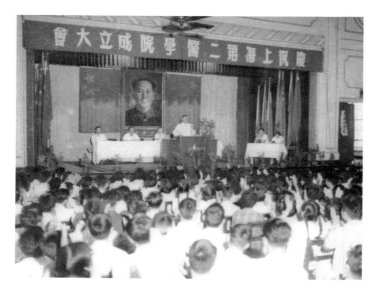

上海第二医学院成立大会

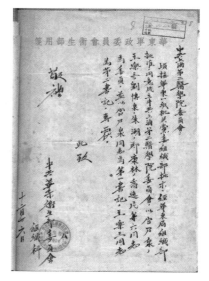

中共中央华东局卫生部同意成立党委的批复

12月13日,经华东军政委员会教育部、卫生部批准,上海第二医学院院务委员会正式成立。院长宫乃泉任主任,胡文耀、王乐三、倪葆春、杨士达任副主任。26日,经中共中央华东局卫生部批准,中共上海第二医学院委员会宣布成立。宫乃泉为党委第一书记,王乐三为党委第二书记。

（二）建设初期基本情况

1954 年学校总平面图

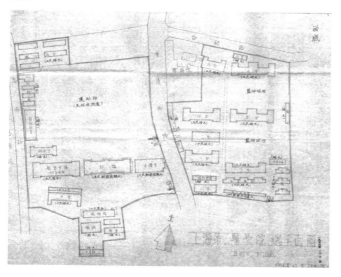

自 1952 年创建,至 1956 年的最初三年,主要是进行整顿巩固和逐步改造工作。到 1956 年时,学校有学生 1 362 名(不包括当年毕业生人数)。当年新招 538 人,毕业学生 899 人,分配到全国各地;有教师 290 人,其中教授 39 人,副教授 16 人,讲师 72 人,助教 150 人,教师 13 人(未评级)。[1]

专业设置情况:设有医疗系、口腔系和儿科系 3 个系。另有医

① 上海第二医学院院长办公室文件,上海交通大学医学院档案馆藏,1956 年 4 - 3 - 15 - 23,第 4 页。

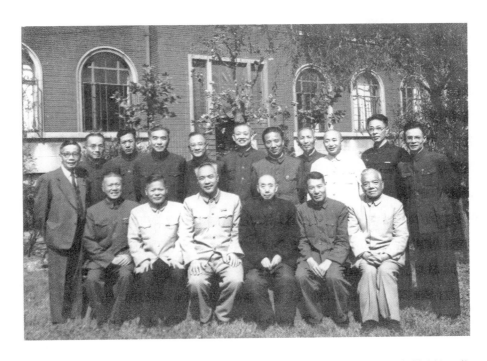

20 世纪 50 年代上海第二医学院校领导合影

学基础部,领导 12 个教研组。医疗系有 16 个教研组,口腔系有 3 个教研组,儿科系有 4 个教研组。

组织架构情况:共设正副院长共五人,在院长的统一领导下,副院长分为教学副院长、医疗副院长、科学研究副院长、行政副院长。院本部设秘书室、教学办公室、图书馆、科学研究室、人事处、总务处等机构来协助院长工作(后来秘书室与教学办公室合并成立院长办公室)。后期课(临床课)在广慈医院、仁济医院、宏仁医院①等附属医院开展。病床总数计 1 723 张,其中,广慈医院 932 张、仁济医院 500 张、宏仁医院 291 张。另附设有护士学校,学生 200 名。

截至 1956 年 7 月,学院在教学计划方面:一、二、三年级执行中央在 1955 年 11 月修订的全国统一教学计划,四年级执行原统一教学计划,五年级学生则按过渡性计划(当时正在医院实习);在教材上,已有 9 种课程采用了苏联教科书,其他各科也用巴甫洛夫学说的观点对原有讲义进行了修改。自 1954—1955 学年开始执行全国统一的教学大纲。为了正确地贯彻教学大纲,各教研

① 1956 年底,宏仁医院划归市卫生局管理,并在原宏仁医院基础上,建立上海市胸科医院。

组实行教案制,并开始编写实验指导书。在教学方法上,主要实行苏联的先进教学方法,即"大班讲课,小组实习、实验、临床实习用集中循环制。"教学过程中尽量做到启发诱导来培养独立思考能力。实行时期虽短,但效果显著。普遍地提高了同学学习的自觉性和积极性,巩固了所学知识。在教学组织上,1955 年 6 月成立了各专业的教研组,9 月成立了系(部)行政机构,取消了教务处,逐步向二级制过渡。对学生进行了整顿校风校纪和尊师爱生的教育,学习效果显著提高。

总结学院医学教学改革工作,其进步较快的原因可归结为以下 3 个方面。

第一,在教师中进行了一系列政治理论学习,并且部分教师参加了全国第一次高等医学教育会议,参加了教学大纲的起草工作,全体教师学习了这个会议的决议,逐步明确了为了培养国家所需要的干部,必须要向苏联学习,进行教学改革,并明确了如何运用教学工作四项原则来进行改革。

第二,逐渐开始发挥集体力量。不论在教材内容的修改编写中,还是在教学方法上,在一系列措施如编订教学日历、教案、集体备课、编写实验指导方法等的研究讨论和改革中,都是要动员全体教研组人员的智慧来完成。善于利用集体力量、充分发扬民主的教研组教学工作效果好,反之就差。

第三,改革了教学组织,同时加强了对教学工作的领导,建立了一定的工作制度,定期地检查和总结工作,逐渐发挥了组织的作用。

第二节　思想改造与人事整顿

一、马列主义政治教育

为推行苏联模式打下牢固的思想基础。学校在建院伊始,就积极响应党中央的号召,服从华东军政委员会的安排部署,在全院范围内开展了马列主义思想教育。

以 1954 年的情况为例,当时学校马列主义教研组共有教学人员 9 人,其中副教授 1 人,助教 8 人,除副教授主讲马列主义基础课程外,中国革命史、政治经济学均由助教主讲,人员分工及任务大致如下:金诺(副教授)讲授马列主义基础,三年级学生修,共有学生 214 人(开设一个大班),由熊舜时担任辅导。顾英均(助教)负责中国革命史讲授,一年级学生修,共有学生 448 人(开设两个大班),查树林、余幼伦、龚自奎担任辅导。罗宗(助教)担任政治经济学讲授,二年级学生修,共有学生 287 人(开设两个大班),宣斯文、陈铸华担任辅导。[①]

马列主义基础、中国革命史和政治经济学构成了马列主义教研组教学的主要内容(这三门课按学年讲授,第一学年修中国革命史,第二学年修政治经济学,第三学年修马列主义基础)。这三门课在 1954 年第一学期教学计划完成情况大致如下:中国革命史讲课,课堂讨论均照原定计划完成;政治经济学(讲课计划作了某些修改)做到基本完成;马列主义基础计划修改颇大,原定讲八章,后把计划修改(缩至四章)才予以完成。[②]

"学少一些,学好一些"这一原则在各门课程中引起了重视,具体表现在对教材精简问题上已纠正了过去难于割爱及只顾进度不顾质量的教学态度,如有些课程估计难以完成(如马列主义基础),则变动修改计划,保证一定教学质量,避免了赶进度的倾向。理论联系实际是政治课的重要原则,政治课是否是有思想性也从这个原则的贯彻与否中得到反映。在该学期,理论联系实际在各门课程教学过程中均受到重视。如中国革命史在讲授第十六章"中国共产党为实现第一个五年计划而斗争"时比较详细地联系到当时国内的社会主义建设和改造。

此外,在讲授中为了联系当时的国内外形势,马列教研组在课外做了专门辅导报告来说明中华人民共和国成立后的国内外重要大事,如欧洲问题、亚非会议等,这种配合正课的专题报告受到了学生们的欢迎。在政治经济学讲授中,教员们联系到当时——社会主义建设时期的具体问题,如工业化、农业集体化问题。在马列主义基础课程讲授中,在辩证唯物论这一章,大量地使用了辩证唯物论的观点、方法来说明一些社会及自然现象,从而打下了同学们进一步对社会科学及自然科学的认识的基础。后来,虽然在教学内容上有一定的改进,但教研组自认为还是"存在的不少缺点":主要是教员对教材掌握不够全面,在教材取舍上还较为被动,如有的课程计划更改过大(如马列主义基础从本来计划这一学期讲 8 章,后来只能讲 4 章);有的课为了完成计划,在精简教材的问题上多少仍存在着缺乏全面及慎重考虑的现象。此外,关于政治经济学课,在讲授社会主义建设时期阶级斗争复杂化尖锐化的原理时,缺乏理论联系实际。最后一个比较严重的缺点是结合学生思想实际少,特别是未能在学生中引起新旧思想斗争,正确地克服落后的思想意识。由于在教学中尚有这些根本性的缺点存在,因此要想保证较高的教学质量是存在问题的。同时,在教学方法上也有很多缺点,讲授过程中的"平铺直叙",教材组织层次不够分明,争论焦点不突出且"缺乏有力批判",

---

① 《马列主义教研组》(1954—1955),上海交通大学医学院档案馆藏,42 - c28 - 1 - 163,第 27 页。
② 《马列主义教研组》(1954—1955),上海交通大学医学院档案馆藏,42 - c28 - 1 - 163,第 27 页。

所以同学普遍反映对所学知识不易消化。[①]

综上所述,教研组认为在教学内容及方法上的一个最基本缺点是"集体备课这一制度尚未完全确立"[②](除了辅导及课堂讨论进行集体备课外),课堂讲授分头准备及集体研究的工作"做得很不够"[③],所以要改进教学内容及方法必须先从这一基本问题着手。

但毋庸置疑的是,在 1 年时间里,3 门政治理论课的学习取得了预期的效果。首先,学生们对马列主义的理论有了比较系统的认识,如通过中国革命史的学习基本上掌握了中国革命发展的规律,通过政治经济学的学习理解到人类社会经济发展的基本规律,特别是对过渡时期的理论,通过以上两门课程的学习都有了较明确的概念。其次,一年来的学习使学生们在处理一些具体问题时的立场、观点和方法有了一定提高,如三年级学生通过对辩证唯物主义与历史唯物主义的学习,为学习巴甫洛夫学说"打下了良好的基础"。[④] 第三,经过一年来中国革命史的学习,学生们比较具体地了解了党的性质和斗争历史,知道了党的纲领政策、战略、策略都是建立在科学的基础上——也就是在马列主义思想领导下与中国实践相结合的基础上——是符合中国社会发展规律的,由此更明确中国共产党和毛泽东同志在建立和发展革命理论以及在极端困难的内外条件下如何英勇不屈地领导全国人民进行了卓绝的斗争,因而增强了同学们对党和领袖的敬爱,大大鼓舞了政治热情,有不少同学提出了争取入党、入团的请求。最后,在学习政治经济学社会主义部分时,学生们对于苏联的社会主义建设有了更具体的认识,更深刻地理解到社会主义制度的"无比优越性",[⑤]"因此同学们对我们伟大祖国的发展前途有了充分的信心,鼓舞了同学们为社会主义建设的学习热情"。[⑥] 1956 年 2 月 24 日,学院在此基础上成立了马列主义业余大学,通过学校教育的方式,学习马列主义的基本原理,提高教师和干部的政治理论水平和社会主义思想觉悟。[⑦]

---

① 《马列主义教研组》(1954—1955),上海交通大学医学院档案馆藏,42 - c28 - 1 - 163,第 27 页。
② 《马列主义教研组》(1954—1955),上海交通大学医学院档案馆藏,42 - c28 - 1 - 163,第 28 页。
③ 《马列主义教研组》(1954—1955),上海交通大学医学院档案馆藏,42 - c28 - 1 - 163,第 28 页。
④ 《马列主义教研组》(1954—1955),上海交通大学医学院档案馆藏,42 - c28 - 1 - 163,第 29 页。
⑤ 由于理解了苏联模式的"优越性",同学们认识到了移植苏联(高等医学教育)体制的必要性。
⑥ 思想的力量如何转化为行动的力量,这里为我们提供了鲜活的例证。不论在具体实践中这种力量最后取得了怎样的效果,有一点是肯定的:当时的人们获得了类似宗教信仰的强烈的精神动力。不论这一切在后来的人们看来是何等的荒诞不经,但意识形态潜移默化的渗透,使大多数人很难再走出他早年接受的思想观念。换言之,这些观念支配了他的一生。
⑦ 《上海第二医科大学纪事(1952—2005)》编纂委员会:《上海第二医科大学纪事》,上海:上海交通大学出版社,2006 年版,第 19 页。

二、学习巴甫洛夫学说

学习巴甫洛夫学说是全面学习苏联在医学领域的具体表现。[①] 在 20 世纪 50 年代,苏联政府在生理科学及医学领域内大力推行"巴甫洛夫主义",神化了巴甫洛夫[②],巴甫洛夫学说"盛极一时",成了医学界和生理学界的统治理论。受当时苏联的影响,中国的医学界也开展了学习巴甫洛夫学说的运动。

1953 年,中央卫生部在中国科学院及全国科联的积极支持与协助下举办了巴甫洛夫学说学习会,集合了全国生理学、心理学及其他临床医学工作的高级技术干部共 107 名。认真系统地学习了巴甫洛夫的经典著作与其学派的权威著作,即以巴甫洛夫的《大脑两半球机能讲义》为教材,同时以《条件反射讲演集》《高级神经活动病理生理学》为主要参考材料。另外,全体会员还选读了贝科夫的《大脑皮层与内脏》一书的重要部分。有的学员又读了其他许多有关的参考资料。整个学习过程自 8 月 21 日至 9 月 26 日共历 40 天,其间共分两个学习阶段、14 个单元来进行。每个单元平均一天半的时间。第一个阶段即高级神经活动基本规则的学习,结束时进行了一天半的复习。每个单元除自学外,还配合学委委员的中心发言和小组的集体讨论,同时还请苏联专家亚历山大洛夫配合学习内容做了 4 个专题报告。这些报告均带有学习各阶段总结和启发的意义。关于条件反射的实验部分因条件限制,仅参观了中国协和医学院的生理科和北京大学心理专业的条件反射实验室及其工作。这对学习也有一定的帮助。9 月 26 日,与会人员参加了中国科学院、全国科联及中央卫生研究院主办的"巴甫洛夫诞生 104 周年纪念会"的活动。此外,在总结阶段,各个专业(如生理、心理、生化、临床医学)的同志分别进行了各学科的教学及研究工作的座谈会。学习结束后,学委委员留京一周,审定了学习提纲、讨论提纲及生理教学大纲,统一了高级神经活动译名,起草了各项建议,给今后全国开展这一学习及实际工作创造了有利条件。

在中央学习巴甫洛夫学说后不久,上海巴甫洛夫学说学习会在中央卫生部、中国科学院

---

① 巴甫洛夫学说是指巴甫洛夫关于条件反射的学说,或者说是关于高级神经活动的学说。它的主要内容在《大脑两半球机能讲义》和《客观研究动物高级神经活动(行为)的廿年经验》两部著作中作了系统和全面的阐述。首先,巴甫洛夫提出"动物和人类的大脑活动也是反射"的观点,提出大脑两半球最基本的生理学特征是"信号化活动"。大脑两半球的活动是将那为数极少的、死板的、简单的、先天的反射,在一定条件下与机体内外界无数动因联系起来,使这无数的动因变成那些反射的信号,使那些反射变成灵活的、多变的。这样,动物便可充分地维护自己的生存,精确地维持其机体与外界环境之间的平衡调节。在上述观点的指导下巴甫洛夫提出了条件反射和非条件反射的概念,解决了研究大脑高级机能的客观方法条件反射方法。引自:梅镇彤,关于巴甫洛夫学说,生物学通报,1980 年第 2 期,第 38 页。

② 巴甫洛夫(1849—1936 年)是 19 世纪下半叶和 20 世纪上半叶最有成就的生理学家之一。他的成就是多方面的,在 20 世纪他主要在血液循环和消化方面做出了卓越的贡献,他曾因在消化腺神经支配方面的成就而荣获诺贝尔奖。引自:梅镇彤,关于巴甫洛夫学说,生物学通报,1980 年第 2 期,第 39 页。

和中华全国自然科学专门学会联合会的号召下,在上海生理科学工作者及医务工作者的热烈要求下组织了起来。① 1953 年秋,上海生理科学工作者参加中央卫生部主办的巴甫洛夫学说学习回来后,中国生理学会上海分会即积极准备组织进行巴甫洛夫经典著作的学习。同时华东行政委员会卫生局及上海市人民政府卫生局为培养推动巴甫洛夫学说学习的领导骨干,会同商定扩大范围,加强组织领导和学术领导,由华东行政委员会卫生局、上海市人民政府卫生局、中华全国自然科学专门学会联合会上海分会、中国科学院生理生化研究所、中国生理学会上海分会、中国医学会上海分会、第二军医大学、上海第一医学院和上海第二医学院等单位联合成立上海巴甫洛夫学说学习委员会,统一领导此次学习。学习委员会下设学术委员会和秘书处。学术委员会由中国生理学会上海分委员会组成,其任务为制定学习计划、预备中心发言、解答疑难等;秘书处由各发起单位派员组成,负责组织、宣传、联系及事务工作,了解各单位学习思想情况并及时反映给学术委员会。各单位按人数多少,编成一个或几个小组,推选组长领导学习;每一单位设学习秘书一人,负责内外联系和汇报等工作。参加人数较多的单位,如 3 个医学院校和市卫生局都成立大组,由行政与业务部门负责人亲自领导学习。

这次学习自 1954 年 1 月 3 日开始至当年 6 月 20 日结束。6 月 22 日起各单位进行总结,7 月 11 日学委会举行结业大会。学员在半年中对巴甫洛夫的经典著作之一——《大脑两半球机能讲义》进行了系统的学习。学习方法以自学为主,中心发言及小组讨论为辅。中心发言每周一次,共 12 次,其中一次由苏联生理学专家波波夫教授讲“大脑皮层与内脏”,其他皆由参加北京学习会回来的学员担任。在两次中心发言中进行了示范实验。还放映了《神经系统和条件反射》和《巴甫洛夫》两部影片。正式参加学习的有 511 人,旁听 73 人,其中大部分为大专生物科学及心理学人员、生理科学研究人员、高级医师及部分卫生行政人员(计研究工作者 90 人,教学工作者 235 人,医务工作者 103 人,卫生行政干部 73 人,其他 11 人)。参加单位合计 66 个,除上海市外,还有少数来自蚌埠、南通、镇江、苏州等地。

学员对这次学习都很重视,学习热情也很高。在全部学习过程中,绝大部分学员始终坚持阅读,并认真做笔记。上海第一医学院前期各科及第二医学院生化科实行集体自学。90％以上的学员倾听中心发言及参加小组讨论。做到了不缺席、不迟到、不早退。外埠学员如自蚌埠来的张耀英医师每次准时赶来听讲。苏北医学院的学员遇台风无船亦设法渡江后改乘汽车、火车绕道前来。华东师大在 5 月 10 日至 6 月 5 日进行全校性的教育实习,影响

① 《上海巴甫洛夫学说学习总结报告》(1953 年),上海交通大学医学院档案馆藏,8c7－8－14,第 23 页。

了学习进程,但大家仍坚持倾听中心发言并设法补课自学。他们表示以后要再深入学习。但也有少数学员因对学习目的不够明确,认为不能结合业务,或因工作过忙,所以学习情绪比较低落。

参加此次学习的学员代表各种不同的生物科学和医学科学,个人的学习基础不同,故对巴甫洛夫学说的吸收能力自然也不一致。当时,学会组织者的"原定目标是希望大家通过此次学习对于巴甫洛夫的高级神经活动学说的基本内容和基本原则能够有一个比较系统的、正确的认识"。[①] 根据材料,大多数学员对于巴甫洛夫学说"由片段的知识到系统的了解,有的由不知道到知道。对巴甫洛夫数十年坚持研究的精神和严格的、客观的观点,细心反复观察的习惯,都有所体会,并表示敬佩,认为这些都是每一个科学工作者所应该效法的。"[②]学员们通过这次学习对于"辩证唯物主义的学习产生了新的要求"。换言之,在学习巴甫洛夫学说的过程中,逐渐认同了马克思主义的辩证唯物主义哲学,也就是新政权自身所秉持的意识形态。反过来说,这样刚好达到了学习巴甫洛夫学说的真正目的。正如当时参加学习的一位教授所言:"以前以为科学与哲学无关,科学中只有门户之争,不像哲学有思想体系的不同。通过这次学习才认识到这种想法是错误的。"[③]此次学习为许多学员进一步学习苏联的生物科学和医学科学准备了有利条件,也同时"加强了阅读英美书籍的批判能力"。[④]

三、俄文速成班

为了更好地学习苏联的医学科学技术,以改革教学,提高教学质量,各高等医学院校的教学人员应首先掌握俄语,以便直接接受苏联医学科学的成就。[⑤] 1953 年,当时的中央卫生部要求在各医药院校内开展教学人员俄文专业书籍阅读速成学习的工作。各校参加俄文速

[①]《上海巴甫洛夫学说学习总结报告》(1953 年),上海交通大学医学院档案馆藏,8c7－8－14,第 23 页。
[②]《上海巴甫洛夫学说学习总结报告》(1953 年),上海交通大学医学院档案馆藏,8c7－8－14,第 23 页。
[③]《上海巴甫洛夫学说学习总结报告》(1953 年),上海交通大学医学院档案馆藏,8c7－8－14,第 24 页。
[④]《上海巴甫洛夫学说学习总结报告》(1953 年),上海交通大学医学院档案馆藏,8c7－8－14,第 24 页。
[⑤] 要向苏联学习,首先必须培养一批懂俄语的人才。1949 年上半年,北京外国语学校创立。同年 10 月和 12 月,又先后成立了北京俄文专修学校和华东人民革命大学附属上海俄文学校。这样,连同 1946 年建立的哈尔滨外国语专科学校,共有四所学校在专门培养俄语人才。1950 年,中国人民大学等十九所高等学校相继设立俄文系、科;各地党、政、军系统以及中央各部也陆续开办了俄文学校和训练班。引自付克:《中国外语教育史》,上海:上海外语教育出版社 1986 年版。第 6 了页。也就是说,当时中国的俄语教学已经很有规模了(虽然教学质量不太高),但问题在于既懂俄语又懂其他专业的复合型人才却非常少。这成为 1953 年中央卫生部发文要求全国医学院校举办俄文速成班的主要动因。

成学习的对象"主要是助教以上的教学人员。"①

卫生部对学习对象的动员力度是相当大的,虽然说"各校应采取教学人员自觉自愿的原则",但同时又规定"尽可能做到凡能够参加的都参加。在抽调时各校应根据教学及医疗情况分批抽出脱产学习"。② 中央卫生部对于"速成"的基本要求是"通过速成学习要求一般水平能掌握俄文的基本文法,记住 1 500～2 000 个生字。初步建立查字典可阅读某一医药专业书籍每小时 200～300 个字的能力,并能正确体会单句之构造,以打下今后逐步巩固和提高的基础"。③ 对于一个完全不懂俄语或者零基础学习俄语的人来说,能否达到卫生部的要求,一般决定于学习时间的长短。但是"速成"就是"用最快的速度学成",在今天看来,卫生部设定的学习时间短得惊人:"关于开展俄文速成学习的时间,一般不予以机械规定,但希望于今年暑假内举办一期。根据力量开展试点班(人数较少)或大班,开学后可继续举办。一般要求于明年春季开学前速成学习工作基本上完成。"这里就要注意了,"根据力量开展试点班或大班"取决于各院校能够教授俄语的师资力量,如果师资力量不足,又该怎么办呢?在下文中我们可以看到,卫生部希望缺乏俄语师资的院校先派人去"哈尔滨医大俄文进修班学习"——要以最快的速度学习——结论就是在哈尔滨医科大学俄文进修班"速成"的学员再回到自己的院校指导其他学员"速成",这最终会有怎样的学习效果,已经不言而喻了。

但是,中央政府的心情是极为迫切的,除了规定学习对象和学习要求外,卫生部详细说明了"速成俄文"的具体办法。

(1)关于速成俄文学习的具体办法及经验可参考哈尔滨医大及中国医大的俄文速成学习总结。

(2)兹将学习中之注意事项分述如下:

① 学校领导必须予以重视。自各方面予以协助。如经验不足,可先抽调一小部分人员作试点,取得经验后再大规模开展。

② 加强政治工作与思想领导:开展学习前应深入了解教学人员及俄文教员辅导员对学习速成俄文的认识、思想顾虑,根据实际情况做好思想动员,使全体教学人员及俄文教员、辅

① 《中央卫生部和本院关于开展俄文速成学习的指示、计划和总结》,上海交通大学医学院档案馆藏,上海第二医学院教务处文件,1953—1954,卷宗 10c9 - 10 - 15。

② 《中央卫生部和本院关于开展俄文速成学习的指示、计划和总结》,上海交通大学医学院档案馆藏,上海第二医学院教务处文件,1953—1954,卷宗 10c9 - 10 - 15。

③ 《中央卫生部和本院关于开展俄文速成学习的指示、计划和总结》,上海交通大学医学院档案馆藏,上海第二医学院教务文件,1953—1954,卷宗 10c9 - 10 - 15。

导员,认识学习的重要性,明确学习目的,作好思想准备,在学习过程中应随时了解上述人员的思想情况,随时解除顾虑,鼓励信心,以保证良好的学习效果。

③ 配备坚强的工作干部:为了保证良好的效果,除配备俄文教员、辅导员外,并应配备坚强的政治工作人员、总务人员等,各校俄文教员及辅导员的来源主要应依靠原有学校的俄文教师(但应首先了解速成的精神及做法)及参加过俄文速成学习的医学院各科教学人员组成。各校派往哈尔滨医大俄文进修班学习的人员,因学习时间较久或可能承担速成学习中的教员工作,另外除各校原有参加过俄文速成的教学人员外,今年分配至各校的高级师资都可担任辅导员工作,各校可按实际情况进行适当的组织。

④ 准备教材,准备环境给予物质保证:速成学习用的讲义各校可自行考虑决定,目前人民卫生出版社出售的铅印本可供参考,在速成学习时应尽量做到适当集中,以便于学员思想集中,且便于管理,因此教室、自习室、宿舍、文娱活动场所等应予以适当解决,在学习过程中应注意学习人员的健康,生活上给予良好照顾。假期进行速成学习者,除学习外,还应给予适当的休息时间。

⑤ 开展速成学习前应制订好教学计划、教学大纲,教员应有一定时间进行备课并训练辅导人员,目前辅导人员多系在不同地方学习的(如哈尔滨医大、中国医大、大连医学院、山东医学院、北京医学院、天津俄文速成班,各区教育部门举办的俄文速成班等),速成精神虽然大体一致,但具体做法却不尽相同,因此开展学习前应先在思想、步骤办法上取得统一。①

即使上述速成办法已颇为详细,中央卫生部似乎仍然不放心,还进一步提出了学习俄语的"巩固工作":速成俄文学习由于时间短,突击学习,因此巩固工作就有其特殊的重要性。各校应于速成学习的同时考虑巩固的准备工作,以保证于速成学习完毕后立即进行巩固,巩固工作又必须有组织、有计划地进行,将学员编组,规定进度并定期检查,配备俄文教员协助此项工作。学校领导应保证教学人员每周有一定时间进行阅读巩固,关于俄文书籍的供应,除东北各校直接与东北国际书店洽购外,本部将继续统一分配国际书店俄文书籍至各校,部分影印苏联教科书的工作亦在进行,在书籍尚不能充分供给时各校可以油印、打字等办法临时解决。② 最后还不忘叮嘱:"希将开展学习人数、情况及时报告我部。"③

---

① 《中央卫生部和本院关于开展俄文速成学习的指示、计划和总结》,上海交通大学医学院档案馆藏,上海第二医学院教务处文件,1953—1954,卷宗 10c9 - 10 - 15。

② 《中央卫生部和本院关于开展俄文速成学习的指示、计划和总结》,上海交通大学医学院档案馆藏,上海第二医学院教务处文件,1953—1954,卷宗 10c9 - 10 - 15。

③ 《中央卫生部和本院关于开展俄文速成学习的指示、计划和总结》,上海交通大学医学院档案馆藏,上海第二医学院教务处文件,1953—1954,卷宗 10c9 - 10 - 15。

　　为此,学校在 1953 年成立了"俄文速成班",并制定了相应的教学计划,"速成"时间是一个月(8 月 3 日~9 月 4 日)。

上海第二医学院俄文速成班教学进程表[①]

日数	日期	上午	下午
1	8 月 3 日	开学典礼	(1) 字母(一小时)
2	4 日	(2) 拼音音节重音母音变化 (3) 子音变化(一小时)	背生字上午 20 个,下午 30 个
3	5 日	单词的构造、循环记忆法	(4) 动词的变位
4	6 日	(5) 名词的性、数、格	(6) 名词的变格
5	7 日	(7) 格的用法	(8) 动词的用法
6	8 日	(9) 二体、二式、不定式、无人称动词	(10) 形容词长尾、短尾
7	9 日	星期日休息	
8	10 日	复习	复习
9	11 日	复习	复习
10	12 日	(11) 自动行动词	(12) 被动行动词
11	13 日	背生词 120 个	记生词 76 个
12	14 日	(13) 数词、代词	(14) 代词(续)
13	15 日	(15) 级和副词	(16) 副动词
14	16 日	星期日休息	
15	17 日	(17) 连接词	复习
16	18 日	复习	复习
17	19 日	复习	复习
18	20 日	总结、背生词 30 个	句法
19	21 日	句法	一般典型文[②]
20	22 日	一般典型文	一般典型文
21	23 日	星期日休息	
22	24 日	一般典型文	一般典型文
23	25 日	一般典型文	练习讨论

---

① 《中央卫生部和本院关于开展俄文速成学习的指示、计划和总结》,上海交通大学医学院档案馆藏,上海第二医学院教务处文件,
　 1953—1954,卷宗 10c9 - 10 - 15。
② 即范文。

（续表）

日数	日期	上午	下午
24	26 日	专业阅读	专业阅读
25	27 日		
26	28 日		
27	29 日		
28	30 日	星期日休息	
29	31 日	专业阅读	专业阅读
30	9 月 1 日		
31	2 日		
32	3 日	小组总结	个人总结
33	4 日	休息	结业典礼

从上表的学习时间和学习内容不难看出,速成的安排"紧凑"而且"紧张"。当然,制订这种计划的初衷是为了教职员工用最快的速度掌握俄语。但"欲速则不达"的道理告诉我们突击学习的效果是不会令人乐观的。1954 年 4 月 3 日,由中央颁发的《关于全国俄文教学工作的指示》就有这么一条:"俄文专科学校、高等学校的俄文系、俄文专修科以及高等学校和高中的俄文课,一概采用循序渐进的正规教学方法,而不采取'速成'突击的方法。"①确实,仅仅有中央卫生部的指示和学院的学习计划是无法使学员们"速成"的。看来,还得有一定的激励机制。学校根据《中央高教部综教黄字第六三号通知》精神又制定了《上海第二医学院工作人员学习俄文奖励暂行办法》。

（一）奖励对象:本院教职员工能利用业余时间进行俄文学习有成绩者。

（二）奖励标准:

1. 能独立阅读和翻译俄文书籍,学习苏联先进经验,对改进教学确有显著成绩者。

2. 虽有时需借助别人的帮助,但基本上能阅读和翻译专业俄文书籍,对本科业务改进并能经常进行俄文学习者。

3. 虽现在尚不能阅读俄文书籍,但一贯坚持俄文学习并有一定成绩者。

（三）奖励办法:

1. 符合上述第（二）项标准中第一、第二条者给以物质奖励（奖金或奖品）,其

① 付克:《中国外语教育史》,上海:上海外语教育出版社 1986 年版。第 70 页。

奖金数目或奖品种类由院临时决定。

2. 符合上述第(二)项标准中第三条者给以荣誉奖(书面或口头表扬)

3. 奖励于每年年终进行一次。

(四)评定工作:

1. 结合教学总结每年年终评定一次。

2. 根据第(二)标准由俄文评定学习小组为单位评定,提出意见,并将翻译稿件或书籍交本院俄文阅读速成学习委员会审查再提请院务会议批准。[①]

1953年秋到1954年底,广慈医院开办了"俄文突击班",两个月一期的半脱产班一共办了4期,先后结业有各级医师50人,其中有不少人已能担任翻译工作和阅读专科书籍。对此事,广慈医院曾做了一份相对客观的经验总结[②],在成绩方面主要包括:

(1)通过巴甫洛夫学说的学习,对旧的资产阶级"形而上学"唯心论的医学观点初步有了怀疑;对于建立在辩证唯物论和进化论基础上的巴甫洛夫学说,对神经与外界的相互联系、统一的整体论也有了初步的认识。在这样的基础上,开始进行保护性医疗制度。使理论和实践结合了起来,并改变了一些工作制度。

(2)学习苏联先进医疗经验提高了本院医师的业务水平和技术水平。这两年来,通过各种先进办法,各科的业务水平提高了一步,如心脏手术、封闭疗法、睡眠疗法、肺结核的分类法、药房的流水作业法等获得了一定的成绩;同时工作动力也有了提高和改善;以往不能解决的手术(心脏手术)今天得到了解决;又如放射科采用新的肺结核分类法以来,拍片报告与临床病症密切结合起来,全面地认识患者。纠正了以往单凭拍片片面地做出诊断;这些都是通过向苏联学习后的具体收获。

(3)在学习苏联先进经验和推行保护性医疗制度后,工作人员的服务态度有了改善。

(4)本院的俄文学习有了初步的收获,毕业者有五十余人,有的已能直接阅读或翻译俄文书报。全院性的或科内的苏联学习新知识介绍,亦曾分别举行过,这些成绩是努力学习俄文的结果。

问题则主要表现为:

首先是各级领导对于苏联先进医学经验的学习重视不够,因而学习的积极性、

[①]《中央卫生部和本院关于开展俄文速成学习的指示、计划和总结》,上海第二医学院教务处,1953—1954,10c9‐10‐15,上海交通大学医学院档案馆藏,第10页。

[②]《广慈医院学习苏联经验总结》,上海交通大学医学院档案馆藏,卷宗14c11‐14‐27,第9页。

经常性和坚持性均不够。这表现在：某些部门虽获得了一定的成绩，但尚不巩固；有的部门由于缺乏信心，即告半途而废；也有的部门因得不到支持而敷衍应付，由于上级医师还不熟练，竟然放任实习医生去做，自然会造成不良后果而影响到学习先进疗法的信心。这说明了各级领导未能重视是成绩不显著的主要原因；同时也是保守思想作祟和学习苏联医学理论太差、缺乏思想基础的缘故。

其次，缺乏计划性。除推行保护性医疗制度有较系统的计划外，向苏联学习缺乏明确的计划、目标和要求，单凭热情办事，因而学习一般化、无重点，零零碎碎。总结不出一套成熟的经验；加之学习苏联无专人负责掌握，形成自流现象。由于计划性差，事先对于各种估计不全面；对统计工作亦不够重视；缺乏精确的统计或统计不完整，各种先进疗法无法总结；使有的工作徒劳无功，造成不应有的损失。

再次，庸俗化。苏联先进的医学疗法是有它的科学理论依据的，对于疾病都有一定的原则性和治疗特定的病症。而有些人不明白这个道理，用庸俗的眼光来对待它，认为它能包治百病，凡医不好的病症不论大小，而求之组织疗法、封闭疗法或睡眠疗法。

最后，俄文学习巩固不够。学习俄文人数虽有五十余人，但能独立阅读和翻译者为数不多。这主要是突击后未能加以巩固，以致产生新学生在数字上一天比一天多，而老学生能阅读翻译者一天比一天少，这是与个人的决心和巩固条件分不开的。

四、人事整顿

人事整顿是思想改造的延续，是思想改造的实质性阶段。学校的人事整顿在全国"肃反"的大背景下进行。建院时，干部人数为 203 人。其中教师 84 人，科级以上干部 17 人，一般干部 92 人。共有党员 22 人、团员 14 人（党团员占总人数 18％）。人事整顿开始时，有干部人数 472 人。其中教师 274 人（包括后期教师 98 人），科以上干部 42 人，一般干部 151 人。共有中共党员 69 人，团员 67 人（党团员占总人数 26.7％）。1952—1955 年间，学校围绕着院内各项中心任务，贯彻了"整顿巩固，重点发展，提高质量，稳步前进"的方针，撤销了旧有冗余机构，调整配备了主要部门的干部，先后共争取了 108 名教师专任。但对教育提高干部方面做得较少。在学习苏联与中国实际相结合的方针下进行教学改革中，按专业设置的要求进一步调配充实系科各教研组的师资力量共计 113 名。学校在人事整顿中："通过肃清一切暗藏的反革命分子运动和结合审干工作，发现了需要清理的教师 11 人，职员 13 人，整编中，不学无术、年老残弱、需要专业及处理的 24 人，已清洗处理 11 人。从上述情况来看，我们是做了一些工作,有了一定成绩,但是按照党的七届六中全会决议精神检查起来,我院干部工作在社会主义革命面前确实像一摇一摆的小脚女人走路一样,大大落后于形势的发展。"①

虽然,"肃反"中存在一些扩大化的倾向,但"肃反"确实为学院的全面建设提供了一个良好的内部环境。因为在人事整顿工作中发现许多有待解决的问题。

第一,干部培养工作缺乏主动性。只是被动地等待上面分配进修名额,为完成选送任务而随时抽选,有时甚至放弃了培养的机会。更没有很好地注意怎样通过实际工作来培养和提高干部,缺少干部时也未能从现有人员中选拔并加以培养,仅依靠组织伸手向上级要。在提拔干部时理论上虽知道"须大胆大量地提拔",但在遇到具体对象时,往往强调资历不够,在群众中威望不高,既顾虑其提升后负不起责任,又怕提了这个影响那个,缩手缩脚,只讲不做,以致3年来教学人员方面仅为建系而在行政职务上提升了13个系主任和教研组主任,行政干部亦只提升了4名。合乎条件应提未提的单助教就有十余人。例如讲授物理的一位讲师已具备副教授条件,但始终未解决。行政各科19个科长都是副职,一个也未提正职,导致青年教师感到"业务提不高,看不到成绩而苦闷"。少数老教师也有些思想情绪,例如个别教师遇到填表时因不明确自己究竟是讲师还是教授而感到这是一种精神负担,因而新老教师之间产生了隔阂。干部也有不安于位的思想。这些都严重地影响了新生力量的成长、师资质量的提高及工作效力的充分发挥。

第二,熟悉了解"不经常,不深入"。过去由于未有专职人员,因此也未建立必要的考查制度,更没有很好地争取各级领导的协助支持,以不断提供干部日常的工作学习思想情况。对教学人员尤其是高级技术人员,以强调"不懂业务"为由,更是了解不够。所以只是主观、片面地依靠一些陈旧分散保管的档案材料来熟悉干部,缺乏深入的、本质的了解,以致对干部没有鲜明现实发展的记录,使提拔使用干部时仅是凭印象说不出其优缺点。

第三,调配使用干部面向教学不够。表现在人员编制上,教学人员占教职工总数的47.2%,行政人员占教职工总数的52.8%。在教学系统方面,按业务要求和政治质量来合理地配备方面重视不够,例如领导组织教学行政的教务科干部始终未配备齐全,科长不熟悉业务,9名干部中就有2人65岁、1人56岁且年老多病;组织胚胎科按教师工作量计算应配备13人,现仅有6人。又如培养全体人员树立共产主义世界观的马列主义教研组长期无专人领导,骨干缺乏,教师都是没有教学经验的新助教,仅有副教授1人,严重地影响了学生的思想觉悟和政治水平的提高。

① 上海第二医学院人事处文件,1955—1956,上海交通大学医学院档案馆藏,47c24-25-104,第3页。

加之熟悉了解审查做得不够,导致在使用干部时产生了不少的偏向。例如把学化工的分配去讲授公共卫生学,让搞妇婴保健的专讲授营养学,把某民主党派的原政法教授安排在教务科任科员。以上这种使用不当、忽视政治的情况,在群众中造成了不良影响。

第四,干部的思想教育重视不够。疏于督促检查干部的思想,关心帮助他们解决困难,克服缺点,提高其社会主义觉悟和工作积极性。平时亦未能有计划调查了解各级各类干部的工作情况。有时发现了个别犯错误的干部,却未能及时予以教育,而是采取姑息迁就的态度。干部中缺乏批评与自我批评,因而进步不快,也影响了工作效率的提高。

在此基础上,学校进一步反思了产生上述问题的原因。

第一,对形势发展认识不足。领导思想上存在着较为严重的保守观念,脱离教学、脱离政治等情绪。

第二,在工作方法和作风上也存在着较严重的事务主义和官僚主义,终日陷于公文往返、呈批报表等琐碎的事务圈子中(当然有的还是必需的),忙乱拖拉,抓不住重心,工作被动,既缺乏预见又没有计划,更不深入群众,以致把主要工作搁在一边。

第三,领导缺乏经验,业务生疏,分工不够明确,没有科学的管理并建立必要的制度,各自一套,互不通气,与附属单位职掌界限不明。另外,工作部门人员不全、经常调动等也是导致上述情形的原因之一。

在进行了整顿和反思之后,为了贯彻党的七届六中全会决议精神并适应社会主义经济建设高涨的要求把工作做得更多些、快些、好些,使干部的质量与数量都能赶上新形势的需要,学校根据实际情况和干部的具体条件,对1956—1957年的干部工作做了如下规划:

积极培养提高师资质量和大力提拔新生力量。为了保证教学改革的顺利完成和适应社会主义新型大学的要求,必须更积极地培养现有师资,提高其质量并大胆大量地提拔德才兼备、政治面貌清楚的新生力量,为满足新形势的需要而争取更多的数量。为此要做好:①按照教学计划要求和学校的发展制订出切实可行的师资培养计划;1956年外送进修师资15%,1957年外出进修师资20%,并拟出师资的标准和认真做好中央规定我院进修和研究生的培养工作,既要保证质量,又要完成数量。②1956年开始评定学术工作,目前做好准备工作,预计在1956年讲师晋副教授有20%,助教晋讲师25%,住院医师提任为助教的有30%,争取1962年使助教都提高到副教授水平。能够培养输送出的教学人员,相当于一个拥有3 000个学生的医学院整套干部规模。

干部的配备和使用,应坚持教学、医疗和政治与业务相密切结合的原则。①目前应充实马列主义教研组的师资,保持一定的质量。先配备教研组主任一人和三名相当于讲师的党员干部。对其他重要部门和教学业务系统也要重视加强质量。②对干部的使用,1956 年上半年进行一次普遍深入的调查,对使用不当的进行必要的调整,以"各尽其能,各专所长",充分发挥工作潜力。③使当地充实教学人员和相应地减少非教学人员,现有前后期教师共计274 人,按 1959 年 2 540 名学生计算应配备教师 391 人,尚缺 117 人,拟在 1956 年充实80%,1957 年基本补足;现有行政职工 270 人,1956 年精简 27 人。

考察了解和熟悉干部,对干部应像"对自己的珍宝一样熟悉和了解",今后必须明确认识到"培养提拔是干部工作的重点,熟悉了解则是干部工作的主要环节",因此必须建立几个必要的制度:①考察了解制度:对科长以上干部,每年在思想、工作、学习生活方面进行具体鲜明的记载,哪些有进步,哪些还有缺点。通过实际检查工作来了解干部的政治品质和业务才能,并建立写实制度,1956 年决定抽调 2 名专职干部担任写实工作,先从处长以上及教研组主任等高级技术人员着手了解熟悉,然后积累经验,在 1957 年逐步推动全面工作。②建立档案制度:由人事处统一保管,在 1956 年 3 月前,每一教职员工必须有一份详尽自传,以健全和整理全体工作人员的档案工作,为熟悉了解干部打下基础。

加强干部的思想教育工作。要深入地教育全体干部,巩固扩大社会主义思想阵地,提高社会主义建设的积极性,大力开展批评与自我批评,搞好干部间的团结。加强政治理论学习,是改进工作、提高干部质量的根本方法,为此必须协助有关部门加强对干部的思想教育,做好以下几点:①对各级各类干部,系统地进行马列主义教育,对在职、离职学习要统一安排,并提出培养要求和目的,不断地督促检查干部的学习成绩,在一定时期内把政治理论学习的成绩作为考察干部工作成绩的一部分。②组织业务学习,结合实际工作培养干部。要求各级领导定期进行业务政策学习,各单位应有计划地布置、检查、总结工作,通过定期检查,总结交流经验,不断改进工作,熟悉业务,变外行为内行,以更好地提高工作质量。③积极组织和动员干部以共产主义的顽强精神来参加文化学习。现党群干部初中以下文化水平的尚有 22 人,已参加文化学习的仅 8 人,1956 年应尽量做到动员其全部参加,积极地协助领导筹备创办夜大学,争取在 1957 年暑期开学,1959 年使干部都达到初中以上水平,争取1962 年政治干部都能达到大学水平,行政干部达高中水平。

为切实实现计划和保证教学医疗任务的完成,必须加强领导,改进工作,正确掌握政策,严格订立切实可行的各项制度,抓住重点,不断检查,深入群众,克服事务主义和官僚主义工作作风,以贯彻"提高质量全面发展"的方针和为国家培养建设人才。①

---

① 上海第二医学院人事处文件,1955—1956,上海交通大学医学院档案馆藏,47c24 - 25 - 104,第 5 页。

第三节　"以俄为师"的管理体制

对苏联高等医学教育体制的借鉴涵盖了两个方面,一个是管理体制,另一个是教学体制。据常理而言,对一个教育机构内部体制的论述,应将重点放置于它的教学体制上,但对于当时较为特殊的国内政治环境而言,必须先从它的管理体制入手。

一、苏联高等医学教育概况

为了给新中国的高等医学教育提供指导,就需要对苏联的高等医学教育发展情况有相当的了解,为此,苏联专家专门做过报告。[①] 苏联当时的高等医学教育状况大致如下。

俄国十月革命胜利后,医务干部严重匮乏。当时有一定理论和临床经验、技术优良、从医学院毕业并持有证书的医生只有 21 000 人左右,助产护士 3 000 人左右。在国内战争结束转入建设时期后,为了满足对医务干部(医生、医士、助产士、护士、药剂师等)的需求,苏俄政府缩短培养计划,将原定为五年的培养年限改为四年或三年。这些短期培养的医生也参加了国家考试并获得了相应的毕业证书,但是他们没有受到完整的医学教育。同时由于战争的需要,还动员了医学院中高年级的学生参加工作,他们虽未获得医生的证书,但都是以医生的身份进行工作的,在中级医学教育中也采取了类似的短期培养的办法。10 个月培养医士,3~5 个月培养护士,也有一部分未受过医学教育的人,以护士身份在医院的实际工作中获得了临床经验。因此,战后在医务干部中呈现着非常复杂的现象:在职医生、护士中同时存在着仅受过一部分医学教育或完全没有受过医学教育的人员。当时苏俄在医务人员方面的情况和中华人民共和国成立之初的情况很相似,不能很快就提高医疗工作的质量,但由于居民物质文化生活水平的不断提高,对医疗的要求也随之增长。首先要统一医务干部的称号,明确各种不同称号的医务干部的工作职责范围,并对所有医务干部加以审查后给予称号,同时设法帮助不能取得称号的医务人员获得一定的称号。

由于对医务人员有了一定的要求,所以就要重新审查当时实行的高等医学教育体制。

---

① 关于苏联专家来华问题详见:沈志华,《对在华苏联专家问题的历史考察:基本状况及政策变化》,当代中国史研究,2002 年 01 期。第 24~37 页。《中央卫生部转发修订教育计划和向苏联学习的有关文件》,上海交通大学医学院档案馆藏,1954 年,2c2 - 2 - 9,第 1 页。

要使新培养的人员合乎要求,就必须重新规定培养的方法,包括专业设置、临床实践与理论教学的安排。1924 年,苏联人民委员会发布了《关于医务人员权利义务》的决议,规定了"医生""牙科医生""药剂师""医士""助产士""护士"等称号。[①] 根据该决议,从事医务工作而获得某一种称号的,就必须有受过相应教育的证书(大学或中级学校的毕业证明书),当时很多人或因战争遗失了证明书,或因未毕业就调出来工作而无法提交证明书,对于这类人员必须加以审查。医生由当时俄罗斯共和国的专门委员会审查。委员会认为某人有一定的医学知识和临床经验即承认他(她)为正式的医生。如果委员会认为他还不够医生水平,则允许其回原来的学校学习,直到参加国家考试获得"医生"称号。中级医务干部由各省保健厅下设委员会进行审查。委员会根据被审查人的知识水平、工作年限或经验,如达到相应的水平,委员会即授予称号。如委员会认为尚不能确定称号,就会将他派到一个医疗机构去实习一年,期满后再到委员会接受审查。合格者,给予称号。但也有一部分人实习后经审查仍不合格,则给予他们不脱产在医科学校参加考试的权利。为了便于他们准备考试,在城市里成立了专门的培训班和夜校(免费),并给予休假一个月参加考试的权利。

在 1924 年的决议[②]中,规定了对不同称号的医务人员的要求,对于医生需要在医学院毕业,参加国家考试并考试及格,有合乎现代医学科学水平的理论与临床知识。对病因、病源、诊断、治疗、预防等方面都有很好的研究(这是对各科医生的共同要求),还要有一定的唯物哲学水平(主要是唯物辩证法)。这些都是医务人员不可缺少的知识,有了这些,才能很好地观察临床所见的现象,正确地了解疾病的原因。

由于对新毕业的医生有了一定的要求,改进高等医学教育的组织就较容易了,就能很好地规定学习年限,审查教学计划的内容,确定教材的范围,审查和规定教学大纲的内容,并能很好地规定讲课和实习的教学方法。根据教学计划与教学大纲的内容,规定了修业年限为 5 年,这是为给学生获得必要的理论与临床知识的最低年限。由于需要大量的医务干部胜任不同岗位的医务工作,所以当时培养出来的医生是不分科的。直至 1924 年,由于苏联经济发展很快,人民物质文化生活水平发展很快,对医疗工作质量的要求提高了,而大多数国家工作人员不是要求一般的医疗帮助,而是要求高技术水平及技术熟练的帮助,因此必须培养专门的医生。同时,因为经过了 10 年的历程,已培养出了一部分医疗干部,医生总人数已

---

① 《中央卫生部转发修订教育计划和向苏联学习的有关文件》(1954 年),上海交通大学医学院档案馆藏,2c2-2-9,第 2 页。
② 即上文中 1924 年 12 月 8 日苏联人民委员会做出的《关于医务人员权利义务》的决议。

达到了 10 万以上。所以重新规定高等医科学校要分为 3 个系:医疗系培养临床医生,儿科医学系培养小儿科医生,卫生系培养卫生医生、流行病学医生和微生物学医生。①

此后,苏联取消多科系的医学院,过渡到单科系的医学院,如列宁格勒公共卫生学院。

分系分科以后,需要研究专科医生的培养目标。当时在制定教学计划方面进行了大量的工作。医疗系的教学计划中规定必须具备高深的临床及理论知识(不论哪一科都必须获得高深的理论和基础知识,如物理、化学、生理、解剖、组织、生化等,并应接受严格的临床教育)。从三年级开始主要讲临床,临床与理论结合,以及临床和预防结合等方面的课程。临床的时间多于卫生方面的时间,培养年限是五年。

小儿科学系除教学计划与教学大纲规定的一般课程外,还特别设有小儿疾病及正常发育的课程,例如除一般生理课外,还有研究儿童的生理、解剖、发育生理、幼儿疾病、儿童传染病、学校卫生、儿科外科等课程,以及其他培养儿科医生所必需的有关课程。此外,也有关于产科及妇科的课程。小儿科学系的培养年限也是五年。②

卫生系是培养未来卫生学、流行病学、微生物学方面的医生,所以规定必须学习同样扎实的临床知识。此外还要学习预防医学课程(一般卫生、流行病、劳动卫生、学校卫生等),培养年限也是五年。对于卫生系的培养年限问题,当时有人认为培养卫生医生比培养其他专业医生更为容易,可以用四年或更少的年限,但波尔德烈夫认为这样的看法是不对的。③ 经验证明培养卫生医生比培养其他的医生困难得多。因为其工作是群众性的,因此他必须是社会活动家,如流行病专家应很好地了解临床治疗的知识,研究工业中毒的预防就必须有很好的工业中毒的临床知识;卫生医生要研究纺织厂的卫生问题,就必须有很好的产科和妇科的知识(因为工厂中女工很多)。

1936 年,苏联政府决定成立口腔医学院,同年又决定成立药学院,培养高级的口腔医生和药剂师,同时决定了口腔医师及药剂师的培养目标,规定了培养目标以后,制定教学计划及教学大纲的工作就很顺利而少有错误。1944 年苏联规定了医学院修业年限为六年,因此进一步提高了医学教育的质量。

苏联医学教育的发展,经过了这样长的一个历程。每一个新阶段都是根据人民文化与生活水平的不断提高与对医疗要求的不断增长,并根据经济发展的水平而定的。由于 20 世

---

① 医疗系、小儿科学系和卫生学系在当时的社会条件和医学条件下是苏联高等医学教育学科中最重要的两个部门。故在苏联专家波尔德烈夫的报告中专门予以强调。
② 《中央卫生部转发修订教育计划和向苏联学习的有关文件》(1954 年),上海交通大学医学院档案馆藏,2c2-2-9,第 3 页。
③ 《中央卫生部转发修订教育计划和向苏联学习的有关文件》(1954 年),上海交通大学医学院档案馆藏,2c2-2-9,第 4 页。

纪50年代中国高等医学教育的情况,有许多与苏联二三十年代的情况是很相似的,因此了解苏联的高等医学教育发展情况,是中华人民共和国成立初期整顿中国高等医学教育的重要前提。

二、院长与院务会议

在苏联,国家对医学院的院长有着很高的要求:不仅要有丰富的知识,而且为了能领导医学院各方面的工作,还必须是一名优秀的组织者;要能在自己周围形成坚强的集体,要使周围的工作人员有很强的积极性,同时要能选择比较优秀的系主任,以及其他的工作人员。"这样才能真正满足卫生部以及党对我们高等医学院校在领导工作上提出来的要求",[1]作为医学院校最高领导者的院长要对医学院各方面工作负责,一般包括"学校的教学工作,培养医务干部,全校教授职员,一切其他教员和所有学生的政治思想教育工作,全校按正确方向开展的研究工作,全校教学工作和医疗工作组合,对教学工作和医疗工作配合起来进行的问题以及对教学工作和医疗工作的组织问题。医学院院长要对本校负责的基本建设工作以及学校的总务财务工作负责,要对本校的干部选举、干部培养以及怎样使干部成长起来负责。因此可说医学院院长负有非常重大的责任。其次院长要与保健机关的领导同志联系,另外院长对全校的开支情况,即学校经费的支出情况,都要全面负责。"[2]

考虑到医学院院长责任重大,在苏联,医学院院长的选择是由党中央委员会或者相应的高级别的有关部门批准,因此院长的任免只能由党中央以及部里批准执行,地方的机关是没有权利来干涉或者撤销院长的职务的。首先,在医学院内,院长的重要助手、参谋人员以及帮助人员,均为党组织的代表,例如各学校的党委会或者总支,学院采取某项重大措施,要做出某一个决定一定要找党组织或党委会,党总支的领导人员在一起商谈,或把某些问题提到党内的会议上来加以讨论,以便得到相应意见确保行动措施在政治路线上是正确的。其次,对院长工作来讲,地方党的机关,例如省的党委会、地方市党委会的领导人对院长会给予相应的帮助、支持和指导,医学院院长与当地的国家机关以及当地党机构的联系越巩固、越密切越好,那么这个院长在开展本校工作时会越快越容易。再次,院长依靠的是传达上级的指示贯彻完成上级任务最重要的助手,即各个副院长。在苏联,大型的医学院一般有以下几个

---

[1] 苏联病理生理专家费尧道罗夫教授1956年3月31日在上海第二医学院的演讲,上海交通大学医学院档案馆藏,4-13-c7-27,第1页。

[2] 苏联病理生理专家费尧道罗夫教授1956年3月31日在上海第二医学院的演讲,上海交通大学医学院档案馆藏,4-13-c7-27,第2页。

副院长:①一个管教学工作的;②一个管科学研究工作的;③临床工作、治疗工作,兼附属医院院长;④负责总务财务工作的副院长。[①] 在较小型的医学院,如只有一个系,则教学、研究合在一起,由一个人担任。第四,院长、副院长的最亲密助手是该系的系主任。在学生较多的情况下,特别是医疗系较多的情况下,则除一系主任外,可有一到两个副系主任。帮助院长完成课程安排的工作、教室分配的工作、学生分配的问题、教师调配问题,以及学生成绩的统计、学生考勤的检查,等等。所以医学院在院长的领导下还有一教务处,它的领导者是教务处处长。教务处的工作是技术性工作,包括课程表的具体安排、学生班次的调配,等等。对教研组研究工作、教学工作、思想工作不存在上下级领导关系。

院长为了更好地听取各方面的情况汇报,及时讨论各种问题,所以在医学院设有专门的院务会议。它的成员包括院长、党组织的书记、所有的副院长和系主任。这种会议每周开一次。另外请教研组代表、行政部门代表、学生代表或学生团组织的代表参加。重大措施决定后,经各方面有关人员表决通过以便贯彻,这可说是比较具体的、较小型的工作会议机构。该院务会议的目的是院长和大家一起集体商讨一切问题,及时了解全校各方面的情况和得到汇报。

在苏联,对院务会议的工作计划并没有详细规定。原则上须每周召开一次,要对全校监督、考虑,了解各方面情况,根据具体情况来讨论,所以无法事先安排。该院务会议是使院领导密切联系的方法。另外也可检查上一周的情况,同时可指出下一步要注意的地方。

在会议上,一般院长给副院长、系主任提出补充任务。如院长了解到无机化学教研组实验安排不好、实习人数太多,可委托副院长或系主任去直接了解,参加直接指导后提出措施,克服不足,在下次会议或者时隔更长的会议上作汇报,报告采取的措施、克服不足的情况。还有,院长并不是说委托副院长光了解、汇报,而是要采取相应的措施,要帮助解决困难。有时为工作必要,院务会议可一起下到某一具体单位,了解具体的工作情况,就地帮助,提建议,甚至当场给他们指示。

有一点要注意,虽没有正式规定党代表一定要参加会议,但一般党组织一定要有代表参加,是支部书记、党委,或他们选出来的代表在院务会议对某些问题进行讨论,取得一致后,院长领导各项工作。院长还要参加其他会议,如全校各种座谈会、学生的会议、学术会议。通过种种方式来贯彻院务会议得出的统一意见。当院长、副院长离开院务会议后,会上统一

---

① 苏联病理生理专家费尧道罗夫教授 1956 年 3 月 31 日在上海第二医学院的演讲,上海交通大学医学院档案馆藏,4－13－c7－27,第 3 页。

的看法就是要付之执行的东西。在苏联医学院，要进行原则性工作、做出某项重大的措施的话，须经党组织会议讨论，对院务会议提出相应建议或意见，或在贯彻路线上做一些更正，不过这种党组织会议并不是经常召开的。

三、学术委员会

苏联医学院的学术委员会是重要的管理机构，参加学术委员会的成员包括全部院务会人员，即院长、所有副院长、负责附属医院工作的副院长（同时兼任该医院院长）、党代表、党支部书记、全部系主任。另外当地卫生局的主要负责人也参加学校的学术委员会，有时本市卫生机构的领导人亦参加，另外参加学术委员会的还有全体担任教研组主任的教授。

学术委员会在苏联的医学院中起很重要的作用，其重要权利就是有权对学校教员的质量进行评估。学术委员会审查副博士论文，进行副博士论文答辩并且决定此人是否可得到副博士的称号，只要学术委员会对其论文进行了审查批准并且决定他的副博士称号以后，那么此人从这天起就获得了副博士称号，至于高级机关对该决定根据了解情况感到不妥当的话只可对学术委员会提出建议，希望他们重新再考虑该副博士称号，而当地机关没有权利改变学术委员会已决定的问题。如果院长可考虑给某人学位不太恰当，他可以暂时不批准，并把他的意见提给学术委员会，由学术委员会再进行一次讨论。

学术委员会是对学位的决定全面负责的主要机构。学位的决议用无记名投票方式决定。另外博士论文答辩亦在学术委员会上进行，但医学院的学术委员会无权批准博士学位，即授予博士称号，只能经过讨论以后把文件收集起来呈交上级机关，提出请求批准或不批准，但他没有权利批准。但如学位论文未经学术委员会推荐向上面介绍的话，这个论文不能拿到上面去批。

另外关于称号问题，即助教、讲师、教授的称号亦在学术委员会上讨论，同时决定能否获得助教讲师的称号，亦是用无记名表决方式决定，在学术委员会上对教授、讲师、助教的学术进行讨论和批准，助教在学术委员会批准后就可得助教称号，但讲师、教授在讨论和批准后还要向上呈报，经过上面最后批准后才能获得讲师和教授的称号，但不经过学术委员会的讨论，未得学术委员会批准的话，不可向上级呈报，还是得不到称号的。教研组主任的选择也要由学术委员会用无记名表决方式来决定。

另外，学术委员会的工作还包括：听取讨论关于学生成绩的报告；讨论批准全校科学研究总结的报告；关于思想方法与哲学问题的讨论，目的是要在学术委员会的成员间展开医学理论以及实践上比较尖锐的哲学方法论的争论；有时在学术委员会上听取某教研组的工作总结报告或全面工作总结或某一问题的工作总结报告,如组内怎样进行教学研究工作的总结报告。在学术委员会上还要做好资料供给的工作以及拟定决议草案或者某些计划技术性的议定。召集会议准备会议,为了做好这样的工作,学术委员会设有专门的学术秘书,其作为院长领导学术委员会工作的最得力助手,须在文书处理上有一定的经验,也须具备相当的组织能力,能够准备会议、召开会议,把相应文件保存起来或提供相应的材料等。学术秘书一职作为社会工作是没有薪酬的。

另外,各系都有系学术委员会,主要工作精神原则和学术委员会基本一样,不过规模比较小,主要负责处理性质较狭的专业内问题。

综上所述,苏联的医学教育管理体制的核心是院长,院务会议和学术委员会对他而言只是辅助机构,但是学术委员会的权力在理论上对学校的教学有极大的影响,并不完全依赖于作为行政首长的院长的决定,这体现了学术的相对独立性,即学术评价体系并不服从于行政指令,虽然在权力结构和职能划分上,学术委员会要接受院长的领导,但在学术范围内,该委员会是起独立的主导作用的。[①] 然而,通过对院务会议和学术委员会的成员构成的了解,我们发现,学术评估体制与行政管理体制合二为一,这就从根本上决定了学术或教学活动对行政官员的高度依附性,那么在学术活动中,行政指令的实际作用可想而知。院长、院务会议和学术委员会的"三位一体"的结构再次证明了医学院是一个具有高等医学教育职能的行政机构。在当时特殊的历史、政治条件下,上海第二医学院基本上复制了这套体制。这套管理体制对教学的影响将直接施之于受教育者本身,而其中的大部分人将在随后的 20 年中成为中国医学界和医学教育界的中坚力量,他们也在同一套体制下延续着"苏联模式"。

第四节　"以俄为师"的教学体制

对于医学院而言,教学是其天然职责,教学体制是医学院的重要制度,必然对医学院的工作产生最为直接的影响。本节将聚焦教研组、教学计划与教材三个构成教学体制全部内容的重要方面。

[①] 实际上这种学术独立性仅限于纯粹的技术性问题。

一、教学研究组

对苏联而言,创办"高等学校就是替人民培养技术高明的忠于人民的专家。这些专家必须具有广泛的知识学问,而且掌握辩证唯物主义基本原则,忠于党与人民和社会主义建设事业。因此高等学校是要培养社会主义类型的新型知识分子,也就是说全面发展的人才。这种人才应该是身体健康的,随时准备献身于人民的建设事业,应对现代科学知识和国际上现代需要的知识都能了解的人。培养全面发展的人才,关键的场所就是教研组。"[①]如果教研组工作开展得好,整个学校的工作就好;否则,这个学校的工作就做得不好。因此,可以说:教研组的工作决定着那些未来专家的质量,决定着整个学校的工作。

那么,教研组是如何开展工作的呢? 教研组是把一些在某一门专业知识上经验丰富的、技术好的人,联合起来的一个组织。当然,在少数情况下,一个教研组内,可能有分属几个不同专业的教员。这种联合教研组,只有在以下情况下才有可能,譬如:它们的专业相近,组织小,人员又少(3～4 人)。因此,当我们提到教研组的时候,首先就意味着一个集体。这个集体包括5～20 个人不等,在教研组主任领导下开展工作。教研组的直接领导是系办公室。在教研组内,每学期要举行一次或两次扩大性的教学法讨论会,讨论上一学年课程的总结,并提出下次开课与实习怎样做的意见。教研组在制订自己的工作计划时,应该规定每周有一两个小时是开教研组会议的时间,这样一年可开会 30～35 次,这其实是一种工作方法。教研组会议应有一半的时间用来讨论教学及教学法工作,另一半用来处理科学研究问题。单从上述讨论会数量来看,教研组的人是经常聚在一起的,相互交换意见,共同对别人的工作发生兴趣,讨论怎样完成教研组的任务。显然,教研组工作是集体性的工作。

在教学过程中,一个最主要的方法就是讲课。对教学法的讨论直接决定讲课的质量。首先,讲课要使听课的学生对这门课有一个全面的概念。对当时的苏联和中国而言,即是"奠基于辩证唯物主义原则上的概念"。[②] 那么讲课就应该是有一定的思想方向。这样的提法,不是说讲课的人在讲述时要引证许多马恩列斯毛的话,或把许多的观点提出来。而是说,在他讲课的过程中,对科学原理的引证要贯彻辩证唯物主义的精神,分析、批判医学当中的某些不正确的观点,这同时也是对学生进行政治思想教育。[③] 其次,讲课也要使得听课的人能理解所讲的这个科目或者这个章节、问题的意义,以及与实践之间的密切联系。不仅指与当前实践的联系,即使现在不能发生联系,但 20 年或者 30 年以后也会与实践发生密切的

---

① 院长办公室文件,1956 年,上海交通大学医学院档案馆藏,4 - 13 - 15 - 27,第 2 页。

② 苏联病理专家梅尧道洛夫教授报告,第 1 页,上海交通大学医学院档案馆,4 - 13 - 15 - 27。

③ 苏联病理专家梅尧道洛夫教授报告,第 3 页,上海交通大学医学院档案馆,4 - 13 - 15 - 27。

联系。另外，讲课还要引起学生对这一课程的兴趣，引起学生新的思考。使学生听了课之后会互相讨论，提出各自的意见或看法。此外，在讲课的时候，应该说明关于某一问题过去的看法，现在的理解和进展，以及将来的发展方向，即充分"贯彻历史唯物主义"的哲学观，[①]使过去、现在和将来能够联系起来。这样的讲课，我们认为，就思想性来讲，虽然其中不引证辩证唯物主义的原理，但仍然是一种正确的讲课。只有这样做，才能培养学生，教育学生树立正确的辩证唯物主义的观点。有些教师引证的观点确实不少，其实，学生只是生活在别人的智慧里，不是在自己的智慧里。[②] 另外，讲课时要明白清晰，课程的要点要使学生能够接受，并认识到它们之间的相互联系。讲课的教案、讲稿以及其中的主要观点与提纲，都须先在教研组内进行讨论。因为教师不是代表他个人而是代表整个教研组去讲课。如果讲得不好，不仅是他个人的失败，更是教研组工作的失败。

　　教研组工作另一项内容就是组织学生实验或实习。实验室按学生小组来进行的。在苏联，学生小组不太大，人数也不太多。一、二年级时，学生的实验小组是 20～25 人，高年级是10～12 人为一个小组。在某些对医学教育很重要的教研组中，学生就被划分为更小的小组。譬如在生理、生理解剖、病理解剖、药理等教研组就是这样。[③] 每一学生小组，由教研组主任配给一定的助教。这个小组的实验是在指定的房间里进行。实验开始，助教作简短发言，有时也可向学生提问，不过提问也不是"群众性"的，了解一下学生对讲课的吸收情况就够了。在实验过程中，助教对学生的实验进行观察，问学生为什么要这样做而不是那样做，以锻炼学生的思维能力。

　　此外，教研组作为一级组织不仅要进行医学教学工作，还要负责思想教育工作。教研组成员的思想教育以及学习该组课程的学生的思想教育工作，都由教研组负责。当时有人认为：政治思想教育应该交由党委会、团委会或某些个人来管理，教研组可不负其责。[④] 但是，在当时的政治背景下，教研组内的教学工作、科研工作是与思想工作密不可分的。而且，不但讲课时应该对学生进行思想教育，课外也应该对学生进行思想教育。

　　和其他的组织一样，教研组也必须有自己的工作计划。教研组的计划包括若干方面，其中比较重要的就是对教学日程的安排。在教学日程上，除了安排讲课或者实验的时间外，还要注明哪个助教负责哪个班或者哪个学生小组；哪个讲师负责讲哪个班的课，等等。

---

① 苏联病理专家梅尧道洛夫教授报告，第 4 页，上海交通大学医学院档案馆，4－13－15－27。
② 苏联病理专家梅尧道洛夫教授报告，第 2 页，上海交通大学医学院档案馆，4－13－15－27。
③ 苏联病理专家梅尧道洛夫教授报告，第 7 页，上海交通大学医学院档案馆，4－13－15－27。
④ 苏联病理专家梅尧道洛夫教授报告，第 4 页，上海交通大学医学院档案馆，4－13－15－27。

教研组的人员编制是由该教研组所承担的工作量来决定的。学校根据其所管理的学生人数、课程学时来决定教研组的人员编制。应该说明一点,在苏联某些教研组有额外的人员编制,他们的任务就是专门管理某些研究室、实验室等。某些教研组接受国家科研委托,进行某些实验,因此它就必须拥有自己的实验室,那么相应的就必须增加一定数量的管理人员。教研组的附属实验室或研究室,可以在某些时间里提供给学生或其他单位使用,但应不致影响它自己的工作任务。这种附加实验室有时是为全校而设立的,作为学校中心实验室。

为了帮助教研组进行实验的准备工作,科学研究工作还应专门配备教学辅助人员。在苏联的高等学校里面担任这一工作的,有高级技术员、普通技术员或工友。高级技术员是具有高等教育知识的,这些高等技术员帮助并参加科学研究工作以及某些复杂的大型实习的准备活动。普通技术员具有相应的专业中等教育水平。普通技术员在教研组内工作的过程中,一边工作,一边还要进修,完成中等医学课程,并参加考试。因此这也成为教研组的一项工作任务——培养技术员。

临床教研组除配备上述设施外,还设有附属医院(例如广慈医院、仁济医院)。如果没有自己的附属医院,也应在城市附近找到相应的医疗机构。无论如何,临床教研组主任应该与地方的保健机构建立密切的联系。关于医疗工作,或者属于教研组的地方医院,医疗工作的检查和对它的帮助,由省、市、县等相应的保健机关或卫生行政机关来领导。在医学院进行某些实习或者生产实习的时候,不但可以利用自己的附属医院和本地的医院,而且还可以使用本省其他城市的医院。像卫生防疫站这样的机构也可作为医学院的实习基地。[1]

二、教学计划

在苏联,各高等学校的相关专业均有统一的教学计划和教学大纲,不得到上级组织的同意,任何学校均不得更改教学计划,如增减科目或学习时数、改变课程的进行次序等。教学计划是由苏联保健部教育司的教学方法委员会制订,一般由保健部副部长和高等教育部部长批准。教学计划中应列入全部必修科的科目以及每门课程的总时数,课程进行的次序及进行生产实习的时间等。教学计划中应指出讲课的时数、实习时数、实验时数、临床实习的时数、考试测验的时间、每学期周数、每周讲课及实习的时数等。苏联当时规定,学生每周学

---

[1] 苏联病理专家梅尧道洛夫教授报告,第 7 页,上海交通大学医学院档案馆,4-13-15-27。

习不得超过 36 小时（自修、家庭作业、学生科学研究小组活动时间除外）。^① 在制订教学计划决定课程进行次序时，应考虑到先学对后继课程来说必须先行掌握的课程。一门课程通常在 1～3 学期内学完，教材范围特别宽泛的课程可在 3～4 个学期内学完，该课程须进行两次考试，还要对课程的各个章节进行几次测验。

　　苏联高等医学院学年开始是每年的 9 月 1 日，第一学期（包括考试在内）至次年 1 月 28 日为止。第二学期自 2 月 7 日开始，7 月 1 日结束，但四年级除外，因为医疗系、公共卫生系、小儿科系的四年级学生，6 月 1 日考试结束，此后在医学院进行两个月的临床实习，其他年级学生放两个月的暑假。苏联医学院各年级每一学期的周数都不同，这决定于该学期的开课门数及在学期结束时考试门数的多少。考试门数越多，准备考试的时间也就越长，课程结束得就越早。一、二年级（以及三年级的一部分）新学的课程是医疗系、公共卫生系或小儿科系的专业医生均需具备的医学基础知识，故各系基础课的时数与进行次序差别很小（药理学除外），详见下表。^②

系别	科目						
	拉丁文	药理学	生物与寄生虫学	解剖学	物理学	微生物学	生理学
医疗系	91	170	199	390	144	207	248
公共卫生系	91	151	199	390	144	207	248
小儿科系	91	170	199	390	144	207	248
口腔医学系	91	140	199	390	144	207	249
药学系	120				186	108	

　　三年级以上不同系的某些科目在教学计划里新规定的时数则有不同，小儿科系、医疗系的医疗课程时数多一些，在公共卫生系，公共卫生方面的课程时数多一些，详见下表。^③

科目	医疗系	公共卫生系	小儿科系
内科基础	226	226	184
一般外科学	184	160	184

---

① 教务处《对于制定统一教学计划的一些意见》（1954 年），上海交通大学医学院档案馆藏，4 - 2 - 18 - 9，第 5 页。
② 教务处《对于制定统一教学计划的一些意见》（1954 年），上海交通大学医学院档案馆藏，4 - 2 - 18 - 9，第 6 页。
③ 教务处《对于制定统一教学计划的一些意见》（1954 年），上海交通大学医学院档案馆藏，4 - 2 - 18 - 9，第 8 页。

(续表)

科目	医疗系	公共卫生系	小儿科系
系统内科学	212	186	186 + 110(小儿科基础)
系统外科学	119	129	186
妇产科学	178	142	178
神经科学	106	90	93
精神病学	90	65	85
皮肤病学	93	72	93
传染病与流行病学	176	224	132 + 171(小儿传染病)
临床内科	209	170	122
临床外科	209	168	148
耳鼻喉科	85	54	85
眼科	68	48	68
法医学	102	48	90
保健组织	72	72	75(妇婴保健)
一般卫生学	160	99	164(学校卫生)
环境卫生学		139	
营养卫生学		98	
劳动卫生学		136	
学校卫生学		64	

以上情况说明任何专业医生都必须学习的基础医学课程(应在一、二年级学习)在各个系之间没有很大的差别,而从三年级开始,或者更早一些(这决定了学习年限),各系由于专业要求不同,同一课程的教学时数亦不同。

在苏联医学院中,医疗系六年级的学生在助教的监督下按照以下的某一个科目——内科、外科或妇产科从事独立工作,在实际工作中取得经验。公共卫生系的学生则按照以下的某一科目,即流行病学、工业卫生或一般卫生进行独立工作(分配到一般卫生专业的学生人数一般占公共卫生系毕业学生的三分之二)。国家考试及格后学院教育即结束了。此后年轻的医生即被分配参加工作。

在中国拟定新的统一的教学计划是有很大困难的,主要是因为要以苏联教学计划为基础,拟定中国的教学计划。而中国学制是许多年以前拟订的,该教学计划中只包括了培养一个医生所必不可少的基本科目,并删除了一切次要的、不必要的和会使教学复杂化的科目,但是在莫斯科举行的关于改订教学计划的会议指出，在这方面并不是全都做到了，许多年来的实践检验了苏联教学计划的正确性，由苏联大学毕业出来的专门人才过硬的技术，证明这个教学计划是正确的。看来要修订中国的教学计划，必须首先详细分析苏联的教学计划，并将之与中国教学计划相比较。

修订教学计划时不仅要考虑缩短各科的学习时间。还要考虑增加某些新的科目或增加某些科目的时间，例如北京医学院教学计划中没有传染病的课程，只在讲内科或小儿科时讲一些，且时数很少。医疗系公共卫生系教学计划中没有拉丁文课程，而不懂拉丁文是很难学习药理学和其他医学科目的。

虽然在苏联，同一专业的高等学校的教学计划是统一、相对固定的，但它不是一成不变的，也不是对各种变动都能适应的。实际要求的改变和在此问题上的资料的逐渐丰富，促使我们对教学计划做了某些修改。因而我们定期地改变教学计划，增加一些新的科目使这些科目成为一个独立的课程。同时，也改变某些科目的学习时间。例如在医学院中成立了结核、X 光、医疗体育等新的教研组（也提出成立独立的寄生虫教研组）等。这些课程以前是学内科或其他课程时讲的，之后又增加了医学史和政治经济学的课程，并成立了这些课程的教研组。由于实际需要，要求学生在校期间获得更多的独立工作的能力和实践技能，因而几年前，医学院的学制增加到六年。

一般而言，教学计划的调整有时是根据要求的改变而变动的，但必须由高教部指示而集中地加以改变，这种改变在苏联所有的学校内同时进行。拟定了统一的教学计划后，便可及早计算出教师需要量以及学生因某些原因转学时（转到其他学校的同一年级），也可与其他学生同样继续学习。

中国公共卫生系预定的学制是四年，比苏联少两年。所以在制定公共卫生教学计划时无疑将会遇到很大困难，要培养一个有高度技术水平、具有全面学识的预防医生，四年当然是不够的。卫生医生的作用在很多方面都比治疗医生大，除了临床科目外，卫生医生还应该学习各种公共卫生学课程，并需要具备预防医生的广阔眼界，因此其学制不能短于医疗系，应起码与之相等。当时中国国内迫切需要卫生医生，而卫生医生却很少，也许可以在数年内培养出受过四年医学教育的卫生医生，但是一旦国家对卫生医生的最低需要满足后就必须考虑将公共卫生系的学制改为五年，如果现在确定公共卫生系是四年制，则拟定一个保证在四年内培养出有足够水平的卫生医师的教学计划就是一项重要任务。

教学计划草案拟定并经过广泛讨论后，将确定为最终的方案。1954 年新学年开始时，中国各医学院的低年级即按此教学计划开展工作，某些学校可能因缺乏师资和设备，或者由于其他原因还不能马上全部执行新教学计划，卫生部可能会根据他们的书面请求而决定，允许他们在该学年内暂不执行或不完全执行教学计划中的某一部分，但应促其积极准备师资和设备以便于在短时间内能完全执行。

要想执行教学计划还应具备以下条件。首先是学生组织。在苏联高等学校，一年级学生即分为小组，一般在一、二年级内每小组为 25～30 人，三年级以上每小组 10～12 人。每个小组都有编号，小组长由系主任在优秀学生中指定，小组人员是固定的，只有得到系主任的允许，学生才可以转到其他小组去学习。小组成员的固定可以使同一小组的人紧密相处，互相了解，教员也能深入地研究整个小组的情况，从而可以向系办公室和教研组报告小组的特点。成员相对固定的学生小组是执行教学计划的必要条件。

其次是课程表。每学期的课程表是由系主任和系教研组以及其他系的系主任和学生协商，最后由负责教务的副院长批准。"已批准的课程表是法律，它决定一学期的全部教学工作。不准对课程有任何改变，补充或废除。"①编订课程表时，要考虑到使学生每天的学习时间不超过 6 小时。在苏联是从上午九时起至下午四时止，其中有一小时的休息。学生每天听课 1～2 次，实习 1～2 次，每次均持续 2 小时；每半节讲课或半节实习持续 50 分钟，其后即休息 10 分钟。一、二、三年级各科目的讲课和实习，在整个学期或学年内都是持续进行的，一周内有 1～2 次在固定的时间进行。同时，讲课一般是在实习之前，从四年级开始，课程表按照循环的方法拟定，即每种科目的讲课在整个学期内都持续进行，每周也是一两次。至于实习，则不是对所有的科目（正在讲课的那些科目）都同时进行实习，而是仅实习两三种科目；并且此时的实习是每天或隔天进行的。此类科目的整个实习课程或者一个循环周期在一个月或者三周内即可结束，结束后学生又开始实习其他的两三门科目。因此，学生能比较深入地学习这些课程，因为他们在一个循环周期内只实习两三种科目，从而能有足够的时间来集中地学习教材。所以一、二、三年级课程表的组成次序与四、五年级不同。考试表（都是口试）由系务办公室拟定，并与学生协商，最后由教务长批准。有三四天的时间专门留给学生准备每一场考试。国家考试时，准备每门科目的时间有七八天。考试前，教研组组织答疑和补课。

再次是教学组织。教学部门、全部教研组和附属医院的系统性的工作能促进教学计划的完成。但在中国并不是所有的医学院都有明确的、组织良好的系务办公室和教务部门的组织系统。所以对于中国的医学院而言必须重视以下几个问题：①由一个副院长领导学院

---

① 教务处《对于制定统一教学计划的一些意见》（1954 年），上海交通大学医学院档案馆藏，4 - 2 - 18 - 9，第 8 页。

的全部教务工作,领导系主任、教研组教学主任及研究生教育处主任的工作。②系主任以外有 2～3 个副系主任,直接领导各个班级的工作。负责教务的副院长、系主任、副系主任,均是由某一教研组的助教、讲师或教授兼任,他们是在自己工作时间完了以后再做2～3 小时的工作,因此增加半薪的待遇,每个系务办公室内有 2～3 个秘书做一般办公室内的秘书工作。③研究生教育处主任对研究生和住院医生的培养担当总的领导。④教研组主任指定教研组中的一个助教或讲师,作为教研组教学主任,负责教研组的教学工作。教研组教学主任、系主任、副系主任和医学院整个教务部门如果能在检查并改进教育过程方面,在交流教学经验方面进行明确而有系统的工作,则能促进教学计划的顺利完成并保证学生很好地学习所有的课程。①

三、教材

教学计划的实施,必然要有一套与之相配的教材。当时国内并非没有现成的教材,只是这些教材都带有"殖民地色彩",教材作为重要的教学资料,对教育工作来讲是不可或缺的。但旧教材的编撰理念和指导思想与我国当时的方针政策格格不入,因此必须被替换掉。在当时的条件下,替换的主要方式是大规模、全面地引入苏联的医学教材。为此中央卫生部组织开展了苏联教材编译计划。

1954 年,中国中央人民政府卫生部发布了关于采用苏联教材的通知。通知要求:

(1)各院校的医本科教材,按教学计划和出版计划,应逐步采用本部卫生教材编审委员会所指定的苏联高级医科教材,但辅科选用苏联中级医科教材,在现阶段基本上还是适宜的。在目前苏联教材收集不齐,未能成套地立即翻译出版,以及各院校在采用上尚有部分困难情况下,可暂按各院校具体情况逐步采用,或先试用数种,或先作主要参考材料。但不是消极地自流,而是必须本着积极而有计划地替代旧教材的精神去努力。

(2)专修科教材凡基础和临床均可采用苏联中级教材,但临床主科可采用苏联高级教材,其采用步骤方法同上。

(3)为了采用苏联教材不发生偏向和困难起见,除重视翻译质量外,各院校试用该教本时,各教研组的教师必须首先熟悉内容,充分准备。在同一校内的各教研组的教学内容上,当采用新教材时,难免发生新旧交错,前后矛盾,因此要加强互相联系,防止和克服教学思想上的紊乱现象。

---

① 教务处《对于制定统一教学计划的一些意见》(1954 年),上海交通大学医学院档案馆藏,4 - 2 - 18 - 9,第 9 页。

（4）中级选用教材仍应采用卫生教材编审委员会审定的教本，苏联中级教材可作为中级教育的参考教材。

（5）苏联医科教材分量较重，当采用为教本时，可以根据现行教学计划、教学大纲，加以取舍，尤应结合我国具体情况和个人经验，适当地补充实际资料，但须注意保持原书的思想体系，不得使之支离破碎，残缺不全，或加以庸俗化的联系发挥。对采用教材的经验及对译本的意见，希随时送本部卫生教材编审委员会（人民卫生出版社内）。

（6）关于自编教材，在目前情况下，不受限制，尤其未翻译出版的教材可以自编。但应根据本通知采用苏联教材的步骤与精神，有计划、积极地过渡到全部或大部分采用统一规定的苏联教材，使全国教学质量统一提高，待掌握住苏联教材内容后，再转入有计划的自编本国教材。[①]

从通知内容可以看出，引进苏联医科教材只是过渡时期的过渡手段，中央卫生部强调最终一定要编订自己的教材，引入苏联教材只是为了"提高全国的教学质量"，而在"掌握了苏联教材内容后"，就要开始有计划地自编本国教材了。为此，在中央卫生部制定了详细的翻译出版计划，详见下表。

苏联高级医科教材翻译出版计划[②]

书名	原书出版日期	字数（万）	翻译者	出版日期
人体解剖学（上）	1949	100	中国医大解剖组	1955 年 1 月
人体解剖学（下）	1949	100	同上	1955 年 5 月
有机化学	1951	50	哈医大化学组	1954 年 4 月
生物化学	1951	68	哈医大生化组	1953 年 8 月
普通生物学	1950	60	哈医大生物教研组	未定
病理解剖各论	1950	50	中国医大病理组	1954 年 9 月
药理学	1952	50	哈医大药理组	1954 年 5 月
人体寄生虫学	1951	30	刘梦非	未定
法医学	1950	25	中国医大法医组	1954 年 7 月
内科诊断学	1952	67	中国医大内科	1954 年 10 月

[①] 教务处《中央卫生部和本院关于采用苏联教材，开展巴甫洛夫学说学习的通知、指示、简报和总结》，上海交通大学医学院档案馆藏，第 1–8 页。

[②] 教务处《中央卫生部和本院关于采用苏联教材，开展巴甫洛夫学说学习的通知、指示、简报和总结》，上海交通大学医学院档案馆藏，第 9～10 页。

（续表）

书名	原书出版日期	字数(万)	翻译者	出版日期
内科学	1952	100	同上	上卷 1954 年 5 月；下卷 1954 年 12 月
儿科总论	1952	30	中国医大儿科	未定
儿科学	1952	58	同上	1954 年 7 月
外科各论	1951	80	哈医大外科	1955 年 2 月
泌尿科学	1949	30	同上	1955 年 2 月
口腔外科学	1950	40	同上	未定
口腔科学	1951	25	中国医大口腔科	1954 年 8 月
眼科学	1950	30	哈医大眼科	1954 年 6 月
耳鼻咽喉科	1950	40	中国医大耳鼻喉科	未定
营养卫生学	1952	40	中国医大公卫组	1955 年 1 月
流行病学总论	1949	38	同上	1954 年 7 月
皮肤花柳科学	1952	62	中国医大皮肤科	未定
急性传染病	1952	45	哈医大内科	1955 年 3 月
调剂学	1952	36	北京医学院药学系	未定

截至 1955 年年底,高级医科教材已着手翻译的有 24 种共计约有 1 250 万字。1953 年出版的只有一种,其他多在 1954 年出版。其中,多采取专科集体翻译、专人审校的办法,以保证质量。出版日期可能伸缩 1～2 个月的时间。已出版的教材有《劳动卫生学》(修订后再版)、《公共卫生学》及《学校卫生学》三种。另有《外科手术学局部解剖学简明教程》《口腔修复学》《口腔治疗学》《法医化学》《药物化学教程》等五种亦预定于 1954 年翻译出版。目前尚无苏联原版者有组织胚胎学、细菌学(可暂用中级教材代替)、生理学、病理总论、病理生理学、外科总论、妇科学、产科学、流行病学各论、理疗学、神经精神病学等 11 种学科。

苏联中级医科教材翻译出版计划

书名	原书出版日期	字数(万)	翻译者	出版日期
普通生物学	1952	30	大连医学院生物系	1954 年 12 月
人体解剖学	1951	40	大连医学院	1953 年 10 月
分析化学	1952	20	哈医大化学系	1953 年 10 月
细菌学	1951	30	中国医大细菌系	1953 年 11 月

（续表）

书名	原书出版日期	字数（万）	翻译者	出版日期
生理学	1951	30	哈医大生理组	1954 年 4 月
病理学	1950	40	哈医大	1954 年 11 月
药理学及处方	1952	35	出版社	1954 年 2 月
内科学（护校用）	1951	40	出版社	1953 年 6 月
内科学（医士用）	1950	20	军委卫生部	1954 年 3 月
儿科学（护校用）	1951	35	慧斯	1954 年 5 月
儿科学（医士用）	1952	40	孙时和	1954 年 12 月
儿童生理解剖特点	1950	12	蒋芝英	1953 年 11 月
外科学	1951	40	哈医大卫校	未定
环境卫生学	1950	25	刘梦非	未定
劳动卫生学	1950	40	滕砥平	未定
公共卫生学	1948	26	军委卫生部	1954 年 1 月
药物化学	1950	40	天津军医大学	1954 年 8 月

　　与此同时，中级教材已着手翻译者有 17 种，共计有 550 万字，1953 年出版了 5 种，其余均在 1954 年出版。其中分护士与医士用两类，未注明者为一般通用。1952 年以前已出版者有拉丁文课本，耳鼻喉科学（护校用）、眼科学，传染病学（护校用）、妇科学（医士、助产用）、产科学（医士、助产用）及神经精神病等七种。目前尚未找到苏联原版者有组织学、口腔科学、皮花科学、学校卫生学、流行病学、护理学、理疗学等十余种。

苏联高级医科参考教材或实习教材翻译出版计划

书名	原书出版日期	字数（万）	翻译者	出版日期
胶体化学及物理化学实习教材	1950	18	哈医大化学系	1954 年 5 月
生化学实习教材	1949	15	中国医大生化系	1953 年 10 月
解剖学实习教材	1952	10	中国医大解剖系	1953 年 12 月
生理学实习教材	1952	10	哈医大生理系	1954 年 2 月
眼科学实习教材	1951	15	中国医大眼科	1953 年 11 月
劳动卫生学实习教材	1952	40	中国医大公卫系	1954 年 12 月
卫生学实习教材	1952	18	长春军医大学	1954 年 7 月
流行病学实习教材	1950	17	同上	1953 年 9 月

（续表）

书名	原书出版日期	字数(万)	翻译者	出版日期
卫生检查法	1951	30	李益之	未定
医大学生生产实习	1952	20	陈述	1954 年 11 月
新生儿疾病学	1951	20	哈医大	1953 年 12 月
定量分析	1949	16	哈医大	1953 年 11 月

高级参考教材实习指导共计 12 种,约计有 230 万字。在 1953 年出版者约 6 种。

以上高级、中级和参考实习三类教材均由苏联专家选审交译,作为推荐教本或参考教材。1955 年,仍在翻译过程中的共有 53 种,总字数约 2 000 万字,尚缺高中级原版教材者 20 余种,关于药科书籍也在试译和物色中。

苏联医科教材的编译出版为我国当时的高等医学教育提供了宝贵的教学资料,弥补了由于废弃旧教材而导致的资料不足,使当时的中国高等医学教育界很快了解了当时的苏联医学成就,为新中国自己的医学教材提供了重要的参考范本。并且在过渡时期节约了编撰成本以及与医学教学有关的巨大的人力、物力资源,对新中国高等医学教育的发展起到了不可估量的作用。

第五节　建院初期发展情况概览

自 1952 年建院至 1959 年,是上海第二医学院从无到有、百废待兴的艰苦创业期。经过 7 年的建设,学校已呈现出新的气象。在抗美援朝、爱国卫生运动等国家战略中做出了积极的贡献;胡文耀、倪葆春、余㵑、邝安堃、叶衍庆、傅培彬、兰锡纯、黄铭新、高镜朗等 9 位教授被评定为一级教授;完成了国内第一例心脏二尖瓣分离术,成功抢救了灼伤面积高达 89.3%的钢铁工人邱财康,创造了世界医学奇迹。

在 1959 年中华人民共和国成立 10 周年之际,学校从 10 个方面对建校七年的工作进行了总结。[①]

---

① 《二医七年史》,上海交通大学医学院档案馆藏,档案号：DZ1-61-3,第 26~36 页。需要说明的是,这份总结虽然带有鲜明的时代烙印,也没有对师资、科研等方面的建设做专项总结,但对重现当时的历史原貌多少有些裨益。

一、健全教学组织

当时中央的文教方针是"整顿巩固、重点发展、提高质量、稳步前进"。二医在上级党组织的领导下,根据此方针,大力进行整顿与改造工作。建院初期,鉴于教学人员不足,原三校学制与课程均不相同,因此在教与学方面均存在一定的混乱现象,而学生中又有一些思想落后、政治成分复杂的现象,他们不重视学业,经常迟到、旷课、考试作弊等,严重影响了校风校纪。另一方面,二医接受中央卫生部委托,开办了专修科,当时招生 184 人,分为内、外、口腔三个专科。这项工作不但在教学方法上无经验可循,在内容上也混乱而庞杂。而且学生思想情绪极为波动,认为专科不如本科,口专又不如内外专,都不愿进专修科。

1952 年 11 月 29 日和 12 月 31 日,华东卫生部宣布广慈、仁济两所医院划为二医附属医院。这两个医院均有外国背景且影响颇深,因此,专任教师、兼任教师保守思想浓厚,尚不能完全适应新中国的医疗需要。以上一切,经采取一系列措施及结合各项政治学习和各级人员的充分努力,都与时俱进地不断改变了。

首先,在教学方面,大力争取师资兼任为专任。由于前三个私立学校无论前期、后期,专任教师数量都为数甚少,多为私人开业或到处兼职。他们担心专任后,学校制度正规,工作上受约束,生活上不自由,对专任总有些犹豫徘徊,抱有"留后手,试试看,不行再开业"的想法,因此,他们要求专任后仍兼外职。但基础课的教师多数经过"三反"运动和思想改造学习,在思想上有了很大的提高,建院后,绝大多数已转为专任了。而临床各科教师,经大力争取后,也改变了兼任多于专任的情况,并对专任后教师的职务、业务都做了妥善的安排,生活上也作了照顾。另一方面,中央亦给二医配备了一些师资,因而教学人员缺乏的情况得以逐步解决。

在教学内容、教学计划方面,自建院后立即进行了调整,力求符合中央的计划。当时一年级的课程进度完全遵照中央的统一教学计划进行,二年级以上的学生,则按不同情况编班,并制定过渡性的教学计划。当时虽然两个教学医院基础不同,又存在着学术上的派系之别、门户之见,产生了教学计划不一致的现象,但由于领导与各科都比较严格地做出了统一进度计划、见习和实习纲要,并且互相联系,求得统一,使上述现象扭转了过来,特别是专修科学生的培养,虽然年限短少,但在临床各科教授亲自带领实习与直接指导下,力求学生毕业后能胜任工作的需要。

1953 年 11 月底,二医及两所附属医院对除教授外的教学人员进行了评级工作,大大提高了全体人员的思想觉悟与工作效率。

其次,教师们在思想改造的基础上,觉悟提高了一步,因而开始积极地学习苏联,各学科先后成立了教研组或教学小组。1953 年暑假学校组织教师进行俄文速成的突击学习,1953 年第一学期起,进行了巴甫洛夫学说的学习,从而奠定了学习苏联先进科学的基础。

二、整顿校风

学校的学生绝大部分是三院合并而来,学生思想状况比较复杂,坚决整顿校纪校风对当时的学校来说是一项刻不容缓的任务。

1953 年 6 月,上海发起了反帝爱国运动以后,二医在上级党委的领导下,积极配合运动的开展,对广大教徒进行了一系列思想教育,包括政治政策报告、充分发动群众,争取广大教徒的觉悟。在教职工中,开座谈会,利用黑板报、广播台开展宣传。

接着,为了更进一步地端正学生的学习纪律和提高学习效果,于 1953 年第一学期开始,拟定或修订了各种章则,如《学籍处理办法》《请假规则》《成绩考查》《升降级暂行办法》《考试规则》等,使学校的工作与学习纪律开始逐渐正规化。

三、贯彻过渡时期总路线

1954 年春,全国人民掀起了讨论和学习国家在过渡时期的总路线、总任务的热潮。二医全体师生员工和全国人民一样,投入过渡时期总路线、总任务的学习。历时两个多月,通过报告和讨论,师生员工比较明确地了解了国家在过渡时期总路线、总任务的道理,认识到中国在一个相当长的时期内,逐步实现国家社会主义工业化的方针,并在提高认识的基础上,暴露了一些自由思想,分析与批判了过去对革命性质的不明确、认为社会主义社会遥遥无期、技术与政治无关以及个人利益与国家利益矛盾等模糊观念,开始明确了社会主义革命道路上的方向,绝大多数师生员工都感到振奋人心,因之,大家的政治觉悟与学习热情有了提高。

在学习过程中,有人认为对私营工商业的改造非常麻烦,不如政府下命令干脆取消变成社会主义性质的企业;有的则认为工商业进行社会主义改造很好,但自由市场可以存在,不必改造,因买卖东西方便;有的认为总路线是工商业部门的事,与我们无关;有的则认为总路线是照耀一切工作的灯塔,我们应在灯塔的照耀下,努力培养适合于祖国建设社会主义需要的人才……所有这一切,通过学习,发挥了自由思想,解除了各种顾虑、澄清了对总路线的糊涂看法,同时也提高了政治学习的热情,并以总路线为动力,积极用实际行动投入工作与学习。

四、认真学苏联,大力进行教学改革

1954 年暑期,二医为了坚决贯彻党的"向工农开门办学"的方针,改变学生成分复杂、作风不良的现象,决定招收第一批 472 名调干生入学,这批调干生中党团员比例达到82.7％。在各项活动中,他们热烈响应党的号召,大大改变了学校的政治面貌,也为全校同学树立了典范。

新生入学后,9 月 11 日学院就向全体干部作了第一次全国高等医学教育会议精神的传达,使全院明确我国文教卫生工作的方针、任务,并传达了党的中医政策,召开了科主任以上的干部座谈会,对轻视、排斥中医的错误思想进行批判。附属广慈、仁济医院聘请了中医师参加医院工作,广慈医院还成立了中医科,设立了中医门诊和中医病床。

12 月,中央卫生部高教司工作组来学校检查工作,对学校在教学工作中存在的问题和今后如何改进的方法给予指导,促使学校进一步明确了"一切为教学"的思想。可以说,1954年高等医学教育会议精神的传达,推动了学校教学工作向前进了一大步,明确了教学工作的四大原则,明确了党领导教学工作的路径方法,即必须坚决向苏联学习,进行教学改革。

此时,学校紧紧抓住教学改革这一中心任务,首先重组了院务委员会,明确了任务,健全了领导核心。第二,建立了人事处,分别掌握教职工和学生的人事档案资料。第三,健全和建立了前后期各科教研组,研究与改进教学方法,坚决执行新的教学计划,组织全院教师学习苏联教材,执行教学大纲等措施。同时,为了扫除教学改革中的思想障碍,划清唯物主义与唯心主义思想的界限,先后组织教师学习了巴甫洛夫学说、辩证唯物主义,批判忽视思想政治工作的取向。通过这些措施,大部分师生对社会主义医学教育事业的发展方向有了更明确的认识,对教学工作必须贯彻四大原则也有了更深的认识,一部分对党能否办好医学院存有疑虑的人也有了新的转变,因此也提高了教师的业务水平。

1955 年初,章央芬调任至校,担任教学副院长,进一步充实了教学工作的领导力量。4 月,为吸收兄弟院校在教改、科研、医疗及医院工作方面的经验,孙仲德院长率队前往北医、中国医大参观学习。9 月,又相继成立了医疗、口腔、儿科和基础部,取消了教务处,成立了教学副院长办公室,实行了院系二级制的领导,使二医的教学工作走上了正轨。

五、热烈响应"向科学大进军"的号召

1954 年 2 月,党的七届四中全会正式提出了党在过渡时期的总路线,全党和全国人民把注意力转移到社会主义工业化的任务上来,积极投入大规模的经济建设,教育、科学、文化建设的高潮也随之兴起。

1955 年 1 月,中央召开了关于知识分子问题的会议,提出了在 12 年内使我国最急需的科学部门接近世界先进水平的号召,鼓舞大家向科学大进军,并制定了国家 12 年科学远景规划。5 月,中央卫生部又提出了要在学术研究中实现"百家争鸣"的政策,大大鼓舞了科学文化工作者的积极性和创造性。

二医广大师生热烈响应"向科学进军"的号召,院本部在 1956 年召开的二届九次院务会上讨论了学校"科学研究 12 年规划""培养干部 12 年规划",并公布了"全院师资培养工作计划"。绝大多数教师也制定了个人进修规划。7 月,二医又接受 17 名国家副博士研究生,另有 14 名应届毕业生报考副博士研究生,2 人报考留苏预备生,1 人留学。

同时,学校认真贯彻党对高级知识分子的政策,尽力改善专家教授的工作条件,增加科学研究设备仪器和图书资料,并为部分专家教授配备了助手,以及减少他们的社会活动,保证他们有时间从事业务工作,并于 7 月开始实施工资改革。

通过这些问题的解决,教师们深切体会到党对大家的支持和关心,认识到新中国对科学事业的重视,大大鼓舞了他们的工作热情和积极性。

学校还抓紧在高级知识分子中开展党建工作。先后接受了具备条件的多名高级知识分子入党。不仅使党的队伍增加了新鲜的血液,也进一步密切了党组织与知识分子的联系,加强了党对科学工作领导的实际力量。

由于在高级知识分子中进行了一系列团结教育和改造工作,使他们的政治思想发生了很大的变化,团结教育和改造知识分子的政策得到了有效的实施并取得了良好的实践效果。

国家社会主义经济建设发展的形势以及 12 年科学远景规划的提出,对高等教育工作提出了更高的要求。1956 年下半年至 1957 年,学校根据中共八届二次全会的精神,提出了中心任务:必须继续进行教学改革,贯彻"百家争鸣"的方针,要求在完成教学医疗任务的同时,开展研究工作,加强学生的政治思想教育,增进学生健康,提高教学质量,更好地培养全面发展的人才。在教师中大力贯彻"全面发展、因材施教"及教育工作四大原则,纠正了部分同志对"全面发展""三好"的片面理解和"平均发展""齐头并进"的偏见,并且根据 1958 年修正的教学大纲,适当地精简了部分课程,减轻了同学的负担,在学生中推广学习经验交流介绍,培养学生独立思考的能力,又分别在系(部)成立了党总支,配备了专职干部,统一和加强了学生思想工作的领导。在此基础上,进一步落实八届二中全会精神,大力开展增产节约运动,向党内外普遍地进行宣传教育,树立与发扬艰苦朴素、克勤克俭、勤俭办校的风气。

为了发扬祖国医学遗产,1956 年又多次选送西医脱产进修中医,并成立中医研究室,由孙仲德院长兼任主任,亲自动手统一领导全院开展学习和研究中医工作。

为了提高教学质量,满足教学工作需要,1957 年初,对临床课的设置进行了调整,原附属宏仁医院改为上海市胸科医院,上海市第九人民医院改为二医附属医院。

六、筹建新华医院

(一)筹建新华医院

1956 年,在全国性的公私合营基本完成之后,全国上下掀起了社会主义建设的高潮。在这股浪潮的影响下,国家与地方政府对人民群众的医疗保健提出了更高的要求,上海市的医务工作者也积极响应国家的要求,以满腔的热情、全心全意为人民服务的精神和精湛的技术投入到社会主义医疗事业的建设中。当时地处上海市东北角的杨浦工业区医疗条件落后、工人众多,为了更好地开展社会主义建设,急需一所医疗水平高、学科门类齐全,能为社会主义建设保驾护航的医院。

1956 年,为了落实高等教育部和卫生部提出的关于院系调整的要求,上海第二医学院儿科系从附属广慈医院迁至附属第九人民医院。学校十分注重儿科系的发展,在院系调整中特别加强对儿科系的建设,调整和充实了儿科系领导小组和学术委员会,以高镜朗为主任,富文寿为第二主任,曹裕丰、苏祖斐等为副主任。为了更好地建设儿科系,突出儿科系的重要性和特色,壮大儿科系的发展,学校还提出了"到外面想办法,把儿科系搬出去"的想法。

1957 年,儿科系召开领导会议,讨论寻找新的教学基地,壮大儿科系,并成立由曹裕丰负责的筹建组。他们从社会主义建设事业和人民群众急需提高医疗水平的需要出发,提出了"既然要替工人服务,就要站得高,看得远,到发展相对落后的地区,到人口多的地区去"。曹裕丰认为,杨浦区人口众多,产业工人更是众多,且医疗水平低下,是医院发展和服务的方向。当年 6 月,曹裕丰带领筹建组相关人员到了杨浦区,联系筹建医院的事宜。筹建组得到了杨浦区相关领导的热情接待,得知榆林区即将合并到杨浦区,原榆林中心医院正在筹建,有很好的发展前途。在双方的友好协商下,最终达成了接收并扩建榆林中心医院的协议。曹裕丰认为,"备选的新基地虽然远一点,相比较而言各方面条件比较差,但是符合上海第二医院的发展要求,有吸引力"。

榆林区是上海市内 7 个工业区之一,产业人口众多,区内有 500 人以上的工厂 48 家,500 人以下的 36 家,总人口多达 30 万人。但是全区当时只有一家市自来水公司职工医院,病床也仅有 20 张,另一家长阳医院只是一家家庭式的简陋医院,这样的医疗条件远远无法满足区内人民群众的就医看病需求。为此,榆林区于 1956 年 4 月开始筹建榆林区中心医院,并在江浦路成立了筹建办公室。1957 年 12 月,上海第二医学院根据上海市人民委员会的通知,正式接收榆林区中心医院。

　　1958 年 1 月 1 日,上海第二医学院正式批准成立新华医院筹备委员会,地址在江浦路1379 号的上海市第四护士学校内。新医院命名为新华医院,既体现出新医院的新意,又反映了新医院新人、新事、新思想,同时还暗含着新医院建成后立志攀登医学高峰的决心。筹备委员会由胡文耀任主任,王森、史泽亭、曹裕丰、高镜朗、富文寿任副主任。筹备委员会成立后,立即投入到新医院的建设中,先后召开了 5 次由设计、施工、安装等单位参加的联席会议,根据实际情况,对原榆林区中心医院的设计施工图纸按照教学医院的建设要求进行了修改,并提出了要在 1958 年国庆之前收治患者的目标。

　　新医院开工建设之后,院领导与筹备委员会十分关心建设的进程,曹裕丰等负责同志也经常与施工单位沟通,以争取尽量完工。新医院的人员配备与医院的医疗水平、发展前景等密切相关。为此,新医院的医生均由上海第二医学院附属第九人民医院、附属广慈医院、附属仁济医院等医院调入。第一批到医院报到的有原广慈医院儿科主任高镜朗、副主任郭迪、中医科主任丁济南、眼科主任曹福康等一大批具有较高医德、医术精湛、经验丰富的专家学者,大大充实了医院的人员配备,提高了医院的医疗水平。

　　1958 年 9 月 1 日,上级正式任命曹裕丰为上海第二医学院附属新华医院第一任院长,9 月12 日,医院成立临时党总支,以史泽亭为首任党总支书记。新医院于 10 月 2 日正式开业,开业初期设病床 300 张,在编职工 368 人。1958 年 10 月 4 日下午 3 时,新华医院在江浦路 1379 号上海市第四护士学校大礼堂举行盛大的开业典礼,中共上海市委副书记刘述周,市卫生局局长王聿先、副局长王希孟,上海市第二医学院党委书记关子展,副院长胡文耀、章央芬以及杨浦区委、区政府等各界领导 300 多人出席了开业典礼。

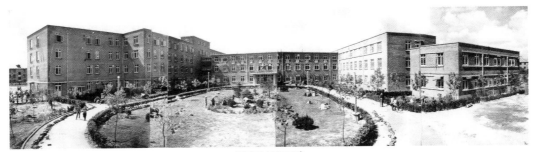

新建的新华医院

　　新华医院是中华人民共和国成立后上海市自己设计、自己建设的第一家综合性教学医院,其成立极大地缓解了上海东北角地区人民群众"看病难"的问题。正如《新华之歌》唱到的"你诞生在火红的年代,你沐浴着阳光站起来"。新华医院成立后,院方积极投入到社会主义医疗事业的建设中,医生们也是一边为患者治疗,一边亲自参加医院的建设。早在新华医院筹备期间,医院就抽调医护员工到上海县、闵行等地区农村开行血吸虫病的防治工作。另外,他们还抽调人员到陈街头办事处的 11 居委会开展疫病防治宣传工作,取得了良好的效果。

(二)出门办学,除害灭病

1958 年,人民公社运动在农村基本完成后,需要提高生产效率,深入开展除害灭病的群众卫生运动。在这种客观形势下,为了贯彻党的教育方针,实现医学教育与生产劳动相结合,深入开展教育革命,上海第二医学院开展了"出门办学、除害灭病"的活动。

自从"出门办学、除害灭病"活动通知发出以来,全校内部讨论热烈。许多人支持校党委的决定,但也有一些人认为"世界上没有一个医学院是出门办学的",因此比较抵触出门办学的活动。为了统一思想,学校发动群众学习党的教育方针,开展辩论,提高群众的思想认识。

"出门办学、除害灭病"活动分为两个阶段,第一阶段从 1958 年 11 月 18 日到 12 月上旬,这个阶段是初步展开阶段。在运动开展初期,由于下乡时间比较短,缺乏经验,各种错误观念横行。主要表现在:第一类人表现出拥护党的领导,决心依靠党的领导,想尽一切办法克服面临的困难,开展各项运动。比如在农村缺乏医疗器械和设备的情况下,工作组制作了针灸取穴图,携带方便的保健箱、中药丸等。第二类人一边做一边怀疑,在工作中干劲不足,消极等待。第三类人公开抵触这次活动,甚至有个别人不辞而别离开工作地。针对这些现象,学校继续组织大学深入学习党的教育方针,开展教育革命方针的辩论,妥善安排,推动各项工作开展。同时,学校还抓典型,以先进带动后进,使工作在短期内取得了成绩。

第二阶段从 12 月上旬到 1959 年 1 月上旬,是全面收获和提高阶段。这一阶段,在当地党

上海第二医学院下乡下厂除害灭病大军

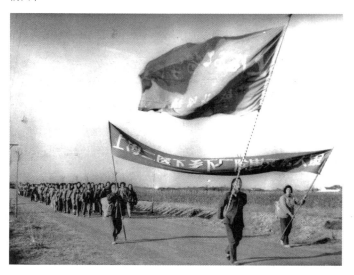

委的大力支持下,学校全面开展各项工作,在除害灭病、训四员、教学、科研等方面取得了很大成绩,尤其是在学习和运用祖国医学治疗疾病中取得了显著的效果,使得一开始怀疑出门办学的人也开始转变态度,采取新的态度对待此次活动。许多人开始重新认识出门办学的成果,认为出门办学学到了书本上没有的东西,还有人主动要求留在农村继续学习下去。

二医开展的"出门办学、除害灭病"活动一共持续 50 天。在这期间,校方配合地方开展了"灭四病"的群众卫生运动,并同时开展了政治、劳动、业务、体育四种课程的教学活动。通过此次活动,学校有效地贯彻了"医学教育为人民服务"的方针。在活动中,全校师生在协助当地公社和工厂灭四害,共治疗患者 75 714 名,协助办好医院和诊所 81 所,托儿所 1 221个,训练卫生员 1 127 人,保健员 2 313 人等。全校师生同时发动和协助当地群众进行了多次家园卫生打扫、清扫垃圾等活动。通过这些活动,降低了这些地方的发病率,推动了当地托儿所、食堂等卫生福利事业的发展。

在此次出门办学活动中,二医较好地将教学与社会结合起来,有力地推动了学校的教学、医疗、科研质量的提高。参加此次活动的人员普遍感觉到在出门办学期间,深刻地了解了农村医疗水平,对他们以后开展农村医疗建设、加快人民公社建设都有极大的好处。在下乡期间,参与人员向农村的"四员"传授了基本卫生知识,使他们对一些常见疾病的预防都能初步掌握。

在此次出门办学活动中,学生是主要力量。二医的学生通过将所学的知识应用到理论中,在学习中普遍形成了把科学研究当成一种创造性的方法。在此次活动中,学生在除害灭病方面做了大量的研究,撰写了 300 多篇论文,同时,他们还根据实际需求,编纂了各种教材。很多学生通过此次活动初步学会了体检、血检、肌肉注射、静脉注射、开处方等基本技能,还有一些人初步学会了如何做好医疗卫生的宣传和组织工作。

二医出门办学、除害灭病的主要地点是上海县、榆林区等地。

在上海县期间,二医支援当地开办了业余医学院。这座医学院的创办完全是在没有经费、房屋、设备、师资的条件下,由二医的学生就地取材而成。这个学校有来自上海县各地的学生,比如医疗系的一个班级在闵行,有学员 61 人,北桥、杜行、召楼等处有 5 个小班,有学员 89 人。此外,口腔系在三林镇开设了一个班级,有学员 30 人,儿科系则是重点培养农村保育员 260 人。另外,学生还在老师的指导下,实地进行调查研究,指导学生完成了体检3 382 人,小学生口腔体检 8 885 人,还为其中 1 000 名小学生做了预防修补工作。他们还在一天半内完成了沙眼普查 5 645 人,配合了对研究高血压病的调查,调查了 3 876 人的血压,为农村医疗预防保健工作打下了坚实的基础。此外,他们还帮助公社大队建立 15 个保健室,保健站 10 个,工厂车间保健室 2 个,协助改进了 11 个托儿所的生活环境等。

在上海县的活动中,医生和同学们踊跃参加除四害运动,有的学生参加突击队,带领当地保健员进行突击工作,将除四害工作做到最好;参加技术指导小组的学生参与培训保健员,组织专门研究组,进行实践工作,如设立灭蝇点、烟熏蚊子等。在除害灭病过程中,鲁汇地区发生食物中毒 98 人,重症者有高热症状,轻者有腹痛、呕吐等。在抢救这些患者的过程中,二医的学生踊跃参与各阶段的抢救,不畏艰难,协助医院较好地治疗好此次中毒事件的患者,得到了地方政府和人民的赞扬。召楼的南洋模范中学发生了 70 人的阿米巴痢疾,二医师生在汤佩兰医生的指导下,在治疗的同时重点研究了预防措施,他们发现发生疾病的主要原因是食堂。因此在当地的师生积极参与南洋模范中学的食堂改造工作,让炊事员学习基本卫生,使当地的炊事员能自觉地执行食堂的卫生工作制度。

此次出门办学、除害灭病在各个方面都取得了良好的效果。学生和医师们通过下工厂、下农村生产实习,将所学的知识与实践结合起来,碰到了在书本不可能看见的事件,也通过实践,学到了许多课本上没有的知识。例如北桥的一位农民被蛇咬伤,学生和医师都无法处理,结果还是一位当地的中医师解决了问题,使学生和医师们受益匪浅,认识到祖国医学的博大精深。总体上来说,通过此次活动,学生和医师们亲身实地地了解了农村的医疗卫生状况,对当地的农村医疗工作起到了积极的作用。

七、整风运动与反右斗争

1957 年 4 月 13 日,二医在传达了毛泽东主席在全国最高国务会议上和中共中央宣传工作会上的讲话后,组织全院各学习小组进行学习与讨论"关于正确处理人民内部矛盾问题",广大师生员工经过讨论开始揭露二医在党群关系、领导与被领导之间,以及教学、医疗、研究等方面存在的问题。

5 月 13 日,党委召集各民主党派负责人联席会议,就党委的整风计划征求意见,这也是二医"整风运动"的开始。随着"整风运动"的深入,各系科、各部门都畅所欲言,谈了多年埋藏在内心的意见和愿望,前后期教师也都对教学改革、专业设置调整、师资培养等方面存在的问题以及对学院党委的工作作风等提出了批评意见。

但正当毛主席提出"正确处理人民内部矛盾",全党开展"整风运动"以求调动一切积极因素,团结一切可以团结的力量,变消极力量为积极力量,进行社会主义建设的时候,一些别有用心的资产阶级"右派分子"乘"整风"之机混在善心善意帮助党"整风"的人群中,浑水摸鱼,进行反党反社会主义的活动。

为了及时制止这些别有用心之举,二医在7月9日考试结束后,推迟了放假时间,在学习"关于正确处理人民内部矛盾问题"报告的基础上,组织全体师生员工2 497人开展"反右斗争"。多位专家教授等对"右派分子"进行了批判。

9月9日,党委号召继续大鸣大放帮助党整风。全体师生员工都积极响应党的号召,经过20天的鸣放和对第一阶段鸣放意见解决方案的座谈讨论,共贴出大字报2 200余张,提出各种建议3 500余条。这不仅对进一步改进工作作风、改善党群关系有重要推动作用,而且大大促进了学校的民主生活。

9月23日,新学期开学后,在学生中争论的主要问题有:先专后红、先红后专、边专边红、中学生下乡劳动、大学生质量如何提高等。到11月8日,学院整风进入群众性的整改阶段,成立了各部门专题整改组织,对群众提出的12 911条意见进行处理。整改的原则包括:①条条有着落,件件有交代;②领导下决心狠狠改,充分发动群众、依靠群众;③先抓芝麻,同时要抱西瓜,并成立了整改组织,制订了整改计划,在全院成立了整风委员会,下设整改办公室和社会主义思想教育办公室,计有14个部门整改小组,17个专题整改小组,通过整改,使学校面貌有了很大改变。

具体整改情况表现在以下几个方面:

(1) 改变工作作风,克服官僚主义和主观主义。首先从组织系统上着手整改,精简了机构,把人事和总务二处撤销,成立院长办公室,合并了4个科,精减人员31名,占行政人员总数的19%,把17名干部下放到系(部)工作,深入到教研组和学生中去等。

(2) 改正了宗派主义,密切了党群关系。

(3) 整改教学工作。决定推行班指导教师制度来密切师生关系,使教师了解同学学习、生活和思想,结合实际情况来进行教学,各教研组也都订立了加强备课的整改方案来保证教学质量的提高。

(4) 在学生中进行了比较深入的教育,通过群众揭发,把学生群体中的不良分子揪了出来,使学生中的风气得到改善,认识到必须把自己培养成又红又专的干部。

1958年,为了更好地贯彻高教部关于"节俭办校"的方针,校整风委员会决定于整改阶段掀起反浪费的高潮。

1959年1月20日,中共上海第二医学院委员会在大礼堂召开了第三次党员大会,大会传达了上海市党代会"乘风破浪加速建设社会主义新上海"的报告。会议还邀请本院各民主党派的负责人和一部分专家教授参加。21日,整改办公室主任章央芬向全体师生传达高教部关于贯彻勤俭办校的方针精神。全院又召开了第一次职工代表大会和第三届学代会。在上海市党代会的推动下,和全院各级组织动员下,全院很快掀起了一个群众性的革命高潮。党委和院行政号召全体同志鼓起干劲,齐头并进,全面开花办好二医,再接再厉,搞好除七害、反浪费和整改等工作,使二医面貌在很短时期内焕然一新。

2月24日,在市教育卫生工作部召开的"反浪费、反保守、又红又专大跃进"的总动员报告后,党委连夜召开紧急常委会扩大会和党团员动员会。全校师生对浪费等现象展开了猛烈的批评。这次反浪费、反保守、又红又专运动的开始,是由反对领导上的"三风五气",逐渐深入到教学医疗和科研上的。经过几个阶段的整风运动,全体师生员工的工作思想和面貌有了很大的改变。

3月1日,在前期各教研组主任座谈会上,老教师提出"把心献给党,把心献给群众"的倡议,全院掀起把心交给党的热潮,全院青年教师积极响应,向党说知心话,把心交给群众,改变教学和科研工作的面貌。3月3日晚,全院进行了"大整大改"誓师大会,经过五天大鸣大放,院部师生共提出意见11.5万条,涉及教学工作、科研、"红专"规划、体育锻炼、除七害、勤俭办校、勤工俭学、绿化、医疗、服务态度等方面。

当时,学校提出"大整大改"的重点在教学与科研方面。教学上应打破常规,减少周学时,提高教学质量,希望教师种"试验田"。余潢主任代表基础部在会上做出保证:一定使基础部各年级周学时数减少到27学时,使每个同学有五个半天完全没有课,在时间上保证学生全面发展。

在"双反运动"中,学校紧紧抓住学校的中心环节,突出在提高教学质量,改进教学研究、贯彻勤俭办校等方面,以突破常规大胆革新的精神展开"大整大改"。学生集中提出要求解决的有:改进教学,提高质量,减轻学生负担过重的现象,要又多、又快、又好、又省为国家培养大批高级医学人才。

为了巩固整风运动和反右斗争的胜利,党委决心针对整风以来在整风运动中所集中反映出来的问题进行了大力整改。3月整改办公室成立,并专门组成了17个整改专题小组,如教学计划、教学内容、教学方法、教师自我改造、师资培养、学生工作、体育工作等专题小组,经过发动群众讨论研究,初步提出了教学计划整改方案,有关教研组课程内容重复脱节改进方案,教师全面负责方案,提高教学质量的初步方案,改进体育工作方案等,并采取了一系列具体措施。

中共八届二次全会提出了"鼓足干劲,力争上游,多快好省地建设社会主义的总路线",随之掀起了"大跃进"的浪潮。1958年6月1日,党委书记关子展向全体人员做了"把社会主义建设总路线的红旗在二医高高地树立起来"的学习、宣传、贯彻总路线的动员报告。6月3

日,在团市委、高教局、教育局、市学联召开的全市青年学生支援农村夏收夏种的誓师大会上,学校有 20 名同学出席并递呈决心书。6 月 4 日前,全院两千余师生先后赴青浦和东郊协助农民夏收夏种。这次下乡劳动一面进行了劳动,一面进行了广泛的总路线宣传活动。留校的师生员工也都到病房、宿舍等处宣传,全院很快掀起了一个解放思想、破除迷信、拔白旗、插红旗的革命高潮。

6 月 19 日,党委在院部大操场举行了全院 5 千余人第一次跃进大会,这是"学习总路线,贯彻总路线"的检阅大会,也是相互交流经验、互相评比促进的大会。会上教师、学生、医护人员纷纷就教学、医疗、科研、行政等方面提出了许多跃进成绩。同时全院师生员工一致通过了呈交上海市委的决心书,决心政治挂帅、以红带专,让教学、医疗、研究之花开遍二医。形成了人人创造、个个发明的形势。

随后,为了实现"技术文化革命",在 7 月初乘全市科技跃进之风,掀起了全院技术革新运动。新老教师、青年学生、职工都一起投入其中。7 月 23 日成立了技术革新办公室,前后经过一个多月时间共提出技术革新项目近 4 000 余项,其中完成了近 1 800 余项。还开办了业余文化学校 20 余所。

在这样的氛围中,许多师生开始冲破种种思想束缚,初步树立了敢想、敢做、敢说的风格。如口腔系五年级学生在教师的指导下,创造了弹性印模材料,以不锈钢代替黄金,质量达到国际水平,因而获得卫生部奖章。

八、抢救邱财康的"奇迹"

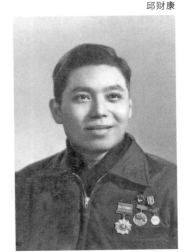

邱财康

1958 年 5 月 26 日深夜,附属广慈医院急诊室接收了三位灼伤患者,其中两位伤势特别严重。经过医生的诊疗计算,钢铁工人邱财康的灼伤面积高达 89.3％,全身除了头皮、两个肩膀、腰部皮带束的一狭条和两只脚底外,全部被灼伤,且大部分伤处都是深二度灼伤,其中三度灼伤 22％以上。当夜广慈医院召集了全体住在医院的外科医生进行了抢救。次日,召集了全体外科医生会议,并组织了一个专门治疗小组。

但是,这样严重的灼伤能救治吗?美国外伤权威伊文思的材料是这样记载的:"灼伤面积在 80％以上的死亡率为 100％",偶尔幸免的实不多见。广慈医院以及援外的会诊医生

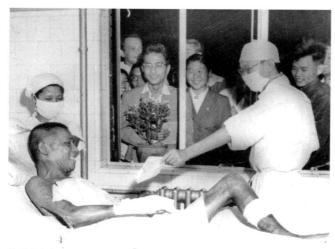

接受治疗中的
邱财康

们心情是绝望的。会诊后,医生们都签上了"预后不良"。正在这个束手无策、不敢希望的时候,上钢三厂党委送来了表扬信。

二医党委针对当时医生们的思想情况,做了恰当的分析,激发了医生抢救患者的信心。另一方面,邱财康入院后,表现出的坚强意志,深深感动和教育了守护在他身边的医护人员,因而,医生们迅速地从消极情绪中解放出来,向千方百计抢救患者的道路上跨步了。

经过几昼夜的不停抢救,患者冲破了第一关——休克期,但更多的困难仍在后面。6月1日,即入院第五天,邱财康发生了绿脓杆菌败血症,患者神志开始昏迷,不想吃东西,唯一的药物多黏菌素又不能连续使用超过7天,情况十分危急。经过大家共同的讨论,认为绿脓杆菌是会危及生命的最重要因素,应该首先制服它,至于多黏菌素,过度使用会损伤肾脏,但可通过使用其他药物进行保护。同时,为了增加邱财康的自身抵抗力,全院又掀起了一场献血运动,师生医护员工都报名自愿献血。一位四年级学生和一位护士为了输给邱财康有抗体的血液,自愿接受注射带有绿脓杆菌、链球菌、葡萄菌三种疫苗,经过这些综合措施,终于控制住了绿脓杆菌的感染,也没有对肾脏造成损伤。

邱财康康复后

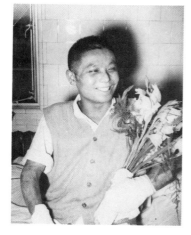

邱财康的病情依旧起伏不定,在控制了败血症后,在脚部伤口上又发现了大量绿脓杆菌的感染,多黏菌素已不再有效。大多数医生认为应该截肢,但截肢也未必能保全其性命。在这危急关头,微生物教研组提出国际文献上曾经记载过但未经临床应用的噬菌体治疗法,为了寻找这种噬菌体,学院60多名同学接连几天到市郊去淘粪坑、找污水,经过分离培养,终于得到足够的噬菌体,消灭了伤口上的绿脓杆菌,使患者又一次安全度过危险期。

广大医护人员,发扬敢做、敢想的作风,秉承救死扶伤的人道主义精神,在上海塑料二厂、医疗器械厂、医药公司、民航局等各方面的广泛协作与支持下,使邱财康的生命得到延续。经过 5 个多月的救治,邱财康在当年 12 月伤愈出院,使我国的灼伤治疗创造了国际奇迹。

九、坚决贯彻"教学为无产阶级政治服务,教学与生产劳动相结合"的方针

1958 年夏,工农业生产和技术革命的蓬勃发展,促使我国教育事业大发展。党的教育方针确定为"教学为无产阶级政治服务,教学与生产劳动相结合"。

建校以来,二医的教学工作通过整顿巩固、学习苏联,进行了一系列改革。为了从时间上保证学生全面发展,对周学时作了全面安排,执行了半天排五节课的课程表。为了密切师生关系,纠正"教书不教人"的观点,实行了班指导教师负责制。为了更好地提高教学质量,各系部、总支组织了青年教师和医生在老教师指导下,用两周时间的突击方式,对课程内容的重复脱节进行了比较彻底的修改,使前后期教学内容犹如"一条龙"似的串联起来。为了树立正确的劳动观点,从二月份开始学习中央勤工俭学的指示,自办了工厂,安排了 70% 的学生参加勤工俭学活动。自 8 月 13 日院党委传达中央教学工作会议精神后,全校又掀起了第二次教学改革的高潮。

全校师生通过对教学改革大鸣大放、大争大辩,通过一系列的辩论,把劳动正式列入教学计划,自 9 月起,一、二、三、四年级都按计划上农业劳动、工业抗旱和炼钢的劳动课。在教学方法上也进行了一定的改进,如前期基础课采用分大组轮回的办法,把专业劳动、课堂讲课和病房实习,按科分区包干统一安排。五年级的学生生产实习实行 4 个月下乡、下厂,8 个月在医院实习,使学生能更深入地学习掌握知识,使理论与实践的结合得到进一步贯彻。

在教学内容上,除了改进重复脱节外,在暑期中又采用了"三结合"的办法对 44 门课的教学大纲进行了修改。10 月,全市掀起了学习党的教学方针的高潮,上海市郊人民公社建立后,迫切要求除害灭病,立足客观形势需要,根据市委指示,二医党委做出"除害灭病,出门教学"的决定,全校 2 000 余名师生走出校门,下厂下乡,这就引起了教学计划、教学内容、教学方法、教学组织上的一系列新变化。在出门办学过程中,我们发动群众除害灭病,协助公社搞好食堂卫生,帮助训练员工,使医学教育更好地为无产阶级服务,使医学教育与生产劳动密切结合了起来,提高了教学质量。在短短 50 天中,师生们在专业课学习中,掌握了除害灭病的专门知识和技术,学会了农村常见病的诊断治疗与保健组织、卫生学的知识,特别是看到了人民群众的实际需要,对祖国医学也有了新的认识,学生们普遍学会了针灸和中医的一些基本理论,推动了二医的中医学习。

出门办学 50 天贯彻党的教育方针的成果,不仅使二医全体师生加强了劳动和阶级观

念,明确了教学方针的重要意义,也使教学工作从过去长期未能根本解决"三脱离"现象,逐步定向"教学与生产劳动相结合"、"教学与群众卫生运动相结合"、"教学与学习祖国医学相结合"的三结合道路。

十、贯彻党的中医政策

1958 年 10 月中旬,学校党委根据上海市卫生工作会议精神,进一步检查了中医工作,并作出相应决定,组织了 44 名医师、教师脱产学习祖国医学 3 个月的训练班,并发动群众性的"西医学中医"。11 月出门办学后,学习中医运动有了进一步的开展,师生员工提高了学习祖国医学的信心。通过很多疗效高的事实,澄清了许多人对祖国医学作用有怀疑的观点。

1958 年 11 月保定"全国中医中药会议"后,学校党委为了认真贯彻会议精神,向全院作了传达报告,还举办了中医中药展览会,重点介绍了全国各地兄弟单位执行中医的情况和经验,并进行了一个月的中医政策学习,提高了广大师生员工进一步学习祖国医学的认识。

另一方面,根据"系统学习,全面掌握,整理提高"的方针,号召全体人员学习针灸,掌握针灸,临床医疗各科积极推广中医中药疗法。为进一步加强中西医团结,各单位纷纷召开了座谈会和进行采风访问运动,全院迅速转入了西医学中医的热潮。很快,各医院的中医科有了迅速增加,中医中药治疗范围也迅速扩大,各医院在创造性地运用中医中药方面也取得了显著成绩。

为了大力贯彻中医政策,使医学教育与祖国医学密切地结合起来,学校于 1959 年决定把中医课正式列入教学计划,祖国医学教研组负责拟定了教学计划,编写了教材,并暂定全课程为 500 学时,这时中医中药工作也进入了全面开花的局面,伤科研究所、高血压研究所以及临床各科都写出了质量较高的研究论文。

3 月,基于尚有部分人员对学习祖国医学缺乏足够的认识,对系统地深入学习理论、运用中医辨证论治尚做得不够,学校党委又提出了改进中医工作的意见,进一步明确要求西医学习中医的目的和要求,加强了对祖国医学教研组的领导,开设了中医病房作为中医医、教、研基地,并开展中西医技术合作的研究。对学生祖国医学学习也作了一定修改。4 月,党委号召全校掀起一个以经络学说为中心的学习和研究中医理论的热潮,迎接全国中医经验交流大会的召开,接着连续召开了许多次的座谈会,5 月 30 日,二医召开了全校性的经络研究经验交流会,很多从事中西医研究的专业人员在会上发表了自己的意见和看法,并写出了有关经络研究的论文 17 篇。经络研究的深入开展,标志着二医在贯彻党的中医政策方面已进入一个新的阶段。

附录

建院初期历史材料

一、建院初期专项建设情况

（一）教学①

1. 建院初期——整顿巩固阶段（1952 年 10 月—1954 年 7 月）

1952 年，在全国范围内进行的院系调整工作是一项具有历史意义的高等教育改革工作，全国高等学校经过 1952 年、1953 年两次调整后，已基本完成，结束了院系纷乱、设置分布不合理的状态，走上了适应国家建设需要培养专业人才的道路。

（1）院系调整、三院合并，学制各异、课程不一，医教关系各自一套，教学计划难以执行。

由于二医由三个不同医学院合并而成，三个医学院各有不同的特色，不同的派别，不同的学制，且各有各的课程，上课时采用不同的外语种类，大部分教师都为兼任，助教特别少，这些导致了建院初期教学工作面临的情况极为复杂，具体表现在以下几个方面。

学制方面：约大是七年制，震旦为五年加一年预科，同德为纯五年制。这样，学生的程度与所学专业有很大差别。为此，学院首先把当时二年级以上各班课程的开设，在原有基础上予以调整，适当并班上课，五年级以上学生按不同情况分成甲、乙、丙、丁等四班，照旧制实施，四年级改为五年半毕业，三年级以下各班均改为五年制，并参照了兄弟医学院编排与拟

---

① 上海交通大学医学院档案馆藏，档案号：DZ1 - 61 - 3，第 54 - 68 页。

定课程表。

师资方面：此前三所医学院的专职教师，无论前期、后期，数量均很少，多为私人开业或到处兼职，1952年第一学期的兼专职教师数量如下。

教授		副教授		讲师		助教	
专职	兼职	专职	兼职	专职	兼职	专职	兼职
18	21	2	12	19	35	36	11

与之对应，当时学生总数为1639人，其中医本科1251人，医专122人，牙科206人，牙专60人，基础课细菌科都没有专职教师，物理课仅有讲师1人，助教1人，要负责200多学生的教学，解剖科、生理科只有助教3人，而要负责600个同学的实习，等等，师资缺乏情况十分突出。

教学设施方面：此前三个医学院在教学上计划性并不是太强。并校后，虽有了中央的统一教学计划，但由于教学组织不够健全，必要制度尚未建立，教学上很少检查与集体讨论，教学方法基本上仍然是旧的一套，没有什么改变，缺乏辅导答疑等形式，有的课程只有理论而无实验，有的课教师所讲的与讲义不同，等等。

所学的课程方面：分类繁多，出现齐头并进现象，如内科有18种之多，外科有11种之多，每种又有几位教师分别担任，如心脏血管疾病、消化系统疾病均有4位教师担任，造成课程内容重复，甚至出现遗漏不衔接的现象，并且有的教师私自聘请兼课教师代其上课，部分教师对教学不够重视，持任务观点，缺乏主动，有平均主义现象，分担课程没有根据个人能力作合理调配，此外有的课程缺乏教授，如政治、体育。

此外，由于并校前，三院使用的都是外文教材，所以并校后虽然一律采用中文教材，但缺乏完整的中文教材，各科只能自己用中文编写教材，在匆匆上课后，均是边写边教，加以又有专修科任务，前期各科往往要同时编写两份教材，以致在教材方面不免产生忙乱与脱节现象，计划性差，有时甚至引发讲义远远落在讲课之后，有的讲义还有外文语气。

仪器设备方面：震旦、约大在新中国成立前不拨款资助，专靠学费来维持，而同德纯系"学店"性质，更无办学的预算，仪器设备更少，因此前三院留下来的教学仪器设备少得可怜，即使有者，也是陈旧破烂，特别是教学用房拥挤，实验室狭小，形成严重拥挤，生理科当时15个学生共同使用一套仪器，显微镜为两人合用一架。

图书方面：接收三院的图书共计仅有23 566册，仅有学生阅览室1间，有的课备课参考资料缺乏，大大影响了备课质量和教学效果。

由于旧制医学院的分割制度、医教关系各自一套,医院不能配合教学的需要,临床教学人员一般多注重于医院与自己的诊所工作,对教学采取比较敷衍的态度,因而医教矛盾较大,统一的教学计划可以说很难执行。

学生与学习情况方面:由于学生绝大多数是三院合并而来,学生成分复杂,有的学生名为学习,实际上却在经商,从同德医学院并入的学生家庭出生统计如下(1954年2月统计数据)。

家庭出身	工人	贫农	中农	富农	地主	资本家	其他	合计
人数	5	0	5	3	23	150	184	370

政治情况复杂,因此学习成绩不好。据1952年全年统计,平均每人有一门半课程不及格,应参加补考人次竟达656名。又如1953年第一学期学生成绩,应有成绩人次11 704,及格人次11 018,不及格人次513,缺分人次(包括请假、缺考、旷考、成绩不全、舞弊作废)173,部分学生成绩极差,考试舞弊以及无故请假、缺席现象也十分严重(特别是政治课、俄文课、听大报告旷课缺席数最多)。以1953年9月10日~10月10日一个月为例,旷课时数达1 283学时,计336人次,平均每天12人。更有少部分学生接受帝国主义指示,披着宗教外衣,利用宗教的合法地位,进行破坏活动,阻挠院系调整,敌视新中国,如1953年7月在听政治报告之际,竟然有二三十名学生(教徒)退出会场赴青年科捣乱,严重影响校风校纪。

显然上述一切旧的教学思想、教学制度、教学方法和学习作风都不能适应新中国人民医学院的需要,必须迅速改变这些状态。基于这种情况,根据中央的指示,整顿巩固就成为当时首要和中心的任务了。

(2)整顿校风校纪,加强学生思想教育,提高专修科教学质量。

1953年6月,上海市开展反帝爱国运动,二医积极配合此项运动,对披着宗教外衣的坏分子进行揭发斗争,对广大教徒进行思想教育,先后举行政治报告4次,讲明政策,揭发帝国主义的阴谋罪恶,发动群众,争取广大教徒参观"帝国主义利用天主教进行破坏活动罪恶展览会"。在教职工中召开座谈会,组织发动群众,揭发与控诉帝国主义分子的阴谋活动、破坏分子的恶劣罪行,在此基础上开除了一批一贯破坏校风校纪屡教不改的坏分子(17人)。这样一来才将破坏校规校纪的气焰打落下去。为了端正学生的学习纪律,二医从1953年第一学期开始,拟定了各种章则,如《学籍处理办法》《请假规则》《成绩考查与升降级暂行办法》

《考试规则》等,使旷课缺课、考试舞弊等情况显著减少。

每周平均	请假时数	旷课时数
1952 年第二学期	774	312
1953 年第一学期第一个月	480	256

　　根据中央卫生部的指示,为了加强培养医务人员,学校于 1952 年暑期开办专修科,当时共招新生 184 人,分为口专、内专、外专,修学时间分别为两年半和三年,但是由于二医建院伊始,无办学经验,更因对接受专修科的目的、要求不明确,教学人员没有思想准备和经验,教师认为教专修科“有失身价”,又没有教学蓝本,他们在“弃之可惜”的思想矛盾下乃将五年制的教材硬搬给专修科,致使学生消化不了,学生不愿到专修科,思想情绪不稳定,特别是口腔专修科,学生的思想波动最强烈,认为“专修科不如本科,口专又不如内外专”,甚至有部分学生企图留级不参加考试,留到下年读本科。

　　针对上述情况,第二医学院在第二学期开学后,即在华东卫生局首长亲自指导下,召开了专修科教学会议,专门研究专修科教学问题,并和兄弟院校交流经验,对学生加强政治教育,安定其情绪,使师生在思想上初步明确了专修科的要求和目的,在教学上逐渐有了很大改进。

　　(3)积极补充师资,开始学习苏联,举办俄文突击班和巴甫洛夫学习班。

　　积极补充师资,大力提高师资质量是学校的根本条件,也是提高教育质量的关键问题之一。从 1952 年第二学期开始,二医就积极展开争取教师专任的工作。在前期课中,由于大部分教师经过思想改造,教师思想水平有了一定提高,在党的知识分子政策的正确指导下,经过一年的努力,在前期教师中大部分已改为专任,在后期临床课方面也有许多开业医生放弃自己过去的舒服生活参加了学校工作,这时基础课已有专任教师 102 名,兼职只有 2 名,临床课专任教师已有 59 名,兼任 59 名,初步改变了师资严重缺乏的状况,教师中教学情绪逐步提高,教学工作慢慢由被动转为主动,在此同时又积极组织了各种定期讨论与学术演讲会,以迅速提高师资的业务水平。

　　1953 年为了给教学改革准备条件,开始初步学习苏联先进的学说思想和教学经验,为进一步深入体会苏联的先进学术思想,并把其贯彻到实际教学和研究工作中,解决学习苏联的工具问题,二医特于 1953 年 8 月 3 日—1954 年 9 月 4 日暑期成立了俄文突击班,全部突击学习,学习情况如下。

	总数	教授	讲师	助教	技术员	其他
开班人数	61	14	12	30	4	1
结业人数	53	12	11	20	3	1

结业时的成绩：

记住单词	1 400～1 600 者	占 60%	最多的为 1 700 以上
阅读速度	200～300 字/时	占 60.4%	最多为 600 字/时
翻译速度	130～150 字/时	占 60.2%	错误率为 3%

之后又开办了第二次学习班，为半脱产学习，由附属广慈医院开班，人数不多，巩固工作由各科自行组织掌握，集体阅读，并辅以每周 2 小时的补充文法课(至 11 月底为止)。

这次学习为今后全院开展俄文学习打下了基础和信心，同时为学习苏联创造了有利条件。

接着，在中央举办巴甫洛夫学说学习前后，有些学科已自动组织起来，学习过大脑二半球讲义。此时，二医就在教学推进委员会下面成立了一个学习小组，领导开展巴甫洛夫学说的学习，先后组织了 3 次。第一次由院部举办，连续定期讲演 8 次，介绍高级神经活动学说，由张鸿德教授主讲，报名参加者达 400 人，每次讲演后都组织了讨论，对非医师的小组讨论则由生理科派人辅导。第二次是报名参加华东卫生局与上海市科联主办的巴甫洛夫学说学习会，进行有系统的学习，共计 12 讲，参加者有 100 人，自 1954 年 1 月 3 日开学，共 6 个月。第三次是 1954 年第二学期参加上海市举办的第二次巴甫洛夫学说学习，对象是中级医师，内容结合临床，第二医学院参加者有 74 人。通过上述几次学习，使教师初步了解了巴甫洛夫学说的基本概念，能够初步把其运用到医学教学工作中去。

(4)初步贯彻教学计划，开始运用集体教学方法。

在教学组织方面，建校初没有教研组的组织形式，只成立了教学科，如生物学科、生理学科、寄生虫学科、内科学科、外科学科等，各设主任和副主任。

1953 年第一学期初，二医成立了"教学研究推动委员会"。在委员会的推进之下，前后期各科根据条件并按"先前期、后后期，有条件者先办，无条件者后办"的步骤分别成立了教研组、教学讨论会等。当时前期教研组有：生物、物理、生理、生化、病理、寄生虫学、解剖、化学等，后期有小儿科、眼科。此外尚有教学小组，前期为组织胚胎、药理、实验诊断、细菌等，后期为皮肤科、公共卫生和外科讨论会等。

在第二学期，一二年级各有关教研组成立班级教师代表会，使各有关教研组互相通气，交流问题,解决问题。

二医除有计划有重点地成立教研组外,也开始逐步地为进行教学改革准备条件,如执行全国统一教学计划,有重点地采用苏联教材,各科加强学习马列主义和苏联先进经验,加强教学的计划性,紧密地贯彻教学计划工作,不分前后期订出一学期简要的进度大纲。同时在教学方法上,各教研组也采取集体备课和修改教学内容的工作。自1953年暑期俄文速成教研组集体备课起了示范作用并获得成绩后,教师们认识到集体教学方法的优越性,分别初步实施了集体备课、助教参加听课等教学方式。

在教学内容上,亦吸取苏联先进科学重编了讲义,各课都有不同程度的结合,其中前期各科如细菌、寄生虫、生物、生理、生化、药理等科采用较多。关于生物发展米丘林学说、巴甫洛夫学说、免疫、过敏药物作用、批判局部观点等,均已被列入教材,其他后期也有部分采用,关于高血压、内分泌、结核病分类及无痛分娩的动脉输血等均已被列入教材内。

至1954年7月,经过整顿校风校纪、号召教师学习苏联、举办俄文突击班与巴甫洛夫学习班,并试行成立了教研组,改进了教学法,修改了教材等一系列工作,二医已基本完成了建校初期的整顿巩固工作,使教学工作开始走上了轨道,并为下阶段教学改革做了必要的准备。但是整个教学工作还是比较薄弱的,学习苏联进行教改还仅仅是启蒙阶段,存在的问题也不少。如当时教研组尚不够健全,不能发挥应有的基本作用,教研组讨论教学问题主要的内容是分工,对教学法的研究很少,助教上课缺乏备课制度,很少有检查性听课,教研组缺乏民主与集体主义精神,教师间一团和气,缺乏批评与自我批评,对学习苏联不坚决、不深入,没有一个教研组完全使用苏联教材,前后期教师互不通气,重复遗漏,各不统一,有的教师错误地认为考试是督促学生学习的唯一武器,坚持一周排1～2次试验,以致影响了其他课程的效率与学生健康。

在后期教学上也出现了严重分散与齐头并进的现象,各附属医院对医教的关系认识不够明确,把医教对立起来,认为医教必须分工,要有两套人马,加之临床教研组尚未设立,因而指导临床实习理论不能结合实践,尤其是在教学思想上唯心观点和机械唯物观点仍较为严重与普遍存在。有的教师在讲课时谈到做卫生宣传工作的人必须具备礼貌、地位、身份等条件;有的在讲人体构造时说,胸骨是因保护心脏而生长的,头颅因为脑子需要保护才生的,眼生在前面是因为头会转动故而不生在背后也不生在两边等,有的还在讲自主神经的概念,有的教师在讲课时希望学生有兴趣就把肠子画成一条龙,心脏画成一只鸟,肋骨画成一只鸟笼,并说人的鼻孔为什么不向上生而向下是因为怕下雨和理发时头发掉到鼻孔里去等旧俗而不符合科学逻辑的观点,这些都严重地影响了教学工作与医疗工作质量的提高。

2. 学习苏联大力进行教学改革(1954 年 7 月—1957 年 6 月)

(1) 第一次全国高等医学教育会议的传达揭开了二医教学改革的序幕。

1954 年 7 月,中央高教部和卫生部联合召开第一次全国高等医学教育会议,目的在于明确高等医学院校的方针任务和培养目标。在学习苏联先进经验并结合我国实际的情况下,会议还确定了学制、专业设置,提出了教学大纲拟定的原则,制订了统一的教学大纲并要求各医学院校应有计划有步骤地组织教师系统地、长期地、认真地学习马列主义和苏联先进经验,结合我国实际情况,进行教学改革。

当时二医有多位教授参加了会议。回校后,因开学在即,一年级即将执行新的教学计划,故先在一年级向新生作了传达,然后再分两个阶段进行全面传达。第一阶段先传达毛泽东主席关于中医的指示以及会议的主要精神,第二阶段传达了苏联教学计划、苏联教学大纲以及新的教学计划,结合各学科具体情况,对照自身教材批判唯心主义和机械唯物论的教学内容和观点。对行政人员也要求明确认识"一切为教学服务,一切为配合贯彻教学计划为中心"的思想。

通过全国第一次医学教育会议的传达和学习,使全校进一步明确了全国文教卫生工作的方针、政策、任务和学校的培养目标是"有计划地培养为社会主义建设、为人民保健事业服务的,具有一定的马列主义修养的,体魄健全的,掌握先进医学卫生知识和技术的高级医药卫生人才"。而要完成培养高级医药卫生干部的任务必须认真学习苏联,提高教学质量,贯彻统一的教学计划,进行教学革命。这时,二医抓紧了教学工作这一中心任务,揭开了全校第一次教学革命的序幕。

(2) 坚决向工农开门,第一批调干生入学。

1954 年暑期,二医为了坚决贯彻党的"向工农开门"的方针,改变学生成分复杂、作风不良的倾向,决定招收第一批 472 名调干生入学(包括中技毕业生)。这批新生政治质量都是比较高的,其中党员 88 人(占 20%),团员 276 人(占 62.7%)。党团员总数占82.7%。由于他们大部分都脱离学习岗位已达两年以上,因此文化程度参差不齐,详见下表。

学历	高小	初中毕业	初中	高中	高中毕业	中技	中技毕业	大学肄业	其他	合计
人数	2	11	2	17	28	11	344	1	11	427

这些调干生一般数理化只有初中水平,有的还未学过外语,即使个别高中毕业生及中级卫生学校毕业生同样也具有以上的困难。此外,大多数同学有家庭经济负担,因此,这批调

干生入学后,不仅他们本身学习上有着一定的困难,也使学校的教学工作增加了难度。

针对以上情况,全校除了组织一般的迎新工作外,还在各前期教研组作了动员,指出了保证教好调干同学是一件艰巨而又光荣的任务,一定要教好这班同学,这就引起了教研组对此问题的重视。教师们都初步做好了要尽力教好这班同学的准备,但在具体的教学过程中仍旧遇到了很大的困难,特别是物理和化学两门课,讲课时虽然老师尽量降低速度,采用最浅显易懂的话来讲授,但还是有部分同学不能吸收,甚至有极少数同学连化学分子式都不认识,有的同学只有小学毕业的程度,没有数学基础,要理解物理化学更感困难。尽管如此,调干生们都以最大的毅力来克服困难。例如,一般同学的自修时间平均每周为12～18小时,而有的调干生却达到了40小时。他们放弃休息时间,病了也顾不得休息,坚持上课。同学之间相互关心,组织互助组。这种刻苦学习的精神也加强了教师们教学的信心,有的教师甚至停顿了科研工作,放弃了进修机会来帮助同学,教务科也采取重新编排班级的措施,把程度较差的同学组织成为丙班,免修俄文,空出的时间则增加辅导,并发动二年级同学当小老师进行辅导,教研组也采取了普遍和重点帮助相结合的办法来帮助同学。由于各方面条件的改进以及师生共同的努力,终于在1955年上学期结束时赶上了同年高中生的水平,甚至有的成绩超出了一般同学的水平。

调干生的入学给学校带来了新气象。在政治活动中,他们都是以身作则,积极参加学生会的活动,劳动中也是积极带头,主动遵守学校纪律。开始时他们受到某些同学的奚落,认为他们是"土包子""老粗",甚至有的不愿意和他们在一班,但由于他们都认识到国家对他们的培养及无微不至的关怀,因此每个人都是以不屈不挠的精神来迎接学习中所遇到的困难,终于以优秀的成绩获得了老师们的一致称赞。在生活作风上,都是刻苦耐劳,省吃俭用,即使有困难也自己设法克服,例如儿科系的邹秀珍同学,冬天的外裤只有一条,没法换洗,只能在晴天时脱下洗,她说:"国家对我照顾得实在太周到了,我不能再给国家多增加负担了。"调干生这种勤劳朴实的作风教育了其他班的同学,其中有不少人受到团委的表扬,在全校学生中树立起了学习典范。由于第一批调干生的入学,大大改变了全校学生的政治面貌,学习的空气也增强了,自由散漫的习气有了改变。

(3)调整组织,成立系部,实行教学二级制。

1954年12月,中央卫生部医学教育司组织了检查组来二医检查工作。检查组指出了学校在教学上存在的一个薄弱环节,教师的思想上非无产阶级思想较为浓厚,在贯彻教学四大原则(政治思想教育与技术培养相结合,教师对学生启发诱导与学生独立思考能力相结合,理论与实际密切相结合,全面的、系统的基础知识与专业培养相结合)方面做得不够充分,并指出今后如何贯彻四大原则的方向：必须坚决学习苏联，有计划地进行教学改革，健全加强全校教学组织和大力培养师资等。

自中央卫生部教育司检查组来校检查后，学校当即将教学改革视为中心工作，组织全校师生进行学习。为了更坚定、更全面地进行教改，必须首先加强领导、健全组织，对原有的组织做必要的调整以适应教学上的需要。这时根据学校的情况成立系部的条件已经逐步成熟，而教研组是教学的基层单位，是办好学校的主要环节，按专业设立各系来进行领导较之一个教务处进行领导要强得多，因此，二医于1955年9月6日成立基础医学部，负责领导一、二年级基础课程的教学、行政工作和拉丁文、俄文、化学、物理、生物、生化、组织胚胎、人体解剖、生理、药理、寄生虫、病生、病解等15个教研组。

1955年9月21日，成立医疗系，负责领导外总、系外、临外局解外科手术，内基、系内、临内、传染病与流行病、妇产、放射、精神神经、耳鼻喉、眼科、皮肤性病、儿科、公共卫生等16个教研组。

1955年9月24日，将口腔科改为口腔系，领导口内、口外、口腔修复整形等3个教研组。

此外，二医又根据全国高等医学教学会议决议的精神，为了重视保护儿童健康照顾儿童生理特点，根据卫生部的指示决定建立儿科系。1955年4月中旬，根据卫生部指示起草了一个建系草案，4月下旬做了几次关于系及教研组的任务及各级医师工作职责的报告，并举行了几次座谈会，使全体人员对建系有较清楚的认识，增强了信心。5月开始，儿科根据亚历山大洛娅的报告及其他有关文件进行学习和讨论。9月16日，学院宣布成立儿科系，9月24日开系成立大会，10月23日系办公室成立，又因医疗任务繁重，医生人数相当缺乏，加之师资水平不高，故决定先成立基础儿科学、系统儿科学、临床儿科学和小儿外科等四个教研组，儿科传染病教研组则暂缓成立。

1955年10月又将全校教学行政机构进行了适当调整，取消了教务处，成了教学副院长办公室，协助教学副院长办理日常教务工作并领导生产实习科和教务科，原教务处注册科所管理的学生思想工作交给人事处第三科（学生科）领导，把教材科与材料科合并成立教学供应科，划归总务处领导。同时为了健全教研组，加强对教研组的领导，规定了教案组主任工作职责范围，公布教研组人员名单，只有专任的教师才能参加此组织，凡兼任的教师在转为专任教师时才可参加教研组。教研组内除主任、副主任外，还设教学干事1人，负责教学上的行政、事务工作，后期课并设医疗负责人，负责医疗行政工作。至此，学校成立了基础医学部、儿科、口腔、医疗三系，在教学上首先实行了院系二级制的领导，教学副院长直接领导各系的教学工作，加强了对教学工作的领导，使教学改革在组织上有了保证。

(4) 执行中央统一教学计划,逐步采用苏联教材。

教学计划是学校进行教学工作的根本依据,也是培养合乎规定的德才兼备的干部的主要保证。学院自 1954—1955 学年新生班次开始执行全国统一教学计划,对 1954—1955 学年以前入学的各班级,根据统一的教学计划与具体情况在不改变学制的原则下,制订了过渡性的教学计划。统一的教学计划着重吸取了苏联的先进教学经验,体现了国家对于各专业教学工作的要求,也体现了国家对各专业毕业生政治思想水平和科学技术水平的要求,具有高度的严肃性。因此执行统一的教学计划是进一步进行教学改革的关键,更主要的是教学计划的执行必然在教学组织、教学方法、教学内容等方面同时进行全面的改革。从 1954 年 10 月到 1956 年 7 月,是二医执行统一教学计划比较严格的时期,也是学习苏联先进经验进行教学改革的高潮时期。一般说来,全体教师对学习苏联、进行教学改革以及执行新的教学计划已有一定的认识,但对精神的体会却不够深刻,因此实质上于建院初期实行的阶段改变不大。自中央卫生部检查了二医的工作以后,教师们思想上逐步明确了教学计划的重大意义。由于在统一的教学计划中不仅规定了每学期每一门课程的总时数,并且把各班的周学时数控制在最多不超过 36 学时的标准上,关于成绩检查,采用了苏联的考查、考试办法,对每学期考试考查的门数以及考试时间、开学日期、放假日期、生产实习、升级考试、国家考试、课程门数、讲课与实习、临床实习进行办法等都有详细的规定和说明。因此,二医除升级考试、国家考试没有实行外,其余都是按照这个统一的计划执行。这样实施统一教学计划以后,在教学改革方面确实起了一个推动作用,但也发生过某种程度的学生学习负担过重的现象,因而影响了学生的身体健康,妨碍了学生对政治时事的关心和学习,从而影响了教学效果。特别是二医 1954—1955 学年新招的调干生更加感到紧张,也造成教师在教学上的很多困难,如教师不考虑学生的实际水平,认为在教学计划中规定的讲课时数内,教学大纲上所有的问题都应该详细地向学生讲述,以致生硬地搬讲苏联教材,课程内容重复,测验次数太多等。

至 1956 年 8 月,中央颁布了修订的教学计划。学校根据修订的教学计划作了相应的改变,把周时数控制在 34 小时之内,较 1954 年的教学计划减少了 2 学时,同时为了减轻同学负担,将医学史改为选修课,在政治理论教育方面适当减少了学时数,并把政治经济学改为辩证唯物主义与历史唯物主义,部分课程改用笔试,并提出执行教学计划可以灵活掌握等。

要执行全国统一的教学大纲就必须采用苏联教材,即在教学内容上要向苏联学习,在某种意义上讲,它也是教师们思想改造的继续。1955 年第二学期,学校有 6 门课程完全采用翻译的苏联教材,其他课程也都依照教学大纲,参考苏联书籍,修改讲义。如解剖教研组首先采用苏联教材,他们体会到苏联教材完全建立在辩证唯物主义思想的基础上,在科学性上,密切地结合着机体和环绕统一的原理,具有系统性和整体性。但无论是直接采用还是修改讲义,都有不同程度的困难,即苏联教材思想性强、内容多,而我们的思想水平较低,译文不够流利,分量重且课程时间又较少等。因此必须配以先进的教学方法和教学组织方能发挥其优越性,提高教学质量。

(5) 学习教学大纲,制定推行教案制。

1955 年第一学期初,学校就开始有计划有步骤地在各个教学环节中贯彻教学工作四大原则,要求通过四大原则的贯彻,建立教师们的辩证唯物主义观点和彻底批判唯心医学的思想,使教师们在运用辩证唯物主义、巴甫洛夫学说等先进理论的观点和方法时,从过去的表面联系,转变为比较深入的结合,并把这种精神初步贯彻到教学内容中去。四大原则是改进讲课以及其他教学环节的关键,而执行教学大纲、采用苏联教材是发挥四大原则的基本条件。

因此,为了切实贯彻国务院指示,提高教学质量,切实贯彻全面发展的教育方针及第一次高等医学教育会议的决议,并结合学校上学期的教学工作情况,在 1955—1956 学年第一学期中,提出了教学上的中心任务,即必须继续坚决向苏联学习,大力进行教学改革,学习和执行全国统一的教学大纲,逐步采用苏联教材,研究教学方法,以进一步提高教学质量和减轻学生负担。

因而,当时教学工作中具体的要求是学习和执行全国统一的教学大纲,采用苏联教材,依照 1955 年 2 月全国医学教学大纲审定会议的指示,要首先做好教学方法指示,才能执行教学大纲。

根据二医当时的教学工作情况及教师力量,尚不能做到全面开展制订教学法指示,而讲课又是在一切教学环节中起主导作用的一环,因此学校决定吸取北医的经验,号召教研组制订教案,来重点搞好讲课工作,并要求通过教案的执行能做到依据教学大纲进行充分的个人备课和集体备课,使课堂讲课有计划地进行,并在主要问题上讲清楚。

为了做好教案,各教研组首先组织了全体人员学习有关文件和全国统一教学大纲,并组织讨论,经过学习,绝大部分教师认为这是执行教学大纲比较好的具体措施,也更明确了要教给学生的知识的深度,并且使教研组内统一认识和步调一致,使执行教学大纲有了初步的依据。

这时有些教研组在学习的基础上,根据教学大纲定出了自己组内教案的格式。当时开始编写教案的有生化、化学、卫生、微生物、寄生虫等教研组。

经过 1955—1956 学年第一学期,前期各教研组完成了全部课程的初步教案,后期采用苏联教材的教研组也尽量做出教案,至 1955 年 10～11 月,进行了期中检查并组织了一次经验交流大会,介绍经验的有寄生虫、卫生等教研组。

通过教案的制订,督促教研组学习苏联,提高讲课的计划性,保证了教学大纲的贯彻,提高了课堂效果,但是在第一学期,个别教研组对教案编制的执行过于呆板,对时间的规定过于细致,限制了教师们的发挥,有的教研组在讨论教案时将讲课内容和教学方法孤立起来,也有的教研组的教案过于简单,在备课中无从讨论。

由于以上情况,因而到 1955—1956 学年第二学期以及 1956—1957 学年第一学期的这一时期,继续执行教案制仍为教学工作的中心环节,并要求全体教师必须集中精力,完成教案以便在教材思想性和教学方法上打下基础。

(6) 大力改进教学方法,积极培养提高师资。

在教学改革中,另一项重要工作是不断地研究和改进教学法工作。在 1955—1956 学年第一学期,二医便成立教学法研究委员会,其主要任务是:①研究贯彻教育四大原则,改革教学方法、交流教学经验;②讨论各门课程之间的联系问题,力求使各门课程的内容和进度达到有机的配合;③改进与加强对学生自学的指导,合理地安排学生课外作业与自学时间;④研究改进测验,考查考试的方法,合理地安排;⑤通过教学与日常生活的指导,贯彻共产主义教育,以达到提高教学质量,减轻学生负担以及发挥该年级各教研组的集体商讨和相互配合的作用。

教学法委员会按年级分别组织,由各该年级授课教研组正副主任组成由级主任兼主席,设秘书一人,协助主席工作,为密切政治工作与教学工作的结合,年级教学法委员会邀请该年级的政治辅导员列席会议并通过他取得团的配合。与此同时也开始实行了苏联的先进教学方法,即用大班讲课,小组实验、实习。前期讲课,绝大多数教研组做到了专职教授或讲师 1 人负责,后期教研组教授讲课,也绝大多数做到 1 人包班制,少数也不超过 3 人,实验实习助教从头到尾 1 人带 1 小组,对临床实习的安排方法采用了集体轮回制,改变了过去实习讲小课的情况。在集体备课方面,大部分教研组也开始发挥了教研组的集体力量。

在教案制推行的基础上,有必要更进一步通过课堂分析来研究"如何讲好一堂课"。这可使教师们互相观摩讲课过程,开展批评与自我批评,体现教学四大原则,更进一步提高教学质量。当时要求每一开课的教研组,在一学期中至少举行一次,也可邀请相同性质课程的教研组参加或相互检查讲课质量。

1956 年 10 月,院部举行了一次课堂分析观摩会,选择了基础部生物学教研组主任童致棱教授做示范教学法及如何进行课堂分析的报告,并邀请了华东师范大学校长顾问、苏联专家列别捷夫教授来院指导分析,如何在讲课中贯彻四大原则。此外,全院还建立了检查听课制度,院长每两周一次,系主任教研组主任每周一次,每次两节课,目的是了解部分教研组的讲课质量、教学方法,讨论情况,共同钻研讲课方法,取长补短,改进教学,并且每周讨论一次听课所发现的问题,协助有关教研组解决。

全院还成立了由学院院长、系部主任、教研组组员、教学办公室及系办公室人员组成的8个检查性听课小组,深入到政治、解剖、组胚、系内、系外、儿基、口内等教研组进行听课,每门课听4~8节,听完后,各听课人结合华东师大朱有献教授有关课堂分析的原则和四大原则与教研组成员一起进行课堂分析,做出小结。通过这一次检查更明确了课堂分析是提高教学质量的一种有效的方法,不仅可以解决在教学上存在的问题,而且可以应用批评与自我批评的武器开展学术上的争论与批判。

师资是学校的根本问题,也是提高教学质量的关键所在,二医建院之初,师资极度匮乏,后经过逐步补充略有好转,对于培养方法一般在教学工作过程中提高,并未专门制订培养计划,后期各科住院医生一般除在临床工作锻炼外,还参加科内病理讨论。

为了提高教学和医疗质量,学校在1956年1月根据中央培养师资原则(①培养师资与教学、医疗、研究工作相结合;②政治与业务相结合;③学习苏联先进医学经验,与中国实际情况相结合;④理论与实际相结合),拟定了培养师资的三年计划。当时正值党和国家号召全国知识分子向科学进军,因此各教研组也都相继订立了师资培养计划,儿科系也重点订立了青年教师的个人进修计划,口腔系所有教研组都订出了师资培养计划或个人计划。但也有一些教研组订得不够具体,推行得也不够好,客观原因是领导方面对师资培养工作的要求不明确以及人力不够等。

当时执行较好的类型是由于青年教师的努力和老教师的帮助,在教学与科学研究工作上已经有所提高,较差的类型是由于教研组的计划差,个人计划也差或师资培养工作一般化,人力、物力都很薄弱和教师不够重视等。

(7) 贯彻全面发展,因材施教的方针。

1956年暑期,杨秀峰部长在高等学校部分校院长和教务长座谈会上,对全面发展因材施教问题作出指示:"全面发展的要求包括德育、智育、体育三方面,不应该忽视任何一方面。三方面的教育应该是合为一体的,教学工作必须贯彻思想教育和健康教育;政治思想工作要结合教学来进行,同时由于学生的任务是学习,其他一切体育活动、社会工作、文艺休息等都应围绕和服从搞好教学工作这个中心环节,全面发展方针的贯彻从每个学生的具体条件出发,即对不同条件、不同水平的学生还要因材施教。一方面要使他们在政治业务和健康方面获得发展,另一方面又应该根据不同情况采取不同教育方法,适应各人的个性和特长,忽视学生的不同条件和抹杀学生的个性、特长,平均主义的强求,或是不加区别的教学方法,都是不恰当的。"

二医在贯彻执行全面发展的教育方针上做了很多工作,也取得了一定的成绩,但也不可否认还存在着缺点。正像杨秀峰部长讲话中所提出的在贯彻方针过程中有"要求平均发展"的倾向,因此,在教和学中都有些机械和死板的要求,而在教学环节和课外活动中贯彻全面发展的方针做得不够好,形成了学生学习和生活紧张,妨碍了学生独立工作能力的培养和发展。

但是在提出因材施教的方针后又产生了相反的偏向,具体表现为有不少同学认为既然因材施教能发挥个性的特长,那就可以非常自由了,因此不参加早操和劳卫制锻炼,开始学习偏科,不重视政治课,强调个人兴趣或志愿,不安心专业学习,甚至有个别同学不愿担任社会工作,不参加集体活动等,同时在部分教师和干部中也有犹豫不定、思想含糊的现象。

为了正确贯彻"全面发展、因材施教"的教育方针,学院拟定了具体措施,要求教师通过教学过程中的各个环节来贯彻这个方针。如在讲课方面,使讲课符合教学与教养相结合的要求,必须贯彻教学工作的四大原则,并贯彻辩证唯物主义世界观和爱国主义教育,教育学生热爱专业,树立以此献身社会主义建设的伟大志愿。在实验实习方面,要培养科学作风,进行组织性、纪律性的教育,培养学生独立工作的能力,进行贯彻保护性医疗制度及爱护伤患者的教育。在答疑时要求老师进行启发诱导,培养学生独立思考的能力、正确的思想方法,掌握良好的学习方法及科学的系统性、逻辑性。

在考试中贯彻实事求是的精神,对学生要指出缺点求其改进,并做好其考试前后的思想工作。

在生产实习方面,要保证学生在各科结束后有一定实习质量和技术水平,并采取各种科学讲座和病例分析讨论、报告会等形式来培养学生积极思考和独立工作的能力,使学生具有一定的科学水平和医疗作风。

在这些措施的执行过程中,各教研组互相交流积累经验后,进一步贯彻了中央的教育方针。

1956年12月,为了改变临床实习基地不符合教学需要的分散现象,又经过一次规模较大的专业设置调整工作,将宏仁医院交给上海市卫生局成立胸科医院,而第九人民医院划归二医领导。儿科系增设了内、外、妇、耳鼻喉、皮肤、放射科等几个医疗专业教研组。通过这次专业设置调整,不仅挖掘了潜力,减少了过去人力物力的浪费现象,使医疗任务结合了教学工作的需要,同时也增强了教研组之间的团结与协作。

综上所述,从 1954—1957 年整风前这一阶段,通过建立系部加强领导,学习教学大纲,执行统一教学计划,改进教学方法积极培养师资等一系列教改工作,至此可以说基本上已将学校的教学工作改变了面貌——从旧的资本主义类型走上社会主义新型医学院的道路。

3. 大破大立,"大跃进"(1957 年 7 月—1958 年 12 月)

经过"整风运动"和"反右斗争",短短的一年多时间,二医在教育改革上进行了一场大破大立的革命斗争。斗争的经过证明,只有党才能领导医学教育事业,党的教育方针深入人心,在党的领导下,教师、学生相结合的群众路线确立了,广大师生员工的社会主义觉悟大大提高,共产主义风格正在成长,劳动列入正式课程,使"三脱离"走向"三结合",学生红、专、健有了全面发展,这是党的教育方针的伟大胜利,并为今后的教学改革开辟了更为广阔的道路。

(1) 什么是学校最大的浪费?

二医经过整顿巩固与大力学习苏联,在进行一系列的教学改革措施后,基本上由资本主义类型的旧大学转变成为社会主义类型的医学院,成绩是巨大的,但在"整风"与"双反"运动中,几万张大字报也揭发了学校中存在的问题。

二医是个资产阶级知识分子与学生比较集中的学校,过去虽曾对师生进行了几次劳动教育,但从效果来看并没有解决师生中的劳动观点,部分师生仍然轻视体力劳动,轻视体力劳动人民,他们认为体力劳动是粗糙的、低级的劳动,仅是提供人类的生活物质供应,对人类文化不能有所贡献,因此他们认为从事这种劳动的人必然低人一等。他们虽然在理论上承认劳动创造世界,但具体问题上却否认劳动实践出理论,他们认为理论知识是书本上来的,书本是由几个"才子"学者依靠脑力劳动编写出来的,和从事体力劳动的群众没有关系。他们还认为人类文明发展到一定程度,体力劳动和脑力劳动一定需要分工,不可能也不应该消灭这一种界限,他们同意让体力劳动的人多从事些脑力劳动,要让脑力劳动者去从事体力劳动是大材小用,浪费人才,因此他们满足于五体不勤、五谷不分,沾沾自喜,自觉高人一等,和工农劳动人民思想感情和生活习惯格格不入,"为劳动人民服务"仅是一个漂亮的名词而已。

其次,对于向工农开门学校没有采取坚决的措施,其结果是在 1958 年暑期前,学生中的工农成分仅占 14%,而剥削阶级的子弟却占了 50%以上,在校同学中有因违反校规、生活腐化、学习不努力而受各种纪律处分的、勒令退学的,更严重的是有同学毕业不服从国家统一分配,还有在分配后逃回上海被开除的,这些学生留恋舒适生活,好逸恶劳,强调个人"前途""兴趣""生活不习惯""水土不服",拒绝到工厂、农村中去为劳动人民服务,就是去工厂、农村,也是自以为高人一等,以知识分子自居,闹地位、待遇。

为了巩固"整风运动"和"反右斗争"的胜利,二医党委号召大整大改,并发动群众进行分析研究"什么是学校最大的浪费"。对学校而言,最大的浪费莫过于培养出来的医生不符合社会主义建设的需要。几年来,学校培养出来的人才无论质与量方面虽然基本上能达到当时的标准,获得了一定的成绩,但每年毕业生中总还存在着不达标的学生。据统计,到 1958 年,不达标学生有 178 名之多,这不能不说是对国家和人民一种莫大的损失。从"双反"的大字报中,在人民群众的来信中,和毕业生统配工作中,都已逐步明确地告诉我们,教学质量不高是工作中的重要问题,而"只专少红"又是质量不高的集中表现,针对这些问题,学校组织了一系列的鸣放辩论。

1957 年 10 月,在全校师生中展开了一场"红专"问题的大辩论,参加者有 1 300 余人,是"先专后红""先红后专",还是"边专边红"呢? 第一种人认为,应该"先红后专",其理由主要是,只有树立起无产阶级的世界观,有为人民服务的观点,这样才有正确的方向和明确的目的,否则"专"是为谁服务呢? 第二种人认为,应该"先专后红",因为"先红后专"行不通,学校里业务学习这样重,应以业务为主,而政治思想教育是长期的,所以先抓业务要紧,有的认为大学教授不"红",但他们同样为人民服务,对国家的贡献也是很大,而且通过"专"可以推动"红",也有人说人是前进的,即使现在不红,将来也会成为"红色"专家。第三种人主张应该"边专边红","红专"并进,医学院的学习过程是"红专"结合的过程,因为学校里既学习业务也学习政治,政治不及格或业务不及格都不能毕业,因此必须"红专"并进。经过了历时两天的热烈辩论,其结果一致认为"红"起主导作用,每个同学都应该争取成为"又红又专"的红色专家。

通过这些辩论,有力地批判了资产阶级个人主义、"先专后红"、"红专分工"、"个人奋斗成名成家"等思想。在师生思想水平提高的基础上,普遍订立了"红专"规划,青老教师和同学百分之百订立了个人"红专"规划,并展开了相互评比。在制订"红专"规划过程中,老教师都提出了坚定的誓言。如化学教研组葛怀成教授说:"要在党的领导下向'红又专'的道路前进。"青年教师更是信心百倍地力争上游。微生物学教研组青年助教张詠在规划上写道,"要忠心为党工作,处处以党员要求衡量自己。"青年同学们更是普遍地表示,"一定要做劳动人民的知识分子"。

通过人人制订"红专"规划,大家的政治方向更加明确了,一定要抛弃一切个人主义,争取劳动锻炼,树立工人阶级的思想感情,通过"红专"规划,大家的集体主义精神也表达出来了,一定要在教学、医疗、研究、学习上发挥协作精神,互相帮助,开展批评与自我批评,全体师生都立志要做"革命派""促进派""革新派",这是党的"整风运动"带来的巨大收获。

（2）抓住主要问题,明确整改的目标是要培养什么样的医生。

1958年3月3日,全院举行了大整大改的誓师大会,经过五天的鸣放,师生共提出意见11.5万余条,比"整风"开始七八个月所提的意见还多七八倍,归纳起来共分为八大类:①教学工作;②科学研究;③"红专"规划;④体育锻炼;⑤除七害;⑥勤俭办校勤工俭学;⑦绿化;⑧医疗服务态度。当时院领导指出,第二医学院的教改工作应以教学整改为中心,应抓住学校中心环节,提高教学质量,改进科学研究,贯彻勤俭办校等方面,突破常规,大胆革新,大力展开大整大改,要又多又快又好又省地为国家培养大批的高级医务人才。

由于二医师生绝大部分出身于资产阶级,虽然经过整风与制订"红专"规划,思想水平有了一定的提高,但他们脱离政治、脱离实际、脱离生产劳动,对"只专、少红、少健"的危害性的认识如果只停留在理论阶段是十分不够的,故必须引导教师和学生到现实生活中去肯定学院整改的主要目标,因此二医采取了一系列措施。

1958年3月,学校先后组织了400余名师生到工厂、农村去调查访问,曾去过常熟、昆山、淮南煤矿队及上海市的国棉19、15厂、机床厂、大中华橡胶厂、中国纺织机械厂、上钢三厂、江南造船厂、保健站、儿童保健所、卫生所等37个单位。通过参观访问,发现以下一些主要问题是值得研究改革的。

一是理论脱离实际。毕业生到了工作岗位不会开展工作,因为学的只是一些片面的理论与一些少见的疾病,不能适应客观上的需要,对常见疾病反而不会处理,工厂、农村迫切要求解决的是如何防止多发病、降低缺勤率的问题,而医学院的毕业生却不能胜任此项任务,因此今后必须加强培养实际需要的知识。

二是工厂、农村要求学校培养一个全面发展的医生,要什么病都能看。有位厂医说:"医学院毕业生在医院适用,但在工厂中不大管用。"因为他们不能处理工厂常见的职业疾病,而且不论工厂、农村中,单有业务知识还不能很好地开展工作,还必须和工农打成一片,具有工农感情才能成为一个人民医生。而且必须具有健壮的体魄,否则也不可能很好地工作。

三是卫生宣传与预防工作必须大力开展,农村中的寄生虫病居于第一位,影响农业的发展,工厂中的职业病也对生产影响很大。如大中华新一厂1957年缺勤率达5.53%,等于148人一年不能进行工作,其价值约为8万余元,医药费每月开支为8 000～9 000元,可见开展预防工作是提高工作效率的关键。

四是通过参观访问体会到厂医发展前途很大,扭转了过去认为"只有大医院才学得到东西"的不正确想法。

五是在调查访问中也反映了同学们独立工作能力不够,缩手缩脚,必须加强门诊实习,如过去有个毕业同学特地跑几十里路请老师来帮助诊断。

六是必须加强职业病与其他地方疾病的教学内容。

在参观访问中,他们既为工农群众冲天的干劲和豪迈的志气而激动,又为工农业生产对社会主义卫生事业的需要所启发。他们说"这次调查访问是教学整改的根本依据","农村需要的是面向生产的多面手医生","农民工人要的是全心全意为人民服务的医生,希望西医能兼看中医","工厂保健必须贯彻预防为主,才能保证生产出勤率"。

公共卫生教研组副主任余新恩在访问后说:"作为一个人民医生的首要条件,必须具有劳动人民的思想感情和工作作风,也就是为无产阶级服务,在教学中要加强这一方面,要在下乡下厂的劳动中来获得实际的锻炼,也就是要与生产劳动相结合,要使学生都成为全能的多面手。"又如医疗系同学吴志英等三位同学参观访问后都表示要做个好的乡村医生,要坚决改变原来的志愿以服从于劳动人民的需要,毕业后一定要争取到农村去做个妇产科医生。

总之,许多师生知道了医学教育的培养目标,必须能防能治,能西能中,身体健康、热爱劳动,因此师生们初步明确必须改变学校过去教学工作中"只专、少红、少健"的许多具体措施,要把"红、专、健"全面发展的方针贯彻到教学工作的具体安排中去。

(3) 冲破"唯时间论",全面安排教学,千方百计为"红、专、健"创造条件。

在"双反运动"中,同学们集中提出要求解决的是"改进教学,提高质量,减轻学生学习负担过重现象,要又多又快又好又省地为国家培养大批医务人才",他们迫切要求奔向"红、专、健"全面发展的道路。

但从我国有医学院以来,专业课程的比重一直是很重的,全部学时在 5 000 学时左右,周学时时常为 38～42 节,全国任何医学院都是如此。再加上二医在排课程表时由于某些技术上的困难,有的班级几乎每天 8 节课全部排满,学生自早上 8 时至晚上 6 时全是上课、实习、实验,因此很难安排勤工俭学与劳动锻炼,"红、专、健"在医学院全面开展是有困难的。校党委反复研究了这个问题,认为必须全面安排"红、专、健"的时间,专业课程也可以采取多方面措施来保证,可以考虑减少周学时。

当领导提出这个问题后,首先基础部余㵆、朱仁宝等教授根据保证质量、多快好省的原则,经过反复研究讨论,在学校学术会议上提出了大胆革新的具体措施。

第一,调整和减少周学时,一年级由每周 37 学时减少到 33 学时,二年级由 34 学时减少到 32 学时,三年级由 38 学时减少到 34 学时,儿三由 40 学时减少到 35 学时,四年级由 36 学时减少到 33 学时,儿四由 39 学时减少到 34 学时,并加强实验辅导活动,使学生增加感性知识。

第二,每节课由 50 分钟改为 45 分钟,将时间集零为整,充分利用。具体办法是加强集体备课,提高教学效果,讲课抓住主要重点,少说不必要的话,每节完全可以不精简内容省出 5 分钟。

第三,改革课程的编排,各班级每天上课半天,每半天连续五节课,并坚决贯彻全面负责的班指导教师制度,推行教师种试验田,密切师生联系,改进教学方法,提高教学质量。

第四,周学时减少的实践主要是消灭课程之间的内容重复、脱节和提高课堂效果。

这一决定首先受到大部分同学的热烈拥护,部分教师也认为"这个意见方向是对头的",但是也有不少人反对,认为"减少周学时对'红'是有利的,对'专'有害无益,上课时数少了,难道不影响'专'吗?"也有部分教师认为时间少了就少讲一些或"开快车"。同时采取了具体办法,就是学习工农业生产"大跃进"的一条龙,大搞教学内容上的"一条龙",克服类似显微镜一节在五六门课中不断重复浪费时间的不合理现象,要求把教学内容重复脱节来个全面检查和改正。

1958 年 3 月 18 日,基础部青年教师响应党委号召,组成了青年突击队(前后期共 100 余名青年教师),协助老教师一起普查了 34 门课程的重复脱节情况,苦战了 17 天,终于贡献出"教学内容一条龙"。通过这一工作不仅消灭了课程内容的重复脱节,而且也打破了过去教研组之间互不通气的情况。明确了其他教研组对本教研组的要求,据当时的初步统计,基础部 13 个教研组由于解决了内容的重复脱节,可节约 130 余学时,这就大大有利于进一步贯彻"预防为主",提高教学质量。

此外,在教学方法上也作了改进,要求教师少讲废话,更好地组织教学内容,如俄文课过去废话很多,解剖课按讲稿读一遍再按示意图重复一遍,对这些都做了改正,并且还消灭了"压堂"现象。

由于专业课的周学时由原 32～35 学时减少至 28～30 学时,每节课由 50 分钟改为 45 分钟,实行了半天排课,从此每个同学能有 4～5 个半天从事体育、勤工俭学、科学研究、党团活动和自修。

事实胜于雄辩。只要在教学内容和教学方法上加以改进,不仅可以节约时间,而且可以提高教学质量。学生歌颂新课程表:"新课程表是个好东西,保证同学红、专、健"。

虽然这个时期有些教师仍然想不通,影响所及同学中也有少数人仍迷信资产阶级办学的一套旧规,对新措施抱观望怀疑态度。但无论如何,学校依靠着群众对"红、专、健"的自觉要求,终于冲破了"唯时间论",在医学教学改革上突破了第一个缺口。

(4) 借东风,抓典型,打破医学教学事业上的迷信。

1958 年 6 月 11 日,校党委书记关子展做了题为"把社会主义建设总路线的红旗在我们二医高高地树立起来"的关于鼓足干劲、力争上游、多快好省地建设社会主义的总路线的学习动员报告。全校师生一直表示要坚决以实际行动来贯彻这条总路线。这时,校党委发出号召,"打破常规,医药卫生也要大跃进"。但有的教师说:"医药卫生事业不比工农业生产,这是人命关天的大事,钢铁炼不好可以回炉,农作物今年长不好明年可以再种,人的生命只有一次,医药治疗不能随便大跃进的。"有人说:"治病是欲速则不达,它的快慢谁都做不了主,总路线'多、快'二字似不适用。"这些"特殊论""缓慢论"在医学院的教师中是非常普遍的教育思想,它通过"洋教条""老经验"的形式严重地束缚了一代又一代的教师和学生。通过一年的整风运动和反右斗争,特别是在总路线的鼓舞下,全体人员的社会主义觉悟大大提高,当我们冲破了各种迷信,解放思想,藐视困难,发扬了敢想、敢说、敢做的共产主义风格时,我们就获得了跃进。抢救烧伤工人邱财康就是在这种形势下创造的奇迹。二医党委发动全体师生员工千方百计进行抢救,并在市委领导支持下,在全市医务工作者和工人们的协助下终于成功地挽救了邱财康的生命,有力地破除了迷信,解放了思想。教师中有人说:"老邱的病好之日,我们身上的病相信也有许多被治好了。"这些话确是真的,在那些与保守思想斗争的日子里,学生也参加了斗争的行列,他们不仅献血献皮,觅噬菌体,而且同时破除迷信权威、迷信书本、迷信洋教条,大大提高了认识。

破除迷信,解放思想,在教学方法上也露出了苗头,"先生讲,学生听"。学完一段就先生问学生答,进行考试,这种教学方法已成为定论。因此有学生说,"上课记笔记,考试背笔记"。在学习总路线后,学校党委支持了创造性复习的尝试,在基础部总支的重视与组织下,二年级进行了创造性大复习,领导与教师都深入现场了解复习情况,结果证明了这是一种良好的教学与学习方法,有的教师说:"同学真不错,讲得深入浅出,道理深透",有的同学反映"过去考试看片子,看过就算,很少考虑,现在通过反复争论得结论印象深刻,永远也忘不了。"事实也证明了创造性复习充分发扬了同学的独立思考能力和集体主义精神,不仅熟悉技术操作,也可以提高学习效果,又能培养学生向教师学习,开展学术上自由探讨的风气。

二医在总路线的光辉照耀下,为实现技术革命、文化革命,在 1958 年 7 月乘全市科技跃进之风,掀起了全校技术革新运动,青老教师、青年同学和职工,一起投入了这个轰轰烈烈的革新运动。7 月 23 日成立了技术革新办公室,并号召全校师生员工,要个个有创造,人人大革新,经过一个多月的时间,全校共提出技术革新项目 4 782 项,其中完成了 1 800 余项,开办了业余文化学校 20 余所,其中如口腔系五年同学在老师指导下制成弹性印模材料,以不锈钢代替了黄金,质量高达国际水平,获得了中央卫生部的奖章。又如阴道涂片找癌细胞,过去认为只有少数人会,充满了"一般人绝不可行"的神秘色彩,结果在普查中,在教师指导下,同学也学会了,科学技术的神秘论也随着技术革新而彻底破产了。

全校五年级学生进行一年生产实习,过去师生认为只有在自己的附属医院进行实习才能保证较高的质量,若要派到其他市级医院去,就认为要降低质量,更不要谈到完全没有设备和没有上级医师的农村或工厂中去实习。几年来二医实习医师的质量究竟如何呢? 有的同学在毕业离校时谈了他们的体验说:"实习一年,埋头于病房、门诊,学会了一些东西,不知将来好使不好使? 广慈、仁济这样的医院并不多,若派我们到小城市去,根本没有办法工作。"有的毕业生说:"一年实习我由红变为淡红了,政治上意志消沉了,个人主义却成长起来了。"有的毕业生说:"我越实习越觉得空虚,真担心怎样去面向工农业生产对我的要求,如何敢走上新的岗位呢?"这些就代表了过去一年中实习医师的真实情况。

校党委和各系部总支研究了这种情况,决定必须转变。为了贯彻"教育为工农业生产服务,医疗预防走出门"的指示精神,口腔系生产实习率先走出了校门,他们在上海县(现上海市闵行区、后同)进行了生产实习,经过三个多月的实践,证明这项改革是符合中央教育方针的,他们在白手起家的基础上建立了教学基地,工作上取得了不少收获,如巩固了同学的专业思想,学会了因地制宜地开展工作,并超额完成了实习指标,学会了防治工作的方法,并且在人员少、开展工作困难的情况下还开办了牙医师进修班,并在实际接触中发现了过去教学上脱离实际的问题。这些成绩证明下乡生产实习,能培养同学走上"又红又专"的道路。通过口腔系的尝试,党委接着决定了医疗系、儿科系每个学生在一年的生产实习中有 4 个月到工厂、农村去实习,8 个月到附属医院实习,这是教学改革中的又一个重大措施。

在同学到上海县生产实习的过程中,二医和上海县协作,没有向国家要一分钱,白手起家办起了一所"上海县医学院"。这所医学院没有固定的校舍和教学设备,也没有专职的教师和行政人员,200 多名学员(包括实习同学)只要培养一年即可成为农村中的新型医务人员了。

在开办这所医学院的过程中,有些知识分子认为办学校必须要有一定的条件,特别是医学院更需要有足够的校舍、完备的教学设备和一整套人马,他们根据这个要求编制了一个办学计划,按这个计划把医学院办起来至少需要 7 万元的经费,根据他们拟定的教学计划,学生至少要脱产学习三四年。

这个计划没有被采纳,因为我们的政策是边工作边学习的教学方针,主张不花钱办好医学院。"白手起家"的主张得到了多数下乡师生的拥护。经务虚,原来认为困难的问题——迎刃而解,没有校舍就利用当地医疗机构的候诊室、食堂、附近小学的课堂,下乡的指导老师、实习同学和当地的中医师都担任了教师,没有教材,师生自己动手编,因此这个医学院有以下四个特点。

一是它的创办完全击垮了资产阶级办学的条件论,有人说这是个无形的医学院,看不见,但劳动人民却能亲切地感觉到它的存在,好多学生写了感谢信,认为只有在共产党的领导下,他们才能得到学习的机会。

二是它实现了"能者为师,人人是学生,人人是老师"。

三是它做到了大、中、小结合,初、中、高结合,生产劳动需要什么,就教什么。

四是它体现了医学教育全心全意为劳动人民服务,把卫生知识送到劳动人民需要的任何地方去。

二医确立生产实习到农村和一所别具风格的医学院的建立,不仅为上海县培养了大批基层卫生医务人员,给公社建立"大病不出社、小病不出队"的医疗卫生网创造了条件,同时也为学校今后出门办学打下了基础。

(5)坚持原则进行反复破立,把劳动列入正式课程。

坚决贯彻教学与生产劳动相结合的方针,是一场无产阶级思想与资产阶级思想斗争的过程。从1958年2月份团中央号召"勤工俭学"到1958年8月把劳动列为一门正式课程是经过了反复破立的过程,党始终坚持了原则。

1958年2月,团中央号召在学校中开展勤工俭学的活动,一开始全校学生便自发地组织了许多勤工俭学小组,虽然开始时是零散的、不健全的,但它表明学校2 000余名学生坚决走社会主义道路的无比信念。党委立即着手进行组织和安排,并指定专人负责指导,将各种组织健全,共为14种专门工种,即体格检查组、洗衣组、缝纫组、口腔材料组、教辅一/二组、清洁工、基建工、修配组、服务型行业等。

第一次组织了800余名学生,以后增加到了1 621名,占学生总数的90%,到六月份后增加到100%,下半年提出工厂办学校、学校办工厂的方针后,学校正式成立了二医制药厂,东风口腔材料厂,中药提炼厂,专门有组织地安排了师生参加劳动,通过勤工俭学的活动,不仅加强了师生的劳动观点,为国家积累了资金,并且通过劳动,师生关系更加密切了,改变了过去教书不教人的资产阶级教学思想与教学方法,而且提高了教学质量。口腔系同学反映,"通过生产劳动所得的口腔材料学知识是理论与实践的结合,远非过去上课所能及。"又如二年级同学反映在制药厂中,学到了化学课程中的基本过程,例如蒸发、中和、酸化、碱化、冷却等,比实验时所学牢固得多,同时在生产过程中体会到生产过程是不可分割的协作关系,这样培养了同学的集体观念,组织性纪律性也加强了,特别是培养了同学的独立思考能力和创造性的劳动,勤工俭学为理论结合实际,生产与科研教学相结合,为逐步消灭体力劳动与脑力劳动的差别创造了有利的条件。

虽然勤工俭学很明显取得了上述成绩,但在当时却有大部分教师未予以重视,仅是奉命行事而已,还有少数教师认为"参加劳动影响质量,是浪费",而且较普遍地认为勤工俭学是额外负担,可有可无,这说明师生中轻视劳动的观点变化不大。

因此,校党委在研究分析后决定采取组织师生经常性地直接参加工农业劳动的措施。1958年2至3月先后组织两批140名医务人员去昆山、青浦支援血吸虫病防治工作及劳动锻炼。六月,学校2 000余名师生又先后下乡支援农民夏收夏种,这时正值学习总路线,对师生鼓舞教育很大,第一批师生1 000余人于6月2日由校党委副书记刘涌波带领到青浦,第二批700余人于6月4日由丁庆漳、李树林两位同志率领去东郊陆行乡协助农民夏收夏种。出发前师生们都表示在劳动中要坚决做农民的小学生,认为这是贯彻总路线的具体实际行动,是执行"红专"规划进行思想改造的实际锻炼。在7天的劳动中,无论是教师还是同学都充分地与农民打成一片,因此这次下乡不仅帮助了农民进行生产,同时进行了总路线的大力宣传,通过实际的工农业劳动,看出师生的劳动观点增强了,轻视劳动与劳动人民的观念有所改变,阶级观点也有所增强,进一步体会到农村合作化的优越性,同时也体会到干部参加体力劳动不是浪费,初步承认了知识分子必须向工农学习,必须通过劳动锻炼来改造自己。

8月13日,党委书记关子展同志做有关中央教育工作会议精神的传达报告,并号召师生投入第二次教学革命,全体师生认真学习了党的教育方针,展开了"大放、大鸣、大辩论",不到一周即提出意见4 378条,各种方案734个,大字报2 148张。党委决定首先在教学计划上进行改革,8月15日在党委直接领导下组成教学改革突击小组,首先提出了教学计划改革的初步方案,这个方案有以下几个特点。第一,增加政治课的比例;第二,把劳动列为一门正式课程并要进行考核;第三,实行一、三、八制;第四,专业课程合并紧缩周学时,减少不必要的重复以提高教学效果,增加祖国医学的学时。

当这些措施提出后,对部分师生震动很大,在讨论时有教师说:"一、三、八可以,一、四、七也成,我们只管业务。"有些学生说:"我是来学医的怎么搞这许多劳动。"个别的说:"一分时间一分质量,你们的劳动课多了,我的业务课质量要求降低也没有关系。"还有些人主张劳动只应该结合专业做护理、药剂、口腔材料工作,反对下厂、下乡锻炼。在这种"与我无关""拒不发言""降低质量论"的逆流中,党委坚持原则,首先在党内统一思想,要求大家必须认真贯彻党的教育与生产劳动相结合的方针,首先要从思想上承认劳动课是高等医学院校中的一门必修课程,而不是可有可无的暂时性锻炼,劳动课的主要目的之一是通过体力劳动树立正确的劳动观点和群众观点,因此必须到工厂、农村中去,结合专业仅仅是一部分时间,并建议为了更好地改正"教书不教人",全体教师也应该为人师表,起带头作用。

8月26日党委又召集了教学改革促进大会,师生间在会议上交流了教改经验和勤工俭学、安排劳动课的经验,使师生对劳动课的认识又提高了一步,经过3周的热烈讨论,基本上肯定了一、三、八制,各系部都具体提出了劳动课内容及成绩考核的办法。根据新的教学计划,9月8日开学了,师生情绪都很高涨,当时正值全市卫生工作大跃进,为了消灭疾病保障人民健康,当时考虑到应该为无产阶级政治服务,党委就决定了此学期全体师生参加普查,把它当作劳动课,事前经过了多次报告动员并反复学习了教育方针。

体检大队由广慈、仁济两个党总支负责组织与训练,广慈在卢湾区,仁济在黄浦区,经过短短10多天的工作,提前完成了20多万居民的体检任务。通过体检工作的完成,师生们进一步认识到必须贯彻预防为主的方针和意义,同时明确了必须培养卫生工作的多面手。结合体检还展开了卫生宣传工作并训练了1 000多名红十字会会员,还在科研工作上收集了很多材料。这对于结合实际进行学校的教学改革起了一定促进作用。

9月16日,完成了体检任务后,师生要求恢复上课,这时全市"以钢为纲"的任务又来了,领导研究了学校的具体情况,师生虽然参加了好几次劳动,但是问题仍解决得不深不透,因此,党委决定继续上劳动课,参加工业抗旱,医疗系到上钢一厂、金属加工厂,基础部到泰山耐火砖厂,并把政治课与体育课也带下去,每天劳动6小时,政治学习2小时,体育锻炼1小时。

在进行劳动的同时,按照市委指示,又一次进行了教育方针的学习与鸣放。有的同学认为教育必须与生产劳动相结合,才能培养共产主义的多面手,有的同学检查了自己微小的个人主义者倾向,认为工人是伟大的集体主义者。但也有不少同学还是认为体力劳动和思想改造联系不起来,对这样的体力劳动究竟能否提高教学质量有怀疑,他们说:"学会了种萝卜与做医生有什么关系?""肩膀肿了与思想改造有什么关系?"但实际上,通过这次劳动课,绝大多数同学的收获还是巨大的,在思想意识上有了很大的变化,在炼钢时有一首诗可以代表大家的心情:"钢水汗水同奔流,钢花心花齐怒放,炼钢炼铁又炼人,锻炼身心好时光,红透专深身强壮,各个成为英雄汉。"

从此,学校的4种课程:劳动、政治、业务、体育齐头并进了,劳动课在教学计划内已经成为制度了。

（6）看准方向，敢想敢做，使医学教育"三脱离"，走向"三结合"。

1958年10月，学校通过五年级在农村、工厂实习的工作总结，深深感到医学教学必须与除四害、讲卫生、消灭疾病结合，与祖国医学结合，才能更具体地贯彻教育方针，培养出真正能为社会主义建设服务的新型医生。11月初，上海市郊人民公社迫切要求除害灭病，就在这种客观形势下，根据市委指示，学校做出了出门办学、除害灭病的决定。一场激烈的思想斗争又开始了，大部分人经过劳动课对教育与生产劳动相结合的方针有了进一步的认识，但对出门办学、除害灭病能否提高教学质量却抱着怀疑和动摇的态度。他们说："出门办学的医学院在全世界是没有的，苏联农村条件比我们好却没有出门办学。"他们认为"祖国医学不是本行，除害灭病是不务正业"。甚至有个别人说："党委只重红，不重专，我们现在已比别人红，而且红得发紫，紫得发黑，黑得变焦了。"

当然，这个决定也受到一些人的赞成和拥护，他们相信党的决定错不了，坚决照做。当时已有口腔系、儿科系、医疗系五年级出门生产实习的经验，因此，学校坚持的方针是：一方面坚决继续深入学习党的教育方针，展开大鸣大放大辩论，以提高思想认识，另一方面抓紧出门办学、除害灭病的组织上和业务上的准备工作，在组织上成立了出门办学指挥部，各支队也成立了政治和医、教、研组织，制订了全校出门办学除害灭病的教学计划。在业务上，组织了50余名教师和五年级学生10天连夜备课，进行了祖国医学、保健组织、常见疾病、四害生活史和灭害技术等讲课，携带了讲义，使全体师生对出门办学有了业务知识上的准备。下乡后，一方面争取了当地党政的领导和支持，安排了半天学习、半天工作的时间表，另一方面反复修改了教学计划，还采取小结、现场会议、评比展览会等方式进行了经验交流，在结束时还采用了创造性的成绩考核方法，通过这一系列的措施，终于使出门办学、除害灭病有了全面收获，绝大部分人承认50天出门办学是有成绩的，自己是有收获的。有人回忆前后，对比写道："想当初满腹怀疑不相信，看今朝兴高采烈庆丰收，追根源资产阶级思想在作怪，从今后决心不移跟党走。"

50天的事实证明，出门办学、除害灭病的决定是正确的，并取得了以下成绩：

第一，医学教学与群众卫生运动相结合，才能更有效地贯彻教育为无产阶级政治服务的方针，支援了生产发展和巩固人民公社制度。

50天中，在当地党委的统一领导下，协助公社和工厂共同进行除害灭病、训练保健员、建立保健网、开设业余医学院和中级技术学校等工作，这就基本上为公社建立了医疗卫生保健网，对巩固公社也起了一定的作用。

第二，在和疾病做斗争的实践中，祖国医学学习运动在学校广泛地开展起来。

在教学革命中,师生们体会到要培养出真正为劳动人民解决疾苦的医生,那就非学祖国医学不可,因此坚决学习祖国医学,并加以发扬光大,应是学校教学革命的根本措施之一,学校决定通过出门办学、除害灭病,掀起一次学习祖国医学的热潮。结果短短50天,同学们普遍学会了针灸,会开简单的中药方,基本上转变了"阴阳五行闷葫芦,金木水火土越学越糊涂"的思想,已经初步掌握了一些中医的阴阳五行、四诊八纲、营卫气血、经络学说等最基本的理论知识。

广大师生通过中医疗法,解决了人民疾苦,深受群众欢迎,因此提高了学习中医的兴趣和信心,并深深体会到在学习中医时理论学习和临床实习相结合是多快好省的学习方法,因此大家感到这个结合出门办学、开展群众性学习中医运动的意义很大,它为今后开展中医中药工作,实现医学教育与祖国医学相结合、创立中西医合流的新医学提供了有利的条件。

第三,密切了理论联系实际,提高了教学质量。首先同学们共产主义精神大大发扬,工农感情迅速增长。为消灭小儿麻疹流行,学生们提出"要人有人,要血有血,绝不让一个小孩死亡"的口号,几乎百分之百地要争先输血,为了患者不顾疲劳,不顾自己病痛,披星戴月,彻夜奔走,风吹雨打,在所不辞,掉在井里,爬起来就走,患者没钱,自掏腰包。这些实际行动受到了工农群众的鼓励:"我们就需要这样的医生,我们的生产成绩中也有你们的一份。"其次还大大提高了学习质量,主要在贯彻理论联系实际的原则时,注意掌握灵活性,根据具体情况创造了先学后做、先做后学或边学边做等教学方法,把理论联系实际贯彻到讲课、自习和考试的各个教学环节,例如麻疹,教师带同学,先看患者,结合患者讲理论,护士讲护理,学生讲预防,讲完再对患者进行防治。这种多变结合的办法,使三年级同学说:"现在你考我麻疹任何一方面,我都能说出来,一辈子也忘不了,这个病我掌握了全面知识,任何时候再考我也不发愁。"其他课程如内基、寄生虫、除四害、保健组织、卫生学等都由于采用了现场教学,边讲边学等理论联系实际的方法,大大提高了效果。

短短50天内,卫生保健学在四年级已完成全部课程的70%,在三年级为60%,内基为60%,某些教学内容与当地卫生条件脱节的现象进一步被揭露出来,如卫生学讲义内规定食堂必须有四个门,生菜、蔬菜、污物、人分开进出,若根据此规定则无法办事,而学生按照实际情况,掌握了"注意卫生"的原则,才创造性地解决了问题。

第四,通过出门办学,师生们对医、教、研之间的关系有了进一步的认识。长期以来,医、教、研之间相互脱离、相互矛盾是学院教学中存在的问题,但在除害灭病任务的带动下,他们结合起来了,师生们非但为人民防止了疾病,进行了教学,同时还做了科研工作。据不完全统计,学生在教师的指导下写了 360 篇以上的论文,同时编写了各种教材,不仅数量多,而且有一定的质量。有的研究对生产很有价值,如防护电光性眼炎的眼镜和保护沥青皮炎的防护油膏等,与此同时还提高了学生观察、分析、归纳和辩证唯物的思维能力。因此,大部分师生开始认识到,只要贯彻教学与生产劳动相结合的原则,把三者统一在一个任务下,就能有机结合,相互促进,对今后如何安排这三者的关系有了很大的启发。

以上成绩,从表面上看是在短短 50 天的出门办学中所取得的,但是实际上是一年来学院"医学教育与生产劳动相脱离""医学教育与群众卫生运动相脱离""医学教育与祖国医学相脱离"的"三脱离"走向"三结合"的总变化的集中反映,这个变化得到了群众的拥护,他们歌颂道:"出校下乡几十天,又中又西又钻研,发动群众搞运动,地方卫生大改变,边做边学记得牢,又红又专全做到。"原来思想不通的人,大多数在事实面前也通了,在党的领导下,冲破了教学上的许多旧框框,取得了"三结合"的良好开端。

(二) 科学研究[①]

1. 开始阶段(1952—1954)

自 1952 年建校到 1954 年最初两年间,学校重点是整顿组织、安排人事、使教学工作走上轨道,因而尚未全面开展科研工作,仅结合临床医疗进行了一些零星的病例分析,在这期间,领导对科研工作的认识不足,没有加以很好的重视,其主要思想是把科学研究与教学工作对立起来,认为要搞好教学工作不能同时搞科研工作,并过分地强调人力和物力,认为当时条件不够,不如暂缓进行。1954 年秋,教研组相继成立,在学习苏联进行教学改革的基础上,教学工作已基本纳入正轨。

这时,科研开展虽然尚不够普遍,但在临床科学方面如心脏手术、血吸虫病、下腔静脉吻合术、小儿麻痹症手术以及嗜伊红白细胞研究等都已取得了一定的成绩,如二尖瓣分离术的成功实施是国内的一大创举,血吸虫病研究也是一项重大的科研成就,这两大科研成果推动了学校在心脏学和血吸虫病等方面研究的广泛开展。此时,党委加强了领导,立即采取适当措施,对科学研究的成就予以及时奖励,1954 年底成立了科学研究室领导全校科研工作,并根据中央在 1954 年提出的关于"中国医学科学研究工作的基本情况和今后的方针任务"及"1955 年度医学科学研究大纲草案"等开始有组织、有计划地开展科学研究工作。

2. "强调个人兴趣,走单干名利的道路"(1955—1957)

1955—1957 年,学校在教学和医疗方面设备已逐趋完善,科学研究用的精密仪器(如六

---

① 上海交通大学医学院档案馆藏,档案号:DZ1-61-3,第 69～75 页。

导程心电流机、大型 X 光机、低温冰箱、火焰比色机、脑电波机等),条件设备方面较其他单位好了许多,按理应该在科学研究方面能够完满地完成每年国家交给的任务,而且应该做出较大成绩。但从当时的情况来看并非如此,除了在血吸虫病和心血管方面有突出成就外,完成的其他研究工作大概可以分为以下三类。

第一类是占很大比例的病例统计、分析,只有少数对消灭疾病有价值,也有很多稀有病例报告。

第二类是实验性的研究,有的是理论性的零敲碎打,不解决任何根本性问题,有的是技术上操作的改进,对消灭疾病帮助也不大。

第三类则是搞"冷门"题目的,仅是为写论文而已,至于对国家 12 年规划中所提出的有关正常生理标准的调查研究拒绝进行,消灭常见疾病的预防治疗措施的研究也不感兴趣,所以造成研究成果脱离生产,严重地影响了国家题目的完成。

由于在"整风"前,教师中较普遍地存在着严重的个人主义思想,他们在挑选题目时绝大多数人从名利出发,写论文是为了投稿杂志,有名望,有稿费,将来还可以作为升级加薪的资本,并不考虑面向生产,这时选择题目的主动权基本上掌握在少数"专家"手中,他们中的有些人说:"党不懂科学,更不懂目前医学科学水平,怎么能选题? 只有内行才能选。""你们拿钱来,拿仪器来,我年终交论文好了,何必问我做什么题目。"有的还强调科学独立性和个人兴趣,说:"我们搞无机化学的就是研究分子结构、分析成分,怎么能面向医学?""我一直研究神经系统的怎么能搞内分泌?"等等,所以几年来研究题目一直和国家要求距离很大,每年从下而上提出的题目都只有一小部分被列入国家计划(如 1957 年 292 项选题中只有 30 项被列入国家课题,又如国家规划中指定学校进行研究的 10 个中心题目中的 36 个具体题目中,各教研组进行的只有 13 题,就是这 13 个题目中,其内容和国家任务的要求也还有些出入)。在进行科研时各做各的,重复脱节,同样的题目两三个人同时进行,互不通气,互不服气,有时甚至相互保密,生怕别人抢去了自己吃亏,也有的教师在参加研究工作时,首先计较研究结果发表时个人的名字如何安排,稿费如何分配,斤斤计较,唯恐吃亏,形成坚决走单干道路,仪器设备互不借用,虽同在一层楼也要各有一套,甚至有的教研组要求一人一套,或因争夺设备闹不团结,有的借口做国家题目的名义要求增添设备,而实际做个人兴趣题目,浪费了许多国家财产。相互不屑做,甚至勾心斗角,例如关于体外循环的研究广慈医院比仁济医院早两年开始研究,自己造了一架机器,在使用上也摸到了一些经验,而仁济却又花了一万多元买了一架,互不通气地从头摸起。与校外单位协作时又存在着"不以我为主的就不干"的思想,另有少数人,为了写论文不顾患者的痛苦而给他做两次食道镜检查,要进行第三次时,患者实在受不住,跪下求饶,这个医生竟然无动于衷,还是再给他做了一次而完成了自己的所谓论文。至于抄袭文献这种可耻行为更是层出不穷。

这种"凭个人兴趣出发,走单干名利"的思想,不仅在老专家中有,青年教师们在他们的影响下,也日益朝这个方面发展,他们一方面崇拜"老专家",唯老专家之话是从,另一方面也感染了"强调兴趣、名利"等思想。

1956 年底,二医党委研究了如何更好地来领导科学研究工作。当时的形势是党中央号召向科学进军,要赶上国际水平。这大大鼓舞了全校教师,科研工作很快蓬勃发展起来,研究题目有如雨后春笋般地增加,但从研究题目的实际上来看,仍然是被个人名利思想所支配。党委针对这种情况进行正面的思想教育,提出了"我们凭什么赶上国际水平"的问题,要求大家讨论。意图通过报告和座谈的形式,使全体教师理解到我们不可能只凭仪器设备来赶超资本主义国家,我们也不能只凭科学家个人的本领大或人数多来赶超他们,但我们有信心一定能赶上他们,因为我们有社会主义制度和苏联的帮助,使我们任何工作都可以发挥集体力量来有计划和迅速地进行,因此,在科研工作中,我们应该走集体主义道路,应该互相协作,共同为完成国家任务而努力,这些大道理在会议上和理论上是获得了教师们的同意,但是在实际科研工作中依旧故我,显然当时若仍用正面的思想教育要使他们走集体主义道路是很难解决问题的。

3. 坚持党的领导,走群众路线,科研工作出现了新面貌(1958)

1958 年 2 月,市委提出"立中破、任务带学科"。这对学校进一步开展科研工作有了很大启发。校党委根据国家任务和学院规定的 6 个专题(血吸虫病、心脏血管、中医中药、急性传染病、内分泌、结核病)作为全校研究重点,给各教研组分派了具体任务,并提出"反分散、树集体、共协作、增团结"的口号。有些教研组看到规划中给自己规定的新课题那就意味着必须放弃原来按兴趣名利提出的题目,也有些教研组看到这样一来就必须做别人的"配角"了,因而大为震动,干还是不干? 很多教研组连夜开会讨论。8 个月来的"整风"使大家的政治觉悟有所提高,大部分的教师特别是青年教师,坚决地挑选了走合作的道路。但也有个别教师个人名利思想浓厚,他们一直梦想通过科研工作获得教授位置,现在突然要丢掉自己的研究而去参加专题研究,做配角,很心痛,不甘心,就立即出现了形形色色的理由。有人说:"每门学科有其固有的研究对象,要保持学科的完整性才能使这门学科不断前进,哪能都围绕一个任务,怎能叫化学去面向临床? 面向生产实际? 化学就是搞分析合成和研究分子式的学科。"也有人说:"理论性研究对实践也有意义,而且会产生更大的影响,这是长远利益,为什么不做?"有的人说:"我有专长,我有自己的兴趣,却要叫我放弃,我就不能发挥最大潜力,贡献出最大力量,这不也是国家的损失吗?"还有人说:"科研工作不比其他工作那么简单明了,它是复杂深奥的,哪能一大堆人集中进行,自古以来都是依靠几个人的才能和苦干才完成的,这样'大呼隆'我看就不会有效果。"为此对立面很鲜明地形成了。党委及时地领导了这场尖锐的斗争,在全校展开了辩论,澄清了科研工作中的糊涂思想,"必须从国家任务出发"在辩论中占了上风。同时,党委组织了"比思想、比协作、比规划、比干劲"的评比活动。在评比会上,寄生虫教研组的例子给予有力的说明。寄生虫教研组主任、共产党员潘孺荪,原来是内科专家。但是他服从国家需要改业寄生虫学,领导全组围绕重点任务进行研究,终于在血清诊断方面做出在实践上、学术上都有重大意义的成绩。通过评比,促进了各教研组的辩论,扶持了正气,使个人名利思想得到了更系统、更沉重的批判,各单位之间开始建立协作关系。例如化学教研组 1958 年有 10 个研究题目,其中 7 个是研究新药合成,而这些新药即使合成后对治疗和生产上也没有什么多大贡献,经过一场辩论,全部放弃而主动到口腔系去联系,愿意为他们做不锈钢的成分分析,又接受了血吸虫病研究工作中的锑定量分析任务。就这样全院出现了科研上的新气象,专题研究小组也有了比较稳健的思想基础,6 个专题研究小组顺利地成立了。

把全校教师围绕着国家规定的几个题目组织起来,是党领导知识分子经过一场新旧思想斗争胜利的结果,但并不是说从此就可以完成国家任务了。研究组是成立了,但工作上相互推诿,互相拖拉,计划上缺乏周密考虑,方法上局限在老圈子内,更缺乏战斗力,显然不能担负起攻克科学堡垒的任务。党委及时地评估分析了当时的形势,认为抢救邱财康事件充分说明了党应该而且也完全可以对科学技术工作进行具体领导,学校的知识分子对党能领导科学技术问题基本上有了一致的认识。他们欢迎党的具体领导,如果要使这一支庞大的队伍能为国家有所贡献,必须加强具体领导。但当时党内存在着两种顾虑,一种顾虑是科研工作需要较高的文化才能进行具体领导,第二种顾虑是事情太多,又加上一个科研工作的具体领导怕时间不够用。经过讨论,党内取得了一致意见,认为党可以领导一切,包括科学研究工作,应该大胆去进行,不通就学就钻进去,时间是挤出来的,应千方百计地合理安排。因此,在 7 月份党委做出决定,专题小组建立政委制,每一研究组派一个党委委员或总支委员参加进去做副组长,实际上是执行政治委员的职务。为了使他便于工作,研究组扩大到青年党团员教师和知识分子,并规定每个小组以组长(老专家)、副组长(政委)、秘书(党团员青年教师)和积极分子组成领导核心小组,围绕着政委定出会议汇报制度,定期研究工作,提出初步意见,使党的方针政策贯彻到科研工作中去。政委上任后首先发动研究组成员进一步讨论组织起来大协作的重大意义和以什么态度来对待协作,批判了互相利用、钩心斗角、表面合作,揭露了许多过去因不协作而造成的损失。有的同志检查了过去对某种药物分析做了半年解决不了的问题,经过和化学教研组协作,两周就解决了。有的同志揭发了协作中还存在不健康的现象,例如高血压小组中内科是"主人",前期科各教研组是"客人",主人不放手,客人不主动,严重地影响了科研工作的进展。又如在中西医协作的伤科研究所,揭发了西医认为中医治疗有效是偶然的而看不起中医,不好好学习或只想学些皮毛点缀一下,中医对西医也有些隔阂,过分地客气,使学习效果不高。而且中医和中医之间的团结也存在问题,互不服气,有门户之见。这些问题通过个别谈心、个别交心,开会辩论,很短时期内专题研究小组的面貌就大大改善了,萌发了丰富的生命力和战斗力,政治空气空前活跃起来。如心血管专题小组在政委的领导下,认识到只有大家协作才能更快地突破体外循环这一难关,两个医院进行实验时就互相观摩帮助。由于广慈医院条件比较成熟,仁济医院收到适合病例就送到广慈去开刀。不但如此,两家医院还把机器全部搬到胸科医院去,与全市兄弟医院通力协作。大家的雄心大志已经不再是创造仁济牌、广慈牌或者二医牌的机器,而是为了全国的荣誉要创造上海牌的工人心肺机了,虽然这样一来使本源单独的献礼不得不取消,但是不少关键问题都因此很快得到解决。

党委的深入具体领导,外行的政委也钻进了科学业务中去,掌握了一定的科研工作规律和某些专业知识,而且更深入地体会到知识分子的特点,并通过业务来帮助他们进行更好的改造,同时还培养了年轻的业务干部,懂得了如何在具体业务工作中贯彻党的政策方针问题,最重要的是保证了科研工作能沿着社会主义道路前进。

与此同时,科研工作中贯彻了群众路线,改变了科研工作在"整风"前一向被认为是"高深莫测的,不仅要有大学文化程度,而且还要有很高天资的人才能进行"的神秘迷信思想,改变了建校以来仅是专家、教授、讲师、主任等少数人进行科研工作,广大的青年教职工和同学是所谓的"普通人",不能进行科研工作的局面。

广慈医院灼伤病房的青年医师和护士们首先在抢救邱财康的事件中以铁的事实向全院广大群众说明,只要能坚决依靠党的领导,认真向老专家学习并取得老专家的帮助,就不但可以大搞科学研究,而且可以在尖端科学上做出卓越的成绩。

1958年6月,党报上发表了许多"普通人"创造发明的事实,大大地启发了广大的青年群众。7月,党委立即通过青年团的各种活动并抓住抢救邱财康这一事例,向全院青年群众发出了"破除迷信、解放思想、大搞技术革新"的号召。很快全校3 000多名师生员工发动起来,在党委的领导下成立了技术革新办公室,对群众性的创造发明、技术革新给予鼓励支持和推广应用,大闹技术革命,10天内全校提出了4 697个项目,完成了1 828项,而且有些项目是有很大价值的,例如同学编写的讲义、制造的教具、手术器械、15 秒就能完成手术的快速气管切开器。包括国内第一架电子呼吸器。又如小儿科的微量分析,未来需要花几万元买一架美制仪器才能做,在这次发动群众技术革命后,几个青年医师和化验员不花分文,不增加任何设备,两周内就成功了⋯⋯这些事实雄辩地说明了只有发动群众才能真正做到向科学进军,也充分说明了只有群众才是智慧的源泉。

这时专题研究组已健全了,群众也发动起来了,科研工作有了明确的方向和明确的任务,党委就接着提出了"组织起来坚持下去向更高的科学水平前进"和"五结合"的口号来使科研工作能有最高的效果,当时提出的"五结合",一是中西医结合,要求在任何一个研究专题中都贯彻。二是专家与群众相结合,把大批同学组织到各个专题中去,帮助他们了解学校的重点任务,让他们围绕重点任务来开展工作,如口腔系同学在教授指导下,很快就制成了达到国际水平的印模材料,基础部同学在教师指导下仅仅用 10 天的时间就完成了原来打算两三年才能完成的寄生虫血清诊断方面的研究,高血压方面在药理和化学教研组的教师和二、三年级 100 多名同学的努力下,研究了近 300 种中药成分,从中找出 36 种有效成分推荐于临床,青年们还创造了测定大白鼠血压的方法。在老教师的指导下开展了 11 万人的高血压普查和 1 万人的肿瘤普查。除此之外,各教研组还和同学们一起成立了 236 个科研小组,研究解决生产上的问题。三是专家与专家相结合,这样使教研组和教研组间互相密切配合,大大改变了"文人相轻"的旧风气。四是土洋结合,广泛收集民间土方和土经验,高血压研究组发出了 2 000 封信,征求民间处方,伤科研究所收到了几百封信,收集土方子和土经验。五是院内外的协作,和 17 个院外医疗机构建立了协作关系,进行了合理分工,加速了研究进度。在这些原则指导下,在 1958 年下半年又增加到 12 个专题研究小组,每个组都有老教授、中西医青年教师、教辅人员、学生,政委把他们很好地组织起来,按照计划明确分工,按进度完成任务。有了这样一支富有战斗力的队伍,大家的信心更强了,再加上抢救邱财康的成功已使学校在灼伤治疗方面进入全国先进行列,在补液、植皮、征服败血症与绿脓杆菌感染等许多方面突破了国际水平。1958 年 7 月底的伤科研究所成立后很快在骨折、软组织损伤及关节脱位的治疗上压倒了资本主义国家,向全世界宣告了祖国医学的优越性,为学院大力开展祖国医学研究首开先例。随后学院又提出要两年征服高血压;在保证每年 1 200 万儿童生命健康的任务带动下,提出了半年内制成麻疹疫苗。所有这些题目,由"任务带学科",是从国家需要出发的,所以很快就得到工农群众的支持和拥护,而同时也就给每个从事研究的人十分强烈的责任感,事实告诉每一个人唯有从国家任务出发才能在研究工作中做出卓越的贡献。

这一场从"国家任务出发"还是"从个人兴趣出发"的斗争前后经历了交心运动,经历了抢救邱财康事例的教育,一直到十月份党委公布"全院在第二个五年计划期间的科研规划"时才算解决,绝大多数研究人员都放弃了从个人名利兴趣出发的选题,很多教研组确定新的研究课题。至此,学校科研内容从过去只注重稀有病例的诊断治疗,已变成既有预防又有治疗,中西医结合,既进行调查统计又研究机制本质的以消灭各种主要疾病为目的的综合研究。

4. 历年科学研究专题小组名称

1956 年:中医中药、心脏血管、血吸虫病。

1957 年:中医中药、心脏血管、血吸虫病、结核病、急性传染病、内分泌疾病。

1958 年:伤科、灼伤、高血压、针灸、除六害、肿瘤、口腔疾患、职业病、血吸虫(包括其他寄生虫)、心血管外科、放射性同位素、麻疹(包括肝炎病毒、抗病毒抗生素、中药)、人民公社保健组织及保健措施、结核病。

5. 历年学校与国内科技协作单位

1955 年:上海市卫生防疫站、上海市第十一人民医院、上海市公费医疗第五门诊部、松江专区医院、松江血吸虫病防治所、青浦县(现上海市青浦区,后同)卫生院、上海市医学科学研究委员会、解放军医学科学院。

1956 年:松江专区医院、青浦县卫生院、上海市第十一人民医院、上海第一医学院、市传染病医院、麻风病医院、上海市防痨协会、上海光明玻璃厂、华东化工学院、解放军医学科学院、交通大学、第一机械工业部综合实验所、中国科学院(冶金陶瓷研究所、有机化学研究所、化学研究所、硅酸盐研究所)、浙江卫生实验院、上海市卫生防疫站。

1957 年:松江专区医院、青浦县卫生院、上海市第十一人民医院、上海第一医学院、上海市卫生防疫站、上海市公费医疗第五门诊部、市传染病院、上海市防痨协会、市职业病防治所、市立第一人民医院、市立儿童医院、徐汇医院、国棉十二厂、申新纱厂医务室、中国科学院(寄生虫研究所、有机化学研究所、化学研究所、药物研究所抗生素组)、昆山、无锡、松江血吸虫病防治所。

1958 年:上海第一医学院、中国科学院(药物研究所抗生素组)、上海市卫生防疫站、无锡血吸虫病防治所、青浦县卫生院、上海市第十一人民医院、化学工业部、上海塑料化工厂、上海医疗器械厂、胸科医院、中山医院、申新纺织厂、军医大学、牙病防治所、上海市血吸虫病防治所、生物制品所、上海市第一人民医院、长宁区卫生局、卢湾区卫生局、复旦大学、中医学院、上海市第六人民医院、上海市第三人民医院、上海市第九人民医院、劳动第一二医院、华东医院、榆林区中医门诊部、中医附属推拿门诊部、气功疗养所、市药材公司、徐重道药厂、中国药物化学制药厂、卢湾区联合保健站、铁道医学院、畜牧研究所、北京积水潭医院、上海市公费医疗第五门诊部、五洲药厂、沪南车场、协和医学院、国棉七厂、结核病防治所、医药工业公司、肿瘤医院、医药工业研究所制剂研究室和合成研究室。

6. 七年来重要的科研论文项目

二尖瓣狭窄症外科治疗 127 例的报告

风湿性心脏病 660 例分析探讨

内分泌方面的研究

门静脉高压症的外科治疗

血吸虫病的研究(血吸虫病侏儒症)

豆浆饮食治疗急性妊娠中毒症

同种主动脉移植术

低温麻醉在临床上的应用附病例报告

肺动脉瓣狭窄症之直视手术

动脉移植术和动脉保护法

无名动脉瘤的手术治疗——动脉瘤切除

二尖瓣分离术之体会

二尖瓣分离术时之心电图变化

三尖瓣狭窄症手术前后的 X 线象征

血吸虫病中直肠、乙结肠镜检查的价值

血吸虫病及血吸虫(专论书)

吐酒石所致严重心律紊乱之发病机制及阿托品之疗效

血吸虫病的快速疗法

吐酒石和普鲁卡因合并注射治疗血吸虫病的观察

痢疾菌苗的实验室及临床上的研究

痢疾菌苗型鉴定

麻风耳鼻喉部的病变

女性内生殖器盆腔气腹造影的 X 线研究

坐骨动脉的遗存

克鲍二氏综合征病例一例报告

柯兴氏综合征并

下颌骨肿瘤切除后立即植骨的初步报告

电力听诊器

眼底摄影机的改良设计

鸡胚疗法临床应用的初步报告

氨水疗法临床应用的初步报告

几种类型肺结核的支气管造影观察 100 例分析报告

医药俄语句法医学俄语读本

骨的生物刺激手术治疗脊髓前角灰白质炎的后遗症

体外循环手术中各式人工心脏器械的介绍与探讨及自制 LilleHel 氏邦浦的初步报告

利用血管营养液（改良 Tyrode 氏溶液）保存动脉之临床应用

用心脏内直视手术治疗单纯性肺动脉瓣狭窄症

主动脉狭窄症

主动脉狭窄症的外科治疗

二尖瓣分离术的疗效

心动冲电图各波产生机制及临床应用

血吸虫病所引起的肠梗阻探讨

抗链球菌溶血素"O"之滴定价与风湿活动之诊断

手术过程中及注射肾上腺素后白血球变化及其意义

结核性左肺上叶不张的 X 线与支气管造影形态

血清铁在肝脏疾病中之意义

豚鼠实验性癫痫病的研究发病机制的进一步探讨

水幕内外修复对工人生理恢复之影响

18-8 不锈钢的铸造性能

上海市 17 种职业群 127 000 人血压普查分析报告

813 名未经体检选择之运动员血压检查

工厂中下背痛的发生原因及预防方法之研究

工农业中软组织损伤的发生原因及预防方法之研究

铸造不锈钢应用于口腔矫形工作

以镍铬合金片锤造前牙 3/4 冠的介绍

水胶体印模材料的制造

制造自凝塑胶

环虫卵沉淀反应在日本血吸虫病诊断上之应用

卡红絮状反应之研究

赤血球凝集反应对日本血吸虫病之诊断价值

昆蚴膜及应对日本血吸虫病诊断价值之探讨

中西合流治疗晚期患者之研究

家兔血吸虫病性肝硬化在锑剂治疗前后观察

应用染色法鉴别日本血吸虫死活虫卵

晚期血吸虫病临床观察

女性患者锑剂中毒率较高之机制探讨及治疗研究（动物实验）

血管之保护及移植

低温下心房间隔缺损修补术

升主动脉瓣狭窄直视修复术

低温下米希金氏手术治疗法乐氏四联症

制造及试制麻疹活毒疫苗

分离肝炎病毒

人工呼吸器

快速气骨切开器

无痛分娩按摩器

胎儿心音描记器

肺双侧同时切除手术治疗肺结核病初步报告

气管滴入法治疗肺结核空洞的评价

肿瘤病理学

癌肿血清诊断之初步研究

不用打气法血管外连续测血压的方法研究

超氧化钾之制造及动物实验

灼伤患者之护理工作

严重灼伤治疗经综述

严重灼伤后水与电解质之补充

冬眠药物在灼伤时应用

肾上腺皮质功能与激素之应用及绿脓杆菌败血症

绿脓杆菌噬菌体

灼伤治疗中之植皮问题

视网膜电流图定之初步报告

电光性眼炎防治效果试验

集中工业常用沥青之毒性比较(动物实验)

无痛外科学与护理学

制造弹性塑胶

(三)贯彻知识分子政策[①]

建校时,教师们为自己参加上海第二医学院工作而感到光荣和高兴。但是,他们当时思想观念和生活习惯的某些方面与新社会不相适应,他们中不少人进校后还继续在社会上开业或兼职,教师中不少人信奉天主教或基督教,他们对于党保护宗教信仰自由的政策也存有疑虑。此外,原三所学校分属于英美派、法比派、德日派,不同学派之间还存在着门户之见。二医党委就是在这样的情况下,围绕学校为国家培养人才的根本任务,开展对知识分子的争取,认真贯彻党的知识分子政策,充分调动他们的积极性。学校党委当时进行了以下几方面的工作。

1. 争取教师专任,加强教师队伍建设

办好一所学校,必须要有一支好的教师队伍。校党委书记孙仲德说,北京大学早年所以出名,就是因为有蔡元培、陈独秀、李大钊、鲁迅等一批名教授,我们办医学院如果没有一批名医专家来校任教,学校是办不好的。他认为,教师不能像原来那样一面在校任教,一面在社会上开业,这样精力分散不可能搞好教学。要想办法争取他们到校专任。为此,在建校初期,校党委把争取教师专任作为加强教师队伍建设的重要环节来抓。首先进行调查研究,了解教师(主要是后期临床教师)在外开业兼职及其收入等情况。党委领导亲自出马登门拜访,向他们宣传党的政策,说明加快发展医学教育的迫切性以及上海第二医学院的发展远景,倾听他们对到校专任的想法,做细致的思想工作。在争取工作基本成熟后,根据学校专业设置和学科发展的需要,结合各人的政治思想表现、资历、专业特长和学术水平进行适当

[①] 张精忠、龚静德:《结合本校实际贯彻党的知识分子政策(1952.10—1956)》,载《中国共产党上海第二医科大学党史资料汇编(1952.9—1987.12)》,内部刊物。

安排,用其所长,各得其所。经过积极争取,到 1954 年,学校中绝大多数专家教授都已放弃开业或兼职而到校专任,特别是上海闻名的儿科专家高镜朗、外科专家兰锡纯、骨科专家叶衍庆、内科专家邝安堃和黄铭新、微生物学专家余㵑、肺科专家孙桐年、中医伤科专家魏指薪等为放弃开业起了带头的作用。教师专任后,学校根据国家颁布的高等学校教师等级的规定进行定级,至 1956 年二医教师中定为三级以上正副教授共有 56 人,名医专家教授数量之多为当时全国医学院校之最。他们是二医各个学科的奠基人或带头人。二医后来的发展就是依靠了这支教师队伍,他们像"母鸡生蛋"一样培养了一批又一批优秀人才。

2. 加强政治思想工作,不断提高教师的政治觉悟

建校初期,党委针对当时教师思想状况进行了一系列的思想政治工作。

建立政治学习制度。当时学校经常举行报告会和小组讨论会,但高级知识分子(下简称高知)很少参加这种学习活动,他们反映这种做法是"把我们当小学生"。因此,党委根据高知的特点,建立高知学习小组,或科主任学习小组,每周一次集中起来以自学为主,适当讨论。最初,着重于爱国主义教育,联系帝国主义列强侵略中国的历史,提高爱国主义觉悟,克服崇美思想。在此基础上组织学习中国革命史,特别是中国共产党领导革命的历史,提高他们对共产党的认识;学习社会发展史;学习形势、任务以及党的教育方针、卫生工作的方针政策,等等。高知对于这种学习兴致颇高,因为他们忙于业务,平时连报纸都很少去看,每周的政治学习便成为他们了解形势、了解党的方针政策以及相互交流思想和工作情况的重要途径和场所。而党政领导干部与他们一起学习既可进行必要的学习辅导,又可倾听他们的意见,沟通思想,增进感情,密切关系,并及时地帮助他们解决工作中的实际问题。由于学习方法得体,成效显著。

在政治运动中接受教育。在思想改造运动中,党委引导知识分子联系约大、震旦的政治背景及其办学宗旨,自觉清理帝国主义文化侵略的影响。在"三反"运动中,对知识分子主要进行艰苦奋斗、反对浪费、勤俭办校的思想教育。在反帝爱国运动中最大限度地团结教徒站到反帝爱国立场,与教会内帝国主义分子划清界限。

正确处理不同学派之间的矛盾,把消极因素转化为积极因素。党委从建校开始就十分重视不同学派、不同专业的团结,提倡互相学习,精诚合作,同舟共济,携手并进,并为此而做了大量的思想工作和协调工作,调节他们之间的矛盾。在处理具体矛盾时,党委采取客观、公正、谨慎的态度,把不同的学术思想与宗派观念区别开来,分清是非。在学术上鼓励各派保持特色,互相探讨,共同提高。建立教学组织时,对系主任、教研组主任的安排坚持以学术水平为主,但亦照顾到各派权威人物,统筹兼顾。正是由于坚持搞"五湖四海",贯彻了"百家

争鸣"的方针,调动了各方面的积极性。二医教师中的学术思想一直比较活跃,促进了事业的发展。

参加社会实践。党委组织知识分子到工厂、农村参观访问,接触社会,接触工农群众,从中看到新中国建设蓬勃发展的形势和工农群众的生产热情,还组织他们下乡、下厂参加普查疾病、防治血吸虫病和职业病等工作。通过这些活动培养工农感情,增强为工农群众服务的自觉性。

开展谈心活动。党委领导把与知识分子的谈心活动作为密切党与知识分子关系的重要方法,经常抽时间去专家教授家中促膝谈心,话题包括学校的发展、专业的设置、学科建设、师资培养以及知识分子关心的其他问题。专家教授们也常上门找书记交谈或请求帮助解决某个实际问题。所以党委领导与知识分子的感情比较融洽,以至有些同志调离二医后与这些老专家仍保持来往。例如原党委副书记刘涌波调市高教局工作后,逢年过节还与二医的老教授互致节日问候,有的教授生病住院,他总是抽时间去医院看望。其他党政领导同志也都与这些老教授保持着良好的私人友谊。

尊重知识分子的意见,积极做好团结工作。建校初期,二医有位党外副院长要求将其夫人安排进广慈医院儿科工作。人事处征求儿科主任高镜朗的意见,高认为她年纪较大,儿科要培养青年医生,委婉谢绝。人事处对此事感到为难,向党委书记孙仲德汇报,孙表示支持高镜朗的意见,对那位副院长由他去打招呼,另作安排。后来这位夫人进了广慈医院保健科搞社区儿保工作,工作做得很好。再如1955年二医筹建儿科系时,开始定第九人民医院为临床教学基地,高镜朗认为九院没有条件做儿科教学基地,他向当时主管教育卫生工作的副市长刘季平提出把广慈医院对面的宾馆(今瑞金宾馆)改作儿科医院,这个要求当然难以实现。为此他不满地说:"你们共产党不是真正重视儿科事业。"在筹建儿科系过程中,学校强调学习苏联,他说:"我不赞成学习苏联,也不赞成照抄英美,要办我们中国自己的儿科专业。"这些话在当时被视为"反动言论"。有的干部就说:"高镜朗是个反共专家",应当进行批判。孙仲德明确指出:"高镜朗是国内少有的儿科专家,他这些话是个思想认识问题,我们要善意地帮助他""儿科教学基地的问题不是他一个人的看法,我们应向市里反映。"后来在市政府的支持下把当时在建中的榆林区中心医院扩建为新华医院,作为儿科系教学基地。

3. 积极创造条件,发挥专家作用

争取专家专任,发挥专家作用,必须创造必要的条件。经过一系列思想教育,这些专家希望干一番事业为国家建设做贡献。他们要求增添人员,扩充病床,兴建实验室,添置设备仪器,等等。但是当时国家处于百废待兴,政府拨给学校的经费有限,业务发展的需要和客观上不能满足需要的矛盾较大。而有些干部不懂业务,认为知识分子这些要求无非是为了"发展自己,追求名利",因而不予积极支持,工作方法也较为简单。为此,党委在干部中进行"尊重知识、尊重人才"的教育,正确认识知识分子发挥自己的专长、发展自己的专业与国家利益和人民利益的一致性。党委书记孙仲德提出,学校经费紧张,要想办法尽量压缩行政开支,把有限的经费用于改善医、教、研设施。在统一干部认识的基础上,采取了一些措施。

为解决教学用房困难,把党政机关设在一所很简陋的房子里,当时党委书记们与党委办公室干部合在一间只有 10 m² 的屋子里办公,最大限度地满足教学用房的需要。

在附属医院通过撤销头等、二等病房,扩大普通病房,挖掘潜力,为原来没有固定床位的科室开设专科病房,例如广慈医院当时为泌尿外科、口腔外科、肺科、耳鼻喉科、皮肤科开设了专科病房,为这些专科的发展创造条件。

建立实验室。先后为邝安堃教授建立内科实验室,为傅培彬教授建立外科实验室,为高镜朗教授建立儿科实验室,为兰锡纯教授建立心血管实验室,为黄铭新教授建立血吸虫病研究室,等等。这些实验室的建立为提高医疗、教学质量和学术水平起了重要的作用。二医现有 10 多个研究所都是在 20 世纪 50～60 年代由实验室、研究室发展起来的。

为专家配备助手。20 世纪 50 年代,二医的专家教授一般都是学科带头人,又是科主任、教研组主任,全面负责医、教、研和师资培养工作。学校为保证他们有充分的时间从事业务工作,在一些大科配协理员或行政秘书兼做思想政治工作和处理科内行政事务。同时给专家配学术助手,由专家自己挑选基础较好、业务能力强、学术思想活跃、作风正派的"得意门生",通过医、教、研实践和协助科主任从事编撰论著教材等工作培养为学术接班人和骨干师资。学校各个学科第二代学术带头人大多是通过这一途径成长起来的。

压缩行政开支,支持业务上的需要。例如,1956 年学校贯彻党中央召开的知识分子工作会议精神时,就专门拨出 55 万元添置了 400 多件仪器,其中有电子显微镜、微量分析仪等一批重要仪器,购置图书 6 147 册。

由于学校党委为专家教授们积极创造条件,调动了他们的积极性,从而在医、教、研工作中取得了可喜的成就。例如,1954 年,兰锡纯等在国内首先成功地施行心脏二尖瓣分离术,开创了我国心脏手术新领域。又如,在防治血吸虫病方面,1952 年,黄铭新著文阐明了血吸虫病性侏儒症的发病机理,为有效治疗血吸虫病性侏儒症提供了理论依据;同年,兰锡纯在国内首次成功施行脾肾静脉分流术,为治疗晚期血吸虫病门脉高压症提供了手术治疗方法;1954 年,邝安堃在国内首先创造用小剂量促肾上腺皮质激素静脉滴注治疗急性血吸虫病;1956 年,江绍基等创造大剂量阿托品抢救锑剂中毒所致阿斯综合征取得成功。这些从实践中总结创造的新的理论和治疗方法,为当时正在开展大规模防治血吸虫病的工作做出了重要的贡献。再如,1956 年,傅培彬等在国内首次进行大动脉瘤切除术并成功地使用冷冻干燥同种血管重建;口腔外科张锡泽在国内首次取得颌骨肿瘤手术切除后立即植骨成功。此外,1956 年,口腔矫形科邱立崇在国内首先研制成不锈钢固定架代替黄金,为众多口腔患者牙齿修复和为国家节约黄金消耗带来了重大的社会效益和经济效益。

4. 关心知识分子的生活,解除后顾之忧

考虑到一些专家放弃开业后,经济收入下降,影响生活,学校采取多种办法加以照顾,使他们生活安定,工作安心。对住房困难的专家由学校分配住房,三级教授以上人员有私房或自租住房的每月给予 90 元房贴,四级教授以下不够享受房贴的高年资医师,发给适当数量的车贴;对中华人民共和国成立后响应祖国号召、冲破重重阻力从国外回来的专家学者,在工资上还给予特殊照顾;有些教授的夫人有专长又愿意参加工作的由学校进行适当安排;专家开业时雇佣的护士及其他工作人员由学校负责安排;他们开业时的医疗设备乃至图书资料以及私人轿车由学校以照顾价收购;有些家庭负担较重的专家,例如,有几位多子女教授,当时仅靠学校工资实难维持开支,学校仍允许他们在其他公立医疗单位兼职,以增加收入,不搞"一刀切"。

随着学校的不断发展,人员不断增加,解决住房困难已成为知识分子生活中的紧迫问题,尤其讲师、主治医师这一层次,他们大多面临结婚或生子的问题,其中不少是无房户。1956 年贯彻中央知识分子工作会议精神时,学校曾采取买房、租房等办法集中解决了 63 名讲师、主治医师的住房困难。当时的分房原则是,大楼公寓、花园洋房优先分给知识分子,条件差的分给干部;遇到同一幢房子,一般是楼上分给知识分子,楼下分给干部;有南北朝向的,朝南的给知识分子,朝北的给干部。有的干部思想不通,闹情绪、发牢骚说:"老子打天下,却分不到好房子""科长还不如主治医师",等等。对此,党委耐心地做思想工作,强调发扬"共产党员吃苦在前享受在后"的光荣传统。这样的分配原则,确是达到了团结和发挥知识分子的积极作用。

在高级知识分子中有些人原有私人轿车,他们专任后卖了,上班乘公交车。有的教授反映说:"车子越坐越大(指公交车),房子越住越小(指子女结婚在家)。"于是学校采取两个办法,对一级教授用小轿车接送,其他教授用校车接送。三级以上教授的私人电话,改由学校报销,以减少他们的经济负担。

关心生活并非都要花钱,有些不用花钱的事也会使他们难以忘怀。例如孙仲德有次从北京开会坐软席卧铺回上海,在火车上碰到本校教授(党外人士)也从北京开会回来,不过他坐的是硬席卧铺，于是孙与他对调了铺位。这件事在教授中传开后都说，"孙院长是我们知识分子的贴心人。"的确，孙仲德在二医工作5年，带头贯彻党的知识分子政策，给知识分子留下了深刻的印象。他于1958年调任安徽省副省长后不久，因工作过度劳累导致脑溢血，二医派黄铭新教授等应邀轮流去参加抢救，持续两年之久，终因病情严重未能抢救过来，但专家们夜以继日地长时间抢救，表达了他们对孙仲德的深厚感情。

（四）医疗①

附属医院承担了临床课程教学和临床实习之用。简要情况如下：

附属广慈医院创设于1907年。1951年10月上海市军事管制委员会为了适应新中国人民的需要，下令征用，1952年11月改为上海第二医学院附属广慈医院。广慈医院是一座综合性教学医院，负有教学与医疗双重任务，同时开展科学研究工作，二医在本院设有内基、外总、系外等12个教研组（其中5个教研组是跨院教研组），儿科系5个教研组，口腔系3个教研组，医院则设有内、外、肺、儿内、儿外、泌尿、皮肤、胸外、骨、口腔、眼、耳鼻喉、传染病、中医等15个医疗科，放射、检验（包括血库）、药剂（包括制剂室与中药部）3个辅助医疗科，以及病理摄影、病理解剖、营养、手术、中心病史统计、医用图书、医疗体育等9个辅助室。全院共有病床1 015张，分为27个病房。全院占地总面积约有12万 m²，半数是绿化面积，共有房舍大小29座，面积共达46 300 m²，房舍呈不规则的线条行列，中间有大片草坪隔开，中华人民共和国成立后设为儿科病房26舍，职工宿舍27舍，及护校等四座。各科的主要设备则有5台X光机、2架深度X光治疗机、2架红外线灯、1架紫外线灯、5架心电图机、65架升降口腔椅、2条自己创造的低温麻醉毯、1个内科实验研究室。中华人民共和国成立后接管以来，各方面都有很大发展和提高。在医疗业务上，平均每天门诊有2 000左右人次，急诊有100～300人次，住院人数50～70人次。以1956年统计为例，门急诊共达40万人次，住院共达2万人次，大小手术亦有1万余次，病床使用率为90%，病床周转率为21人床，患者来源60%是享受公费劳保的，其他为一般市民，有的是上海市市民，有的则来自外地，更有来自边疆地区。在教学任务上，有轮番来院上课与见习的三、四年级学生（三个系），有住院进行生产实习的学生，还有中央分配与地方介绍的专科进修医师。

附属仁济医院坐落在上海市山东路上，这幢六层楼的医院已有百余年的历史，但真正地打开大门面向工农兵，担负起教学、医疗以及向科学进军的任务，则开始于1952年12月5日，从这一天起由上海第二医学院接办，正式确定为教学附属医院。到1957年时，在党的

---

① 上海交通大学医学院档案馆藏，档案号：DZ1-61-3，第81-87页。

领导下,医院以数十年从未有过的速度,完成了十分艰巨的教学医疗任务。床位自 300 张增加到 440 张,当时已成为内科、皮肤科、神经科、普通外科、骨科、泌尿科、胸外科、心血管外科、整形外科、麻醉科、口腔科、眼科、耳鼻喉科、妇产科、放射科、中医等各科具有专家主持的综合医院了。它担负着黄浦区、东昌区的中心医院,以及很多工厂医院的医疗任务,也接受了自重庆、东北、全国各地转来的疑难病症的诊断、治疗任务,同时在全体教、医、职工的共同努力下,自接办以来,共培养了 407 名实习医生(包括外来的,自 1952 年 12 月至 1957 年 3 月)及外来进修参观学习者计 411 人(1952 年 12 月至 1957 年 3 月)。当时二医医疗系临床内科学教研组、临床外科学教研组、妇产科学教研组、放射科学教研组、神经科学教研组、眼科、耳鼻喉科、皮肤科等教研组都充分利用仁济的各项条件培养我国的高级医学卫生干部。当时二医医疗系四年级学生为了见习、实习的方便,就迁至医院住,一面听课,一面就可以看到示教患者,这都是医疗设置调整以后的新气象。

附属第九人民医院的前身原为伯特利教会医院,创办于 1920 年。当时业务范围很小,病床仅 60 张左右,全院职工只 57 名,其中医师不过 5 人,医疗工作甚为薄弱。直至中华人民共和国成立后,业务逐渐得以扩充。1951 年 8 月由上海市卫生局接办,并有计划地开展工作,扩建房屋,增加病床,成为一个有规模的市立综合性医院。截至 1953 年年底,该院有病床 315 张,包括小儿科、普通内科、肺科、皮肤科、普通外科、胸腔外科、泌尿外科、矫形外科、妇产科、眼科、耳鼻喉科、口腔科、放射科,此外尚有保健科、理疗室、药局、化验室等单位。其中内科、外科、眼科等尚有中医师应诊,每日各科门诊总数达 600~1 000 人。各临床教研组除儿科以外,均设在该院。有内科、外科、妇产科、皮肤科、放射科、眼科、耳鼻喉科等 7 个教研组。负责人员均为本市著名教授,其中不少为国内著名的医学专家。1956 年 9 月,为了满足儿科医学系教学医疗及科学研究的需要,市政府将第九人民医院划给上海第二医学院,作为儿科系临床教学基地。

(五)教学系部

1. 基础部[①]

1955 年 9 月,上海第二医学院基础部经上级批准后正式成立,设主任 1 名,副主任 2 名,主任助理 1 名,办事员数人。在教学副院长的领导下开展工作,负责一、二年级学生的学习以及外语、生物、物理、化学、人体解剖、组织胚胎、生理、生化、微生物、寄生虫、病理解剖、病理生理、药理等 13 个教研组的教学,研究师资培养等工作。

---

① 上海交通大学医学院档案馆藏,档案号:DZ1-61-3,第 50 页。

在教学方面，各教研组都有一套经过集体讨论并一再修订的教案，使教研组成为一个整体来进行教学，使教学的各个环节能密切地相互配合，研究如何在传授知识的同时贯彻教学的四项原则，如何分析与提高课堂教学效果。经过"下乡下厂"后的体会，感觉过去的教学大纲已不能适合于目前的形势，因此，各教研组开始用一大部分力量来修订教学大纲，使它更适合于医学院的实际情况，并补充新的内容，在修订大纲的基础上，重新编写教材，促进教学质量有新的提高。

在科学研究方面，经过"整风"，教师们认识了科研必须要为社会主义建设服务，抛弃了过去单一从兴趣出发研究的取向，在以人物带科学的号召下集中力量，投入国家题目的研究，一年来在麻疹、血吸虫血清诊断、动脉粥样硬化等方面，已取得初步成绩，准备在人物带科学的同时，结合基础理论的研究，使教学与研究更能密切地联系，相互促进，相互提高。

在师资培养和提高方面，支援了中医学院和蚌埠医学院教师 20 余名，还在继续支援中。一批新师资在各教研组的培养下迅速成长，大部分已担任了实验室的教学工作。全部教师经过"整风"与"下乡下厂"后，在思想上普遍有所提高。在基础部的组织下，开展了各种各样的学术报告和讨论会，既扩大了教师的知识范围，也向尖端科学进军。

对同学的工作，基础部除了学习、考查考试等的安排以及考勤考绩、升留级处理等常规工作外，还了解学生的学习负担、学习态度、学习方法等，经过分析研究提出建议。此外并为一个小班指定一位任课教师为班指导教师，全面指导学生的学习。由于提高教学质量是教与学双向的，因此，如何提高学习效果，如何提高同学的独立工作能力，成为基础部需要研究解决的问题。

2. 医疗系[①]

医疗系成立于 1955 年 9 月 6 日，是上海第二医学院三个专业中规模最大的一个。全系设有正副系主任及主任助理若干人，负责领导系的工作。教师均为附属广慈、仁济两个医院内的医师，其中不少是国内外著名的临床专家。

医疗系专业负责培养"又红又专"，具有全面的系统的先进医学理论知识，掌握现代基本医疗技术，能独立担任常见疾病的预防、诊断和治疗工作，并具有初步科学研究能力的医师。

医疗系负责领导所属医、教、研组的教学和科学研究工作以及本系学生临床课的教学工作。下设内科学、外科学、传染病学与流行病学、妇产科学、儿科学、精神神经病学、眼科学、耳鼻喉科学、皮肤性病学、放射病学等 10 个医、教、研组，均附设在广慈和仁济两个医院内。

---

① 上海交通大学医学院档案馆藏，档案号：DZ1 - 61 - 3，第 50 页。

医疗专业的课程是从医学院三年级开始的,医疗系的临床课程均在附属医院中进行学习,每个学生都有一年的时间在附属医院与工厂、农村内生产实习,学生在全面培养的方针下、满怀信心地向社会主义建设的大道迈进。

3. 口腔系[①]

口腔系的前身是震旦大学医学院的牙科进修班,设立于1934年。当时该班的负责人仅是一个略懂牙科医疗技术的法国军医官,所谓训练班是既无教学制度,又无教学人员和设备,学员也仅是作学徒而已。之后,东拉西凑增添了几个开业牙医生,也是不懂如何教学。1934—1948年,在开办的14年中,总共只毕业了60余名学生。这些毕业生多半走上了个人开业的道路。

1952年院系调整后,由于学校重视牙科医学教育,特拨出了一座房子,并建立了3个专业用的实验室,增全了设备。同年秋季,中央卫生部也正式将牙科改为口腔科,使教学与医疗工作得以名副其实,并且为口腔科的发展上打下了一定的基础。

1953年冬,为了配合教学与医疗的急切需要,口腔科第一次开设了自己的病房,这样就能顺利地完成教学任务,使所培养的学生既懂门诊医疗技术,又懂病房的医疗工作,使之获得了一个整体知识。

1954年在全国口腔医学教育会议后,口腔系遵照决议,实行新的四年制教学计划并开始固定每班60名新同学,并且在学习苏联先进医学方面,又将口腔内很分散的临床各科(如口腔诊断科、牙周病科、牙病预防科、儿童牙科、托牙科、矫正科、拔牙科、口腔外科)合并为三个大科,即口腔内科、口腔外科和口腔修复整形科(后改为矫形科)。学校也正式明确了各科负责人,这样就能有组织、有系统地领导教学和医疗工作的进行。

在实行新的教学计划及教学大纲后,口腔科开始编写正式的讲义,并且在讲课、临床及生产实习各方面,有计划,有指标,有负责教师领导,因而第一次走上正规教育的道路。

1955年秋季,各教研组开始了科学研究工作,其中以国内应用针灸治疗、口修的不锈钢铸造,以及国外对植骨及整形的研究最为出色。

经过1958年整风,口腔系在党的领导下开展了对党的教育方针的辩论。通过去闵行人民医院口腔科实习以及出门办学,同学们及教师们更认识到教育与生产劳动相结合的新方针。同学们在技术革新中在教师领导下,通过忘我的劳动,制成了弹性印模材料,因而获得中央及地方嘉奖。

---

① 上海交通大学医学院档案馆藏,档案号:DZ1-61-3,第51-52页。

口腔矫形教研组对铸造不锈钢应用于临床的成功也获得了地方和中央的奖项。

1959 年 1 月,吸收了出门办学的经验,即把理论与实际密切结合起来,开始在教学方面实行小班上课,并做到讲课与临床实习的密切配合。在贯彻学习祖国医学的政策下,除了在门诊病房工作方面应用了中医中药的治疗方法,并在修改了的教材方面也充实了祖国医学的内容。口腔系在响应党对全面提高质量的号召,对教学、研究及医疗三方面经常不断地研究讨论,做好各项的安排,以迅速提高医、教、研三方面的质量。

4. 儿科系[①]

儿科系成立于 1955 年 10 月,儿科系的建立是由于中华人民共和国成立以后党和政府对儿童保健事业关怀的具体表现。我国小儿人口几乎占全国人口的 1/3,如果以每千名小儿需要一个儿科医师计算,2 亿儿童需要儿科医师 20 万,而当时我国儿科医师远远达不到这个要求。1955 年儿科系成立以后,中央卫生部及其他领导机关对上海第二医学院儿科系专业大力支持,数度邀请苏联专家来讲学,并协助建系,初建系时先成立儿科专业的 5 个教研组:临床儿科、系统儿科、基础儿科、儿童传染病、儿外科,教学基地设在附属广慈医院,儿科专业以外的其他各科均由医疗系的各教研组担任。

1957 年 2 月,儿科系成人各科教研组开始建立,当时共成立了成人内科、成人外科、妇产科、眼科、耳鼻喉科、皮肤性病及放射学等 7 个教研组,教学基地设在新接办的第九人民医院,该院原来计划扩充为儿科系的教学医院,但由于基本建设的条件受到限制,未在该院发展。同时,由于儿童传染病教研组与医疗系的传染病教研组同时在广慈医院隔离病房进行教学,基地不敷,故与市立传染病分院建立联系,作为教学基地,此外更因生产实习学生较多、广慈儿科病床不多,与市立儿童医院联系,作为生产实习基地,儿童医院的院长也参加儿科系担任系主任。

1958 年 9 月,儿科系的教学医院改迁附属新华医院,成人各教研组均从第九人民医院搬至新华医院。儿科专业各教研组由于儿科大楼尚未兴建而仍留在广慈医院。同年 11 月,学校响应市委号召,下乡下厂进行除害灭病,使医疗工作更好地为工农业"大跃进"服务,儿科系的学生均到新华医院所在的榆林区各工厂及地段,结合当地卫生工作进行现场作业。返校以后,各个年级均进行系统的业务学习,除了业务学习以外,还开展了劳动、政治、体育课程。为了及时发展新华医院的儿科,为将来更多的任务做好准备,儿内科教研组及儿科学基础教研组也在这个时候迁来新华医院。至此,儿科系的各教研组除了儿外科及儿童传染病

两个教研组外,其他均已集中在新华医院。

儿科系的各教研组的教学工作均顺利地开展,对"教好、学好、安排好"采取了一系列措施。全体师生都满怀信心,一定要把儿科教育事业办好。

5. 附属广慈医院护士学校[①]

1953年春,院系调整后,原广慈、仁济两所护士学校合并,改为上海第二医学院附设护士学校,直属学校负责领导。1957年又改由广慈医院直接领导。几年来,广慈护校在教学工作上取得了一定的成绩,在学校设备和教职工的补充上也是从无到有,由少到多,招生人数逐年增加,建校时,学生仅176名,现已发展到430名,现有教学行政人员35人,设有校长、教导主任、班主任负责领导教学工作。设备方面,有较完整的物理、化学等实验仪器及其他图书,模型、文体设备,基本上能满足教学上的要求。在教学上,学习了苏联的先进经验,进行教学改革,如教学环节,开展五级计分、公开教学和成立混合学科组等各种活动,使教学工作不断改进。

1958年在贯彻党的教育方针的前提下,进行了教学改革,在教育方法、教学内容、实习等方面都做了一系列的改进,提高了教学质量。

1953—1959年,广慈护校毕业生人数已有566名,分配到全国各地的医疗机构,现在不仅除了日校外,还开办了护士业余夜校,并代上海县人民医院培养了一班护生。

6. 附属新华医院护士学校[②]

新中国成立后,党和政府非常重视护士教育的发展,上海市在整顿与扩建全市原有护校的基础上,为了适应社会主义建设发展的需要,于1957年创建了规模较大、设备齐全的新型上海市第四护士学校。1958年10月,教育改革后,改为新华医院护士学校。

创办两年以来,新华护校有了很快的发展,在校舍与教学设备方面,全校占地30余亩,建有三层楼的教学大楼与宿舍大楼各一幢,此外还有可容纳800人左右的大礼堂及淋浴室,现有学生600名,教职工40名,教学设备方面,开办之后,增添了许多重要仪器,在教室和解剖生理、化学、物理、微生物等实验室里,都有比较齐全的设备,如全身穿剑骨骼标本、物理天平热功能量试验器、幻灯机等。教学时,以每班50人计算,平均2～3人就可以使用一架显微镜。1958年,为了坚决贯彻党的教育方针,培养具有社会主义觉悟的、全面发展的人民护士,不但在招收学生的数量上迅速增长,而且在提高教学质量方面也做出不少努力,并取得

① 上海交通大学医学院档案馆藏,档案号:DZ1-61-3,第86-87页。
② 上海交通大学医学院档案馆藏,档案号:DZ1-61-3,第85-86页。

了一定的成果。

护校在党的正确领导下,组织了全体教师,根据"三结合"原则,经过反复研究和多次修改,制定出新的教育计划,改编了新的教材。同时,全面开展勤工俭学后,全体师生通过工厂、农村及病房的劳动锻炼,加强了劳动观点,开始树立热爱劳动人民的思想感情,因而原来怕脏怕臭,只是把护校当作升医学院跳板的学生,也热爱上了自己的专业。尤其是通过出门办学、参加除害灭病的群众卫生运动,密切了理论联系实际,提高了教学质量,在除害灭病的工作中,通过边理论学习边实践的现场教学,教师们大大丰富了教材内容,学生们也能牢固而迅速地掌握公共卫生和灭病防病的知识。

（六）中医中药工作总结①

（1）学校贯彻党的中医政策,开展中医中药工作是从 1954 年 7 月开始的。校党委根据全国第一次高等医学教育会议精神,传达了党的中医政策,召开了科主任以上的干部座谈会,并对轻视、歧视、限制、排斥中医的资产阶级思想进行了检查与批判。

1954—1957 年,各附属医院先后聘请了中医师 23 名参加医院工作,在广慈医院成立了中医科,设有中医门诊部和中医病床 24 张（包括针灸）,在仁济医院开设了中医内科、眼科、妇产科门诊,各门诊人数每日约 300 名。在西医学中西方面,1955 年在广慈医院开设了中医讲座,组织了 200 名医生、护士学习中医。1956 年为了进一步贯彻党的中医政策、全国第二次卫生工作会议精神及市卫生局的指示,根据党的"团结中西医,继承发扬祖国医学遗产为社会主义建设服务"的方针,在院刊上发表了社论,并提出了"系统学习祖国医学"的号召。同时又组织动员了 80 名住院医师以上的西医人员参加了上海市举办的中医学习讲座。并于同年暑期选送了 6 名主治医师到中医学院进修,脱产学习两年。此外,还组织了 43 名医生半脱产学习中医的三年学习班,此外还拟订了中医科学研究专题项目,正式把中医中药研究工作列入了"12 年科学研究规划"。但当时对党的中医政策未发动全体师生、医护员工进行系统深入、全面的学习。对在西医中流传很广、由来已久的轻视、歧视、排斥中医的思想观点批判得不深、不透。如有些人因受民族虚无主义的影响较深,所以内心看不起中医,说"中医是低级医学,不科学",如要硬学中医,等于"沙里淘金""以花接木",甚至仍有人抱着"废医存药"的陈腐观点,说"中药有用,中医无用"。在学生中有不少人认为是来学习西医的,课程中增加祖国医学不能保证西医教学质量,说"阴阳五行是玄学""金木水火土,越学越糊涂"等。

因此,几年来,虽组织了几次规模较大的西医学习中医活动,都未能收到预期效果,多数

---

① 上海交通大学医学院档案馆藏,档案号：DZ1 - 61 - 3,第 76 - 80 页。

中断或半途而废，只有少数坚持但效果不大。

在研究工作上也是极少考虑到从中医中药的道路上谋求发展，五年的时间一共只完成了22篇有关中医中药的论文，其中还有不少是用纯西医观点把中医复方拆开作为一样单味药来进行研究的。

（2）经过1957年的"整风运动"，全校师生医护员工普遍提高了政治思想觉悟，对党的各项方针政策的认识有了进一步提高。

1958年4月，学校成立了祖国医学教研组，有十余名中医师参加教学工作，并在儿科三年级开始祖国医学教学，同年7月31日，成立了中西医结合的伤科研究所，随即在国庆节完成了第一本超过国际水平的《伤科研究论文汇编》。为全校西医学中医、中西医结合树立了一面旗帜。接着高血压研究所也于10月正式成立，但当时依然有少数人虽然不得不承认中医中药大有可为，却依然从局部来肯定成绩，说"伤科是例外，伤科研究取得成绩并不等于其他各科也应该走这条道路，这是个别例子，不能举一论百。"

1958年10月中旬，校党委根据市卫生工作会议精神，进一步检查了中医工作，做出了相应的决定：组织44名医师、助教、讲师、教授脱产学习祖国医学三个月，并发动了群众性的西医学习中医和普及针灸的运动。这次运动比历次的学习中医效果都好，特别是由于结合了出门办学、出门办医院，通过了下乡下厂，采用了边学边用和理论结合实际的教学方法，所以许多人不只学到了理论，而且学会了应用，如针灸治疗常见疾病即有27种，疗效达85％～90％，治疗了西医束手无策的遗尿症、半身不遂、哮喘等病症。有的还初步学会了运用中医中药的单方、复方治疗常见疾病，不但会治而且会防，在出门办学期间，师生们结合训练"四员"还帮助当地10 532个工人、农民学会了简易的针灸疗法，因而受到了工人、农民的热烈欢迎和赞扬。

在这次学习祖国医学普及针灸运动的同时，还广泛地开展了访贤拜师、采风觅宝运动。由于事先进行了政策宣传和发动了社会群众，所以运动中出现了许多动人的事例，如"解放"人民公社老中医陈达汀献出了祖传十代的治疗哮喘的秘方，"群力"人民公社吴老太太献出了珍藏数十年彩绘的"人体经络医学图"四幅。

在科研方面也开始结合实践写出了中医科研论文86篇，其中有40余篇的质量都比较高。

通过当时的出门办学和结合群众卫生运动、学习祖国医学，师生们不仅掌握了常见疾病的中医疗法，还通过用自己的双手治好了患者，大大提高了学习祖国医学的兴趣和信心。同时，通过疗效很高的大量事实，开始解决了大部分人怀疑祖国医学作用的问题，进一步启发了广大师生认识到学习和具备两套本领的重要性,初步纠正轻视、歧视中医的思想,为今后进一步开展中医工作打下了良好的基础。

到 1958 年 11 月保定"全国中医中药会议"后,党委为了认真贯彻会议精神,除向全院作了深入传达外,还举办了"中医中药工作展览会",重点介绍全国各地及兄弟院校在执行中医政策开展中医工作、中医教学等方面的经验,同时结合学校情况提出了"关于进一步开展中医工作的建议"。接受历次的经验,党委认为要使中医工作开展得好,必须抓紧政治思想工作,为此,一方面印发了中医政策学习手册,规定全体人员以中医政策作为政治学习内容,进行为期一个月的中医政策学习,大大提高了广大师生员工对进一步学习祖国医学的认识,西医学习中医的情绪也就更加普遍和高涨了。另一方面根据"系统学习、全面掌握、整理提高"的方针,党委号召全体师生员工要"人人学习中医,个个掌握针灸",并要求医院临床各科应积极推广中医的有效疗法,对西医暂时无法治疗的疾病,或西医虽然能治但不如中医疗效高、疗程短的,对患者痛苦少或中医治疗经济简便的疾病一律采用中医方法治疗。

这时全校迅速形成了一个"学习祖国医学、推广中西疗效、采风访贤"的运动,当时一批西医党团员积极分子脱产学习班的学员,经过三个月的学习,已学会了针灸、中医基本理论,初步掌握辨证论治和处理常见疾病等。他们便成为组织发动辅导群众学习中医的骨干,担负起中医教学的任务。他们采用了集体备课、学术报告,拜中医为师、中西医会诊、联合查房、西医随诊等方式,组织了广大人员的业务学习。此时全校各附属医院 5 000 余名师生员工(约占 80%),除部分公务员外都投入了西医学习中医的浪潮,并且大部分都能掌握针灸治疗常见疾病的技术操作。

为了进一步加强中西医团结,各附属医院总支又先后召开了中医座谈会、中西医联合座谈会,听取了他们的意见和要求,通过谈心,使中西医之间有了进一步的了解,增强了团结和信任,使中医师开始消除了蕴藏在内心的自卑感,大大发扬了中医师的积极性。

由于中西医在党的领导下进一步加强了政治上的团结,因而也推动了中西医技术合作的发展。如广慈医院通过中西医合作,救治了垂危的产后大出血患者,新华医院中西医共同治疗了声带麻痹症的患者等。

在采风访贤方面,通过全党动员、逐级布置、层层发动和掀起一个人人访贤、个个采风的运动,到 1959 年 1 月,全院共收集了各种单方、秘方、验方 40 222 张,印刷了 30 000 余册,手抄本 72 511 张,并采取了边来边整理的方法,整理出的锦方 11 000 余件,其中有已经绝版了的"雅串全集"及质量很高的"日诊偶存医案"等,都被有经验的中医师给予很高的评价,并交由临床各科研究试用。

中医医疗工作在这一阶段迅速发展，中医科别也相应增多了，此时全校各附属医院设有中医内科、针灸科、外科、骨科、伤科、小儿科、眼科等以及肿瘤、高血压、拔火罐等专科门诊，并设立了中西医合作病床 1 715 张，合作的方式是通过中西医共同查房、联合会诊、两套诊治、两套护理结合进行，中医门诊人数据不完全的统计，也由原来的平均 5 万余人次增长到20 余万人次。同时中医治疗范围也迅速扩大，如新华医院有 260 种病、仁济医院有 240 种病、广慈医院有 160 种病采用针灸或中医中药等疗法，其中有的不只是疗效突出，而且经济简便，如芹菜根治疗西医认为无法治疗的 10 余例乳糜尿患者；用凤尾草治疗小儿菌痢超过了西药 8 种抗生素的功效；以针灸治疗脑膜炎、阑尾炎、胆囊炎，中药治疗栓塞性脉管炎等，减少了外科手术，解除了患者受开刀、截肢、刮宫等的痛苦。此时使祖国医学大放光彩的"柳枝接骨"在广慈医院试治成功，中西医结合关于肾病综合征的疗法和脑梗死的治愈疗法，经过仁济医院创造性的运用，也获得成功。通过推广中医有效疗法，不只大大发挥了中医的作用，而且在大量事例面前更有力地说明了祖国医学的丰富多彩。

为了大力贯彻中医政策，使医学教育与学习祖国医学相结合，学校在教学工作上也采取了必要的措施，1959 年，根据中央的指示，党委决定把中医课正式列入教学计划，并在教学副院长直接领导下，由祖国医学教研组负责拟定中医教学计划、教学大纲、编写教材、安排课程及实习工作，并将祖国医学的教程暂定为 500 学时，一、二、三、四年级同时进行祖国医学教学，一年级则分甲乙两部，一部在校进行祖国医学学习，每周 2～3 学时，另一部在上海县出门办学基地重点学习祖国医学，每周 15 学时，同时扩大了祖国医学教研组的队伍，从第一学期中医短期学习班中抽调一批党团骨干参加教研组工作，这样中医教师就从原有的 9 名增加到 20 名，解决了师资不足的困难，这批新生力量在中医师的指导下，采用了集体讨论的方法，统一编写讲义，并且研究确定了集体备课分工包干、讲授结合自修、学习结合实践、以人物带学科，以病例带理论，学生边学边用，教师边教边学，基础理论与临床实习并举等教学方法。因而教学效果较好，学生比较容易理解吸收。此外，为了加强组织领导，便利中医医、教、研三方面工作的开展，各附属医院和基础部都成立了祖国医学教研小组，具体负责本单位的中医、教、研工作，至此中医授课在学校全面展开。

在这时期，中医中药的研究工作也进入了全面开花的局面。首先，在组织上加强了中医科学研究工作的领导，科研部指定了专人负责中医科学研究工作，并拟定了进一步加强中医中药研究工作的补充决定，除学校原有的中医伤科、高血压研究外，还组织了一批专门人员参加了市肿瘤研究所、针灸研究所等中医研究工作，仁济医院还以科室为单位组织了群众性的中医科研小组，新华医院与榆林区共同成立了中医工作研究领导小组。此外，还强调要广泛地发动医务人员结合推广中医有效疗法进行临床试验研究。通过有组织地发动群众,中医科研工作在短期内取得了不少成绩,如创造性地控制了硬皮病、乳糜尿、无脉症、中药治疗高血压,经过研究提炼出了159种有效成分,其中30种已应用于临床,有的药物疗效已超过了现代水平等。到1959年2月,全院已写出了中医论文198篇,其中质量较高的有114篇。

这一阶段中医中药工作所以获得成绩,关键在于"整风运动"的教育和"大跃进"后广大师生不断解放思想,提高了觉悟,特别是在全国中医中药会议后,党委坚决地贯彻了中医政策,采取了有力的措施。此外,全国各地用中医中药防治疾病的神效报道,学院中医中药展览会,以及新华医院的现场会议等,使广大医护师生们基本上扭转了过去轻视、忽视、歧视中医的思想,闯过了"中医不科学"这一关,使学校进一步贯彻了党的中医政策,改变了中医工作的面貌,为下一阶段中医工作的开展创造了有利条件。

但是这一阶段还是存在问题的,如部分人员没有充分认识到学习祖国医学对6亿人民健康、造福后代及创立我国新医学派的重大意义,缺乏自觉性。以系统学习、全面掌握、整理提高的方针来衡量,尚缺乏深入地进行系统的理论学习,多半停留在一方一技之长的应用观察上,运用中医辨证论治也做得不够,在中西医结合方面从效果上来看,也存在着中西医往往各留一套,诊而不汇,各执己见,或互相推托,这将影响今后中医工作的巩固和进一步提高。

(3)基于上述情况,1959年4月党委就进一步开展中医中药工作又提出了改进意见,首先要求明确学习中医的目的和要求。一要系统学习中医基本理论,结合专业掌握中医的治疗方法,以期通过中西结合方式不断提高医疗质量和改变医疗面貌。二要以现代科学知识参加整理提高祖国医学的工作,为加速创立我国新医学派和发展现代医学科学做出贡献。三要逐步地以学习祖国医学的心得和临床实践来丰富教学内容以提高教学质量。其次在学习方式方法上也根据各级西医情况做了不同的安排,如对高级医师(主任、教授等),需照顾发挥他们西医方面的专长,同时其教学、科研任务也较繁重,因此祖国医学学习可以自学为主,或结合一定的科学研究进行,对一般西医人员则要求在中医基本理论学的基础上结合专业边学边用,利用业余时间进行学习,除了一般学习外,为了培养各科开展中医工作的骨干,并为了解决学生学习中医的师资问题,在一般学习中还挑选出一小部分进行全脱产或半脱产的重点学习。对于护士、教学行政人员及与临床医疗关系不大的教研组人员则可根据工作的不同性质做不同的安排。

为了更好地发挥中医师的作用,使他们能逐步担负起医、教、研三方面的工作,全校还组织中医师学习,经常举行中医的学术研讨会、经验交流病例讨论会,以此提高他们的业务水平。基于中医病房是中医医教的基础,也是进行中医医疗、提高教学质量、开展中西医技术合作研究的重要平台,因此又订立了中医病房和病床的工作方位及工作职责等。对学生的祖国医学的学习也做了一定的修改,将学生的中医学习改为在三、四、五年级进行,其学习目的为掌握初步的中医基本理论,并能对一般常见疾病进行初步的辨证论治。

接着校党委又着重提出,中医研究工作不能仅停留在治病的方法上,还应该注意中医理论的钻研,以求融会贯通使祖国医学更加系统、完整和科学,从而为现代医学科学做出贡献。为了使学院中医中药工作向前大跨一步,1959 年 4 月党委号召全校掀起一个以经络学说为中心的学习和研究中医理论的热潮,以迎接全国中医研究经验交流大会的召开。此后党委召开了多次经络学说研究座谈会。5 月 30 日又召开了全校性的经络学说研究经验交流大会,许多中西医师都对经络的看法、研究的途径与方法热烈地发表了自己的意见。至 1959年 5 月,全院已有经络方面的论文、小结 17 篇,经络学说研究的展开标志着党的中医政策在进一步地深入贯彻,学校中医工作已经从学习和应用中医疗法进入到研究中医理论的一个新阶段。

中医中药研究论文项目表

年份	项　　　目
1956	天麻治疗实验性癫痫病的研究
	中药青不香治疗高血压病的临床观察
	中药臭梧桐的降低血压作用
	针灸常用六位"三阴交"的新疗效
	哑门与风府二经穴可否深刺我见
	中国针灸学与新针灸学的经穴索引
1957	万能针灸钳
	野菊花治疗高血压之临床疗效观察
	筛选中药 292 种
	中药加速骨折愈合之动物实验研究(内服骨科丹、外敷碎骨丹)
	中药及中医手法治疗软组织损伤之研究
	祖国医学中的软伤、关节复位法整理研究
	中药加速骨折愈合之临床病例研究
	芹菜治疗血压病之临床疗效观察

(续表)

年份	项　目
1958	减味阿膏汤治疗视网膜静脉周围炎 12 例分析
	旱芹治疗乳糜尿的初步报告
	中药治疗硬皮病
	中药治疗血小板减少症
	中医中药治疗过敏性紫癜症
	三例溃疡性结肠炎中药、针灸治疗小结
	祖国医学治疗脾功能亢进症避免外科手术
	中药预防流感的初步观察
	雷击散预防麻疹的初步报告
	治疗感冒的中药制成药丸之方法介绍
	中医中药治疗静脉栓塞症一例报告
	风油膏青黛膏电烘疗法治疗神经性皮炎、慢性湿疹 31 例初步疗效观察
	麻黄桂枝汤加石治疗 Kaposi 氏水痘样皮疹(两例报告)
	中药治疗阴部瘙痒症(15 例初步疗效观察)
	金银花治疗子宫颈糜烂
	中药治疗顽固性角膜溃疡三例报告
	中药治疗急性球后视神经炎
	中药治疗急性脉络膜炎一例
	中药治疗中心性视网膜脉络膜炎
	中药治疗中耳粘连病变所致耳鸣疗法报告
	中药治疗慢性喉风病初步报告
	如意金黄散在鼻部手术后消肿之观察
	针灸专题小组两个月小结(1958 年 11 月—1959 年 1 月)
	50 例百日咳针灸治疗疗效观察
	针灸对外伤性软组织关节运动障碍和酸痛治疗的临床观察
	针灸治疗腰酸背痛 300 例报告
	针灸及中药治疗肿面 20 例报告
	针灸治疗遗尿症
	大叶性肺炎用针灸及中药治疗一例报告
	针灸治疗急性胆囊炎九例初步报告

（续表）

年份	项　　目
	脑震荡后遗症应用针灸治疗的疗效报告
	胃镜检查时以针灸代替潘多卡因作咽麻之初步观察
	针灸治疗癫痫病例报告
	核黄素缺乏性口炎调查治疗报告
	针灸引产(附 50 例)报告
	针灸治疗 24 例子宫下垂的报告
	针灸治疗急性盆腔炎之初步体会介绍
	针刺在扁桃体手术前后之应用
	针灸治疗变应性鼻膜炎
	针灸治疗耳带状疱疹所引起之面瘫报道
	针灸治疗美尼尔氏综合症状(初步报告)
	针灸治疗全身瘙痒症之初步报告
	梅花针治疗神经性皮炎
	中药针灸治疗高度近视
	针刺治疗急性结膜炎 60 例的疗效观察
	腹腔九针疗法结合子午流注八法
	对亦羽氏初步认识
	针灸治疗急性胆囊炎五例初步报告

（七）附设机构概况[①]

1. 二医制药厂

1958 年 2 月，根据中央勤工俭学的指示，学校蓬勃开展了勤工俭学活动，6 月初，化学教研组提出进行农药生产为同学的劳动锻炼创造条件。

6 月 30 日，在化学教研组青年教师和基础部同学的积极合作下，利用公共卫生教研组的实验室建立了甲基硫氧嘧啶粉剂和片剂车间。8 月初，化学实验室进行 α-萘乙酸新品种试验，并进行小规模生产。为了安全和扩大生产起见，9 月迁出实验室并迁入新的厂房。化学制药厂就这样在勤工俭学办公室直接领导下，本着勤俭办学的精神建立了起来。

8 月 29 日，口腔系同学在党支部的直接领导和青年教师的积极配合下，在广慈医院建

[①] 上海交通大学医学院档案馆藏，档案号：DZ1-61-3，第 52 页。

立起东风口腔材料厂。9月由基础部药理教研组建立了以高血压研究为中心的中药提炼厂。

这些工厂的主要任务是为了提高教学质量,使同学结合专业参加生产劳动,从而培养同学们的劳动观点,加强组织性和纪律性,学校自办的工厂就成为进行劳动课的很好场所。

一年多来,通过学院的自办工厂,为国家生产了大量的产品并有力地配合了科学研究工作,自开办以来,工厂总共生产出 α-荼乙酸 1 915 公斤,荼乙酸钠 761 公斤,使 950 余亩土地得到增产,总产值达到 405 202.7 元。肥猪粉 197.7 公斤,肥猪片 2 570.7 万吨,可养猪 1 245 570 头,每只猪可增加膘肉 27 斤左右。

口腔材料厂生产 20 余品种口腔材料,其中 12 种为过去完全依靠进口的国内新产品。到 1959 年 5 月底,总产值达到 8 947.53 元,供应对象遍及全国各大医院。

中药提炼厂也配合了高血压研究所进行中药提炼工作,已提炼出 159 种中药的有效成分。

1959 年党中央提出"鼓干劲,上轨道"的号召,院党委和院领导组织了一次劳动课检查小组,为了集中精力节省管理人员,更好地为"教好、学好、劳动好、安排好"服务,为结合专业劳动创造条件,三月份起将三个厂合并统一管理,化学药厂改为第一车间,中药厂改为第二车间,口腔材料厂改为第三车间,并设兼职正厂长 1 人,副厂长 3 人,成立厂长办公室,有专职脱产干部 3 人进行行政工作,各车间均有指导教师。

2. 附设职工幼儿园、托儿所

为解决师生员工人员子女的培养,1956 年 4 月学院创办了托儿所,初开办时分设大小两班,年龄 2～4 足岁,人数仅有 26 名。之后由于入所人数激增,不能满足需要,于同年 11 月份又扩充了二班。

1958 年,托儿所扩充为幼儿园附设托儿班,收托儿童年龄为 2～6 周岁,人数增加为 120 名,共分 4 个班。

至 1959 年的短短 3 年中,在党的关怀及家长的配合下,经过全所工作人员的努力,学校幼儿教育事业获得了很快的发展。全体保教人员平时除按期进行业务学习外,还参加卢湾区机关幼儿园成立的教研组,每两周进行一次幼教研究论坛会,同时每星期五中午参加上海市举办的幼教广播讲座,以积极提高幼儿教学的水平。

在幼儿园的保健方面,自开办以来一向抓得很紧,做到防重于治,按期进行预防接种,3 年来控制了肠胃道传染疾病的发生,在消灭四害方面,自 1958 年起曾三次被卢湾区及上海市爱国卫生运动委员会评为优秀单位,并发给奖状和物质奖励。

二、建院初期档案资料摘编

(一)军事医学科学奠基人:宫乃泉[①]

宫乃泉祖籍山东省莱阳市,1910年8月生于辽宁省营口市,因为是家中的独生子,深得父母的疼爱。父母省吃俭用供他读书,少年的他勤奋好学,1928年以优异的成绩考入了东北奉天医学院(英国教会创办的医科专门学校),学习医术。在学校期间,他除了勤奋学习专业知识和英语外,还利用业余时间阅读了大量的哲学、文学、自然科学著作和革命书籍、进步刊物。

1931年"九一八"事变后,宫乃泉积极参加各种活动,对日本人侵略东三省的行径义愤填膺。东北的沦陷更激起了他对日本帝国主义的仇恨。如同当年目睹国难家破无能为力只能选择医道救人的孙中山和鲁迅一样,他也希望将来能悬壶济世。为此,他更加奋发学习医学知识,并投身到革命中去,学医救国。

1. 投身革命,创建新四军军医处

1935年,宫乃泉以优异的成绩从奉天医学院毕业后,为了实现"医学救国"的信念,他只身到关内寻找革命道路,他首先来到山东省邹县医院担任外科医生,工作一段时间以后,他发现这里的环境和自己的理想相差太远,于是转而投奔协和医院任外科医生。"七七事变"后,他决心到抗日前线去。他把目光投向了中共中央所在地延安。他写信给在延安工作的成仿吾,希望介绍他到延安参加革命医务工作。延安方面回信说,八路军和新四军是一家,而且办事处设在武汉,新四军比较缺少医生,不一定非要到延安从事医务工作。于是,1937年,他到汉口找到了新四军办事处,叶挺军长亲切接见了他。1938年2月,在江西,他和沈其震一起组建了新四军军医处,沈其震任处长,他任主任。

在当时的情况,军医处只是一个20多人的小诊所,后来又有几位正式医学院毕业的大夫和护校毕业的护士加入。军医处的工作主要由宫乃泉主持。1938年春,宫乃泉随军部来到云岭,与沈其震一起创办了南堡村前方医院和小河口后方医院,宫乃泉兼任南堡村医院院长。

为了办好医院,宫乃泉因地制宜地制定了一整套严格的医疗、护理等规章制度,例如巡视制度、日夜值班制度、发药护理、消毒灭菌及伤患者的伙食制度,这些制度今天看来并不算

[①] 转引自王海印:《宫乃泉:军事医学科学的奠基人》,《纵横》2005年第2期,第29-33页。

什么,而在当时,能够做到确实已不容易。他身体力行,每天都要巡视病房,亲自为伤员换药、喂饭,甚至换便盆。他对护士和学员说:"伤员是为了打日本鬼子而负伤的,对伤员的病情要认真负责,要一丝不苟地进行治疗和护理,使他们早日康复,以便早日重返前线。"他的患者不仅有军中的战士、首长,还有驻地周围的群众、老乡。他以精湛的医术、高尚的医德治愈了患者,大家都非常尊敬他。

1938 年秋天,著名记者史沫特莱由重庆来到皖南新四军军部作战地新闻采访,政治部安排她到军医处住,由于宫乃泉英语很好,用英语与她沟通、交谈,聊国际形势,并对她的日常生活给予了一些照顾,他们便成了最好的朋友。在皖南的日子里,史沫特莱切身感受到了我军的医护工作,她对宫乃泉说,新四军的卫生工作是最好的。她说:"我看过许多医院,其中包括国民党的医院,虽然医疗条件很好,医生的数量也多,但对工作不负责,医院不仅乱而且脏,许多士兵死于非命,而你们的医疗条件虽差,医护人员又少,但是管理和医护工作做得很好,病房也非常整洁干净,伤员在这里得以恢复并很快再到前线去,真是了不起,这是我在中国见到的最好的军医院,我要向全世界宣传你们,呼吁人们来支持你们。"史沫特莱回国以后曾写信给宫乃泉并寄来她的照片作为留念。

2. 重视军医教育,为新四军培养医务人员

1939 年 9 月,党中央为了开辟和发展抗日根据地,坚持敌后斗争,决定成立江北指挥部,总指挥是张云逸,邓子恢任政治部主任,徐海东任副指挥兼西支队司令员。宫乃泉受命到江北指挥部组建军医处。

由于我军医疗水平低,医务人员少,药材也很少,组建军医处的工作千头万绪。宫乃泉审时度势,从关键处入手。他认为,要解决部队工作中存在的问题,当务之急是培养一支医疗队伍。宫乃泉深知人才的重要,尤其当时我军医务人员奇缺,要想从全国吸收医务人员也很困难。经过紧张的筹划,11 月份训练班就开学了。江北指挥部的领导对宫乃泉的工作非常支持,张云逸亲自参加开学典礼。

卫生训练班学员均由各部队抽调,共分 6 个班,每期的训练时间为 6 个月。前来学习的学员虽然学习和革命热情都很高,但年龄相差较大且文化水平也比较悬殊的状况,也给在有限的时间内培养出好的卫生人才的目标带来困难。宫乃泉除了每天大量的卫生行政工作以外,还制订教学计划并亲自任教,自编自印讲义。为了使学员对人体解剖有较为清楚的认识和了解,他带领学生到荒野去挖骨头,制作人体模型;在教学中他更注重理论联系实际,注重临床教学,边看病边讲课,边做手术边指导学员,言传身教。经过一段时间的培训,学员的医疗技术都有了很大的提高。

在训练班毕业典礼时,正在新四军的刘少奇(当时化名胡服)对新四军第一支医疗队伍的诞生很重视,他参加了毕业典礼。在分析了国内外的形势后,他指出了抗日必胜的现实。他说:"宫主任要我来讲话,讲什么呢? 你们的学习要在今后的实践中不断地提高,你们毕业后,要奔赴前线,同敌人作战,救治伤员。战争中会遇到很多困难,我们是共产党人,是为实现共产主义而奋斗的,为了幸福的明天,我们要克服困难,去夺取抗日战争的胜利。"刘少奇的一番话,使宫乃泉进一步认识到自己工作的重要性,也令全体学员备受鼓舞。

此后,宫乃泉随部队走到哪里,卫生干部培训班就办在哪里。在 1939—1943 年期间,宫乃泉创办了 6 期卫生学校,1943 年还创办了高级医务干部研究班,经过 4 年的努力,二师卫生工作出现崭新的局面,全师各级医疗机构的人员和医疗水平上了一个新台阶。

据不完全的统计,第三野战军的 4 万多名医护人员,绝大部分都是宫乃泉培养起来的。不管在战火纷飞的解放战争,还是在中华人民共和国成立以后的和平环境里,这些医护人员都成为我军的栋梁之材。

在革命的大熔炉里,宫乃泉在传授技术的同时,自身的思想也在发生着变化。他由原来的一个革命的同情者,逐渐转变成为一个坚定的革命者。在宫乃泉的要求下,1940 年 10 月,经邓子恢、罗炳辉同志介绍,他光荣地加入了中国共产党。次年,与湖南长沙仁术医院护校毕业的刘球结婚。这位护校毕业的女学生不仅是他的人生伴侣,而且也是他医护工作的得力助手。

1941 年发生了"皖南事变",党中央命令新四军在原有的部队基础上改编为 7 个师,宫乃泉所在的江北指挥部所属部队改编为第二师,原军医处改编为二师卫生部,宫乃泉任卫生部长。

1941 年奥地利医生(泌尿外科专家)罗生特来到淮南,参加我军的医疗救治工作。这位国际友人在淮南的那段日子里,宫乃泉在生活上给予了他特别的照顾,工作中注意发挥外国专家的特长。他们一起战斗、工作,并相互交流医术,结下了很深的友谊。当罗生特要北上时,仍念念不忘宫乃泉的医道和友谊,他深情地说:"我在这里和宫部长一起工作,他对我的帮助很大,我感到非常愉快,这里的生活很有意义,离开你们我感到无限的留恋。"

3. 创办《医药生活》及医学图书馆

医学技术的发展是无止境的。虽然身处战火纷飞的环境,各种条件都不具备,但宫乃泉对医学技术的发展仍给予高度重视,并千方百计地将自己所得到的新技术、新理论,及时传授给广大医护人员。为了有一个传播渠道,他在淮南根据地创办了《医药生活》医刊。该刊旨在交流部队的卫生工作经验,传授新的医疗技术,主要是有关军队的卫生后勤、防病防治、战伤治疗方面等内容。

宫乃泉在繁忙的工作之余，坚持每期撰写有关战伤和疾病诊治等实用性极强的文章，发表的《战伤外科麻醉》等文，成为医务人员提高技术水平的入门文章。由于该刊实用、指导性强，成为全军提高医学知识和医学业务的权威性刊物，也是华东部队医务人员的重要参考资料。

此外，宫乃泉还注重医学理论的积累。为了使医护人员能及对了解战伤治疗的经验和最新的医学科学信息，了解中外医学动态，掌握先进的医学知识，他多方搜集有关医学著作，在艰苦的环境下创办医学图书馆。他千方百计地从上海和敌占区购买一些急需的中、外文医学书籍，并指派专人保管。经过一段时间的积累，二师卫生部图书馆于1942年夏成立。宫乃泉亲自领导图书馆的工作，他将图书分类、分箱，实行借阅者登记制度，形成了后来我军军事医学图书馆的雏形。

随着图书的积累，图书馆也发挥了极大的作用。当时在二师卫生部工作的医生业务水平提高很快，卫生教材的编写都依靠这些书籍。这些书籍不仅使广大医务人员提高了医学知识，也使教学内容得到了充实。在战争环境下，办个图书馆很不容易，保护图书更不容易。为了应付敌人的扫荡，要用最快的速度将这些书转移，这也是图书为什么分箱的原因。有时，就将图书分散到老乡家里挖个坑埋起来。就是采用这种方式，才使得图书馆在恶劣的环境中保存下来。

4. 创办白求恩医学院，为我军办高等医学院校积累了宝贵经验

1942年，宫乃泉与当时的军卫生部部长沈其震一起创办了华中医学院，后因敌人扫荡和中央"精兵简政"的指示，该院决定停办。这所医学院虽然开办时间不久，但为我军创办高等医学院校、培养军事医学人才开创了良好的开端。

1944年，宫乃泉调入新四军军部卫生部担任第一副部长，他到军部工作的第一件事就是举办了卫生部训练班。同时，在此基础上，他积极筹划建立一所正规的军事医学院。1945年，他创办的华东军医学院（后改为华东白求恩医学院）正式成立，实现了他多年梦想办高等医学教育、培养人民军医的理想。

为了办好学校，宫乃泉动员沈霁春、江上峰、邢其毅等专家教授来学校讲课，组织专家编写符合培养军医要求的医学教材。"平战结合、因师施教、因时制宜、灵活掌握"是他在军队办校和严谨教学的指导思想。他言传身教、认真负责、条理清楚、课堂纪律严谨。他在工作中善于团结专家，在师卫生工作中树立了崇高的威信。在业务上，宫乃泉自己坚持在教学第一线。他先后编写了《战伤疗法》等著作，作为学校教材。

　　为了解决解放区医药短缺的状况,宫乃泉一直想筹建一家自己的制药厂,军队领导对该想法非常支持。抗日战争胜利后,我军挺进东北,宫乃泉得知我军在东北获得了大量的医疗卫生材料后,遂向陈毅军长报告,希望能从东北调拨部分卫生材料,在华东建立自己的制药厂。陈毅非常支持,他给罗荣桓写了一封亲笔信,要求将解放东北收缴敌人的医药卫生材料支援华东军区一部分。宫乃泉带着陈毅的亲笔信赴东北,将这部分医药卫生材料押运回华东后,主持建立了华东新华制药厂(即新华制药厂的前身)。药厂正常运转后,一些常用的药品和器材源源不断地运往军队,在解放战争中发挥了重要的作用。

　　1947年根据中央整编部署,华东军区成立,军医学校也发展壮大起来,改名为白求恩医学院。宫乃泉任华东军区卫生部副部长兼华东白求恩医学院院长。同年,在宫乃泉的支持下,筹建创办了山东第五国际和平医院。和平医院成立后,以它的名义争取了大量的物资,支援了我军,同时还为白求恩医学院临床和教学人员的培养提供了条件。

　　济南解放后,宫乃泉兼任华东军区卫生部部长。在此期间他将山东省立医专与白求恩医学院合并,后该院又与齐鲁大学医学院合并,成立了山东医学院,由他兼任该院的第一院长。他动员一批专家和学者来医院工作,对医院的建设起到了重要的作用。在他的积极领导下,组建了山东省卫生厅,并兼任第一任厅长同时兼任省立医院院长。他将《医务生活》出版社设在济南,《医务生活》刊物才有了确定的出版地点,陆续出版了大量的医学书籍。

　　随着革命的胜利,1949生9月,宫乃泉调离华东到上海工作。宫乃泉任华东军政委员会卫生部副部长。在他的主持下,上海医学院改为上海第一医学院(现为复旦大学上海医学院),他兼任第一任院长;将圣约翰大学医学院、同德医学院、震旦大学医学院合并成立为上海第二医学院,由他兼任院长。在上海工作期间,他更加重视人才的培养和教育,并开办农村卫生教学示范区,为新中国培养了大批优秀的医学人才。

　　由于上海刚解放,百废待兴,宫乃泉全身心地投入到军队的医学建设中。面对医药严重缺乏、医药市场比较混乱、假冒伪劣药品泛滥的情况,宫乃泉成立了华东区制药公司和华东区医药公司,以解决对药品市场的管理和原材料的供应问题,缓解了当时药品短缺的情形,改变了药品的混乱局面。同时,他在上海成立了出版

宫乃泉

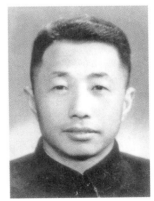

社,将设在济南的《医务生活》出版社改为分社,并出版了他翻译的西格平斯著的《苏联的医学保健》,直到 1953 年该出版社被并入人民卫生出版社。

1951 年,中央军委决定成立军事医学科学院(成立之初称之为中国人民解放军医学科学院)。筹建军事医学科学院的目的主要是:一是研究目前我军需要解决的医学技术问题;二是成为军委卫生部的技术参谋;三是担负部队高级卫生干部的进修、教育工作。当时地点确定在上海瑞金二路的巴斯德研究院旧址和法租界内的一个卫生所。宫乃泉受命开始了新中国军事医学最高研究机构的筹建工作。当时,因时间紧迫,条件有限,所需的仪器、药品数量是无法满足的,但是他以不折不挠的精神想方设法来筹建,并从国内外聘请了许多著名的专家来院工作,如著名的有机化学家黄鸣龙和汤腾汉,外科专家沈克菲、生物学家林国镐、生理学家朱壬葆、病理学家吴在东、化学家张其楷、寄生虫学家吴光、药理学家周廷冲、昆虫学家柳支英和陆宝麟、微生物学家谢少之、营养学家侯祥川和王成发、生物学家胡经甫等,并聘请沈克菲教授为副院长,这些专家成为建院初始的业务骨干。后来,在他的申请下,陈毅同志给予了大力支持,并又拨给了太原路 294 号院址,使得医学科学院扩大了。经他苦心筹划,成立了生理、病理、放射、生化、创伤、细菌、寄生虫、药物、流行病等在内的十余个系别。

1951 年 8 月 1 日,军事医学科学院在上海宣布成立。从此,中国人民解放军有了全军军事医学最高研究机构。为了进一步发展医学事业,开展对外医学技术交流,1953 年 8 月,中央军委任命宫乃泉任后勤部卫生部副部长,分管军事医学科学研究、医学教育、军事医学书刊出版以及解放军医院及专科医院的组建工作。他领导组建了解放军医学院(现为 301 医院)、北京整形外科医院、上海急症外科医院、传染病医院等多家医院。

1956 年 7 月,宫乃泉组织了 40 余名教授,组成中国军医代表团赴苏联参观访问,他任团长。他们在莫斯科、列宁格勒等地受到了热烈的欢迎,除了对苏联的军队医院进行参观和了解外,还对地方医院进行了研究。此外,还对苏联的特殊学科教研室等医疗机构进行了重点访问,并让代表亲自参加到实验操作中去,通过这次对苏联的参观访问,加强了军事医学院的建设,发展了军事医学的研究领域。

1957 年"反右派运动"后,宫乃泉的命运被抛入谷底。"反右派"时,有人因宫乃泉写的几篇发展军医的建议,对他作了无情的批判。他也背着"右倾"的错误结论,受到留党察看的处分,并降职试用。1959 年,他被下放到西藏军区后勤部卫生处任副处长,面对政治上受到的冲击和人身上受到的摧残,他没有消沉。到西藏后,他一方面克服高原反应,一方面抱病投入到工作当中,建设西藏军区医院。

曾经与宫乃泉一起战斗过的张云逸和赖传珠等同志深知他的为人。1961 年,经赖传珠同志的积极推荐,他由西藏调入沈阳军区后勤部任副部长,后任部长。

1966 年"文化大革命"爆发后,宫乃泉遭到残酷迫害,于 1975 年 4 月 20 日含冤逝世,时年 65 岁。

1979 年沈阳军区为宫乃泉彻底平反,恢复其名誉,追认为革命烈士。同年,中央军委政治部指示,为宫乃泉同志两次错误处理进行彻底平反。

（二）司令员校长：孙仲德[①]

孙仲德

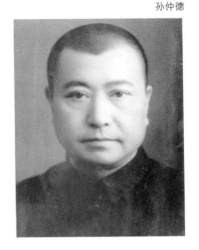

孙仲德的一生经历了多次大的转折。年轻时,从一个学徒成为国民党部队里的一个军官,是他的一个转折。他 1902 年出生在安徽三河镇。他家在农村虽算不上是贫农,但经济也不是特别好。孙仲德在家中排行老二,在当时农村的观念中,总是把更多的财力和精力放在大儿子身上。因此,他大哥读书较多,毕业后在国民党中工作,后来成为段祺瑞的副官。孙仲德走上革命道路后,两兄弟之间就再也不往来了。因为读过几年私塾,孙仲德在三河镇上的木匠店里做学徒。但他不甘心一辈子只当个木匠,因此,一边做杂货,一边抓紧学习文化。在他十几岁时,自学考上了保定军校。从保定军校毕业后,他在国民党部队里也当过连长。后来因病回到老家休养。当时军阀混战,因为有过当兵和军官的经历,所以他很快就当上老家三河镇的警备司令。当时的三河是鱼米之乡,商业比较发达,南来北往,米、布匹等交易量很大,因此土匪也特别多。针对这种情况,孙仲德就致力于剿匪,成效显著,当地老百姓都很拥戴,因为孙仲德体型较胖,大家背后就管他叫"孙大胖子",并说"孙大胖子来了后,我们这就安静了"。

但是,无论是在国民党部队里,还是在当三河镇的警备司令,腐败的现象都很普遍,孙仲德对这些现象非常不满。当时,他的表哥闫文斗是位共产党员,是安徽中共的发起人之一,回到家乡发展党员。他觉得孙仲德向往正义和民主,是个"好苗子",就给孙仲德看《共产党宣言》之类的小册子。孙仲德看后,

---

① 根据转章央芬:《自豪的回忆》(华夏出版社 2004 年,第六章)以及《2011 年 9 月 9 日采访孙仲德女儿录音整理稿》(未刊稿,采访人:陈挥,记录整理:宋霄)编写。2011 年,是孙仲德逝世 50 周年,为了寄托对父亲的哀思,孙仲德的女儿接受了上海第二医科大学校史编写组的采访邀请,对父亲在二医的工作和生活情况进行了口述回忆。在女儿眼中,孙仲德的生命是短暂的,但他的人生是精彩的。

孙仲德题词

受到了很大的启发,因此虽然没有正式加入党组织,但已开始为共产党做些通风报信、提供消息等方面的工作。由于他当时的国民党身份,中共还需要对他进一步考验。而他在国民党队伍里养成了抽鸦片的恶习,在参加革命后,他做的第一件事情就是戒毒。戒毒的过程非常痛苦,但他的毅力很强,为了参加革命,咬烂了几床被子,很快就把毒瘾戒掉了。此后,在一次大追捕行动中,由于叛徒出卖,当地中共的主要领导都遭到了逮捕,由于来不及通知交通员,孙仲德只得自己向组织通风报信,这样就把他的身份暴露了。自那时起,他就正式走上了革命道路,在大别山根据地打游击。由于他在军事方面很有才能,因此很快就组织起了一支队伍,随后成为游击队的领导,并在经受组织考验后正式加入了中国共产党。如此算来,孙仲德是1931年参加的革命,并在1934年成为中国共产党党员。可以说,这是他人生中最大的转折,也是第二次转折,即从一个国民党军官到一名共产党的游击队员,参加革命。由国民党彻底转向共产党,真正走上了革命的道路。

孙仲德的第三个转折,就是出任上海第二医学院的院长兼党委书记。中华人民共和国成立前,在部队中,孙仲德是华东野战军先遣纵队的司令员。中华人民共和国成立后,成立了安徽军区,分为皖北和皖南两个军区,孙仲德担任皖北军区司令员。根据孙仲德女儿的回忆,孙仲德调任二医是陈毅点的名。因为上海解放后要有一部分有一定知识的人来从事教育管理工作。对孙仲德来说,这是一个完全陌生的新领域。但是,当时陈毅和他谈,指出国家已从战争转入和平建设时期,必须有大批的干部来充实地方。陈毅任新四军军长时,孙仲德是他的部下,因此,老首长的命令,孙仲德肯定是服从的。

虽然念过私塾,也在保定军校学习过,但孙仲德对高等教育、医学教育、教育管理等并没有任何基础和概念,对他来讲,这是一项很不容易的使命和任务。但是,孙仲德还是比较快地适应了这个转变,并很好地融入院长和党委书记的角色之中。

1953 年 9 月,孙仲德到任上海第二医学院院长兼党委书记。1954 年调任二医副院长的章央芬清晰地记得自己在二医见到的第一个人就是孙仲德。她回忆,自己刚到孙仲德的办公室,他就立刻站了起来,自我介绍说:"我们是老战友。1938 年,我在谭震林副司令那里见过你。那时你在三支队司令部当医生,是个上海小姐。你医术高明,服务态度好,战士们可欢迎你呢。一晃 16 年了,想不到在这里又见面了。"说罢,孙仲德就双手握着章的手说:"盼星星,盼月亮,总算盼到了一个党内专家来当副院长。你知道我是当兵出身的,从未进过大学的门,要我来做院长,真难呀。你是内行,希望我们今后团结合作,认真执行党的方针政策,把上二医办成社会主义医学院。"

对于初来乍到的章央芬来说,遇见"老战友"简直是个意外。她说,自己和爱人吴之理从上海医学院毕业后,为了不当亡国奴而参加新四军抗日。那时,孙仲德已 30 岁出头,高个子,大眼睛,是个威武的军人。他是谭震林师长领导的三支队五团的团长,曾经当过大别山的游击队司令员,神机妙算,常打胜仗,战士都很爱戴他。16 年不见面,他胖了,显得更魁梧了。几句简单的欢迎话已让章央芬对孙仲德的治校理念佩服不已。

在章央芬看来,虽然自己与孙仲德在二医仅共事了 3 年,但在她眼中,孙仲德是二医党委的好班长,是他把刚完成三校合并的新学校引上了迅速发展的轨道,他还为上二医树立了"团结、创新、勤奋、求实、进取"的优良校风。

据章央芬回忆,当时学院领导的办公室是一间 60 m² 的大房间。孙仲德坐在中间,左前是原圣约翰医学院的院长、现上二医副院长倪保春教授;左后是原震旦医学院院长、现上二医副院长杨士达教授;右前是原震旦大学副校长、天主教领袖胡文耀教授;右后还有一张办公桌,是她的座位。门口坐了一个女青年,20 岁的沈筱梅秘书。起初她略感纳闷,因为从没见过这样安排办公室的。但是不久,他就意识到,这是孙仲德有意安排,为的是排除派别之间的矛盾,增加领导层交流的机会,便于互相沟通,公开公平地办事。

(1) 全体党员的信心是办好上二医的先决条件。

20 世纪 50 年代初的二医刚成立两年,教学上只是勉强开课,专职老师少,兼职的多,教学设备陈旧,师生员工思想混乱,要加快进行教改,要向苏联全面学习,要赶上兄弟院校的步伐,工作头绪万千,抓什么? 怎么抓? 成为学院工作的基础与核心。

孙仲德根据这些情况,指出重中之重是"要树立党委一班人和全体党员同志的信心和决心",要借着召开全校党员大会的机会,"提高认识,统一思想,动员全党动手,下决心,树信心,加速向苏联学习,进行教改。党委委员都下到教师和学生支部参加讨论,说服和引导全体党员带头下决心、树信心,办好上二医。"他安排章央芬加入基础部教师党总支,和党员教师一起明确教改任务,提出实施方案。在他看来,"在共产党面前没有克服不了的困难,只要全党有信心,下决心,一定能办好上二医。"

当时,有些人担心共产党干部文化水平低,领导农民可以,建设新中国是否同样可以？但是,在孙仲德的表率作用下,学校领导班子,特别是党员领导干部以身作则,带动全体党员,特别是部队转业来的干部,在党员大会上下定决心,自己虽然文化水平低、不懂医学业务,但"不懂就问,不会就学,党叫干啥就干啥,一定要把上二医办好。"

于是,大家根据党委决议,着手组织各种专题讲座,向党政干部讲解苏联的教学计划、教学大纲、教研组职责等。还请老教授讲授各专业课的内容和对学生的要求,并结合上二医实际情况制定教学计划。大部分党政干部文化低,从未听过医学专业名词,大家硬是夜以继日地学习,弄懂了有关教改的各种教学文件,积极行动参加教改。党委会每月一次,党委常委会每周3次,讨论研究发生的问题。各级党组织也都围绕着工作中发生的问题进行研究、及时解决。全校形成一股教改热潮,各项工作开始大踏步前进。

(2) 建立教师队伍是办好上二医的首要问题。

当时对"办好大学依靠谁"的问题,党内外思想很不一致。有人说,全国依靠工人阶级领导,学校也应依靠师生员工中的工人阶级办好学校。少数人说学校最多的是教师和学生,应该依靠他们办好学校。

孙仲德认为,学校是学习知识和培养道德品行的机构。教师是教好学生的主要负责人。学生是教学成果,所以办好学校主要依靠教师。当时,很多人提出异议,认为旧知识分子都是资产阶级世界观,是改造对象,哪能依靠？孙仲德却认为只要正确执行党的知识分子政策,鼓励他们边教学边自我改造,同时党委加强对师生的政治思想工作,教师还是主要的依靠对象。

思想统一了,党委立即着手建立一支好的教师队伍。孙仲德带头做好教师队伍的建设工作,亲自出马登门拜访聘请著名医师加入二医教师队伍,甚至三顾茅庐说服兼职教师成为专职的。他还亲自组织所有教师学习马列主义经典著作,规定所有党委成员分工参加一个小组的学习,不准请假。为这个问题,孙仲德又找到章央芬,对她说道:"你和他们都是医师,有更多的共同语言,他们也会和你说心里话,除了上级指名你去开会之外,其他事情在周六下午一律不干,保证参加教授小组学习。"从那时起,章央芬就在每周六下午参加教授小组的学习。通过学习,老教授们逐步认识到共产党的宗旨和主张,有些老教授结合中华人民共和国成立后的许多实际例子,思想开始转变,积极投入教改。较年轻的教师通过学习,思想认识有了更大的提高,加上学校为教师的工作创造了一定的条件,解决了生活中的实际困难,很多老教授很快由兼职转成专职,有几位还在1956年加入了中国共产党。教师专任后,根据规定进行定级。1956年,定为三级以上正副教授共有56人,教授数量之多为当时全国医学院之最。一支较高水平的教师队伍形成了。

孙仲德的女儿当时还在上幼儿园。她回忆道:"从我的记忆、我母亲的回忆和老二医同仁们的回忆来看,大家在讲起我父亲时,都是以很崇敬的心情在谈论。说他当时在二医干的第一件事就是团结人。因为二医这个班子中既有大老粗,又有知识分子,身份各不相同。我父亲较能让每个人都发挥出各自的作用,你擅长哪一方面,就用你哪些专长。而且他们的班子特别团结,彼此的关系特别融洽。当时,很多教授分派别,互相看不起,我父亲在里面做了很多的工作。一是拜访他们,与他们谈心,有的干脆请到家里来吃饭。在我的印象里,每到星期六,我们家就经常会请客,但都不让我们上桌的,因为请了教授,所以把我们小孩子都赶出去了。当时请客都是自己出钱,买菜烧饭,父亲特别诚心诚意地对待大家,用自己的诚心来感化大家。大家后来也都觉得有什么好争的呢,大家共同把工作做好就行,我父亲就是这样开展工作的。"

此外,孙仲德在输送人才方面也做了很多工作。50年代,安徽省在医学方面很落后,没有什么力量。为了改变局面,加上曾在上海二医工作过,孙仲德就向华东局提出请求,请二医援助安徽的医学院建设。二医就派了大批的医生、专家学者到安徽,现在安徽医学院、蚌埠医学院主要的核心人员、系主任等很多都是二医选派的。可以说以上这两个院校在短时间内的顺利建立离不开上海二医的大力支持。

(3) 政治运动和教改两不误。

1955年,正当教改工作非常繁忙之时,全国掀起了"肃反"运动。二医是"肃反"任务很重。党委会在讨论如何做到政治运动和教学改革两不误时,有认为不可能两者兼顾,应该把教改暂停,专搞运动,集中力量打击反革命分子。党的领导巩固了,才谈得上教改。孙仲德在分析了利弊和师生思想情绪后,认为应该做到教改和运动两不误。他要求,首先要在领导上做到分工明确,党委常委中孙仲德自己侧重运动兼管教改;党委第二书记王乐三专抓肃反;章央芬负责领导组织教改,如果遇到重大问题,定期提交党委讨论。为了有更多时间深入教学,章央芬可以不参加运动领导小组。为了表明分工不是因为对章央芬在政治上有什么看法,会后,孙仲德找到章央芬与她个别谈话,做好思想工作。因此,二医的"肃反"运动搞得很平稳,在兼顾教改和运动的过程中,教师们看清了天主教内确有少数披着宗教外衣的败类干着出卖祖国的事,更感到必须搞好教改,使二医成为社会主义的医学院。

(4)妥善安排干部,消除派别成见。

根据卫生部的规定,当时的二医设有医疗系、儿科系、口腔系三个系,每个系下再成立相关专业的教研组。在孙仲德看来,要安排好这些系和教研组的负责人是个重要而复杂的问题。因为二医是由三个医学院合并而成的,教师队伍也分为"法比""英美"和"德日"三派,门户之见严重。对此,在党委会讨论人选时,孙仲德提出了几个原则意见:①有真才实学,有知名度;②三派之间力量平衡;③有利于教师间团结;④有利于调动全体师生的积极性;⑤政治思想进步。随后,先由人事部门提出初步名单,在会上由委员们讨论。但是众说纷纭,名单改了又改,持续了两个月之久才决定下来。

虽然花了很多时间和精力,但孙仲德深知"政策决定后,干部起决定作用"的道理,若安排得好,可以使学校的教改迅速迈开大步向前走;若安排不恰当,大家心里有疙瘩,教改休想大干快上,这步棋一定要走好。在他看来,教师在一个学校中起主导作用,二医三派教师的妥善安排和使用是办好学校的基本之一。

经过深思熟虑,各系和教研组副主任的名单公布了。从全校教职工的反应来看,大家都比较认可,特别是不同派别的教师们,也都认为党委的选拔用人是合适的。教师们的情绪稳定了,教改的积极性也就大大提高了。同时,学校还选拔了一批年轻能干的教师当教学秘书,协助老教授们做行政管理工作,再加上一批年轻助教,一共成立了3个系的36个专业教研组。有了各专业学科带头人,有了基层教学组织,职责明确,教学和教学管理工作就从被动走向主动。

(5)明确培养目标是一场意识形态里的革命。

1950年,中央卫生部颁发了高等医学院校的培养目标,即要培养具有马列主义基本理论知识和医学基本知识及技术,全心全意为人民服务的高级医务干部。对于这个全新的培养目标,孙仲德表示:"目标不能只在学校领导中学习、领会,而要让全体教职工都能知晓和理解,唯有此,才能办好学校"。对二医来说,培养目标不是简单几句文字规定就能解决的,这涉及"为什么人"的问题,"是一个人生观的问题,是意识形态中的斗争问题。资产阶级大学要培养资产阶级接班人,无产阶级大学要培养无产阶级接班人,这是办好上二医的根本问题。"

孙仲德还提醒大家:"改革培养目标是一场革命,革命就要破旧立新,免不了要扰乱学校秩序。但我们尽量要正确引导,启发人们自觉革命,特别是教授们,不要伤害他们的感情。团结教育改造知识分子的任务是很艰巨的,团结是出发点也是目的。教育改造是方法,方法也很重要。我们搞政治活动,搞教育改革,就是为了实现这个培养目标。在这个过程中,要特别保护教师们的自尊心，启发他们自觉改造思想，工作要做得细一点，思想工作要和风细雨。"

1958年，孙仲德奉命调任安徽省副省长。在二医四年多的时间中，他带领党委班子运用马列主义原则，结合上二医的实际，抓住了办学的根本问题，采取了正确措施，切实加强了党的领导，坚持了社会主义办学目标，认真贯彻了党的知识分子政策；他大力组织学习马列主义，迅速提高了师生员工进行教改的积极性，使二医的迅速成长有了一个极为良好的开端。他不仅为上二医树立了优良的校风，发扬了优良的党风，尤其突出的是在党组织中发扬了部队中的"无私无畏，不怕艰难困苦，勇往直前，坚决保证完成党的各项任务"的战斗精神。由于1953年即到上海二医任职，因此孙仲德没有参与军衔授予。据他女儿回忆，如果他还在部队服役，应该能授予中将，"因为，当年职位比他低的军官都被授予了中将。所以有人到我家来和我父亲说，你挺亏的，不然到现在都是中将了。但我父亲回答说，我也没什么亏的。又有人讲，你从军区司令到二医做院长，给你的官太小了。我父亲回答道，这很简单，我从不考虑做官，我要是真考虑做官，当初怎么可能放弃国民党的职务而到游击队去做战士呢？我要想当官、想舒服，干嘛参加革命呢？我既然选择了革命这条路，我肯定不是想做官。所以我父亲对做官看得很淡很淡。"

1961年，孙仲德因病逝世。

在女儿看来，对孙仲德及其家人来说，在上海的岁月是他们一家最幸福的时光。"我父亲的人生虽然很短暂，但是确实很快乐很幸福。因为不管怎样，再也不用经历那种战争年代。虽然到了安徽做了副省长，但是我父亲在那里工作时间不长，所以

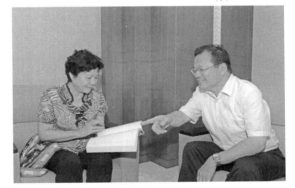

2011年9月9日编写组采访孙仲德女儿

真正快乐幸福的时光就是上海二医这段时间。我们那个时候虽然很小，但是给我们留下的印象很深刻。我母亲也会经常回忆起那段时间的生活。"

（三）"万金油干部"：关子展①

1957年，孙仲德调安徽任副省长以后，关子展从公安部调来上二医任党委

---

① 转引自章央芬：《自豪的回忆》，北京：华夏出版社，2004年，第六章。

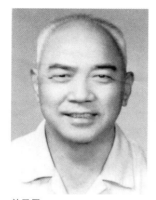

关子展

书记兼院长。关子展 1914 年出生在山西霍县,1936 年参加革命,1938 年赴延安,先后担任八路军总兵站政治处技术书记、组织干事、兵站部政治指导员、分总支书记等。1941 年在中央社会部接受保卫工作训练,并参加训练班领导工作。1945 年调任晋绥公安局先后任南线七分区汾阳县公安局长、七分区中心公安局审讯科长、晋中公安局侦察科长等职。1948 年起,先后担任太原市公安局办公室主任、山西省公安厅调查研究室主任、秘书处长。1951 年后,出任华北局社会部办公室副主任、华北公安局政保处处长、副局长、党组副书记,1954 年调公安部任办公厅副主任、人民防空局局长。他是师范学校毕业的,长期从事党的工作。他常说自己是个"万金油"干部,党叫干啥就干啥。他在二医的这段时间,正是学校教改全面开展,同时也是政治运动最多的年代。

面对繁杂的工作,关子展头脑冷静,忙而不乱,发挥了主心骨的作用。他严格要求干部,有些干部怕他,但更多的干部都敬佩他原则性强、决策果断、善用马列主义原则分析和解决问题的作为与魄力,他把握住了方向,使二医继续向前迅速前进。

1958 年 6 月,上海第三钢铁厂炉长邱财康严重烧伤进入广慈医院。上海市委领导亲临医院,要求全力以赴地抢救,以鼓舞钢铁战线上的工人同志们。在邱财康入院的第一天晚上,关子展就仔细过问治疗情况。他与班子成员讨论能不能治好。大家针对患者全身 89% 面积烧伤,其中 30% 左右是三度烧伤的情况,表示十分担忧。因为根据已有的文献记载,超过 70% 面积的烧伤是治不好的。为了给大家鼓劲,关子展说:"我们是共产党人,不但要认识世界,还要改造世界,要做前人没有做过的事。文献记载是过去的事,不能做定论,我们应该做创造性工作。他是一个炼钢工人,因公受伤,治好他不仅是一个医疗上的创新,而且有很大的政治影响。作为共产党的领导干部,你叹息了、摇头了,又怎能调动广大医务工作人员的积极性呢?"经过 3 个月的治疗,在全院的共同努力下,终于把邱财康治愈了,创造了中国奇迹,实现世界首创。这是校党委坚强领导、全体医务人员全心全意为人民服务和敢于创新的结果。抢救邱财康成功,进一步鼓舞了全体医务人员,不仅使二医的教改大踏步前进,更使科学研究工作也很快赶了上来,一股团结创新的风气充满校园。

1958 年,全国掀起了贯彻执行毛主席中医政策运动,口号是中西医结合创立新医学派。1959年,卫生部介绍西安医学院半年内发动师生编写了中西医结合教材的经验。西安医学院和西安中医学院合并,成立中西医结合的新西安医学院。参加西安会议的同志向党委汇报,认为二医也有能力编写中西医结合教材。关子展在听完大家意见后,认为毛主席对中医的指示是"中医是一个伟大的宝库要继承发扬——要用现代的科学方法,研究中医——去其糟粕,取其精华——全面继承,整理提高",但这绝不是说把中医和西医合并在一起,就算是中西医结合了。于是党委决定暂时不搞中西医结合教材,但要大力加强对中医的研究整理,加强中医教研室师资队伍的建设,加强对学生的中医学教学。通过这样的方式来积极创立中西医结合的新医学派。

1958年7月,二医成立了中西医结合的伤科研究所,关子展兼所长,并聘请上海著名的中医伤骨科专家魏指薪和西医骨科专家叶衍庆任副所长。关子展时常和他们讨论如何把中医历来用之有奇效的古老方法传授给青年医师,并要求西医用科学的方法来研究其机理,做出了成绩。1959年,又成立了上海市高血压研究所,开始以科学的方法研究发展中医的科研工作。高血压研究所成立后的第一个研究课题就是气功降血压的机理。同时,全校还组织召开了几次中医教学经验会议、中西医结合会议,从正面引导,逐步使师生转变了对中医怀疑的看法。

1959年,"拔白旗"运动开始了,关子展因病到无锡休养,临时负责党委工作的同志认为,老教授都应"拔一拔白旗",批判旧思想。班子中的其他成员有不同意见,认为要实事求是。在讨论对儿科专家高镜朗"拔白旗"时,说他是"绣花枕头外面漂亮,里面一包草"。关子展闻讯后,立即带病回校主持工作。他坚持对知识分子的教育改造一定要符合实际,不然不止受教育改造者本人不服气,其他知识分子心里也会不服气。这样就达不到团结知识分子的目的了。关子展虽不懂医学,但是他用马列主义的立场、方法,正确稳妥地掌握政策,保证了二医建设的顺利进行。

1966年"文革"爆发后,造反派夺权,关子展等一批领导干部和知识分子受到迫害。平反后,他于1977年出任上海市教育卫生办公室副主任,并在1978年当选上海市七届人大代表、上海市政协常委、中共上海市委委员。同年,他调任上海市高级人民法院院长、党组书记。1983年当选上海市八届人大常委、法制委员会主任。1996年,关子展因病逝世。

(四)近代中国的杰出教育家:胡文耀

1. 求学志坚、学业优秀

1885年12月30日,胡文耀出生在浙江鄞县茅山乡胡家坟村。父亲希望他将来能够考取功名,光耀门楣,遂起名"文耀"。"读书赶考、求功名"成为少年胡文耀的人生目标,自幼便

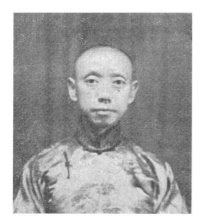

胡文耀

在私塾苦读四书五经,学做八股,预备考秀才。① 他所在的宁波地区,地理位置优越,经济发达,人杰地灵。近代以来,又成为最早开埠通商的口岸之一。当地人接受新事物、新观念较早,摆脱封建束缚的意识更强。悠久的历史文化气息和革新的时代精神,为胡文耀的成长提供了得天独厚的外部环境。

1898年,维新变法倡导"废八股",并将各地书院和祠堂改为学堂,各级学堂一律兼习中学和西学。1901年起,清政府推行"新政"。在教育方面,清廷于当年通令各省书院一律改为大学堂,各府州县学改为中、小学堂,并多设蒙养学堂;1903年颁布各类学堂章程,统一全国学制;1905年,清政府取消了科举制度,西式近代教育机构在中国的土地上获得了广阔的发展空间。

新式学堂的建立改变了胡文耀原先通过八股取士当官的打算。新风气的兴起,为他的求学之路开辟了新的途径。1902年,家道中落的胡文耀只身来到上海,求学于格致书院。格致书院是近代中国教育史上第一座专门研习"格致"之学的教育机构,主张以近代科学为教育内容,引进西方学制和教材内容。随后的几年间,胡文耀分别在中西书院、尚贤堂学英文。② 1905年秋,胡文耀以优异的成绩考入震旦学院,学习法文。品学兼优的他与翁文灏③、孙文耀④并称为"震旦三文"。

1908年,"震旦三文"同时应考并通过了浙江省公费派遣欧洲留学生的测试,进入比利时鲁汶大学深造。胡文耀攻读理科,翁文灏攻读地质,孙文耀攻读工科。⑤ 比利时留学期间,他们刻苦攻读,勇于创新,国贫志坚,严于律己。为丰富人生阅历和知识,每年暑假他们都到欧洲其他国家游历。辛亥革命胜利消

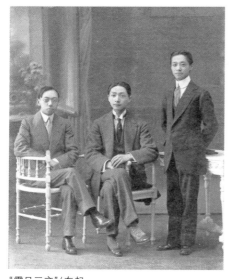

"震旦三文"(左起胡文耀、孙文耀、翁文灏)

---

① 胡文耀:《思想改造学习总结》(1952年7月),上海交通大学医学院人事档案资料。
②《职工登记表》(1951年11月15日),上海交通大学人事档案资料。
③ 翁文灏(1889—1971),浙江鄞县人,地质学家。新中国成立后曾任全国政协常委。
④ 孙文耀,浙江嘉善人,回国一直任职交通部,致力于我国的铁路建设。
⑤《甬籍教育家胡文耀传略》,未刊稿。

息传来，他们和所有中国学生一样欢欣不已，立即挂起新的国旗以示庆祝。①

1913 年 7 月 28 日，胡文耀以优秀成绩通过博士论文答辩，获理学博士学位，成为中国历史上第一个数学博士。同年 8 月，他志满回国。

胡文耀教授在鲁汶大学的学籍卡（1910 年）

2. 人生抉择、投身教育

（1）辗转京沪。

动荡的中国社会，让踌躇满志的胡文耀倍感失望，满腹经纶却无用武之地。他先在宁波浙江第四中学任化学教师。1914 年他辞去教职，决定到北京谋取一份更能够发挥自身专业特长的工作。最初在同成铁路局任秘书，负责中法文翻译，后又到交通传习所当教员，讲授微积分、投影几何。②

1915 年 2 月 22 日，北洋政府举行回国留学生选拔考试，遴选有利于国家建设的各类人才。胡文耀以优异的成绩列理科超等。③ 按北洋政府规定：获超等及第考生分别推荐文职和技术职位，优先录用，并受大总统袁世凯召见。④ 胡文耀被分配到北洋政府教育部专门教育司工作。由于他专长数学和理论力学，被转派至北京大学、北京高等师范学校等高校任教，参与了北京大学理科的创办工作。同时，还编写《数学论讲义》，为培养理科高级人才做出了重要贡献。1918 年 7 月，胡文耀改任中央观象台编辑主任，由他撰写的《实用潮汐测量法》和《通俗天文学》发表在《观像丛报》上。⑤

然而，作为北洋政府所在地，袁世凯死后，北京成

胡文耀的介绍及评价

---

① 震旦大学校友会编：《震旦大学建校百年纪念》，2002 年，第 36 页。
② 《职工登记表》（1951 年 11 月 15 日），上海交通大学医学院人事档案资料。
③ 当时北洋政府把学生考试成绩分成超、甲、乙、丙、及格五个等级。
④ 《甬籍教育家　胡文耀传略》，未刊稿。
⑤ 《震旦女子文理学院工作人员登记表》（1952 年），上海交通大学医学院人事档案资料。

为各方竞相争夺之地。为避开这块是非之地,也为了更好地施展自己的才学,1921 年,胡文耀举家南迁上海。① 由于学识渊博,且在业内享有盛誉,胡文耀抵沪后,即被国立中法工学院②聘用,担任教务长、代理院长。1927 年,北伐军进入上海,中法工学院被国民政府接管,胡文耀转任上海市土地局第二科科长。③

(2) 震旦大学的华人校长。

随着民族意识的觉醒,中国人民开始在各领域中开展与帝国主义和外国教会势力的斗争。国民政府成立后,从外国教会势力手中收回教育主权成为国家主权建设的重要方面之一。按照国民政府要求,所有在华教会学校必须到国民政府教育部"立案"。

尽管心有不甘,但为了维持震旦大学在华的发展,1932 年 12 月,震旦大学向国民政府教育部申请立案,并获批准。为了符合立案的教会大学必须聘请中国人担任重要职位的要求,加之胡文耀是震旦的杰出校友,在学界享有盛誉,震旦大学决定聘请胡文耀为震旦大学第一任华人校长,同时兼任震旦附中校长和萨坡赛小学(今卢湾区第一中心小学)校长。④ 当时,震旦方面对他的评价是:"胡文耀在中国家喻户晓。虽然只有 47 岁,还很年轻,但他已经拥有了很丰富的科研经历。他有着清澈的眼神,朴实的外表,没有夸夸其谈和长篇累牍,却有着对科研现状的焦虑和担心。"⑤

对如何办好震旦大学,胡文耀有着自己的想法。法国巴黎耶稣会档案馆收藏的一份档案资料,生动地记录了他的一些教育理念。在这份资料中,胡文耀的一位同学回忆了他曾说过的一段话,他说他发觉震旦是和我以往任何待过的学校都是不同的。在他以前的学校,教授们上完课就走了,不会再去管学生,而在这里,教育教学是时时刻刻存在的,教授们都在这里等着学生们,随时为学生答疑解惑。这段话反映了胡文耀对一个教师的基本看法:"教师已不仅仅是简单从事的一份职业,而是一个个有奉献精神的引路者,以及精神道路上的激励者和培训者。"

这份材料还提及了胡文耀在获悉震旦大学吕班路(今重庆南路)新校舍建成后,写于1909 年 6 月 12 日的一封信。他在信中写道,既然建立起震旦大学的唯一目的就是为了中国

---

① 《甬籍教育家　胡文耀传略》,未刊稿。

② 据胡文耀回忆:"中法工专虽是中法两国政府合办的,但完全是法国式的,用法文教授,用法国教材……"。胡文耀:《思想改造学习总结》(1952 年 7 月),上海交通大学医学院人事档案资料。

③ 胡文耀:《思想改造学习总结》(1952 年 7 月),上海交通大学医学院人事档案资料。

④ 作为法国耶稣会在华创办的教会学校,震旦涉及的教育领域十分广泛。1937 年,天主教圣心会创设震旦女子文理学院,胡文耀兼任院长。同年,又增设震旦高级护士学校 2 所,一所在广慈医院,另一所在圣心医院,校长也都由胡文耀兼任。此外,震旦大学附属高中和初中也都由胡文耀挂名当校长。

⑤ *La Vie de L'Universite*,Bulletin de L'Universite L'Aurore,No. 25,Fch 323,Archives Francaises de la Compagnie de Juses.

人,为了把这件好事发扬光大,为了把震旦大学办得更加强大,为了培养严谨的学生,所要关注的焦点不仅仅是课程的开展,而是要让学生们意识到,有一个具有严谨学风的好学校是多么的幸福。他还认为:"入学考试必须严格,少而精的学生要好过很多一无所获的学生。"①这是胡文耀对震旦大学的期望,在成为震旦校长后,他也是第一个将这些期望付诸实践的人。

然而,震旦大学聘请中国人担任学校领导职务只是权宜之计。学校最高行政组织是校董会,并设有常务校董一职,实际相当于校长,长期驻校,学生和教职员均呼之为"院长"。常务校董握有处理全校之权,而实际行政工作则在教务长手中。教务长由外籍教士担任,集总务、教务、训导于一身,总揽行政大权。② 胡文耀虽有校长之名,但他大部分时间都在萨坡赛小学处理政务,仅在震旦大学举行各种典礼或对外应酬时,代表学校出席。③ 这些都大大限制了胡文耀施展自己的教育理念。

(3) 重医德的医学教育理念。

尽管空间有限,但胡文耀仍然为震旦大学及附属护校和中小学的发展,做出了重要贡献。特别是在医学教育方面,他倾注了大量心血。在他的倡导下,震旦大学特别注重医学生的医德教育,专门开设"医业伦理学",传授学生在成为执业医生后必须恪守的医师人格、医师道德和医业秘密等。他指出:"今医师治病,唯恐不愈,则其术之慎,无以复加矣,是以谓之仁术。医师以仁术为业,其有益于世,诚非他业所可比。虽然,徒有仁术,而无仁心,亦不足以利人也,世之庸医,学识浅陋,固不足以称仁术。偶有一二良医,则高其身价,盛气凌人。若遇贫病,更不屑一诊,是可谓之奸医。势利小人,安足以救人疾苦哉? 必学识广博,手术精良,且视他人之病,如己之病,治之唯恐其不愈,愈之唯恐其不速,不论贫富,无不尽心诊治,则仁术而兼仁心,乃可称为仁医;其利世济人,厥功不亚于良相矣。此本校所以于医理医术之外,尤注意于医

胡文耀为医学院41届学生题写"仁其心精其术"级训

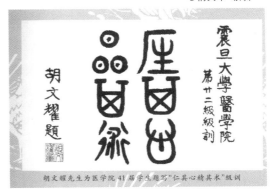

胡文耀先生为医学院41届学生题写"仁其心精其术"级训

---

① 同上。

② 《上海震旦医学院概况》,上海档案馆馆藏,编号: B242 - 1 - 152 - 14。

③ 胡文耀:《思想改造学习总结》(1952 年 7 月),上海交通大学医学院人事档案资料。

德也。"

医学生在完成学业时，必须要在毕业典礼上当众宣读医学誓言。在为震旦大学医学院第22届毕业纪念刊所作的序言中，胡文耀写道："今则科学昌明，医理精密，凡脏腑之生理，症候之成因，均须验于实际，证以成效，故学医者，必理论与实验并重。而理论之繁复，实验之详细，固非短时间所能完成，是以医学毕业年限照章至少六年，可谓久而有恒，其学识丰富，诊察准确，一旦出而问世，自为人所尊崇，非江湖术士所可比拟矣……离校之后，常回忆在校时教师讲解之辛勤，校方期待之殷切。随时翻阅读本，查考笔记，盖知新端在温故，临床贵有方针。毕业时之誓词，尤须切实奉行。重视人命，毋稍疏忽。体恤病苦，予以同情。勿以酬报为先，勿以危言欺世。"[1]

抗日战争的爆发，严重影响了近代中国教育的发展进程。据统计，当时全国108所高校，有17所因战争无法办学，14所在敌占区勉强维持，剩余的77所被迫迁移后方。[2] 淞沪会战后，上海地区的国立大学和一部分教会大学也纷纷内迁。由于震旦为法国天主教会学校，加之胡文耀斡旋于敌伪势力之间，使震旦在抗战初期未被日军占领。1945年3月，太平洋战争失利后，日军决心放手一搏，他们强行征用震旦大学的大礼堂、大厦以及操场。[3] 但此时的日军已成强弩之末，不久便宣布投降。因而，震旦大学被日军占领的时间并不长，日常教学秩序也能得以维持。是故，抗战期间的震旦大学在上海地区傲然一时。

3. 热爱祖国、奉献社会

抗战胜利后，中国共产党带领全国人民，经过解放战争的艰苦斗争，赢得了革命的伟大胜利。1949年10月1日，中华人民共和国的成立开辟了中华民族的新纪元。

（1）爱国的天主教徒。

在震旦大学任职期间，胡文耀对天主教有了一定的感性认识。天主教苦行向善的信条触动了他的心弦。面对国民政府的腐败不堪，面对政局的混乱，面对死气沉沉、落后闭塞的社会氛围，胡文耀感到十分困惑。在心绪焦虑时，他萌生了到宗教中找寻心灵慰藉、精神寄托的念头。1942年，当抗战进入最艰难的时期，他的次子胡庆仁[4]决定投身革命，参加新四军。前往敌后根据地必须经过日寇封锁线，这是一件非常危险的事情。当时，朱志尧先生曾

---

[1] 《震旦大学医学院第廿二届毕业纪念刊》（1941年），上海档案馆馆藏，编号：Y8‐1‐190。

[2] 《抗战中48所高校迁川梗概》，中国人民政治协商会议四川省委员会、四川省省志编辑委员会编：《四川文史资料选辑》第13辑，成都：四川人民出版社，1964年版，第72页。

[3] 《抗日战争之震旦大学（才尔孟）》，上海档案馆馆藏，编号：Q244‐1‐135‐20。

[4] 胡文耀育有三子：长子胡宗光，曾任上海电力专科学校副校长；次子胡庆仁，早年参加新四军，后任中国人民解放军重庆后勤工程学院副院长；三子胡宗亮，曾任航天部新宇电源厂高级工程师。

竭力劝他入教,他想信教是修身养性之道,并可求天主保佑其爱子,遂信奉了天主教。[1] 在天主教上海代牧区主教惠济良[2]的主持下,他受洗成为天主教徒。

但是,宗教从来都不是胡文耀工作、生活和思想的中心,实现中华民族的复兴才是他人生追求的真正目标。上海解放后,胡文耀与震旦其他教职员工一样欢欣鼓舞,以极大的热情欢迎人民解放军进驻上海。当时的天主教会外籍神父曾劝他举家"避难"法国,心怀祖国的胡文耀断然拒绝。

与当时诸多知识分子一样,起初,对自己并不十分了解的共产党,胡文耀心存芥蒂。有时会对党的政策和法令深感不安,对共产党会如何处置像他这样在教会大学工作的中国人心中无底。但中共领导的新政府用实际行动消除了他心中的担忧。胡文耀曾写下一段文字,描述了自己思想转变的轨迹。他看到中华人民共和国成立后,解放军纪律严肃,人民政府的干部刻苦廉洁,都是大公无私,实事求是,真正为人民服务,新中国的辉煌成就和光明前途使每一个有眼睛的人都受到感动,兴奋鼓舞。有几件事给他留下了深刻的印象。第一件事是1950年很多银钱业倒闭,人民政府都要他们付清存款,真正顾到人民的利益。第二件事是中国人民志愿军进入朝鲜,第一回合就把美国人在鸭绿江边击溃了。他在无线电上听到这个报告时,欢喜得跳跃兴奋。他表示这与从前听到苏联红军在斯大林格勒的伟大胜利,听到苏联电台奏国歌庆祝时,同样的兴奋。第三件事就是他在报上看见华北一个赶大车的工友,因检举一个反革命分子受了委屈,跑到北京去申诉,中共华北局竟召集了华北各省党政负责人开会检讨,这证明了共产党是真正民主的。他认识到了共产党的爱国主义,为人民服务的忘我精神。[3]

在正确认识党的政策的基础上,胡文耀带领震旦师生积极参加反帝爱国运动。1949年12月11日,胡文耀在学校四楼演讲厅举行的大会上宣布成立中苏友协震旦大学支会,震旦成为全上海首先成立中苏友好协会的高校。

1951年1月,政务院发布《接受外资津贴及外资文化教育救济机关及宗教团体登记条例》,正式启动接受外资津贴高校。胡文耀于1月中旬,赴京参加处理接受外国津贴的高等学校会议。在大会发言中,他表示坚决接受人民政府领导,与帝国主义割断关系,尽自己的力量为人民服务。他说,过去在法国人统治下,做一个校长用一块钱都没有自由,他们满口假话,骄傲自满,欺压中国人,把中国人当作奴才。他深感对不起学生,因为自己是一个有名

---

① 胡文耀:《思想改造学习总结》(1952年7月),上海交通大学医学院人事档案。
② 惠济良(Auguste Haouisee,1877—1948),法国天主教耶稣会会士。1933年—1946年任上海代牧区主教,1946年-1948年任天主教上海教区主教。
③ 胡文耀:《思想改造学习总结》(1952年7月),上海交通大学医学院人事档案资料。

无实的震旦校长。他感谢毛主席领导中国人民站起来了,不但站起来了,而且举起了铁拳面对帝国主义者,让他这个有名无实的校长也翻身了。从此以后他要做一个有名有实的校长。当时,他已60多岁,但它觉得要担负起改造震旦这一重任,要献出自己的一切,勇敢地担任这一光荣任务。[①]

1月28日下午,震旦大学举行全校大会,听取胡文耀所做的传达报告。他在会上诉说了在帝国主义统治下,自己是一个有名无实的校长。他说:"教务长乔典爱不让自己和同学接近,美其名曰'你是校长,要保持一定尊严,和同学要有一定距离'。中华人民共和国成立后又蛊惑自己:'你不是共产党,人民政府不会相信你,你还是和我们团结一起合作好'。乔典爱还以辞职来威胁,说:'这样外国经费就不会来了'。招生时,乔典爱因为害怕招收过多青年团员,以'宁可学生少,不要多麻烦'为由限制招生。"

在揭露教会治校的丑态后,胡文耀结合政务院决定的精神,掷地有声地说:"今天我这有名无实的校长也翻身了,站起来了,要开始做一个有名有实的校长。我虽然已66岁,但我还要尽我余生之年为建设新震旦效劳,为人民服务!"他还以自己是一个虔诚的天主教徒为例,强调宗教信仰与爱国并无矛盾,"一个教徒信仰宗教,不能背叛了祖国和人民的利益!"

3月6日,上海震旦大学、震旦女子文理学院、震旦附中、震旦女中及广慈护校联合举行反对美国武装日本暨庆祝新生大会。胡文耀在讲话中指出:"我们的学校是新生了,几十年来被帝国主义长期统治的学校,经过了抗美援朝的爱国运动,今天又重新回到了祖国的怀抱;我们血肉相连的兄弟姊妹学校今天在这里团圆了;我们各校的爱国师生员工进行了长期的反帝斗争,今天在这里会师了!"他号召全体师生员工不分宗教信仰,要一致团结起来,在爱国主义的旗帜下,用实际行动来搞好自己的学校,并坚决反对美国重新武装日本。[②]

朝鲜战争爆发后,全国掀起了轰轰烈烈的"抗美援朝,保家卫国"的运动,胡文耀与其他爱国教徒发起组建了天主教爱国团体——上海天主教爱国会,并被推选为爱国会的第一任主任委员。上海天主教爱国会坚持"三自"革新的主张,坚决反对美帝国主义的侵略行径,坚持不懈地向教徒群众进行爱国主义教育,宣传党的宗教政策和爱国、爱教的一致性。

1951年9月16日,中国人民保卫世界和平反对美国侵略委员会上海分会天主教支会正式成立,胡文耀积极参与该会筹备工作并担任第一任主任。11月15日,上海市政协邀集上海市抗美援朝分会天主教支会的代表、上海天主教各方面的代表人物和爱国教徒,讨论如何

---

① 《解放日报》,1951年1月23日第4版。
② 《解放日报》,1951年3月7日第4版。

贯彻中国人民政协一届三次会议关于抗美援朝工作的决议,深入展开上海天主教教友的爱国运动,协助政府做好取缔"圣母军"反动组织的工作。胡文耀在会上做了发言,他说,"为了爱护自己的祖国和人民,为了肃清帝国主义对教会的控制和影响,希望全市天主教教友们紧密地团结起来,开展天主教三自革新爱国运动……上海曾是帝国主义者侵略中国人民的总据点。'圣母军'反动组织的领导机构就设在上海天主教教务协进会内。因此,上海天主教徒必须坚决和帝国主义及其走狗斗争,目前更要协助政府做好取缔'圣母军'的工作,这是贯彻抗美援朝的重要任务,也是每一个爱国天主教友的责任。"①

在取缔反动组织"圣母军"期间,胡文耀积极拥护与支持政府措施的立场使其受到当时教会的惩罚和部分教徒的打击与威胁。但他毫不退缩,在 1951 年 11 月的《密勒氏评论报》上发表《新中国天主教友的爱国运动》一文,向全世界人民介绍我国天主教反帝爱国的正义斗争。

胡文耀等中国天主教徒的爱国行动,受到了周总理的赞扬。1957 年中国天主教爱国会成立,胡文耀当选为副主席。

1962 年 1 月 5 日至 19 日,胡文耀参加了中国天主教爱国会第二届会议。在大会发言中,他称赞了中国共产党的天主教政策,认为只有祖国有前途,人民有前途,宗教界人士才有前途。天主教人士应该团结在党和政府的周围,紧密地与全国人民联系在一起,为祖国的繁荣昌盛贡献自己的一份微薄之力。

作为教育界、宗教界著名人士,胡文耀在 1951 年中国人民政治协商会议第一届全国委员会第三次会议上当选为 18 位补选委员之一。1952 年,他作为中国代表参加了在北京召开的亚洲和太平洋区域和平会议。1954 年 9 月他当选为全国人大代表,历任第一至第三届全国人大代表,第一至第五届上海市人大代表。

(2)为二医的发展鞠躬尽瘁。

1952 年秋,根据中央教育部高校院系调整的政令,震旦大学各院系进行分解、重组。震旦大学医学院与圣约翰大学医学院、同德医学院合并组建上海第二医学院,以震旦大学所在地为校址。胡文耀热烈拥护院系调整,他表示,虽然自己老之将至,但愿意无条件服从分配,人民要他做什么他就做什么,人民要他到哪里,他就到哪里。②

1952 年 10 月 24 日,上海第二医学院成立大会暨首届开学典礼在大礼堂隆重举行,胡文

---

① 《解放日报》,1951 年 11 月 17 日第 3 版。
② 《解放日报》,1952 年 8 月 6 日第 1 版。

耀任副院长,分管行政工作。12 月 13 日,经华东军政委教育部、卫生部批准,成立上海第二医学院院务委员会,胡文耀任院务委员会副主任。[①] 身为第一副院长的胡文耀,既要做好三个学院合并后的善后工作,又要使二医的行政机构尽快运行起来,任务艰巨。在他的努力下,学校实现了稳步过度。此后,胡文耀长期担任二医第一副院长和院务委员会第一副主任,为学校的发展殚精竭虑。

1956 年,全国上下掀起了社会主义建设的高潮,国家与地方政府对人民群众的医疗服务提出了更高的要求。当时地处上海市东北角的榆林区(今杨浦区)工人众多,但医疗条件落后,急需一所医疗水平高、学科门类齐全、能为社会主义建设保驾护航的医院来解决人民就医的问题。1958 年 1 月,二医决定成立以胡文耀为主任的新华医院筹备委员会。在胡文耀的主持下,筹委会立即投入到新医院的筹建中,先后 5 次召开有设计、施工、安装等单位参加的联席会议,并提出在 1958 年国庆开院收治患者的目标。1958 年 10 月 2 日,上海第二医学院附属新华医院如期开业,成为中华人民共和国成立后上海市自己设计、自己建设的第一家综合性教学医院,有效缓解了上海东北角地区人民群众看病难的问题。

1959 年 6 月 9 日,胡文耀和倪葆春、邝安堃、余㵑、程一雄、杨士达在上海市第三届人民代表大会第二次会议上做了题为《高举医学教育革命旗帜以适应社会主义建设需要》的联合发言,介绍二医在市委及校党委的领导下,通过出门办学,下乡、下厂、下地段的工作和参加生产劳动,坚决贯彻执行了党的教育为无产阶级政治服务及教育和生产劳动相结合的方针。他们认为,医学教育结合群众卫生运动,不仅具体地贯彻了教育为无产阶级政治服务的方针,而且通过群众卫生运动的实践,有力地推动了学校的教学革命,提高了教学、医疗、科学研究的质量。通过下乡下厂下地段为劳动人民服务、把医药送上门等活动,不仅受到广大群众的欢迎,很多人还学会了一些发动群众、组织群众的工作方法,培养了独立工作能力。除此之外,全体师生经过教育方针的学习、生产劳动、除害灭病、联系群众等等活动,思想面貌发生了深刻的变化,社会主义觉悟有了很大的提高,普遍增强了群众观点和劳动观点。由于经常参加体力劳动和体育锻炼,师生的健康水平也有了提高。[②]

20 世纪 60 年代,年逾古稀的胡文耀继续奋斗在二医的教学和管理岗位上。作为一名教师,他在 1960 年 2 月成为二医新成立的数学教研组主任,为学校数学教学的发展打下了基础;作为副院长,他不断为学校如何采取积极措施搞好教学工作、提高教学质量提供建设性

① 《上海第二医科大学》编纂委员会编:《上海第二医科大学纪事(1952—2005)》,上海交通大学出版社,2006 年版,第 3、6 页。
② 《高举医学教育革命旗帜　以适应社会主义建设需要》,上海档案馆馆藏编号:B1－1－748;《解放日报》,1959 年 6 月 10 日第 5 版。

意见,为学校的稳步发展用尽毕生心血。

1966 年 1 月 1 日,胡文耀突发脑溢血,不幸离世,终年 81 岁。回顾他的一生,平凡之中彰显出他对国家和人民的无限热爱,对教育事业的不懈追求。

(五)近代中国医学教育先驱:倪葆春

(1)赴美求学:励志从医的高才生。

倪葆春 1899 年 10 月出生于浙江诸暨一个基督教传教士家庭。1900 年,逐渐高涨的义和团运动波及了浙江。他的父亲倪良昌为了家庭的安全,把全家送到上海,后又搬到杭州。倪葆春就是在杭州信一小学开始接受正规教育的。悠久的历史环境和优越的人文地理条件,使得倪葆春在童年时代就对众多中外新事物耳濡目染,为他的成长提供了得天独厚的条件。

倪葆春的兄弟姐妹共有 9 人,大哥倪兆春被认为是众兄妹的楷模。倪兆春的岳父是当时地方上一位受人尊敬的西医。而在书香熏陶下的倪葆春看来,学医救人、悬壶济世则是无上的光荣。因此,少年时期的倪葆春就有了留美学医的想法。

1913 年 8 月,倪葆春于绍兴承天中学完成初中学业后,考取了苏州东吴大学附属中学。在此后的四年时间里,他学习非常用功,因为在他的心中有一个目标,就是像大哥那样,考入北京清华学校,然后到美国留学。1917 年 8 月,他如愿以偿,成为北京清华学校的一名学生,开启了人生新的篇章。

在清华求学期间,倪葆春实现了人生思想的重大转折。淡泊风骨,质朴坦诚,同仁一视,泱泱大风,清华的精神深深地感染着他,使他更加努力学习。与此同时,他还结识了一群志同道合的同学,其中和他关系最好的是容启兆[①]。他们不仅在生活上相互照应,在学习上也是齐头并进,共同努力,并一起取得了清华学校公费留美名额。

1919 年 9 月,倪葆春到达美国,在芝加哥大学理科学习,并获得理学士学位。1921 年 9 月,倪葆春进入约翰·霍普金斯大学医学院学习。这是一所招收完成四年大学教育的学生的医学院,学制为四年,前两年为基础医学课程,重点是在实验室训练,后两年为临床培训,主要是在医院中进行。倪葆春在这所著名的医学院里刻苦学习了四年并以优异的成绩获得医学博士学位。1926 年 7 月,他取得了洛氏奖学金,并进入约翰·霍普金斯医院实习,师从当时著名的整形外科专家约翰·戴维斯教授,从事整形外科研究。

---

① 容启兆(1898—1970),早年毕业于北京清华学校,后留学美国攻读化学,获弗吉尼亚大学博士学位。学成归国后,曾任光华大学理学院院长、副校长等职。

在美国的这些年，倪葆春刻苦学习，勇于创新，把学到的知识消化吸收，融会贯通，并提出自己的新观点。他不仅在整形外科专业方面具有扎实的基础理论知识，而且首创用目眶下神经麻醉以代替通常全身麻醉，提倡成人兔唇缺陷者可不必住院。归国后，倪葆春在《中华医学杂志》（英文版）发表《唇裂手术的眶下孔麻醉》论文，这是我国近代最早以整形外科名义发表的研究文章。他的著述《局部麻醉唇裂修补术》在当时的医学界也颇具影响。

倪葆春为人朴实，待人诚恳。他总是将平时广泛收集到的有关学科方面的资料和自己的学习心得毫无保留地介绍给同行。在研究方面，他的耐心、细致的方式方法得到了大家的认可，从而在同学中具有较高的威望，备受大家信任，积累了很多人脉关系。

（2）救死扶伤：抗日前线的医学家。

1927 年 9 月，倪葆春学成归国。此时老同学容启兆已在光华大学任职，并邀请倪葆春到那担任校医。1928 年 7 月，经著名医师、圣约翰大学校友牛惠生[①]介绍，倪葆春结识了上海圣约翰大学校长卜舫济（F. L. Hawks Pott），并获得了他的赏识，遂被邀请到圣约翰大学当校医。1929 年 9 月，倪葆春开始兼任圣约翰大学医学院解剖学助教，通过引进美式教学方法和一丝不苟的精神，取得了出色成就。1931 年 9 月，倪葆春晋升副教授。为了发展整形外科，把临床实践与教学结合起来，他于 1933 年在医学院正式设置了整形外科并自编讲义，亲自授课。[②] 1934 年 9 月晋升为教授。

倪葆春不仅在医学教育上勤勤恳恳，还加入了中华

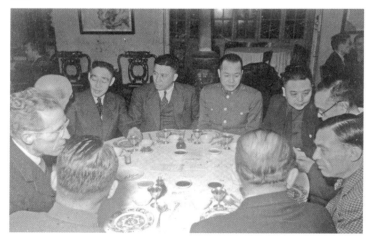

倪葆春（左 4）参加中华医学会的活动

① 牛惠生（1892—1937），1907 年考入圣约翰大学，1910 年留学美国哈佛大学医学院。回国后曾任圣约翰大学医学院教授、上海红十字会总医院院长、上海中山医院院长以及中华医学会主席等职。

② 《整形外科专家：倪葆春》，崔月犁，韦功浩主编：《中国当代医学家荟萃》第 1 卷，长春：吉林科学技术出版社，1987 年，第 287 页。

医学会,积极为祖国的医学事业贡献自己的力量。

　　1937 年"八一三事变"爆发,日本军队轰炸了位于同仁医院西北面的火车站并开始入侵虹口。由于形势紧迫,同仁医院先是撤到苏州河边的圣约翰校园,后又迁至海格路(今华山路)英国女童公学。1937 年 12 月初国民党军队西撤时,经莫约西①和倪葆春等人的交涉,租下了毗邻圣约翰大学的兆丰公园(今中山公园)对面的前国立中央研究院的房屋,将其改建为同仁第二医院(又称难民医院),收治难民和伤员,圣约翰大学医学院亦迁至此处,医学院与教会医院终于合为一处。②

　　1938 年冬,倪葆春的好朋友刘吉生从香港托上海中国国货银行带来信说,宋子良在西南运输处当主任,管理滇缅公路的运输工作。因为地处云南山区的滇缅公路瘴气盛行,急需良好的医疗服务,以确保运输人员的健康,因此希望圣约翰大学医学院能够承担这个艰巨的任务。获此信息后,基于强烈的爱国情怀,倪葆春积极响应,请当时的医科校友会主席王以敬③召集执行委员会共同讨论,初拟了一份医务工作合同。随后,倪葆春代表校方到香港与刘吉生进行具体磋商,并拟定了一个新的合同草案。返沪后,倪葆春经与卜舫济商谈,决定成立一个由校方、院方和医科校友会组成的委员会,校方代表为卜舫济和沈嗣良,院方代表为莫约西和倪葆春,医科校友会代表为刁信德和王以敬,卜舫济任主席,倪葆春任秘书。沈嗣良代表校方与西南运输处的代表中国国货银行签订了正式合同。之后,倪葆春开始着手招募医生护士等工作人员。由于当时上海市郊已经沦陷在侵华日军手中,所以招募工作只能秘密进行。圣约翰大学医学院的师生对于这一爱国行动表现出极大的热情,积极参加。在一年半的时间里,倪葆春先后招了 7 批医护人员,很多都是来自于同仁医院等教会医院,还有不少从苏州、常州逃难来沪的护士。1939 年 11 月,倪葆春亲自带领第三批医护人员奔赴前线。④

　　1940 年 1 月,倪葆春回到上海。不久,他的行动就遭到敌伪特务的注意。为了安全起见,他避居香港,上海方面的事务交给沈嗣良处理。同年 9 月,倪葆春再次前往昆明,担任了西南运输处医务顾问,竭尽全力为滇缅公路医院的开设和运营出谋划策。1941 年 10 月,西南运输处改组,倪葆春辞职,7 个滇缅公路医院由中缅公路局接收。

---

① 莫约西(Josiah. Calvin. McCracken),曾任圣约翰大学医学院院长。
② 徐以骅主编:《上海圣约翰大学(1879—1952)》,上海:上海人民出版社,2009 年,第 92 页。
③ 王以敬(1897—1990),1924 年获圣约翰大学医学院医学博士学位。1928 年获美国宾夕法尼亚大学医学研究院泌尿外科硕士学位。回国后曾任圣约翰大学医学院教授、宏仁医院院长等职。
④ 《倪葆春自传》,未刊稿。

1941 年 11 月,倪葆春返沪途中在香港暂住。12 月 7 日太平洋战争爆发后,倪葆春先后在刘吉生和颜福庆家里住了一段时间,于 1942 年 6 月再次来到昆明,出任公路总局昆明分局的医务顾问。经当时中国银行经理王振芳的介绍,曾为宋子文看肠胃炎,并向他汇报了西南运输处滇缅公路的工作。宋子文对倪葆春的付出与努力表示赞赏。1943 年 1 月,宋子文致电倪葆春,让他到重庆共同商议滇缅公路医务工作。倪葆春针对当时滇缅公路的详细情况,对在路上何处应设卫生站做了详细的报告。[①] 随后,宋子文邀请倪葆春做一个详细的计划,并约当时的军医署长林可胜、卫生署长金宝善、胡兰生以及美国军医威廉士共同讨论,拟定做一个庞大的滇缅公路医院计划,设一万五千张病床。但这个计划由于国民党的腐败并未进行有效的实施。[②] 之后,宋子文改组中国红十字会,蒋梦麟任会长,杜月笙、刘鸿生[③]任副会长,胡兰生任秘书长兼救护总队总队长,倪葆春任救护总队副队长兼昆明办事处主任,其主要任务是在云南领导民众医疗队配合军医工作。

到达云南后,倪葆春将众多医疗队布置在几百里的怒江前线。这些医疗队把当时先进的医疗技术、设备带到了滇缅公路。他们不仅热情地为战斗在公路运输线上的广大官兵服务,及时医治了他们的伤病,还为沿线居民进行医疗卫生知识的宣传教育和必要的紧急治疗,比如对滇缅公路西段傣族同胞居住地区发生较多的恶性疟疾进行了有效的防治工作。"他们不分白昼黑夜,不分内科外科,患者来了立即诊治,如发生翻车等事故还随车到现场施救……有的患者临时需要输血,医生、护士就由自己身上抽血给患者"。[④] 医疗队的努力取得了显著的效果,为保障公路运输人员的身体健康,做出了突出贡献。他们为了抗日战争的胜利无私奉献的精神赢得了世人的钦佩。

抗日战争胜利后,倪葆春于 1945 年 11 月回到已经离开五年多的上海。他受刘鸿生邀请,担任中国救济总署上海分署的救济组长,负责美国剩余物资的分配。

1946 年 1 月底,圣约翰大学校董事会前董事长颜惠庆及罗培德亲自到倪葆春的办公处,邀请他出任圣约翰大学代理校长,倪葆春欣然答应。不久,圣约翰大学学生因学费上涨而发动了减费运动,倪葆春即以治校困难和个人原因辞职,医学院院长刁信德于 4 月 2 日接任代理校长职务。[⑤]

---

① 《倪葆春自传》,未刊稿。

② 《倪葆春自传》,未刊稿。

③ 刘鸿生(1888—1956),中国近代实业家。早年就读于上海圣约翰大学。新中国成立后,曾任全国人大代表、全国政协委员、上海市工商联合会副主任委员等。

④ 上海市政协文史资料委员会:《上海文史资料选辑(第 77 辑)——血肉长城》,上海市政协文史资料编辑部,1995 年,第 224 页。

⑤ 上海档案馆译:《颜惠庆日记》,北京:中国档案出版社,1996 年,第 761～771 页。

1947 年 3 月,涂羽卿邀请正在美国进修的倪葆春出任圣约翰大学医学院院长。于是,倪葆春代表圣约翰大学医学院向医学教育联合委员会提交了一个特别急需清单。这份清单包括了用来雇佣 10 个全职教师的 3 万美元,给 20 名全职教师的 2.4 万美元补助金,用来购买额外实验设备的 5 万美元,还要求普通基金中每年有 2 万美元由学院执行委员会自行支配。[①] 这笔费用显然超过了教会组织所能提供的数字。

同年 11 月,倪葆春返回上海,正式担任圣约翰大学医学院院长职务。他充分发挥了自己的管理潜能,从教师的物色和聘请,课程的计划和安排,教授间的沟通和交谊,与教学医院的协调,到向社会各界争取支持,以及日常的行政管理,凡是医学院的校务工作,都安排得井井有条。他上任不久后就发现,政治动荡和通货膨胀使得原有计划的实施变得很艰难。许多校友因为工资问题,没有前来任教。师资力量的不足影响到了医学院的发展。由于只有很少的资金可供使用,倪葆春只能重新安排课程、维修和扩展实验设施并重新审视其原来设想的培训计划。除了继续向教会寻求更多资金以及向圣约翰大学的校友募捐外,他还争取到联合国善后救济总署(UNRRA)、行政院善后救济总署(CNRRA)和社会各界的支持,并在短期内建立了临时的同仁医院。[②] 与此同时,倪葆春还担任了一定的教学工作,甚至为经济比较困难的同学向外界争取资助。尽管受国内外局势和通货膨胀的影响,圣约翰的学生运动不断,但医学院总体上的教学并未中断。哪怕是在 1948 年,当圣约翰大学已经无法举行其向来隆重的毕业典礼时,医学院还是坚持在教职员办公室完成学生的毕业仪式。就在此时,国民党在国内已成强弩之末,圣约翰大学校方决定于 1949 年 1 月 10 日提前开学,计划在 5 月初结束整个学年,此年仍有 24 名学生从医学院

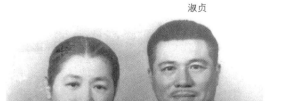

倪葆春与夫人王淑贞

① Kaiyi Chen, *Seeds from the West*:*St. John's Medical School*,*Shnghai*,1880 - 1952,Chicago:Imprint Publication,2001,P. 228.

② 钱本余:《中国整形外科先驱——医学院倪葆春院长》,载徐以骅主编:《上海圣约翰大学(1879—1942)》,上海:上海人民出版社,2009 年,第 407 页。

毕业。①

（3）励精图治：新中国的医学教育先驱。

1949 年 5 月 24 日，中国人民解放军进入上海，圣约翰大学成为解放军在上海市区最先进驻的学校。倪葆春热情地迎接解放军的到来，并对人民政府充满了信心。他到圣保罗堂参加了时任华东军区和第三野战军后勤部卫生部部长崔义田召集的医务系统负责人会议，留下了非常深刻的印象。他深深体会到人民政府在上海成立不久，就能积极地为大多数人的健康着想，并且广泛地采纳医学界人士在会上提出的各项建议，表现出了与国民党当局截然不同的工作作风。国民党只为少数利益团体打算，独断独行，而共产党人却是广泛听取群众意见，真心为群众着想。会后不久，人民政府推行了防疫运动，倪葆春被邀请到电台宣讲霍乱的历史及预防。此后，他积极地参加到新政府组织的各项医务活动中去。

1950 年 6 月，倪葆春参加了教育部召开的第一次全国高等教育会议，受到了毛泽东主席等党和国家领导人的接见，听取了周恩来总理的报告，参与了关于新中国高等教育方针、任务等重要问题的讨论，见证了人民政府对全国教育事业的关心。人民政府广大干部艰苦朴素的工作作风和全心全意为人民服务的精神深深地感动了他。从京返沪的路上，倪葆春也看到了广大人民群众积极参加新中国建设的繁荣景象。

朝鲜战争爆发后，全国掀起了轰轰烈烈的"抗美援朝、保家卫国"运动。1950 年 12 月 15 日，上海召开了医务工作者抗美援朝大会，成立了上海市医务工作者抗美援朝委员会，倪葆春担任常委兼研究计划组副组长，负责有关手术医疗队技术问题的研究计划和组织编制，药材配备以及出发前政治、技术方面的学习培训。② 1951 年 8 月，圣约翰大学医学院组织了医疗队赴朝鲜参加抗美援朝。倪葆春担任上海抗美援朝志愿医疗总队五大队大队长。在恶劣的战争环境中，倪葆春率领的医疗队克服了重重困难，担负起救死扶伤的光荣使命，创造了光辉的纪录。东北军区后勤卫生部为了将各志愿医疗队和专家们的工作经验及心得汇集起来，供后来者参考和部队医务干部学习，向各志愿医疗队发出了征稿号召。当时，烧伤已成为战场上常见的外伤，在志愿军战士们的战伤中占有很高的比例。为了推广治疗烧伤的经验，倪葆春和其战友刘仁麟合作在百忙之中撰写了《烧伤》一文，刊登在沈克非主编的《抗美

---

① Kaiyi Chen, *Seeds from the West*：*St. John's Medical School*，*Shnghai*，1880 - 1952，Chicago：Imprint Publication，2001，P. 293.

② 《上海市医务工作者抗美援朝工作委员会工作简报(第 1 号)》，华东师范大学国际冷战史研究中心：《冷战国际史研究(6)》，北京：世界知识出版社，2008 年，第 381 - 383 页。

援朝战伤处理文集》中,成为当时处理烧伤的主要参考文献。[1]

1952 年 10 月,圣约翰大学医学院与震旦大学医学院、同德医学院合并成立上海第二医学院。倪葆春接受毛泽东主席、周恩来总理联合签名的任命状,出任医学院副院长,并于 1954 年当选为上海市人民代表大会代表。

第一个五年计划期间,我国的高等教育为了适应社会主义改造和建设的需要,主要通过学习苏联高等教育的经验,建立社会主义高等教育体系。医学教育也要学习苏联的经验。为了适应这一时期医学教育发展的需要,倪葆春积极参与翻译苏联医学著作,他翻译的《巴甫洛夫睡眠疗法在外科临床上的问题》与《正常和病理状态下神经类型在中枢神经系统高级部位的活动与机体内部环境状态之间的相互关系中的作用》都被收录在人民卫生出版社出版的《巴甫洛夫高级神经活动杂志译丛》里。除直接翻译医学著作外,倪葆春还积极参与译著的校订工作,如《化学制剂与酶在灼伤的扩创应用》《用快速凝固液体塑胶薄膜作灼伤创面初期复盖》和《放射性疾患中热灼伤的免疫疗法》等,这些都被收录在上海市医药科学技术情报研究站编写的,由上海科学技术出版社出版的《灼伤专辑(1961)》里。

1956 年,倪葆春加入了九三学社。同年,他被评为一级教授。[2] 1957 年 1 月 6 日,九三学社上海第二医学院支社委员会成立,倪葆春任主任委员。[3] 他积极组织九三学社的成员学习时事政治和中国共产党的各项方针政策,参加社会实践,接触工农群众,提高走社会主义道路的自觉性,并动员他们努力做好本职工作,为社会主义建设服务。

1956 年 4 月 20 日,在弘扬祖国医学的号召下,上海第二医学院召开了全体教师、医师大会,倪葆春在会上作了动员报告,传达了党中央对中医工作指示的精神,对卫生部和上海市卫生局开展西医学中医的具体规划以及学校今后的计划作了详尽的说明,并号召大家参加上海市所组织的中医学习班。[4] 1958 年 3 月 25 日,上海第二医学院成立祖国医学教研组,负责祖国医学的教学和研究工作。由于学校在发展中医、推进中西医结合方面作了积极努力,取得了丰硕成果,受到卫生部及上海市的嘉奖。

可以说,自上海第二医学院成立后,倪葆春一直担任着副院长职务,兢兢业业,努力工作,为学校的发展做出了很多贡献。

1978 年 6 月,倪葆春被任命为上海第二医学院顾问。在 1978 年 9 月至 1981 年 12 月期

---

[1] 沈克非主编:《抗美援朝战伤处理文集》,东北军区后勤卫生部,1952 年,第 78 页。
[2] 《整形外科专家:倪葆春》,崔月犁、韦功浩主编:《中国当代医学家荟萃》第 1 卷,长春:吉林科学技术出版社,1987 年,第 288 页。
[3] 《上海第二医科大学纪事》编纂委员会:《上海第二医科大学纪事(1952—2005)》,上海:上海交通大学出版社,2006 年,第 53 页。
[4] 《上海第二医科大学纪事》编纂委员会:《上海第二医科大学纪事(1952—2005)》,上海:上海交通大学出版社,2006 年,第 21 页。

间,他还兼任了学校图书馆馆长。在倪葆春的直接领导下,图书馆的建设得到不断发展。随着上海第二医学院国际交流的进展,1980 年倪葆春策划举办了中法医学日赠送书刊的展览,这是学校图书馆第一次重大的外事活动。[①] 另外,在文献检索、信息情报和技术服务以及编印出版物等方面,倪葆春也做了大量工作。可以说,倪葆春将图书馆建设带入了一个迅速恢复和全面发展的新阶段,他为以后图书馆的建设打下了坚实基础。

1985 年 1 月 28 日,学校在上海市政协礼堂举行茶话会,对行医、执教 50 年以上的倪葆春、兰锡纯、邝安堃等 32 位老教授、老专家在医学教学、科学研究和医疗卫生事业中做出的卓越贡献表示祝贺。[②]

三、人物传记与回忆

(一)圣约翰、震旦、同德医学院合并前夕的教学简况[③]

1. 圣约翰大学医学院

约大医学院与其他两个学院都不同,它没有分设具体系别。其教学设备、仪器和标本等大多是从美国运来的,图书馆中藏有中西图书 148 212 册,实习医院有三所(同仁、宏仁、仁济)。

新中国成立后,学校组织进行调整,由校长、教授代表、讲师助教联合会代表、职员代表会议代表、学生代表会代表组成校务委员会,为最高决策机构,人事、财物、课程及其他重要事项须经校务委员会决议通过,由校长执行,因校长缺任,组织校政委员会代行校长职务,执行校务委员会决定。

医学院在 1901—1950 年共培养了 445 个毕业生,据 1952 年调查统计,这些毕业生在美国的人数达到了总毕业人数的 47%。

2. 震旦大学医学院

震旦的各种教学设备,从大型机器到微小的药品绝大部分都是从法国运来的,才尔孟说:"我的目的是要将我们的实验室变成一个小型的、永久性的法国工业展览会,这些样品对公司有宣传作用,有许多学生毕业后会使用法国机器。"震旦共有中西文图书 13 万册。

学校规定,讲课用法语,谈话、布告也用法语,校内出版的刊物也用法语,针对考进震旦

---

① 王一飞,龚静德,陆树范,杨舜刚:《上海第二医科大学志》,上海:华东理工大学出版社,1997 年,第 422 页。
② 《上海第二医科大学纪事》编纂委员会:《上海第二医科大学纪事(1952—2005)》,上海:上海交通大学出版社,2006 年,第 160 页。
③ 《二医七年史》,上海交通大学医学院档案馆藏,档案号:DZ1-61-3,第 98-112 页。

不懂法语的同学,从 1917 年起专门设立"法文特别班",使这些学生用一年左右的时间专门学习法语(1917—1947 年法文特别班共有学生 1 052 人,能升入理工学院和医学院的只有 85 人,医学院 1917—1949 年总计招收 4 198 名新生,毕业者仅有 436 人)。

3. 同德医学院

该校的历任院长都是开业医生,而且都同时兼营商业活动,如江逢治兼作科发药行买办,黄钟经营买卖,顾毓琦在几个药厂药房都有股份。

该校所有担任临床和基础课程的教师也都是开业医生,且大多数兼任好几个学校的教职,如谢大任教授,直到解放初期还兼任 6 个大学的英文课,每周任课实践在 40 小时以上。

顾毓琦在接任同德医学院院长之前,原任当时国民党淞沪警备司令部的医药顾问、司令熊式辉的私人医生、第五师后方医院院长。

同德经费主要来源于学杂费收入、个别校董捐赠和国民政府拨款,虽也曾获得过些补助,但微乎其微,教学设备也较为简陋。中华人民共和国成立后,人民政府曾帮助添置,有各种标本 688 种,图表 279 种,药品 1 200 余种,普通仪器 929 种,贵重仪器有显微镜 53 架,血球计算器 15 副,切片机 2 架,孵卵箱 3 只,图书 5 000 册。

学制及课程设置情况:1930 年以前为五年制,1930—1949 年为六年制,新中国成立后又改为五年制,前三年均为基础课,后三年或两年则为临床课,其中一年或半年为实习。

教师共有 45 人,兼职者占到 80%,1946 年以前均为同济毕业或留德学生,属"德日派"。1946 年,外语必修课改德语为英语后,大部分教授都改聘英美派。学生人数从创办时的数十名增加至新中国成立前的 400 余人,31 届毕业生共计 1 055 人。

新中国成立后,学校各方面都曾进行了一定程度的改革。1951 年华东教育部曾拨款 3 亿元,辅助该校扩充校舍、添置仪器图书等设备。

(二) 建院委员会工作会议选录[①]

1. 1952 年 9 月 1 日,建院委员会第一次会议

第一项议程:华东军政委员会卫生部胡易科长宣布建校委员会名单。

主任:宫乃泉。副主任:周宗琦、江毅。

成员:圣约翰大学,倪葆春、张鸿德、周孝达、杨士静、杨之骏;

震旦大学,聂传贤、杨士达、席应忠、严和骏、程一雄;

[①] 《本讨论院建院委员会会议记录》,上海交通大学医学院档案馆馆藏,档案编号:DZ14 - 2 - 1。

同德医学院,顾毓琦、童致棱、杨保俶、朱仁宝、周明娟。

第二项议程:人员调整、物品仪器搬运等事宜均当在9月底结束,10月初或中旬望能开课。

最大的问题在于如何在一个月的时间里将建校工作做好,特别是修建工作,所以筹委会决定了一个基本原则:先安排好(不妨碍上课),然后走上轨道。

第三项议程:建院委员会下设办公室,下分五组,办公室设主任一名,副主任若干名。对此议程大家展开了热烈讨论。

倪葆春:

(1)建校委员会与本校学委会的关系如何及领导关系?

(2)建校委员会与卫生部、教育部的领导关系如何? 因为华东卫生部、中央卫生部、教育部都有直接公文,所以产生困难。

胡文耀:

(1)先确定人选然后讨论具体问题;是否大家采取民主推选的方法;办公室正副主任,秘书,人事,科系课程,图书仪器设备,校所修建;办事员可向各校抽调。

(2)原则:因办公室是负责业务工作的,所以主任由倪葆春担任,副主任同德、震旦各推一人。

倪葆春:希望先将领导关系明确起来,所以希望卫生部做主任。

戴天佑:华东有华东区院系调整委员会,舒同是主任委员,各校的院系调整委员会与建校委员会是平行的,直接受华东区院系调整委员会领导,总的学委由崔部长参加,以后业务问题由卫生部负责。

杨保俶:同德要到9月5日才做总结。

江毅:先成立机构。领导关系总的由卫生部与学委会建立横向领导关系;胡易做办公室副主任,办公室是一个执行机构。

胡易:办公室主任由倪葆春担任;副主任由聂传贤、杨保俶、胡易担任。

各组分工名单:

秘书组负责秘书、总务、资料、文书。成员:戴天佑、杨之骏(组长)、严和骏(副组长)、周明娟。

人事组:倪葆春、聂传贤(副组长)、童致棱(组长)、胡易。

图书仪器:程一雄(组长)、杨士静(副组长)、朱仁宝。

修建:张鸿德(组长)、江毅(副组长)、顾毓琦、席应忠、聂传贤。

科系课程：席应忠、杨士达(组长)、周孝达(副组长)、杨保俶。

会议决定：明天开始办公,办公时间下午 2~6 时,每两天汇报一次工作(下午 4~6 时),每周开一次建院委员会全体会议。

卫生部工程师可来但不能在这里办公,争取建筑系先生来协助,修建组需要能负责具体工作的人。

10 日前做好图书仪器清册工作;三校的课程表都要带来;办公费用由圣约翰大学负责报销,车马费由原校报销;基本资料的调查统计非常重要;各组工作计划要交秘书处,各组应订出预算;外文等应通过秘书组,资料组收集图书仪器设备及教职员工情况的了解。

2. 1952 年 9 月 3 日会议：关于校具问题

胡易：昨天开会关于校具配调有两种方案,原校不动产缺的再造预算补充。圣约翰一部分给体专外,大部分校具给我们,震旦给交大,同德全部给我们。

课桌,一学生一套,以 20％周转率;双人床每人一,10％~20％周转率;教职工办公桌,一教职人员一套,周转率 20％。相应：学生 1 586 人,课桌 1 586 套,同德有 411 套,约大 1 116 套;床共需：793 只,现有同德 40 只,约大 88 只,补 67 只,添置 587 只;办公桌以 92 人算,同德 30 只,约大 63 只。

其他东西暂时不调整,缺预算的补预算。调配过程中,不准选择,运费由调入者自理,不合适的用具以后再行调整。各校教职员借用学校的用具遵循以下原则：先公后私,先给学生和办公用。

倪葆春：办公桌肯定不够,单职员就有 96 人,教职员最少需要 226 张桌子：理学院 39人,基础科 72 人,临床 33 人,职员 66 人,政治人员 16 人。

基础部教师情况：

	教授	讲师	助教
生理	3	3	8
解剖	3	3	10
组胚	2	2	6
药理	2	2	4
细菌	2	2	5
寄生虫	2	2	3
共计	16	16	40

今后重心放在修建问题上,总计 40 亿元,以及如何具体调整,做好准备。

有三名同学过去因经济原因停学,现要求复学,原则近可考虑,远以统招。

修建最好自己解决,明天找工程师或华东建设工业部。

3. 1952 年 9 月 8 日会议,讨论校具问题及临时代理主任问题

胡文耀:最近必须提出关于全部校具的预算。

杨士达:我校学委会建议全体同学必须住宿。

姚:恩颜堂一半可以作为同学的宿舍。

胡文耀:同学及教职员的数字统计好,再确定一个原则,根据具体情况再做决定,今天讨论校具问题及临时代理主任问题,这星期中心放在修建上。

各校教授资历调查统计。

各科代理主任初步名单:尽量争取专任。

前期:

细菌:潘孺荪(史博之)

寄生虫:陈超常

生物学:童致桉

生理学:张鸿德

解剖学:邱少陵(赵德琨)

组织胚胎:范承杰

公共卫生:杨士达(陈邦宪)

药理学:吴云瑞

病理:邓裕兰

生化:丁霆

后期必须配合医院。

内科:暂不决定,先谈医院问题,解决领导问题、经济问题,争取专任,支薪问题,医院薪水高,确定职位,或暂不设系主任,各内科主任皆为教授,以原有组织形式成为一个组织。

前期代理主任来看房子,提出意见后确定修建方案。

4. 1952 年 9 月 9 日会议:各科代理主任看场地,提意见

胡文耀:今天请各位先生来实验室看一看,提些意见,要增加些什么器材,订出计划,卫生部要求 10 月初开学困难较多,但要尽量争取,先安排起来,把房子确定下来,桥对面理学

院已确定归我们。教部意见是：明天请理化教授去开会，把有的清册都带去，把理学院原有东西根据需要进行分配。

张鸿德：关于房屋分配的问题，本楼三楼为生化，二楼为生理，底层为组织胚胎，六三堂为细菌寄生虫和临床诊断；解剖室放在工房里。

胡文耀：关于人事问题现在院调期间很难确定，今天先由各科计划一下，房子如何修建，增加哪些设备，先起头，关于修建问题由我校直接和华东建筑工业部陈勋教授联系。

本次会议还讨论了显微镜问题；如何修理、增加器材，提出书面计划（病理、组织可 180 人上课），12 日前作好送来，化学可 376 人同时上。

生物和组织胚胎一起；牙科和药理未解决。

5. 1952 年 9 月 15 日会议，关于师资问题

讨论怎样正确现有教员充实师资，开座谈会进行动员，崔部长在星期六会上谈到，具体研究分头开座谈会或以医院、学校为单位，做到尽量争取来教。通过座谈会，希望明确表示态度，专任有困难的兼任，义务教授亦欢迎。根据不同情况分别召开，要收集一下对以革命办法办好学校教授、学生的思想情况，这次会议讨论如何召开这种座谈会，希望通过学委会党团协助。

6. 1952 年 10 月 8 日会议，关于教学安排

出席人员：王乐三、杨士达、杨保俶、聂传贤、童致棱、周孝达、魏更生、朱仁宝、严和骏、周明娟、席应忠、杨之骏

记录：王之炀

聂传贤：开学期近，许多准备工作尤其是新生问题要去做，卫生、教育部派王乐三、魏更生同志来参加工作。

杨士达：建院委员会工作发展很快，而且目前不能更快进展，原因是有些工作有计划而不能开展，主要是要保证每一个新生入校，老生亦一起入学，其次是实验室的布置，工作上主要是团结一致消灭旧单位的痕迹。

王乐三：卫生部教育部联席会议对开学工作做了一些指示，主要是系科设计、教育计划及课程的排列，由于过去不一致，并班是一个大问题，希望同仁们提出意见，第一教学改革主要是与国家建设联系，与同学吸收程度相联系；第二是采取苏联集体教学的经验，第二医学院的教授很多是兼任的，前期的问题不大，后期则比较严重，所以必须有过渡的办法，以提高教学质量，如请教授们早一点准备一下，在上课前再互相交换授课内容。第二个工作，学生报到问题，要当作一个政治任务来完成，这个工作可以通过政治处来进行，大体上在 15 日开

学,登《解放报》、发信通知(带有宣传作用)、介绍情况(包括地点、师资、设备、合并成立等);系科设置的思想问题,我提出两个办法,一是事先给他分好;二是自愿报名——先宣传读专科的好处,再根据学校的需要分配。第三个总务处的问题,办公室、课堂、饭所、宿舍不能再等,马上就得呈报卫生部请示。

杨保俶:星期六参加招生委员会会议,传达"曹未风处长报告":上海从外埠来的学生1 500人要争取全部准时报到。①规定报到日期、发通知信(路远的马上发),何时到什么地方正式报到,路费以自筹为原则,如路远、苦难亦以自己垫付为原则,带有证明(党团)于报到后贴补1/4、2/4或全部,中央共拨2亿~3亿元,平均每人有十多余元,每5人中可以有1人领到,报到后学习政治两星期,中央有文件表格,目的为端正学习态度。②分配至各科:目前有医本科甲(五年)、医本乙(口腔,四年),内专、外专、口腔专(2年)。原则稍照顾年龄、成绩,也根据健康情形与志愿。③申请路费亦在学习范围内争取放弃,通知内讲来校后体检再检查一次,若不及格则取消或停学。④老学生复学问题:教育部原则是中华人民共和国成立后退学休学者一概录取,查学业(考试)、体格,调查政治思想。⑤收入学生的程度不太好,70分以上华北7.2%,华东的有3.1%,20分以下华东2.6%(以上初中毕业)。工农补习班成绩还要差——学校分数80分,全日取医6 500人,全部考完50 000人,报名70 000人录取65 000人。新同学的地点很复杂,前天开课系课程会议综合如下:①人事调动;②修建计划;③人事方面见原稿,修建计划交魏同志。

王乐三:课程计划交聂院长具体负责,我跟杨教务长抓一抓,须长久计划,至少一学期,进度亦要计划。新生问题政治处有工作,青年科有郑康林,新生通知,登报请童致棱先生起草,不要等待,可参考清华大学通知单。最大问题为确定开学日期。

杨保俶:新生学习内容上级将派人指示——先由政治处搞起来,草拟,待派人来后再行修改补充。

由上述材料可知,当时建院时间紧、任务重、使命高。在大家的共同努力下,上海第二医学院克服种种困难,出色地完成了中央政府交办的任务。

(三)上海第二医学院建院委员会工作总结报告①

1. 建院前的基本情况

上海第二医学院由三个不同的医学院合并而成的,三院各有不同的特征和派别,在院系调整以前不可否认包括以下几个方面:①在物质条件上是感到不够的,尤其过去这三个学

---

① 上海交通大学医学院档案馆藏,档案号:DZ14-2-8。

校的行政,差不多全由帝国主义分子所掌握或间接地受到帝国主义文化侵略的影响,培养所谓"人才"也是根据帝国主义或少数人的需要,因此不可能适合广大人民的需要。②在师资方面亦是如此,有的学校在教师方面几乎 80% 以上是兼任的,甚至连助教亦有兼任者。③在教学的方式方法上,亦因门户派别的关系而各行其是,保守落后的理论甚至崇美的理论在同学中传播着。④职工们则存在着极严重的雇佣观点,这些缺点在"三反"和思想改造中被逐步发觉与纠正过来了,当然这不是彻底的转变,不过在伟大的"三反"与思想改造胜利结束的基础上来进行院系调整,换句话说,院系调整是在思想改造胜利结束的基础上进行的,因此一般的在思想上对院系调整都有了一个新的认识,也就是说对新的学校是抱有无限希望的,教职工也有信心为办好这个人民的医学院而努力,也正因为如此,教职工们也都认识到过去学校制度是不合理的,也是不符合祖国需要的。现在集中三校的人力物力,一方面好好学习,一方面好好工作,教职工的前途,学校的前途,祖国的前途,都是有着无限的希望,所以全校教职工、学生情绪都很高,除了极少数抱着观望或有顾虑外,都走上了新的岗位。总的来说,当时基本情况是乐观的。

2. 建校工作进行过程

9 月 1 日,胡易科长代表卫生部召集前约大医学院代表 5 人、前同德医学院代表 5 人、前震旦大学医学院代表 5 人,在前约大医学院举行上海第二医学院建校委员会第一次会议,并宣布华东军政委员会卫生部副部长宫乃泉为主任委员,周宗琦处长及江毅主任为副主任委员,通过分工计划及人选。

办公室:主任倪葆春,副主任聂传贤、杨保俶、胡易。

秘书组:组长杨之骏,副组长严和骏,组员戴天佑、周明娟。

人事组:组长童致棱,副组长聂传贤,组员胡易、倪葆春。

科系课程组:组长杨士达,副组长周孝达,组员席应忠、杨保俶。

房屋修建分配组:组长张鸿德,副组长江毅,组员顾毓琦、席应忠、聂传贤。

图书仪器组:组长程一雄,副组长杨士达,组员朱仁宝。

自那时起,各组分头进行工作,整个建校工作可分为三个阶段。

第一阶段:自 9 月 1 日起至 19 日,依据华东高等学校院系调整委员会的指示进行各种工作,以前圣约翰大学原址为上海第二医学院的校址。秘书组除文书及联络工作外,调查了课堂、同学宿舍及教职员工宿舍的情况及容纳人数,调查统计同学住宿人数,统计校具需要数目,向院系调整委员会申请增添校具数目及编造预算。人事组调查统计了前三个学校各科教师人数及资历,并将生物化学及物理学等科需要的人员编送院系调整委员会,同时也做好了职工的编制草案。科系课程组调查了各原单位各级课程进度,统计了各级学生人数并调查了现有教室及实验室的容量。房屋修建分配组研究调查了房屋情况,约定工程师查看准备修建的房屋,并初步分配了前期各科的实验室,由各科制定布置计划。图书仪器组统计了前三个学校共有图书、仪器的总数,并将前震旦医学院及前同德医学院所有图书、仪器发动师生员工有步骤地打包准备搬运。

第二阶段:自9月19日起至10月1日,华东军政委员会卫生部朱潮处长参加建校工作,加强了建委会的力量,并奉上级指示决定将校址改在前震旦大学原址,因此以前有关房屋计划全盘不适用,图书仪器搬运计划也需要改变,原来决定的震旦大学医学院的图书、仪器都已打好包待运,计划改变以后重行拆开,而约大医学院的图书、仪器原来不准备搬运者须于最短期内送到新校址,当即决定将前同德的图书校具仪器于9月24日前完成搬运工作,约大的图书仪器在29日前搬运完毕,日期非常短促,但由于群众的力量,基本上完成了任务。

至于房屋宿舍的分配也需重行调查计划,教职员的宿舍才开始建造,因此不得已将课室隔开,增加卫生设备作为临时宿舍,克服了困难,实验室远远不够,经过多次小组会议,由各科造就装修计划,解剖室更不够用,于是决定建造能容纳200个同学实验的解剖室,同时计划建立前期课程的各科。

拟定课程进度相似的班级予以合并,参考中央卫生部课程草案,初步拟定各级课程,听取各原单位学生对课程的意见,与各科教员商榷每级每组人数,于9月23日召开了前期各科全体教师的座谈会,并聘定各科临时负责人进行组织小组,准备教材及整理各科的仪器设备,在27日又召集前期各科负责人开了一次座谈会。

第三阶段:自10月1日起,通过了全体师生员工庆祝国庆,团结合作的精神提高了一步。王乐三同志加入了工作,充实了领导力量。10月8日,成立了政治处、教务处、总务处,逐渐接办有关各组工作,建校工作走上了正规化,并根据招生委员会的决议,10月16日开始注册,注册的学生人数总计1 642名,于是进一步筹备了临床各科的建立。10月20日在高级教师座谈会上,宫乃泉做了专题报告。10月24日举行第一次开学典礼及迎新大会。25日起,同学进行小组学习,并进行分系分科的学习。28日,聘定了临床各科临时召集人并开了座谈会,决定由各科进行研究讨论课程,争取早日上课。11月5日全校上课。11月7日,院务组织成立,建校委员会工作结束。

3. 建校工作的主要经验教训

第一,建校工作最明显、最突出的一点就是群众力量的发挥,尤其是青年同学们的忘我精神积极推动了工作。同学们在院系调整工作中起了带头与推进作用，"经验告诉我们，任何一件工作即使它困难而复杂，只要我们能有计划地在党的领导下发动群众来搞，是可以完成的，而且完成得很好。"这次院系调整工作的胜利完成，就是最好的例证。

第二，工作仅靠热情是不会成功的，必须要有党的正确领导，加上群众的自觉性，才能有计划有步骤地进行。这次工作"使我们真正体会到党团员带头工作时有着决定性的作用的"。另外，华东军政委员会教育部与卫生部的支持，也为二医的建院工作增加了力量。

第三，校址的改变是正确的，新的校址有很多有利条件，但是有一个时期因办公室计划性组织性不够，也不够深入了解，以致部分工作限于滞缓，又因各项制度没有迅速建立，也使工作人员的情绪受到部分影响，形成了繁杂忙乱的现象，还因分工不明确，产生了互推责任的现象。

第四，校具调配方面因不够及时而影响了计划的进行，如有的科系的仪器设备到11月初才能调配来，有些仪器残缺不全，实验一时尚无法开始。

4. 目前在人事设备上存在的问题及解决的意见

第一，人员缺乏问题相当严重，前期各科教师缺乏是普遍现象，细菌科到现在还没有教授或讲师，以致该科不能成立。物理课仅讲师1人、助教1人，要负责200学生的教学事实上是困难的，助教人数更是太少，例如解剖科生理科每科仅有助教3人，然而要担任600多位学生的实习，因而希望领导调配各级教师并尽早分配本年度冬季毕业生及已经受到高级师资培养的学员35人到基础科，22人到临床科。工作干部人员也是不够，希望能增配12人，各科技术员及管理人员也希望迅速补充。

第二，财务处理方面，建设费几乎全部充作教职工宿舍之用，以致实验室仪器设备的增添无款可用，影响了教学，例如生理科15名学生合用一套仪器，希望速拨专款。

第三，学校内部的房屋，仍有多处为其他机构占用，这对教学对师生员工的住宿都有影响，这个问题必须很快得到解决。

第四，对员工福利方面：①教职员宿舍因没有及时筹划，临时宿舍又不适合长期居住；②原兼任而现改为专任的教职员的薪金问题也未及时解决，致使部分教职员在情绪上有了波动，这亦须及时解决。

第五，口腔科学生人数突然增加了很多，但是实验室不够用，设备也不够，希望能给予大力的扶持。

（四）上海第二医学院院系调整工作总结报告(1952 年 11 月 11 日)[①]

1. 秘书组部分

进行过程：

（1）筹备时期：9 月 1～10 日。

总的方面：开始从各校抽调干部,了解情况,初步分工,确定步骤;制订办公制度,开学后需要条件的研究,停留在会议上,不接触实际,三校在思想改造上进度不同(同德的中心尚未转移到院系调整,没有人来参加),因此发生困难,领导关系亦未明确。

研究的问题包括：校址和课室分配,师资需要量,图书仪器设备,宿舍食堂。

（2）建院第一阶段：9 月 10～20 日。

同德有人参加,初步接触实际工作：准备计划、排课程表;分配、布置教室和实验室;准备召开师资座谈会、各科负责人会议;准备搬实验室及同学宿舍。

（3）建院第二阶段,9 月 20 日以后,搬场为本阶段主要工作;领导力量得到加强,有朱潮处长参加。

（4）建院第三阶段,王乐三同志参加工作;争取师资工作(教授座谈会),修建工作,报到注册等工作,成立总务、教务等行政组织,确定临时负责人。

主要经验教训：

早期情况呈现出领导关系混乱,自朱潮参加工作后已逐渐消减。

2. 寄生虫科、实验诊断科、细菌科部分

院系调整前的基本情况：

院系调整是在思想改造胜利的基础上进行的,因此绝大部分人对第二医学院都抱着无限希望,大家都认识到过去各校制度的不合理与不能符合祖国需要以及新校建立的意义与前途,所以情绪高涨,都希望集中三校的人力物力,一方面好好学习,一方面好好工作。

过程：

在整个建院过程中尤其是初期,组织领导是不够的,缺乏事先计划和准备,教育部和卫生部间的联系不够。

3. 口腔系（席应忠,1952 年 11 月 15 日）

院系调整的目的是将人力物力集中以大量培植人才为我国各方面建设之用,因之上海的医学教育方面,政府即将三所私立医学院合并为上海第二医学院,合并后的医学院在学生

[①] 上海交通大学医学院档案馆藏,档案号：DZ14 - 2 - 8。

方面、设备方面以及教师方面大大地增加了！但回顾口腔系,同德及圣约翰,均无口腔系,故无教学设备与教师,因此调整中的第二医学院口腔系仍旧是保持着旧震旦机构不全与设备不全的口腔系,院系调整后学生大大增加,故对口腔系的教学及临床实习方面的设备必须大量增加,方能完成实际与理论密切配合与大量培植人才的任务。

旧震旦口腔系(至1952年):旧震旦口腔系学生共有94名,教师则只有2名专任,其余1位则为兼任,助教4人。教学设备方面更为简陋,无教师办公室、准备室、研究室、专任课堂,口腔系只有唯一在门诊部的实验室,但此室是供实习生对临床方面的准备工作而设。学生在门诊部做临床实习更属困难。学生人数每班增加至36人,门诊部能供给实习的牙科椅子只有12个座位,在分配1951级实习时已出现两人用一张椅子的局面,造成学生一人"三天实习、三天不实习"的情况。

合并上海私立牙专后的口腔系(1952年2月起):1952年2月教育部命令上海私立牙专并入旧震旦大学,学生方面又增加91人,专任教授并入1人,但因肺结核而终年卧病,教学设备方面也无增加。在临床方面增加了牙科椅子4座,每班学生数目为22～30人,且均到实习阶段。口腔系曾申请增加牙科椅子,但未能得到满足。

院系调整中的口腔系(1952年9月起):9月三校合并后,口腔系仍旧是保持原状,虽然分配到了一座八舍的房子,在里面布置了一间牙解剖实验室、一间牙修复及冠桥学合用的实验室,以及托牙学的实验室,但其中实习的器械仍然很少,原有设备仅够25位学生使用,而如今每班学生数已达60人。

关于师资方面,现在的学生总数为272人,新生共有两个班:口腔本科60人,专科60人,需要大量师资。

至于门诊部,因设址在广慈医院内最小的四号楼的两层楼内,地方狭小,最多仅能容纳18张牙科椅,算上复兴西路的4张牙科椅,只能供22名学生实习之用。

关于医院方面的手术室与病房,虽有口腔外科医师,但广慈医院并未分配给口腔系病床,而外科手术室各级人员对口腔病方面的开动亦取不合作态度,因此无法使学生获得病房经验。

结论:纵观以上情况,口腔系在第二医学院中是最小最弱的一个系,必须在各方面加以充实。在教师方面必须聘请专任教授、讲师及助教,充实教学设备,扩充牙科椅(120张),设置病床30～50张。

4. 物资迁运组(前圣约翰大学)(1952年11月13日)

搬运时间:9月25日～9月27日共三天。

同学发动情况：本来上海第二医学院院址设在原圣约翰大学，后因教学医院的关系，调至原震旦大学，因此，圣约翰方面在搬运工作上未作任何准备。卫生部随即通知要求在9月底前完成搬运工作，为保证不影响各方面的建校工作，在学委会的领导下，动员同学及教职工共计70余人在3天内基本完成迁运工作，仅剩实验室中装置稳固的台子没动，但后来由教育部调配科批准后在两天内即拆开搬运。

人员家属搬运情况：整个调至上海第二医学院的工作人员全部于9月30日搬运好，住校的共计49人。

物资搬运情况：重要仪器装木箱，部分装竹篓，也有用草绳打捆，搬运情况良好，没有损坏。共计物资634件，共计21卡车，另外图书5卡车，包括一部分是由前沪江大学接收过来的。

意见：教育部同卫生部之间不能密切配合，因此造成部分物资迁运到目前尚未完成。例如前约大的七大桶火酒(乙醇)，在迁运开始时即向上级反映这批校产属于医学院，但始终未能迁运过来，影响了解剖科的尸体准备。

（五）上海第二医学院整党建党工作计划及总结(1952年11月14日)[①]

1．计划与要求

伟大的"三反"和"思想改造"运动使全体党员和党的组织受到了深刻的教育，从而解决了整党工作中的许多重大问题。

建院初期全院1 800余名师生员工中，党员数量仅有32人(实际登记名册党员数为36人)，仅占1.77％。32名党员中，16名1949年以后入党，9人为预备党员。

2．针对学校实际情况制定工作的具体要求

（1）进一步提高党员的思想水平，巩固共产主义人生观，明确划清工人阶级与资产阶级、小资产阶级的思想界限。

（2）通过党的基本知识的学习，使全体积极分子初步树立共产主义人生观，端正入党动机，启发他们做一个党员的决心和信心。

（3）通过整党建党的学习，在提高觉悟、启发自觉的基础上，运用深刻检查和相互批评的武器，解决在"三反"和"思想改造"运动中遗留的各种问题。

3．工作步骤

（1）学习阶段。学习文件，以共产党员的标准、八项条件为准绳，逐条地、有重点地联系

① 《党委及支部政党建党工作计划简报及总结》，上海交通大学医学院档案馆藏，档案号：DZ14-8，第1-5页。

和检查自己;"共产党员课本"第二册为主要教材,参考"论共产党员的修养""人的阶级性",关于修改党章报告中的"关于党章的总纲"部分,胡立教部长"关于认真学习共产党员标准的八项条件"的报告,通过学习文件,每人做出片段的学习笔记,学习时间为 11 月 15～30 日。

(2) 有系统、有重点与互相交谈相结合地整理个人的书面材料(12 月 1～5 日)。

(3) 小组通过个人的书面材料并认真负责、实事求是地提出优缺点及填写党员登记表(12 月 6～15 日)。

(4) 支委会的意见及院党委对每一位党员提出总结性意见(时间暂时不确定)。

4. 学习方法

以党的小组为学习小组,基本上以自学为主,在具体方法上是采取听报告(开始前有首长作动员报告,中间视情况请院党委的负责同志作关于共产党员标准的八项条件的讲解或问题的解答),看文件和互相漫谈讨论相结合。学生党员因其业务学习繁忙,故不强调学习很多文件,而是在每次报告后立即组织讨论,联系实际做出片段的学习笔记。除学习文件外,还要结合实际开展批评与自我批评,以党员标准来衡量自己检查各种非无产阶级的思想和作风,反对教条主义。

5. 建党工作中的几个问题

(1) 发展对象的选择。以共产党员标准的八项条件为准绳,积极分子(主要是团员)经过一般的共产主义基本知识的教育和审慎的选择与较系统的考察后,只要不在各种斗争、学习工作中表现积极,成分较好,觉悟较高,政治面貌清楚,联系群众的,即可吸收入党。反对发展过程中无原则的要求过分高,造成积极分子不敢申请,又要防止草率不负责任的现象。

(2) 教育内容和要求。以共产党员标准的八项条件为基本内容,结合《怎样做一个共产党员》(苏南人民出版社)进行。着重:党的性质、目的;树立工人阶级的立场并初步建立共产主义的人生观;要在党的统一领导下进行斗争和积极工作,在任何情况下个人利益必须无条件服从党的利益。

(3) 什么人可以参加中国共产党及入党手续。每个礼拜的党团活动由党委负责同志给全体团员和团外的积极分子(因年龄原因不能入团者)上团课一次,具体时间为礼拜五晚上七点到九点,并及时分组讨论,收集反映以达到对思想发展情况的及时了解(在整党建党工作组的领导下具体工作由院团委负责)。

6. 建党工作的具体要求

根据本院的具体情况,不单纯地按系科划分,而应在系科与年纪相结合的原则下,视同学数目的多少,党团力量的强弱,大体上要求到 12 月底,在小的系科或大的年级中建立起一个党支部(发展 29～36 人),即医本科一年级 150 名新同学中现有党员 1 名,占总人数的 0.66%;二年级 389 名同学中现有党员 1 人,占 0.25%,计划发展 5～7 人入党,达到 1.5%～ 2.1%;三年级同学 274 人,现有党员 3 人,占 1.1%,计划发展 7～10 人入党,达到 3.7%～ 4.75%;四年级同学 62 人,现无党员,计划发展 3 人,达到 1.83%;五年级 206 名同学中现有党员 9 人,占 4.36%,计划发展 5～7 人,达到 6.78%～7.76%;医专科 122 名新同学中无党员,暂不发展;口腔本科 175 名同学中现无党员,计划发展 3 人,达到 1.75%;口腔专科 60 名新同学中无党员,暂不发展。

本院教职员 362 人(含兼任 70 人)中现有党员 18 人(其中干部 14 人,助教 4 人),占 4.87%,计划发展 6 人(教授 1 人,助教 1 人,职员 2 人,工友 2 人),达到 6.63%。

7. 几个具体问题

(1)学习时间:干部党员每天早上 7 点半至 9 点为学习时间,学生党员每星期一、三、五晚上 7～9 点学习,团员与积极分子每星期的党团活动日进行上课及讨论,晚上为自习时间。

(2)为具体掌握整党、建党工作的要求,实现在院党委的统一领导下建立整党、建党工作组,具体领导党的支部与指导院团委进行日常工作。该工作组以刘博泉、刘俊民、郑康林、陆明、乔逸民、陶志六人组成,刘博泉、刘俊民为正副组长。

(3)党的小组长一般应为整党、建党学习小组的小组长。每天将学习情况向整党、建党工作组个别口头汇报一次,整党、建党工作组视具体情况及时召开有关整党、建党工作的各种会议。该工作组每 10 天向院党委会方面汇报一次。运动结束后做出总结,向全体党员汇报及书面呈报院党委及上级党委会。不得侵占学习时间(特殊情况例外),有事须向小组长请假,不得无故缺席。

(4)已在别处参加整党、建党学习过的党员不必参加这次的整党、建党学习,但须领导或参加领导一般职员的学习并按时向党汇报工作。

(5)加强团的领导,提高团员的政治觉悟和思想水平,使其将新的血液不断地输送到党内来,这是团的组织经常的和严肃的政治任务。

(6)医本科一年级,医专科、口腔专科新同学,第一批暂不发展,应注意发现培养积极分子,为今后的培养做好准备。

(7)批准新党员入党的权限按党章规定,除一、二、三类及四类中所规定的其他政党的普通党员均由院党委批准外,其他须呈请上级党委批准方能接受,对积极分子,除集体教育外,还需再按系科年级工作党委具体分工进行个别教育与进一步了解。

（六）调整广慈、仁济两院计划草案(1953 年 9 月 1 日)[①]

自建校以来，广慈与仁济两个医院在上级的正确领导之下，不断充实干部、增添物资，大多数工作人员努力，为两个医院的改进打下了初步的基础。但由于政府接收不久，教育时间不长，加之原来医院组织不健全，缺乏各种制度，所以两个医院尚存在许多问题……为了克服这些障碍，必须及早进行适当调整，采取重点分科，统一领导，集中人力物力，充分发挥力量，做好教学和医院工作。

1. 存在的问题

（1）干部问题：广慈、仁济各科各级医师数量不足，尤其是住院医师方面，其中最显著的有广慈的妇产科、外科和仁济的小儿科。广慈妇产科有病床 100 张，每月接生 160 人，大小手术 80 次，每月门诊 1 200 次，只有 3 个住院医师；外科有普通外科病床 120 张，每月大小手术 500 次强，每月门诊 2 000 次强，急症 1 000 次左右，只有住院医师 4 名，传染病房有病床 132 张，只有两个半医师。仁济小儿科有病床 20 余张，每日门诊 100 号，住院医师仅有 2 人，其他科别人员不足也是一大问题，再加上教学任务，工作量过重，不仅影响工作，对干部健康影响亦甚大，故工作推动有困难。

（2）技术水平：在广慈方面，技术向来保守性过重，病死率比一般医院较高，例如内科 12.3％、外科 2.21％、小儿科 10.16％、妇产科 3.37％，治愈率甚低，医疗事故不断发生，其主要原因是技术水平受到一定的限制。从外科方面来说，工作人员只注重外科手术操作，对手术前准备、手术后处理很是不够，还有外科手术室、病房、门诊、急诊管理工作非常差，消毒方法亦需大加改进，内科方面也只能做到一般治疗，教学性和研究性的工作需要加强。

（3）教学制度不统一：两院的教学方法和工作制度各搞一套，关于实习生训练计划和工作操作方法都不一致，有的说仁济工作机会少，广慈多，亦有相反的说法，以致引起很多意见。

（4）房屋问题：①口腔房屋问题非常严重，椅子设备无法扩充，但学生数量增加，不能满足教学要求，口腔科学生放在其他临床科实习(五官、外科)，这是很不合理的现象。从下半年起，实习生和见习生将有 77 人，明年春即到 100 余人，中央已拨给口腔科 20 亿元，作扩充设备用，该科已定做椅子 40 把，连同原有 60 把并需增加 20 张病床，若本年内房屋不能得到解决，便无法安置，来年口腔科实习无法进行。②传染病科：广慈旧有传染病科现有 132 张病床，只有 2 个半医师，在传染病流行时期有时病床可以住满，但平时经常只住 70～80 人，新建的传染病房是 270 张病床的容量，若以现在的情况来预测，再加上预防工作日益加强，

---

① 上海交通大学医学院档案馆藏，DZ14-15，第 70-75 页。

大规模的传染流行病若不发生,将来病床必定大量空着,如不另想办法利用势必造成严重浪费。③仁济医院房屋问题也很突出,实习医生尚无宿舍,外面租不到房子,现由于房子的限制,见习医生不能得到很好照顾,但广慈人员不够,又不能全部来此见习,只能分散,这样一来教学就不能一致。仁济现有工作人员500人左右,食堂容量为100人左右,故分5~6批进食,需要相当长的时间,影响工作,其他教室、手术室、化验室等都不够用。

2. 改进办法

调整办法的进行步骤是采取逐步前进,有计划有步骤地先从有条件、无问题的如小儿科、骨科、胸腔、泌尿等科开始,问题多的如内科放在最后,多数重点放在广慈,人员配备亦以重点为转移。

办法内容:

病床分配,根据中央规定比率和具体实力情况来决定(即内科35%,外科35%,妇产科20%,小儿科10%)。

广慈:1 030张。

内科:420张(肺、精神、传染在内)。

外科:340张(骨、胸腔、五官等在内)。

产科:150张。

小儿科:120张。

仁济:400~460张。

内科:90张。

外科:250张(外、泌、小外)。

产妇:30张。

小儿科:30张。

(七)建院初期相关教学规章制度

1.《上海第二医学院暂行考试规则》

(1)学生应以积极正确的态度对待考试,自觉地遵守纪律,诚恳地解答考题,正确地反映自己所学的知识水平。

(2)在规定考试考查期间,一律不得因事请假。如确系生病不能支持考试者,须由保健科或公立医院出具证明,要在事前请假,不得事后补假。不请假或请假未准而不参加考试或考查者,该门课程按不及格论。

(3)应考各生,须按考试日程表上所规定的时间准时进入试场,不得迟到。

（4）口试时除发言提纲准许带至口试室,笔试时除应用文具可置于考桌外,其余书籍笔记等应集中放在教师所指定的地点。

（5）应试考生,不得互相谈话、旁观,或有夹带传递等作弊行为。

（6）考试完毕后,应立即离开试场,不得逗留。笔试者在未交卷前不得中途离场;口试者应保证不将自己考签的内容外泄。

（7）参加笔试者须按规定时间交卷,逾时不交者由教师收回试卷。

（8）考试时如有违反本规则者,按情节轻重,根据学籍处理办法予以纪律处分。

2.《上海第二医学院课程考试考试规程》

第一条　为检查学生成绩,根据中央颁布的《高等学校课程考试与考察规程》及有关指示,结合本院具体情况,特制定本规程。

第二条　考试日程表,由系主任制定,经教务长审查院长批准后,于考试前一个月通知教研组和学生。在编排考试日程表时,每门课程应视其分量及难易程度使学生有 2~4 天的复习时间,但对于学生人数过多的大班级,得采用分组轮流交叉口试的办法。

第三条　1945—1955 年入学的一年级学生及条件已经具备的其他班级或学科,采用口试制度及四级分制;在条件尚未具备的班级仍可暂用笔试及百分法记分,并期在 1956—1957 学年全部采用口试制度和四级分制。

第四条　四级分制分"优等"（五分）、"良好"（四分）、"及格"（三分）、"不及格"（二分）;考查成绩的评定,只记"及格""不及格",但生产实习则按四级分制评定之。应行考试和考查的课程,按照教学计划之规定办理。

第五条　教学计划上规定进行考查的课程,其考查应在该课程全部或相当部分结束时进行,由领导作业的教师就学生平时的实习、实验和课堂讨论等作业进行考查,必要时,得向学生提出补充问题或指定作业。考查的进行,不得迟于考期开始前的最后一周。学生如有特殊原因,经院长批准者,考查可延至补考期内进行。学生考查不及格者,不得参加该门课程的考试,但得在补考期间补行考查一次。

第六条　学生在一学期内缺课达全学期总时数三分之一时,不得参加全部课程的期末考试,并应予以留级。

第七条　每门课程的考试,主考人由主导教师担任,一门课程分由数位教师讲授但只有一个考试时,主考人一般不得超过两人,并共同评定成绩等级。

第八条　口试须依照考签进行,考签由讲课教师更具教学大纲的要求拟定后,经教研组会议讨论教研组主任批准之。每个考签应有 2~3 题,依课程的不同章节中的内容拟定之。

在口试时，学生不得抽第二次考签。主考人有权在教学大纲范围内，向考生提出补充问题。

第九条　考试（口试）和考查成绩，由主考人分别记在成绩登记表上，同时并分别记在记分册上。但成绩不及格者，只记在成绩登分表上。成绩登分表应于考试或考查的翌日，送交有关系主任和教研组各一份。在尚未采用口试制度的班级和学科，在每一课程考毕的当日，由监试人填写试场记录表送交教务处查核。在试卷评阅后，由教师将成绩填在成绩登记表内于考后三日内送交教务处。

第十条　在规定的考试时间内学生未到考者，主考人须在考试成绩登记表上注明"缺考"字样。未经请假不参加考试或考查的学生该门课程按不及格论。

第十一条　在进行考试和考查时，与工作无关的人员，未经院长或副院长的批准，不得入场。

第十二条　学生在第一学期考试后如有四门以上课程不及格者，可令其退学。若有特殊理由，经院长批准后暂随班上课，但其不及格之课程，须进行补考。有三门以下课程不及格者，其不及格课程须进行补考。补考在第二学期开课后一个月内进行之。补考后如仍有不及格之课程，在特殊情况下，院长可准其在该学期内进行第二次补考。第一、二次补考后仍有不及格课程的学生，由院长决定处理。补考成绩概按应得分数列计，不得降低或减等。

第十三条　学生在第二学期考试后不及格课程在四门以上者，不得补考，视情况决定其留级或退学。三门以下者，得在下学年第一学期开课后一个月内进行补考，补考后有一门不及格，即应令其留级或退学。计算第二学期考试后不及格的课程时，应包括第一学期经补考仍不及格的课程在内只有考查没有考试的课程，考查不及格经补行考查后仍不及格者，应计算在不及格的门数之内。学年课程在第一、第二学期均有考试者（在同一学年中如两学期均不及格或者只有一学期不及格），在计算不及格课程门数时均作一门计算。

第十四条　学生在考期内经准假未能参加考试者，应在院长规定的时间进行考试，如有不及格课程，应分别按照本暂行规定办法第十二条及第十三条的规定，给予同等的补考机会。凡生产实习的考查未及格或未交生产实习报告者，必须补行生产实习。其具体时间，在规定时间内，因故未能参加生产实习的学生，必须补行生产实习，

第十五条　由系主任提出院长批准之。留级学生以往所修课程得到"良好"（四分）或80分以上成绩者，该课程可免修，并免除其考试或考查。连续留级两次的学生，饬令退学。

第十六条　全部课程的成绩"优等"的学生，称为"优等生"。只有一门成绩为"良好"或"及格"而其他课程的成绩均为"优等"的学生，为了争取作"优等生"请求复试该门课程时，须向系主任提出书面申请，并经院长批准。复试每学期以一次为限，并须按复试后的新分数记

分。争取优等生的复试时间,由系主任决定之。

第十七条　每届考试结束后考试结果及应予留级和退学的学生名单,须提交院务委员会会议讨论和审查,由院长批准公布之。

第十八条　本规程经院务委员会通过院长批准后施行,并呈报高等教育部、卫生部备案。

3.《上海第二医学院学生守则》

(1) 热爱祖国,忠于社会主义事业,服从祖国需要。自觉遵守国家法令,保守国家机密。

(2) 重视政治学习,关心时事,经常阅读报刊,积极参加社会活动。

(3) 提高政治警觉性,加强政治保卫工作,和一切暗藏的反革命分子和破坏分子做斗争。

(4) 积极开展批评与自我批评,和一切违反纪律和破坏集体的行为做斗争。

(5) 热爱自己专业,按照教学计划,刻苦钻研,学好每门课程。

(6) 遵守课堂规则,专心听讲,不迟到早退,不旷课。

(7) 科学的支配自学时间,发挥独立思考能力,认真完成各项作业,正确对待考试。

(8) 自觉地遵守学校纪律和公共秩序,虚心诚恳,团结互助,尊敬师长,注意礼貌,爱护学校荣誉。

(9) 爱护公共财产,厉行节约,不浪费水电、粮食、实验及实习材料,不毁坏图书、仪器、家具等设备。

(10) 积极参加文化娱乐活动,坚持体格锻炼。

(11) 热爱劳动,勤俭朴实,爱好整洁,重视个人及公共卫生,养成良好的生活作风。

4.《上海第二医学院学生入学注册及离校手续》

(1) 新生在入学考试被录取后,应按规定日期来校报到入学。

(2) 由基础部总务科组织有关单位成立新生入学注册临时联合办公处,并由学生会组织新生服务组协助工作。

(3) 新生入学到联合办公处,按照注册程序逐项办理入学手续,并缴验有关证件,填写登记表,领取临时出入证(住宿生并办理有关住宿、伙食手续)。

(4) 转学生及复学生入学注册手续与新生一样。

(5) 旧生各年级注册日期于放假前公布。每学期开学时于规定日期内集体办理注册手续,由各班班长将实到学生的学生证收齐到教务科注册。

(6) 新旧学生在规定日期内未办理入学注册手续又未请假者,按学籍处理办法规定处理之。

(7) 学生休学、退学或转学时,在公布或通知到达后,应即到教务科办理手续方得离校。

（8）毕业生工作分配名单公布后,于离校前集体办理离校手续,由各班班长将学生证、校徽等证件统一收齐交学生科。

5.《上海第二医学院课堂暂行规则》

（1）教室内应保持寂静,上课铃响后应准时上课,不得迟到早退。

（2）教师进入和退出教室时学生应起立致敬。

（3）上课时学生应集中注意力静听教师讲解,服从教师的指导。

（4）上课时学生除应随带课本讲义外还应做好重点笔记。

（5）上课时不得相互谈话、打盹、擅离座位及阅读课外书籍。

（6）对课程内容如有疑问时待教师讲课完毕后始得发问。

（7）教室内应保持整洁,不得随地吐痰和抛掷纸屑果壳等,下课后不得在黑板上胡乱涂写。

（8）如因教学上的需要移动桌椅及其他教学用具,应于下课后立即放回原有位置。

（9）教室内一切用具及电灯、电力等各种设备必须加以爱护。

五、历史图片

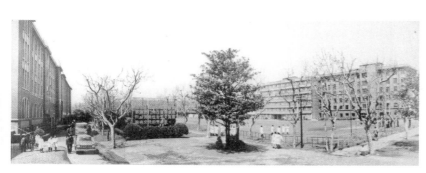
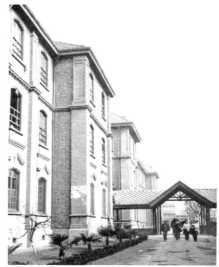

校园一角　　　　　　　　　　　　　　　　　　学生宿舍

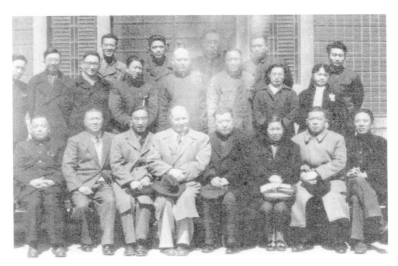

1954 年 12 月,苏联专家柯林赫教授讲学,前排左起杨士达、倪葆春、张涤生、柯林赫、孙仲德、章央芬

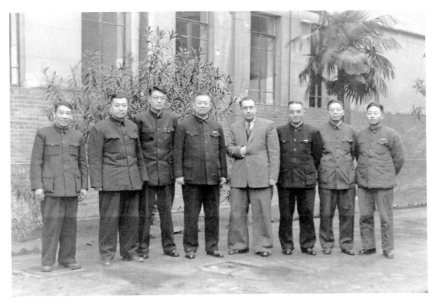

1955 年 1 月兰锡纯启程赴苏联参加 26 届外科大会

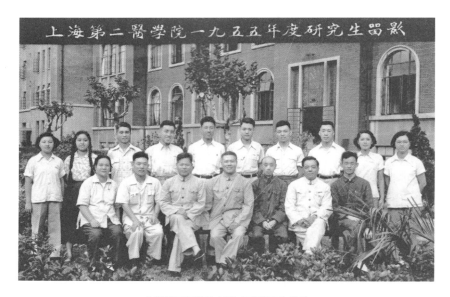

上海第二医学院 1955 年度研究生留影

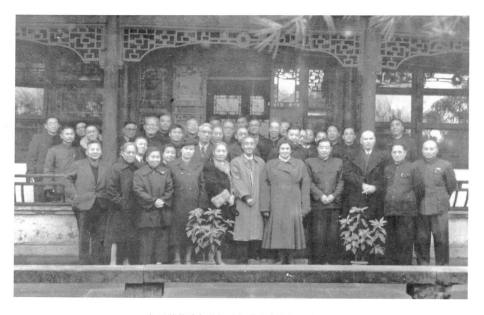

1956 年孙仲德院长等领导与苏联专家基比雅柯夫合影

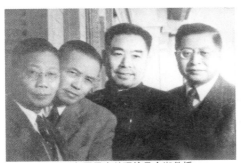

1958 年周恩来总理接见余㵑教授

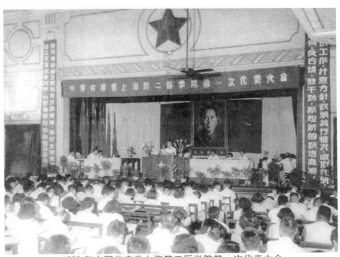

1959 年中国共产党上海第二医学院第一次代表大会

六、人物与回忆

（一）临危受命的女书记：左英

1. 重返上海，再续前缘

1971 年，在周恩来总理的关心和提议下，左英从福建回到上海，继续在医疗卫生战线上工作。[①] 在上海中医学院担任教育革命组副组长一年半之后，她于 1972 年 8 月 16 日受命来到上海第二医学院。[②] 对于这所学校，她有着别样的感情。[③]

早在 1937 年，中学毕业后的左英（曾用名：瞿红霞）就考入了上海仁济医院高级护士职业学校。这所创办于 1894 年的护校，曾是上海第一所女子职业技术学校，不仅入学考试难，而且对相貌等其他条件也有着很高的要求：录取者的年龄须在 18～30 岁，而且必须是未婚。护校学制为 3 年，教学要求严格，每年都有不合要求的学生被退学。有人回忆：当年入学时班里有 32 名学生，半年预科后剩下 28 名，3 年后毕业的仅有 19 名。对于毕业生，医院方面会择优留用。留院工作的护士必须住在医院的宿舍内，且不能结婚。[④] 教会医院的这些苛刻要求，对深受革命氛围感染的左英等进步青年而言，无疑是一种压迫和束缚。

当时，仁济护校中有一些像左英一样的进步学生在全国抗日救亡运动的影响下，在院

[①] 王盛泽：《巾帼悲欢当年事——王于畊、李威、左英在"文革"中的遭遇》，《福建党史月刊》2003 年第 3 期，第 17 - 22 页。

[②] 中共上海第二医科大学党史办公室编：《中国共产党上海第二医科大学党史资料汇编(1952. 9—1987. 12)》，内部刊印，1993 年 12 月，第 119 页。

[③] 1952 年全国高等院校院系调整时，原圣约翰大学医学院、震旦大学医学院和同德医学院进行重组，一并纳入新成立的上海第二医学院之中。创办于 1844 年的仁济医院作为圣约翰大学医学院的教学医院，在二医组建后成为二医的附属医院。

[④] 陈佩、范关荣主编：《仁术济世——上海第一家西医医院的百年故事》，上海：复旦大学出版社，2010 年 1 月版，第 184 - 187 页。

(校)内外积极开展各种革命活动。她们在中国共产党的领导下,参加了声援"一二·九"运动的游行活动,发起成立了"护士界救国会",掩护在各次游行中被反动军警打伤的革命青年入院治疗。她们坚持正义,维护学生利益,与院方展开斗争,将日班的工作时间从 10 个小时缩短至 9 个小时,并迫使医院方面和教会当局同意学生参加毕业会考,允许学生参加抗日爱国活动。这些群众工作都是由学生积极分子左英负责的。不久,左英和李玉芝、应仁珍等人先后加入了中国共产党。1938 年初,她们三人在仁济医院成立了党小组,受中共地下党职业界委员会领导,仁济医院的中共地下党组织由此诞生了。地下党组织成立后,她们继续活跃在抗日救国运动之中,并开始发展地下党员。[①] 1939 年 3 月,左英与其他几十个年轻人一起,决定到革命第一线去战斗。她离开了仁济医院,离开了上海,加入了新四军的行列。[②]

30 多年后,当左英重返上海时,一切都已变得不同。旧中国医学界的殖民主义色彩和宗教势力影响早已消失殆尽。作为一所新型的社会主义高等医科院校,上海第二医学院自1952 年成立之后,在最初的发展阶段取得了令人瞩目的成绩。1956 年,学校专职教师中被评定为三级以上教授的共有 56 人(其中一级教授 8 人),为当时全国医学院校之最。优秀的知识分子队伍带动了学校医疗和科研水平的大幅提升。1954 年,兰锡纯主持完成了国内第一例心脏二尖瓣分离术;1956 年,江绍基等在国内首次使用阿托品治疗锑剂中毒引起的阿斯综合征;1957 年,梁其琛等首次在低温麻醉体外循环下施行心内直视手术;1958 年,广慈医院成功抢救治愈了全身烧伤面积达 89% 的炼钢工人邱财康,创下了烧伤救治的世界纪录。然而,正当学院蒸蒸日上之际,1966 年爆发的"文化大革命"无情地打断了这股良好的势头。学校的发展陷入停顿之中,日常的教学管理、医疗和科研工作秩序受到不同程度影响。

进入 1970 年后,随着各地各级"革委会"的陆续建立和党组织的逐步恢复,全国局势一度稍趋缓和,经济和科技等领域也得到了一定程度的缓慢发展。然而,1971 年全国教育工作会议提出的"两个估计"再一次束缚了教育发展的步伐。[③] 就是在这样艰难的时期,左英义无反顾地接受组织的嘱托,肩负起了带领学校走出困境、再创辉煌的重任。

2. 出任党委书记,统领学校发展

(1)调整、完善组织架构,为学校发展奠定体制基础。

1972 年 8 月 25 日,中共上海第二医学院第六次代表大会隆重召开。左英以 270 票的最

---

① 成济正:《峥嵘岁月——记仁济医院中共地下党》,载《上海二医报》第 524 期,1994 年,上海交通大学医学院和档案馆藏,1994 - CB12 - 10 - 39。

② 左英:《胜利之本是人民群众》,《上海人大》2011 年第 9 期,第 52 - 53 页。

③ 中共中央党史研究室:《中国共产党历史第二卷(1949—1978)》,北京:中共党史出版社 2011 年 1 月,第 811、818 页。

高票(当天实到代表 271 人,收回有效选票 271 张)当选为中共上海第二医学院第六届委员会委员。[①] 8 月 28 日,上海市委批复同意建立中共上海第二医学院委员会,左英任党委常委、书记。[②] 在中共上海第二医学院第六届委员会成立大会暨第一次党委全会上,左英做了讲话,她要求大家"带着问题去学习",在贯彻中央精神时,先要"敞开思想",在充分讨论的基础上,"再一次集中起来",形成新的共识,在"思想和政治方面实现真正的提高"。[③]

为了确保学校党组织在实际工作中最大限度地发挥领导作用,党委在左英的领导下,首先对自身组织架构进行了调整与完善,将原医、教、研组一分为二,建立新的教育革命组和业务组,形成六组一室(即组织组、政宣组、教育革命组、业务组、武保组、后勤组和办公室)的基本组织体系,并进一步明确了各组室的职责范围和工作要求。在常委分工方面,左英全面负责党委各项工作,并重点抓教育革命和干部理论学习两项重要工作。雷厉风行的左英当即在会上提出于"本周六(1972 年 9 月 16 日)下午 1:30 举行党委第一次学习",并要求"常委在周五下午先学一步"。[④]

(2) 抓好教育革命,推进医学教育发展。

1972 年 5 月 10 日至 6 月 20 日,国务院科教组召开综合大学和外语院校教育革命座谈会。会议提出要抓紧落实干部政策和知识分子政策,进一步提高教育质量,努力开展科研和科研人才培养工作。8 月又召开了"文革"以来第一次全国科学技术工作会议,对只"突出政治"、不搞业务的极"左"思潮进行了批判。[⑤] 这一切对有着丰富医学教育、医疗实践和卫生管理经验的左英而言,可谓是"久旱逢甘霖"。如何在具体工作中贯彻好中央的指示,抓好教育革命,成为她履新后最先关注的问题之一。

8 月 29 日,就在市委同意二医新一届党委成立的第二天,左英主持召开的党委会就重点讨论了教育革命的问题。会上,左英指出,对学生不仅要关注"业务知识掌握与否,还要考虑到培养无产阶级革命接班人的问题""不仅要重视理论与实践相结合,还要使其掌握无产阶级的认识论、方法论",形成"无产阶级的世界观"。在学生第一年实践时,要让他们"懂得农民有哪些常见病",让他们带着实践中的问题回来后再进行理论和方法上的复习与教育,"让理论再次飞跃一下"。在制定三年制教育计划时,要使前后两年的教育内容相互衔接起

---

① 《关于中共二医第六届委员会分工、常委、书记的请示报告》(1972 年 8 月 27 日),上海交通大学医学院档案馆藏,1972 - DZ2 - 46 - 2。

② 《关于建立中共上海第二医学院委员会的批复》(1972 年 8 月 28 日),上海交通大学医学院档案馆藏,1972 - DZ2 - 46 - 1。

③ 《党委会会议记录》(1972 年 9 月 4 日),上海交通大学医学院档案馆藏,1972 - DZ2 - 48 - 5。

④ 《党委常委会会议记录》(1972 年 9 月 11 日),上海交通大学医学院档案馆藏,1972 - DZ2 - 48 - 9。

⑤ 中共中央党史研究室:《中国共产党历史第二卷(1949—1978)》,北京:中共党史出版社,2011 年 1 月,第第 867 - 870 页。

来,形成"理论-实践-理论"的基本循环。①

事实上,自1965年6月26日,毛泽东发出"把医疗卫生工作的重点放到农村去"的指示后,新中国广大农村地区缺医少药的局面得到了显著的改观。中国卫生领域的这次"农村革命"后来被世界卫生组织和世界银行誉为"以最少投入获得了最大健康收益"的"中国模式"。② 教育领域强调的"开门办学"又进一步助推了医学教育走向农村、服务农村的取向。长期扎根基层,从事农村医疗卫生建设的左英对"开门办医学"同样十分重视。在1972年10月6日的党委常委会上,她指出:"农村教学基地一定要积极建设,这几个月要花些力量",新派的工作队要首先"从质量上考虑下",下乡之后先"办儿天学习班,明确下要求,各支部也把自己的经验交流下,今冬我们扩大三结合师资队伍,为明年学生下乡打下基础"。在是否恢复卫生学校办学的问题上,她认为,我们自己办卫校,不仅可以"有经费"支持,还"可以为医院服务"。③ 上海第二医学院卫生学校于当年在原上海半农半读医学专科学校的校址[嘉定县(现嘉定区,后同)马陆乡]上成立,直至1978年12月合并入新华医院卫生学校止。附属卫校的复办有效解决了因"文革"初期卫校停止招生而造成的医院卫生技术人才严重缺乏的局面。④

1974年4月,学校工宣队负责人借着"批林批孔"运动开展之际,背着左英和党委,私下决定把许多老干部和知识分子列为"调整"对象,同时批判左英"右倾"。面对"四人帮"势力的来势汹涌,左英在广大干部群众的支持下,领导党委对工宣队的计划进行了坚决的抵制。10月29日,党委决定实行医学教育前后期打通,撤销基础部,前期教师分到后期去,打破"三中心""三段式"。原来的教学秩序被全部打乱。经过一年的调整,1975年10月9日,党委做出"关于前后期打通的几项暂行规定",强调前后期打通的目的是"破除三脱离、三中心、三段式的旧教学体系,建立起与三大革命实践紧密联系的新医学教育体系",并规定前后期打通后,前期教师、教辅人员到了医院,由医院党委或党总支统一领导,成立教工党支部,支部书记参加系部领导。⑤ 这一规定的出台,有效避免了教学秩序出现进一步混乱的局面,确保了1977年1月党委决定恢复"基础部"之前,医学教育的有序开展。

在瞬息万变的局势中,左英抵制住各种不良势力的侵扰,坚持领导学校在困难中前行。

---

① 《党委会会议记录》(1972年8月29日),上海交通大学医学院档案馆藏,1972 - DZ2 - 48 - 4。

② 世界银行:《1993年世界发展报告:投资于健康》,北京:中国财政经济出版社,1993年版。

③ 《党委常委会会议记录》(1972年10月6日),上海交通大学医学院档案馆藏,1972 - DZ2 - 48 - 17。

④ 上海交通大学医学院附属卫生学校编:《回眸经典,展望未来——五十年风采录(1957—2007)》,内部刊印,2007年9月,第23、112页。

⑤ 上海第二医科大学党史办公室编:《中共上海第二医科大学党史大事记(1952—2002)》,内部刊印,2002年10月,第43、44页。

为了发挥学校医学教育的传统优势,1975 年 3 月,经市"革委会"文教组同意,学校开设了法语班,从应届中学生中招收 50 名学生,学习期限为四年半。当这批学生在 1978 年 10 月结业时,经市教育部门同意,将他们列入 1977 年度招生计划,转入医学系本科学习。[1] 这也为日后学院八年制法语班的发展打下了基础。

在临床医疗的发展上,左英同样付出了巨大的心血。如今已享誉国内外的上海第九人民医院整形外科就是在左英担任党委书记期间奠定下人力和设备基础的。据当事人之一的王炜回忆,当时,左英不仅亲自批准《九院建造整复外科大楼的申请报告》送审,而且还多次向上海市文教办公室催促批准报告的进度。她还帮助整形外科建立学术梯队,调动各方资源,将二医系统内的整外专家重新整合,聚集到九院的整形外科,并从学校毕业生中挑选优秀学生充实医师队伍,还克服诸多困难,为从北京整形医院借调而来的一批整外医护专家提供各方面的便利,为九院整形外科的发展打下了坚实的基础。[2]

(3) 尊重人才,正确落实知识分子政策。

1972 年下半年,在周恩来总理的直接领导下,党的知识分子政策出现了回向正轨的趋势。一贯尊重知识、尊重人才的左英第一时间组织各方力量抓紧在学校范围内落实知识分子政策。11 月 21 日,她主持召开党委扩大会议,专门听取调查小组汇报落实干部和知识分子政策的情况,并在随后的党委常委会上,首先解决了学校 5 位中医师的定级问题。[3] 在党委讨论充实校"革委会"和正副主任人选时,"考虑到对外开放"工作的开展,左英强调在"革委会"的领导班子中应该"要放一个高级知识分子",并提议一级教授兰锡纯出任副主任。[4] 1978 年 8 月,学校恢复了"文革"前的领导体制,兰锡纯被上海市人民政府任命为上海第二医学院院长。

在随后的两年中,在掀起的一次又一次的风浪中,左英领导下的学校党委始终坚持以正确的方式对待知识分子,在政治上保护他们,在生活上关心他们,在医、教、研各方面激励他们。党委经常就知识分子的待遇等问题进行研究,为他们争取合理的权利。如对高镜朗、魏指薪、潘孺荪、席应忠等专家病假工资停扣与发放问题的关心,对恢复高级知识分子房贴、车贴的申请,深入了解和落实兰锡纯、余㵑、郭泉清、徐福燕、章德鑫、郭迪等专家的住房问题,帮助余㵑、朱仲刚解决子女回沪进修和工作等问题。[5] 学校的老同志在回忆这段经历时,动

---

① 上海第二医科大学党史办公室编:《中共上海第二医科大学党史大事记(1952—2002)》,内部刊印,2002 年 10 月,第 44 页。

② 王炜:《纪念左英书记》(2011 年 9 月 1 日),未刊稿。

③《党委扩大会会议记录》、《党委常委会会议记录》(1972 年 11 月 21 日),上海交通大学医学院档案馆藏,1972 - DZ2 - 48 - 24,25。

④《党委常委会会议记录》(1972 年 11 月 30 日),上海交通大学医学院档案馆藏,1972 - DZ2 - 48 - 31。

⑤ 参见上海交通大学医学院档案馆藏资料,文卷号:1973 - DZ5 - 74 - 10,1974 - DZ4 - 125。

情地说道:"左英同志,在你担任上海第二医学院党委书记期间,直到现在,还有多少干部,多少知识分子在说'左书记非常非常关心我'",老同事相聚时还常常"回忆起您对下面干部和知识分子关心和关爱的事迹。"①

学校党委坚持正确贯彻和落实党的知识分子政策,为这些专家学者们正常开展医、教、研工作创造了良好的条件,也确保了"文革"中后期学校医、教、研各项工作的稳步发展。就是在这样的困难时期,学校不仅获得了诸多科研成果奖励,而且还创造了国内医学界的多项第一:1972年,王一山等首次在针刺麻醉体外循环下成功施行了心内手术;1974年,丁文祥等研制成国内第一台小儿人工心肺机,并成功进行国内首例婴幼儿体外循环心内直视手术;1977年,林言箴主持了我国第一例临床肝移植手术,开创了我国肝脏移植手术的先例。

(4)深入群众,动员一切力量服务国家战略。

20世纪70年代初期,为了更好地完成"三线建设"的国家战略任务,左英对如何进一步巩固和建设二医后方医院提出了基本思路,她认为,首先要肯定后方医院建设所取得的成绩,对派出了多少医护员工、诊治了多少患者要有个统计和总结;其次要对工作和思想上存在的问题进行思考,尽快明确体制方面的问题,实现条块结合,将改革计划落到实处;第三要加强日常学习和思想工作,对确有困难的支内同志要主动关心,前方医院要确保为后方医院提供支持;②不仅如此,她还经常与赴安徽后方医院的医教队员通信,了解当地的工作情况,对医教队员的思想情绪进行疏导,激励他们更好地开展工作。③

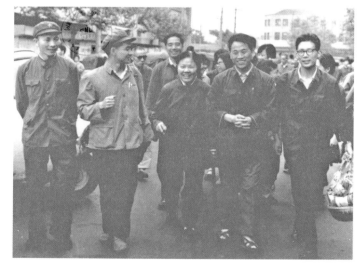

左英迎接首批赴藏医疗队回沪

---

① 王炜:《纪念左英书记》(2011年9月1日),未刊稿。

② 《党委常委会(扩大)会议记录》(1972年11月28日),《党委常委会会议记录》(1972年12月28日),上海交通大学医学院档案馆藏,1972 - DZ2 - 48 - 30,36。

③ 如《安徽医教队赵仁南致二医党委信》、《左英致安徽医教队赵仁南信》(1976年4月)等,上海交通大学医学院档案馆藏。

1976 年,左英前往安徽看望在歙县岔口、黄山岩寺、绩溪雄路等处工作的二医后方医院的职工和巡回医疗队员。据医疗队成员回忆,左英"虽然撑着拐杖艰难地行走,但总是笑容满面地关心和问候在艰苦条件下服务当地农民的医生和护士,帮助解决需要解决的事宜。"慰问结束后,她还与部分医疗队员一同前往岩寺瞻仰新四军军部所在地。她告诉同行的医疗队员"新四军在皖南的艰苦战斗",和自己"早年从上海参加革命,在新四军参加医疗救护的经历"。① 工作中的左英就是这样,始终坚持深入到基层第一线,与群众打成一片,用自己的真心和行动换来群众的信任和爱戴。1973 年,在广大干部群众的支持和拥护下,左英当选为第四届全国人大代表。

1975 年 7 月 22 日,二医七五届毕业生谢白玲、李克明两人主动要求去西藏工作,掀开了学校援藏工作的序幕。学校党委组织召开了隆重的欢送会,并在毕业生中进行宣传教育。左英亲自到车站为援藏医疗干部送行。当他们完成援藏医疗任务回沪时,她又亲自前往迎接。在学校党委的号召和教育下,自 1976 年起,学校又有多批医、教、研骨干和毕业生加入了援藏的行列,参与了西藏医学院的筹建等工作,受到当地人民的热烈欢迎。②

3. 悲痛之中重整旗鼓,以坚定的革命立场迎难而上

1976 年 1 月 8 日,周恩来总理在北京逝世,全校师生员工闻讯之后,陷入悲痛之中。然而,学校内的"四人帮"势力不顾群众的心声,故意压制悼念周总理的活动。③ 在这样的情况下,左英顶住压力,挺身而出。她主持党委常委会,决定在二医系统内召开悼念周总理活动:校本部定于 1 月 13 日下午举行追悼大会,在大礼堂设置灵堂一周,并组织教工、共青团、民主人士、妇女、学生会等在追悼会上发言;各医院单独组织召开悼念活动;下乡开门办学的师生就地参加悼念活动。④ 学校成为上海高校中最先开展悼念周恩来总理活动的高校。在 1 月 14 日和 19 日印发的《二医简报》上,分别刊载了七八届二大班工农兵学员所作的长诗《悼念周总理》⑤和学校各方面悼念总理的系列文章,回顾了周总理生前对医疗卫生工作的重要指示,表达了实现总理遗愿的决心。其中,《沉痛悼念周总理,要化悲痛为力量》的评论性文章指出"一定要学习周恩来同志对马克思主义、列宁主义、毛泽东思想的无限忠诚,学习他的工作精神,学习他全心全意为人民服务的高尚革命品质,学习他对敌斗争的坚定性和坚强

---

① 王炜:《纪念左英书记》(2011 年 9 月 1 日),未刊稿。

② 《郑德孚采访记录》(2012 年 3 月 31 日),未刊稿。

③ 上海第二医科大学党史办公室编:《中国共产党上海第二医科大学党史资料汇编(1952.9—1987.12)》,内部刊印,2002 年 10 月,第 122 页。

④ 《党委常委会会议记录》(1972 年 1 月 12 日),上海交通大学医学院档案馆藏,1976 - DZ2 - 119 - 5。

⑤ 《二医简报》(1976 年 1 月 14 日),上海交通大学医学院档案馆藏,1976 - DZ2 - 123 - 8。

的无产阶级党性","一定要化悲痛为力量","深入开展教育战线的大辩论,努力做好各项工作。"①

7 月 28 日,唐山发生 7.8 级强烈地震,造成人民群众生命和财产的严重损失。学校党委在第一时间紧急动员,当天就组织起了一支 142 人的抗震救灾医疗队,并于 29 日上午奔赴灾区,31 日抵达丰润县后,即刻投入抢救工作。紧接着第二批 235 人的医疗队离开上海赶往灾区。8 月 15 日,党委决定建立"唐山丰润抗震医院",全力投入伤员救治工作。第三批 162 人的医疗队在 9 月 8 日出发前往丰润抗震医院,进一步充实救援力量。②

在听取了学校赴唐山抗震救灾医疗队的汇报后③,左英主持党委扩大会议,对进一步做好抗震救灾工作提出要求。针对唐山医疗队反馈的"仪器设备短缺,疑难杂症多,人手不足"等情况,她当即表示先汇 5 000 元到"前线"解燃眉之急。随后,她进一步指出,要从政治精神的高度来认识支援唐山的重要性,学校救援医疗队是"代表上海 1 000 万人民"的,要为前线提供"最高标准的服务"。在后续医疗队员的选派上,我们的出发点不在于派出医生的数量之多,而重在最大限度地调动医护人员的积极性,提供高质量的医疗服务。在物资支援上,"不求大、求全",而在于能够满足实际需要,支援的仪器和器材避免出现重复,还要做好后方的储备工作,以备不时之需。就医药而言,"能买到的到医药公司去买,买不到的,医院先拿出来",一切以解决实际需要为重。作为后方,上海的同志要认识到"我们再困难也没有唐山那里的困难多",我们要给前线提供坚强的、实质性的支援,以保证抗震救灾工作的顺利进行。④ 党委的坚强领导和有效组织,使学校救灾医疗队、抗震医院在为期一年半的抗震救灾工作中发挥了积极作用。

正当学校全力投入抗震救灾工作之际,毛泽东主席逝世的噩耗让大家再次陷入无限悲痛之中。党委在 9 月 15 日于校本部组织举行了沉痛悼念毛泽东主席大会。各附属单位也以各种形式纷纷开展悼念活动。二医系全体师生医护员工一致表示,要化悲痛为力量,以实际行动来悼念毛泽东主席。⑤ 随后,学校党委还专门制定了《关于掀起学习毛主席著作高潮的几点打算意见》,提出四点意见:一要学习毛泽东思想,继承毛主席遗志;二要深入学习毛主席著作,学习毛主席关于教育革命、卫生革命的一系列指示,加深理解毛主席教育革命、

---

① 《二医简报》(1976 年 1 月 19 日),上海交通大学医学院档案馆藏,1976 - DZ2 - 123 - 11。
② 上海第二医科大学党史办公室编:《中共上海第二医科大学党史大事记(1952—2002)》,内部刊印,2002 年 10 月,第 45 页。
③ 《二医赴唐山地区医疗队汇报提纲》(1976 年 8 月 25 日),上海交通大学医学院档案馆藏,1976 - DZ2 - 130 - 11。
④ 《党委扩大会会议记录》(1976 年 9 月 16 日),上海交通大学医学院档案馆藏,1976 - DZ2 - 121 - 19。
⑤ 上海第二医科大学党史办公室编:《中共上海第二医科大学党史大事记(1952—2002)》,内部刊印,2002 年 10 月,第 45 页。

卫生革命的思想和路线……推进各项工作的革命进程;三要发扬理论联系实际的学风;四要加强学习和组织领导,各级领导干部要把学习放在首位,带头学、带头用。[①]

4. 审时度势,稳中求变,开启上海第二医学院发展新篇章

1976 年 10 月,粉碎"四人帮"的喜讯为持续十年之久的"文革"画上了句点,全国进入拨乱反正的调整阶段。自 10 月 14 日起,学校党委根据中央精神,开始系统揭批"四人帮"的阴谋罪行。左英带头进行系统揭批,号召大家打一场揭批"四人帮"的人民战争,从政治、组织、思想上肃清"四人帮"的流毒。同时党委积极贯彻落实中共中央 1976 年第 23 号文件和上海市委 1976 年第 29 号文件精神,决定抽调有关人员成立复查组,开始复查工作。[②]

党的十一大后,学校党委在左英领导下于 1977 年 9 月 28 日发出《关于整顿调整附属医院管理体制的几点意见》,要求各附属医院:深入揭批"四人帮",拨乱反正;调整组织体制,坚持党的一元化领导;实行党委(党总支)领导下的院长分工负责制;临床和医技科室实行党支部领导下的科主任分工负责制;恢复卫技人员职称,明确各级人员职责。并于 9 月 30 日对 10 个月来的复查工作进行了总结汇报,共计查实和处理错误案件 81 起,按政策规定销毁材料 5 842 页(含当面销毁 2 159 页,发还本人 51 页),恢复团籍 3 人,按转正期计算党龄 1 人,补发工资 4 人,修改毕业鉴定 30 份。[③]

11 月 19 日,在党委扩大会上,左英指出,在揭批"四人帮"的过程中,要学习辩证法,批判形而上学……要专题揭批"四人帮"炮制的"两个估计"。12 月 21 日,党委根据市卫生局《关于整顿调整医院管理体制和建立健全合理规章制度的请示报告》的精神,决定正式撤销各附属医院、高血压研究所、伤骨科研究所、学院卫生学校及附属医院卫校"革委会",实行党委(总支、支部)领导下的院长(校长)分工负责制。[④]

随着拨乱反正进程的推进,各项工作逐步恢复到正轨上来。1978 年 6 月 27 日,学院党委根据《高校工作六十条》的相关规定,重新拟定了学校组织体制、机构设置及其职责的草案,发至各医院(系部)党委,院机关直属党支部及部、处科室讨论试行。7 月 12 日,市委批复学校新领导班子:左英任党委书记,兰锡纯任院长,王秀峰、程贤家、邝安堃任副院长,倪葆春、聂传贤为顾问。党政领导随即讨论确定了学院的组织体制及机构设置,随后的三个月中,党委根据新形势、新要求,继续调整和充实了院部、各附属医院、系部及各研究机构的党

---

① 《关于掀起学习毛主席著作新高潮的几点打算意见》(1976 年 10 月 11 日),上海交通大学医学院档案馆藏,1976 - DZ2 - 130 - 14。
② 上海第二医科大学党史办公室编:《中共上海第二医科大学党史大事记(1952—2002)》,内部刊印,2002 年 10 月,第 45 - 46 页。
③ 上海第二医科大学党史办公室编:《中共上海第二医科大学党史大事记(1952—2002)》,内部刊印,2002 年 10 月,第 47 页。
④ 上海第二医科大学党史办公室编:《中共上海第二医科大学党史大事记(1952—2002)》,内部刊印,2002 年 10 月,第 47 页。

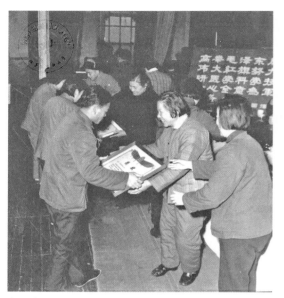

左英为医、教、研
先进工作者颁奖
(1978 年)

政领导配置。10 月 16 日,党委研究决定成立以兰锡纯为主任委员的二医学术委员会。至此,学校的日常管理和教学秩序已得到基本恢复。11 月 20 日的党委扩大会议确定了 1985 年以前二医的建设目标——成为具有全国先进水平的医学院校之一。[①]

十一届三中全会后,中国进入了改革开放的新时期。新形势对医学教育和医疗卫生事业的发展提出了新的要求。为了尽快适应新形势、新要求,1979 年初,左英召集党委召开教育工作座谈会,探讨工作重点的调整与转移,制定五年制医学教育的教学计划。与此同时,党委对 1977 年 12 月开始的复查工作进行了总结,对"文革"中遭受不同程度打击迫害的同志 786 人全部进行了复查,并按党的政策对其中的冤假错案进行了平反,落实了党的政策。[②] 在此之前的 1977 年,学院还恢复了系统内先进工作者和先进集体的评选工作,树立先进的同时也进一步激励全体师生医护员工在新形势下团结一致,发奋图强,共创新的辉煌。

对新形势下学校的发展,左英有着新的思路与规划,她指出:"一般高校是教学、科研两个中心,我们医学院还有医疗这个中心""医、教、研三个中心是不是多中心? 其实不然,对医学院校来说,医、教、研三项当中只要一项是不行的,一个中心压倒其他是不行的",在"具体安排上要科学,也可在某些环节上有主有次,有时候主次可以变换";在学校管理上,要明确"院长书记的分工,也要有个责任制",同时还要"强调党的领导和政治思想工作,毛泽东思想要坚持宣传,不能动摇,政工干部要定向培养,定职称、定级别,虚实都要解决好";医、教、研队伍的整顿与训练,要注重多组织学习,但"不能以数量充质量""政策要稳";医、教、研设备的更新问题要解决,"设备和手段都要现代化",图书情报要跟上;

---

① 上海第二医科大学党史办公室编:《中共上海第二医科大学党史大事记(1952—2002)》,内部刊印,2002 年 10 月,第 48 页。

② 上海第二医科大学党史办公室编:《中共上海第二医科大学党史大事记(1952—2002)》,内部刊印,2002 年 10 月,第 49 页。

历史遗留的问题要及时妥善地处理。[①]

5. 奉命调离,为上海第二医学院的发展留下宝贵经验

就在左英准备继续带领学院大展宏图之际,1979年4月,上海市委决定将她调至市卫生局任党组书记。左英在二医工作的这7个年头,正是学校在跌宕起伏中前行的特殊时期。她以坚定的共产主义信仰,坚忍不拔的意志,求真务实的精神,深入群众的作风,兢兢业业的态度,出众的管理能力领导学院不断前行,为改革开放后学校的快速发展打下了坚实的基础。她谦逊、慈爱的人格魅力赢得了二医全体师生医护员工的敬重与爱戴。

即将离开二医时,与左英共事多年的师生医护员工们不禁流露出对她的不舍与钦佩。时任党委副书记、老红军骆德三在党委会上充满深情地说:"老左和我们一块工作六年多了,她干劲大,革命精神好,事业心强,病中不休息,懂中医又懂西医,我们舍不得她离开。"时任附属瑞金医院党委书记孔庆寿说:"老左要走,大家都很留恋。左英同志团结、关心干部的优点是突出的,没有架子,经常深入下去和群众在一起。对贯彻上级政策、指示抓得紧,清查、交查、抓医、教、研。研究问题民主作风是好的,能吸收好的意见。调到卫生局去,对学院是有影响的,特别是在当前转变时期。老左是卫生界的老前辈了,到卫生局也是工作需要,对全市的卫生事业将是很有利的。"左英表示将把同仁们的临别赠言作为今后工作的一种激励,到了新的岗位后,在履行职责的基础上,继续为二医的发展贡献力量。[②]

在全体师生医护员工心中,左英不仅是一位带领学校逆流而上、平易近人的党委书记,更是一位有着高尚人格和坚韧品格,用自己的一生为人民医疗卫生事业无私奉献、奋斗不息的长者、革命前辈,是大家学习的榜样。

(二)那些年、那些人、那些事[③]

章央芬(1914—2011)于1954—1961年间出任上海第二医学院副院长。在二医初创和发展时期,她负责组织全校开展向苏联学习进行教改工作。这一时期,学校组建了各系(部)、教研室,推进了教学法、教材建设等教学基础工作,贯彻了党的教育方针、知识分子政策、中医政策等。40年后,她在自己的回忆录里,记录下了当时与"战友"们并肩作战的点点滴滴。正是当年全校师生员工的齐心协力,才奠定了二医日后发展的良好基础。

1. "改造"思想

在二医建设初期,由于老师来自三个不同派别的医学院,因此,他们各有自己一派的教

---

① 《党委会会议记录》(1979年3月22日),上海交通大学医学院档案馆藏,1979 - DZ2 - 175 - 3。

② 《党委会会议记录》(1979年4月4日),上海交通大学医学院档案馆藏,1979 - DZ2 - 175 - 4。

③ 转引自章央芬:《自豪的回忆》,华夏出版社2004年,第六章。

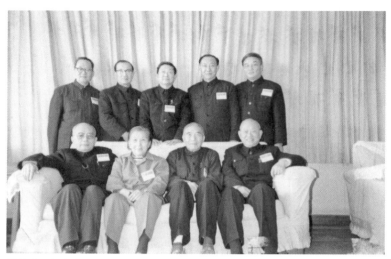

1980 年，章央芬在中华医学会理事会上与二医老教授合影（前排左起：黄铭新、章央芬、邝安堃、兰锡纯）

材、教学方法和工作常规，派别门户之见很深，互相不服气。对章央芬而言，要靠这么一支师资队伍加速进行教改很难。当时学校党委成员也都有同感。但是经反复讨论和分析，学校认为他们之间虽然有很多分歧，但是他们有技术专长、对教学负责、对患者负责这几点是共同的，只要正确地执行党的知识分子政策，和他们真诚相处，交知心朋友，依靠他们共同办好学校是完全可能的。

对此，学校采取了两项措施：一是组织学习马列主义经典著作，从理论上提高辩证唯物主义水平，正确认识共产党的宗旨；二是号召学习苏联，进行教改，要求三派教师共同以苏联教学文件为标准，结合讨论卫生部颁发的教学计划、教学大纲、教材、教研究室规章制度，对原来三个旧医学院的经验取长补短，拟定上二医统一的教学计划、教学大纲、教材，制订上二医统一的规章制度。

为了做好这项工作，党委书记孙仲德亲自抓马列主义理论学习。他安排章央芬做老教授一组的学习组长，要她谦虚诚恳，不要强加于人，让老教授们自己在学习中解决认识上的问题。据章央芬回忆，当时学的第一本书是《社会发展史》。这些老教授以前都在教会办的医学院学习和工作，相信上帝，绝大多数是虔诚的教徒。当学习到猴子变人的相关内容时，平日很少发言的组胚教研室的范承杰教授很生气地说："人是上帝造的，天经地义。怎么说是猴子变的，真荒唐。"另一位病理解剖教授邓裕兰也是基督教徒，说："猴子能变人，为什么现在的猴子不变人，胡说八道。"会场上气氛一下子变得像开了锅的水，大家七嘴八舌争论起来，各说各的。有个教授问章央芬的意见是什么。她回答说："这本书是大科学家恩格斯写的。"那天正好学习时间到了，大家就散会回家了。

1986 年，范承杰教授患癌症住瑞金医院，章央芬去看望。范承杰拉着章央芬的手很歉意地说:"30多年前,我信基督教,信上帝造人。学习会上对你发脾气。后来你领导我们学习苏联,搞教改,学生品学兼优,给我很大鼓舞和安慰。我亲眼看到了许多共产党救中国的事实,是共产主义有道理,我不再信上帝了,我已是一个光荣的共产党员了。"章央芬后来回忆说:"范承杰教授是我1932年就读上一医时的生物学老师,那时她还很年轻。她讲课认真,一丝不苟,亲自带实验,对学生要求很严格。她是独身主义者,终生没结婚。当我1954年来到上二医时,她已50多岁了,但工作起来还是那么认真负责,亲自讲课。"章央芬很钦佩她的事业心,并祝贺她成为共产党员。她躺在病床上,很愉快地点头微笑着说:"过去你抗日救国,后来又在二医做出了教改成绩,我作为你的老师感到十分自豪。"由于癌症扩散,范承杰去世了,享年91岁。她是北宋名儒范仲淹的第31代后裔,牢记"先天下之忧而忧,后天下之乐而乐"的祖训,严于律己,为人师表,深受师生敬佩。

当学习到有关阶级和阶级剥削的内容时,章央芬感觉要让这些教授们懂得剥削太困难了,她想到一个主意,请孙仲德同志参加,因为他是农民出身。孙仲德用自己亲身的遭遇和体会,深入浅出地讲明了阶级的产生和阶级的剥削,引起了大家的深思,也问了很多问题。老教师都觉得很新鲜,有些人还犹豫不相信,但大家一致认为,学到了过去没有听到过的知识,也提高了学习积极性。后来,大家又一同学习了《自然辩证法》和《历史辩证法》等经典著作。在章央芬看来,科学家都是自发的辩证唯物主义者,虽然受了较深的宗教影响,但对科学社会主义一套理论还是比较容易接受,因而对共产党人的不认同感逐步减少,也就提高了向苏联学习、进行教改的积极性。

2. 招收工农兵调干生

二医成立初期,校风较差。学校党委为了改变这种情况,在1954年招收了一批工农兵调干生。他们大多数是读完中级卫校的卫生干部,其中20%是党员,62%是共青团员,但只有初中文化水平。面对这么一批学生,要进行大学程度的数、理、化、生教学,实在是个大难题。二医的数、理、化、生各科的老教授们勇敢地接受了这个特殊任务。他们按照一个医生必须掌握的数理化知识的原则,花大力气精选了教材,改进了教学方法,增强了辅导,来完成这项艰难任务。

化学教授葛怀诚老师带领化学教研室全体同志特地为这班学生编写了《医用化学简要讲义》。物理学教研室全体老师为同学补上了高中物理基础知识,编写了以临床医用为主的《医用物理讲义》。最困难的是数学,老师们日夜给同学补上高中数学重点知识,同时删减了大学教材,深入浅出地教给学生,增加了辅导讲课时数。生物学教授童致棱带领教学技术人员制作了大量生物标本模型,以利于学生快速掌握生物学基础知识。

老师们呕心沥血,用最大努力帮助这批学生在半年内学完了医学院数、理、化、生的基本知识。当章央芬调任二医时,正逢这班学生准备期末考试。老师们想各种方法帮助大家复习。但考试结果并不理想,有 1/3 的同学不及格。学校党委和老师们都为此发愁。很多老师说这班同学尊敬老师、刻苦学习、团结友爱、学习进步快,但是没有上过高中阶段的课程,难以通过大学数理化,不及格就得留级,太可惜了。有的老师认为作为医生,对数理化的基础知识的掌握,不像做工程师那么重要,把及格线降下 10 分也可以。最终,学校决定只让极少数同学留级。后来的事实表明,绝大多数进入基础医学学习的同学,成绩优良,他们在进入临床医学学习阶段后,勤奋地为患者服务,学习优秀,深得临床医护老师的赞扬。

1959 年他们毕业时,学校留下部分优秀毕业生充实了前后期师资队伍和党政干部,成为 20 世纪六七十年代学校的学科带头人和技术骨干。而更大部分的学生则分配到全国各地。后来他们都出色完成了医、教、研任务,受到好评和表扬。

3. 令人尊敬的老教授们

全国著名微生物学专家余㵆教授,中华人民共和国成立前在上海开设临床检验所。二医成立时,他放弃开业,出任微生物教研室主任,是国家一级教授。学校成立基础医学部后,他担任主任。在工作中,他积极带头领导教改,亲自担任 200 人大课的讲课,教学效果极好。他还帮助年轻助教搞好小组实验。

在抢救烧伤工人邱财康的时候,余㵆发现患者有绿脓杆菌感染。他亲自带领学生到全市各地阴沟和粪缸边取菌种,带回实验室进行研究,分离培养出了绿脓杆菌嗜菌体,控制了邱财康的绿脓杆菌感染。从此,所有基础医学教研室都吸收一部分学习优秀学生参加教研室老师的研究工作,开始培养学生研究工作的能力,提高了教学质量。

潘孺荪教授毕业于圣约翰大学医学院。曾在无锡开业,是全县的名医,后到圣约翰医学院任兼职教授。二医成立后,缺寄生虫学教授,他同意出任寄生虫学教研室主任。从无到有,建立了二医寄生虫学教研室。他还参加了全国教材的编写工作,在全国同行内颇有名气。他知识面较宽,富有钻研精神,重视实践。在血吸虫病的诊断和治疗上做出了贡献。他在学习了苏联教材后,开始编写我国自己的寄生虫学教材。他是基础医学部的副主任,喜欢做新旧对比,他常说以前医学院的领导高高在上,轻易看不到,教科书十几年不变,老师也是上课来,下课走,师生谁也不认得谁。学生全靠自己刻苦学习,学成以后也就是为个人求职业,有个好的生活而已。现在学校领导一心扑在教学上,讲究培养目标,要求学生"又红又专",要求老师教书教人,一心要把学生培养成为又红又专的社会主义接班人。真好! 1956年,他放弃了在无锡的大量房地产,决心加入共产党。章央芬作为他的入党介绍人,感到十分自豪。章央芬说,"1961年我离开上二医,此后每次回上海我总要去看他,他还是那样兢兢业业地工作着。"

生理学教授张鸿德,来自圣约翰大学医学院。在向苏联学习教改时,涉及生理课最多。当时,卫生部在北京办了巴甫洛夫学说学习班,集中了各医学院的生理学教授,他也参加了。按规定每位教授回校后,要为本校教师开办巴甫洛夫学说学习班。张鸿德教授学习回校后不积极开班,有些同志要批判他。孙仲德同志认为学术上应坚持百家争鸣方针,不能动不动就搞批判,并安排章央芬与他谈话。谈话中,张鸿德教授说,巴甫洛夫学说中的条件反射学说科学地说明了许多生理现象,有创造性,但并不能用条件反射来解释生理学上的一切现象。他不同意这种一面倒的做法,所以他不积极办班。章央芬说:"你既然承认巴甫洛夫学说是科学上的创造发明,那你就有责任来宣传和教给别人,不能因为有人过度的夸张引起你的反感而不积极办班。"他认为章央芬说得有道理,就支持办了几期干部学习班,还在生理课内容中加入了巴甫洛夫学说,建设了条件反射实验室,积极投入教改,做出了成绩。他是一个实事求是的科学家。

病理解剖学教授邓裕兰对当时全国各医学院开展的从整体观念批判维尔啸的局部病理学有意见。学校党委也认为学术问题只能搞创造发明,逐步完善,因此决定不在学校里开展批判。避免了一场在学术观点上的思想混乱,也鼓舞了邓裕兰教授对教改的积极性。后来她带领教研室人员删掉了大量烦琐内容,增加了临床切片教学,提高了教学质量。

以前的医学院没有病理生理课,卫生部要求全国医学院开病理生理课后,学校从生理、病理、内科抽调优秀教师成立病生教研室,并调生理学副教授章德馨担任主任。在章央芬看来,章德馨聪明能干,而且漂亮。但是她的父亲是"五四"运动中的斗争对象卖国贼章宗祥,对此她很自卑。孙仲德同志找她谈话后,她晚上跑到章央芬家中,流着泪对她说:"我的父亲是卖国贼,我还配当教研室主任吗?"章央芬回答道:"共产党是唯物主义者,一个人不能选择自己家庭的出身,但是一个人完全有权利选择自己的信仰和道路。反动派头子的子女也能成为共产党员,调你当教研室主任说明了党组织是充分信任你的。"后来,学校又调王振义讲师任副主任,协助她工作。章央芬说:"王振义不仅聪明能干,而且埋头苦干。他是邝安堃教授的得意门生。他们和一批青年教师首批学俄文,边学边用,一边学习苏联病理生理学,一边翻译。他们编写了我国首批病理生理学讲义,后来又参加了全国教材的编写。在全国交流病生教学经验会议上,得到好评。"在充分准备的前提下,学校按计划开了这门课,受到了学生的欢迎。

二医初建时期,各种医学基础课师资队伍较弱,老教授多数年过半百,但他们响应党委号召领导青年教师,积极投入教改,日夜忙碌。到 20 世纪 60 年代,二医已基本赶上了兄弟院校的教学水平,老教授们的付出是功不可没的。

医学教育有其特殊性,培养优秀的医学人才,除了扎实的基础教学外,优质的临床教学更是不可或缺的重要组成部分。学校成立以后,临床教师都是原 3 个医学院附属医院的名医和上海著名的开业医师。他们习惯临床诊治工作,对临床教学仅是带着干一点。一门内科学就有 20 多人分讲,而且 3 个派别,各有一套诊治惯例,临床教学相当混乱。

医疗系主任叶衍庆教授,是圣约翰大学医学院骨科专家,爱国、正直、坦率、诚恳、公正。他人品高尚,业务技术好,得到三派教授专家的公认。当他学习了国家颁发的教学计划、教学大纲后,认为苏联的这一套文件确实比我们原来任何一个医学院的教学管理好,能保证毕业生的质量。他更拥护党委的要求,在向苏联学习的同时把三派之间各搞一套的医疗诊治常规统一起来。他奔跑于 3 个医院,找各科专家教授谈心,劝导他们成立教研室,并要求教师按教学大纲安排和进行教学工作。1956 年,他带头忍痛削减了自己的专业课时间,带动了临床教学的教改。他找到章央芬,诚恳请她一同到广慈医院外科听老师们的意见,讨论成立 3 个外科教研室。章央芬记得,他在会议上耐心、认真、诚恳地说服老师们按教学大纲内容和要求讲课,抛弃过去"自由式"讲课,避免重复、脱节甚至矛盾。这份专注和执著对大家产生了深深的触动。

章央芬记得,有一回,叶衍庆跑进自己的办公室,说:"告诉你一个好消息,某教授思想通了,他今天主持教研室会议,他们的教学任务完全安排好了。某教授能力强,有真才实学,要是他带头搞教改,一定能影响很多人,教改一定能顺利进行。"那时的他已年过 60 岁,两眼闪闪发光。章央芬忍不住对他表示由衷的感谢,他却说:"我们都是为了新中国培养全面发展的高级人才,使祖国强大,再不受人欺侮。我最喜欢听《歌唱祖国》那支歌里的一句话'歌唱我们亲爱的祖国,从今走向繁荣富强……'你们这些共产党员已经做了很多工作,现在我也多做点工作,哈哈哈哈。"在共同目标的指引下,老教授们的心融合在了一起。章央芬感慨地说:"每当我回上海时,我总要去看看这位老教授和他的夫人儿科专家陈大夫。他们总爱和我讨论二医的教学工作。他还激动地说:'二医有今天这样兴旺发达,都是 50 年代学校党委正确贯彻党的教育方针和知识分子政策的结果。你们真是兢兢业业为培养全面发展的接班人这个目标奋斗。你们那么认真艰苦的努力,使我们都感到新中国大有希望,也跟着日日夜夜地干,一心想把学校办好,没半点私心,没留一点余力。'"的确,整个 50 年代和 60 年代初期的建设,为二医今后的发展打下了扎实的基础。

医疗系副主任邝安堃教授,是法国巴黎大学医学院第一个中国教师,回国后一直任广慈医院内科教授,专长内分泌。他特别重视培养新生力量,讲课条理好,语言生动,逻辑性强,重点突出,非常受欢迎。苏联的教学计划和大纲基本上是欧洲大陆模式,所以他很容易接受。他和 3 个教学医院的内科老师商讨分工,他善于表达,说服力强,他为内科临床教改做了大量的工作,成绩显著。当时党委号召教师学习中医,他带头响应。1959 年,学校成立高血压研究所,学校请他任研究所副所长,他就运用中医的方法治疗高血压,并研究气功和中药治疗高血压的方法和机理。1992 年建校 40 周年校庆时,他已 90 高龄。当他谈及学校 40 年来的进步和发展时,感到无比高兴。章央芬说:"这里有你邝老教授的功劳。"他高兴地说:"我也以此作为我一生的骄傲和自豪。"

仁济医院原外科主任董方中医师从美国回国后,创立了二医局部解剖手术外科学。他严格要求,循循善诱,学生们都称赞董老师给了他们最扎实的外科基本训练。章央芬还记得,在 40 周年校庆大会上,很多学生找上来和他握手问好,并感激地说:"就是你 50 年代教给我们局部解剖和外科手术学的基本训练,使我们几十年来受益匪浅。我们永远忘不了你啊,好老师!"

傅培彬教授是比利时留学生,中华人民共和国成立前就回国在广慈医院做外科教授。1956 年,他任外科系统教研室主任。董方中教授讲完外科总论后,他负责讲之后的相关理论。他们两人,一个是"英美派",一个是"法比派",临床诊治上的确各有特点,但他们都接受了学校的教改要求,彼此互相尊重,经常在一起商讨教学内容如何衔接和分工的问题。遇到分歧,协商讨论,取各派优点教给学生,着重"三基"训练,大大消除了学校内部三派之间的隔阂和不团结现象。傅培彬经常教育学生说:"消毒不严格,给患者伤口传入细菌是犯罪行为,对患者粗暴或冷淡是精神虐待。若再要为学习和要礼物等而区别对待患者,那是乘人之危,是最卑鄙的人。"由于他和董方中教授这样的好老师的培养,奠定了二医毕业生在外科方面动手能力比较强的基础。

临床外科教研室主任兰锡纯教授是上海著名的胸外科专家。他原是圣约翰大学医学院附属宏仁医院外科主任,因为教改的需要,调任仁济医院外科主任。除外科教学外,他还协助叶衍庆系主任重新组织当时三派外科医师成立了 3 个教研室,做了大量工作。

在章央芬的记忆中,还不得不提当时上海著名的开业医师黄铭新教授。他思路活跃,观察力敏锐,技术高超,对疑难杂症肯动脑筋、出点子。二医成立后,他响应党的号召,放弃诊所开业,参加附属仁济医院内科的医、教、研工作。他和江绍基教授共同负责内科临床教学,积极进行教改,编写教材,他那种"从来不叫困难"的精神,让人敬佩。仁济医院当时房屋非常拥挤,教学条件差,但他和江绍基教授商讨后,都能很好地解决。

50 年中后期,卫生部决定在二医办儿科系,由上海著名儿科专家高镜朗教授任主任,李丕光教授、郭迪教授和章央芬任副系主任。高镜朗教授是章央芬在上海第一医科大学学习时的老师,他讲课生动,效果特好,著有中国第一本中文版《儿科学》。他的知名度很高,当时的儿科有"北有诸福棠,南有高镜朗"之说。上海市政府为了支持二医儿科系的建立,决定在控江路新建一所以儿科为重点的综合性医院——新华医院,由曹裕丰教授任院长。1955年,开始从医疗系三年级肄业生中抽调部分学生在广慈医院儿科上临床课,一连三年。这些学生毕业后,择优留作师资。同时招收新生,每年 60 名和医疗系共同上基础课,然后进入临床儿科的 4 门课程(儿科保健学、系统儿科学、临床儿科学、儿科传染病学)的学习。当时要新建 4 个专业教研组和一个附属医院,工作量很大。筹建主要由郭迪和李丕光教授负责。郭迪教授个子矮小,但他事业心强,工作踏实负责,积极肯干,事业上是一个巨人。他为建设和发展二医儿科系方面贡献了几十年的精力,成效显著。

当时二医的口腔科师资也较强。早在 1932 年,震旦大学医学院就已建立口腔系,二医建校后改为口腔医学专业。1955 年 2 月,在向苏联学习的高潮中,学校成立了口腔系,每年招生 60 名。口腔系主任席应忠教授是华西医学院口腔系毕业,年龄较大,工作认真,勤勤恳恳。在建系工作和教改中做了大量的组织领导工作。副系主任邱立宗,年轻有为,有创造性、能力强,可惜他患了一种慢性神经系统疾病,逐步失去了工作能力。系秘书吴少鹏医师是党员,是口腔系主任的得力助手。由于他的努力,口腔系的老教授们团结一致。干部和医师共同办好了口腔系教学,受到了学校领导和上海市好评,几次评为"市先进单位"。

在二医教学改革中,老教授们始终努力工作、努力学习,听党的话,和学校党委同甘共苦。他们也在各种政治运动和教改中进行了艰苦的自我思想改造。这些老教授发挥了很重要的作用,做出了重大贡献。他们和中国所有的老知识分子一样,爱国、善良、进步、追求真理,他们为新中国繁荣富强贡献了自己的力量。

4. 充满干劲的中青年教师们

1955 年初,学校各系部讨论落实教改的措施。基础医学部率先召开了党员教师、积极分子和群众教师座谈会。他们都是 30 岁左右的中青年教师,思想上要求进步,业务上钻研性强。学校把 1955 年上半年教改工作的初步意见向他们传达后,他们个个精神抖擞,提出了很多好的意见。特别是党员教师,如人体解剖学的乔逸民、生理学的曹晋康、病生学的夏宗勤、寄生虫系的蒋鉴新,他们一个个严肃认真地表态,要带头团结全科教师搞好教改。会议上的那股誓言般的气氛,让章央芬回想起新四军抗日时期共产党员模范带头的作用。

当时,这些共产党员和中青年教师首先带头积极投入俄文学习,学得又快又好。学习结束后,立即投入翻译苏联教材的工作,以备编写新教材参考。他们说,这样既能进一步学习俄文,又能学习苏联教材,一箭双雕。中青年教师们用行动兑现着自己的誓言。

生理教研室的曹晋康既要协助张鸿德教授开班讲课,又要和全教研室同志筹建"条件反射"示范实验室,还要和教材科的同志一起采购仪器设备,喂养和训练实验用的动物,有时还要和工人们一起搞制作。他和教研室的同志们忙得"团团转",但他们的辛苦得到了很好的回报,出色地完成了组织教师和干部学习巴甫洛夫学说的任务,给学生开出了巴甫洛夫学说的课程和实验。

在教改进程中,人体解剖课讲课和实验的比例由原来的 2∶1 改为 1∶3,要求教师"精讲",学生"多练",这种改变带来巨大工作量。小组实验增加,要求增加大量模型、标本和尸体。教学秘书乔逸民是共产党员,他团结了全体教师和技术员工,突击完成了大量标本制作和尸体灌注工作。还有党员技工老戴,带领着青年教师和技工,连续几天几夜到火葬场拉尸体回校,灌注福尔马林。当时,学校每年招新生 500 名,人体解剖实验 20 人一组,共分 25 个小组。每组每周 3 次实验,每个青年教师每周要带领指导 16 次实验。青年教师们抓住要点,指导学生自己动手解剖尸体。他们表示,为了学生能学好,自己天天练习解剖到深夜。以前很少有自己动手的机会,只是看看标本、模型、挂图而已,现在只能花大力气现学现教。在大家共同的努力下,学校的人体解剖教学得到了显著提升。

病理生理是门新课程,没有教材。正副主任和教师都是由其他学科教师改行来的,困难特别大。生理课的夏宗勤,病理科的徐也鲁,药理科的余航生等中青年教师转入这门新学科后,协助主任共同编写二医的病生讲义。他们战斗式地工作,保证了如期开课,教学效果也很好,受到学生欢迎。

寄生虫学教研室也是新成立的,主任潘孺荪教授带着蒋鉴新、苏信生、杨士静、钱宗立等一批青年教师,很快就编写出新的教材,充实了标本、模型、挂图等教学设备,开办了校外实习基地。蒋鉴新是教学秘书,精力充沛,直言不讳,十分可爱,是潘孺荪教授的得力助手,他带领同学们下乡到血吸虫病流行区去灭钉螺,收粪便化验,寻找患者给予治疗,和同学们打成一片。

教改以前,特别是院系调整前,医学院的周学时在 40 学时以上,学生学习负担很重,谈不上德智体全面发展。1955 年起,国家教学计划周学时减少到 32 学时,周学时的减少掀起了教改的大风波。在教授会议上,当学校提出各科缩减学时的初步安排后,许多教授都表示教学任务重,压缩学时无法确保教学顺利开展。中青年教师们在获悉"减少周学时,提高教学质量"的要求时,大多认为困难很大,但是,他们认为,既然要实现培养目标,就必须采取改革措施,决定在老教授的带领下发动全体教师,精选教学内容,改进教学方法,力争把周学时减下来。

病解的教学秘书郭延寿讲师是邓裕兰教授的得意门生,他在会议后,多次说服邓教授,并发动全体教师接受减少学时的教改。微生物学教研室主任余㵑教授也对减少学时有所犯愁,但他和教研室的中青年教师陆德源、张詠等同志同心协力精选内容,安排讲课和实验时都减少了学时数,还增加新内容,提高了质量。组胚教学秘书青年助教吕卫协助范承杰主任和其他教师改进教学方法,缩减了学时,效果同样显著。人体解剖课时数减得最多,也是由于中青年教师们努力改进教学方法,提高了教学质量。为了分担老教授的负担,中青年教师还负责一部分讲课和全部实验、辅导。他们认真备课,经教授和其他教师提出意见后,修改讲稿再正式讲课。学校还定期组织评讲活动和教学方法交流会。每天深夜,基础教学大楼的窗户几乎都亮着灯光,青年教师们都在写讲稿和实验辅导资料,准备第二天的实验仪器和标本说明。病理生理学的助教徐也鲁说:"现在我们搞教改是一种战斗,今天备不好课,明天课堂上就心慌意乱,讲不好课,带不好实验,下课后自己感到像打了败仗一样难受。所以,我们一定认真准备,准备不好就开夜车,以求明日课堂、实验室里胜利完成任务!"就是这样一股热爱学校、热爱教育和热爱学生的心情营造了热火朝天的教改气氛,促使这批中青年教师常常自豪地说"我们是在战斗中成长,在任务中锻炼"。

事实也的确这样。这批中青年教师在20世纪50年代教改中,扎扎实实学习了自己本门专业知识,还学习了凯洛夫教育学,讲究教学方法,增强了表达能力,密切了师生关系。为人师表的责任,促进他们自身的思想改造。不论在政治思想或专业水平方面,他们都迅速成长。到了20世纪的60年代和70年代他们成了各学科的骨干和带头人。

1958年,是"大跃进"的年代。当全国人民掀起大炼钢铁的热潮,为实现我国钢铁产量翻一番的宏伟目标夜以继日地拼搏时,上海第三钢铁厂的炉前工人邱财康被钢水烧伤,送到附属广慈医院。这是一次严重的工伤事故,邱财康烧伤面积达89%,送进医院时已是面目全非,看上去像一段烧焦了的枕木。上海市委向学校下达了政治任务——"全力抢救邱财康"。

学校党委立即成立邱财康抢救小组。外科专家董方中教授为组长,成员都是优秀的中青年医师,有史济湘、杨之骏、张涤生、杨增年、陈德昌、朱德安等,还有优秀的护士长、护士若干名。关子展在大会上号召全校师生行动起来。为了完成这个艰巨的任务,全校师生员工发扬救死扶伤的革命人道主义精神、勤奋进取的创新精神和团结协作的精神,还特别提高了中青年临床医师的认识,积极主张吸取三派的优点,大大消除了原来三个学派间的成见,建立了统一的临床诊疗常规,提高了医疗与教学质量,使得临床教改得到大踏步的前进。

学生的精神面貌也有了显著变化,他们争先恐后抢着给邱财康输血。在邱财康的伤口发现绿脓杆菌的时候,微生物学专家余㵑教授带领几名师生到全市采集绿脓杆菌样品,在实验室里成功地培养出嗜菌体,学生们还冒着危险将绿脓杆菌血清注射到自己身上做实验。更让人难忘的是,一个魏姓同学献出腿上一大块皮供植皮之用,为此住院一周之久。这些都反映了党的教育方针在二医得到了切实贯彻。广慈医院在此基础上成立了烧伤科,增收了烧伤患者。杨之骏、陈德昌、朱德安、杨增年等青年医生在原有基础上进行临床研究,研究出一套治疗烧伤后休克、感染、脱痂、植皮的规律和防治措施,使学校的烧伤医学诊治达到了国际先进水平。

最后,二医不仅成功抢救了邱财康,而且创造了烧伤治愈的世界纪录,为新中国赢得了荣誉。抢救邱财康成功以后,董方中、史济湘、杨之骏、陈德昌、朱德安及护理小组被通报为全国先进集体。

回想此事,章央芬表示要特别提一下抢救小组中唯一的共产党员杨之骏,当时他还不到30岁,是一个助教、住院医生。他一天24小时住在病房,全身心地投入工作。他仔细观察病情的变化,日夜钻研,提出了很多有效的办法,为多次扭转病危险象立下了大功。由于他的杰出贡献,当年被破格提拔为教授,而且很快就成为世界烧伤医学的著名人士。

事实上,学校党委从最开始就认为教改必须与科学研究同时进行,这两项工作是相辅相成的。1959年,学校成立了伤骨科研究所、高血压研究所,广慈医院成立了烧伤科,大力开展科学研究工作。这些研究机构的带头人都是著名教授,他们出大主意,具体筹备建所和落实开展科研工作的是中青年教师。高血压研究所秘书赵光胜是共产党员,他工作踏实,考虑问题细致,钻研性强,要求严格。他带领了一批刚毕业的青年医师和护士们很快开设了40张床位的高血压病房,并立即投入中医气功降压的研究,实行了毛主席说的“以西医科学方法来研究中医”的指示,是当时国内的首创。他还带领二医学生完成100万人血压普查,与药理教研组合作,带领学生在短期内筛选降压中药500余种。1959年,高血压研究所第一批研究成果在全国首届心血管病会议上得到一致的好评。

伤骨科研究所学术带头人叶衍庆,是著名西医骨科教授,还有老中医、上海著名跌打骨科专家魏指薪医师。研究所秘书钱不凡是二医1955届毕业生,热情肯干,在筹建研究所工作中克服种种困难,在调节所内人际关系方面做了大量工作,使这个中西医结合研究所的工作开展顺利,在临床治疗效果和机制理论研究上迅速获得了一定成绩。

1960年初,中央卫生部和上海市委要求医学院校搞课程体系改革。二医以口腔系的一个班作为试点,首先把基础课合并成为正常人体学(包括人体解剖、组胚、生理、生化的总论部分);疾病病因学(包括微生物、病解、寄生虫总论部分);诊断学基础(包括物理及实验诊断学);疾病防治学,以临床各科的病为纲,包括基础课各论中的有关内容和临床内外科的诊治办法。试点班实行综合性讲课,当时称之为"一条龙"讲课。学校抽调了一批优秀的中青年教师,成立教育革命组,组长是王振义,副组长吴少鹏是口腔系教学秘书。这批中青年教师,在两三个月内就编写出了新教材,开出了多科性的新型实验。

临床方面,以结核病为试点,进行了前后期各科结合在一起的"一条龙"讲课。全校师生代表、党政有关领导参加了听课,并观看实验。大家都认为这种改革是一种好办法,可以减少学时,减轻学习负担,提高教学质量。但各专业的教师对这种做法极不适应,而且这种方法只适用于少量学生的教学,所以只做了一个学期的试点,就暂停了。

应该说,这批中青年教师朝气蓬勃,敢说肯干,服从党的安排,在老教授们的指导下,无私无畏地奉献一切力量。他们出色地完成了任务,使学校出现了热火朝天的局面,开创了二医创新、团结、勤奋、求实、进取的优良传统。

5. 在政治运动中改进校风

建校初期,学校的低年级学生基本都是新招收的,但大多数学生来自并校前的三所医学院。他们中大多数人的家庭经济比较富裕,受宗教影响较深。他们对 1953 年开展的"反帝爱国教育运动"有不满情绪,学习积极性不高,纪律松懈,迟到、早退、旷课时有发生。特别是开全校大会,不少学生交头接耳,会场上一片嘈杂。

孙仲德对学校校风不好虽有不满,但他有自己的想法,认为年轻人是可以被教育转化的。他恳切地对教师们说,"我们要甘为孺子牛"。为了做好转化工作,学校党委采取了两项措施:第一,决定 1954 年招收第一届工农调干生 400 人,起带头作用;第二,加强共青团组织的建设和学生思想工作,同时配备年级政治辅导员,深入了解学生思想情况,进行针对性强的思想工作。

1955 年,又招了第二批调干生。那时正值"肃反运动"后期,揭露了龚品梅等人的罪恶活动。学校组织学生分批参观罪证展览会,使多数加入教会的学生提高了认识,明白了反革命分子是如何利用宗教进行破坏活动的。爱国和爱教并不矛盾,而这些披着宗教外衣的反革命分子才是新中国的敌人。时任副院长胡文耀,也是震旦大学天主教三自革新领袖,他现身说法给学生们做了爱国、爱教的报告,大大消除了学生的反感情绪。大多数学生开始相信,只有在党的领导下,才能办好学校。此时,调干班学生中的党团员积极响应党委号召,处处起带头模范作用,带动其他学生增强了组织纪律性。讲吃讲穿的少了,艰苦朴素、勤奋学习的风气增加了。

1958 年初,上海市教育卫生工作部召开反浪费动员大会,一夜之间贴出大字报数千张。多数师生的大字报提出,最大的浪费是培养出的学生不符合国家目标。共青团进一步引导学生们讨论怎样才能达到国家培养目标。当时有 3 种意见,一种是"先专后红",第二种是

"先红后专",第三种是"又红又专",政治上要以共产党员的标准要求自己,业务上也要有优异成绩。"红专大辩论"集中进行了一周。学校党委在综合大家意见后,肯定了政治和业务不能分家,也不能分先后,培养全面发展的人才,一定要是"又红又专"。

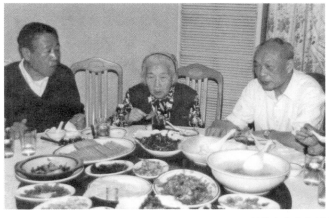

1999 年章央芬(中)回到二医与王振义(右)、刘涌波(左)叙旧

当"反右"运动开始时,少数学生因对政治课有意见。有少数学生问:"为什么教学计划安排这么多的马列主义课? 做个医生不需要懂马列主义,这是浪费我们的时间。"有的说:"共产党宣称信仰自由,马列主义课应改为选修课,谁愿学就学。"有的说:"马列主义课不应考试,不及格还要留班,岂有此理!"随着"反右"运动的深入,学校党委组织同学们参加对错误言论的辩论和批判,使绝大多数同学提高了认识,明白了思想意识领域中的阶级斗争,确认政治课是门主课,必须学好。学生中正气抬了头。

不久之后,学校门口贴出了一张漫画大字报,画上是一个胖子高高坐在转椅上,手拿大扇子,题字是"饱食终日"。这张漫画有丑化学校领导的意思。学生中,开始了一场"要不要党领导"的大辩论。大部分学生,特别是两届调干生,立场坚定、旗帜鲜明,列举大量事实说明只有党的领导,才能办成新型的社会主义医学院。那些原来主张"教授治校"的学生在事实面前也都转变了观点。

那时,中央有规定在学生中主要是提高认识、接受教育,少划或不划"右派"。学校党委决定对学生进行正面教育,让学生参加"反右"斗争,提高阶级斗争意识,树立党的领导观念。但是,当时全国都在"左"的气氛影响下,二医"反右"运动的后期也对学生搞"补课"。几乎每个年级都有学生被划为"右派分子",犯了"反右扩大化"的错误。但总的来说,"反右"斗争转变了学校的政治气氛,特别是对扭转学生中的非政治倾向起到了作用。

1959 年,全国"大跃进"的浪潮也涌进了学校,上海市委号召各大学开门办学。二医师生 3 000 多人浩浩荡荡走出校门,实行开门办学 50 天。师生被分成几十个小组分散到上海县和浦东的各人民公社的几十个大队,住农民家里,半天劳动,半天学习,晚上开会讨论。每周布置一次教学和劳动计划,大多数学生是第一次下乡,生活上的艰苦,体力劳动强度的不适应,使他们开始意识到自己和广大农民之间的巨大差别。这时,校团委因势利导,在学生中开展了"与同龄人比贡献"的大讨论。同学们晚上坐在油灯或蜡烛的微弱光线下,开展了极为热烈的讨论和争辩。有的说,"我21岁了,读了15年书,我房东的儿子15岁就种地、交公粮。比贡献,我太不如他了。"有人反驳,"你毕业后做个好医生,贡献就会比他大。"又有人接口,"那就看你现在是否好好学习,是否有一颗为人民服务的心,不然你也做不了好医生,还是比不过他。"又有同学说:"我家房东王胖子什么农活都是一把手,聪明能干,是大队团支书。他一天忙到晚,晚上还在油灯下自学文化,我有那么好的条件,还不用功,真对不起这些同龄的人。"有不少同学做了诚恳的自我批评,认为自己"有懒汉思想,只要各门及格,毕业后做个医生就行",看到农村的同龄人,自感羞愧。特别是女同学们纷纷表示在学校里讲吃讲穿,不努力学习,而农村的同龄女孩子却兢兢业业和男同志一样在田间劳动,还要干家务活,想学文化而没有机会,自己回校后一定要珍惜这样的好机会,学好本领,将来为人民服务。

在专业学习和为农民诊治常见病时,学校要求广大师生向当地医生学习。当地医生大多数是中医,很多同学一开始感到中医没有科学理论,中医是安慰剂。一根草能治什么病?但当同学们看到很多患者在服中药后,病情大见好转,甚至危重患者也在服汤药后神奇般地好转了。在事实面前,学生们纷纷议论开了。有的说:"毛主席怎么如此伟大,指出中医是个宝库,可我们还不相信,我们真是偏见无知。"有的说:"中草药不识它是棵草,认识它是个宝。"有的同学说:"我过去提过意见,不愿学习中医课,嫌安排的时间太多,那是一个大错误。"学生们转变了观点,积极收集了千百张民间秘方、祖传验方,学会了针灸和开草药处方。有的人喜出望外地说:"副产品大丰收,学会了不少治病本领。"

50天的"开门办学"很快过去了,大队人马回校,学校党委组织了总结工作。团委专抓学生总结,师生从个人小结开始,再到小组、班级总结,最后全校总结。学生以小组为单位,人人讲,有专题小结,有谈认识体会。学生们畅所欲言,一致认为下乡两个月与农民同吃、同住、同劳动,边劳动、边学习政治和业务,亲眼看到农民生活艰苦、辛勤劳动,还无私上交公粮,特别是经过"与同龄人比贡献"的讨论,学生在思想上震动很大,深深意识到自己必须端正学习目的,刻苦学习,准备将来更好地为工农兵服务。同时,大家还一致认识到毛主席提出的中医政策的正确,认为用科学的方法来研究整理祖国医学,是历史赋予自己的责任。

开门办学使学校广大师生的思想面貌有了极大转变,原来在"红专辩论"时的很多谬论都不攻自破,本来坚持要走"先专后红"或"只专不红"道路的同学,都自觉地做了自我批评。

党委也成立了教改专题总结小组，在师生总结讨论的基础上，归纳出了几年来向苏联学习进行教改的办学经验：

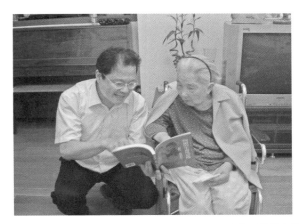

2009 年 7 月校史编写组在北京采访章央芬

（1）医学教育必须与生产劳动相结合，师生都需要定期参加工农业劳动，树立正确的劳动观点和为人民服务的观点。

（2）医学教育必须与群众卫生运动相结合，教育学生掌握常见病、多发病的防治知识和技术，贯彻预防为主的方针，防治疾病，提高人民健康水平。

（3）医学教育必须与祖国医学相结合，使学生掌握中医基本理论和技术，能用科学方法去研究整理、提高祖国医学。

老师们，特别是老教授们反映说："现在二医学生和过去大不一样，党团员、调干生带了头，他们一个个朝气蓬勃，刻苦学习，大课堂 200 多人上课鸦雀无声，再也没有迟到早退了。他们实习课专心致志，动手能力强，能提问题的水平高，进步太大了。他们提出教改建议，还真能提到点子上。"有的老师说："自从抢救邱财康的学生参加了绿脓杆菌（噬菌）体的研究后，学生们开始主动参加教师的科研工作，促进了学校开展科研工作。学校的教育质量有了很大提高。"从临床反映来看，"高年级学生在病房里很受欢迎，他们在服务学习，为病房中的患者做好事，不增加患者麻烦和痛苦。"叶衍庆教授有一次特别高兴地对校领导反馈道："清早来到学校，看见大操场上满满的学生和年轻教师都在锻炼身体，他们说要争取百分之百的劳卫制及格，争取全面发展，多么可爱可亲的青年人呀！"学校中的师生员工团结友爱、尊师爱生，已蔚然成风。学校中荣获"上海市三好学生""五好团员""三好团支部"的比例也不断提高。1960年和1961年，上海市学联的主席都是二医的学生。

二医成立后的毕业生分配到了全国各地。他们绝大多数都能服从组织安排。1959年以后，80%的毕业生分配到了基层、边疆和工矿农村。在各个岗位上，他们都能积极完成任务。留校当教师的学生中，也有不少人成长为教学或党政骨干，继续为学校的建设和发展做出贡献。

第二章
稳步发展　逆水行舟(1959—1978)

第一节　事业拓展　调整充实(1959—1966)

一、教育大革命

（一）贯彻《高教六十条》

1960 年夏,党中央、毛泽东开始反思并纠正"大跃进"造成的后果,对国民经济实行"调整、巩固、充实、提高"的方针,并在周恩来、邓小平等人的主持下,在各个领域制定了一系列调整纠错措施,在教育领域的突出表现是《教育部直属高等学校暂行工作条例(草案)》(简称《高教六十条》)的通过。1961 年 9 月 15 日,中共中央庐山工作会议上通过的《高教六十条》规定了高等学校的方针、任务和有关政策。《高教六十条》指出高等学校的基本任务是,贯彻党的教育方针,培养社会主义建设所需要的各种专门人才。《高教六十条》又规定,高等学校必须以教学为主,努力提高教学质量,对参加社会活动和生产劳动应作适当的安排,但不宜过多;在教学中,必须发挥教师的主导作用;科学研究工作必须坚持"双百"方针;高等学校实行党委领导下的以校长为首的校务委员会负责制等。中央批示指出目前在高等学校工作中,应该着重解决以下几个主要问题。

（1）必须以教学为主,努力提高教学质量,生产劳动、科学研究、社会活动的时间,应该安排得当,以利教学。

(2)正确执行党的知识分子政策,团结一切可以团结的知识分子,为社会主义高等教育服务。正确执行"百花齐放、百家争鸣"的方针,提高学术水平。

(3)实行党委领导下的以校长为首的校务委员会负责制,充分发挥校长、校务委员会和各级行政组织的作用。

(4)做好总务工作,保证教学和生活的物质条件。

(5)改进党的领导方法和领导作风,加强思想政治工作。

根据中央的部署,上海第二医学院在1961年10月召开党委扩大会议,学习贯彻《高教六十条》。1962年1月2日,医学院党委根据《高教六十条》的精神,在学校推行以党委领导下院长为首的院务委员会负责制的工作制度。根据条例的精神,学校发动职工与师生揭发与分析教学中出现的问题以及产生的原因,并相应地进行改正。

在具体的贯彻落实中,党委特别强调了要加强党对教学的领导,调整教学政策,改变"为教学而教学"方针。根据《高教六十条》中强调要加强思想政治教育,加强党的领导的要求,学院党委在贯彻条例的过程中,除了抓好党的工作和思想政治工作外,还定期研究教学医疗工作,重视医疗科研工作的开展,总结领导经验,提高干部的政策水平。除此之外,学校在贯彻《高教六十条》的过程中,还要求各单位在执行党的教育方针的同时,运用无产阶级思想原则,培养"又红又专"的知识分子队伍。同时加强对师生进行社会主义教育,树立社会主义的远大理想。另外,对教师队伍中仍然存在的资产阶级思想,学校组织了支部书记和科级以上干部进行讨论,辨别风向,辨别是非,提高警惕,发动大家针对本单位的问题去做思想政治工作,同时由学校行政机构结合市教育工作会议的讨论情况和学期工作进行正面教育,进一步提高,把大家的精力引导到提高教育质量上去。

二医的各个行政单位在贯彻执行各项方针政策任务中,确定了"政治挂帅"的原则,把贯彻《高教六十条》和思想工作紧密结合起来,定期向党委汇报贯彻条例中的问题和群众的反应。在执行中,学校的行政机构特别加强了对劳动课的领导,使它真正成为对学生进行思想政治教育的工具。在劳动课的教学过程中,院系领导和各系还定期讨论学生学习问题,并且帮助教研组以全面发展观点了解学生的情况,因材施教对学生进行指导。

同时,各分党委总支也根据通知的规定,开展各种活动贯彻《高教六十条》。在贯彻过程中,各系坚持以马列主义、毛泽东思想为指导,根据各系的特色,开展不同的活动,但是归根到底,主要有以下几个方面:①经常了解和检查党的方针政策的执行情况,帮助干部学习领会方针政策,纠正贯彻执行中的片面性和缺点错误;②帮助行政单位具体总结贯彻《高教六十条》的经验,不断地提高教学工作和医疗工作的质量;③抓紧对学生特别是应届毕业生的思想政治工作,针对他们的特点和问题,以马列主义、毛泽东思想为指导,毫不松懈地对他们进行爱国主义和国际主义教育,树立全心全意为人民服务的观念;④做好对知识分子的团结教育工作,并帮助行政做好教育工作。

除了制定一系列的方针,学院还制定了专门的工作方法,确保方针贯彻落实到实处。根据学院的规定,每个系要确定一名书记或副书记分管教学,以便经常了解情况,确保心中有数,分党委、总支要树立全面性工作的观念,除经常抓好党的思想政治工作外,还要抓好业务工作中的方针政策贯彻。各分党委、总支每学期应该针对教学专门讨论3次,在帮助各分党委、总支、系(部)管好教学的同时,要经常听取支部关于教研组的工作汇报。

在各系的具体执行中,二医重点突出了发挥行政的作用,要求党委帮助系(部)主任和教研组主任做好工作,同时系也应当经常向分党委反映情况,报告工作。分党委应根据提出来的问题给予帮助。

经过一段时间的实践,二医通过贯彻《高教六十条》,在教学上与管理上均有了进步。师生也普遍反映贯彻《高教六十条》以来,正常秩序建立了,师生积极性调动了,教学质量也有所提高。通过两个月的学习,学院在贯彻《高教六十条》的过程中,分别取得了以下成就:调整了教学任务与专业设置,减少了招生,精简了业余教学;稳定了教学和工作秩序,修改和调整了各专业各年级的教学计划与六年制的教学计划;加强了基础训练,逐渐提高了教学中的实验、实习课比例,在前期加强学生实验的考试考核和试验操作,在后期加强学生的病史训练、临床常规操作,试行了毕业考试;加强了对学生的管理,教学行政注意了管教、管学,整顿了学习纪律,严格了学习要求。

(二)掀起创造性教学高潮

根据二医党委的部署,全院开展了"创造性学习运动"。进行创造性教学运动的目的是为了提高教学质量,培养理论联系实际的学风,打破教与学的旧框,打破师生关系的旧框,打破理论脱离实践的旧框,打破医、教、研的旧框。在院党委的主持下,根据关于社会主义建设总路线的精神,二医把提高教学质量、提高教学中的科学水平作为开展创造性教学的要求,以知识的广、深、新为标准。在活动中,全校开展了各种形式的活动,比如学习苏联,进行教学改革和第二次教学革命,特别是在1959年下半年开展的"医、教、研、劳四结合"的运动,大搞科学研究,使教学水平有了显著的提高。在这个基础上,二医对教学内容进行了不同形式的内容革新。

在进行教学内容革新时,学校将掌握毛泽东思想、劳动观点等渗透到教学内容里,努力充实现代医学科学知识和中西医结合的成就，并大力应用最新的科学技术。在进行革新中，学校坚持在党的领导下，结合师生进行大搞群众运动，以全面开展，重点突出，将群众运动与专门组织相结合。

在创造性学习运动中，二医的各个系部都拟定了开展运动的教学方案，开展了各种创造性教学活动，取得许多显著的成果。根据学校党委的决定，以口腔系为试点，各系部教研组支援口腔系进行创造性学习的试点，使教学和医疗实现由量到质的变化。在运动中，学校努力改变教学上资料不足的现象，进一步从思想上出发，使全体师生明确进行教育革命的道理。此外，学校还召集支部书记及各科主任联席会议，开展和动员进行创造性教学运动。在学校的组织下，各级教研组与同学一起，认真总结进行创造性教学工作的经验，并提出了整改方案，提高师生的思想认识。学校同时组成研究小组，每星期进行创造性教学的讨论。在具体实践中，学校针对各个年级的具体情况采取了不同的措施：对五年级学生，学校除了要提高教学质量外，还要进行系统的教育，对尚未进行专业劳动的学生进行集中的训练，对必须到其他医院实习的各科学生也进行集中的实习。学校还要求每位毕业生必须完成一篇质量较高的毕业论文。对四年级学生，学校要求他们进入病房实习，除了结合临床实践，各科还必须进行必要的中西医结合、理论课的实习，以学术讨论会、论文答辩会、读书报告会、病例讨论会等形式展开。学校要求三年级学生在第三学期进行教学方法的改革，采取大班小课、小班轮回实习的方法，结合创造性教学，使学生迅速提高学习质量。此外，为了积极发挥学生主的观能动性，激发学生的积极性，学校还加强了学生的科研活动，以科研技术革新来推动教学改革。

基础部在创造性教学运动中取得了比较显著的成果，各教研组在全校开展创造性学习的氛围下，根据自身的实践，提出了许多新的做法。化学教研组提出要革新教学质量，把五年制的教学质量提高到六年制的水平。他们除了在教学中增加了氧气分析与仪器分析的内容外，还增加了化学热力学及有机结构理论的革新内容，并通过实验课加强培养学生的技术操作能力，如结合学生科研进行肥料的肥效和饲料的营养成分测定，中药化学技术提炼与西药合成等项目。病理和生理教研组结合理论联系实践的精神，采取灵活的教学方式实现创造性教学的目标。如将病因学与疾病学结合起来，深入工厂进行实践教学，加强学生对外界因素致病刺激的了解。在系统病理学部分，学生在教师的指导下，结合病理进行讨论，这样既达到了创造性教学的要求，又加强培养了学生的分析能力。

儿科系与妇产科系在创造性教学过程中，坚持发挥自己的特色，坚决贯彻党的中医政策，坚持在执行中西医综合治疗的基础上进行教学工作。在教学中，他们说服各种怀疑中医疗效的观点,排除教师的畏难情绪,将中西医政策有力地贯彻下去。在教学过程中,他们成立了中西医综合病房,对某些重点疾病进行中西医综合疗法的试点工作。在教学中,教师也边学边总结疗效,大大提高了教师的学习热情和医疗质量。在创造性教学过程中,儿科系的教师坚持"教学相长"的原则,走群众路线,与学生共同学习讨论。儿科系坚持"以教师为重点",提出"教师是提高教学质量的关键"。他们安排全体教师参加中西医课程的脱产和半脱产学习,同时成立中医学习小组,定期进行讨论。

通过创造性教学的推动,二医的教学内容与教学质量有了较大的提高,教学内容也突破了原有的束缚,取得了显著的成果。由于二医坚持理论联系实践的作风,使学校的教学质量和数量都获得了巨大的发展与提高。同时,学校在创造性教学过程中把培养学生创造性能力作为重点,坚持培养学生创造知识的能力,把教学与科研结合作为创造性教学的重要措施,充分发挥了教师与学生的主观能动性。

(三)贯彻中西医结合会议精神

1958 年,在全国上下掀起技术革命与技术革新的背景下,卫生战线也如火如荼地掀起了革新的高潮。根据中央对卫生工作的指示,特别是中央发布对卫生部党组"关于西医离职学习中医班总结报告的批示"和 1959 年 1 月 25 日《人民日报》"认真贯彻党的中医政策"的社论以来,大大推动了祖国中医工作的开展。

二医在 1954 年 7 月全国第一次高等医学教育会议后,根据党的"团结中西医,继承发展祖国医学遗产,为社会主义服务"的方针,在党委和上级卫生行政部门领导下,几年来在团结中西医、组织西医学习中医、培养新生力量、进行中医研究、应用和推广中医有效方法等方面开展了许多工作,并取得了一定成绩。如在 1954 年举办内科与针灸讲座,1956 年有 43 位医师参加了卫生局组织的在职中医学习班等。

1958 年 10 月中旬,二医党委根据上海市卫生工作会议要求,进一步检查了中医工作并做出相应的决定,要求师生员工出门办学校、办医院,普遍学习中医,展开了访贤采风,推广中医有效疗法和中医研究工作。

学校在贯彻会议精神的过程中,采取依靠群众、大搞群众运动的群众路线,认真贯彻会议精神,深入开展中医政策学习,在党内外传达报告,发动讨论、座谈、查实务虚,把有关方面的政策文件列为学习内容,采用一切办法动员和宣传中医政策。根据以上方针,在 1958 年,学校通过掀起学习祖国医学的运动高潮,很好地贯彻了此次会议精神。此次学习的主要内容有:

(1)学习祖国医学,开展西医学习中医运动。在这次运动中,学校动员了一切人员进行学习,要求护理人员、中技人员、党政干部在一年内读完中医学概论及中药学,会阴阳五行、四诊八纲等中医基本理论知识,掌握针灸技术操作及初步理解经络学说,对常见病能了解中医诊治的原则与方法,药剂人员着重学会中西医药剂工作两套本领。此外,学校还要求全体医生在半年内学会中医基本原理,能初步运用辨证施治的方法治疗本科的中医适应病症和一般常见疾病。教学人员则要在学习中医理论时密切结合实际研究,结合教学任务,争取在一年内编出本科中西医合作的大纲和教材。

(2)积极推广中医有效疗法。学校要求各附属医院的门诊和病房于半年内在诊断、医疗上百分之百地实行双轨制,并不断研究和扩大中医治疗病症的范围,要求到年底各科以中医治疗常见疾病的比例要达到 60%～80%。

(3)开展采访运动,进行中医研究工作。学校提出除了原有科学研究中为中医研究任务需修订外,还要一年内整理两万锦方、百病效方一部、中医中药学报四期。各附属医院要组成推拿、气功研究治疗小组。

(4)教学改革方面。学校要求自 1959 年开始,所有毕业生必须具备中西医两套本领。从 1958 年起所有入学新生要先学 400 小时中医课。

(5)在群众中推广针灸疗法。学校要求负责单位要在半年内教会上海县和负责地段内的四员(卫生员、接生员、保健员、保育员)掌握针灸疗法,并逐步做到户户有针灸员,要求于年底前医务人员和下乡学生做到每人教会 1～3 人。

(6)开展访贤、求贤运动。学校要求相关单位于年底前把上海县和附属医院负责地段内的中医访完,并做出报告。

(7)中医药方面。学校根据自身条件,种植中药,设苗圃,施行家种野生。此外,学校还计划在半年内做出一个县的中药生产情况和发展前途的调查报告。

对那些抵触运动的做法,学校也进行了深入的揭批。在党委和总支的领导下,学校和医院设立了祖国医学办公室,负责有关中医工作的计划、检查、资料统计、整理编纂等工作。同时,医院及临床各科增设中医行政领导副职,设立中医工作计划检查制度,增设煎药室、中药部等。

在这些方针的指导下,学校开展中西医结合运动主要分为以下几个阶段。

第一阶段自 1958 年下半年至 1959 年初,主要是大搞群众运动。学校组织了 98% 的工作人员学习针灸疗法,并在临床上广泛学习应用中医单方验方,初步唤起群众对中医中药的重视。因此这个阶段主要是一个兴起高潮打开局面的阶段。学校不仅抽出 44 名"红专"两方都较优秀的西医脱产 3 个月学习中医,初步把他们培养成为中医工作的骨干,而且还成立了上海市伤科研究所和高血压研究所,在整理研究祖国医学遗产方面树立标兵,为以后进一步贯彻中医政策打下了初步基础。

第二阶段自 1959 年春至 1959 年底,主要是学习中医基本理论。在中医骨干带动下,学校 80％以上的医护人员学习了中医学概论及常见疾病的中医理论和诊治方法,并有百余位西医和护士半脱产一个半月学习了耳针、推拿、七星阵、拔火罐等 5 种中医疗法。同时为了培养中医骨干,各医院建立了中医病房,由中医老师负责,抽调西医常年住院医师及主治医师理论实习 3 个月。经过实习,这些医师初步掌握了辨证施治,并担任专业的中医理论教学工作,为以后普遍组织西医深入学习中医打下了良好的基础。1959 年秋,转入结合专科学习的阶段,由中医老师分任老师,结合各科常见疾病讲授中医理论及有关治疗方法。

随着西医学习中医的深入,有关中西医结合的工作也进入深入阶段,那就是"中西医结合综合疗法的提出和推广"。综合疗法不同于过去"一方一用",也不是单纯的各种疗法的相加,而是贯穿了中医纠正机体阴阳失调的治疗、内外因兼顾、局部整体并重、标本兼治、治本为主的崭新治疗措施。因此,治疗上出现了不少新的成绩,而且又反过来促进了西医学习中医。

第三阶段是 1960 年以后。在西医学习中医方面,为进一步贯彻"系统学习,全面掌握,整理提高"的方针,全校举办了在职的中医古典著作理论学习班,参加成员主要是高级医师和基础部部分教师。各医院也举办了为期两周的脱产理论班,使大家不但进一步巩固了中医理论基础,而且初步掌握了四诊八纲、辨证施治及中医理、方、法、药的运用,这一学习在 1959 年全国中医结合研究经验交流会后达到了高潮,到 1960 年底各医院基本完成了中医辨证施治的普及工作。

此外,各附属医院还组织了针灸经络理论学习班,大部分学员结业时都初步掌握了辨证取穴的方法及原理,对提高针灸疗效、开展小剂量药物穴位注射及经络本质的研究起到了良好的促进作用。

经过一段时间的学习,中西医结合取得了良好的效果。主要体现在以下两个方面。

一方面,中西医结合综合疗法的应用得到了各方面的重视,应用范围逐步扩大,结合的内容也有了不少发展。主要是增加了新技术的应用,发展了西药小剂量穴位注射这一中医原理运用西药的方法,其中某些中医方法本身也有显著的提高,如骨折的辨证施治,某些关节脱位的复位手法。经过一段时间的努力,共有 82 种疾病进行了中西医结合综合疗法,其中有效的有 32 种,如晚期血吸虫病、高血压、骨折、腰酸背痛、休克、穴位麻醉、穴位催产、甲状腺功能亢进等。同时,学习人员还对高血压、盆腔炎、胆石症等 14 种疗法进行了比较深入的研究,取得了显著的成果。这些研究除了疗效提高外,还包括临床规律的探讨,以及某些机制研究。在研究中,研究人员对高血压、晚期血吸虫病腹水症、骨折、休克等病的疗效超过了国外所用方法的效果,对麻醉、催产、甲亢等疾病的治疗则在使用方法简便、安全等方面超过了国外的方法。

另一方面,围绕中西医结合疗法,以高血压、骨折、小剂量、血吸虫、灼伤等5个专题为重点,开展了不少机制理论的研究。其中一部分是为解决防治中的关键问题而进行的临床规律及发病机制的研究。在这方面,高血压、休克、穴位麻醉等专题进行了较多的工作;另一部分是围绕防治中已取得的成就,分析某些有效疗法的作用机制及某些临床规律的科学论据,例如复方机制研究等。

学校通过贯彻中央关于中西医结合的精神,反复学习方针政策,也通过西医学习中医及中西医结合的亲身实践体会,使医师们的思想认识发生了巨大变化,西医轻视中医的思想也逐渐消失。在医疗技术上,学校也在各个方面均取得了显著的成果,在某些领域,如高血压、骨折、血吸虫等方面都有突出贡献,某些领域甚至在国际上都处于领先水平。

（四）创立新学派

创立新医药学派的提法源于中央卫生部在上海召开的"全国中西医结合研究工作经验交流会"。在这次会议上,卫生部向全体医药卫生工作者提出了"在2～3年内为创立新医药学派做出显著成绩"的伟大号召。

在当时全国上下"大跃进"的背景下,医药卫生战线奋发图强,自力更生,加速了医药卫生事业上的思想革命、技术革命和教育革命。与此同时,在医药卫生领域贯彻学习中西医结合方针之后,中西结合取得了新的突破,中西医结合的临床治疗、中医中药的整理研究等方面都取得了更大成绩。在这个背景下,卫生部门提出了"从6亿人民出发,为人民群众服务,坚定辩证唯物主义观点,吸收祖国医学精华和现代科学先进成果,创建一个更加先进的新医药学派"的计划。

根据卫生部门的计划,创立新的医药学派绝不是单纯某些技术细节的改造,或用药范围的增减,而是在医学整个领域中,由量变到质变的革命性发展过程,也是从医疗预防、医学教育、科学研究、学术思想到具体疾病防治方法上的一个彻底革命。

二医将创立新医药学派作为全院的总任务,在党委的领导下以思想领导、组织领导及业务领导为主要方面,全面执行贯彻党的中医政策及有关的方针政策,提出部门规划,培养典型的组织经验交流与学术争鸣。

根据这些精神,学校提出了在两年半内创建新医药学派的具体方向及奋斗目标。

第一,在奋斗方向上。学校认为首先要贯彻中医政策。因为创立新医药学派的关键在于西医学习中医,因此在创立中,学校坚持了"系统学习,全面掌握,整理提高"的方针,采取多种多样的方式,发动与组织西医学习中医,系统学习与重点结合研究的深入学习相结合,广泛群众性学习与骨干训练相结合,集中学习与分散学习相结合。在这个基础上,学校提出了创立新学派的目标,即到1962年底,全校现有的医师(包括前期医学教师)中20%左右的人能够成为中西医结合的科学研究骨干力量,即能够较深入地掌握与本专业有关的中医各家学说,并能应用在临床实践及科学研究中;其他大部分医师都能掌握中医主要理论,并在本专业的医、教、研工作中具体应用。

第二,在防治疾病方面。学校以中西医结合为主要突破口,以计划防治及综合疗法为中心,广泛应用中医及土专家的有效措施,大力开展新技术的研究应用。同时,开展临床机制研究,不断提出新的理论以指导实践,并提出到1962年底,各重点研究课题都应在诊断防治方面较彻底地解决问题,并在一定地区试用,经过考验,基本控制或消灭这些疾病。校方还提出其他各科也应该在常见病的诊断防治方面做出2~4项重要贡献,并努力吸收各地先进经验,从而对本科常见病基本掌握一套中西医结合的防治措施及理论。

第三,在理论研究方面。学校要求全校师生要抓住一个重大的理论问题,力争在短期内做出显著成绩,并同时提出要在1962年底达到基本阐明祖国医学中五脏阴阳的本质及相互关系,并从中求得进一步发展,提出生理及病理的情况下,机体矛盾相对统一的新学说。

基于这些目标,学校各个理论研究小组以中西医结合为基本框架,努力融合祖国医学精华及现代医学的先进成就,着手研究以下几个方面:①研究各重点疾病的发病机制,力求基本阐明各重点疾病中五脏阴阳失调的本质,提出新的发病机制学说,同时以这些疾病为中心,开展异病同治及同病异治,寻找疾病发展的共同规律;②从研究经络与五脏关系入手,以小剂量药物穴位注射为重点,基本阐明经络的作用,特别是经络与五脏功能改变的关系;③从研究有效防治措施着手,以气功、中药复方、小剂量药物穴位注射、拔火罐及各种新技术为重点,研究在诊治疾病时机体内的各种矛盾,使之趋向相对统一过程中所起的作用,并提出更有效的措施;④从整理和研究祖国各家学说入手,围绕总的课题,结合各重点专题,对历代各家中医有关学说进行整理、综述及评议。

第四,在教育革命方面。学校提出了"教育革命是创立新医药学派过程中极重要的组成部分"的口号。学校认为一方面教育革命中的革命思想、教材与编写、实验实习等将对创立新医药学派起到一定的推动作用。另一方面,新医药学派的创立又将教育革命推向更高的水平。因此学校格外重视教育在创立新学派中的作用,期望通过良好的教育,可以培养大批新式中西医结合的人才,从而为创建新医药学派打下基础。根据学校的规定,教育革命分以下几个步骤展开。

首先,在教材编写方面。教材编写应该收集已有的中西医结合研究成果并吸收各种尖端科学最新成就,加以整理和系统化,逐步创立新的系统内容。一年内全校各科就应当编写成中西医学初步结合的教材,两年半内各科都应该有一套新的教材,达到以下要求。

(1) 在毛泽东思想的指导下,有独特的中西医结合的理论体系。

(2) 有一套高效的中西医结合的防治措施。

(3) 有较高科学水平,掌握各种尖端科学的最新技术内容。

其次,加速新专业的建设,加速发展尖端科学,以更好地为中西医结合创立新医药学派服务。学校要求专业学生在创立新医学药派中起到更大的作用。

最后,逐步建立起一个完全适合于创立新医药学派的课程体系。

第五,在技术革新和技术革命方面。学校认为创立新医药学派的过程实际上就是医学科学技术大发展的过程。因此,学校将新医药学派过程定义为:广泛吸取中西医学中各种有效防治、诊断及研究措施,加以整合提高。在此基础上,学校提出今后 2~3 年中全校开展新技术研究中的主要要求。

(1) 在防治疾病中,广泛开展各种新技术及现代化设备的研究应用,使之成为中西医结合的综合疗法中的重要组成部分。

(2) 在科学研究中,掌握各种新技术及尖端科学技术,并能用来为中西医结合的科学研究服务,在全校范围内建立一套包括同位素、超声波、组织化学等实验室的研究基地。

(3) 在教学中,能使学生普遍掌握或学习各种新技术,并有一套现代化的教学设施。

根据这些要求,学校明确了创立新学派中各系的重点研究任务。

医疗系一部及口腔系:高血压病、动脉粥样硬化、灼伤、伤科、口腔(龋齿牙周病),并围绕这些重点开展重要理论问题研究。

医疗系二部:血吸虫病、动脉粥样硬化、小剂量药物穴位注射,并围绕这些重点开展重要理论问题研究。

儿科系:以控制及消灭肺炎、菌疾麻疹为重点的儿童保健,以及围绕这些重点开展重要理论研究。

基础部则是以重大理论问题为中心,从上述各系的重点专题的机制研究着手,一方面为各专题解决有关的理论问题,另一方面与各临床科合作,从中总结规律,在全校创立新的理论学说中起骨干作用。

当然,在具体的研究中,学校还加强了各专题小组的作用,统一制定规划,分配任务,交流经验,开展学术活动。

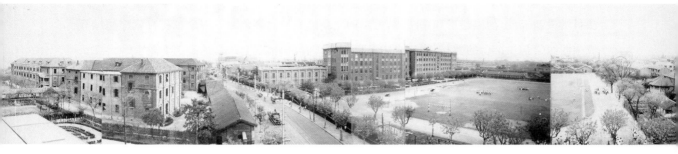

1963 年时的上海第二医学院院部全景

二、师资培养和教学管理

(一)科研迈出新步伐

在全国工农业持续发展形势的鼓舞下,全国性的技术革新在各行各业开展起来。在这个背景下,二医动员了全校师生进行医学领域的技术革命与技术革新。

学校此次开展的技术运动深入到各个方面,不仅包括了医疗临床、科学研究,还涉及科学研究、行政管理等各个方面。运动伊始,学校在党委直接领导下成立了技术革新办公室,并有专门同志具体负责。在各总支的领导下,各个科室也都成立了技术革新领导小组,指定了具体负责人领导技术革新工作,各总支也经常开会研究讨论技术革新工作,形成了浓厚的讨论氛围。部分科目还组织了实用物理学学习班、青年技工新突击队等,深入到爱国卫生的各条战线,推动了活动进一步发展。

自 1960 年以来,二医共提出了 3.3 万多项技术革新项目,其中重大的有 584 项。通过一段时间的推广与实践,绝大部分技术革新取得的新进步能符合实际需要,推广率达到51.6%~68.9%。在良好的形势下,学校党委决定集中力量攻克重点专题。从 1960 年 4 月开始,党委相继组织了口腔、高血压、灼伤及水针等 5 个重点专题,相继组织了一部分师生与医生进行了重点攻破,取得了良好的效果。

(1)高血压病及动脉粥样硬化。学校在防治方面完成了对 17 种不同职业的 60 多万人普查,对 51 个厂的 11 万多工人中的 4 000 名高血压患者进行了综合治疗,疗效达到91.4%。例如,中国纺织机器厂的工人经过治疗后,在当年的第一季度因高血压缺勤的工作日降低了60%以上。

(2)灼伤。学校通过对抗败血症的研究,基本上掌握了超声波与紫外线的杀死剂量,并成功设计了败血症治疗机,经过动物实验,表明了对血液完全无害,同时可以达到杀菌效果。金黄色葡萄球菌噬菌体已经分离成功,提纯及浓缩问题也已经初步解决。家兔败血症模型已经制成,血液中的细菌繁殖 20～30 小时均有肝肾脏器的小脓肿产生。

（3）伤科。学校通过对患者在临床上进行西医固定、外敷碎骨丹的疗法,将库雷氏骨折的疗程缩短 35% 以上,少数病例可以达到 50% 以上。同时,学校也完成了对 12 万工人的腰酸背痛的普查,对 357 人名腰酸背痛工人的综合性防治疗效达到 97.4%。

除此之外,学校还以部门为单位,促进各个附属单位的技术革新活动。

（1）实验室技术革新成果。至 1960 年,学校共有实验室 30 个,分别是基础部设有实验室的 13 个教研组与 3 个中心实验室、临床的化验室、生化实验室等 7 个实验室,口腔系 7 个实验室等。在这些实验室中,共完成技术革新项目 1 523 项,其中重大项目 147 项,已经推广使用 602 项。

基础部化学部完成了 40 个项目,这些项目大部分是能应用到实际中的革新项目。例如芹菜素的提取管道化设备的装置成功,不但提高了产品质量,而且减小了劳动强度,使功效提高了好几倍。同时,由于管道反应的优越性,反应过程中爆炸事故基本被消灭。药理教研组发明的简易式电子刺激器具有易于仿制推广、性能良好的特点,所需费用仅相当刺激器的五分之一,完全可以取代老式的刺激器。

广慈医院在技术革新活动中从减少患者的痛苦、缩短配方时间入手,努力提高配方质量和创新药品品种。在技术革新中,他们实现了门诊配方的半自动化,使患者的等药时间缩短了 20%～100%。他们还成功使乙基敌百虫合成管道化,使生产时间缩短了 5 倍,而且为小型生产创造了条件。广慈医院还通过技术革新,实现了真空系统管道化、蒸馏水供给管道化、药水运送管道化等,大大提高了工作效率,节约了劳动生产力。

（2）教学内容的革新。1960 年 4 月,学校组织了教学革新的专业队伍,负责全院的教学革命。随着新技术与新教学内容的增加,以电化教学为中心的教学内容革新革命也随之开展。截至 1960 年 5 月 1 日,全校总共完成重大项目 28 项,正在进行项目革新的电化教室 2 个,其中电化教室完成了反射黑板亮室放幻映灯、电影等装置。口腔系与组织胚胎均可以利用电影进行教学与模型展示,解剖教研组的电动脑神经传导模型也可以比较系统地说明听神经向脑中枢传导的整个途径。

（3）后勤工作技术革新。围绕除害灭病活动,学校共取得技术革新 48 项,其中基础部的生物教研组设计的垃圾箱式苍蝇笼,两天可以捕捉苍蝇 1 000 多只。学校还使用了诸如二氧化硫灭鼠器、DDT 灭臭虫、六六六加水玻璃灭臭虫及光电捕鼠器等方法,经过初步试验并推广使用,取得了良好的效果。

技术革新活动开展之后,群众对此次活动也表现出了极大的热情。许多人废寝忘食地将精力集中到技术革新活动上,为了解决技术上的关键问题,大家一起查询资料,互相请教,还有很多人把自己的亲属请出来参加此次革新运动。以内科实验室为例,为了学习各单位的先进技术,他们派遣了一位医师到北京协和医院进修学习,但在上海的同志并没有等待这位同志学习回来再开展工作。在那位同志还未回来之前,他们已成功地完成了胆固醇测定等具有国际水平的检验方法。放射科的一些研究人员经过长时间的研究和探索,最后制成了 200ma X 光机,节约了国家资本。

(二)骨干师资培养

培养一支技术精湛、品德高尚的教师队伍是加快教学、医疗、科研工作的发展,保证党的教育方针和其他方针在学校中得以贯彻执行的必要条件。办好一所学校,不断提高教学质量,是一项长期且艰巨的任务,而培养师资则是这其中的中心环节。根据中央卫生部提出的要各个学校把骨干师资培养作为师资培养计划中的重要一环,有领导、有组织、有计划地分批开展此项工作的指示,二医迅速开展了骨干师资培养的工作。

1963 年,二医一共有教师、医师 1 069 人,其中党员 254 人,团员 317 人,民主党派 88 人。教师中正副教授、教员 85 人,讲师、主治医师 364 人,助教、住院医师 620 人。中央卫生部指示:骨干教师是指教师队伍中的中层骨干力量,具体是指高年资讲师或者 1955 年以后提升的副教授。根据这个要求,二医骨干师资的第一批培养对象有 39 人,分布在 28 个教研组,其中有党员 14 人,民主党派 7 人。

按照学校的要求,这些骨干师资必须在思想上认真学习马列主义、毛泽东思想,能够解放思想,敢于创造;在业务上教学医疗已经符合培养要求的应着重加强系统科研能力的锻炼,教学医疗尚未过关的则要加强科研能力培养,掌握正确的教学原则、教学方法,还必须在掌握一门外语的同时学习第二外语。

学校对骨干师资培养做了详细的规划,根据自力更生的精神以校内培养为主,外出进修为辅,凡是具备培养条件的,应在校内安排培养,校内无条件的,力争在校外进行培养。在培养过程中,学校贯彻重点培养与一般培养的原则,在对骨干师资培养的同时,安排重点培养对象。学校将导师、教研组班子结合起来,提出重点培养与个人计划,对部分优秀教师进行重点培养,通过重点带动一般。此外,在每位骨干师资下面配备了住院医师 1～3 名,这样既促进了重点培养,也带动了一般发展。骨干师资培养是一项长期和实际的工作。学校根据实际的需求,规定骨干师资的培养要在导师的指导下充分发挥个人进行科学研究和实际工作的经验,主要通过医、教、研工作实践提高,以在职培养为主,外修培养为辅。

通过骨干师资的培养,学校有效地促进了医、教、研工作,提高了学术水平。骨干师资水平的提高也促进了教学质量的提高,特别是在学生基础知识的教学上。在实际教学中,骨干师资不仅严格要求自己,也严格要求学生认识到基础知识的作用。在学期前期,教师在教学上普遍重视学生实验操作,后期抓紧对学生病史记录、体格检查、化验、临床操作方面的训练。

在培养过程中,学校十分注重对青年教师的基础知识与外文的培养。学校对新教师的培养过程分为三阶段。第一年新教师跟随老教师开展示范性培养,第二年新教师上实习课,指导教师进行补充或更正,第三年在新教师掌握实验内容后放手让新教师单独带学生进行实验。在对青年教师的外文培养方面,学校举办了业余外文进修班,有英语、俄语、法语、日语等;选择教师到外语学院进行夜校学习;举办脱产法文学习班等。在前期培养中,学校要求青年教师熟悉教学大纲的理论内容、实验内容与技术操作,让这些教师掌握与本门学科密切相关的辅助课,培养他们阅读文献及查找资料的能力。在后期培养中,学校要求教师亲自进行各种操作,如病史记录、仪器操作,熟悉本科常见病的诊断、资料等。

（三）教学改革

为了响应国家的号召,提高医学教育与科研水平,二医开展了以教学改革为中心的教育革命运动。在教学改革中,学校推广创造性教学,不断提高教学质量。在医疗工作上,学校开展了以除害灭病为中心的群众运动和中西医结合的综合疗法,提高了医疗预防水平。在科研工作上,学校根据当时工农业的发展情况,开展了大中小型的各种教学活动,使得学术空气更加活跃。在各个领域均取得不同进展的同时,医疗、教学、科研三者之间的矛盾逐渐显现。产生这个问题的主要原因是学校某些单位和老师对医、教、研三者关系认识的片面性。有的教师把科研放在第一位,孤立地进行科研工作,专心做实验,而忽视教学与医疗工作。也有些教师为了搞尖端的科研而忽视了对基础知识的学习,甚至连基本的病史都不会写。为了解决这些问题,学校在党委的领导下,开展了以医、教、研三者关系为重点的教育改革运动。

在教学改革运动中,二医特别重视从哲学的观点来对待这三者关系,以哲学对立统一的观点来指导改革,认为要解决医、教、研三者矛盾,首先要统一思想,统一认识。学校认为开办教育,人人管教学是义不容辞的责任,但是人人管教学不等于教学第一,而是通过医疗进行教学,是"在提高医疗质量的基础上保证教学任务完成"。因此,学校提出必须批判"一切为了教学""教学第一或医疗第一"等错误片面的观点。在借鉴资本主义国家处理医、教、研三者关系的经验的基础上,学校提出在社会主义制度下,临床教学、科学研究和医疗预防工作都是以人道主义为基础,因此三者不但没有矛盾,而是统一的。因为只有最好的医疗,才能有最好的教学。因此要搞好教学就必须先搞好医疗,具有临床经验丰富的医师,必然是最好的教师,有着丰富的临床医疗知识,才能更好地充实教学内容。因此,学校提出医、教、研三者之间的关系必须以医疗为基础,坚持在提高医疗质量的基础上保证教学任务的完成。

二医在教学改革中,还运用整体和局部的观点来对待医、教、研三者的关系。他们认为要解决医、教、研三者的矛盾,关键在于全面安排、有机结合。在全面安排时必须从全局观点、整体观点出发,正确处理目前与长远、局部与整体、经常与突击、中心与一般的关系,以减少医、教、研三者之间的矛盾。当然在具体的安排上,二医突出了三者之间的结合点,使教室、病房、门诊都成为医、教、研的场所。

贯彻这一做法成果比较突出的单位是广慈医院妇产科。他们的具体做法是:①固定时间。广慈医院规定医学院五年级的学生三分之一的时间在门诊,三分之二的时间在病房。其他各年级同学也在门诊、病房的时间穿插安排。②全面介绍。来到门诊的第一天,医院即派人向同学们介绍各种学习要求与学习方法,如询问病史和检查的方法、采集标本的方法、门诊常用药物使用方法等,使同学们对门诊内容有所了解。③专人负责。医院安排五年级学生上午由重点负责门诊的高年资住院医师带领,下午由门诊主治医师带领。医学院四年级的学生由一位专职教学的主治医师负责理论及门诊教学。口腔系四年级的学生由门诊总住院一级医师带领。④拟定计划,确定进度。广慈医院要求学生由浅入深、循序渐进地掌握各阶段要求,使同学们了解和掌握整个学习计划的进度,对同学们按进度进行检查督促。⑤注重讲课方式与效果。广慈医院根据不同的内容安排不同形式的教学,对常见疾病如流血、腹痛等安排小讲课,在实习中将学习的知识进行横向联系。⑥每次门诊后进行小结,对门诊所遇特殊病例进行讲解,并指出同学们处理过程中的错误及问题。

广慈医院还在每周二、六在病房定期举行一次中西医结合病史讨论会,并要求全病区的各级医师均参加。讨论会以祖国医学教研组的医师讨论辅导,选择病例,以科内重点科研题及疑难病例为主。广慈医院对各级讨论人员提出了不同的要求,比如医院要求实习生能缮写质量较高的中西医结合病史,住院医师能较熟练地分析患者发病机制,主治医师能进行鉴别诊断与辨证论治。

另外,二医比较好地贯彻了科主任负责制与各级医师负责制。首先,学校定期召开会议,统一与平衡分配教学、医疗、科研任务与时间。附属医院由专人分工医疗预防、教学、科研、门诊保健工作等,并由院系办公室把教学、医疗、科研等任务统一起来。各科室由医、教、研组把医、教、研统一起来。在病区，由核心领导小组把医、教、研三项任务统一起来。这样既可以发挥各级行政领导的作用，又可以减少医、教、研之间的矛盾。第二，学校还建立健全了各级医师按级负责制度。主任医师全面负责，主治医师病区负责，按级分工，统一领导。学校规定主任医师要把全面安排、统一领导看成个人应负之责；各级医师在职权范围之内要敢于负责，敢于创造性地去完成。在职权范围之外的，要逐级请示汇报，按级负责。住院医师和实习生尽量住院，这样有利于学习，有利于医疗，有利于患者。第三，灵活安排课程。学校规定，在周学时数范围内，除去全校统一规定的时间不得随意变动外，可以允许教研组灵活机动，原则上在每个病区安排一个年级的教学任务。第四，病区固定制。学校规定病区的主治医师要固定，至少半年才可调换一次，而换班的时间，最好是新学期的开始之前，这样能更好地摸透医、教、研三方面的规律。病区的专科病床要固定，把 30％ 左右的病床用作专科，其他为综合性的病床，这样既有利于教学和医疗，也有利于进行相应的科研和师资培养。病区的护士要固定，特别是负有病区管理主要任务的护士不能随意调动，这样既有利于积累经验，提高专业知识水平，也能加强工作责任心。各病区的骨干要固定，所确定的骨干要长期打算，不能随意调换，以便长期熟悉医、教、研三方面的管理经验。

二医还认识到产生医、教、研三方面矛盾的原因之一是由于不适应客观形势的发展，特别是各项工作计划变化很快，缺乏稳定性。例如教学计划在一年内变了三四次，使得教学计划执行起来存在许多问题。由于领导作风和工作方法的问题，使得医、教、研矛盾更加突出。为了解决这些问题，学校采取了以下几种措施：①领导方法上既有长期任务和工作计划，又有短期的工作安排。安排医、教、研任务时，学校要求既要全面安排，又要合理分配人员。例如广慈医院的妇产科，由于支部与科主任的重视，他们在每一班级轮回到各科之前，预先发动群众献计献策，将教学与医疗工作互相结合地全面安排好。在安排教学工作时，医院发动群众人人关心教学，尽量做到"医教结合，人人关心"。②从教学计划上着手解决医、教、研三者关系。从 1961 年（儿科系）、1962 年（医疗系）开始，学校要求各系执行五年制和六年制两种不同的教学计划，使各教研组在思想上明确不同学制的不同要求。此外，学校还要求稳定教学计划，至少使五年制的 62、63、64 三个年级稳定下来，并执行一个统一的教学计划，在这个基础上使六年制教学计划也稳定下来。③调整师资，加强培养。医、教、研三者矛盾的焦点最后集中在人力安排上，特别是内外科的人员安排上。因此，在师资分配上，学校采取了新旧交替的办法，使高年级的教师有调出，低年级的教师有调入，以此来解决中间教学人才脱节的现象。学校还逐步提高师资水平的质量，以解决医、教、研矛盾，主要办法是对主治医师、住院医师进行系统经常性的培养，同时也根据教学医疗上的需求照顾个人兴趣，提出发展方向和重点要求,进行重点培养。例如,在"每个病区,某段时间内,对某种疾病的诊断上,要达到什么要求"必须明确规定等。

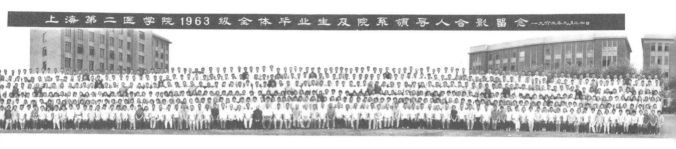

1963级全体毕业生及院系领导人合影留念

（四）业余教学

二医开设的业余教学可以分为两个阶段,第一阶段是1958年8月20日之前。这个阶段主要是在一周之内开办了业余学校7所,为创办业余教育打开了局面。第二阶段是从8月22日开始。此时,学校党委响应市委的号召,形成群众性办学运动的高潮,加上前期创办的学校,二医一共创办了业余学校30余所,后来经过学校调整合并为23所,60个系科,学生有4 609人。在这23所学校中,有党校2所,团校2所,文化学校2所,外语学校1所,医药卫生学校9所等。这些学校的修业年限大部分是1～2年,最长的有5年。业余学校主要是由教师边教边学,教师也大部分是兼职义务教学。学校学生大部分是免费入学,也有的学校根据水电消耗、实验实习等情况,酌情收取少量学费。

二医的业余学校大部分是根据社会主义建设的要求,按照"政治、文化、专业三者结合"的原则创办起来的。在创办过程中,学校充分发动广大职工的积极性,发动教师义务教学,使业余学校如雨后春笋般蓬勃发展。学校认为建立业余教育体系是办好业余教育的重要前提。建立一套业余教育体系,实际上也为业余教育培养了师资,为以后发展业余教育创造了条件。为此,学校特地规划了业余教育的短期和长远目标。

为了长远规划好业余教育,建立完善的教育体系,二医成立了在党委领导下、由各单位负责人组成的业余教学委员会,附属医院则设立业余教育委员会分会。这些机构本着"统一领导,全面安排,分级管理"的原则管理各个业余学校。业余教育委员会是在学校党委领导下的业余教育行政权力机构,实行集体领导。业余委员会有委员14名,由学校及附属医院有关领导组成,其中主任委员是章央芬,副主任委员是高昌国、王国银。业余教育委员会主要负责党对业余教育工作的各项指示,审查与批准各级业余院校的规划、总结招生任务等。

业余教学不同于一般的全日制教学,要求学习速度快,学习内容精,既要有助于学员的工作提高,又要有助于学员基础的巩固。为此,二医提出业余学校的小学 2 年毕业,毕业后达到高小毕业程度;中学 4 年毕业,毕业后达到高中毕业程度;大学 4 年毕业,毕业后达到相当于专科医师或卫校教师的水平。在教材的编写上面,二医没有简单地采取将全日制教材去头削足的方法,而是尽量编写一套符合业余教学需求的教材。在教材的编写过程中,学校充分考虑成人学习的特点,即学习时间少、吸收快、理解能力强,注意密切联系实际,在编写中及时吸取最新的科研成果。业余教育的师资也因为各阶段情况的差异而有所不同。中小学师资以业余中学的专职教师为主,在这个基础上,再补充一些数理化专职教师;各专业进修班则是聘请在职干部为教师。

根据二医的规划,业余教育要根据学校的知识水平进行,分阶段、分步骤地进行教学。学校计划从 1960 年起使得已经脱盲的学员再打好文化基础,学会基础知识课程,在这个基础上适当地运用专业技术,使他们在 2 年内达到初中水平,4 年内达到高中水平,8 年内达到大学水平;使具备初中水平的职工在"学会专业知识,提高目前的工作能力,并适当地设置基础课程以补充基础理论知识的不足"的基础上,在 3 年内,使他们达到高中水平,6 年内达到大学水平;使达到高中水平的职工,在 3 年内达到大学水平。此外,二医还开办了科长以上的干部培训班,主要以写作学习为主,同时配备必要的专业知识课程,参加学员必须在 2 年内达到高中水平,4 年内达到大学水平;助教以上教学人员或住院医师需要参加外语学习班、教师及医师进修班,以提高教学、医疗及科研水平。

业余教育的课程包括政治、文化和专业知识,以学以致用的原则来培养学员。因此在课程设置上,二医结合学员需要,密切结合工作需求,在课程安排方面做到比普通学校要精练。在中小学阶段,课程设置以语文、数学、物理、化学为主,历史和地理课程则暂时不学;在大学阶段,在思想政治理论课学习的基础上,注意精简基础课程。

在开办业余学校的过程中,二医尽量在巩固教学效果的同时突出学校特色,比如学校为了继承并巩固原有的医学法文特色,于 1962 年开设了法文学习班,抽调学校的有关教师及医师进行法文脱产学习,以培养学校的法文骨干,为以后的科研活动创造条件。这期的法文学习班共分为两个学期,第一学期有 15 周,第二学期有 30 周。通过一段时间的学习,学生熟练地掌握了法语发音及拼音规则,大部分学生都能进行朗读。在语法上,学生学习完了系统的语法课程,可以进行一般的翻译或对话。在词汇上,学生掌握了 4 000～6 000 个词汇,具备阅读和翻译一般文献的能力。在翻译上,学员掌握了基本的翻译原理。

二医的各附属单位也认真贯彻学校制定业余教育方针。新华医院在业余教育方面发挥医院的特殊优势,成立了业余教育委员会等组织,向周围四平、平凉等地区招收了 733 名学员,开设了 6 个专业,分别是内科专修班 152 人,儿科专修班 87 人,医士班 123 人,护士班 180 人,保育护士班 157 人等。后来杨浦区业余医科大学也并入新华医院业余医科大学,进一步增强了学校实力,使该校的教学能力得到大幅的提高。

（五）提高外语教学质量

自贯彻《高教六十条》以来,外文教学工作已经成为二医教学工作的重点之一,各个专业以不同形式进行外文教学工作实践与研究。与此同时,中央卫生部也在教学计划会议上要求高等医药院校学生在毕业以前至少要掌握一门外文,能够比较熟练地阅读该种外文的专业书刊。

外语是一门实践性很强的课程,必须通过反复不断的实践才能巩固掌握。为此二医的外语教学采取循序渐进的方式。根据目前学生的外语水平,学校着重加强了基础训练,提出前期要把学生的外语基础打好、打稳、打结实;后期要在原来的基础上进一步巩固,进一步加深,进一步提高,以培养学生独立阅读专业书籍的能力。

二医的外语教学分为前后两期,前期外文教学工作坚持精讲多练,使学生的外文基础逐年好转。根据这个要求,外文教研组编写了基本词汇与基本语法训练,自编医学英语选用于教学。

二医提出英语教学必须达到的目的是:学生要掌握阅读医学专业书刊必要的语法知识;必须掌握单词 3 000 个左右,其中常用词汇 1 500 个左右,学生能够外、汉互译。学校采取"精讲多练"的教学方法,提出精讲不等于少讲或者不讲,而是重点讲清楚课文中的关键性问题,通过多练提高课内外练习的质量,在不使学生负担过重的前提下,尽可能地通过大量语言实践,多听、多读、多说、多写等掌握基本的技能。

此外,二医还从师资培养、提高师资质量入手,制订各级教师培养提高计划,不断提高外语教研组的教学水平。学校组织全体师生发挥集体能力,按照教学的需要,将语言理论知识与实际教学工作结合起来,以改进教学方法和提高外语应用能力为主。

在后期教学中,学校要求学生能够掌握教科书或文献中比较复杂的语法现象,能够独立阅读医学专业书刊,能够通顺地进行外译汉。教研组编写了外文自学辅导读物,巩固学生的文法和词汇学习。在这段时期的英语教学中,学校非常重视组织学生学习外文的工作。按照学校的要求,各系进行了许多讨论和实践,在调查分析的基础上,制定了一系列的外文水平测试方案,安排部分专业教师辅导学生进行专业外文阅读。同时,学校还抽调外文教研组与各系部成立外文师资学习班,以便解决学生的学习与实践结合问题。

二医提出要提高外文教学,首先要从教学内容、教学方法着手。学校认为教学内容包括比较熟练地阅读外语医学书刊必需的词汇与语法知识。因此学校的外文教学以基本词汇为主,语法则是以医学专业书刊中常见的语法现象为重点,在教学中贯彻精讲多练、边讲边练的原则,培养学生的独立学习能力。精讲是指在充分了解学生实际情况的基础上,熟悉讲课材料,做到讲课重点突出,切实解决学生要解决的问题。多练是指在课内外,使学生多听、多说、多写,牢固掌握外文知识。学校还提出在进行基本训练时,必须特别注意阅读的训练,既要有精读的材料,又要有泛读的材料,既要注重质,也要注重量。为了加强学习效果,学校在一、二年级学生中推行边教边练的教学方法,使大部分的练习都能在课堂内完成,一些班级也开始以课堂讨论代替学生课外预习,以减少学生的课业负担。在教学中,学校还提出了"要循序渐进、坚持到底"的方针,逐步明确每一阶段的外语教学要求。学校将前三年的学习定为基础阶段,提出前三年的主要目的是在原有的基础上,通过基本训练,巩固与扩大基本词汇与语法知识,具体要求是:一年级主要解决书写、语言、词法、简单句分析和翻译;二年级主要解决复合句的分析和翻译;三年级主要解决长句和难句的分析和翻译及语言运用的技巧。学生前期的英语学习都是在学校的安排下进行,但是到后期就已经成为一个空白点,学生的英语学习有所荒废。有些学生可以坚持继续学习英语,通过自学提高英语水平,有些学生则放弃了英语学习。针对这个问题,二医制定了加强外语教学的方案,明确了后期外语教学的要求。按照学校的要求,后期的第一年用来加深和巩固语法知识,增加词汇量,第二年以学生进行独立阅读,由专业教研组负责课文内容的讲解为主。

通过这些改革,二医的外语教学逐步走上正轨,按照教育部的要求循序渐进地提高了学生英语水平,打好了语言基础,达到了中央卫生部提出的要求。

三、改进思想政治工作

（一）劳逸结合

1964 年,全国高等院校贯彻执行了毛泽东的春节指示和刘少奇关于实行两种劳动制度、两种教育制度的指示之后,高等教育领域的革命也在不断地展开。但是随着我国高等教育的发展,学生负担过重,健康状态不佳的现象也逐渐凸显。1965 年的 7 月 3 日,毛泽东就关于学生负担过重这一问题做出指示,要求从学生一切活动总量中砍掉三分之一。根据这一指示,高等教育部对学生活动做出了安排,要求各校要合理安排学生的活动总量,保证学生的休息时间和自由支配时间。高等教育部要求学生的各种活动要按照每天"八、九、七"的比例安排,即规定学生每天的活动量为八小时,睡眠时间为九小时,其中在夏季还必须保证学生的午睡时间,每天自由支配的时间是七小时,用来发展个人兴趣与特长。在这个规定中,高等教育部还就学生具体的学习时间、教学过程、会议时间以及学生的娱乐时间做了详细的规定。

为了贯彻党中央和高等教育部的规定,上海第二医学院特地制定了关于减轻学生负担的临时规定。上海第二医学院规定各系在早晨不开会;中午不开会,保证学生的午休;晚上不开会,保证自修两个小时。除了每日关于开会的规定,用来约束某些单位开会繁多的现象,学院还制定了学生每周的活动时间,如学校规定学生每周一切活动时间总量(包括上课、课外作业、复习、预习、政治、社会活动、劳动、民兵、文体等)不超过 54 小时,每周保证学习时间 44 小时,上课 24 小时(包括每节课课间休息 10 分钟),自修 20 小时。一年级每周保证学习时间 42 小时,上课 24 小时,自修 18 小时,法文班每周学习 46 小时,上课 26 小时,自修 20小时。

上海第二医学院还规定了政治课的学习时间,学校要求每周政治、社会、劳动、民兵、民主生活等活动时间不超过 10 小时,每周五下午规定 3 小时的政治学习与班级民主生活或党团组织生活。学校还规定班级民主生活和组织生活每周各一次,一律不得占用。这样学校就以文件的形式将这些时间固定下来,一方面确保了政治学习的时间不被占用,另一方面又保证了学生的活动时间。上海第二医学院将这些规定称为"一日一周"规定。这些条例规定了学生的活动时间,如每周该活动多少时间,学习多少时间;另一方面也保证了学生的时间。当然,除了"一日一周"的规定之外,学校还改革了学院全学年的安排与各项教育任务规定。学校规定保证每学年寒假有两周,暑假有六周时间,每年的"十一""五一""五四"等常规性的活动要及早安排,但同时也要加强其他的社会政治活动。

鉴于医学课程较为繁重的特点,学院将每周学时从 28 或 29 学时降到 24 学时以下。同时,学校还减少了课外作业,除了外语课可以布置少量课外作业外,其他学科都不布置课外作业。在政治课课时上,学校规定了少而精的原则,要求讲究实效,避免重复。政治报告每月一般不超过两次,每次最多两个小时等。同时,学校还具体规定了学生每周必须参加集中劳动三周,积极倡导学生参加文娱小组等。通过这些活动,学校较好地贯彻了劳逸结合的原则,使学生的学习时间和休息时间取得了比较合理的比例,较好地使学生得到了放松。

通过这次贯彻劳逸结合的方针,上海第二医学院取得了比较好的效果。全校师生普遍反映工作效率提高了,自由支配的时间也变多了,增加了备课、看文献和自由学习的时间,对教学与学生生活起到了比较积极的作用,但同时,贯彻劳逸结合方针之后也产生了一些问题,主要是:①自由支配时间的指导工作尚未配套完成。比如,有青年教师和学生反映虽然时间多了,但是需要学习的内容也逐渐增多。由于缺乏指导,很多人不知道从何着手。②广大师生尚未深入认识贯彻劳逸结合的积极意义。不少老师与职工因为贯彻了这个方针,在工作上有放松工作要求、松散的倾向。个别学生在课余时间逛马路、看电影,不抓紧时间预习、复习。③领导的工作作风与工作时间改进比较落后。比如领导对会议的时间安排,提高会议效果等要求落实得比较差。部分干部与老师对深入基层的劳逸结合不是非常的支持。

此外,二医为了调动学生的积极性,贯彻劳动教育方案,还专门开设了劳动课。劳动课由各系(部)办公室负责,各班长协助进行。自从 1959 年以来,二医正式将劳动课列入教学计划,经过几年的实习,取得了良好的效果。根据学校劳动课的教学计划,劳动课在规定劳动时间内,以小组分散或集中劳动的方式进行。到 1961 年止,全校学生共完成了 11.4 万个劳动日,主要是参加农业生产劳动。通过生产劳动锻炼,实现了教育与生产劳动的结合,使师生的政治思想得到了很大的提高。

二医主要采取了以下措施来贯彻劳动课:①规定了各系(部)党总支、年级党支部、政治辅导员必须亲自带领和参加学生的劳动课。②全院党政干部的劳动锻炼必须与学生劳动课相结合。全院做到详细规划,使党政干部的劳动锻炼与学生的劳动一同进行,促进党政干部以身作则,树立良好的榜样。③发挥教师在劳动课程中的主导作用。通过师生之间的相互交流,促进了师生感情,使教师以一个普通劳动者的身份来要求自己,也鼓舞了学生的劳动积极性。

学校还抓住机会,结合劳动课对师生进行教育方针的教育,提高师生对党的教育方针实质的认识,启发师生认识培养自己成为有社会主义觉悟的有文化的劳动者。

(二)"五反"和"增产节约"

为了进一步贯彻党的教育方针和勤俭办学的方针,更好地培养社会主义建设人才,提高干部和师生的思想觉悟,上海市决定在上海各个高校中有领导、有步骤地开展一次"五反"运动。根据上海市教育卫生工作部的要求,此次运动分为 4 个阶段,第一阶段是以阶级和阶级斗争为中心内容的社会主义教育;开展反对铺张浪费、分散主义、官僚主义的斗争;开展群众运动性的反对贪污盗窃、投机倒把;总结经验,进行思想建设和组织建设。

在市委的领导下,二医深入进行社会主义思想教育,进一步克服工作中的铺张浪费,提高政治思想工作质量,树立勤俭办学的风气,将市委规定的"五反"运动落实到实处。在运动中,二医通过小组发言、讨论的形式,对学校存在的官僚主义、分散主义、铺张浪费等行为进行了批评,同时采取群众路线,发动学校师生进行检举揭发,使活动得到了大部分师生的欢迎和响应,共发现了以下几个问题:

在政治思想方面。党委对学校师生员工的思想动向调查不够,对某些人的贪污浪费行为不是很了解。在政治思想教育方面,形式比较单调,质量不高。学校在进行政治思想工作的时候,许多人员不感兴趣,甚至有些人把听政治报告当作休息时间。这些都反映了学生忽视政治的倾向。在党团组织建设上,有些党团支部涣散,起不到先锋模范作用。

在勤俭办学上,也存在着一些问题。由于采购人员中存在贪多贪大、喜新厌旧的思想,在采购物资的时候,采购人员不经过调查是否需要,不经过严格审批,以致买进了不少次品与廉价品等,浪费了大量资金。此外,学校在物质管理上还存在着混乱问题,造成了严重的浪费与损失。有些科室的账目不健全,账目和物品不符。在平时的实验中,由于使用不当、维修不善,一些经常使用的仪器经常损坏,不少精密贵重仪器也有不少伤痕,使得浪费严重。

在平时的生活中,学生的浪费现象也很严重,不爱护公物,浪费水电的现象比较普遍。比较突出的是膳食科一年丢失和打碎饭碗 2 803 只,有些同学把饭碗当作花盆、颜料缸等。学生在宿舍中,浪费水电的现象严重。学校每年光桌子的修理费就高达 240 多元,在寝室里也存在着学生用完水后不关水龙头的现象。

针对这些现象,二医结合市委的精神,对发现的问题进行了整改。第一,将检查出来的官僚主义、分散主义、铺张浪费以及学校工作中各方面的问题,进行综合分析,找出学校工作领导上存在的主要问题,针对主要问题进行详细的研究,提出切实可行的整改方案。第二,学校要求领导干部改进思想作风,克服脱离群众的不良风气。学校要求领导干部更好地深入到师生员工中去,了解他们的工作、学习与生活,深入基层参加调研活动。为了解决这些问题,学校进行了整改,主要是分析综合存在的主要问题,制定整改方案和总结典型经验。为了找出学校存在的问题,"五反"办公室将"五反"运动以来群众提出的意见整理成书面材料,分发给党委全体委员,以便找出问题。学校还成立了政治思想工作、人事干部、勤俭办院、教学行政、教辅培养等方面的工作小组,根据出现的问题,分头进行收集整理,初步找出问题,向党委报告。学校还要求领导干部深入到班级、课堂教研组、科室成员召开各种座谈会,进行经验总结。

第二阶段,进行整改,发动群众讨论方案。学校决定召开全体师生员工大会,总结"五反"运动以来的主要问题和说明整改方案,发动群众积极投入运动。学校还组织群众讨论报告和整改方案,向他们宣传整改的目的、要求和做法,对学校的整改方案提出意见。学校还要求发动群众一起研究整改方案,学校的主要领导也参与讨论,帮助各部门开展整改工作。

在整改过程中,二医特别注重加强马列主义毛泽东思想的学习,要求领导干部带头学习毛泽东著作,根据不同情况制定学习任务和学习制度,做到按月布置,保证学习的落实。此外,学校在活动中建立了学习思想政治工作制度,以班级为单位设政治指导员。在班级中开展"政治思想好,学习钻研好,劳动锻炼好,团结互助好,课外生活好"的"五好"班级活动,树立全院的先进标兵。学校还确定了勤俭办院的方针,把勤俭办学的教育列入日常的教育中,组织各班级进行宣传,树立先进典型。在制度上,为了杜绝浪费,学校加强了经费的统一管理,要求有计划地编制预算,年度预算必须经过党委、行政讨论。

此外,学校还采取树立标兵、组织群众学习先进事迹、介绍典型经验的方法来开展"五反"运动。通过运动的开展,全校师生在总结"五反"运动的政治、思想、经济方面都取得了成就,更好地贯彻了党的教育方针。

在"五反"运动中,二医特别重视问题的整改。为了使运动有始有终,克服工作中的缺点,学校在运动中特别重视领导干部的整改,要求领导端正态度,严肃认真地对待此次整改。在整改中,学校特别重视处级以上干部的整改,着重帮助他们克服脱离实际、脱离群众的作风。

(三)贯彻社会主义总路线学习

在全国工农业形势持续发展的情况下,二医提出了教育卫生领域的工作计划。在党委的领导下,全校着重开展了以"学习社会主义总路线,学习党的教育方针"为中心的学习运动。学校提出:①教育卫生工作必须要从6亿人民的需要出发,服务于工农,服务于社会,保护和解放社会生产力,加速社会主义建设;②教育卫生必须以除四害、讲卫生、消灭疾病、预防为主;③教育卫生工作必须贯彻党的领导——群众路线——专业人员的三结合原则;④继续破除迷信,消除宗派,充分继承祖国医学遗产,逐步实现中西医合流及创立新的超国际水平的中国医学学派;⑤教育卫生工作必须要有高度的共产主义精神,树立千方百计为人民服务的决心。

在学习运动中全院以"宣传反浪费、反保守"为中心,形成了浓厚的批评与自我批评的氛围,着重批判了各种错误的观点。在科学研究上,个人单干的现象得到明显克服,绝大多数教师都根据实际需要,把个人的研究课题与国家需要结合起来。校党委在进行总路线教育的过程中,通过各种途径,有力地促进了文化革命与技术革命的开展,这个时期最显著的成绩是抢救邱财康的成功,使二医在这个领域中处于国际前沿,同时在以"一切为了患者"的口号号召下,二医首创了无痛医院和儿童乐园,使医疗工作水平得到了很大的提高。在政治理论的教育中,学校深入浅出地进行了党的教育方针的宣传教育,着重批判了那些脱离实际、轻视劳动的思想,使大家都认识到教育与生产劳动结合的方针,提高和增加了群众观点。

二医的政治理论工作一直在党委的领导下有条不紊地进行。1960年,为了深入贯彻八届八中全会精神,以更高的科学水平为工农业服务,学校开展了"教育必须与生产劳动结合,教育必须为政治服务,必须贯彻群众路线的方针"的理论学习活动。同时,学校的宣传部和马列教研组提出了要贯彻"理论联系实践,实现政治理论教育与专业教育两条腿走路"的方针。

根据学校的部署,政治理论教育主要在教学、科研、劳动等方面展开。在教学上,学校突出了要在全校师生中进行社会主义总路线的宣传工作,以总路线、人民公社、教育方针、卫生工作等为工作中心。在具体实施上,学校在已经开设了中国革命史、哲学两门课程的基础上,在一年级开设了社会主义,二年级开设了政治经济学,三年级开设哲学,四年级开设毛泽东著作选读四门课程,五年级同学则是选读毛泽东著作。在这个基础上,全校师生定期以辅导报告的形式进行讨论和总结。

学校采取多样化的形式进行教学。根据不同班级的不同特点,学校规定低年级同学的讲课多于自学讨论,一般规定一、二年级的讲课和自学讨论时数比例为2∶1,高年级同学的自学讨论时间要多一点,为1∶1.5或者1∶2。学校增加高年级学生的自学讨论时间是为了更好地贯彻群众路线的学习方法,把教师在教学中的主导作用和学生学习的主观能动性结合起来,提高学生的自学能力与分析问题的能力。

在科学研究方面,学校将政治学习与科研结合起来,运用理论联系实际的方针,要求教师结合本专业的需求与国家的大政方针的需求来确定研究课题。

为了更好地贯彻社会主义总路线的学习,学校要求教师要通过"边干边学"的方式把政治课教好,使政治课成为宣传党的社会主义路线的有力武器。在这个要求下,学校教师以班级为单位,经常深入班级,担任班级的一定工作,做到"对学生全面负责",了解学生的思想状况。对于教师自身的政治学习,学校规定教师除了备课之外,每周要抽出一天至一天半的时间学习党中央的方针政策。在学习过程中,学校指定专人进行准备,联系教员的实际思想,进行讨论和学习。

在宣传党的总路线过程中,二医特别重视报刊的作用,着重提高校刊的宣传报道质量,并且提出了"赶复旦、超复旦,争做全市第一"的口号。在校领导的支持下,校报在办报方针上做了一些调整,要求保证按期出版政治理论学习专页、共青团学习专页、祖国医学专页以及其他专刊。此外,校报还开辟文艺、读者来信、自由论坛等专栏,活跃讨论气氛。此外,学校还注重黑板报的宣传作用,要求党委、工会、团委等机构负责黑板报出版内容的编审,保证宣传质量。

总之,在社会总路线的宣传过程中,二医各级部门不断提高宣传的力度与传播渠道,提高宣传质量,加强对宣传队伍的领导,使二医的社会主义总路线宣传工作走到了上海各高校的前列。

四、援建蚌埠医学院[①]

1958 年 7 月,为响应党和国家的号召,缓解安徽省内医疗卫生资源匮乏的现状,加速培养省内医务干部,中共安徽省委计划在省内筹建蚌埠医学院。但当时安徽省面临着优秀教育资源短缺、医学人才严重不足的实际困难,只有得到医疗水平与医学教育均相对发达地区的支援,才有可能在短期内建成一所高等医学院校。于是,经过国家卫生部总体部署,决定由当时医学教育水平较高的上海第二医学院承担援建蚌埠医学院的任务。

上海第二医学院党委接到援建任务之后,即刻付诸行动,制定了详细的援建规划,提出"在 1958—1962 年期间,上海第二医学院将每年支援蚌埠医学院一定数量的教师、医师、教辅甚至行政管理人员,帮助蚌埠医学院在五年内达到招生规模 420 人,建成一所拥有 500 张床位的附属医院,初步建立门类齐全的学科体系,达到一所省级高等医学院校的水平。"[②]对于当时还处于规划中的蚌埠医学院来说,要在五年内实现上述目标任重道远。

1958 年 8 月,上海第二医学院党委召开援建蚌埠医学院的工作动员会议。时任上海第二医学院党委书记兼院长的孙仲德在会上指出:"援建蚌埠医学院既是党和国家交给上海第二医学院的重要政治任务,也是每个同志发扬革命精神、建设祖国义不容辞的责任和义务,国家已经为我们搭好了一个'鸡窝',我们要做的是选拔优秀同志代表上海第二医学院去蚌埠下一个'蛋',这个'金蛋'就是蚌埠医学院。"[③]在孙仲德书记的激情感召下,参加动员会的上海第二医学院教师热情高涨,唐清里等多位教师当场举手报名,也有许多教师在会后撰写书面申请递交党委,积极要求参加援建工作。当时的援建任务非常艰巨,蚌埠医学院没有任何办学基础,援建教师必须白手起家。上海第二医学院在人员选派时遵循了"扎根落地、长期支援"的原则,参加援建的教师有两种方案供选择:"一种方案是援建教师个人前往,不携带家属;另一种是可根据个人意愿携带家属,如唐清里教授等教师都选择举家迁徙参加援建,但无论是哪一种方案,援建教师的人事关系都必须迁至蚌埠医学院。"[④]这就意味着参加援建的教师必须放弃上海的生活,扎根蚌埠开创自己新的事业。参与援建的每一位教师

---

① 本部分由上海交通大学医学院档案馆沈亮执笔。
② 资料来源:上海交通大学医学院档案馆馆藏。
③《唐清里教授采访实录》,2017 年 4 月。
④《唐清里教授采访实录》,2017 年 4 月。

都是不畏艰难,勇挑重担,服从组织安排,将人事关系迁往蚌埠,义无反顾地开启了新的征程。

(一)优选英才,充实师资教学力量

当时,上级部门要求上海第二医学院迅速组织一支教学队伍,支援初建的蚌埠医学院,解决其9月招录新生的师资问题。从规划动员到蚌埠医学院的首批新生开学,只有短短一个月不到的时间。尽管时间紧迫,任务繁重,但上海第二医学院仍出色完成了首批援建教师的选派工作。

经过短暂而有序的准备,8月30日,"以基础部副主任朱仁宝为领队的10名教师、4名教辅人员作为上海第二医学院首批援建人员,携带调拨的教材及教学设备前往蚌埠。"[1]他们与当地教师及工作人员汇合,充实蚌埠医学院的教学师资力量,确保学校在9月顺利开展教学工作。

首批援建教师依据各自的专业,为蚌埠医学院的新生授课,同时开展基础学科的建设,朱仁宝出任初创的蚌埠医学院教务长,协调理顺学校的教学工作,沈乃葵、葛成荫、唐清里等也分别担任各自专业教研室的负责人。随着蚌埠医学院的稳步发展,在校学生数量也逐年增多,这对于上海第二医学院援建的师资力量又有了新的要求。于是,"自1958年下半年至1960年,上海第二医学院又陆续选派了以赵德焜、黄谷良、朱继业等21名基础学科教师和4名教辅人员支援蚌埠医学院的教学工作。"[2]自1960年起,根据援建蚌埠医学院的最初规划,上海第二医学院进一步从附属医院增派临床专业教师支援蚌埠医学院的临床教学,"陆续选派了以田厚生、杨永康、邹亦贤、高玉祥、封桂馥、谢荣诚等18名教师赴蚌埠医学院支援,"[3]他们不但开拓了蚌埠医学院的临床教学,而且作为医务人员积极投身蚌埠的医疗卫生事业,上海第二医学院援建的师资力量一直持续至1962年援建工作结束。

在援建蚌埠院的1958—1962年期间,上海第二医学院总共选派了援建教师49名,教辅人员8名。在援建工作期间,上海第二医学院选派的教师队伍均为精挑细选,综合素质高,具有较强的教学能力。在49名援建教师中,具有高、中级专业技术职称的有29名,朱仁宝、赵德焜、沈乃葵、唐清里等当时都已是上海第二医学院知名的中青年教师,援建的教辅人员也具有丰富的教学经验,他们带来了上海第二医学院先进的办学理念及高效的管理经验,帮助蚌埠医学院克服了成立初期的种种困难,构建了较为完整的学科体系,同时援建教师们在

---

[1] 资料来源:上海交通大学医学院档案馆馆藏。
[2]《上海第二医学院前期支援蚌埠医学院计划人数》,上海交通大学医学院档案馆馆藏,1959年7月。
[3]《蚌埠医学院院志》(1958—1998),蚌埠医学院院志编撰委员会,1998年10月。

教学和工作中言传身教,润物无声,带出了一批批当地的青年才俊,有效补充增强了蚌埠医学院的后备师资力量,提高了蚌埠医学院整体的教学质量和办学水平。

（二）白手起家,建设教学环境

蚌埠医学院筹建初期,学校并无独立的校区资产,安徽省委省政府直接特事特办,将当时刚接收的国家水利部原治淮委员会房舍,全部拨付给蚌埠医学院使用,校址选定为蚌埠市治淮路,学院的教学大楼即为治淮委员会的办公楼。校区经过重新规划后,配有教职工生活区、学生宿舍以及体育场,校区距离附属医院的选址也非常近,同时还预留了图书馆的面积空间。在党和政府的大力支持下,蚌埠医学院拥有了硬件设施较为齐全的校区,但是学校毕竟从无到有,白手起家,满足医学专业教学要求的教室、实验室及其他相应教学设施仍亟待补充完备。

1958 年 9 月,为打造符合专业要求的教学环境,上海第二医学院援建教师千里迢迢携带大批援助蚌埠医学院的教材、图书资料、教学仪器设备以及课桌椅抵达蚌埠医学院。初来乍到,他们顾不得稍事休息和安顿自己和家人的生活,就立即热火朝天地投入校园与教学环境建设中去,确保蚌埠医学院能在短时间内开展教学工作。蚌埠医学院党委在寄给上海第二医学院党委的感谢信中写道:

> 他们（上海第二医学院援建教师）于本月一日夜到达蚌埠后,满面风尘还没有得到很好清洗,家还没有安排好,精神还没有得到完全恢复,即自动地一涌而上投入了蚌埠市人民群众轰轰烈烈的"除四害"突击运动中去。他们没有工具,就用手拔草,这在"蚌埠日报"上已经获得了表扬。他们对于设备安装工作处处都本着多快好省的原则,一切从总路线的精神出发,因陋就简地解决安装工作上的困难。他们对于个人生活也是处处体贴新建单位的困难,遇有应该解决而没有解决的问题,不仅没有发出一句怨言,而是还兴致勃勃地投入了一切体力劳动活动中去。他们的劳动态度是可贵的。从上海运来的设备,他们总是争先恐后地搬运着,擦洗着。缺少安装教学设备的辅助设备或材料,即主动地动脑筋想办法,力求解决问题。当别人看到他们在劳动要去帮助时,他们总是说:"我们不累,干得了。"[①]

在援建教师的不懈努力下,蚌埠医学院短期内达到了教学授课的条件,迎接当年新生的教室中安置了一排排刻有上海第二医学院资产编号的教学课桌椅,教师教学使用的是上海第二医学院调拨的教材,而大批教学设备,如光学显微镜、实验天平等教具,也在全部安装调

---

① 资料来源:上海交通大学医学院档案馆馆藏。

试完毕后，正式放置在实验室供师生使用。

与此同时，上海第二医学院的援建教师们将携带的图书资源悉数归入新成立的蚌埠医学院图书馆，加上原水利部治淮委员会移交的图书，图书馆有初始馆藏各类图书期刊共4 293册。此后上海第二医学院陆续从本院调拨中外图书期刊至蚌埠医学院，"1958—1962年间，上海第二医学院共调拨支援蚌埠医学院英文原版书籍1 406册、各类中英文学术期刊2 152册。"①这些盖有上海第二医学院资产图章的中英文图书期刊支撑起了蚌埠医学院图书馆早期的绝大部分馆藏，图书馆成为蚌医学生汲取医学知识的第二课堂。

上海第二医学院支援调拨蚌埠医学院的教材、教学设备、课桌椅以及图书期刊等各类资产，为蚌埠医学院建院初期的教学工作提供了有力支持。一些教学设备、图书资料时至今日仍在教学中使用，一代代蚌埠医学院的学子在上海第二医学院精心打造的教学环境下开始了寻梦之路。为表达感恩之情，蚌埠医学院在建立院史馆时，将1958年上海第二医学院支援调拨的部分教具安放在醒目位置，刻制铭牌，永久保存，以纪念上海第二医学院当年的援建情谊。

（三）潜心耕耘，打造学科平台体系

蚌埠医学院成立后，在师资力量较为短缺的同时，学院的学科建设也处于一片空白的初始状态，同样需要援建教师平地起高楼，打造完整的学科体系。上海第二医学院的援建教师抵达蚌埠医学院后，在迎接新生、开展教学任务的同时，也必须在短时间内先期建立起较为系统的基础学科体系，为教学工作的开展奠定基础。于是，在蚌埠医学院建院后的半年内，学院依托上海第二医学院教师各自的专业优势，"陆续成立了生物学、物理学、解剖学、组织胚胎学、化学、外文、体育、政治等8个教研室"②。这些教研室的领头人基本由上海第二医学院的援建教师担任，他们充满热情地投入教研室的创建，带领科室其他教师，开始了艰苦的创业之路。

随着蚌埠医学院的发展壮大，学科平台体系建设的重要性也日益凸显，于是蚌埠医学院继续向上海第二医学院求援，请求进一步加大援建力度，继续派遣骨干教师协助建设蚌埠医学院的学科。"在1959—1961年间，蚌埠医学院陆续成立了寄生虫学、生物化学、微生物学、药理学、生理学、病理生理学、病理解剖学、原子医学、中医学、X线诊断学、眼科学、传染病学、妇产科学、儿科学、耳鼻喉科学、皮肤病学、流行病学、内科学、外科学等10余个教研室"③。学科建设从基础学科扩展到临床学科，这些教研室的创建得到了援建教师的大力支持，上海第二医学院的十多名援建教师担任了教研室的负责人，投身学科体系建设。可以

---

① 资料来源：上海交通大学医学院档案馆馆藏。
② 《蚌埠医学院院志》(1958—1998)，蚌埠医学院院志编撰委员会，1998年10月。
③ 《蚌埠医学院院志》(1958—1998)，蚌埠医学院院志编撰委员会，1998年10月。

说,蚌埠医学院的学科体系就是依托在上海第二医学院援建的基础上创立起来的,上海第二医学院的援建教师呕心沥血、诲人不倦,在他们的不懈努力下,蚌埠医学院的基础及临床学科均门类齐全,有序发展,初具了一所医学高等院校的规模,创业艰辛,殊为不易。

在完善学科体系的基础上,蚌埠医学院的教学水平也不断提高,最直接的表现就是学院招生数和在校学生数的逐年增加,蚌埠医学院"从 1958 年至 1983 年,25 年间只招收临床医学专业学生,学制 5 年,但第一年的招生数仅为 59 人。""1959 年,随着蚌埠医学院教学能力的提升与学科体系的初建,其招生数增加近 5 倍,达到 276 人。此后三年间蚌埠医学院共招生 541 人,在校生规模达到了 848 人"[1],基本实现了上海第二医学院的援建目标。在上海第二医学院援建的五年间,蚌埠医学院为安徽省培养输送了大批医学人才,有效缓解了安徽省医疗卫生事业的人才不足,上海第二医学院援建教师的潜心耕耘收获了丰硕的果实。

(四)励志践行,创新科研教学手段

上海第二医学院援建教师在蚌埠医学院的工作中,不但出色完成了常规教学任务,而且在教学方法和科学研究上也尝试不断创新,取得了一系列不俗成绩。

在创新教学方法上,唐清里领衔的外文教研组"采用'卫星式'的教学方法,通过增加人文学科外语学习配合医学专业术语外语教学"[2],提高了教学效果;田厚生教授"创新了在白内障手术期间的直播教学"[3],让更多学生能近距离观察学习手术的具体方法。

在科学研究和医疗工作方面,虽然蚌埠医学院成立初期,教师和医师人员较少,教学任务繁重。但蚌埠医学院的援建教师也完成了"科学研究和技术改革 120 多项,写出有价值的论文 40 多篇。其中比较有价值的有:半导体体温计、核子计数计、心血管手术、小剂量^{60}Co 在上颚骨癌手术后的应用、中药治疗传染性肝炎、中药治疗腹水和左半肝切除手术等"[4]。许多研究方法和成果都是安徽省的首创,弥补了先前的空白。

在科研攻关方向上,援建教师也志存高远,朱仁宝在 1960 年回访上海第二医学院时介绍,"蚌埠医学院援建教师将进一步开展安徽省的高血压普查工作,进行多例心脏直视手术,同时要制造出供手术教学使用的闭路电视。"[5]

在传统中医药学研究方面,蚌埠医学院的援建教师也开展了大量工作,他们在校区内辟

---

[1]《蚌埠医学院院志》(1958—1998),蚌埠医学院院志编撰委员会,1998 年 10 月。

[2]《唐清里教授访谈实录》,2017 年 4 月。

[3]《田厚生教授访谈实录》,2017 年 5 月。

[4] 资料来源:上海交通大学医学院档案馆馆藏。

[5] 资料来源:上海交通大学医学院档案馆馆藏。

出土地,在"1958 年末就种植了 200 多种中药,进而分析药性,开展药理研究,并部分实践于临床治疗,取得较好的治疗效果。"[①]

科研工作需要持之以恒的精神,其成果并非一朝一夕的努力能够体现,上海第二医学院的援建教师励志践行,潜心钻研,他们的科研成果在多年之后渐渐开花结果,得到了党和国家的高度评价,赢得了两地师生的尊敬。

(五)春风化雨,开拓人才交流培训

在派出教师援建蚌埠医学院的同时,上海第二医学院还承担起了为蚌埠医学院培养当地师资的重要任务。"1958—1962 年间,上海第二医学院总共为 60 余名蚌埠医学院的教师和优秀毕业生提供了来沪培训进修的机会"[②]。这批委托培训人员在进修完成之后,绝大多数人员均返回蚌埠医学院任职,充实了学校的师资队伍,增强了教学力量,为蚌埠医学院的进一步发展提供了助推力。

在蚌埠医学院尚未正式成立之前,安徽省相关部门就已未雨绸缪,提前布局人才培养。"1958 年 7 月,安徽省卫生厅致函上海第二医学院,要求派出 24 名本省毕业生来沪培训进修,以作为将来蚌埠医学院的后备师资。"[③]卫生厅在来函中甚至细致到每个培训人员希望进修的部门、科室以及预期目标,上海第二医学院服从大局,克服自身困难,在已经准备选派师资支援蚌埠医学院的前提下,接收了全部 24 名学生,并安排他们到院本部及附属医院接受系统培训,为此后两校间的人才委培提供了优秀范例。

1958 年 9 月,蚌埠医学院招收新生之后,担任学校教务长的援建教师朱仁宝就致函上海第二医学院,请求接收更多的蚌埠医学院教师来沪进修培训。

蚌埠医学院来沪进修的教师和毕业生,热情高涨,求知欲强,但每个人的学习能力、专业水平参差不一,一些进修人员专业基础较弱,跟不上培训部门教学科研的正常进度;部分临床进修人员由于病种有限,往往因粥少僧多而不够分配,影响了培训进修人员的手术操作机会。

针对在蚌埠医学院师生在进修培训工作中存在的问题,上海第二医学院高度重视,提出了有效的解决方案,保证了培训质量。上海第二医学院的相关职能部门,"根据进修人员的不同需求,结合基础部门和临床科室的具体情况进行了分类指导,医学院基础部各教研室的教师会根据进修人员的专业水平,加班加点提高其教学能力,对其进行单独辅导,跟随授课

---

① 资料来源:上海交通大学医学院档案馆馆藏。

② 《蚌埠医学院院志》(1958—1998),蚌埠医学院院志编撰委员会,1998 年 10 月。

③ 资料来源:上海交通大学医学院档案馆馆藏。

教师课堂听课;"[①]"附属广慈医院、新华医院则在院区为进修人员单独划出患者,并派高资历医生带队辅导,尽可能满足进修人员的实践机会。"[②]在上海第二医学院的关心努力下,蚌埠医学院的进修教师均能在原有的业务基础上有不同程度的提高,完成进修计划,培养了独立工作和解决问题的能力,这些进修人员回到蚌埠医学院后,发挥了重要作用。

在上海第二医学院的积极努力与蚌埠医学院的密切配合下,截至1961年末,62名蚌埠医学院师生在我校接受了高水平培训,他们中的绝大多数成员回到了蚌埠医学院任教,极大充实了蚌埠医学院的师资队伍。

1958—1962年间,上海第二医学院充分发挥社会主义大协作精神,群策群力,无私奉献,在皖北大地上创建了一所医学高等院校——蚌埠医学院。此后,上海第二医学院通过持续投入大量优质的教学资源与物资设备,帮助蚌埠医学院在学科发展、师资建设、人才培养、管理效率等方面迅速发展,在蚌埠医学院的历史上立下了不朽的功勋。"1960年9月,为保持上海第二医学院自身的发展势头,国家卫生部停止抽调二医教师支援蚌埠医学院,采用两校人员对调的方式继续支援。"[③]直至1962年底,两校的人员调动正式停止,但是绝大多数上海第二医学院的援建教师就此扎根蚌埠医学院,开创了人生事业新的辉煌。

(六)继往开来,再谱新章

在上海第二医学院倾力支援的基础上,蚌埠医学院经过数十载的发展,取得了一系列令人瞩目的成绩,从最初的简陋创业逐步成长为一所学科门类齐全,具有学士和硕士学位授予权的高等学府,上海第二医学院援建教师所作出的巨大奉献终于迎来了丰硕果实。

经过早期援建教师的励精图治、艰苦创业,蚌埠医学院如今已形成医学、理学、工学、管理学4个学科门类协调发展的教育格局,已设有临床医学等23个本科专业,有3个一级学科硕士学位授权点和29个二级学科授权点,临床医学学科进入ESI全球排名前1%。蚌埠医学院拥有2所直属附属医院、13所非直属附属医院和170多家教学医院、实习医院和实习基地,为皖北千万人民的身心健康保驾护航。蚌埠医学院的师资队伍已从以援建教师为主体的60余人,发展成为拥有教职医护员工近4 000人的高校,其中教授、副教授407人;从1958年初创时期的59名学生,已发展成为拥有本科在校生13 000余名,硕士研究生近1 000名。1958年建校以来,蚌埠医学院已经培养出各类医学人才六万余名,其中有以中国科学院院士段树民、陈孝平、王福生,中国工程院院士刘德培,国家科技进步奖获得者范先群,"白

求恩奖章"获得者刘晓林等为代表的医学领军人物,更有一大批扎根基层、救死扶伤的临床业务骨干和医药卫生管理干部,为国家医药卫生事业和经济社会发展做出了重要贡献。

上海第二医学院的援建工作能取得如此巨大的成绩,有三点原因值得总结:

一是党委坚强的组织领导。在援建蚌埠医学院的工作中,上级党委与上海第二医学院党委、新成立的蚌埠医学院党委均发挥了重要的指导作用,上级党委做好顶层设计,明确援建的目标任务,上海第二医学院党委坚决贯彻执行,制定工作计划,在短时间内动员组织起了一支专家队伍开展援建工作,并调拨了教学教材与设备,蚌埠市则由党委书记亲自挂帅,第一时间划拨了蚌埠医学院的校区及大量设施,确保蚌埠医学院教学工作的开展,使得一所医学高等院校能在短时间内创立,充分发挥了我国社会主义制度集中力量办大事的优势。

二是充分发挥援建教师的专业特长。上海第二医学院的援建教师到位后,蚌埠医学院的领导班子给予充分信任,并注重发挥每一位援建教师的积极性,他们关心援建教师在蚌埠的工作生活,并根据援建教师的专业和特长,均委以重任,任命其担任蚌埠医学院新成立教研室的负责人或教学骨干,使得他们能充分发挥优势,为蚌埠医学院构建了较为完备的学科基础平台,为后期发展奠定了坚实基础。

三是援建教师的奉献精神。在援建蚌埠医学院的工作中,援建教师充分体现了革命主义的奉献精神,他们舍小家,顾大家,放弃了上海的优越生活,来到蚌埠医学院艰苦创业,有的甚至举家迁徙,扎根皖北,为祖国医学事业的发展奉献了毕生精力,他们的奋斗足迹是我们宝贵的历史资源,值得后人发掘与纪念。

五、上海半农半读医学专科学校[①]

1965 年 3 月,上海市政府决定将原在嘉定县马陆乡的上海嘉定卫生学校改为上海市半农半读医学专科学校,学校仍隶属于上海市卫生局,由上海第二医学院管理。

上海第二医学院成立了由邵明辉、李春郊、程鸿璧等人组成的建校筹备组,并抽调 10 名教师,对上海郊区卫生工作和农村常见病进行调查研究。在此基础上,制订半农半读医学专科的教学计划,编写教学大纲,并按专科设置要求,改建实验室,增加教学设施。8 月 26 日举行建校暨开学典礼。上海第二医学院院长关子展兼任校长。

学校招生采取由市郊各县通过公社推荐的办法,凡是具有高中毕业或同等文化程度的农村知识青年,包括参加过劳动锻炼的历届高中毕业生、复员退伍军人、下放干部以及不脱

---

① 王一飞主编:《上海第二医科大学志》,上海:华东理工大学出版社 1997 年,第 217 页。

产的卫生员均可予以推荐，学校通过考试，择优录取。第一年计划招收 100 名学生。

半农半读医学专科学制为 3 年，分为 9 个学期进行教学，每学期都采取生产劳动与专业教学相互交叉的方式进行教学，政治课、劳动课贯彻始终。专业课程包括：正常人体学、病原与病理学、诊断学基础、防治学基础与常见病等 5 门。基础课程在学校"边教边练"，临床课程在县人民院"边学边医"。

在教学组织方面，前期设 4 个教学小组：正常人体学小组包括解剖、组胚、生理、生化，病理学小组包括病理解剖、病理生理，病因学小组包括寄生虫学、微生物学，国防体育小组以国防体育为主。后期临床教学，以嘉定县人民医院为基础，由上海第二医学院派出高年资医师参加县医院医疗业务，承担医专教学任务，并培养提高县医院医师的业务水平。学校成立了内、儿科教学小组，外科、妇产科教学小组，五官、皮肤科教学小组和中医学教学小组。全校教师共 51 人，其中王振义、孙建民、潘家骧、许积德四人为二医编制。

学校开班一年后，即因"文化大革命"开始而中断教学。1968 年起，学生在临床老师带领下，在嘉定县人民医院"边学边医"，1969 年学习结束，除少数留在各县医院工作外，大部分学生按"社来社去"的原则回到自己的公社卫生院工作。

半农半读医学专科学校于 1971 年结束，校址改为上海二医卫校，开设中专药剂专业，培养中医药剂人员。

第二节　跌宕起伏　峰回路转（1966—1978）

一、"十年文革"的艰难历程

（一）"文革"序幕的拉开与学校秩序陷入困境[①]

1966 年 5 月 17 日，上海第二医学院党委举行扩大会议，传达中共中央"五·一六"通知，讨论中央决定开展"文化大革命"事宜。党委决定，发动全院群众，积极投身到这场运动中去。随后的半个月中，党委先后召开师生员工大会和党委扩大会议，党委书记关子展传达了毛泽东的"五·七"指示，要求各行各业都要办成亦工、亦农、亦文、亦武的革命大学校；传达市委指示，讨论如何迅速改变学校存在的"领导不力"的被动局面，搞好"文化大革命"。

5 月 31 日，在"文化大革命"的氛围中，学校党委决定建立政治部，党委副书记张明秀兼

---

① 《上海第二医科大学纪事》编纂委员会编：《上海第二医科大学纪事 1952—2005》，上海：上海交通大学出版社 2006 年，第 68－85 页。

任政治部主任。同时,决定改变学生临床考试制度:①废除所谓"突出业务""技术第一""三堂会审"的考试方法;②建立"突出政治、毛泽东思想挂帅"的考试制度;③实行领导、教师、学生三结合的考试方法;④小科采取重点复习,以复习代替考试;⑤考试考查不计分数。

6月4日,学校举行党委书记碰头会,根据《人民日报》"横扫一切牛鬼蛇神"的社论和批判"资产阶级学术权威"的要求,确定了一批批判"重点对象",其中有10多名专家、教授。次日,根据中央精神,党委向全体党员作了关于"开展文化大革命"的动员,要求各级党组织加强对"文化大革命"的领导。

在6月15日的党委书记碰头会上,关子展传达了市委指示,决定立即布置党政各部门,发动干部揭发党委存在的问题,写出大字报。19日,二医红卫兵掀起"横扫"浪潮,将矛头直指学生政治指导员。随后,所有学生政治指导员均受到冲击而靠边。21日,基础部33名学生贴出"让群众来审查党员"的大字报,提出了经他们审查并点名要开除的党员名单,限定党委必须照办。25日,学校召开党员大会,要求:①各级党组织要加强对"文化大革命"的领导;②要彻底揭发党内存在的缺点和错误;③要引火烧身,欢迎大家贴党委的大字报;④要支持群众的"革命热情"。

7月1日,党委召开有176人参加的党委扩大会议,要求进一步发动群众开展"文化大革命"。8月7日,根据市委指示精神,学校党委决定成立"文化革命"领导小组。同时着手组织选举"文革筹备委员会",并规定党委委员、党总支正副书记、正副院长、正副系主任均不得担任"文革"小组成员。12日,党委召开有关领导碰头会,商讨处理"6·21"事件,决定当晚召开全院大会,公布"6·21"事件真相,党委作自我批评。但在大会召开之前,有一名副院长和几名处级干部抢先贴出一张"揭发阴谋策划镇压革命群众的'6·21事件'的主使者——关子展、刘涌波"的大字报。当晚在大操场举行的群众大会上,对"6·21"事件展开了激烈的辩论。会后,造反派即对一些干部带上高帽子,对他们进行游街批斗。

8月13日,经市委教育卫生工作部批准,学校"文化革命"领导小组成立,成员为:关子展、刘涌波、张明秀、李树林、骆德三、王秀峰、陈一诚、金伯刚等,领导小组下设办公室、材料组、联络组。

8月23日,北京红卫兵"破四旧"之风刮到上海。学校红卫兵一哄而起,也在校内外大搞"破四旧",他们还"勒令"财务科停发高知的房贴、车贴和职工的保留工资。24日,学校造反组织"8·18"红卫兵大队成立。在"破四旧"的名义下,学校的红卫兵和造反派,对专家、教授及其他非劳动人民家庭出身的职工进行了抄家。在近一个月的时间里,有831人的家被抄(其中,被外单位造反派来抄的有543家),造成了严重的后果。28日,学校成立了红卫兵接待站,接待了首批北京来沪串联的红卫兵。

随后的几个月中,"革命"之火全面燃烧。12月2日,"红旗纵队"等8个造反组织,召开"向二医党委资产阶级反动路线猛烈开火大会",12月17日,红卫兵们砸开党委统战部、组织部的门,非法抢走了8箱档案材料。20日,"工人革命造反队""8·18野战军""东方红战斗团"等造反组织,联合组成"革命造反派临时联合指挥部"(以下简称"联指")。

"文化大革命"开始后,学校停止了招生,学生停课"闹革命",各教研组停止教学活动,科学研究、教师晋升、国际交流、党员发展和民主党派等一切工作都被迫停止。

随着全国高校掀起"造反派夺权"的高潮,搞大串联、上京请愿,致使教学科研工作进一步混乱。学校的造反派也开始接管学校的党、政、财、工、团等一切大权,对不少干部群众进行批斗、毒打、逼供、抄家。同时,他们之间还大搞派系斗争,学校科研停滞,教学停办,医疗水平下滑。

1967年1月7日,"联指"召开上海第二医学院系统"高举毛泽东思想红旗,向二医党委资产阶级反动路线总攻击大会"。会上,他们非法宣布撤销关子展、刘涌波、张明秀党内外一切职务,20多名学校领导和处级干部也被揪上台挂牌跪着陪斗。"联指"企图通过这次大会实现其乱中夺权的目的。两天后,"联指"控制的造反舆论工具《二医战报》创刊,他们开始连篇累牍地刊登歪曲党的方针政策、混淆是非、捏造罪名、诬陷党的领导干部和广大知识分子的文章,为他们非法夺权制造舆论。

1968年3月8日,在各地成立"革委会"的浪潮中,上海第二医学院"革命委员会"正式成立。"革委会"下设办公室、抓革命促生产办公室、"斗批改"办公室、组织组、政宣组、武装保卫组。此后,各附属单位亦相继成立"革命委员会"。8月26日,上海市"革委会"派出首批"工人毛泽东思想宣传队"与驻沪空军军训团一同进驻二医,工宣队、军训团进驻后,与二医"革委会"组成"工、军、革"三结合班子。随后,市"革委会"又派出工、军宣队500多人,进驻二医各附属医院。"三结合"领导班子开展了"清队"运动,对许多干部、教师、医务人员进行残酷批斗,不少人被迫害致死。

自1969年起,在"清队""整党""整团建团"的运动中,二医开展了"战备"训练,派员下乡以及支援三线建设等任务。虽然管理秩序依旧混乱,但在经历了最初的"革命高涨"情绪之后,学校已开始恢复党的组织生活;开始招收工农兵学员,进行办学和课程设置的改革;大部分的本科生也获得毕业分配;部分医疗领域的科研工作也取得了一些突破;还接受少量外国进修生。

1971年初,二医党委核心小组召开工宣队、军训团和全院教职工大会,传达中共上海市第四次代表大会精神,要求联系实际学习张春桥、姚文元在党代会上鼓吹的"文教战线17年彻头彻尾执行了修正主义路线"的谬论。讨论中,有许多党员和教职工对全盘否定17年文教工作表示不理解,提出了不同的看法。3月2日,第一批参加干校的207名干部、教师抵达二医在皖南歙县无名山开班的"五七干校",接受再教育。12 日,二医教育革命办公室对试点班的教育革命进行了总结,归纳出四条经验:第一,培养工农兵学员,必须把思想和政治路线方面的教育放在第一位;第二,在实践中边改造边使用,逐步建立"三结合"的教师队伍;第三,医学教育必须面向农村、立足农村,坚持开门办学;第四,医学教育必须走中西医结合的道路。

4 月,学校根据中央精神,开展"一打三反"、清查"5·16"集团、进行整党补课等运动,制造了一大批冤假错案,共有 747 名干部、教师和学生受到审查批斗,26 人被迫害致死。

(二)重要的转折:中共上海第二医学院第六次代表大会召开①

1972 年 8 月 16 日,左英从上海中医学院调来上海第二医学院工作。8 月 25 日,中共上海二医第六次代表大会开幕。出席党代会的正式代表有 282 人,列席代表 124 人。党核心小组负责人做了题为"在党的'九大'路线指引下,加强党的建设,为办好社会主义医学院而奋斗"的工作报告。大会选举左英等 19 人为中共二医第六届委员会委员。8 月 28 日,上海市委批复同意建立中共上海第二医学院委员会,同意左英、石云龙(工宣队)、骆德三、周根昌(工宣队)、刘远高(军训团)、刘玉成、刘树德、邱祥兴等为党委常委,左英任党委书记,石云龙、骆德三任党委副书记。

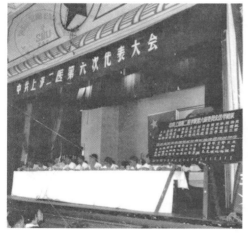

第六次党代会

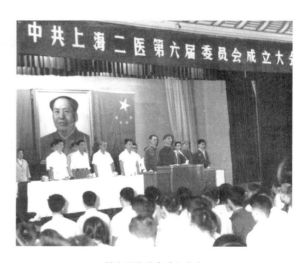

第六届党委会成立大会

9 月 11 日,党委常委会会议决定建立六组一室:组织组、宣传组、教育革命组、武保组、后勤组、办公室。9 月 26 日,为调整、充实附属医院领导班子建设,由骆德三兼任瑞金医院分党委书记,由梁希尧任新华医院党总支副书记,李铁庵任第九人民医院党总支书记。

---

①《上海第二医科大学纪事》编纂委员会编:《上海第二医科大学纪事 1952—2005》,上海:上海交通大学出版社 2006 年,第 86 - 109 页。

在新的领导班子的带领下,二医对本校建制等情况进行统计。统计信息如下：有医疗和口腔两个专业,拥有瑞金医院、第三人民医院、新华医院和第九人民医院四家附属医院,共有床位2 835张;教学编制教职工总数为905人。其中,正副教授89人,讲师122名;校园面积130.5亩,建筑面积51 249 m²;自建校以来共培养医学毕业生7 700余名。同时,对近几年的教育革命情况进行总结：

(1) 招收有实践经验的工农兵学员。

(2) 缩短学制,由原来的6年缩短至3年。

(3) 把改变学生的思想、培养无产阶级革命事业接班人作为学校的根本。

(4) 坚持开门办学,重点面向农村。

(5) 贯彻理论与实践相结合的原则。

(6) 建立工农兵、革命医务人员和原有教师"三结合"的教师队伍。

(7) 对旧教材的资产阶级思想体系进行系统批判,吸取工农兵和革命医务人员的新成就,充实教学内容,采取专业队伍与群众运动相结合的办法编写新教材。

(8) 加强中西医结合。

1973年初,二医"革委会"决定加强对"批修整风"的领导,以"批修整风"为纲,进一步抓好医、教、研各方面的革命工作,要坚定地把上层建筑领域的"斗批改"继续进行下去,使社会主义的文化、教育、科学、卫生事业更加繁荣。4月13日,党委从4个方面分析和总结了党委成立以来所进行的工作并向市委汇报：第一,抓了深入"批林整风",建立校、系两级核心组学习制度;第二,贯彻市组工会议精神,抓了各级领导班子的组织建设;第三,进一步落实干部政策、知识分子政策和对敌斗争政策;第四,抓教育革命,发动师生讨论和修订了三年制教育计划及郊县农村教学基础建设等问题。

1974年8、9月份,二医党委决定继续以"批林批孔"为纲,推进教育革命,推行前后期打通的医学教育,撤销基础部,前期教师到后期去,打破"三中心""三段式"。结果却使原来的教学秩序全部被打乱。

1976年1月8日,周恩来总理逝世,全院师生员工十分悲痛。1月13日,学校举行悼念总理大会,并在大礼堂设置灵堂一周,全系统各单位都举行了悼念活动。

7月28日,唐山发生大地震。第二天,二医便紧急动员组织抗震救灾医疗队。首批142人由刘远高、孙克武带队,于29日出发奔赴唐山灾区,31日抵达唐山丰润县(现丰润区),投入抢救工作。紧接着第二批医疗队235人,赶往灾区投入抢救。8月15日,党委决定建立唐山丰润抗震医院,由李春郊任总支书记兼院长。初步拟定医务人员210人,其中工农兵学员

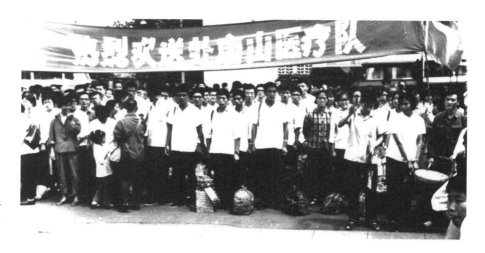

赴唐山医疗队于
1976年7月29日
出发

60人,以医疗队形式一年轮换一次,学生半年轮换一次。第三批医疗队162人于9月8日赴唐山丰润抗震医院,在持续一年半的抗震救灾工作中,二医的医务工作者在校党委的组织下做出了积极贡献。

9月9日,伟大领袖毛泽东主席逝世,学校广大师生员工悲痛万分。15日,在校本部举行了沉痛悼念毛主席大会。各附属单位也都进行了各种形式的悼念活动。大家一致表示,要化悲愤为力量,以实际行动来悼念毛主席。

10月14日,党委召开扩大会议,左英传达中共中央打招呼会议内容,主要是关于"四人帮"的阴谋罪行问题。16日,粉碎"四人帮"的特大喜讯传来,党委常委会立即讨论决定在当天下午三时召开愤怒声讨"四人帮"反革命集团罪行大会。全校师生员工愤怒地控诉了"四人帮"阴谋篡党夺权的滔天罪行。会后,群众上街游行,庆祝粉碎"四人帮"的伟大胜利。18日的党委扩大会议,继续揭批"四人帮"在10年"动乱"中所犯下的种种罪行,决定组织力量进行复查,为在"文革"中受到迫害的同志进行平反。随后,根据中央[1976]16号文和华国锋讲话要求,学校开始抓革命、促生产、促工作、促备战,边恢复正常的教学、科研、医疗、管理秩序,边深入开展教育卫生革命运动。12月11日,学校党委召开揭发批判"四人帮"罪行群众大会。会上,左英较系统地作了揭发批判。骆德三代表党委提出进一步掀起大学习、大揭发、大批判的新高潮。

随着"四人帮"的覆灭,全国形势逐渐好转,并对"文革"的残留物进行清理,秩序开始恢复。1977年7月15日,学校党委讨论决定,各附属医院工宣队于7月30日前撤完,院部工宣队于8月中旬轮换,两位主要负责人留校继续接受审查。9 月 28 日,党委发文"关于整顿调整附属医院管理体制的几点意见",规定:①深入揭批"四人帮",拨乱反正,肃清其流毒;②调整组织体制,坚持党的一元化领导;③医院实行党委(党总支)领导下的院长分工负责制;④临床和医技科室实行党支部领导下的科主任分工负责制;⑤恢复卫技人员职称,明确各级人员职责,要求有关单位贯彻试行。9 月 30 日,学校党委对贯彻中共中央[1976]2 号文件以及市委[1976]29 号文件的工作进行了总结。经过 10 个月的复查,共计查实和处理了纯属反对"四人帮",以及属于主要反对"四人帮"而又犯有其他错误的案件共 81 件,按政策规定共销毁材料 5 842 页,当面销毁 3 535 页,组织销毁 2 159 页,发还本人 51 页;恢复团籍 3 人,按转正期计算党龄 1 人,补发工资 4 人,修改毕业鉴定 30 份。

10 月 28 日,学校党委常委会传达了市委关于贯彻 37 号文件的会议精神,要求打好揭批"四人帮"的第三战役。会议讨论了在清查基础上进行整党整风事宜,决定成立整党整风工作小组,由党委副书记张明秀任组长。11 月 19 日,党委扩大会继续研究揭批"四人帮"的第三战役问题。左英在发言中提出要学习辩证法,批形而上学;"三大讲"要推向群众,党委领导要带头讲清楚;要专题揭批"四人帮"否定 17 年(1949—1965 年)的罪恶言论;要进一步清查打、砸、抢和搞毁灭性抄家的人和事。25 日,根据中发[1977]45 号文件有关工宣队撤出学校问题及市委批示精神,学校党委成立工作班子,制定工宣队撤出计划,并决定工宣队全部撤走,两位负责人留校继续接受审查。

12 月 21 日,根据市教卫办批转市卫生局《关于整顿调整医院管理体制和建立健全合理规章制度的请示报告》的精神,党委决定,各附属医院、高血压研究所、伤骨科研究所、二医卫生学校及附属医院卫校,正式宣布撤销"革委会",实行党委(总支、支部)领导下的院长(校长)分工负责制。

1978 年,在整体环境好转的背景下,学校逐步从混乱中"复苏"过来,开始投入到新一轮的发展和建设之中。年初,上海市教卫办下达了指示,要求学校筹建附属宝钢医院,并将宝钢医院定位为上海第二医学院教学医院。学校随即与市卫生局协商具体启动事宜,并于 3 月 8 日成立了宝钢医院筹建组,由副院长王秀峰兼任组长。6 月 27 日,根据《高校工作六十条》有关规定,学校党委拟定了学校的组织体制、机构设置及其职责草案,并下发至各医院(系部)党委、院机关直属党支部及部、处科室讨论试行。

7 月 12 日,市教卫办转发市委批复:同意兰锡纯任上海第二医学院院长,左英任党委书记,骆德三、王立本、王秀峰、程贤家、邝安堃任副院长,张明秀、骆德三任党委副书记,倪葆春、聂传贤任顾问。新班子组建后于 14、15 日召开党政领导碰头会,讨论学校体制及机构设置问题。会议决定,党委设一室六部,具体为党委办公室、组织部、统战部、宣传部、青工部、保卫部、人武部;行政设一室、五处、一馆,具体为院长办公室、院务处、人事处、教务处、医疗处、科研处、图书馆。随后的三个月中,党委继续调整充实了各附属医院及系部的党务和行政领导配置。

10 月 16 日,党委研究决定:学校学术委员会由校党政领导及专家教授 25 人组成。兰锡纯为主任委员,骆德三、聂传贤、倪葆春、邝安堃、程贤家、王立本、王秀峰、傅培彬、余溦、黄铭新为副主任委员。

10 月 21 日,按照市教卫办部署,学校纳入第一批开展整党整风单位。党委成立了以左英为组长,张明秀、冯允堂为副组长的九人整党整风领导小组,负责整党整风工作。10 月 23 日,根据全国教育工作会议精神,党委提出继续深入揭批"四人帮"炮制的"两个估计",整顿组织机构,迅速配齐各级领导班子,加强学生政治思想工作,整顿校风校纪,落实知识分子政策等各项工作。根据中央[1978]55 号文件精神,二医开始复查纠正错划右派。经复查,纠正错划右派 123 人,其中教职工 60 人、学生 63 人;纠正错划反党反社会主义分子 22 人,其中工勤人员 16 人、学生 6 人;纠正因"右派言论"而受到党纪政纪处分的 58 人,其中教职工 15 人、学生 43 人。

11 月 20 日,党委召开党委扩大会议,传达中央领导同志讲话和市委工作会议精神,联系二医实际,讨论了学校如何适应"四化"要求,更好地为"四化"服务的问题,并确定 1985 年以前的奋斗目标是:"把二医建成具有全国先进水平的医学院校之一"。

12 月 27 日,十一届三中全会公报发表。党委做出决定,分批举办党员干部学习班,认真学习;并发动师生员工,集中一段时间,开展学习活动。同时,组织召开高级知识分子座谈会、群众座谈会,通过一系列学习宣传活动使《公报》精神深入人心,成为推动学校各项工作的强大动力。

"十年文革"的跌宕起伏终于在十一届三中全会的光辉中迎来了峰回路转的时刻。

二、逆境中的坚持与发展

"十年文革"对医、教、研各方面都产生了巨大的冲击,但是,即便在如此困难的局面中,上海第二医学院的师生医护员工依然秉持对事业的执著追求,努力在逆境中求发展,并取得了一些令人瞩目的成绩。

（一）科学研究与医疗成果

1966 年 5 月,广慈医院成功救治了一名Ⅲ度灼伤面积达到 90%、烧伤总面积达到 92%

的特大面积烧伤患者，在治疗中首创了领先于国际水平的、分期分批焦痂切除大张异体皮打洞嵌入小片自体皮片的新疗法（即混合皮肤移植法）。

1969 年，新华医院神经内科和麻醉科成功抢救了被 6 600 伏高压电击并从高空跌下、心跳停止 23 分钟的工人，开创国内先例。

1972 年，仁济医院王一山等在国内首次应用针刺麻醉行体外循环直视手术，引起国内外轰动。这一年，根据中央和上海市的科研规划，学校承担了涉及老慢支、肿瘤、心血

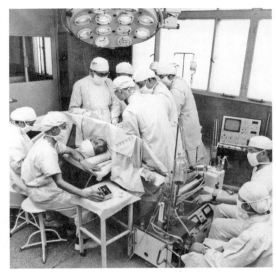

针刺麻醉下体外循环心内直视手术

管、计划生育、针麻、中药麻醉、灼伤、急腹症、肝炎、断肢再植、放射性同位素、脉管炎、乙脑、流脑、截瘫、工业卫生等 16 个项目 40 个研究课题的任务。

1974 年，瑞金医院与上海电子光学技术研究所一起试制成功了我国第一台"钼靶阳极乳房 X 线摄影机"，为早期发现、诊断、治疗乳腺癌做出了贡献。新华医院丁文祥等成功施行了国内首例婴儿体外循环心内直视手术；研制成功了国内第一台小儿人工心肺机。第三人民医院与上海市仪电九厂合作试制成功床边监护仪，使心肌梗死的病死率从 20％下降到 9.8％，接近国际水平。第三人民医院潘瑞彭应用三尖杉碱治疗白血病后，肯定了该药对急性非淋巴细胞白血病的疗效，并在全国范围内得到推广应用。

1976 年，第九人民医院在国内首先开展了前房型、虹膜面型人工晶体的研制和植入手术；张涤生率先在国内成功实施颌面外科手术，并在国内首先成功应用显微外科技术进行肠段移植修复食管缺损。

1977 年 6 月，瑞金医院灼伤科成功抢救灼伤面积 100％、Ⅲ度烧伤面积 94％的伤员杨光明。10 月 21 日，傅培彬、董方中、林言箴又成功施行了国内首例同种原位肝移植，虽然患者仅仅存活了 54 天，但此次手术填补了我国器官移植的空白。

1978 年 4 月 21 日，瑞金医院张锡泽成功实施了国内首例同种异体心脏移植手术。10 月，第九人民医院邱蔚六等在国内首创颅颌面联合根治术治疗晚期颌面部恶性肿瘤；戴尅戎与上海橡胶研究所等联合研制成功人工肌腱和骨的

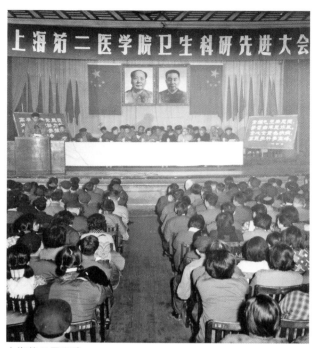

上海第二医学院
卫生科研先进
大会

干冻存储法，填补了国内该领域的空白。瑞金医院还与复旦大学等合作，成功研制了国内第一台染料激光眼科治疗机。

医疗和科研工作者的孜孜以求，在1978年迎来秋天的丰收。在全国科学大会上，上海第二医学院系统共获得国家级成果奖12项，分别是：仁济医院王一山等的"针刺麻醉在体外循环心内直视手术中的研究"、宏仁医院黄铭新等的"锑剂引起阿斯综合征的抢救"、仁济医院黄定九等的"中西医结合治疗早期肺心病"、仁济医院王益鑫等的"男用节育药棉酚"、新华医院黄祝玲等的"复方苯酚糊剂输卵管药物绝育术"、新华医院俞丽华等的"循环骤停8分钟复苏成功"、上海市伤骨科研究所柴本甫等的"祖国医学治疗骨折的理论研究"、瑞金医院董方中等的"大面积灼伤抢救邱财康成功"（包括编写《灼伤治疗》一书）、基础部"经络传感与经络实质的研究"、瑞金医院"门脉高压的外科治疗"、基础部余㵘主编的《医学微生物学》、仁济医院萧碧莲等的"短期口服 I 号、II 号避孕药"。此外，还有15项成果获部级成果奖，分别是：基础部陈诗书等的"正常人白细胞转移因子研制及治疗应用"、第九人民医院张涤生等的"电热烘疗象皮肿"、第九人民医院王炜等的"足背皮瓣游离移植"、第九人民医院张涤生等的"硅橡胶制品在整复外科的应用"、仁济医院陈梅芳等的"267例肾病综合征的中西医结合治疗研究"、新华医院佘亚雄等的"空气灌肠治疗婴儿急性肠套叠"、瑞金医院程锦元等的"无麻醉扁桃体挤切术"、第九人民医院张彩霞等的"新型硅橡胶印膜材料"、新华医院吴裕浩等的"V 型宫内节育器两种"、基础部余㵘等的"伤寒杆菌内毒素预防急性放射病研究"、上海市高血压研究所陆以信等的"人血浆中血管紧张素 II 放免直接测定法及其临床初步应用"、基础部"慢性气管炎患者皮泡液巨噬细胞扫描电镜的初步观察"、瑞金医院"绒毛膜癌的综合治疗"、瑞金医院"祖国医学治疗软组织损伤的理论探索"、新华医院的"小儿人工心肺机的研制"。[①] 所有获奖成果中，有不少是在"文革"动荡十年中开展的，这更体现了医学大家们的科学精神。

（二）医学教育

1972—1976 年，上海第二医学院在黑龙江、安徽、江西、云南等省连续招收五届"工农兵学员"，主要招收上海上山下乡的知识青年。招生方式为个人报名、单位推荐、学校按招生计划录取。

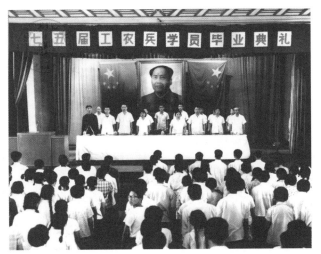

七五届工农兵学员
毕业典礼

1972 年 12 月 9 日，根据卫生部和上海市卫生局的部署，二医承担了两名阿尔巴尼亚同志的培训任务。1976 年，经教育部批准，学院成为首批接受公费留学生的高校，并成立了留学生办公室，负责留学生的注册、入学、考勤等教学管理和对外联系工作。附属瑞金医院也相应成立了留学生办公室，负责留学生的临床教学管理工作。

1973 年 5 月，市教育局批复同意自本年起恢复二医的儿科医学专业。同年，卫生部组织各医学院编写医学专业教材，二医与一医共同主编《正常人体学》和《疾病学基础》两本教材，同时，主编《英语》，并与武汉医学院联合主编《外科》，与沈阳医学院联合主编《小儿科》等教材。此次全国范围的教材编写工作为全国通用教材的编写创造了条件。

1975 年 3 月，为培养法语医学人才，经市"革委会"文教组同意，学校开设法语培训班，从应届中学生中招收 50 名学员。1978 年 10 月，当这批学生结业时，经市教育部门同意，将他们列入 1977 年度招生计划，转入医学系本科学习。这一年，学校还成立了电化教育科，备有多种专业照相机，包括多用显微镜在内的显微摄影设备以及 16 毫米电影摄影机，用房面积 300 m²，拍摄、制作并成套生产各种幻灯片与教育科技电影片。

1977 年，全国恢复高等院校统一招生考试制度后，二医参加全国统一招

① 王一飞主编：《上海第二医科大学志》，上海：华东理工大学出版社，1997 年，第 321 - 322 页。

生,恢复本科五年制,并按"文革"前制定的五年制教学计划实施教学。

1978 年,学校将培养目标确定为在政治上"认真学习马列主义、毛泽东思想,自觉改造世界观,拥护共产党的领导,热爱社会主义祖国",在专业上"掌握基础理论、基本知识、基本技能,养成严谨的科学态度和良好的医疗作风,全心全意为患者服务"。同年 7 月,新华医院小儿外科成为国家首批硕士研究生点,并招收第一批硕士研究生 17 名。

三、建造附属后方医院[①]

20 世纪 60 年代,国际形势波谲云诡。1965 年,毛泽东和党中央针对局势作出战略决策,在中国西南和西北的战略大后方,展开一场以备战和对付可能发生的外敌入侵、保卫国家安全和社会主义建设事业而进行的大规模经济、国防建设。在国家第三个"五年计划"提出加快"三线"(下称"大三线")战略后方基地建设的同时,中部及沿海各省区也在各自靠近内地的腹地建立起了自己的小后方,称为"小三线"。

为响应"备战、备荒、为人民"以及"要准备打仗"的伟大号召,上海不仅在"大三线"建设中支持了全国,而且也积极组织力量开展"小三线建设"。从 1965 年开始,上海在安徽南部徽州、池州、宣城三个专区和浙江西部临安境内,建成 81 家全民所有制小三线企事业单位,共有职工 5.4 万余人,家属 1.7 万余人。[②]

随着"小三线建设"的迅猛发展,大批城市职工及家属进驻山区,但因受到当地落后的医疗条件的限制,加上当时后方单位的保密要求,尽快为后方基地创造合适的医疗卫生条件,成为刻不容缓的工作。为加强上海后方"小三线"地区的医疗卫生设施,提高"小三线"职工的医疗保障水平,上海市"革委"决定在皖南地区建造配套的"小三线"战备医院,以便为在"小三线"从事军工生产的工人、家属以及周边的贫下中农服务。

1. 上海后方瑞金医院

上海后方瑞金医院由上海第二医学院附属东方红医院(今瑞金医院)负责筹建,于 1970 年 6 月开出门诊,1986 年停诊,历时 16 年,并于 1988 年 4 月全部移交给安徽省地方政府。

(1)创业的激情与艰辛。

根据上海市"革委"要求,1969 年 9 月 22 日,国庆 20 周年前夕,东方红医院派出张贵坊、刘祥元、陈庭茂、周全太、李慧芳、黄秋贵、周元坤、刘建杰等八位同志,作为筹建组成员,满怀豪情开赴皖南山区,投入医院筹建工作。

---

① 本部分由上海交通大学医学院档案馆张渔执笔。
② 徐有威主编:《口述上海——小三线建设》,上海教育出版社 2015 年版。

　　筹建组刚到时,借住在当地的民房内,虽说山区绿树环抱、景色宜人,但他们无暇顾及,天天顶着烈日早出晚归、四处勘察。筹建组八位成员,谁也没有筹建医院的经验,更不懂得开山修路、筑基造房究竟是怎么一回事。但他们怀着一颗忠于党、忠于人民的心,不怕困难、不畏艰险,翻山越岭、披荆斩棘,去寻找最佳的建院地点,最终确定将医院院址设定在距离绩溪县城 6 公里开外的临溪公社雄路大队一处名叫蛤蟆坑的山坳中。

　　选好了院址,征用了土地,确定了方案,上海第四建筑工程公司的施工队伍也浩浩荡荡地开了进来,大家决定争时间抢速度,一心一意要在 1970 年 6 月 26 日毛主席"六·二六"指示发表五周年之际开出门诊。

　　经过夜以继日的连续奋战施工,终于在 6 月 26 日前抢建出一幢职工宿舍楼,借用几间房间作为开设门诊的临时门诊室、药房、化验间、简易病床和手术室。东方红医院更是倾全力支持,在最短的时间内准备好人力和开设门诊所必须的各种物资。6 月 21 日,第一批支援"小三线建设"的 31 位医务人员带着东方红医院全体职工的期望和嘱托,经过两天时间的颠簸,风尘仆仆来到尚在建设中的医院。

　　6 月 26 日,医院临时门诊室在明媚的阳光照耀下隆重开业。门诊开业的消息迅速传出,受到了"小三线"单位和当地乡民的热烈欢呼。虽说开设的是简易门诊,但当地民众获悉后,什么疑难杂症都找上门来。医院尚处于筹建阶段,专科医生不齐,医疗器械不全,条件很差、困难很多,既看门诊,又看急诊,还要进行手术,考验接踵而至。但是大家没有被困难所吓倒,他们因陋就简、齐心协力、因地制宜地迅速做出调整,全身心地投入到医治和抢救患者的战斗之中。他们曾经赶往贫农社员家中抢救难产孕妇,也曾连续三天三夜集体抢救病危的神经根炎患者。在手术台上,他们救活了一名被炸成重伤、命悬一线的农民工兄弟。在没有小儿科医生的情况下为出生只有 25 天的婴儿做腹部手术,打开腹腔切除坏死的小肠。曾经有过 3 个手术台同时作业,抢救 8 名车祸伤员。他们还曾接收脑血管瘤破裂的休克患者,在没有 X 光机没法造影、部位难以确定的情况下,在简陋的手术台上做脑部手术,取出血管瘤,挽救了患者的生命。在没有消毒设备时,用一个柏油桶做成煤炉,放上一只普通的消毒锅,完成了所有医疗器械的消毒。没有自来水,就将稻田里的泥浆水挑来,经过细致的处理后供消毒使用。没有血库,没有血瓶,没有输血带,广大医护职工就会争着献血,为手术患者充当随用随到的不竭血源。每次开刀后的手术巾、开刀衣、工作服以及浸满血水的纱布、敷料没有专人洗,医务人员就自己动手,几个人花上半天或一天的时间,还常常把手洗破。

　　在那激情燃烧的岁月里,医院的创业者们,无论条件多么艰苦,无论设备多么简陋,他们凭借着集体的智慧、辛勤的汗水和满腔的热血,以自力更生、勤俭办事的工作作风,以艰苦奋斗、任劳任怨的精神品质,在三线职工和当地民众面前树立起了全心全意为人民服务的光辉形象。

虽然医院开出了门诊,但整个后方医院的建设尚处在初始阶段,还有大量的基建任务有待完成。医务人员来到山里后,除了日常的医务工作之外,还常常利用空闲时间帮助施工队挑土、搬石子、筑路、夯地基。有次大雨造成崖石塌方,阻断了道路,他们就与民工一起,冒雨奋战一天一夜,直到把塌下来的风化岩石全部搬光为止。平时,医务人员还经常上山采集中草药,大家乐观地说:"上山累,下山险,为把医院建设好,越是艰险越向前。"

当年,如此这般的场景常常会不期然地出现在人们的视野里:柏油桶前,医生、护士在做煤球;手术结束后,医生、护士人人端着脸盆在那里搓洗手术巾、手术衣和纱布;为了寻找水源,皮肤科医生同挂号处同志一起在做钻井工人;理疗科医生在当食堂管理员;有的医生在为患者理发、洗衣服。没有患者的时候,大家与工人、农民一起劈山开路,安装电灯,运石搬砖,参加繁重的体力劳动,患者来了,放下工具,拿起医疗器械,不分科室共同战斗。在开业最初的 4 个月里,他们打破条条框框,在没有血源、没有氧气、没有自来水的情况下,想尽一切办法克服困难,诊治患者 9483 人次,顺利完成了开颅、切脾、切胃、断肢再植等约 130 例急诊手术,先后抢救成功了 10 位生命垂危的患者,没有发生过一起严重感染或别的医疗事故。

为此,文汇报记者在当年秋天专程赴医院进行实地采访,并于 11 月 29 日,在《文汇报》上用大半个版面的篇幅,以"扎根山区炼红心,救死扶伤为人民"为标题,对东方红医院在皖南山区安家落户的医务人员战天斗地、建设战备医院的感人事迹,进行了详尽的报道。这种救死扶伤和为人民服务的精神,一直鼓舞和激励着长期奋斗在艰苦环境中的医院全体职工们。

从开业到次年三四月间,东方红医院前后有 3 批共计 115 名医护职工相继来到后方落户,其中医师 34 名、护士 28 名、卫技 11 名、行政 16 名、工勤 26 名,他们甘于奉献、勇挑重担,在简陋的设备设施和医护人员有限的情况下,截至 1971 年一季度,共接受患者 19 622 人次,进行大小手术 306 次,外出会诊 57 次,抢救了 39 位危重患者的生命。

(2)服务三线、服务皖南。

1970 年 12 月 26 日,医院门诊大楼落成,开放正式门诊和临时病房,有力地支援了上海"小三线"建设和当地的农业生产,医务人员也终于拥有了施展本领的舞台。

1971 年 6 月底,医院主体结构的土建任务胜利完成。10 月 1 日,开出正式病房,迎接建国 22 周年。病床由 38 张增加到 129 张,职工人数增加到 200 多人,各科室领导班子搭建完成,相应的规章制度也陆续建立,各项业务和工作逐步走上正轨。据回忆,"1971 年,几所后方医院除天山医院外陆续正式开张。因医技精湛、医德高尚，很快就赢得上海小三线职工的信赖，还获得当地干部群众特别是农民的欢迎，名扬皖南山区，邻近浙江、江西和长江北岸的安庆等地都有患者前来就医。"①随着就诊量的不断增多，医院原来设定的住院病床数渐渐应接不暇。到了1974年4月，因后续建设工作逐步推进，医院开出全部240张病床。9月，医院正式更名为"上海后方瑞金医院"。

除了平时繁忙的医疗业务之外，后方瑞金医院为了密切与地方的联系，凡当地医院要求协助会诊的，都是有求必应，有时还为当地义务培训各类医技人员。不管是傍晚还是深夜，农民在家急病或者妇女难产呼救，医生们都是立刻打点行装出发，摸黑奔走于山区羊肠小道，前往患者家中救治。当地发生严重车祸，外科、骨科医生随时随刻出诊抢救。医院还定期组织医疗队到农村巡回医疗、驻扎蹲点，为缺医少药的偏远山区送去温暖，深受当地政府和农民群众的欢迎。

创业之初百业待兴，条件艰苦，设备简陋、缺医少药的状况一时还难以改变。于是，后方瑞金医院的职工同志们群策群力，利用皖南山区丰富的中草药资源，自行组织采集，自制各种中成药，以弥补成品药的不足，同时也为国家节约了大量的办院经费。由于采集的草药容易发霉变质很难保存，不少三线职工也反映，成包的草药带回家自己煎熬很不方便，再加上这些中草药在数量上也已出现供不应求的局面，于是，现实向他们提出了必须改变剂型这个棘手的问题。在当时既缺乏经验又没有设备的艰苦条件下，要改变中草药的剂型谈何容易。可后方瑞金医院的员工们没有被困难所吓倒，他们大胆地进行试验，制剂组同志积极创造条件，坚持土法上马，边实践边提高，边试验边改进，终于试制成冲剂、针剂、散剂、浓缩煎剂、糖浆、浸膏粉、药酒、油膏、滴剂、胶囊等20多种不同剂型的中成药，为临床应用提供了物质基础，也大大方便了人民群众。

在群众性的采药活动中，员工们人人热情高涨，个个踊跃投入。草药组的员工为寻找药源，经常身背干粮行李，翻山越岭、风餐露宿。撕破了衣衫，刺破了皮肉，从来不管不顾，轻伤不下火线。后方瑞金医院通过中草药的自采、自制、自用工作，不但增强了对中西医结合工作的认识，发扬了艰苦奋斗的工作作风，磨炼了吃苦耐劳的意志品质，而且降低了成本，节约了开支，增加了收入，方便了工农兵群众，有利于战备，也为发掘祖国医学遗产贡献了一份力量。

后方瑞金医院定性为一所后方战备医院，平时为小三线工厂的职工和周边人民群众服

---

① 邱云德访谈录：我所知道的小三线卫生工作。徐有威主编：《口述上海——小三线建设》。上海教育出版社，2015年7月版。

务,战时为一所野战医院。由于小三线工厂大范围地分散在安徽南部山区,有些工厂距离医院非常遥远,且山区道路崎岖难行,工人看病常常当天无法来回。因此,医院在 1971 年至 1981 年的 11 年间,每年都会组织力量下厂巡回医疗,送医送药上门,并协助工厂搞好爱国卫生运动,预防传染病的传播,开展职业病防治工作等。

在下厂工作中,医疗队关心工人疾苦,了解职工群众的多发病和常见病,深入细致地讲解病后及日常生活中的注意事项。工人师傅们的期盼、赞扬和鼓励,使医疗队员们认识到,自己不仅担负着防病治病、改变山区缺医少药面貌的重任,而且还扮演着把党中央、毛主席的关怀和温暖送到工人和群众心中的重要角色,这是多么光荣而又让人自豪的工作啊!

后方瑞金医院每年还要安排下乡巡回医疗,为当地的农民群众服务。除了访患诊疾,下乡医疗队还积极参与农村的“二管五改”①,帮助生产队打井改善饮水卫生,结合当地肺结核病患者多的特点,开展了以松罗酸钠为治疗方案的植物抗菌消炎科研工作。

他们活跃在工厂、农村,行走在车间、田头,积极开展防病治病和爱国卫生运动,倾情培训工人医生、赤脚医生,为保障工人、农民的身体健康以及他们工作、生活的环境卫生付出了巨大的努力。

实践证明,开门办院,组织医疗队员走进工厂、下到农村,对于防病治病,培训工人医生和赤脚医生,开展中西医结合治疗,具有非常积极的意义。来自大城市的医护人员在与工人、农民同吃同住同劳动的过程中,精神面貌发生了显著的变化,全心全意为人民服务的思想觉悟得到了提高,对工人、农民的感情更加深厚了。

(3) 管理体制的改革。

1976 年,“四人帮”的粉碎标志着“文化大革命”画上了句号。1978 年底,十一届三中全会明确做出了将工作重点转移到现代化建设上来的战略决策。为尽快适应国民经济和小三线军工企业由计划经济向市场经济转型的时代要求,1978 年 4 月起,后方瑞金医院率先调整业务科室管理体制,建立了科主任负责制,把一批懂业务、有一定技术专长的骨干,提拔到科主任的领导岗位上来,既发挥了他们的特长,又调动了他们的积极性。

1979 年,后方瑞金医院在上级党委的支持下,进一步改革医院体制,撤销医院革委会,建立院长负责制。崔林森任党总支书记,周全太任院长、总支副书记,戴祥章任副院长。同时将行政科室划分为五大块:办公室、政工科、医务科、总务科、护理部,建立科长负责制,任

---

① 20 世纪 60 年代,为提高农村人口生活质量、改善居住环境而在农村地区开展的爱国卫生运动。“二管”是指“管水”、“管粪”,“五改”是指“改良水井”、“改良厕所”、“改良畜厩”、“改良炉灶”、“改良环境”。

命了各科室正副科长。为了加强党的领导,当年还改选了行政、外科、内科、后勤四个党支部。业务科室则实行科主任负责制,各科主任如下:张天锡等 2 人为外科副主任,施加忠为伤科副主任,宋祥明为胸外科副主任,唐振铎为内科副主任,吴元城为传染科副主任,施竹青为儿科副主任,陈德永为妇产科副主任,汪汉泉为眼科副主任,张美玲为护理部总护士长。

经过两年的医院管理体制梳理和整顿,调整和充实了医院领导班子和各级组织的领导力量,加强了党的领导,增强了业务领导能力,提高了医院管理效率,充分调动了广大医务人员和工人群众的积极性,也促使医疗护理的服务态度和服务质量得到了提高。后方瑞金医院还在原有规章制度的基础上,不断改进、完善和充实,并按照新形势、新体制、新任务的要求逐步制定和公布了一系列规章制度。这些规章制度在成文形式上有制度、条例、规定、职责、守则、总则、细则、常规、责任制、注意事项等,涵盖党务、行政、业务、后勤等方方面面。

在以岗位责任制为中心的各种规章制度逐步建立以后,全院职工以制度为准绳,认真执行,互相督促,定期检查评比,从而在很大程度上改变了过去分工不明、职责不清的局面,极大地激发了医务人员学习技艺、提高医术水平的热情,极大地促进了护理人员努力改进服务态度、不断提升服务质量的自觉性。

为了进一步提高医疗护理质量,各科还通过外出进修、观摩,开办英语班、业务医专班,开展小讲课和学术活动,组织中技、卫生人员复习迎考,"老带新"与自学相结合等多种形式,努力提高医疗技术水平。

全体医务人员本着一切为患者着想的原则,牢固树立起全心全意为人民服务信念,不断加深对工农的感情,对技术精益求精,对服务尽心尽力。医院上下以制度促干劲,以管理促工作,终使医院的医疗服务质量和服务态度得到了改善和提高。

2. 上海后方古田医院

上海后方古田医院由上海第二医学院附属工农兵医院(今仁济医院)负责筹建,于 1970 年 6 月 26 日开业,1986 年 3 月 1 日停诊,历时 15 年 8 个月。

(1)初创时期的艰辛。

1969 年 10 月上旬,原工农兵医院党总支书记陈一诚同志与汤希伟、刘俊、朱南康三位同志一起,组成筹建工作小组,陈一诚同志任组长,妇产科医师汤希伟同志任副组长。10 月 20 日,筹建小组经过 12 个小时的长途颠簸,到达宁国县胡乐乡胡乐镇祠堂坞。按照三线建设要"靠山、分散、隐蔽"的原则,战备医院"都建在当地农民都不太进入的山坞中。筹建人员每天要从暂住地翻山越岭才能到达工地,他们从选址、设计起,都与建筑师、建筑工人工作在一起,头顶青天,脚踏荒山,到现场参与施工,以保证医院建设符合质量地如期完成。"①

　　尽管筹建小组成员没有一人具有基建工作的经验,但在征地、筑路、建房等一系列前期工作中,他们求教于当地群众,向农村干部咨询,虚心向先期进驻的兄弟单位学习,边学边干,边摸索边实践,坚持与"三线"建设战士一起劳动、同甘共苦,在劳动与真抓实干的过程中学习和提高,为的是多快好省地把医院基建工作做好做扎实。

　　1970年5月,上海市第四建筑工程公司正式进驻医院建筑工地,全力以赴开始医院建造。6月23日,第一批支内职工共19名医务人员,来到隐蔽在皖南深山中的古田医院。6月26日依托之前夜以继日赶建起来的三间房屋为基础,第一次开出了门诊。两天后又进行了第一次急症手术——急性阑尾炎,在没有电、没有灯、不用负压吸引,仅借用电筒照明的条件下顺利完成手术。从此,全院上下团结一心,全体员工凭着一腔热血和旺盛的斗志,积极投身到医院的艰苦创业之中。

　　开诊最初的一个多月里,医院在医务人员不足、设施设备简陋、药品器材严重短缺的艰苦环境中,不仅治疗了大量门诊患者,给急性阑尾炎患者、肠梗阻患者、手外伤患者、流产大出血患者等施行了急症手术,还抢救了败血症引起的中毒性休克、心跳呼吸突然停止、新生儿破伤风症、横位难产等危重患者。

　　从首次开诊到1971年8月28日完成医院基建工程,全体员工还经常利用休息时间和节假日,积极参与基建工作,满腔热情地投入到义务劳动中。他们参加民工队的开山挖土、填沟修路,帮助建筑工程队搬运砖头、钢筋、黄沙、水泥等各种建筑材料,还包揽了许许多多工地的辅助工作,没有人叫苦叫累,也从不怨天尤人,大家都以主人翁的姿态默默地为医院建设添上一砖一瓦。

　　建院初期,设备简陋、资源匮乏、经费有限,面对着皖南山区丰富的中草药资源,和后方瑞金医院一样,医院员工本着艰苦奋斗、勤俭节约和自力更生的原则,大力开展中草药工作,坚持走中西医结合道路,自行采集的中草药,并想方设法自制煎剂、合剂、针剂、外用药等多种剂型,以弥补成品药的不足。

　　1971年10月15日,医院病房正式开放,病床定位为104张。1971年全年,门诊人数共计19 499人次,其中工人8 714人次,农民10 785人次;住院人数共计228人次,其中工人

---

① 《我所知道的小三线卫生工作——原上海市后方基地卫生组副组长邱云德访谈录》,徐有威主编:《口述上海——小三线建设》,上海教育出版社2015年版。

113 人次,农民 115 人次。无论是门诊患者,还是住院患者,医院周边的农民群众都占到了半数以上。

据时任上海市后方基地管理局卫生工作组第一副组长的邱云德同志回忆:"作为小三线单位,上海不仅选了当时最好的市级医院作为后方战备医院的包建单位,而且对进山的医务员工的条件要求很严,必须'好人、好马、好刀枪',政治历史不清的人不能进山,医疗技术要过硬。同时,医疗设备要一流,医院要做到'小而全',即要做到规模不大、科目要全。当时前方包建医院确实从人力、物力上作了大力支援,许多医技骨干被抽调进山,除内、外、妇、儿、五官、中医等常规科室外,连烫伤、脑内外、心脏科医生等也一应俱全。总之,要保证让后方医院及早开张,为小三线职工服务好。"[①]

(2) 发展期的兢兢业业。

1970 年 6 月,医院成立党支部,陈一诚任支部书记。1971 年 10 月成立革委会,下设办公室、政工组、组织组、生产组。随着医院业务的发展,行政机构与业务科室逐步得到完善和加强。当时的主要科室和负责人为:内科副主任陈署霞、普外科副主任姚培炎、胸外科副主任蒋惠儿、儿科副主任颜子武、妇产科副主任周良玉、五官科副主任潘长根、眼科副主任陈维真、放射科副主任邓杏村、超声波室副主任燕山等。行政机构包括了医务科、人事科、护理部、门诊办公室、财务科、总务科等

从 1972 年到 1978 年,上海的后方医院因医技精湛、服务周到、医德高尚,很快赢得上海小三线企业职工和家属的信赖。"小三线医院除服务于所属职工外,还将服务对象扩大到皖南民众,并将门诊费和医疗费价格调至低于小三线职工。这不但大规模提高了皖南的医疗卫生水平,而且改善了皖南民众看病难的状况。"[②]

那时的皖南山区,季节性传染病如钩端螺旋体、流脑、乙脑、肝炎、急性黄疸、菌痢等比较流行,若将患上传染病的三线职工送往上海医治,势必面临诸多不便,而且后方基地领导也不主张送病号回沪医治,给上海增添负担。经市革委会、市卫生局、二医党委研究同意,古田医院扩建传染病房 30 张床位,并获准在住院病房楼顶加盖一层,作为医院生活用房,以解决实际生活困难。1973 年 8 月 24 日,上海市卫生局核定上海后方古田医院计划床位数为 134 张。至此,古田医院初具规模,医疗业务的开展也逐步走上正轨,设备、物资的供应也渐渐配套健全。

---

① 徐有威主编:《口述上海——小三线建设》,上海教育出版社 2015 年版。

② 李云、杨帅、徐有威:《上海小三线与皖南地方关系研究》,徐有威、陈东林主编:《小三线建设研究论丛(第二辑)》,上海大学出版社 2016 年版。

为了贯彻执行"预防为主"的国家医疗卫生工作方针,古田医院每年都要组织力量下厂巡回医疗,除了内科、外科、妇产科、小儿科、口腔科、化验科等送医上门,为工人职工提供现场诊治服务外,还在厂区、食堂、托儿所等处开展爱国卫生工作,积极宣传常见病、多发病的预防知识,这一系列巡回医疗举措,受到了厂方和广大工人职工的好评。

为了响应毛主席关于"把医疗卫生工作的重点放到农村去"的指示,医院还连续多年组织下乡卫生工作队,到农村去宣传爱国卫生知识,培养知识青年当赤脚医生,帮助农村搞好"两管五改"等工作。来自大城市的古田医院医务工作者们,在下厂下乡巡回医疗、上山采集中草药等深入工厂、深入农村、深入社会的实际工作中了解了国情和民情,提高了为人民服务的思想认识,收到了"在社会实践中改造医务人员思想作风"的效果,极大地增强了医务工作者的社会责任感。

上海后方古田医院所在的胡乐乡,位于皖浙两省四县(宁国县、绩溪县、旌德县、临安县)的交接区域,因此,古田医院主要承担着其周边几个县30余家上海小三线企事业单位约3万职工和家属的医疗保障职责,占上海小三线单位的三分之一强,同时还承担着这些县部分人民群众的医疗就诊和江西省个别企业的劳保工作。

上海市黄山茶林场位于黄山脚下,邻近旌德县,隶属于上海市农垦局,有职工6000多人,90%以上为上海知青。1974年3月,应黄山茶林场职工医院请求,上海市卫生局经与后方基地卫生组协商,批复同意其与古田医院挂钩,由上海后方古田医院承担上海黄山茶林场职工医院的医疗转诊,以及技术骨干培训、进修等任务。

随着小三线企业军工生产的持续发展,古田医院肩负的责任也越来越重,覆盖的医疗范围越来越广,就诊人数日益增多,医院承受的压力也越来越大。当时存在的最大困难是病床紧缺,等待住院的患者数量众多,排队积压现象非常严重,能及时解决住院的主要是重症、癌症和少量教学病例,慢性病登记住院困难重重。其次是皖南各县医院的医疗条件和医疗水平相对较弱,除了胸外、脑外、骨科、泌尿等重症疾患需转到古田医院治疗外,连普通内科、外科、小儿科等疾患也转来治疗,当地农民群众来院就诊的人数与日俱增。除了原来宁国县、旌德县和邻近的绩溪县部分地区外,从1973年下半年开始,广德、宣城、芜湖、太平、歙县、休宁、屯溪以及浙江临安、昌化等地前来就诊的患者也日益增多。另外,江苏省在广德地区的小三线工厂工人和附近正在修筑铁路的铁路工人也常送来古田医院就诊。在强烈的社会责任感与坚定的服务意识驱使下,古田医院分别于1975年初和1978年初两次向后卫组和市卫生局提交报告,申请增设医院病床,以期不断壮大医院自身的实力,更好地为后方单位及周边人民群众服务。

（3）调整期的坚持。

从 1979 年开始，随着国家宏观政策的调整，整个"小三线"建设都进入到一个新阶段。后方医院也面临着不少新情况。为了适应新政策、新环境，古田医院花大力气深入挖潜，努力提高医疗水平，改进服务态度。从 1979 年起，医院在做好日常医务工作的基础上，加强巡回医疗力度，每年都会派出多个医疗小分队，深入工厂企业开展肝病、心血管疾病、儿科疾病等检查和口腔镶牙补牙、妇科防癌普查等工作，同时在医院专门开设劳保工厂基层干部保健病房，对企业基层干部进行全面的保健检查。预防检查工作的开展，使一些已经得病而自己尚未察觉的患者，得到了早期诊断和早期治疗，对企业职工的保健和劳动力保护起到了一定的作用，也增进了医院和地方的联系，受到小三线企业广大干部群众的欢迎。后勤总务部门更是一切从大局出发，在为医院的医疗事业努力做好物资保障和设备维护工作的同时，还竭诚为广大职工谋福利，想方设法解决大家的后顾之忧，不断提高和完善生活服务。

3. 两所后方医院的调整与交接

20 世纪 80 年代以后，随着以市场经济为中心的经济体制改革的不断深入，计划体制下的三线企业的生存空间越来越有限。面对大批小三线企业举步维艰的局面，上海市国防工办于 1984 年 7 月提出了《关于上海小三线调整情况及其调整方案》。于是，从 1984 年 8 月开始，上海小三线正式步入调整交接时期。

上海第二医学院党委为了在调整交接时期便于对后方两家医院的集中领导，顺利完成自身调整以及与当地政府的交接，决定于 1984 年 8 月起，将后方瑞金、后方古田两家医院的领导班子合并为一个，在行政上组成一个统一的领导集体，改称"上海第二医学院附属后方医院"。任命周全太为党总支书记，阮靖华、朱南康为党总支副书记，陈学宝为院长，汪伟明、叶永祥、赵国定、顾月明为副院长。当时，两家医院共有职工 589 人，其中医护人员 314 人，行政人员 47 人，后勤人员 228 人，共有床位 370 张。

1985 年，国务院办公厅批转《关于上海小三线进行调整的指示》，小三线工厂陆续迁走，大批职工调离返沪。1985 年 12 月，上海第二医科大学向上海市政府教卫办提交了请示报告，就后方医院撤销后职工回沪的安排和调配提出建议方案。最终，后方瑞金医院的 259 名医护和管理人员被安排在上海浦东洋泾医院，55 名后勤人员被安排在宝钢医院。原后方瑞金医院政工科科员吕建昌回忆说，"医院的员工去向基本上分这几块，一个是回瑞金医院，像张天锡和唐振铎这些专家都回去了，有的退休了，有的属于终身聘用。第二部分都回到宝钢去了，二医在宝山专门建了一个宝钢医院，相当一部分医生就是我们那个医院的人。还有一部分在公利医院，有段时间叫洋泾医院，现在恢复了原来的名称。公利医院是在浦东洋泾这个地方,这是一个区级医院,当时里面大部分是我们的员工,当然现在变了好多了。还有一部分在潍坊,潍坊医院是一个地段医院。还有一部分,也是极少的一部分在现在的浦东东方医院。"①

上海后方古田医院也于 1986 年 3 月 1 日起停诊。190 名职工由上海市南市区(现黄浦区)卫生局统一安置充实到南市区肿瘤医院,其余人员由医学院系统内部消化。"后方医院的许多青年技术人员报考大学,有的读医科,有的读文科,有的读法律,有的到上海进修业务。"②

1986 年年底,两家后方医院正式整体移交给当地政府。

---

① 吕建昌访谈录:我在小三线医院的 8 年。徐有威主编:《口述上海——小三线建设》。上海教育出版社,2015 年 7 月版。

② 《我所知道的小三线卫生工作——原上海市后方基地卫生组副组长邱云德访谈录》,徐有威主编:《口述上海——小三线建设》,上海教育出版社 2015 年版。

上海第二医科大学史

下卷
（1978—2005）

主　编　孙大麟

副主编　陈　挥

上海交通大学出版社

第三章
恢复发展　开拓创新(1978—1994)

　　1976 年 10 月，党中央粉碎"四人帮"后，结束了长达 10 年的社会动乱。1978 年 12 月，党的十一届三中全会重新确立了"解放思想、实事求是"的马克思主义思想路线，党和国家进入了一个全新的历史时期，我国的医学教育事业也随之迎来科学的春天。上海第二医学院[①]认真贯彻党在新的历史时期的路线、方针、政策，调整学校管理体制和组织机构，恢复正常工作秩序，将管理改革与教育改革结合起来，促进各项工作不断发展。学校至此进入了一个恢复发展、开拓创新的新阶段。

第一节　领导体制改革与组织机构的完善

　　"文化大革命"结束后，二医恢复和整顿工作扎实到位，取得了明显成效。为深入贯彻党的十一届三中全会精神，把握新时期的发展机遇，二医改革学校领导体制，调整和完善组织管理机构，并多次召开教职工代表大会，号召师生积极参与民主管理学校，为学校的健康快速发展提供组织上的保障。

[①] 1985 年更名为上海第二医科大学。2005 年 7 月 18 日，上海交通大学与上海第二医科大学合并，并成立了新的由教育部、上海市政府重点共建的上海交通大学医学院。以下简称为"二医"或"二医大"。

一、组建成立新的领导班子

1978 年 4 月,全国教育工作会议召开。会上重新修订了《全国重点高等学校暂行工作条例(试行草案)》,规定"高等学校的领导体制,是党委领导下的校长分工负责制",系一级实行"系党总支委员会(或分党委)领导下的系主任分工负责制"。[1] 新的领导体制的特点是,学校正、副校长分别向党委负责,强调加强行政职权,发挥行政领导的作用。学校重大问题须经党委会及党委常委会讨论。党委做出决定后,由校长负责组织执行。学校党委会支持以校长为首的全校行政指挥系统行使职权,并督促和检查他们的工作。至此,全国各高校相继结束"文化大革命"时期学校革命委员会的领导体制,开始实行党委领导下的校长分工负责制。

1978 年 7 月,上海市委批准调整上海第二医学院新一任领导班子:兰锡纯任上海第二医学院院长,左英任党委书记;王秀峰、程贤家、邝安堃任副院长,张明秀、骆德三、郑德孚任副书记,倪葆春、聂传贤任顾问。[2] 二医党委精心选拔了一批业务骨干、专家学者和年轻干部报请市教卫党组批准,分别担任各附属医院院长、医院党委书记、系主任、研究所所长、部(处)长等职务。新的领导体制和领导班子建立后,为贯彻全国教育工作会议精神,学院党委明确提出学院的领导体制是实行党委领导下的院长分工负责制,积极支持院长的行政工作,支持行政系统畅通,使学院各项职能得到充分发挥,教学、科研、医疗和后勤保障各项工作开始步入正轨。

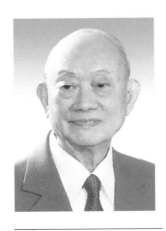

兰锡纯(1978—1984 年任上海第二医学院院长)

兰锡纯,男,山西万荣人。普通外科和心脏血管外科专家。1907 年 2 月生,1933 年毕业于山东齐鲁大学医学院,并获加拿大多伦多大学医学博士学位。1933—1938 年,先后在齐鲁大学附属医院、上海仁济医院、上海雷士德医学研究院任外科医师。1938—1939 年,在英国利物浦大学医学院进修外科。1939—1952 年,先后任上海仁济医院、

---

① 《全国重点高等学校暂行工作条例(试行草案)》,《教育部关于讨论和试行全国重点高等学校暂行工作条例(试行草案)的通知》(1978 年 10 月 4 日),首都高教与研究决策网,http://cherd.pku.edu.cn/text_show.asp? id =200376。

② 王一飞、龚静德、陆树范、杨舜刚:《上海第二医科大学志》,上海:华东理工大学出版社 1997 年版,第 34 页。

宏仁医院外科主任和圣约翰大学医学院临床外科教授。历任上海第二医学院外科教授、医学系二部第二主任、临床外科教研室主任、心血管疾病研究室主任，上海市胸科医院副院长兼心脏外科主任，上海第二医学院院长、顾问、专家委员会主任，上海生物医学工程研究所所长、名誉所长，中华医学会理事，中华医学会上海分会常务理事兼学术委员会主任，上海市科学协会常务理事兼组织工作委员会副主任。兰锡纯在中国首次施行脾肾静脉吻合术，改进了胆石症手术的方法，为发展中国的胆道外科奠定了基础；又是中国心脏血管外科主要奠基人之一，在国内施行了首例二尖瓣分离术。1995 年 4 月 12 日，兰锡纯病逝于上海。

　　左英，女，上海市人。1919 年 1 月生，1938 年 2 月参加革命工作，同年加入中国共产党；1939 年 3 月，赴皖南泾县参加新四军；1941 年 1 月，任新四军卫生部华中卫生学校教员、教务主任、军卫生部保健科长；1945 年 11 月，任华中野战军第七纵队、第十纵队卫生部副部长；1947 年 4 月，任华东野战军第十纵队卫生部副部长；1949 年 6 月，任福州市军管会卫生处长，福州市卫生局长；1953 年 3 月，任福建省卫生厅副厅长、厅长、党组书记，福建

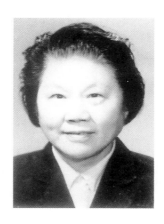

左英（1972—1979 年任上海第二医学院党委书记）

省第二、第三届省人民委员会委员，中共福建省委候补委员；1972 年 8 月，任上海第二医学院党委书记；1979 年 4 月，任上海市卫生局党组书记；1985 年 7 月—1988 年 4 月，任上海市人大常委会副主任兼市第八届人大常委会代表资格审查委员会主任委员和人事工作委员会主任，同时兼任上海市计划生育协会会长。中共七大代表，第四、六届全国人大代表。1944 年获延安模范医生奖；1995 年获计划生育协会个人模范奖。2011 年 8 月 16 日，左英病逝于上海。

　　按照中央关于干部"四化"（革命化、年轻化、知识化和专业化）的方针政策，1979 年，二医继续对学校领导班子进行调整。4 月，院党委书记左英调职离院。1980 年 4 月 28 日，上海市委下达文件决定，由李向群任上海第二医学院党委书记。1984 年 3 月，上海市委决定由潘家琛担任上海第二医学院党委副书记（主持党委工作），郑德孚、林荫亚任副书记，骆德三任党委顾问，王振义任上海第二医学院院长，钱永益、曹晋康、李学敏任副院长，兰锡纯、邝安堃

为顾问。① 调整之后,领导班子年龄平均为 52.4 岁,比上一届下降了 13.2 岁。班子的文化水平有较大提高,具有大专文化程度的比例由原来的 50% 提高为 100%。新的党政领导班子成立后,学院党委通过组织领导科学讲座、党性教育、恳谈活动等多种渠道,努力提高干部的理论水平、思想水平和管理水平。

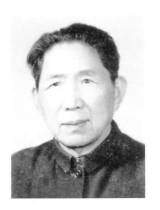

李向群（1979—1984 年任上海第二医学院党委书记）

李向群(1914—2001),男,中共党员。1937 年 3 月在北平北方中学插班学习,期间加入中国共产党领导的"中华民族解放先锋队",积极参加北平学生的抗日救亡活动。抗日战争全面爆发后,长期在山东参加革命斗争直至新中国成立。历任由中国共产党领导的国民革命军第三陆军军政处参谋,国民革命军第五战区第二游击队指导员,八路军山东纵队第二支队政治部宣传科科长,山东省文化出版社编辑,大众印书馆编辑部部长,山东省文化协会编辑部副部长,山东省行政委员会教育处编辑科长。滨南专署教育科科长、滨南专署教育处处长、中国新民主主义青年团山东省工作委员会宣传部长。中华人民共和国成立后,历任青年团华东工作委员会秘书长,华东行政委员会扫盲办公室主任,中共上海市高等教育科学委员会副书记,上海市高教局局长。1980 年 5 月,调任上海第二医学院党委书记,1984 年 6 月离休。1997 年被上海市委组织部和老干部局评为离休干部先进个人。2001 年 8 月 28 日因病逝世。

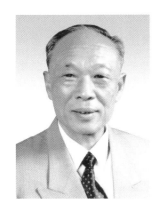

王振义（1984—1985 年任上海第二医学院院长,1985—1988 年任上海第二医科大学校长）

王振义,男,江苏兴化人,血液病学专家。1924 年 11 月生,1948 年毕业于震旦大学;1948—1960 年,任广慈医院(现瑞金医院)住院、主治医师;1960—1982 年任上海第二医学院病理生理教研室副主任、主任;1982—1984 年任上海第二医学院基础医学部主任;1984—1988 年任上海第二医学院院长、上海第二医科大学校长;1987—1996 年任上海血液学研究所所长;现为上海交通大学医学院附属

① 《干部任命名单》,上海交通大学医学院档案馆藏 1979 - DZ15 - 314。

瑞金医院终身教授、上海血液学研究所名誉所长。曾被授予法国科学院外籍院士、法国荣誉骑士勋章、美国哥伦比亚大学荣誉科学博士学位;获国际肿瘤学界最高奖——凯特林奖、瑞士布鲁巴赫肿瘤研究奖、法国台尔杜加世界奖和海姆瓦塞曼奖。在国内先后获得首届何梁何利科技奖、首届上海市科技功臣、求是杰出科学家奖、首届上海市教育功臣及全国卫生系统先进工作者称号等。1994 年当选中国工程院院士。2011 年获 2010 年度国家最高科技奖。

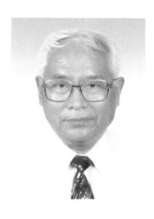

潘家琛(1986—1991 年任上海第二医科大学党委书记)

潘家琛,男,福建南安人。1930 年 12 月生,1955 年 3 月毕业于北京医学院口腔系,同年分配到广慈医院工作,1959 年 11 月加入中国共产党。参加工作后,历任住院医师、主治医师、副主任医师,党支部书记,党总支书记,上海第二医学院附属第九人民医院副院长,党委委员,第九人民医院党委副书记,1984—1986 年任上海第二医科大学党委副书记,1986—1991 年任上海第二医科大学党委书记。

二、领导体制的变革

1985 年 5 月,按照《中央关于教育体制改革的决定》,上海市教卫党委决定对全市高等院校实行校(院)长负责制改革,并将同济大学和二医分别作为部属高校和地方院校的试点。同济大学是部属重点大学,理工科为主,校长是中共党员;二医是地方大学、医科院校,院长王振义是无党派人士。在两种不同类型的学校进行试点,可以获得不同经验。二医基础较好,在全国医学教育中有影响,而且学校范围较广,除院本部外,还有附属医院。附属医院也实行院长负责制,使之上下呼应配套。"文化大革命"结束后,经过调整,二医的院系党政领导都是年富力强的专业干部,班子的智能结构较为合理,党政分工比较明确,行政机构比较健全;各级人员的岗位负责制基本建立,从学院到各附属医院形成了教职工代表大会制度。这些都是实行院长负责制的条件,从而增强了全校师生对实施改革的信心。[1]

---

① 《试行院长负责制的工作条例和小结》(1985 年),上海交通大学医学院档案馆藏 1985 - DZ15 - 423。

　　二医通过召开各种座谈会、讨论会以及学术委员会、民主党派会议等，在党内外进行广泛讨论和征求意见，逐步统一了思想，达成了共识。为实行院长负责制，二医制订了《院长负责制暂行工作条例》。二医党委根据党章有关规定和学院实际情况，制订了《党委关于实行院长负责制后党组织的工作细则》。院长负责制强化了以院长为中心的行政指挥系统。院长作为学院行政最高负责人，对学院的行政工作统一领导，全面负责。学院党委在积极发挥校长正确行使职权的过程中，注重发挥党的政治核心作用，凡学院发展规划的制订、重大改革的决定、重点学科建设、师资队伍的提高、干部选拔任免、思想政治教育计划和部署等重大宏观决策，都经党委会讨论。对日常行政工作，学院党委采取"支持而不包办，保证而不旁观，监督而不挑剔，协调而不牵制"的原则，为院长行政工作实行统一领导、全面负责创造条件。[①]为避免实行院长负责制后，学院的各种事情和问题事无巨细都直接找院长处理，导致"院长钻到事务堆里"，不能集中精力研究和解决学院重大问题，学院强调行政领导分工，各级机构层层负责，并采取了一系列具体措施。第一，建立院长办公会制度，每周一次，学院党、政领导参加，由院长主持，研究和处理学院日常工作中的重要问题，同时召开两周一次的院务会议，由院长主持，学院党政部门负责人及院、系、研究所党政负责人参加，布置和讨论学院主要工作或传达上级有关指示和下达的任务。党的工作，由学院党委召开党的会议另行布置，严格执行党政分开的原则。第二，在院长领导下，对副院长进行合理分工，使其职、权、责合一，对院长负责。副院长在院长领导下，分别负责教学、科研、医疗和后勤保卫工作。除全局性的工作须提请院长办公会集体讨论决定外，副院长可独立处理所分管的工作；第三，调整了部分行政机构的设置，把原属学院党委领导的保卫部改由行政领导；明确人事处为行政办公机构，负责行政和技术干部的考核、奖惩、任免和调动等工作。院长办公室改为院长秘书室，设调研员，加强调查研究和信息反馈。第四，各级机构层层负责，扩大中层管理机构的自主权。除学院这一层次实行院长负责制外，各系、所、处和基层教研室，各业务和行政科室，也都实行各级行政首长负责制，与同级党组织明确分工，使院长负责制具有广泛的基础。学院还制订了扩大医院、系、研究所自主权的暂行规定，下放教学、科研、医疗、人事、外事、财务等权力，增强中层管理机构的活力，使之真正有职、有权、有责。第五，许多退居二线的老教授、老专家经验丰富，对学院发展可以起重要的咨询参谋作用。实行院长负责制后，各附属医院、系都建立了专家室，听取他们对学院重大问题的意见和二医通过实行院

---

① 上海第二医科大学党史办公室：《中共上海第二医科大学党史大事记（1952—2002）》，第 225 页。

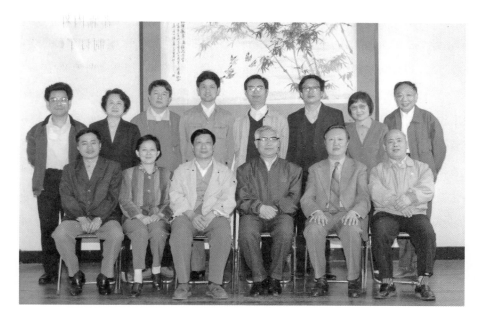

上海第二医科大学
部分党政班子成员
合影(1989年)

建议。①

　　长负责制改革,对充分发挥各级行政机构及其负责人的作用,提高工作
效率,改善和加强党的领导,产生了积极成效。党政进一步明确分工,关系
比之前更加密切,工作更加协调。学院的重大问题,诸如发展规划、重要人
事调整、关系师生员工切身利益的一些重大问题,都提到院长书记联席会
议上进行讨论,然后根据工作性质,党、政分别布置贯彻。学院行政对党的
工作也积极支持,主动配合。例如学生思想政治工作,在学院是由党委主
要负责的,但院长十分重视,要求行政系统各部门支持,在教职工代表大会
上把加强学生思想政治工作列为主要议题,号召全体教师履行教书育人的
职责。②

　　1990年7月,在《中共中央关于加强高等学校党的建设的通知》中,明确提
出高等学校实行党委领导下的校长负责制,进一步加强党委在高校的领导地
位。1991年5月,中共上海第二医科大学第八次代表大会讨论通过了《上海第
二医科大学关于党委领导下的校长负责制暂行工作条例》,正式实行党委领导
下的校长负责制。实行党委领导下的校长负责制,校党委处于学校的核心领

① 《试行院长负责制的工作条例和小结》(1985年),上海交通大学医学院档案馆藏 1985 - DZ15 - 423。
② 《试行院长负责制的工作条例和小结》(1985年),上海交通大学医学院档案馆藏 1985 - DZ15 - 423。

导地位,加强和改善党的领导,充分发挥党委在政治上的核心领导作用。学校党委是全校的领导核心,统一领导学校的全面工作,党委以主要精力研究决定学校的重大方针政策问题,加强党的建设和思想政治工作;改进领导作风和健全党委会工作制度,加强同群众的联系,支持行政领导充分行使职权。校长是学校行政负责人,全面贯彻党的教育方针,坚持把德育放在学校各项工作的首位,认真执行党委的集体决定,对教学、医疗、科研和行政管理工作的组织实施全面负责。[①] 1992 年 1 月,二医党委印发《上海第二医科大学附属医院实行党委领导下院长负责制暂行工作条例》,于 1992 年 2 月 17 日,在各附属医院正式试行。[②] 条例强调附属医院党委是贯彻执行党的路线、方针、政策,加强党的建设和思想政治工作,对医院工作中的重大问题进行决策的工作班子;院长是医院的行政负责人,在医院党委领导下全面负责医院行政业务工作,副院长协助院长分管部分工作;党委应善于发挥行政组织的作用,支持院长充分行使职权,力戒包揽行政事务。[③]

三、更名"上海第二医科大学",向重点医科大学迈进

随着办学规模不断扩大,为适应医学教育事业的迅速发展,促进学院向重点医科大学的目标迈进,上海第二医学院分别于 1983 年 8 月、1984 年 7 月两次向上级主管部门报告,提出将学院更名为"上海医科大学"的申请,并列举了学校更名的缘由:专业设置正向多科性发展;培养对象正在向多层次发展;部分系须发展为学院;师资队伍有较大的发展,需进一步提高。

1985 年 5 月,根据卫生部批准,原上海第一医学院改名为上海医科大学。在此情况下,上海第二医学院仍保留其原来名称,则失去意义,亦不利于调动广大教职员工的积极性和上海医学教育卫生事业的发展。因此,上海第二医学院再次向上海市教委和市卫生局提请尽快将学院更名为"医科大学"。为避免同上海医科大学名称上的混淆,学校建议改称为"上海第二医科大学"、"上海新华医科大学"或"上海人民医科大学"。[④]

---

① 《上海第二医科大学关于党委领导下的校长负责制暂行工作条例》,上海交通大学医学院档案馆藏 1991 - DZ39 - 804。

② 《关于印发附属医院、校实行党委领导下院长、校长负责制暂行工作条例及党委学生工作部职责范围的通知》,上海交通大学医学院档案馆藏 1992 - DZ41 - 8。

③ 《上海第二医科大学纪事》编纂委员会:《上海第二医科大学纪事(1952—2005)》,上海:上海交通大学出版社 2006 年版,第 240页。

④ 《关于要求将我院改为医科大学的报告院长办公室:本校 1985 年各类请示报告及批复》(沪二医院字(85)第 39 号),上海交通大学医学院档案馆藏 1985 - DZ15 - 426。

1985 年 6 月，上海市政府正式批准上海第二医学院更名为上海第二医科大学。更名后的上海第二医科大学，仍为上海市属院校。新的校名体现了与之前上海第二医学院的一贯性，也标志着学校的发展进入了一个新时期。1988 年 1 月，上海市委任命王一飞为上海第二医科大学新一任校长。

王一飞，组织胚胎学教授，中共党员。1939 年 11 月生。1962 年毕业于上海第二医学院医疗系，1967 年在北京医学院获硕士学位。毕业后在上海第二医科大学组织胚胎学教研室先后任讲师、副教授、教授、博士生导师、主任。1988 年 1 月—1997 年 7 月，任上海第二医科大学校长。1995—2001 年，任世界卫生组织生殖健康科学研究部医学官员。历任国务院学位委员会学科评议专家组成员，科技部国家中长期科技发展规划咨询专家，中华医学会生殖医学分会主任委员，上海市计划生育与生殖健康学会理事长及十余个学术机构和刊物的兼职职务。先后主持 15 项生殖健康与生殖医学研究项目，获 11 项科技奖励，其所领衔的人体组织胚胎学课程被评为国家级精品课程。曾获全国优秀教师、国家有突出贡献中青年专家、上海市名师及上海市劳动模范等称号。1995 年被授予法兰西共和国荣誉军团骑士勋章。

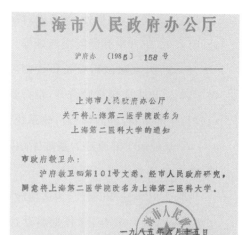

上海市人民政府办公厅关于将上海第二医学院改名为上海第二医科大学的通知（1985 年）

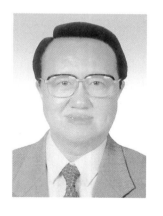

王一飞（1988—1997 年任上海第二医科大学校长）

四、调整和完善党政机构，为学校发展提供组织保障

"文化大革命"结束后，二医重建党委系统机构和行政管理机构，并根据医教研各项事业的实际需要，不断加以调整和完善。1979 年，学院党委下设党委办公室、组织部、宣传部、人民武装部、青年工作部（1984 年撤销，其中一部分划归团委，一部分划归宣传部，一部分归教务处）、纪律检查委员会、老干部工作办公室、工会、共青团、妇委会以及院本部机关、后勤、学生党总支等；行政系统

下设院长办公室、人事处、教务处、科研处、医疗处、研究生处、成人教育处、保卫处、校务设备处、财务处、审计室和国际交流处等。

1985年，二医试行校长负责制后，校党委在观念、体制、活动方式和工作方式等方面都做了调整，以求实现党政分开，发挥党委保证监督作用。1988年，二医确定思想政治工作亦由校长全面负责，同时学校行政系统设立宣传处。1988年12月，审计监察处成立。1989年5月，原基础医学部改建为基础医学院，随后成立基础医学院党委。1991年3月，校机关党委成立，基层党组织得到加强。

进入20世纪90年代，为适应改革与发展的需要，二医党的组织机构和行政机构又进行了多次调整。1991年，学校党委设立党校和学生工作部。1992年，党委设立保卫部。1993年春，校机关改革，撤销监察审计处，建立纪委、监察办公室和审计室；武装部和保卫部合并建立武装保卫部（处）；科研处和设备处合并建立科研设备处，撤销生产开发处，建立校产管理委员会办公室；撤销医院管理处，成立医院管理办公室（隶属校长办公室），建立综合处代替总务处。经过调整，校级机关部、处由21个精简到15个。

这一时期，学校群团组织也相应得到恢复。二医工会由于"文化大革命"的原因被迫停止活动13年之久，直到1979年7月重建组织，并召开第七次会员代表大会，建立了职工代表大会制度。学校团委分别于1979年、1981年和1985年和1988年召开4次团代会，团委换届4次。1978年，二医妇女工作委员会成立，在党委和市妇联双重领导下工作。

五、建立教职工代表大会制度，民主管理学校

学校教职工代表大会（以下简称"教代会"）是学校教职工行使民主管理的基本形式，是行使民主管理权力的机构。1980年，二医建立教职工代表大会制度，工会作为教代会常设机构，承担日常工作。1980年2月1日，上海第二医学院第一届教职工代表大会召开。党委副书记骆德三，院长兰锡纯，副院长、工会主席王立本出席。参加会议的职工代表138人，列席代表24人。随后召开的第一次会议中，选举教代会代表，征集和拟订议案。会议通过了关于学校行政向教代会报告工作及听取意见的实施方案，以及关于教代会推荐评议学校行政领导干部的实施方案。同年4月，第二次会议召开，进一步讨论教职工民主管理学校的问题。[1]

---

[1]《校第一届职工代表大会第一次会议材料》，上海交通大学医学院档案馆藏1979 - DZ8 - 123。

1983年4月15～22日,第二届教职工代表大会举行。大会正式通过《上海第二医学院院本部教工代表大会试行条例》。[①]

1985年1月4日,上海第二医学院举行第三届教职工代表会议,讨论并通过了试行院长负责制的工作条例以及职工住房分配制度。条例明确指出,上海第二医学院实行民主管理的基本制度和基本形式是教职工代表大会。教代会负责审议院长的工作报告,学院的工作计划和总结、发展规划、财政预决算、改革方案、教职工队伍建设、重要规章制度及其他重要问题,向院长提出意见和建议等。院长每学期要向教代会报告工作,广泛倾听教职工意见,接受党委和教代会的监督。同年5月,第三届第三次教职工代表大会召开,讨论通过了院工会作为教代会闭会期间的常务机构的决议,先后选举成立了教代会生活福利委员会、组织工作委员会、教学科研工作委员会。

1987年,学校召开四届一次教职工代表大会。此后教代会每学期召开一次,内容是听取和评议校长的工作报告,对学校的重大改革提出意见和建议,讨论通过职工的生活福利措施。1988年,校党委针对教代会讨论审议的全校性工作任务,决定成立二医系统教代会工作委员会,统一协调教代会工作。各附属医院派代表参加教代会,共同讨论、审议全校工作任务,充分发挥教职工代表大会在民主办校中的积极作用。

1990年11月13～27日,上海第二医科大学五届一次教职工代表大会召开。出席大会的正式代表有254人,特邀代表34人,列席代表48人,上海市教育工会、上海中医学院代表与会。本次大会对推动学校校内管理体制改革进程具有重要的意义。大会审议、讨论了包括学校内部管理体制改革的总体方案、校本部机关管理体制改革的试行方案、校本部职工分配制度改革试行办法以及有关劳动人事制度改革等4个条例。大会还表决通过了《全员聘任、合同制暂行条例(草案)》和《下岗待聘人员管理条例(草案)》。这些改革方案经会后根据代表们的合理意见和建议,进行了修改,并制订了配套的实施细则,在实践中不断加以完善。[②]

六、成立院(校)务委员会、学术委员会

院(校)务委员会具有权力机构性质,学术委员会在高级职称的考核、评定等学术性工作上起咨询作用。二医两个委员会组成人员结构基本相同,均由正副院长、党委书记、党政主

---

① 《上海二医报》,1983年5月1日,第73期第1版。

② 上海第二医科大学:《校本部五届一次教代会决议》(1990年),上海交通大学医学院档案馆藏1990-DZ41-36。

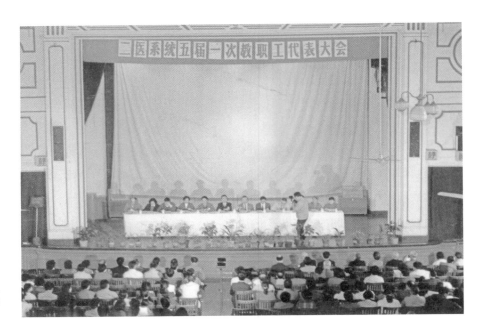

上海第二医科大学五届一次教职工代表大会(1990年)

要部门负责人、各系部主任、附属医院院长、主要学科带头人及工会、团委、学生会等群众组织负责人组成。

1952年12月,经华东军政委员会卫生部批准,上海第二医学院院务委员会成立。此后,根据教育部有关高校工作的章程、条例,院务委员会的名称、性质和职权范围进行了多次更改。1987年3月,二医根据《上海市高等学校校务委员会试行条例》的有关规定,经校党委讨论,决定成立校务委员会,使校长在决策过程中,更好地依靠集体智慧,进一步完善校长负责制。校务委员会成员由校长聘任,其主要职责是:审议学校的办学方针、专业设置、长远规划和年度计划;讨论重点学科和师资队伍建设;讨论副校长以下主要干部的人员聘任;审议经费预决算报告;审议重大改革方案、重要规章制度的建立和废止,以及其他重大事项。校务委员会由25人组成,经校长聘任,任期2年。校务委员会主任委员:王振义;副主任委员:王一飞、江绍基、林荫亚;委员:丁佩英、王同明、齐家仪、邱蔚六、汤雪明、吕杰强、陈佳桂、肖家祁、李学敏、李宏为、张如鸿、郑德孚、金西铭、陶义训、徐家裕、秦家楠、章有章、潘家琛、薛纯良、金蓉(学生代表);秘书长:程鸿璧。①

1989年9月,因部分校务委员会成员工作变动,经党政联席会议决定,对

① 《上海二医报》,1987年4月1日,第386期第1版。

校务委员会进行调整。主任委员：王一飞；副主任委员：潘家琛、江绍基；委员：丁文祥、丁学易、王同明、王志明、王炜、王振义、王鸿利、史奎雄、兰锡纯、刘国椽、李宏为、李学敏、吴伟泳、陈树宝、肖家祁、邱蔚六、林荫亚、张涤生、郑德孚、夏冰、徐丽芷、徐家裕、秦家楠、汤雪明、杨心田、程鸿璧、薛纯良、欧阳仁荣。[①]

1978年10月16日，学校学术委员会成立。主任：兰锡纯；副主任：骆德三、聂传贤、倪葆春、邝安堃、程贤家、王立本、王秀峰、傅培彬、余㶽、黄铭新；委员：郭泉清、周连圻、周孝达、陆南山、江绍基、徐惊伯、何永照、高镜朗、郭迪、曹裕丰、何尚志、陆汉明、佘亚雄、黄祝玲、史博之、张涤生、周鲸渊、张锡泽、黄宗仁、顾成裕、刘德纯、叶衍庆、魏指薪、董方中、曾畿生、朱大成、杨宜、朱仲刚、陈大中、李杏芳、史济湘、潘孺荪、张鸿德、邓裕兰、冯固、张惠珠、王振义、金正均、梁梦飞、史秉璋、谢文英。[②]

1985年1月，由于学校领导班子调整，学术委员会成员也作了相应调整，增补了一些具有一定学术水平的青年骨干，并对其职责作了具体规定：学术委员会在院长领导下对学校有关学术方面的问题起咨询参谋作用；对学校发展规划、师资队伍建设、学科建设等重大问题提出意见和建议；对专业技术人员的聘任资格进行评议并提供行政领导聘任参考；对各研究所的科研规划进行审议；对聘请或授予名誉教授、顾问教授、客座教授名单进行审议。[③] 主任：王振义；副主任：兰锡纯、邝安堃、黄铭新、丁文祥、邱蔚六、王一飞；委员：倪葆春、余㶽、张惠珠、金正均、史秉璋、姚天荣、吴晋宝、陈仁彪、顾梅圣、郭寿延、陆德源、秦家楠、王佩侠、陈梅芳、徐有秋、陈诗书、汤雪明、叶衍庆、傅培彬、徐家裕、董方中、曾畿生、朱大成、朱仲刚、史济湘、龚兰生、董德长、柴本甫、陈家伦、李国衡、王眷煌、江绍基、周连圻、周孝达、徐惊伯、王一山、欧阳仁荣、邝耀麟、潘家骧、潘瑞彭、金西铭、郭迪、齐家仪、陆汉明、佘亚雄、黄祝玲、陆道炎、刘薇延、安世源、张涤生、张锡泽、黄宗仁、徐济民、刘瑗如、孙建民、余栋材、陈家桂、董承琅、邹仲、宋杰、胡志远、钱允庆、陈万春、夏毓芬、严和骏、陶义训。

七、附录：恢复期学校机构建设

（一）校党务机构发展沿革

1. 党委办公室

"文化大革命"初期，上海第二医学院党委办公室停止工作。1972年8月，重新成立党

① 王一飞，龚静德，陆树范，杨舜刚：《上海第二医科大学志》，上海：华东理工大学出版社1997年版，第85页。
② 王一飞，龚静德，陆树范，杨舜刚：《上海第二医科大学志》，上海：华东理工大学出版社1997年版，第84页。
③ 《院长办公室：1985年上半年度会议记录》(1985年)，上海交通大学医学院档案馆藏1985-DZ15-428。

委,由革委会办公室作为党政日常办事机构。"文化大革命"结束后,党委办公室恢复。1988年7月,学校进行机构改革,党委办公室、组织部、统战部合并成立党务联合办公室,12月改为党委办公室。1989年11月,组织部、统战部从党委办公室分出,恢复原有建制。校党委办公室主要职责为组织安排党委的各种会议、学习和活动;负责党委的工作计划、总结、报告、决议等文件和简报、函电的起草工作;了解、检查各单位各部门执行党的方针政策和党委各项决议的情况,并为党委决策提供咨询意见;做好群众信访工作;负责各类文件简报、机要函件的收发、保管、传阅、催办工作;党委印章管理工作和统一管理全校的文书档案;遵守保密纪律,严格按照各类文件、材料的打印手续,做好打印工作等。

2. 组织部

1952年,学院建校时政治辅导处设组织科,分管党的组织工作及安全保卫工作。1955年10月,政治辅导处撤销,组织科为党委的组织部门。1957年1月,组织科升格为组织部,主管党的组织建设、党员教育及干部工作。1957年11月精简机构,组织部并入党委办公室,1958年9月恢复组织部。1968年3月,学院革委会成立后,设党政合一的组织部。1978年8月恢复组织部。1988年,学校试行校长负责制,组织部的工作也随之进行了调整,原属组织部管理的人事档案划归校人事处管理,人事档案室从组织部搬到校档案馆,行政干部的管理工作也划到人事处。1988年7月,组织部与党办、统战部合并成立联合办公室,1989年又恢复组织部建制,主要职责为制定党的组织工作计划,布置实施并检查落实、总结交流;做好干部的培养、教育、考察、选拔、任免工作;做好支部建设、发展党员和预备党员的教育转正等组织建设工作;会同宣传部搞好党的思想建设,加强党员教育和开展民主评议工作;会同纪委搞好端正党风的工作。

3. 宣传部

建校时,宣教科隶属政治辅导处。1955年10月,政治辅导处撤销,宣教科由党委直接领导。1957年1月升格为宣传部,同年11月精简机构,宣传部并入党委办公室。1958年8月,宣传部恢复。1968年3月,革委会成立政宣组。1978年7月恢复宣传部。1988年7月,学校机构改革,宣传部改为宣传处,由校长领导。1989年11月恢复党委宣传部建制,主要职责是围绕党委各阶段的中心工作,制订思想政治教育计划,抓好师生员工思想政治教育和党的方针政策宣传教育;配合组织部抓好干部和党员的教育,抓好干部的学习和轮训,协助党委抓好马克思主义理论教育;关心支持马克思主义理论课的改革和建设,抓好宣传阵地,建设校园文化;办好校报、校广播台、影视画廊等;协同工、青、妇等群众组织开展职工和学生的业余文化娱乐活动。

宣传部属下的宣传机构和宣传阵地主要有：

（1）《上海二医报》。1956 年 2 月，《上海二医》创刊，1961 年停刊，1980 年 1 月复刊，1986 年改名为《上海二医报》。《上海二医报》的办报宗旨为：发挥舆论导向、信息传递、宣传教育的功能。《上海二医报》编辑部实行总编辑负责制，版面实行责任编辑负责制，学生版由学生编辑。《上海二医报》坚持医学院校特色，坚持报纸为人民服务、为社会主义医学教育事业服务的办报方针，以报道医学教育为主要内容，进行医德、医风宣传教育，信息量大，报道面广，文字短小精悍，文风朴实简洁，版面生动活泼，符合新闻规范。报纸开辟的栏目众多，具有特色的栏目有"二医新人""校园走笔""有感而发""小论坛""绿地副刊"，学生版的"玫瑰园""学苑""新技术新成果"等，副刊因贴近生活而受到广大师生的欢迎。[①]

（2）上海二医广播台。建于 20 世纪 50 年代，自办节目十多项。

4. 统战部

1956 年 3 月成立统战科。1957 年 1 月改为统战部。1957 年 11 月精简机构，统战部合并于党办。1959 年 7 月恢复。"文化大革命"中统战部停止工作，原统战部的宗教、民族、侨务工作划归革委会组织组。1979 年 5 月恢复统战，1988 年，统战部的侨务、少数民族、宗教等工作划归校人事处。1988 年 7 月，统战部、组织部与党办合并成立联合办公室，1989 年又恢复组织部建制。统战部主要职责是向党内外干部群众宣传党的统战理论和方针政策；协助党委贯彻执行知识分子政策，积极开展知识分子工作，重点做好高级知识分子、中青年学术骨干、留学归国人员以及历史名人后代等人士的工作；协助民主党派独立自主开展工作，搞好自身建设；组织民主党派人士学习国家的大政方针；贯彻执行党的对台方针及侨务、宗教、民族等政策，做好台、侨、宗教、民族工作；加强非党干部的培养，及时向有关方面推荐党外人士的工作安排。

5. 人民武装部

1958 年，学校成立民兵战斗纵队。1962 年 2 月成立人民武装部。"文化大革命"期间改称武保组。1978 年 8 月恢复人民武装部，在学校党委与原卢湾区委人民武装部双重领导下，主管人民武装工作；负责全校民兵整组和民兵干部的选配培养；进行战备形势、人民防空知识的教育工作；组织学生和民兵实施军训及军事教学；承办征兵、复员、专业、退伍、残废军人及预备役军官的登记审报以及拥军优属等工作。

---

① 朱隆泉，陈子荣，王亚仑：《中国高等院校校报博览》，上海：上海科学技术文献出版社 1995 年版，第 87 页。

6. 老干部工作办公室、老干部工作委员会

1982 年,《中共中央关于建立老干部退休制度决定》文件下达后,校党委决定在组织部增设老干部科,具体负责离休老干部工作。1985 年 12 月,老干部科从组织部划出,成立老干部工作办公室,成为党委的一个职能部门,主要职责是在党委领导下负责全校离休老干部有关政治、生活待遇等政策的落实工作;组织离休干部政治学习、参加重要会议和重要活动;做好为老干部服务的工作,办好老干部活动室,丰富离休干部的精神文化生活;发挥老干部的政治优势,宣传和表扬老干部中的好人好事。1985 年 12 月,学校成立老干部工作委员会,主要任务是协调学校系统老干部工作;贯彻党中央和市委有关老干部的政策及具体规定,听取老干部的意见和建议,研究加强老干部工作。

7. 青工部

建校时,设青年科,属政治辅导处,主管学生政治思想工作,后随政治辅导处撤销而撤销。1978 年 8 月建立青工部,1982 年 2 月改为学生工作部,在党委领导下,具体负责医学职业道德伦理教育和学生政治思想教育的职能部门。1984 年撤销,其工作一部分划归团委,一部分划归宣传部,一部分归教务处。①

(二) 校行政机构发展沿革

1. 校长办公室

1952 年 10 月,学校设秘书科。1953 年 10 月改为院长办公室。1968 年 3 月改为院革委会办公室。1978 年 7 月恢复院长办公室。1985 年改称校长秘书室,1990 年 2 月称校长办公室,主要负责起草学校的规划、计划、总结、报告;根据上级指示精神,协调各部门、单位工作;做好信息收集、传达、分析、处理、储存工作及组织安排会议;掌握印信,办理收发、缮写及收集、整理、保管资料等事项。校长办公室也是校务委员会的办事机构,负责处理校务委员会日常工作。

2. 人事处

建于 1955 年 1 月,是院长领导下负责人事管理的职能部门。1958 年因精简机构被撤销。1962 年 7 月恢复。“文化大革命”期间与党委组织部合并为组织组,1978 年 7 月再次恢复,主要职责为负责全院行政组织机构的设置和人员编制以及人员调配、任免、聘任、奖惩工作;负责职工培训、师资培养、职称晋升、选派留学生及各类自费出国;负责职工的工资评定、福利、考勤考核、分配、退职、退休工作及职工病假、殉职、丧葬的抚恤工作;负责人事统计表

① 王一飞,龚静德、陆树范、杨舜刚:《上海第二医科大学志》,上海:华东理工大学出版社 1997 年版,第 65 - 69 页。

及发放工作证、校徽等工作。1988年,学校将组织部的人事档案、行政干部管理工作划归人事处,并将人事处师资培养与科技干部管理工作分离出来,成立科技干部处。1990年科技干部处撤销,原该处的工作仍归人事处管理。

3. 教务处

成立于1952年10月,设教务长。1955年8月撤销教务处及教务长建制,成立教学办公室。1956年12月又撤销教学办公室,成立教务科。1962年7月恢复教务处。"文化大革命"期间,先是成立"斗、批、改"办公室,后改称"教育革命办公室",1972年改为"教育革命组",1978年7月恢复教务处。教务处是校(院)长领导下的教学行政职能部门,负责全校全日制本专科教学及成人高等教育中的教学计划管理、教学运行管理、教学质量管理、核医学教研室、整复外科教研室等校直属教研室的管理工作。教务处下设教务科、业余教育科、教材科、学生科。

4. 科研处

1957年12月成立科学研究部。1963年4月改称科研处。"文化大革命"初期,科研处与医疗处合并成立"抓革命促生产办公室",1972年改称"业务组"。1978年7月恢复科研处建制。科研处是院长领导下分管科研工作的职能部门,主要职责是编制全校的科研规划和年度计划,并检查执行情况;负责重大科研成果的审核、鉴定、呈报、奖励和推广工作;指导科技人员通过投标和申请科研基金,多渠道筹集科研经费;组织申报研究机构;负责全院科学报告、学术交流活动及科技情报工作;组织校内、外科技协作及签订有关合同、协议;会同有关部门协调管理重点学科的建设工作。1985年以前还负责研究生培养管理工作。

5. 研究生处

研究生工作原属科研处职责范围,1985年4月从科研处划出而设立研究生处。该处是在校长领导下分管研究生工作的职能部门。主要职责是管理研究生招生、培养、学位、毕业分配及思想工作;接受在职人员以同等学力申请学位;招收并管理博士后人员。

6. 医院管理处

建于1963年2月,原称医疗处。"文化大革命"初期与科研处合并,成立"抓革命促生产办公室",1972年改称"业务组"。1978年7月恢复医疗处。1983年3月改称为医院管理处。该处是在院长领导下分管医疗工作的职能部门,主要职责是从宏观上加强学校对附属医院医疗业务的管理与协调;贯彻卫生工作方针,掌握医疗预防工作情况;组织各附属医院的工作交流;负责青年医务人员的培训和院外医务人员来院进修等工作。

7. 成人教育处

成人教育起步于 20 世纪 50 年代中期，学校从最初开办干部业余学校、职工业余学校起，至 1958 年开办夜大学，均由教务处管理。1964 年成立业余教育科，主管成人教育，仍属教务处统一领导。"文化大革命"中业余教育停办。1978 年恢复业余教育科，1985 年成立职工教育委员会，业余教育科为办事机构，统一管理职工文化补习及专业基础知识补课。1986 年 12 月 15 日，学校设立成人教育处，撤销原教务处下属业余教育科建制。① 1988 年 6 月 3 日，学校撤销成人教育处。② 之后夜大学及医师进修部归教务处统一管理。

8. 保卫处

建校时，学校保卫工作由政治辅导处组织科管理。1955 年政治辅导处撤销后，保卫工作由人事处管理，设专职保卫干部，并成立治安保卫委员会，分管群众性的治安保卫工作。1962 年，人事处设立保卫科。1968 年 3 月，院革委设武装保卫组。1978 年成立保卫部，作为党委一个职能部门。1985 年改为校长领导下的保卫处，同时履行党委保卫部的职能。1988 年，根据公安部和国家教委有关规定，成立上海市公安局卢湾分局上海第二医科大学派出所，该所受校保卫处及卢湾分局双重领导。

保卫处在党政分管领导和公安机关指导下，履行一套班子三项职能。主要职责有：负责组织全校的安全保卫工作；维护学校的政治稳定和正常的教学、科研与生活秩序，保证党的教育方针的贯彻和医教研任务的顺利完成；依靠群众做好治安防范工作；进行法制、消防安全教育，同治安灾害事故做斗争；搞好户籍管理、外宾保卫、自费出国管理等工作。

9. 总务处

建于 1952 年 10 月，是院长领导下组织与实施全院院务、后勤工作的职能部门。1958 年 1 月因精简机构被撤销。1960 年重建总务处，"文化大革命"期间改称后勤组。1978 年恢复总务处建制，后改称为院务处，负责教学、科研、医疗仪器设备的采购、保管、供应、维修工作；统筹全院房屋、家具和基本建设工作，全院公杂费及办公用品的计划采购供应工作；负责师生员工生活、保健、幼儿园及后勤职工的管理教育；负责校园环境卫生、绿化及学校宿舍、教室的管理工作；管理全院车辆交通运输工作；在财务处成立之前掌管全院各项经费。1984 年 7 月，院务处和生产设备处合并成立院务设备处，1985 年改为校务设备处。1988 年 6 月，校务设备处一分为三，设总务、设备、生产开发三处。

① 《上海第二医科大学纪事》编纂委员会：《上海第二医科大学纪事（1952—2005）》，上海：上海交通大学出版社 2006 年版，第 178 页。.
② 《上海第二医科大学纪事》编纂委员会：《上海第二医科大学纪事（1952—2005）》，上海：上海交通大学出版社 2006 年版，第 196 页。.

10. 设备处

1980年9月成立生产设备处。1984年7月,生产设备处与院务处合并为院务设备处;1985年改为校务设备处。1988年6月,校务设备处分为总务、生产开发、设备三处。设备处主要职责为统管全校大型精密仪器设备实施计划、技术、运行、维修和经济管理等;对附属医院大型设备实行宏观调控及管理;负责教学、科研所需的其他各类仪器设备、动物及各类低值易耗品的采购供应以及对仪器设备固定资产的管理。

11. 生产开发处

成立于1988年6月,是校长领导下统一管理科技开发与生产经营的职能部门,为学校增加收入、扩大学校发展基金和改善职工生活。主要职责为制定全校生产开发及科技服务的有关政策、法规、条例;制订生产开发及科技服务的创收计划;协调审批全校生产开发及科技服务项目;负责科技服务技术合同的签订、监督、执行、结算分配;协同有关部门制定创收分配方案;负责全校人才培训的归口结账、分配工作;统筹生产经营单位配置及管理;负责全校横向联系的科技生产联合体的管理工作。

12. 财务处

1952年10月建立财务科,隶属总务处领导。1984年7月成立财务处,负责管理全校教育事业费、科研费、基建资金以及预算外创收资金,并对校办企业的财务进行业务指导;按照上级批准的综合财务预算,合理组织收入,提高资金使用效益。

13. 审计监察处

1986年2月成立审计室,[①]1988年12月成立审计监察处,主要职责为根据国务院关于审计工作的暂行规定,对单位财务收支及经济活动的真实性、合法性和效益性进行审计监督;维护国家财经法纪,改善经营管理,提高经济效益;维护国家利益和本单位的合法利益。

14. 国际交流办公室

"文化大革命"前,学校的外事工作由党委直接管理,先后成立了苏联专家接待工作组、外宾接待小组、外宾接待委员会等组织,均由党委书记任负责人,具体工作由党委办公室兼管。20世纪70年代初恢复外事接待小组。1974年后先由革委会办公室,后由院长办公室兼管。1979年成立外事办公室,1986年改称国际交流办公室,主要职责贯彻执行党和国家的对外开放方针;管理国际交流、对外友好联络工作;负责接待来访、邀请外籍专家;办理派出考察、进修、访问、参加国际学术会议等出国项目;负责对外宣传、涉外教育、留学生工作及

---

① 《上海第二医科大学审计机构的建立》(1986年),上海交通大学医学院档案馆藏1986-DZ38-25。

办理授予国外学者学术称号和接受国外学术称号等。

15. 档案馆

1959 年成立档案室,隶属党委办公室与校长办公室。1989 年 6 月成立档案馆,主要职责管理全校党政工团、教学、科研、医疗、后勤等各项文书档案和科技档案。

16. 二医大分部

1962 年 4 月,上海市卫生局所属位于南京西路的上海市医学专科学校撤销,其校舍和教职工并入上海第二医学院。学校成立医师进修部,承担上海市医师进修任务,同时成立二医分部,基础部一年级新生的公共基础课教学在分部进行。1968 年医师进修部及基础课的教学停止,而后上海市"革委会"指令将二医分部校舍移交上海电子计算机厂使用。1983 年,上海市高教局将位于斜土路的华东化工学院分院校舍划归上海第二医学院。学校在此重建分部,并先后将基础医学部、生物医学工程系、医学检验系、高级护理系,以及研究生、夜大学的部分教室、实验室、研究室设置在分部,还有一些校办工厂和其他生产经营单位也设在分部。此分部成为一个多功能的教学、科研、生产经营实体,行政上主要负责房屋分配、使用、管理和生产、后勤服务等事宜,业务上由各有关部、系、所主管。①

(三)校级各专门委员会

改革开放后,学校根据工作需要成立各种专门委员会,协助校领导开展有关工作或作为专门的咨询机构。

1. 基金管理委员会

1981 年 4 月,学校根据教育部、国家劳动总局、财政部关于《高等学校建立学校基金和奖金制度试行办法》和上海市高教局制定的"实施办法"的精神,成立基金管理委员会,负责研究学校基金管理和奖金发放工作。学校基金主要源于学校生产开发和其他创收按比例组成部分。②

2. 学位评定委员会

1982 年 2 月,学校根据《中华人民共和国学位条例暂行实施办法》的规定,经上海市高等教育局审核同意成立学位评定委员会,由王一飞、王振义、史济湘、兰锡纯、叶衍庆、江绍基、邝安堃、佘亚雄、余㵑、邱立崇、陈中伟、张鸿德、张锡泽、张涤生、郭迪、郭泉清、曹裕丰、黄铭新、陶清、傅培彬、程贤家 21 人组成。兰锡纯任主席,邝安堃、程贤家任副主席。

---

① 王一飞,龚静德,陆树范,杨舜刚:《上海第二医科大学志》,上海:华东理工大学出版社 1997 年版,第 88-95 页。
②《上海第二医科大学纪事》编纂委员会:《上海第二医科大学纪事(1952—2005)》,上海:上海交通大学出版社 2006 年版,第 122 页。

1986年,学校评定委员会进行调整,由王一山、王一飞、王振义、丁文祥、江绍基、兰锡纯、金正均、齐家仪、邱蔚六、徐家裕、欧阳仁荣、陆德源、陈家伦、秦家楠、黄宗仁、陶义训、柴本甫、龚兰生、潘瑞彭19人组成。王振义任主席,王一飞、江绍基任副主席。

1988年7月,学位评定委员会进行第二次调整,由王一山、王一飞、丁文祥、王振义、江绍基、金正均、汤雪明、陆汉明、陆德源、李宏为、李学敏、吴圣楣、邱蔚六、秦家楠、陈家伦、龚兰生、黄宗仁、柴本甫、薛纯良19人组成。王一飞任主席,薛纯良、江绍基任副主席。

3. 退休教职工管理委员会

学校退休教职员工管理工作由人事部门负责。1986年1月20日成立退休教职工管理委员会。[①] 1987年3月在委员会下设办公室,其主要任务是在市高教局退管会和学校的双重领导下为退休教职工服务,在政治上、精神上、生活上给予他们关心和爱护,为他们排忧解难,定期组织旅游休养,开展敬老活动等。

4. 学生工作委员会

1986年3月,学校成立学生工作委员会,由分管学生工作的党委副书记林荫亚任主任,并由教务处、宣传部、院务设备处、保卫处、研究生处、团委、学生会、学生总支、德育教研室、各系学生工作委员会负责人参加组成。该委员会在党委、校长领导下协调学生工作,对学生思想政治教育和日常行政管理工作进行分析研究,提出指导性意见。

5. 教学委员会

1988年7月,学校成立教学委员会,由专家、教授及教学管理人员13人组成,对学校教学改革重大问题进行研讨,提出建议,供校领导及教学主管部门参考。主任为江绍基,副主任为齐家仪。1989年12月,教学委员会进行调整,补充5名委员。

6. 计划生育委员会

1979年12月成立计划生育领导小组,由院长任组长,组员由妇委会、人事科、保健科负责人担任。1988年6月成立计划生育委员会,成员9人,主要职能是贯彻落实有关计划生育各项政策规定。1992年成立校计划生育办公室,与妇委会两块牌子一套班子,并配备专职干部。1991年10月,成立校计划生育协会,由各部处和计生宣传员等153人组成。计生工作每年召开计生工作会议,党政一把手亲自参加,层层实行目标管理,投入经费增强激励,突出重点开展计生健康教育,多形式加强大学生的健康教育等。

---

① 《上海第二医科大学纪事》编纂委员会:《上海第二医科大学纪事(1952—2005)》,上海:上海交通大学出版社2006年版,第170页。

7. 国际交流委员会

1988 年,学校为发挥专家教授在国际交流活动中的积极作用,成立国际交流委员会,成员 14 人。该委员会主要职责是协助学校拓宽国际交流渠道,研究和论证国际交流计划项目的可行性,参加接待与出访交流活动,对国际交流项目的效益进行评估等。

8. 成人教育委员会

根据上海市工农教育委员会的要求,于 1982 年成立职工教育管理委员会,王立本为主任委员。该委员会主要负责青年教师、医务人员的基础理论补课和青工、中技人员的文化补课。1985 年成立新的职工教育委员会,由 13 人组成。1988 年 7 月根据《上海市职工教育条例》成立成人教育委员会,由 15 人组成。①

9. 学科建设委员会

1988 年 7 月,成立学科建设委员会,对学科建设、培养学科带头人等问题进行研讨,提出建议。成员 13 人。

10. 思想政治教育委员会

1988 年 7 月,学校为加强思想政治教育与精神文明建设,成立思想政治教育委员会,由 9 人组成。

11. 专家委员会

1988 年学校为发挥退居二线的专家教授的作用,成立专家委员会,成员 18 人。作为校领导的咨询机构,该委员会对学校发展中的重大事项进行研讨,并提供建议。各附属医院及基础医学部都相应成立专家委员会,就有关事项进行研讨咨询。

12. 经费分配委员会

学校于 1986 年成立经济管理委员会。1988 年改称经费分配委员会,主要职权为根据上级批准的经费预算,确定年度经费的使用方向、投资金额、管理原则和政策措施;负责审查和论证学校年度预算分配方案,根据情况变化调整预算,搞好综合平衡;负责追加预算的审查和论证,把好资金投入的效益关;负责审查学校各种经济承包协议和奖(酬)金的分配方案;对其他有关经济方面的重大问题提出决策性意见。委员由校长办公室、人事处、医疗处、科研处、研究生处、校务处、审计室、工会等有关部门负责人担任。

13. 创文明指导委员会

1989 年 10 月 4 日,为加强社会主义精神文明建设,学校将原"五讲四美三热爱"委员会

---

① 《上海第二医科大学纪事》编纂委员会：《上海第二医科大学纪事(1952—2005)》,上海：上海交通大学出版社 2006 年版,第 198 页。

改为创文明指导委员会,由 29 人组成。[1]

14. 高级职称评审委员会

建校后,晋升高级职称由院务委员会或学术委员会评议,但无审定权限。1986 年实行职称改革,成立高级职务评委会,负责进行副高级职称的评审工作。1989 年,学校根据上海市职称改革领导小组关于《高级专业技术职务任职资格评审的若干规定》,成立高级职称评审委员会,具有评审教师、卫生、研究系列(自然科学)正、副高级职称的权限。

1986 年高级职务评委会:主任委员王振义;副主任委员兰锡纯、邝安堃、黄铭新、王一飞。委员:姚天荣、史秉璋、金正均、傅培彬、丁文祥、王一山、柴本甫、潘家琛、龚兰生、江绍基、潘家骧、周郇隆、郭迪、曾畿生、陆道炎、孙济治、朱仲刚、徐惊伯、周孝达、严和骎、张锡泽、邱蔚六、陈梅芳、秦家楠、张涤生、潘瑞彭。

1989 年高级职称评审委员会:主任委员王一飞;副主任委员潘家琛、王振义。委员:金正均、汤雪明、史秉璋、陈诗书、龚兰生、李宏为、陈家伦、柴本甫、王鸿利、金烨、萧树东、李学敏、蔡琰、严隽鸿、丁文祥、吴圣楣、荣烨之、陈才根、邱蔚六、刘正、关文祥、戴尅戎、秦亮甫、薛纯良。

15. 事业发展基金委员会

1990 年 4 月 16 日,学校成立事业发展基金委员会,由 9 人组成。[2] 该委员会主要研究多渠道筹集资金,以弥补学校教育经费之不足。

第二节 以教学为中心深化教学改革

1978 年党的十一届三中全会后,二医经过拨乱反正、恢复整顿,较快地稳定了教学秩序,确立了"以教学为中心,提高教学、医疗、科研质量和水平"的任务。学校围绕"提高教学质量"进行全面改革和整顿,不断改进教学方法和改善教学条件,积极加强学生思想政治教育,深入开展医学教育研究,使医学教育在恢复整顿中稳步前进。

一、贯彻"以教学为中心"的办学思想

20 世纪 80 年代初,根据邓小平同志提出的"教育要面向现代化,面向世界,面向未来"的

---

[1]《上海第二医科大学纪事》编纂委员会:《上海第二医科大学纪事(1952—2005)》,上海:上海交通大学出版社 2006 年版,第 210 页。
[2]《上海第二医科大学纪事》编纂委员会:《上海第二医科大学纪事(1952—2005)》,上海:上海交通大学出版社 2006 年版,第 219 页。

战略方针,二医以教学为中心,转变教育思想,理顺教学管理体制,以"优化教学内容"为重点,加强教学管理,改进教学方法,努力为社会主义现代化建设培养人才。在教育工作方面,学校主要实行以下几个转变:转变"封闭式"的办学思想,树立"学校教育与社会需求一体化"的观念;转变"轻视实践"的思想,树立"理论与实践统一"的观念;转变"单纯传授知识"的思想,树立"知识与能力统一"的观念;转变"教学与教育分离"的思想,树立"教书育人、医术与医德统一"的观念;转变"忽视学生在学习中主体作用"的思想,树立"教学过程中教师主导与学生主体作用统一"的观念;转变"生物医学"的旧模式,树立"生物-心理-社会医学"模式[①]的新观念。

为使以教学为中心的办学思想深入人心,学校多次召开教学工作会议,围绕教学这个中心以及如何看待教学、科研、医疗的关系进行探讨。讨论过程中,广大师生员工都认为高校以教学为中心,同时要加强科研。科研在高校有重要意义,一方面高校科研为本校教学服务,只有搞好科研,才能不断提高教学质量;另一方面,高校科研也要为社会服务,科研成果用于生产转化为社会生产力。就医学而言,医学科研成果用于临床可以为患者服务,因此决不能放松科研,要加强科研。医学院校除了科研还有医疗任务。附属医院既担负教学任务,又担负为社会服务的医疗任务。作为医院,医疗是中心;附属医院贯彻以教学为中心,应当是在提高医疗质量的基础上,保证教学任务完成。[②]

二、开展教育思想大讨论,激发教学工作活力

20 世纪 80 年代,学校开展了多次教育思想大讨论,进一步提高认识,统一思想,激发教学工作的活力,推动教学改革工作的深入开展。

1985 年 12 月 7 日,校长王振义主持召开校务扩大会议,研究动员全校师生医护员工教育思想大讨论。全校医院、系部、研究所、教研室、科室负责人出席。本次讨论主题为"面临世界形势,培养医学新人才"。王振义在会上强调,学校始终要把教学工作放在突出位置,动员全体师生就教学改革方案进行学习讨论,改革教学,提高教学质量;搞好教学工作的同时,还要做好医疗和科研工作,医、教、研三方面工作要齐头并进,不能分家。副校长李学敏就学校开展关于教育思想讨论的目的、意义和要求做了动员。李学敏指出,教育改革关系到高校

---

① 该模式由 1977 年美国纽约州罗彻斯特大学精神和内科教授恩格尔(Engel)提出,认为人体是由生物因素、心理因素、社会因素三者共同构成的一个统一整体,生物因素、心理因素、社会因素三者共同制约着人的健康和疾病。要维持和促进健康,治疗疾病,除了注重生物因素外,不可忽视心理因素和社会因素。

② 《上海二医报》,1980 年 1 月 15 日,第 2 期第 1 版。

培养的人才如何适应国家全面经济改革需要的大事。面对激烈国际竞争，人才培养目标是：在政治思想上具有社会主义、共产主义理想，有强烈的事业心，良好的医德和职业道德；在业务上有坚实的基础医学、临床医学知识和一定的社会科学知识；在毕业后有继续发展潜力的开拓型、能力型人才。要达到这样的培养目标，就迫切需要在教育观和指导思想上有变化。[①]

1986 年 5 月 30 日，学校开展第二次教育思想大讨论，历时一个月。讨论的核心是：加强重点学科的建设，认为抓重点学科建设是提高学校教学医疗科研水平所必需的，是学校科研经费的重要来源，是对外交流走向世界的必由之路，有利于为国家培养数量更多、质量更高的医学人才。重点学科必须具备四个条件：①有意义重大的具有特色的学科发展方向；②培养人才和科研水平在本学科领域属于国内领先地位；③有治学严谨、富有开创精神的学术带头人和较强的优秀中青年骨干力量；④有促进重点学科发展的相关学科，有较好的物质条件和良好的国内外学术交流合作的基础。关于如何建设好重点学科，参与讨论的教授、专家认为必须有教师医技人员的齐心协力；依靠善于做伯乐、善于团结人、胸襟开阔的学科带头人；该学科有踏踏实实的工作作风；能搞好横向和前后期密切合作以及一支不可缺少的高水平的技术员队伍。8 月 30 日，校长王振义组织召开校务扩大会议，议定教学方面要深入开展教育思想讨论，正确处理好学校发展与社会需求、培养目标与学科发展、学生科学知识与思想品德、基础教学与临床教学、传授知识与能力培养等五个方面的关系；医疗方面要继续抓好医德教育和文明医院建设；科研方面要抓好重点学科建设。[②]

1987 年 5 月 8 日～6 月 19 日，学校组织第三次教育思想大讨论，着重研究全面实现培养目标，制定齐抓共管的各项措施，促进教育教学质量的提升；大力加强学生的政治思想教育，着重抓观念转变，抓措施落实。副校长王一飞在动员会作《深入开展教育思想讨论，把教改引向纵深发展》的报告中指出，进行教育思想讨论首先要转变几个观念：一是办学观念要转变，学校功能是多方面的，出人才是首要任务，但用延长学制、增加学时的办法不行，片面强调各自学科的重要，忘记了培养医生这样的问题，需要通过这次学习加以解决；二是人才的观念也要转变，要求培养的人才基础好一些，专业面宽一些，适应性强一些。[③]

围绕本次教育讨论的提高教育质量问题，1987—1988 年，学校着重落实了 10 件大事：①稳定教学计划，各教研室落实轮流实习三段制教学计划；②根据医学模式转变和提高学生自学、外语和动手三项能力的要求，各教研室对课程设置结构和学科进行了相应调整；

① 《校务扩大会议关于教学思想讨论的动员》(1985 年)，上海交通大学医学院档案馆藏 1985 - DZ15 - 429。
② 《上海第二医科大学纪事》编纂委员会：《上海第二医科大学纪事(1952—2005)》，上海：上海交通大学出版社 2006 年版，第 176 页。
③ 《上海二医报》，1987 年 5 月 15 日，第 389 期第 1 版。

③以附属新华医院为试点，探索、理顺临床教学管理体制问题；④加强学生思想政治工作，在后期临床教学中推行了临床医生指导制；⑤后勤部门做好教室、宿舍管理、后勤供应、仪器供应和生活服务五项重点工作；⑥确定教学管理章程，将教学管理连同教学计划汇编成"教学一览"；⑦将有关学生学籍管理、成绩考核、奖学金细则及学生守则等编辑成学生手册，发给学生，严格执行；⑧制订了教师考核和教学质量的评估标准；⑨制订了管理育人、教书育人、服务育人三个守则，以及教职工奖惩条例；⑩组织召开了一次教书育人经验交流会。①

1988年5月7日～6月4日，学校开展第四次教育思想讨论。讨论主题为：提高教学质量，引入竞争机制，注意整体效能。通过本次大讨论，确认了学校的教学特色，即发挥临床教学质量高和基础理论教学三段式的特色；确定了学校的努力方向，即建立有层次、高质量、有特色、符合社会需要的教育体系；确定了近期目标，即制定三、五、七学制教学计划；制定教学质量评估和教师工作量计算方法；引进竞争机制，修订学生奖惩条例；制定教学质量与物质利益挂钩的方案。② 校长王一飞在总结大会上要求全校师生要有危机意识，要进一步修订完善教学计划（包括五年制和七年制的教学计划），落实相关具体措施；思想政治工作要在"准"字上下功夫，要关心全校不同层次同志的疾苦，努力创造一种"人和"的小气候；教育要与医疗、科研、学科建设和师资培养结合，后勤要为教学一线服务；要抓好成人教育，搞好现有医教研队伍的智力开发。③

1989年11月，学校开展第五次教育思想学习和讨论，主要内容是认真学习领会党的十三届四中全会、五中全会精神，学习学校教育先进模范事迹；回顾坚持社会主义办学方向，抵制各种错误思想干扰的成绩，反思受资产阶级自由化干扰的问题；恢复、调整、健全、巩固有关保证社会主义办学方向，提高教学质量的制度，加强教风、学风建设，明确每个部门教职员工、学生为把学校办成培养社会主义事业接班人坚强阵地所肩负的责任，以及各自的整改措施。④

三、办学层次的提高，办学规模的扩大

根据社会需要和学校发展实际，二医明确了多专业、多层次、多渠道、高质量、有特色的

---

① 《上海第二医科大学纪事》编纂委员会：《上海第二医科大学纪事（1952—2005）》，上海：上海交通大学出版社2006年版，第186页。
② 《上海二医报》，1988年5月15日第409期第1版。
③ 《上海第二医科大学纪事》编纂委员会：《上海第二医科大学纪事（1952—2005）》，上海：上海交通大学出版社，2006年版，第195页。
④ 《上海二医报》，1989年12月5日，第437期第1版。

办学方针。经过多年努力,学校在办学层次和规模方面取得显著发展。

1981 年,学校在校学生总数为 3 506 名,其中包括研究生 204 名,本科生 2 836 名,留学生 31 名,夜大学学生 240 余名,各种进修班学生 195 名。根据上海市医学人才的需要调查结果,学校明确了"六五""七五"期间需要培养高级医学人才数,制定并经市政府批准学校教育事业发展规划。学校计划在 1981—1985 年的"六五"期间,在校学生规模拟定为 4 000 名,努力改善办学条件,努力抓质量,本科生每年稳定在 530 名左右,研究生按 10% 的递增,逐步增加到每年招生 120 名;1985 年后根据条件,稳定发展质量,其中本科生稳定在 600 名左右,研究生增加到 200 名左右,到 1990 年在校生为 5 000 人的总规模(含本科生 4 450 名,研究生 450 名,外国留学生 100 名)。[①]

"六五"、"七五"期间各系各专业学生分配计划表[②]

		1981—1985 学年招生达到数 100～150 名	1986—1990 学年招生达到数 150～200 名
本科生	医学专业	医学系一部 180 名,二部 120 名,三部 60 名,宝钢医院 40 名	医学系一部 180 名,二部 120 名,三部 60 名,宝钢医院 60 名
	儿科专业	80 名	80 名
	口腔专业	80 名	80 名
	检验专业	30 名	30 名
	生物医学工程专业	25 名	30 名
留学生		20 名	20 名
夜大学		120 名	120 名
进修班		100 名	100 名

（一）发展本科生的招生专业和规模

1978 年以前,二医只有医学、儿科、口腔 3 个专业。"文化大革命"前每年招生 400 余名。1981 年,教育部批准将原有的医学、儿科、口腔 3 个专业恢复为六年制,以后又批准建立生物医学工程(与上海科技大学合办)、医学检验、高级护理和卫生管理 4 个专业,每年招生 600 余名。医药卫生管理专业于 1981 年开始招生。到 1987 年,在校大学生(含外国留学生)共 3 700 余名。

---

① 《上海第二医学院"六五"规划和十年设想》,1981 年 9 月 18 日,上海交通大学医学院档案馆藏 1981 - DZ18 - 567。

② 《上海第二医学院"六五"规划和十年设想》,1981 年 9 月 18 日,上海交通大学医学院档案馆藏 1981 - DZ18 - 567。

（二）发展研究生的招生专业和规模

1981年，经国务院学位委员会批准，二医成为首批具有博士学位、硕士学位授予单位，被首批批准博士学位授予权的学科、专业有微生物学与免疫学、内科学、外科学、儿科学、口腔科学、中西医结合临床（内分泌、心血管）专业。二医被批准硕士学授予权的学科、专业有医学生物学与医学遗传学等22个专业。到1987年，学校有博士点13个学科（29个专业点）、43名导师，硕士点34个学科、专业，每年招收博士、硕士研究生100余名，在校博士、硕士研究生共392名。

（三）发展成人高等医学教育

20世纪80年代初，二医除承担上海市电大教学任务外，夜大学也恢复招生，设有医学和检验两个专业，每年招生120名，学生共计900余名，主要任务是培养在职中级医务人员。

（四）成立医学法语培训中心

为保持医学法语特色，经卫生部批准，学校成立全国医学法语培训中心。医学专业法语班从1980年招收六年制本科生。1985年起又增设医学专业英语班。上述专业班级以培养掌握法语或英语较好的医师为目标，专业课程基本上用外语进行教学，取得了良好的教学效果。

（五）加强学校附属医院的建设

1981年，二医已有附属医院5所，其中瑞金、三院、新华、九院4所医院，共有床位3014张，每年接受住院患者5.5万名，接受门诊治疗360万人次，附属宝钢医院的建设也初具规模。到20世纪80年代，学校所属附属医院均已成为各具特色，能承担医疗、教学、科研的综合性教学医院。学校在上海市卫生局的支持下，恢复了与上海市第六人民医院的教学合作关系，建立医学系三部。为加强临床教学基地建设，1977年以来，学校与本市、区县26所医院建立了教学合作和教学挂钩关系，教学挂钩医院床位合计达9000余张，基本满足了学校临床教学需要。

四、本专科教学不断发展

（一）教学管理体系的完善

严格的教学管理体系是保证正常教学秩序和教学质量的重要前提。"文化大革命"结束后，二医恢复和健全了学校各级教学管理机构，建立了学年制和学分制以及教学管理的相关规章制度，定期进行教学质量检查和教学评估，逐渐形成了适用于学校教学实际的教学管理体系，进而稳定教学秩序，促进了教学工作的规范化管理。

1. 教学管理机构的优化

1952 年,上海第二医学院建校后,由一名副院长分管教学工作。院级本专科教学管理机构是教务处,负责全院本专科教学工作的组织和管理。"文化大革命"时期,教学管理机构解体。1978 年 7 月,教务处恢复工作,下设教务科、业余教育科、教材科、学生科,负责全院的全日制本专科教学及成人高等教育中的教学计划管理、教学运行管理、教学质量管理以及招生、毕业生分配、学籍管理等,另外还承担电化教研室、医学教育研究室、精神卫生教研室、核医学教研室、整复外科教研室等院直属教研室的管理工作。

1966 年前,二医有 5 个系部和较完整的教研室建制。"文化大革命"期间,教学组织遭到严重破坏。进入 20 世纪 80 年代,经过思想上的拨乱反正,组织上的恢复整顿,学校不仅建立了原有的教学建制,而且有了新的发展。全院设医学基础部,医学系一、二、三部,儿科系,口腔系等 6 个系部,恢复 70 个教研室,新建 13 个教研室,以附属宝钢医院为教学基地积极筹建医学系四部。同时,新建的医学检验、生物医学工程、高级护理、卫生事业管理专业均相应成立系一级行政机构。1987 年,原口腔系改组为口腔医学院,邱蔚六任院长,张锡泽为名誉院长。1989 年,基础医学部扩建为基础医学院,汤雪明任院长,王祥珍、章有章任副院长。基础医学院包括临床前的各基础学科教研室、生物医学工程系(所)、免疫研究所、营养专业、临床药理中心、传统医学中心及生殖中心、检验系和血液研究所的基础部分。1990 年,医学系一部、二部分别改为瑞金临床医学系和仁济临床医学系。前者设有临床医学和医学检验两个专业;后者设有临床医学和高级护理两个专业。医学系三部改为上海市第六人民医院(六院)临床医学系。儿科医学系改为新华儿科临床医学系。随着教育事业的发展和学生规模扩大,1994 年 6 月,瑞金、仁济、六院 3 个临床医学系改为 3 个临床医学院,同时学校相继成立儿科医学院、新华临床医学院以及宝钢临床医学院。

2. 教学基层组织发展

"文化大革命"期间,教研组教学活动基本停止。1976 年,恢复教研组,并改称教研室。1978 年起,随着教育事业的发展,二医进一步加强了教研室的建设。1992 年,全校共有 142 个教研室(教学小组),具体如下:

基础医学院 26 个教研室:医用数学与生物统计、医用物理、医用化学、计算机应用、人工器官、外文、中文、体育、生物学、医学遗传学、解剖学、组胚学、生理学、生物化学、生物物理学、核医学、病理学、病理生理学、法医学、微生物学、寄生虫学、药理学(电生理)卫生学、营养学、中医学(针麻)、免疫学。

瑞金临床医学院 27 个教研室(教学小组):内科学(包括诊断学)、肺科学、超声波、心电图、检验学、外科学、骨科学、泌尿科、麻醉科、妇产科学、儿科学、眼科学、计划生育科、耳鼻喉科学、口腔科学、皮肤性病学、中医学、针灸学、放射学、神经病学、核医学、传染病学、流行病学、胸外科、神经外科、高血压科、灼伤科。

仁济临床医学院12个教研室：内科学、外科学、妇产科学、儿科学、眼科学、耳鼻喉科学、神经科学、中医学、康复医学、诊断学、放射诊断学。

新华儿科及临床医学院15个教研室：内科学、外科学、妇产科学、小儿内科学、小儿外科学、小儿传染病学、儿童保健学、中医学、皮肤科学、耳鼻喉科学、眼科学、口腔科学、放射学、实验诊断学、核医学。

口腔医学院24个教研室：口腔颌面外科学、口腔内科学、口腔复修学、口腔正畸学、儿童口腔医学、牙体解剖学、口腔生理学、口腔病理学、口腔材料学、口腔免疫学、口腔药理学、口腔预防学、口腔微生物学、内科学、诊断学、外科学第一教研室、外科学第二教研室、妇产科学、儿科学、眼科学、口腔放射学、耳鼻喉科学、中医学、皮肤病学。

医学检验专业8个教研室：临床检验学、临床血液学、临床生化、生化技术、临床微生物学、临床免疫学、实验室管理、中心实验室。

卫生事业管理系8个教研室：管理学基础、社会医学与卫生事业管理、卫生经济学、医学心理学、医学教育管理学、医学人才学、医学科研学、医院管理学。

社会科学部7个教研室：哲学、政治经济学、中国革命史、思政室、自然辩证法、医学伦理学、图书资料室。

校直属教研室4个：电化教育、精神医学、核医学、整形外科学。

宝钢大专部11个教研室：内科学、外科学、妇产科学、儿科学、眼科学、五官科学、口腔医学、皮肤病学、传染病学、放射学、中医学。

此外，市六院临床医学院有20个教研室：内科学、诊断学、外科学、普外科学、骨科学、泌尿科学、麻醉学、妇产科学、儿科学、神经科学、中医学、中医内科学、针灸科学、核医学、眼科学、耳鼻喉科学、皮肤性病学、口腔科学、放射科学、康复医学。[①]

3. 学年制和学分制

二医从建校起一直沿用学年制，即以读满规定的学习时数和学年，考试合格作为毕业标准的一种教学管理制度。对于不符合毕业标准的学生，根据学籍管理的规定，学校给予延长修业期限，结业或退学等处理。

---

① 王一飞，龚静德，陆树范，杨舜刚：《上海第二医科大学志》，上海：华东理工大学出版社1997年版，第189页。

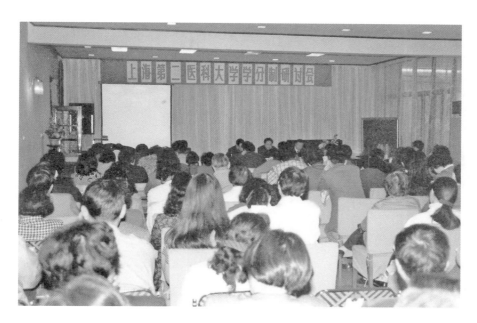

上海第二医科大学
学 分 制 研 讨 会
(1994 年)

　　1980 年,学校开始实行选修课学分制。根据因材施教的原则,创造条件帮助学有余力的学生扩大知识面,在教学计划规定的必修课程之外,开设选修课供学生选修。每个学生每学期限修 1～2 门。申请选修的学生,须学好教学计划规定的必修课并经考试及格。选修课的考核成绩(及格与不及格)计入成绩报告单存入档案,但不影响升留级。1992 年,学校开设指定选修课 30 门,任意选修课 25 门,并采用学分制,要求七年制本科生七年内指定选修课最低要达到25 学分,任意选修课要达到 8 学分,五年制本科生的选修课总共须修满 10 学分,但均不影响升留级、毕业或学位的授予。[①]

　　4. 完善教学管理制度,提升教学质量

　　为适应医学教育发展的需求,"六五"时期,学校制订了"五年规划"和"十年设想",调整了五年制计划,编制全部学科教学大纲,制订六年制教学计划,订立了《教学管理章程》和《学术管理章程》,使教学工作有章可循。1980 年以来,学校共制订教学管理章程 33 项次、学生管理章程 15 项次,每一两年作一次修订,并汇编成《教学一览》和《学生手册》。参照国家教委颁布的有关文件精神,结合具体实际,学校分别制订了相应的条例和规定,主要有:教务处职责、系(部)主任工作职责,教研室工作条例,教学过程各环节基本要求,学校系(部)办

① 王一飞,龚静德,陆树范,杨舜刚:《上海第二医科大学志》,上海:华东理工大学出版社 1997 年版,第 191 页。

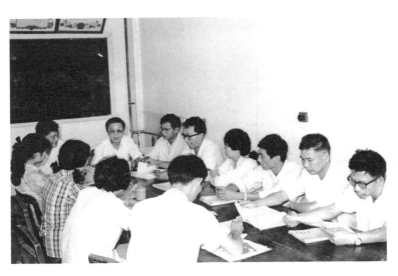

医学专业教师在集体备课（1982年）

公室工作人员职责，教务员工作职责范围，实施国家教委《普通高等学校学生管理规定》细则，外国留学生学籍管理办法，毕业实习成绩评定办法，选修课程暂行管理办法，考场监考人员守则，关于加强教学管理的几项具体规定，奖学金实施条例，关于本校与教学医院密切协作关系的若干规定，学生行为规范，实行中期选拔和分流的规定，实习医生职责暂行规定，见习医生的要求和若干规定等。[①]

20 世纪 80 年代中期，学校建立每学期开学、期中、期末 3 次常规教学检查制度，之后不断总结和改进，逐步建立比较客观科学的教学质量评价方法。1986 年起，学校不定期开展课程教学质量评估工作，1988 年对 122 个教研室、25 个教学小组所开课程开展试评，1990 年对全校各专业 112 门必修课进行全面评估。在此基础上，学校设立校级重点课程建设基金，扶植重点课程建设。1991 年首批课程基金下达。经校教学委员会课程建设领导小组审定，11 个教研室为该学年课程基金获准单位（微生物、药理学、法医学、人体解剖学、寄生虫病学、瑞金诊断学、仁济内科学、口腔修复学、新华小儿内科学、宝钢医院妇产科学、社科部马克思列宁主义理论），首批课程基金 10 万元，从自筹教学资金中拨出，用于更新教具、题库、电化、教材、课程改革和提取 50％作为奖金奖励优秀者。此后每年有一批教研室获准课程基金，获准单位在规定期限内完成计划的给予表扬，成绩突出的可连续批准给予基金，个人突出的可作为晋升职

---

① 王一飞，龚静德，陆树范，杨舜刚：《上海第二医科大学志》，上海：华东理工大学出版社 1997 年版，第 193 页。

称条件;计划执行差的将限期改进,在期限内不能改进的不予批准基金。①

20世纪80年代后,学校建立德、智、体综合测评制度。对学生进行全面、定量考核,促进学生的自我教育和管理,调动学生的积极性,更好地沿着德、智、体全面发展的方向前进。在此基础上,学校对毕业班学生实施综合测评考核,根据学生在校五年的综合测评成绩择优分配,激励学生的公平竞争意识。学校还对毕业生临床能力进行全面调查,收集毕业生在工作岗位上的实际能力的反馈信息,供教学改革参考。学校对1982—1985年四年毕业医学生进行调查,调查结果显示上海第二医学院的毕业生受到了工作单位的认可和欢迎,实际工作表现良好。

(二)专业设置与课程设置

1977年秋,全国恢复高等学校统一招生考试制度。同年,二医医疗、口腔、儿科3个本科专业参加全国统一招生,学制均为五年,录取本科新生570人。1979年,二医与上海科技大学合办生物医学工程专业。② 1981年,经教育部批准,二医所设的4个专业学制改为六年制。此后,学校经过恢复整顿,又陆续建立了一批新专业,如1984年建立医学检验专业,1985年和1986年增设高级护理专业和卫生事业管理专业,1987年增设医学营养专业。为适应社会对不同层次医学人才的需要,从1983年起,学校又陆续开办临床医学、妇产学、医学检验、影像医学、麻醉学5个三年制专科专业。1988年,国家教委批准医学、口腔本科试办七年制,其他本科专业一律改为五年制。1990年,全校共有8个本科专业,5个专科专业。

1990年上海第二医科大学全日制本、专科专业设置一览:③

　　　　七年制(本科):临床医学专业(授硕士学位)

　　　　　　　　　　　　口腔医学专业(授硕士学位)

　　　　六年制(本科):临床医学专业法语班(授学士学位)

　　　　五年制(本科):临床医学专业(含英语班)(授学士学位)

　　　　　　　　　　　　口腔医学专业(授学士学位)

　　　　　　　　　　　　儿科医学专业(授学士学位)

　　　　　　　　　　　　生物医学工程专业(授学士学位)

　　　　　　　　　　　　高级护理专业(授学士学位)

　　　　　　　　　　　　卫生事业管理专业(授学士学位)

---

① 《上海二医报》,1992年1月5日,第477期第2版。

② 《1979年上海第二医学院颁发的七七、七八、七九届教学计划》,上海交通大学医学院档案馆藏1979-DZ33-160。

③ 王一飞、龚静德、陆树范、杨舜刚:《上海第二医科大学志》,上海:华东理工大学出版社1997年版,第119-120页。

医学营养专业(授学士学位)

三年制(专科)：临床医学专业

医学检验专业

妇产科学专业

影像医学专业

麻醉学专业

1. 临床医学专业

该专业是 1952 年二医建校时由圣约翰大学医学院、震旦大学医学院和同德医学院合并组成。临床医学专业学制为五年制。原圣约翰大学医科学制为七年,震旦医科和同德均为六年。建校后,临床医学专业学制统一为五年。1960 年改为六年制,1972 年改为三年制。"文化大革命"后,1977 年恢复为五年制,1981 年又改为六年制。1988 年,根据国家教委关于医科类学制统一调整为三、五、七年 3 种学制的决定,学校临床医学专业学制重新调整为五年制,同时获准试办硕士水平的七年制本科班。为保持和发扬学校法语传统特色,1981 年恢复"文化大革命"期间中断的医学法语班,学制为六年,临床教学任务由附属瑞金医院承担。1986 年又开设临床医学专业英语班,学制为五年,由附属瑞金医院、仁济医院共同分担。

2. 口腔医学专业

该专业前身为建于 1933 年的震旦大学医学院牙医系。1952 年,上海牙齿专科学校与震旦牙医系合并,1952 年建校时改称口腔医学专业,为四年制本科。华东卫生部先后从上海第一医学院、山东医学院等院校调来一批口腔专业人才充实教师队伍。1955 年口腔系成立,系部设在广慈医院,该系口腔专业课程由口腔颌面外科、口腔内科、口腔矫形 3 个教研室承担,其他医学和临床课程如内、外、妇产、儿、眼耳鼻喉科等由校医疗系有关教研组承担。1957 年,口腔医学专业改为五年制,1963 年改为六年制。1964 年,上海市第九人民医院(九院)划为二医附属医院,口腔系迁至该院。"文化大革命"结束后,口腔医学专业学制恢复为五年,1981 年改为六年制。[①] 1987 年,口腔医学院在九院成立,下设 20 个教研室,4 个博士专业点,4 个硕士专业点。口腔颌面外科、口腔内科、口腔矫形和口腔病理等 4 个学科为全国口腔专业进修基地。1988 年,口腔医学专业学制由六年制改为五年制,同时获准开办硕士水平的七年制本科班。

---

① 《上海第二医学院口腔医学专业基本情况》,上海交通大学医学院档案馆藏 1980 - DZ18 - 595。

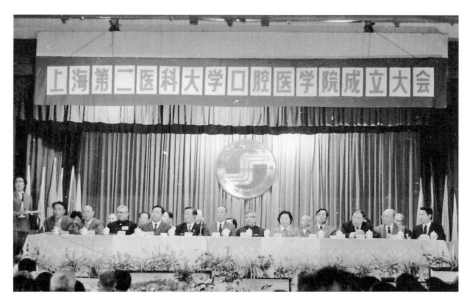

上海第二医科大学
口腔医学院成立
(1987年)

3. 儿科医学专业

为加快我国儿科医学人才的培养,1955年,卫生部指令二医创办儿科医学系,系部设在广慈医院。儿科专家、广慈医院儿科主任高镜朗任系主任,仁济医院儿科主任郭迪、上海儿童医院院长苏祖斐、富文寿等任系副主任。该专业1955年开始招生,同年决定从医疗系1953届至1959届学生中确定部分学生在临床学习阶段时重点进入儿科专业学习,进而培养为儿科专业医师。1956年专业设置调整,儿科系迁至第九人民医院。1958年,新华医院建成,儿科系从九院迁至新华医院,开始了儿科系的教学体制建设。1959年,儿科专业学制为六年制。"文化大革命"中停办。1977年恢复招生,学制改为五年制,1981年改为六年制,1988年又改为五年制。

1985年,儿科系增设医学专业,1987年,儿科系改名为儿科临床医学系。1994年,新华儿科临床医学系分为儿科医学院和新华临床医学院。至此,新华医院除承担儿科专业临床教学任务外,还承担临床医学专业部分学生的临床教学任务。1994年成立儿科医学院,设有15个教研室。

4. 生物医学工程专业

1979年5月,经上海市教卫办的批准,二医

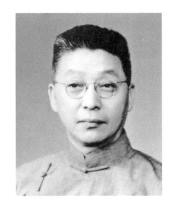

高镜朗

与上海科技大学正式合办生物医学工程学专业,学制为六年。同年招收第一期学生 25 名,其中男生 17 名,女生 8 名。该专业研究方向以电子技术、计算机和控制理论为主要技术手段,应用于生物医学信息的检测、处理及控制,同时发展生物材料、生物力学及激光医学应用等,并承担国家自然科学基金、国家科委、中科院、卫生部及市各级科研任务。[①] 专业主干学科为医学科学、电子技术、计算机应用,主要课程有基础医学概论、临床医学概论、电子学、医学电子技术、计算机原理与接口、操作系统、医学信号处理、医学图像处理、生理系统模拟与仿真、计算机与医疗仪器等。[②] 1984 年,生物医学工程系成立,系部设在二医。1987 年,该专业学制改为五年,同时撤销该系建制,划归基础医学院管理。

5. 医学检验专业

1984 年建立医学检验专业,同年成立医学检验系,学制四年,后改为五年。1990 年撤销检验系建制,该专业划归瑞金临床医学系管理。1990 年,瑞金临床医学院成立,恢复系建制,隶属瑞金临床医学院。专业主干学科有临床医学、检验技术,主要课程有医学化学、医用生物学、生物化学、微生物学与免疫学、电子计算机应用、数量统计学、仪器结构与仪器分析、诊断学、内科学、血液学、临床检验学、临床生化检验学等。

6. 高级护理专业

1985 年建立该专业,同年成立高级护理系,学制四年。1986 年改为五年制。1990 年撤销高级护理系建制,该专业划归仁济临床医学系管理,1993 年划归瑞金临床医学系管理。1994 年,瑞金临床医学院成立,高级护理专业恢复系建制,隶属瑞金临床医学院。专业主干学科为临床医学、护理学,主要课程有人体解剖学、生理学、病理学、医学心理学、内科学、外科学、护理学基础、内科护理学、外科护理学、妇产科护理学、儿科护理学、急救护理学、护理管理学等。

7. 卫生事业管理专业

该专业建于 1985 年。同年成立卫生事业管理系,学制五年。专业主干学科有管理学、医学卫生事业管理,主要课程有基础医学概论、临床医学概论、管理学基础、管理心理学、社会医学、卫生经济学、运筹学、管理统计学、管理信息系统、卫生政策与方法、卫生事业管理等。

8. 医学营养专业

1987 年建立。学制五年,归基础医学院管理。专业主干学科有临床医学、营养学,主要

① 《上海第二医科大学纪事》编纂委员会:《上海第二医科大学纪事(1952—2005)》,上海:上海交通大学出版社 2006 年版,第 111 页。
② 《关于建立生物医学工程专业报告教学计划教学任务通知书》,上海交通大学医学院档案馆藏 1979 - DZ18 - 524。

课程有化学、生物化学、生理学、病理学、食品科学、人类营养学、食品卫生学、内科学、外科学、治疗营养学和中医食疗等。

9. 专科专业

1983年起陆续开办临床医学、妇产科、影像医学、麻醉学、医学检验5个三年制医学专科,各专科课程设置为普通基础、临床理论课、各专业基础课、专业临床课。前4个专业归医学大专部(宝钢临床医学院管理),医学检验专科设在卫校。[①]

(三)加强基础与临床相结合,进行医学教育改革

为贯彻全国教育工作会议精神,二医明确新时期教育改革的方向和医学教育的培养目标,加强基础与临床的结合,有计划有步骤地进行教育改革,使教学工作进入了一个新的发展阶段。

1. 实行简政放权,加强系一级行政体制

学校相继将口腔系扩建为口腔医学院,基础部扩建为基础医学院,儿科系扩建为儿科医学院,临床医学系改为临床医学院,将新建的生物医学系、医学检验系、高级护理系的系部进行调整合并。通过上述调整,加强了系一级行政机构对教学的管理。

2. 调整教学计划,改革教学内容

医学院校长期以来都是使用卫生部统一颁布的教学计划、大纲和教材,过于统一的模式,不利于各校办出特色和充分发挥积极性。20世纪80年代后,二医对课程设置进行局部调整。各专业改变学制,拟定新的试行教学计划,列入选修课程,增加了临床实习的比例,试行两轮制临床生产实习,促进基础研究和临床实践的进一步结合。

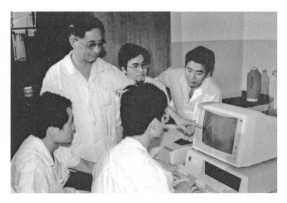

仪器使用指导

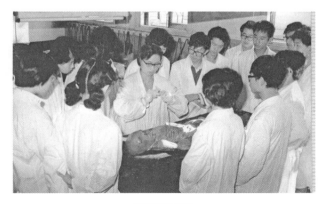

医学实验指导

①《上海第二医学院举办医学专业大专班材料》(1983年),上海交通大学医学院档案馆藏1983 - DZ18 - 640。

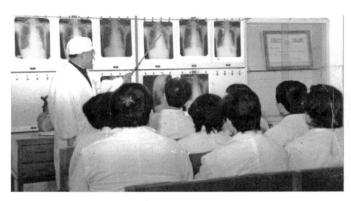

读片学习

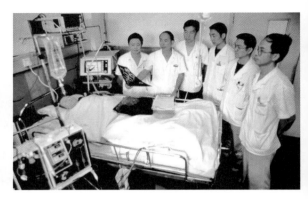

临床带教

医学是一门实践性很强的学科,医生的动手能力只有在临床上才学得到。20世纪80年代初,学校六年制教学虽然安排了两年实习,但由于缩减了半年临床理论课,对学生的实际知识和能力培养效果不佳。为此,学校进行六年制教学改革,增加半年前期基础课,增加半年内科或外科实习,在原五年教学实习一年后,最后半年分两部分——学生分别实习内科或外科,提高临床工作能力,为毕业后工作打下扎实基础。[①]

检验专业是一门实验性、应用性很强的专业。1993年,学校在招收的检验专业三年制大专生实施后期专业教学分流改革,决定将原来两年半基础理论学习和半年临床实习的教学计划,改为经过两年的基础理论学习后进行专业定向分流,开设实验诊断与实验试剂、分子生物学技术、血液与输血等3个小专业供学生选择,同时在基础理论教学课中删去陈旧的内容,代之以发展中的新知识,使学生在两年中掌握比两年半更扎实和实用的基础理论知识。[②]

学校积极贯彻"因材施教"的原则,进行课程结构改革的试验,先后为本科学生开出了多门选修课,供学有余力的学生攻读,如社会科学方面,有医学心理学、医德学概论、大学语文及医用写作等;生命科学方面,有现代免疫学基础、细胞生物学、分子生物学、康复医学、肿瘤学基础及法医等;新理论新技术,有电镜技术、电生理技术、BASIC语言、计算机医学应用、超声医学、激光医学及人工心脏等。选修课的开设,受到广大学生的欢迎,对于充实文化修养,进行思想教育,开拓学生的科学知识视野,促进必修课程的学习都起了良好的作用。

3. 调整修业年限,实行学制相通

二医本科学制由五年制——六年制——五年制——六年制几经变动,20世纪80年代有"三、四、五、六"不同修业年限的专业。混乱的学制状况不仅难以区分其培养层次,给组织教学也带来相当大的困难。1988年,根据国家教委关于整顿医科学制的通知,二医按"三、

① 《上海二医报》,1987年4月15日,第387期第1版。
② 《上海二医报》,1993年3月20日,第499期第2版。

五、七"学制规定进行全面调整,其中三年为专科教育,五年为本科基本学制,七年为本科高层次的教育,并采取"三、五、七并存,学制相通,分段选拔"的方法,制定《上海第二医科大学实行中期选拔和分流的规定》,在理顺学制的基础上,完成教学计划、教学大纲的修订,使教学管理工作更加正规化、科学化。

4. 设计教改方案,组织教改试点

传统医学教材、医学课程存在着重基础理论、轻临床实践的弊端。二医总结历史上多次教学改革的经验,参考了国内外医学教学改革的经验,设计了"以临床问题为引导的基础医学教程"。这一教改方案经1985、1986两年的准备和试点之后,1986年正式组织教学试点班,完成3届(1986、1987、1988级)的试点。试点中坚持三项基本要求:第一,早期接触临床、接触社会,每门课程均结合自己的特点,组织学生到医院、家庭病房、农村、工厂进行见习和调查研究;第二,以临床问题为引导,组织课堂教学,并以讨论式、启发式取代单纯灌输式教学;第三,强调学生自学为主,并加强学生动手能力的培养。这一教学模式有助于打破教师以课堂教本为中心的传统教学模式,改变学生封闭式的被动学习局面,提高学生学习基础课程的主动性、积极性,较好地解决了理论联系实际、基础联系临床的问题。

5. 改革教学方法,丰富教学手段

为克服单向传输式的"满堂灌",带动学生提高自学能力和独立分析问题、解决问题的能力,学校对传统的教学方法不断加以改革和创新,适应医学教育

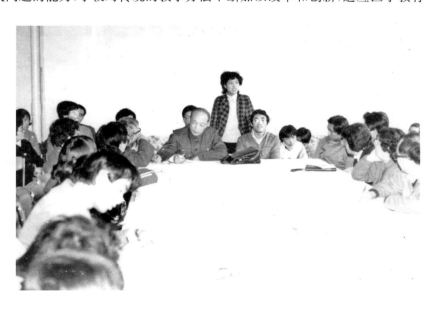

教学改革座谈会
(1985年)

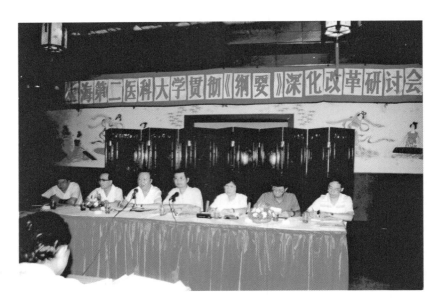

深化教学改革研讨会（1993 年）

的发展。学校重视基本知识、基础理论和基本技能的"三基"教学，安排有经验的教师上教学第一线，通过集体备课、观摩教学、课堂分析等方式，提高教学质量。课堂理论教学中，增加学生课堂自学时间比例，规定讲课压缩 10％，用于学生自学；课程时数的 20％用于学生自学的指导。改进实验课，调整充实基础课程的实验内容，将实验部分单独开课和单独考核，理论教学和实验实习的比例达到 1∶1，加强学生基本功的训练和独立工作能力的培养；临床实习中开展以问题为中心的讨论和以教师为指导、学生为主体的临床病例讨论活动，均取得了良好的效果。此外，学校还确定各门课程以 10％的学时用外文授课，提高医学生的外文水平。

医学教学内容需要通过形象思维加以强化记忆，因此采取现代教学技术手段，发展视听声像教学十分必要。1978 年以来，学校建立和充实电化教研室，配备具有高级技术职称的专家及专业人员，扩大电教用房，建立语言实验室，增加电化教学设备。1978—1987 年，学校共制备：成套幻灯片 5 650 张，公开发行 6 000 套、120 万张，教学电影 32 部，教学录像 115 部，基础课程闭路电视 4 套，手术室闭路电视 2 套。其中教学电影获卫生部优秀奖 2 部，华东区优秀奖 1 部；幻灯片获卫生部优秀奖 2 部，华东区优秀奖 1 部，市高教局优秀奖 1 部；教学录像获卫生部优秀奖 2 部，华东区优秀奖 1 部，市高教局优秀奖 1 部。每学年电教室播放教学录像、电影达 600 多学时。[①]

---

① 王一飞，丘祥兴：《全面贯彻党的教育方针，推进我校医学教育事业》，《上海第二医科大学学报》1987 年第 1 期，第 8 页。

学校在不断改善基础医学各课程实验室建设的基础上，还非常重视计算机辅助教学为核心的电化教学设施和校园网的建设，建成 5 个助教型多媒体电化教室，5 个助教型多媒体医学实验室，2 个助学型多媒体阅览室。上述节点都通过校园网连接，信息源各节点可共享，40％的课程可在助教型教室和实验室进行。[①]

6. 完善考试制度，保证教学质量

为保证医科学生的质量，帮助学生加强学科之间纵向联系及基础学科与临床学科的联系，1982 年，学校实行因材施教、拔尖培养与分流淘汰相结合的办法，建立三次综合考试制度，在医学基础课程学完后进行一次，临床课程结束后进行第二次，第三次为毕业临床考试，规定各教研室要按教学大纲的要求，严格出好考题，同时出 A、B 卷，把好考题质量关，保证向社会提供合格的医学人才；试行一年级结束时的升级分流制度，本科生一年级结束时主课两门以上补考不及格者，实行分流，进入大专班，大专班中优秀生经严格选拔可进入本科班，试行反应良好；建立综合测评的制度，用计算机处理学生德、智、体三方面评估数据，评定名次，为评奖学金及毕业分配提供可靠的依据；对优秀生，除评选"三好"学生、奖学金予以鼓励之外，从 1985 年起对优秀毕业生免试选送进入硕士研究生班深造；在建立临床课程考题库的基础上，进一步建立内、外、妇、儿各科的计算机自学、复习和考试系统。[②]

7. 加强校际合作，培养复合型医学人才

1983 年起，学校为加强学生的理科基础，培养理医结合复合型医学人才，与复旦大学等建立了教学合作关系，联合培养本科生。学校先后将医学专业 85 名学生分别请复旦大学、华东师范大学、上海师范大学代培 2 年，探索医学院校与综合性大学挂钩，加强医科学生理科基础的具体办法。

1983 年 5 月，上海第二医学院领导拜访复旦大学校长苏步青。两校实行理医结合、联合办学的事宜得到苏步青的大力支持，当年就实行校际合作。二医安排医学专业六年制新生 30 名到复旦大学学习两年。为扩大彼此交往，相互取长补短，促进学科发展，1988 年 4 月 6 日，复旦大学校长谢希德等 11 人来校，与校长王一飞、党委书记潘家琛及相关部门负责人就进一步加强合作事宜达成初步协议：①复旦帮助二医部分专业开设一些基础课；②双方相互为研究生提供听取有关课程的机会；③就生命科学和技术科学学科方面互相开设学术讲

---

① 丘祥兴、胡涵锦、章有章、孙大麟：《学习邓小平教育思想，推进我校医学教育改革与发展——20 年来我校医学教育改革的回顾与展望》，载上海第二医科大学医学教育研究室和教务处编：《上海第二医科大学医学教育改革研究与实践》，第 5 页。
② 《上海二医报》，1986 年 1 月 25 日，第 363 期第 2 期。

座,进行学术交流;④科研上选取两至三个联合攻关项目作为校级科研合作内容,逐步开展多形式、多渠道的科技写作和科技服务;需要时互相交换国际交流信息,利于各自学科及其他发展。① 1989 年,二医在复旦大学代培两年的 30 名学生顺利毕业。他们基础扎实,学术思想活跃,临床思维能力较强,选拔留校比例占 50%。

8. 开展医学教育研究,探索医学教育规律

为了进一步总结教学经验,探索医学教育规律,1979 年 10 月,学校建立医学教育研究室,成为国内医学院校中最早建立教学研究室的单位之一。该研究室主要开展培养目标、医学教育机构、教学计划、医学生身心特点、教学方法、学习方法、考试方法、全国业务统考预测有效性分析、上海市医学人才调查预测及卫生人力开发战略、医疗卫生干部岗位知识能力规范、医学生的职业道德教育以及法国和法语地区医学教育发展情况等方面的研究。医学教育研究室为学校教学改革的深入和管理水平的提高开展大量调查和研究,并积极承担了国家和上海市的课题研究任务。到 1987 年,全室专职人员 6 人,兼职人员 30 余人,办有《医学教育研究》内部刊物,刊登论文近 200 篇,其中 50 余篇被选登在全国、全市性公开刊物上。医学教育研究室在考试方法、医学人才预测、职业道德教育、比较医学教育等方面的研究成果,引起上级领导部门及各兄弟院校的重视。②

为使全国医学教育研究特别是临床医学教育研究从各自进行的分散状态走向系统、全面的协作研究,1993 年 5 月 27 日,由二医发起的中国高等教育学会医学教育委员会临床教育分会在江苏省徐州市成立,二医被推选为理事长和秘书长单位。③ 1994 年 3 月 12 日,国内首家临床医学教育研究中心在附属仁济医院挂牌。中心着重在临床教学基地建设、教学模式、临床医学生咨询教育、临床教学测量与评价技术、辅助教学技术、临床医学专门人才的预测等六个方面进行研究,探索出成功的经验。

(四)"把德育放在学校工作首位"

在办学过程中,二医始终坚持社会主义办学方向,把对学生德育教育放在首位。在教育内容上,除按教学计划开设马列主义基础理论课程外,还根据不同时期的形势任务和学生的思想实际有所侧重地进行教育。1978 年后,在新的历史条件下,学校对德育教育在内容方

---

① 《上海二医报》,1988 年 4 月 15 日,第 407 期第 1 版。
② 丘祥兴、胡涵锦、章有章、孙大麟:《学习邓小平教育思想,推进我校医学教育改革与发展——20 年来我校医学教育改革的回顾与展望》,载上海第二医科大学医学教育研究室和教务处:《上海第二医科大学医学教育改革研究与实践》,第 6 页。
③ 《上海第二医科大学纪事》编纂委员会:《上海第二医科大学纪事(1952—2005)》,上海:上海交通大学出版社 2006 年版,第 258 页。

法上进行了改革与探索,突出坚持四项基本原则和献身于社会主义现代化建设事业的教育。1991 年 9 月,国家教委高等教育司向全国各高等医药院校下发了《关于当前加强高等医药院校德育工作的意见》《高等医药院校教师职业道德规范(试行)》《高等医药院校学生行为规范(试行)》《医学生誓言(试行)》等文件。文件中指示,高等医药院校必须坚持社会主义的办学方向,全面贯彻国家的教育方针和卫生工作方针,努力把学校办成培养社会主义事业建设者和接班人的阵地,要坚持以共产主义思想教育学生,把德育放在学校一切工作的首位。通过学校教育把学生培养成为坚持四项基本原则,忠于祖国,具有为医药卫生事业献身精神,德、智、体全面发展的建设者和接班人。学校领导和全体干部、教师、职工都要重视学生政治素质的培养,在学生中认真实行政治思想品德评定和德育综合考核,要把学校思想政治教育、德育工作和培养学生的政治素质,作为全面评价学校教育质量和办学水平的重要依据。学校党委要经常研究学生的思想动态,及时给干部和教师指明工作方向,提高干部和教师对思想政治工作和德育在学校中的地位和作用的认识,推动教书育人、管理育人、服务育人。

根据上述文件精神,学校德育教育在党委直接领导下,由党委宣传部、教务处、团委和马列主义教研室(社科部)齐抓共管、分工进行。院、系一级党委、总支由一名副书记分工主管学生德育教育。各年级大班设专职政治辅导员、班主任负责政治思想工作。学校还适当增加德育工作的经费投入,不断改善工作条件,每年至少召开一次学生思想政治工作和德育工作会议,交流情况、总结经验、树立典型、部署任务,推动有关工作的开展。为了切实把德育放在首位的工作落到实处,1992 年 3 月,学校在全校范围内深入进行了一次主题为“如何把德育放在学校工作首位”的教学思想讨论。讨论的主要议题有:①作为高校的教师、管理部门及服务部门的同志如何从战略的高度来认识把德育放在首位的重要意义;②各部门是如何参与这项工作,怎样做到“教书育人,管理育人,服务育人”,有何经验、体会、做法;③各部门如何根据文件精神,结合本部门实际制定切实可行的措施,将德育渗透到学校的各个领域,真正把德育放在首位的工作落到实处;④作为医学生如何以实际行动来塑造“90 年代大学生”的良好形象,做到让“社会满意、学校满意、家长满意”,努力做一名合格的社会主义医学生。[①]

1. 马列主义基础理论教育

1978 年,经过拨乱反正,二医重建马列主义教研室,政治课教师归队,重开“中共党史”

[①]《关于开展“把教育放在学校工作首位”的教学思想讨论实施意见》(1992 年),上海交通大学医学院档案馆藏 1992 - DZ40 - 338。

"政治经济学""哲学"3 门课。学校党委结合当时正在开展的"真理标准问题"的讨论,组织政治教师认真学习,摆脱"两个凡是"的思想禁锢,清理各门学科中"左"的观点,分清理论是非。在提高认识的基础上,政治课教师自觉地把党的十一届三中全会精神,特别是思想路线上拨乱反正的指示贯彻到理论教学中。

2. 爱国主义、社会主义教育

学校结合纪念"五四"青年节等活动,教育学生发扬"五四"爱国主义精神,刻苦钻研、奋发图强,为振兴中华贡献自己的力量。学校还经常请解放初归国的专家、教授向学生介绍他们在当时如何放弃国外优越的工作条件和优厚的生活待遇,冲破重重阻力和困难回国参加社会主义建设和自己在专业上取得的成就,用亲身的经历和生动事例对学生进行爱国主义教育。

3. 形势和政策教育

党的十一届三中全会后,学校恢复对学生的形势和政策教育。1979 年,学校集中一段时间向学生宣传党的十一届三中全会精神,着重进行思想路线教育,宣传党的工作重点转移到社会主义现代化建设上来的战略决策,鼓励学生努力学习,投身于"四化"建设。1981 年,根据教育部关于高等学校开设形势任务课的通知精神,学校把形势任务课纳入教学计划,并有计划地讲授《关于建国以来党的若干历史问题的决议》和党的十二大文件。1982 年向学生宣传经济体制改革和对外开放政策。1985 年传达《中共中央关于教育体制改革的决定》,组织学生学习邓小平在全国教育工作会议上所作《把教育工作认真抓起来》的讲话,使广大学生受到教育和鼓舞。1987 年在学生中开展学习邓小平建设有中国特色社会主义理论。1988 年宣传党在社会主义初级阶段的基本路线。1989 年,根据国家教委要求,学校在学生中加强以爱国主义为核心内容的理想信念和社会主义的教育,进一步激发学生的爱国热情。1990 年开展《关于社会主义若干问题学习纲要(试行本)》的学习,有针对性地解决学生当时对国内外形势一些深层次的思想问题,在这一教育活动中,还组织学生观看由国家教委等主持和拍摄的形势教育电视系列讲座。[1]

4. 四项基本原则教育

1979 年春,上海第二医学院党委向在校学生传达邓小平在理论务虚会上所作的《坚持四项基本原则》的重要讲话,并组织学习讨论。同时,马列主义教研室结合"中共党史""哲学"和"政治经济学"课程的教学,加强对学生进行四项基本原则的教育。是年 6 月,党的十

---

[1] 王一飞,龚静德,陆树范,杨舜刚:《上海第二医科大学志》,上海:华东理工大学出版社 1997 年版,第 195 - 196 页。

一届六中全会通过《关于建国以来党的若干历史问题的决议》。文件公布后,学校组织学生学习,有针对性地作辅导报告,帮助学生正确认识毛泽东思想和毛泽东的历史地位,正确评价新中国成立以来一些重大的历史事件,澄清了一些错误思想。

1983 年 11 月,学校召开党委扩大会议,贯彻党的十三届二中全会精神,学习邓小平作的《党在组织战线和思想战线上的迫切任务》的报告,并集中一段时间组织师生学习邓小平有关清除精神污染的论述,学习胡乔木《关于人道主义和异化问题》及《人民日报》关于反对资产阶级自由化的重要文章,有计划、稳妥地开展"清除精神污染"的活动,同时在学生中开展健康的文娱活动,陶冶情操,增强学生抵制精神污染的能力。

5. 共产主义理想教育和道德品质教育

20 世纪 80 年代后,学校将"共产主义道德品质"作为一门必修课列入教学计划,成立德育教研室,承担对学生共产主义品德教育。1983 年,根据教育部《关于在高等学校逐步开设共产主义道德品质课的通知》要求,开设"共产主义道德品质"课程,有计划、有针对性地进行理想、纪律、道德教育,随后又开设"法律基础知识"课。1987 年,根据国家教委《关于高等学校思想教育课程建设意见的通知》,结合学校实际,将原来的"共产主义道德品质"课改为5 门课程,其中"大学生思想修养""法律基础"两门为必修课,"形势与政策""人生哲学""医德概论"3 门课程作为选修课。这 5 门课程安排在学生进入临床阶段,总计 108 学时。

6. "五讲四美三热爱"教育

1978 年以来,二医在青年学生中积极开展"学雷锋、创三好"活动,订立大学生道德规范,建立品德评语评等级的制度,使青年学生"有礼貌、讲文明"的良好风气不断发扬,违反校规校纪的歪风邪气受到舆论谴责,并辅以必要的纪律处分。1978—1983 年的 5 年里,学校共表彰市级先进集体 4 个班次,校级先进集体 10 个班次,市级三好学生 39 人次,校级三好学生 375 人次,奖学金获得者 37 人次。

1982 年,学校响应党中央关于开展"五讲四美三热爱"教育的号召,将"讲文明、讲礼貌、讲卫生、讲纪律、讲秩序""行为美、语言美、心灵美、环境美""热爱祖国、热爱社会主义、热爱共产党"的活动作为对学生德育教育的重要内容,并与"争做三好学生"的活动结合起来。1982 年和 1983 年 3 月均开展"文明礼貌月"活动,组织学生参加治理学校中的"脏、乱、差",在突击活动基础上,建立制度,转为经常化,促进精神文明建设。① 1984 年,该项活动以创建

---

① 《二医系统"关于文明礼貌月"活动的意见安排、简报、汇报等》,上海交通大学医学院档案馆藏 1982 - DZ6 - 138。

文明单位、文明教室、文明宿舍为主要内容,把工作做到学生班级及宿舍中去,以此创造优良的教学秩序和工作秩序,建设优美环境,提高教学质量。[①]

20世纪90年代,围绕全面提高大学生整体素质的目标,学校开展"90年代大学生形象"的大讨论,引导学生规范自己的言行;组织学生各类精神文明建设活动,如参加广场歌会,为社区孤老服务,赴革命老区、贫困地区进行社会考察及医疗服务,到街道基层单位挂职锻炼等。与此同时,社科部还开设了各类选修课。校团委和学生会组建各类学生社团,创办学生刊物。这些活动丰富了学生的业余文化生活,提高了文化素养,有利于学生身心的健康发展。

7. 职业道德教育

医学生毕业后服务对象是广大伤病员。为培养医学生遵循医疗卫生领域的行为准则和规范,培养具有高尚理想、医德医风和全心全意为人民服务的思想,1980年,学校开设"医学伦理学"课程作为指定选修课,共36学时,安排在第八、九学期进行,作为学生思想政治教育的一个组成部分。1981年改为"医德学概论"课,寓医德教育于"五讲四美"之中,提倡救死扶伤、对伤病员态度和蔼、诊断工作谨慎细心等职业道德。

随着医学模式由生物医学向"生物—心理—社会医学"模式的转变,学校对医学生的职业道德教育也注入了新的内涵。20世纪90年代起,学校加大对学生的职业道德教育,按不同年级,将其渗透于各层次的基础和临床教学中。各院、系还结合实际创造了一些行之有效的教学方法,如自编医德案例、幻灯片,开展床边的医德教育,以及宣传身边医德高尚的医务人员和教师,使学生受到潜移默化的教育。例如在主题为"如何把德育放在学校工作首位"的教学思想的深入讨论中,学校试行了《医学生誓言》,内容如下:

健康所系,性命相托。

当我步入神圣医学学府的时刻,谨庄严宣誓:

我志愿献身医学,热爱祖国,忠于人民,恪守医德,尊师守纪,刻苦钻研,孜孜不倦,精益求精,全面发展。

我决心竭尽全力除人类之病痛,助健康之完美,维护医术的圣洁和荣誉。救死扶伤,不辞艰辛,执着追求,为祖国医药卫生事业的发展和人类身心健康奋斗终生。[②]

---

① 《1984年"文明礼貌月"活动安排及情况简报》,上海交通大学医学院档案馆藏1984 - DZ6 - 140。
② 《医学生誓言(试行)》,(1992年),上海交通大学医学院档案馆藏1992 - DZ40 - 338。

五、恢复研究生教育,加强研究生培养

1978 年,国家恢复研究生制度。二医当年即招收硕士研究生 79 名,[1]经过 3 年系统的理论课程学习和研究工作的培养,1981 年全部通过课程考试和论文答辩,顺利毕业。建立学位制是发展我国科学和教育事业的一项重要方法,对培养选拔科学专门人才具有重要意义。1981 年,《中华人民共和国学位条例》开始实施,二医经国务院学位委员会审定批准,成为首批博士、硕士学位授予单位之一。[2] 学校被首批批准博士学位授予权的学科、专业为:微生物学与免疫学、内科学、外科学、儿科学、口腔科学、中西医结合临床(内分泌、心血管)专业;被批准硕士学位授予权的学科、专业为:医学生物学与医学遗传学、组织胚胎学、生理学生物化学、微生物学与免疫学、寄生虫学、病理生理学、病理解剖学、药理学、生物医学工程、内科学(心血管、消化、血液、内分泌、呼吸、肾)、外科学(普外、心血管、整形、泌尿、烧伤、骨、麻醉)、妇产科学、儿科学、眼科学、耳鼻喉科学、口腔科学(口内、口外、口矫、口病)、神经病学、皮肤病学、传染病学、放射诊断学、中西医结合临床(内科学)。[3]

学校在研究生教育方面,不断改革招生制度和考试办法,扩大招生规模;加强课程建设,提高培养质量;试行学分制,健全研究生的教学管理;开展研究生质量评估工作,提高学位授予质量;逐步增加博士、硕士学位的授予点。1984 年,学校第二批博士、硕士学位授予权学科、专业和指导教师名单产生。硕士学位授予学科新增专业有 3 个:核医学、围产医学和中西医结合临床(骨科),使硕士学位学科专业增至 25 个。博士学位授予学科、专业和指导教师有:药理学专业金正均、生物医学工程专业兰锡纯、内科学(血液病)专业王振义、外科学(整形)张涤生、妇产科学郭泉清、眼科学陆道炎、神经病学周孝达、中西医结合临床(骨科)的柴本甫。在首批已有博士学位授予权的学科、专业中,新增指导教师:内科学(心血管病)龚兰生,内科学(消化系统)陆汉明,外科学(普外)傅培彬、周锡庚,外科学(骨科)过邦辅,使学校博士学位授予权学科达 12 个,导师 26 人。至 1990 年,学校已有博士学位授予学科 16 个,博士导师 65 名,硕士学位授权学科 34 个,硕士导师 400 余名;招收研究生 1 293 名,其中博士生 143 名,硕士生 1 150 名。已获博士学位 45 名,硕士学位 811 名。毕业的研究生相继充实到校内外教学、医疗、科研单位,并成长为医教研骨干和学科带头人,在各自工作岗位上做

① 《七八届研究生工作小结》,上海交通大学医学院档案馆藏 1980 - DZ28 - 261。

② 《1981 年国家颁发的学位条例及公布我院首批授予学位单位》(1981 年),上海交通大学医学院档案馆藏 1981 - DZ33 - 237。

③ 《上海第二医学院第一批申请博士学位授予单位、学科专业及指导教师批准名单》(1981 年),上海交通大学医学院档案馆藏 1981 - DZ23 - 7。

出了贡献。①

（一）博士研究生学科、专业与导师

1981—1990 年,经国务院学位委员会四次审定批准,学校博士学位授权学科 16 个,博士导师 65 名(70 人次)。

博士学位授权学科、专业及导师表②

一级学科名称	二级学科名称	批准时间	导师
基础医学	组织胚胎学	1986	王一飞、汤雪明
	微生物与免疫学	1981	余㵑、陆德源、马宝骊
	药理学	1983	金正均
	生物医学工程	1983	兰锡纯、金正均、秦家楠
	核医学	1986	夏宗勤
	分子生物学	1990	陈诗书
临床医学	内科学	1981	邝安堃、黄铭新、江绍基、陶清
	内科学(血液)	1983	王振义、潘瑞彭、欧阳仁荣
	内科学(心血管)	1983	龚兰生、郑道声、黄定九、荣烨之、赵光胜
	内科学(肾病)	1986	董德长
	内科学(内分泌)	1986	陈家伦
	内科学(消化)	1983	陆汉明、徐家裕、萧树东、吴裕炘
	内科学(风湿病)	1990	陈顺乐
	外科学	1981	叶衍庆、兰锡纯、王一山、史济湘、杨之骏
临床医学	外科学(普外)	1983	傅培彬、周锡庚、邝耀麟、林言箴
	外科学(胸外科)	1986	朱洪生
	外科学(骨科)	1983	过邦辅、戴尅戎
	外科学(整形)	1983	张涤生、关文祥
	外科学(儿科)	1986	丁文祥
	妇产科学	1983	郭泉清、潘家骧、严隽鸣
	儿科学	1981	郭迪、佘亚雄、顾友梅、刘薇延、陈瑞冠
	眼科学	1983	陆道炎、王康孙

① 《上海第二医科大学纪事》编纂委员会:《上海第二医科大学纪事(1952—2005)》,上海:上海交通大学出版社 2006 年版,第 148 页。
② 《上海第二医学院第一批申请博士学位授予单位、学科专业及指导教师批准名单》,上海交通大学医学院档案馆藏 1981 - DZ23 - 7。

（续表）

一级学科名称	二级学科名称	批准时间	导师
	口腔科学	1981	张锡泽、邱蔚六、许国祺、刘正、薛淼
	神经病学	1983	周孝达、蔡琰
	中西医结合(内分泌)	1981	邝安堃、丁霆、陈家伦、许曼音
	中西医结合(心血管)	1981	邝安堃
	中西医结合(骨科)	1983	柴本甫
	传染病学	1990	沈耕荣
	核医学	1990	朱承谟

（二）硕士研究生学科、专业

硕士学位授予权学科、专业表[①]

（1981—1990 年共 34 个学科、专业）

一级学科	序号	二级学科、专业	授予批次	导师人数
基础医学	1	医学遗传学	1	1
	2	人体解剖学	3	7
	3	组织学与胚胎学	1	6
	4	生理学	1	6
	5	生物化学、分子生物学	1	6
	6	生物物理学	3	1
	7	微生物学	1	7
	8	免疫学	1	7
	9	病理解剖学	1	7
	10	病理生理学	1	1
	11	药理学	1	6
	12	寄生虫学	1	7
	13	生物医学工程	1	14
	14	药物化学	3	3
	15	中医基础理论	3	2

① 王一飞,龚静德,陆树范,杨舜刚:《上海第二医科大学志》,上海:华东理工大学出版社 1997 年版,第 223 页。

（续表）

一级学科	序号	二级学科、专业	授予批次	导师人数
临床医学	16	内科学	1	37
	17	外科学	3	68
	18	妇产科学（围产医学、计划生育医学）	1	13
	19	儿科学	1	25
	20	眼科学	1	9
	21	口腔科学	1	29
	22	神经病学	1	12
	23	精神病学	3	5
	24	耳鼻喉科学	1	8
	25	皮肤病学	1	4
	26	传染病学	1	4
	27	影像医学	1	11
	28	核医学	1	4
	29	临床检验与诊断学	3	7
	30	中医伤骨科学（含推拿）	3	1
	31	中西医结合临床（内分泌、心血管）	1	4
	32	麻醉学	1	4
	33	卫生学与军队卫生学	3	6
	34	急诊医学	3	4

（三）新的招生政策

1978 年,二医拟订招生简章,规定了报考条件、考试科目等,并在简章中介绍了各学科的优势及导师的学术水平。

1. 攻读硕士学位研究生报考条件

报考人员必须拥护中国共产党的领导,拥护社会主义制度,遵纪守法,热爱劳动,决心为社会主义现代化建设而勤奋学习,努力攀登医学科学高峰;必须是高等学校本科毕业或具有同等学力,身体健康,年龄不超过 35 周岁者。

同等学力报考者,须由本人填写自学情况,所在单位书面证明其具有高等学校本科毕业程度,方能报名,经审查确认符合报考条件的,发给准考证。

高等学校非本科应届毕业的在校学生和专科应届毕业生不能报考。对于个别已经修完大学本科学业或学完大学本科必修课程、成绩优秀、能够提前毕业者,经所在学校推荐,学校审查,认为符合报考条件的,发给准考证。

在校研究生、高等学校专科在校学生、广播电视大学、职工高等学校及农民高等学校等脱产或半脱产的在校学生,中等专业学校的应届毕业生,以及无正当理由退学的高等学校本科学生,一律不能报考。

考试科目：政治理论科、外国语、基础科、专业基础课和专业课共 5~6 门。一律采用闭卷考试。

2. 攻读博士学位研究生报考条件

已获得硕士学位的在职人员或应届毕业的硕士生(最迟在录取前获得学位),身体健康,年龄不超过 40 周岁。在职人员凭单位人事部门同意报考的证明,应届硕士生凭学校研究生管理部门证明。外地考生可函报。

考试形式：初试一律笔试,其中外语由公共外语和专业外语两部分组成；复试以口、笔试相结合的原则,内容为专业课和专业外语两门。

根据初、复试成绩和政治、业务综合考核,德、智、体全面衡量,择优录取。

学校逐步提高在职人员的入学比例,培养既有科学研究能力,又有临床实践能力的复合型人才。经国家教委批准,对工作四年以上优秀的在职人员实行单独考试,使入学研究生中在职人员比例达 80％。

为贯彻国家教委关于在录取硕士生中有 30％定向生的要求,学校与市卫生局和市属医疗卫生事业单位商定,组织定向生源,把招生和毕业分配工作有机结合起来,既有效地扩大生源,又使培养的研究生符合社会需要。

1978—1991 年研究生招生统计表[①]

年份	招生总数	博士生	硕士生	委培研究生	研究生班
1978	83		83		
1979	109		109		
1980	36		36		
1981	40	6	34		
1982	62		62		
1983	54	7	47		

---

① 王一飞,龚静德,陆树范,杨舜刚：《上海第二医科大学志》,上海：华东理工大学出版社 1997 年版,第 231 页。

（续表）

年份	招生总数	博士生	硕士生	委培研究生	研究生班
1984	72	14	58		
1985	151	14	111	26	
1986	145	12	114	11	8
1987	154	28	116	10	
1988	131	15	113	3	
1989	123	27	93	3	
1990	124	23	97	4	
1991	135	39	96		
总计	1419	185	1169	57	8

1981—1991年博士生招生统计表[①]

学科、专科	1981	1982	1983	1984	1985	1986	1987	1988	1989	1990	1991	共计
组织学与胚胎学							1		1	1	1	4
生物化学											1	1
微生物学								2		1	1	4
药理学				1		1	1	1			2	6
免疫学			2			2	3	4			2	13
生物医学工程				2							1	3
内科学	4		3	5	5	4	7	3	8	9	12	60
外科学	2		1	4	6	4	9	2	9	6	10	53
妇产科学									1	1		2
儿科学							2	1	1		2	6
眼科学				1						1		2
口腔科学			1			1	3	4	4	2	5	20
神经病学				1			1					2
核医学							1	2	2	2	2	9
麻醉学										1		1
总计	6		7	14	14	12	28	15	27	23	39	185

① 王一飞、龚静德、陆树范、杨舜刚:《上海第二医科大学志》，上海：华东理工大学出版社1997年版，第231页。

（四）研究生教育管理体制的变化

1978 年恢复研究生教育后,二医由一位副院长分管研究生工作,在科研处下设研究生科,具体负责研究生的招生、培养、学位、毕业分配及思想政治教育。1985 年,学校为加强对研究生教育的领导和管理,设立研究生处,由分管科研的副校长领导,各附属医院、系部、研究所有一位领导分管研究生工作,并配备专职管理人员,从各方面为导师和研究生创造必要条件。校研究生处的工作重点是负责综合、分析、交流总结,做好质量评估、质量把关和信息反馈,研究提高培养质量的对策,制定和完善管理制度。

（五）培养方法

1978 届研究生培养计划中指出,研究生的培养方式可以集体培养,也可以个别培养,一般采取导师与集体相结合的方法。各教研组和科室应成立研究生指导小组,由学术水平较高的导师负责,充分发挥集体的作用。

各专业培养研究生都要制订培养方案。在研究生指导小组或导师的指导下,根据专业、学科特点,确定学习内容,制订每个研究生的培养计划。

对研究生所学各课建立考核制度,平时督促检查,进行考查。期终要考试。研究生毕业时应经过严格的考试,作科学论文的研究生必须经过论文答辩。考试和答辩应经过学术委员会审查合格者予以毕业;不合格者,予以结业。[①]

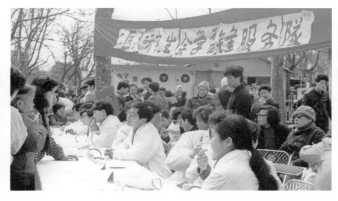

医学研究生"学雷锋"活动

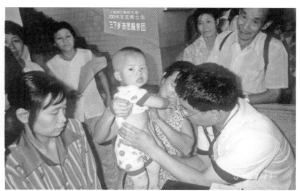

医学博士团"三下乡"活动

（六）学位管理

1. 学位评定委员会

1982 年,根据《中华人民共和国学位条例暂行实施办法》,经市高教局批准,二医成立学

---

① 《1978 届研究生培养计划》(1978 年),上海交通大学医学院档案馆藏 1978 - DZ15 - 287。

位评定委员会,作为授予学士、硕士、博士学位的权力机构。学位评定委员会由 21 人组成,设主任委员 1 人、副主任委员 2 人,配备兼职秘书 2 人,任期 3 年。主任委员为兰锡纯,副主任委员为邝安堃、傅培彬、余㵡、黄铭新,兼职秘书由教务处邱祥兴、科研处陆树范担任。[1] 学位评定委员会设 5 个分会。各系、部成立学位评定分委员会,由 7~11 人组成,设正、副主任委员各一人,配备兼职秘书 1~2 人。[2]

学位评定委员会和分委员会履行以下职责:审查接受申请硕士学位和博士学位的人员(含在职人员)申请名单;审批免除部分或全部课程考试的学位申请人名单;审定硕士学位课程考试的门数、科目及博士学位课程考试的范围,审批通过学士学位获得者的名单,做出授予硕士学位和博士学位的决定;做出撤销学位的决定;通过授予名誉博士学位的提名;审定上报硕士学位和博士学位授予权的学科、专业,以及博士指导教师名单;审定硕士指导教师名单;研究和处理授予学位的争议和其他事项。[3]

学位评定委员会按学位条例的有关规定,审定通过学士学位获得者名单,做出授予硕士学位和博士学位的决定后,将授予学位的名单及有关材料,报上海市高教局和国务院学位委员会备案。

1986 年,第二届学位评定委员会成立;1988 年,第三届学位评定委员会成立(三届学位评定委员会委员名单详见第四章第一节)。

2. 在职人员申请博士、硕士学位

为促进我国高级专门人才成长,开辟一条能使较高水平的在职人员获得学位的渠道,加速提高医、教、研师资队伍的素质,以适应社会主义现代化建设的需要,根据《中华人民共和国学位条例》及国务院学位委员会学位办《关于在职人员申请硕士、博士学位的试行办法》文件精神,1987 年学校制订了《在职人员申请博士、硕士学位的实施细则(试行)》。

(1) 有权授予硕士或博士学位的学科、专业,原则上可接受本校在职人员申请相应的学位。

(2) 拟接受在职人员申请硕士学位的学科、专业,应有五届以上毕业硕士生;接受在职

---

① 《上海第二医学院学位评定委员会名单》(1981 年),上海交通大学医学院档案馆藏 1981 - DZ18 - 567。

② 《1981—1982 年有关成立学位评定委员会及组织机构编制、教学基地等材料》(1981 年),上海交通大学医学院档案馆藏 1981 - DZ33 - 241。

③ 《上海第二医学院学士学位、硕士学位和博士学位授予工作细则(讨论稿)》(1981 年),上海交通大学医学院档案馆藏 1981 - DZ18 - 567。

人员申请博士学位的学科、专业,至少已培养出一届博士生。

(3) 具有研究生毕业同等学力者在申请学位时应提交申请书、专家推荐书、学术论文等材料。申请硕士学位应由两位副教授或相应职称以上的专家推荐。申请博士学位应由两位教授或相应职称的专家推荐,个别新兴边缘学科可由一位教授和一位副教授或相应职称的专家推荐。推荐人应负责介绍申请人的理论基础、研究能力、外语水平和学术作风,并对论文提出评语。学校在接受申请前,需进行学位课程的考试,或采取适当方式测验或考核某些大学课程或硕士学位的基础理论和专业课。

(4) 在职人员申请硕士学位的论文评阅和答辩按照《上海第二医科大学硕士学位授予工作细则》有关要求办理。申请博士学位的论文评阅和答辩按照《学位条例暂行实施办法》有关规定进行。

3. 学位授予质量评估

根据国务院学位委员会决定,从 1985 年起,学校逐步建立各级学位授予质量检查和评估制度。1987 年 8~10 月,由校领导、研究生导师及研究生管理人员组成质量评估小组,对生理学、病理解剖学、微生物学与免疫学 3 个受检学科进行自检与评估,对 1978 年以来 3 个学科 28 名已毕业硕士研究生逐个评估,对收回的 23 份研究生工作情况调查表进行追踪分析统计,对培养研究生每个环节作了检查,并从政治思想教育、培养条件、管理工作、课程与教学、学位论文等 5 个方面 90 项指标进行评估。

在自评的基础上,1988 年 4 月 29~5 月 2 日,国务院学位委员会、卫生部派遣专家检查组来校检查。检查组对学校研究生教育及学位授予质量给予充分的肯定,认为学校在空间条件有限的情况下,为研究生培养创造条件,管理机构和管理制度不断完善,形成一套较为正规的管理制度。检查组还认为学校重视导师梯队的遴选,导师大多有一定的威望和学术成就,并有明确的科研方向,导师能以身作则、言传身教,严格要求研究生。学校还重视总体条件的建设,图书馆、分子生物学实验室、生物物理、核医学和实验动物中心等单位为研究生科研工作提供了必要的手段,有的还为研究生开了课。学校注意研究生的政治思想教育,注意专业理论和实际动手能力的培养,注意独立钻研、独立思考和独立工作能力的培养,注意教学和科研能力的培养。在课程设置方面,注意开设科研基本方法、新技术和专业基础,大多数课程有实验室;十分重视教材的编写和经常更新,教材的质量较高。检查组也指出了存在的问题:如何明确二级与三级学科的概念,应以二级学科为基础,打下广泛而坚实的专业理论基础,注意拓宽知识面;有的开题报告与答辩时间间隔太短,要加强研究生的复试;要加快实验动物中心的建设,进一步改善后勤供应及研究生住宿条件等。

1988年6月，学校全面开展校内评估，对全校34个硕士点进行研究生质量检查。评估指标基本上参照国务院学位质量检查组所确定的评估指标体系，根据教学评估的总结要求和研究生教学的特点，提出补充课程评估的指标，对一年级的10门课程在学生、任课教师和教研中进行了自评与互评。[①]

4. 博士后流动站

1985年7月，国务院下发《国务院批转国家科委、国家教委、中科院关于试行博士后流动站报告的通知》，正式批准试办博士后流动站，试行博士后制度。学校十分重视建站工作，加强学科建设，为建站做准备。

1991年，根据国家人事部和全国博士后流动站管理委员会文件精神，学校申报建立临床医学博士后流动站。该站设有内科学（消化、内分泌、心血管、血液、肾病、风湿病）、外科学（普外、骨外、胸心外、神经外科、灼伤、整形）、口腔医学（口腔内科、口腔外科、口腔修复）及儿科学4个二级学科点。

1995年2月，国家人事部全国博士后管理委员会又批准学校建立基础医学博士后流动站，设组织胚胎学、分子生物学、微生物学、免疫学、药理学、生理医学工程及核医学7个二级学科点。[②]

六、发展多层次、多形式办学

（一）留学生教育的新发展

早在1967年12月，二医就开始接受外国进修生。根据我国与阿尔巴尼亚的文化协议，仁济医院心胸外科接受1名阿尔巴尼亚医师进修心脏外科一年。1972年4月，又有2名阿尔巴尼亚医师来校学习口腔正畸和口腔实验室技术。同年11月又接受2名阿尔巴尼亚医师进修小儿外科学和小儿麻醉学。根据国务院科教组1974年303号文件《关于外国留学生教学和管理工作暂行规定》的精神，1976年8月接受第一批9名外籍本科生，1988年起招收攻读硕士学位的外国留学生，1989年起招收自费本科外国留学生。1990年，根据国家教委《关于改革招收和培养第三世界来华留学生办法的意见》，为"逐步扩大生源，增加培养层次"，学校重点为第三世界国家培养包括博士生在内的高层次的医学人才。[③]

---

① 王一飞，龚静德，陆树范，杨舜刚：《上海第二医科大学志》，上海：华东理工大学出版社1997年版，第246页。
② 王一飞，龚静德，陆树范，杨舜刚：《上海第二医科大学志》，上海：华东理工大学出版社1997年版，第246页。
③ 王一飞，龚静德，陆树范，杨舜刚：《上海第二医科大学志》，上海：华东理工大学出版社1997年版，第249页。

在管理机构方面,1976 年,学校成立了留学生办公室,负责留学生的注册、入学、考勤、升留级、转学、退学等教学管理和对外联系。附属瑞金医院也相应成立留学生办公室,负责留学生的临床教学管理工作。1979年,留学生办公室由校外事办公室领导,1981 年改由校长直接领导。留学生的日常教学和学

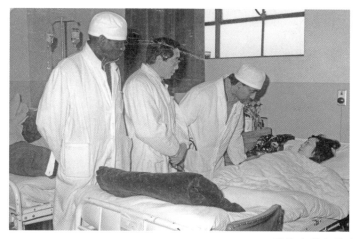

留学生进行临床实习

籍管理由教务处负责,临床教学由医学系一部统一管理。留学生办公室在教学管理方面起协助作用,并负责与留学生派遣国使领馆进行联系和处理涉外工作。

(二)成人教育的新发展

1. 夜大学

学校于 1958 年 7 月建立夜大学,"文化大革命"中停办。1979 年 11 月,在市高教局、卫生局的直接领导下,夜大恢复了医疗系的招生工作,经组织报送、考试录取,共录取新生 120 人。① 1980 年 2 月起,该年级正式开始上课。医疗系先后设有医学本科五年制,检验大专四年制,口腔本科五年制。1986 年,经高教局批准,医学除本科外,又开设大专班,检验由专科改为本科。1980—1992年,共有医学本、专科,检验本、专科,口腔本科,电子专科,高级护理专科 5 个专业。截至 1992 年,共有毕业生 876 名,其中 1989—1992 届本科生,经校学位评审委员会评审,授予学士学位 227 人。

1988 年,学校成立成人教育处,并建立了一系列较为严格的规章制度,包括夜大学学生学籍管理制度、成人教育班主任职责、《夜大学学生旁听条例》《教具、教室管理办法》《夜大学经费管理办法》《专业证书班条例》《教师聘任条例》《夜大学学生德智体综合测试试行办法》等。上述管理条例是顺利开展夜大学各项工作的基本保证。

----

① 《市政府关于恢复校部夜大学批文》,上海交通大学医学院档案馆藏 1981 - DZ18 - 560。

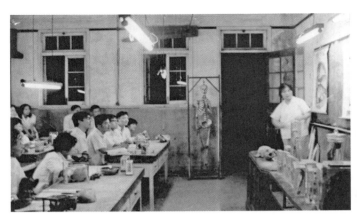

夜大学医学专业
学生在上课

1986 年,根据上海市政府《关于成人高等教育试行〈专业证书〉教育决定》,学校受市卫生局委托,并经市高教局批准,于 1987 年 4 月开办内科"专业证书班",学员 76 人,全脱产学习一年,1988 年 10 月结业。此后陆续开办口腔、卫生事业管理、医学检验、儿科、传染病、营养学专业等证书班,至 1992 年共招收 688 人,结业 626 人。"专业证书班"教学培养目标是通过学习,使其达到岗位所要求的大专层次专业知识水平。教学计划由学校根据专业的岗位职责和专业职称系列的专业基本知识要求,会同委托部门一起制订,经市高教局批准后实施。办学形式有两类,一年全脱产和一年半基本业余。授课学时本科不低于 900 学时,专科不低于 800 学时。授课教师中 75% 以上是由对成人教育有实践经验的副教授担任,从而使学员受到良好的高等医学教育。[①]

2. 高级医师进修部

1963 年,学校经市委教育卫生工作部批准,成立医师进修部,为上海市培养高级医师。该部仅办一期,就因"文化大革命"而中止。1984 年,根据上海市医学卫生事业建设的需要,经市教卫办批准,重新成立高级医师进修部(简称"高师部"),1985 年 9 月正式开班。高师部工作涉及面广,学校成立高师部领导小组,由分管教学的副校长负责,成员由医疗处、教务处、基础部及各附属医院负责人组成,下设高级医师进修办公室,负责日常教学管理工作。办公室 1985 年归医疗处,1987 年归成人教育处,1988 年归科级干部处,1990 年归教务处。

(三)中等医学教育的新发展

1. 教务的调整与优化

1978 年,附属第九人民医院卫校、瑞金卫校(原广慈护校)恢复为单一专业

---

① 王一飞,龚静德,陆树范,杨舜刚:《上海第二医科大学志》,上海:华东理工大学出版社 1997 年版,第 253 页。

的护校。同年上海第二医学院卫校撤销,药剂专业并入新华卫校,卫校在嘉定马陆的校舍移交给上海市卫生局。1980 年,新华卫校被教育部确定为全国重点中专卫校。1981 年,经上海市教卫办批准,新华卫校直属上海第二医学院领导。1984 年新华、瑞金、九院 3 所卫校进行学校内部管理改革,实行定编定员、教师工作量制及各级人员岗位责任制等。1985 年起试行校长负责制,并建立教代会制度,加强学校民主管理。1989 年 6 月,根据上海市教育局、卫生局关于"减少重复、扬长避短"的办学原则,学校将新华卫校、瑞金护校、九院护校合并为上海第二医科大学附属卫生学校,以原新华卫校为校本部,瑞金护校为 Ⅰ 部、九院护校为 Ⅱ 部。1992 年,市教育局组织中专办学水平评估,上海二医大附属卫生学校达到 A 级标准,并被评为"上海市职业技术教育先进单位"。[①]

经过多次调整合并,至 1990 年,二医卫校在校学生共 1 280 人。设有护士、检验士、口腔医士等专业,学制四年。教职工 255 人,其中教师 128 人。调整后的卫校具有较完善的护理及检验教学设备,并且拥有录像室、计算机室、语音室、电化教室等先进的教学仪器设备,图书馆藏书 7 万余册,教学实习基地有瑞金医院、新华医院、第九人民医院、仁济医院、中山医院、华山医院、儿科医院、第一人民医院、市儿童医院、长海医院、长征医院等。

2. 师资队伍和教学组织

"文化大革命"后,面对师资队伍中青年教师多,专业课教师尤为薄弱的状况,各附属卫校采取措施加强师资培养,除安排在职或脱产学历进修外,对新教师推行辅导老师制和试讲制,并实行集体备课、上课、课评、评分制,建立教师个人业务档案,确定教师工作量和"教分制",实行教师聘任制,师资水平提高较快。1978 年,瑞金卫校、九院卫校、新华卫校师资大专以上学历所占百分比分别为 63%、71.4%、28.8%,1989 年已分别上升为 86%、95%、89%。1989 年,三校合并后,教师 128 人中讲师以上有 95 人,同期被评为全国教育系统先进工作者 2 人,上海市优秀园丁 1 人,局先进个人 16 人,局先进集体5 个。

三校合并之前,新华卫校设有 17 个教研组。九院卫校、瑞金卫校有混合学科小组,实际上是行政性质,难以开展专业教学活动,教师长期以个人经验进行教学,不利于教学质量的提高。三校合并以后,师资力量集中,教学组织逐步健全,设立 4 个学科、22 个教研组(其中

---

① 《新华卫校划归二医领导和 1981—1982 学年招生计划以及九院护校和瑞金护校合并报告及意见》,上海交通大学医学院档案馆藏 1981 - DZ18 - 568。

1个为联合教研组),1个中心实验室。具体教研组情况如下：

　　普通学科有数学、物理、化学、政治、语文、体育、外文7个教研组。

　　基础学科有解剖、生理、生物、病理、药理5个教研组。

　　护理学科有内科护理、外科护理、妇产科护理、儿科护理、基础护理、联合教研组6个教研组。

　　检验学科有微生物、生化、临床检验3个教研组、中心实验室。

　　此外还有1个口腔教研组。[①]

　　3. 新时期的教学改革

　　十一届三中全会以后,各卫校坚持以教学为中心,以提高教学质量为重点进行教育改革,如在学生中加强爱国主义、共产主义、时事政策、法制及专业思想教育。认真组织每学年的新生入学教育和毕业生统配教育,开展"学雷锋、创三好""五讲四美三热爱"教育,组织学生贯彻《中专学生守则》,改革人民助学金制度,制定并实施了毕业生择优分配试行办法;调整教学计划。根据卫生部和市卫生局颁布的教学计划,以"打好基础、培养能力"为指导思想,增加语文、英语等文化课的学时数,压缩解剖、生理等医学基础课课时,增设专业课和新技术,增加临床见习和毕业实习时间;加强实践性教学环节。对实验课教学提出"开足、上好",即理论与实践要达到规定的比例,实验课中做到常用仪器使用规范化、基本操作规范化,组织专业操作考试,实行实验考试;在生产实习方面,有明确的实习计划和具体的实施方案。

　　(四) 试行委托代培,保持专业特色

　　20世纪80年代初期,社会上要求医学院校扩招医学生的呼声很高,但由于教育资源不足、教学用房紧缺,扩招面临较大的困难。为保持学校特色专业,充分挖掘师资潜力,1979年,二医在全国率先进行委托代培和收费走读两种形式的试点。其特点在于可以作为国家计划的补充,满足社会对医学人才的急需;可以减轻国家负担,达到集资办学的作用;可以挖掘办学潜力,保持本校传统特色专业。1980年,学校与上海市纺织局等单位挂钩,集资办学,招生走读生120名(五年制),1981年又招60名(六年制),[②]两批代培生毕业后,受到用人单位的欢迎,取得良好的社会效益。

① 王一飞,龚静德,陆树范,杨舜刚:《上海第二医科大学志》,上海:华东理工大学出版社1997年版,第260页。

②《上海第二医学院与纺织、建工等单位代培生相关材料》(1984年),上海交通大学医学院档案馆藏1984 - DZ18 - 606。

第三节 科学研究与学科建设

1978 年,全国科学技术大会召开,实行科技奖励政策,随后又进行科技体制改革及"七五""八五"攻关,上海第二医学院获得各类科研项目数和上级拨给学校的研究经费明显增加。随着国际学术交流的发展,学校陆续建立了一批研究机构和重点学科,科研工作得到进一步发展,研究成果在数量和质量上得到明显提高,为提升教育和医疗质量、促进师资培养发挥了巨大推动作用。

一、调整科研管理机构,健全科研管理制度

1978 年 7 月,二医恢复科研处,科研处接受分管副院长领导,业务上同时受上海市高教局科研处及上海市卫生局科研处的双重指导,进行具体科研管理工作。学校对科学研究工作实行分级管理。基础医学院及各附属医院分别由一位副院长分管科研工作,并设立职能部门;基础医学院的职能部门为科研办公室,附属医院在 1985 年起相继成立科研科,职能部门具体管理教研室、临床科室及研究室的科研工作。

学校对研究课题实行分级管理。校科研处负责管理国家自然科学基金及国家科委、国家教委、国家计生委、卫生部、中国科学院及市科委的重点项目和攻关项目,每年检查两次。各附属医院、基础医学院及研究所对上述项目要重点予以保证。市计生委、市高教局、市卫生局的二级科研项目日常管理工作以基础医学院、附属医院及研究所为主,科研处每年检查两次。教研室、临床科室及研究室的自选项目或与企事业单位协作的项目,由基础医学院和附属医院研究送审并具体管理,报校科研处备案。

20 世纪 80 年代后,学校逐步制订和完善与科研有关的规章制度和条例,对研究工作的各个环节做出具体规定,保证科学研究工作正常有序进行。1984 年,学校制订《上海第二医学院科研经费管理试行办法》,1985 年制订《科研计划(项目)管理试行办法》《医药卫生科研基金试行条例》和《医药卫生科技成果奖励条例》,修订《科研经费管理试行办法》。1986 年制订《科研成果鉴定管理条例》《上海第二医科大学科研成果奖金分配原则及方案》。至 1990 年,学校共制订和修订 13 项科研制度条例。

二、研究机构的设立和发展

为适应科学研究工作发展的需要,学校根据学科建设和科研方向,将部分直属研究室扩建成研究所,同时又陆续新建一批研究所、研究中心和直属研究室。至1994年,全校有市属研究所5个,即上海市伤骨科研究所、上海市高血压研究所、上海市儿科医学研究所、上海市内分泌研究所和上海市免疫学研究所;世界卫生组织研究合作中心2个,即儿童体格生长和社会心理发育合作中心和免疫遗传学与免疫病理学研究合作中心;校、医院属研究所6个,包括上海市口腔医学研究所、上海市消化疾病研究所、上海生物医学工程研究所、上海血液学研究所、上海烧伤研究所和上海整复外科研究所;研究中心5个,包括上海第二医科大学临床药理研究中心、上海第二医科大学医学生物工程研究中心、上海第二医科大学传统医学研究中心、上海市生殖医学研究与培训中心、上海生物材料研究测试中心;卫生部重点实验室3个,为卫生部内分泌代谢病重点实验室、卫生部人类基因组研究重点实验室和卫生部内科消化重点实验室;市重点实验室1个,即校医学检验重点实验室;直属研究室25个,包括心血管疾病第一研究室、心血管第二研究室、女子计划生育第一研究室、女子计划生育第二研究室、女子计划生育第三研究室、慢支研究室、临床病毒研究室、消化疾病第二研究室、消化疾病第三研究室、男子计划生育第一研究室、男子计划生育第二研究室、肾病研究室、白血病研究室、教育研究室、耳科研究室、电生理技术研究室、眼科研究室、第二眼科研究室、腹腔外科研究室、神经病学研究室、临床核医学研究室、老年医学研究室、重症肝炎研究室、细胞调控研究室和心肌疾病研究室。此外,基础医学院及各附属医院有40多个以研究为主的实验室。

（一）研究所纷纷建立

1. 上海市伤骨科研究所

原名为1958年二医建立的第一个研究所——上海市伤科研究所。该所为市属研究所,建所时由市卫生局和学院双重领导,所在地为附属瑞金医院。1978年9月,经市科委批准改为现名。1990年,上海市高教局批准外科学(骨科)为市属高校重点学科。

首任所长关子展(兼),专、兼职研究人员仅14人。经30多年发展,队伍不断壮大,至1990年,有专职编制79名,兼职医师27名,其中高级职称24人,中级职称34人,初级职称37人,技工4名,管理人员7名,设有骨病、损伤、中医伤科及基础理论4个研究室。另有关节镜中心、骨库、中试车间及人体运动功能测试室、情报资料室。瑞金医院伤骨科作为临床研究基地,拥有计算机图像处理系统(步态分析)、程控超低温冰箱、定时定格显微摄录仪、手术显微镜等仪器设备。

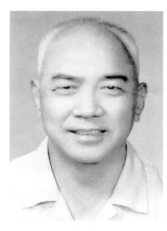

关子展

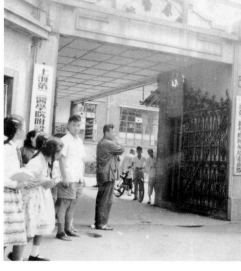

上海市伤科研究所

　　研究所成立时研究方向为"用现代科学方法继承整理祖国医学伤科遗产",20世纪60年代起改为从中医、西医及中西医结合三方面对创伤和骨病进行临床和基础理论研究。在中医伤科方面,以著名伤科魏指薪学术流派为基础,对伤科常见病的诊治进行继承、整理、提高和发扬光大,并应用现代医学科学方法对骨折三期疗法、理气活血剂及手法开展研究;损伤方面,开展骨折的撬拨复位内缝合疗法、镍钛记忆合金内固定等研究;骨病方面,对脊柱肿瘤进行切除及人工椎体替代,对关节疾病进行关节镜检查与人工关节置换,对脊柱侧突进行手术矫治等研究;基础理论方面,开展骨折愈合及中西医结合治疗,骨折和骨肿瘤的微量元素及形态学等研究。

　　20世纪80年代,研究所承担的18个课题中,三分之一为中医和中西医结合研究,国际合作课题1项。至1990年共获科技成果奖15项次,国家级部委奖6项,解放军总后勤奖1项,中科院上海分院奖1项,市级奖3项,局级奖4项。在15项次中,中医及中西医结合获奖项目6项,在骨折整体治疗的辨证施治、小夹板局部治疗、中药外敷治疗以及机理研究等领域取得了显著成绩。1984年10月,中华医学会、中华全国中医学会、中国中西医结合研究会等共同评选"中西医结合治疗骨折"为中华人民共和国成立以来20项重大医药卫生科研成果之一。截至1990年,研究所共发表论文450余篇,包括《伤骨科论文汇编》7辑共389篇,国际学术会议交流24篇,编写《魏指薪治疗手法与导引》《伤科常见疾病治疗法》《实用脊柱外科学》《关节骨折》《手部损伤处理》等8本著作。

截至 1990 年,该所博士生导师 3 人,为叶衍庆、过邦辅、柴本甫,硕士生导师 12 人,其中柴本甫、过邦辅被聘为国务院学位委员会学科评议组成员。学术交流方面,20 世纪 80 年代,研究所共有 24 人次出席国际学术会议,1985 年后有 17 人次参加国内学术会议,举办科研成果推广学习班"关节骨折经皮治疗法"3 期,学员来自全国各地共 63 人。

2. 上海市高血压研究所

建于 1958 年 9 月,是市属研究所,由市卫生局和学院双重领导。1973 年归属二医,所址设在附属瑞金医院。首任所长为章央芬。1978 年成立学术委员会,主任邝安堃。建所时,专职人员 6 人。随着研究工作的进展,技术力量不断增加,至 1990 年有专职人员 77 人,兼职人员 21 人,其中高级职称 19 人,包括博士生导师 2 人(龚兰生、赵光胜),硕士生导师 7 人;中级职称 23 人,初级职称 48 人,行政管理人员 8 人。研究所设有药理、生化、流行病、临床及气功 5 个

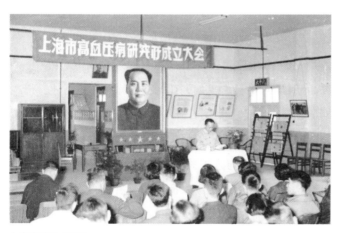

上海市高血压研究所成立大会
(1958 年)

研究室,动物实验室,情报资料室,以及瑞金医院高血压科 44 张临床研究病床。此外,有两个共 20 万人群的城乡流行病学防治研究基地,拥有高效液相色谱仪、多道生理记录仪、动态血压检测仪、扇形超声心动图及多探头脑血流量测定仪等设备。1983 年成为卫生部指定的全国抗高血压药物临床药理研究基地。

该所研究方向为高血压的防治及其主要并发症脑卒中的预防,其研究特色为较全面地从基础、临床、流行病学等方面着手,应用中西医两种方法进行研究。研究的内容有多次人群血压普查和长期心脑血管病监测、原发性高血压病因学探索、各种神经肽与高血压的关系、细胞膜阳离子转运缺陷机制、气功治疗高血压并预防卒中、老年高血压与收缩期高血压临床治疗试验等。20 世纪 80 年代,研究所共承担国家自然科学基金、国家"七五"攻关、国家科委、卫生部及上海市科委、卫生局、高教局等科研任务 19 项,世界卫生组织合作研究 1 项。至 1990 年,研究所共发表论文 220 余篇,其中刊登在国外杂志中的有

10 篇,在国际学术会议宣读的有 13 篇,编写出版《高血压预防与治疗》《高血压在中国》《气功防治心血管病》等 9 本著作,获科技成果奖 14 项次,包括国家及部委级奖项 4 项、省市级奖项 6 项和局级奖项 4 项,其中 6 项为中医及中西医结合成果奖,占 42.9%。气功预防高血压脑卒中随访对照观察 20 年,证明坚持气功有稳定血压、预防脑卒中的功效,并通过生理、生物物理效应等实验探讨其机理。国内率先研制测定血清肾素活性、血管紧张素浓度的放免药盒,并向全国推广,为继发性高血压的诊断和原发性高血压的个体化治疗提供了有效手段。至 1990 年,研究所共培养硕士生 22 人。

该所防治研究工作协作面较广,与全国多个省、市及少数民族地区进行协作,与江苏常州制药厂建立合作关系;与国外高血压研究机构有较广泛的学术交流,如与日本岛根医科大学、德国高血压研究所建立长期所级合作关系,与加拿大麦克马斯特大学、意大利米兰大学临床生理与高血压研究所、意大利那不勒斯大学内科代谢病研究所、比利时鲁汶大学等也有合作协议。

3. 上海市儿科医学研究所

1963 年,附属新华医院建立儿科研究室。在此基础上,1978 年 12 月扩建成立上海市儿科医学研究所,为市属研究所。1986 年 4 月,世界卫生组织在该所建立儿童体格生长和社会心理发育合作中心,1988 年成立卫生部中国遗传医学中心新生儿筛查及遗传代谢病部。

首任所长为高镜朗、郭迪。至 1990 年,研究所有专职人员 53 名,兼职人员 21 名,其中高级职称 25 人,包括博士生导师 6 人:郭迪、佘亚雄、顾友梅、丁文祥、刘薇廷、陈瑞冠;硕士生导师 23 人,中级职称 9 人,初级职称 40 人。设有围产、心血管、儿童保健、新生儿外科及小儿肿瘤 5 个研究室,生化、遗传、血液、免疫、病毒、心功能、分子生物学 7 个实验室,新生儿脑电图室、情报资料室和《临床儿科》杂志[①]编辑

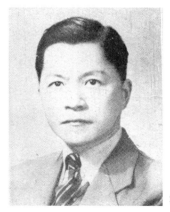

郭迪

① 《临床儿科》杂志创办于 1983 年 5 月,是在高镜朗的倡议和指导下创办起来的。办刊宗旨为"要为在全国各地基层、边远地区辛勤工作的儿科医师提供学术交流园地",着意推行面向全国、面向基层、面向临床,以普及为主,在普及中逐步提高的办刊方针,主要栏目有临床论著、儿童保健、实验研究、病例(理)讨论、临床经验点滴、临床误诊教训、综述、讲座、国外儿科简讯及临床文摘等,编委会为上海市著名儿科专家及各专业骨干医师 43 名,主编为吴圣楣,副主编包括丁文祥、马伴吟、刘薇廷、应大明、何威逊、陈家洲、陈瑞冠、俞善昌、颜子武。

部;拥有全自动血气分析仪、扇形心动超声仪、头颅超声仪、气象色谱仪、微颗粒检测仪及伺服呼吸机等设备,以优生优育为主要研究方向,开展围产医学(含高危妊娠、先天性遗传病代谢病的新生儿筛查、新生儿疾病防治)、婴幼儿先天性心脏病全方位诊治及儿童保健等多方面的研究。其中,小儿心血管及围产医学1984年被上海市高教局列为市属高校重点学科。

20世纪80年代,研究所承担国家科委、国家计生委、国家自然科学基金、卫生部及市科委、卫生局、高教局等不同层次的课题,按期完成并通过学术鉴定。获科技成果奖21项次,其中国家级部委级7项,市级5项,局级7项,市博览会奖2项。新生儿筛查工作在全国领先。1990年前总筛查人数44万例,其中筛得先天性PKU 26例,甲低11例。由于新生病儿均得到合理的治疗,智能发育完全正常。全国首创的PKU治疗奶粉在1989年研制成功。陈瑞冠是我国唯一的国际新生儿筛查学会理事。从建所到1990年,研究所共发表论文620多篇,其中国际学术会议发表16篇,国外刊物发表36篇,主编《儿科学》《儿科基础与临床》《小儿外科学》《小儿传染病学》《小儿呼吸系统疾病学》等教科书和参考书10本,培养博士生4人,硕士生63人。

在国际学术合作方面,1984年后,该所心血管研究室同新华医院小儿心胸外科、儿内科心血管组在小儿先天性心脏病诊治方面,与世界健康基金会进行技术协作,每年定期进行人员交流,世界健康基金会赠价值50万美元的心脏监护设备和先进手术器械,促进了小儿心血管学科的发展。1985年起,该所牵头负责我国和联合国人口基金会的PO6合作项目,项目规定在3个医科大学(包括同济医科大学和哈尔滨医科大学)建立围产保健和计划生育的进修培训中心,定期举行新生儿筛查、新生儿疾病、医学遗传学的全国学习班,共培训学员199名。同年,国家教委与联合国儿童基金会签订"中国边远、少数民族地区儿科医师培训项目"协作合同。该所为全国3个三级培训中心之一,先后开办各专业提高学习班多次,培训儿科医师436名,其中边远、少数民族地区173名,并派教授、讲师去海南、广西、新疆等二级培训点协助培训儿胸外、儿内、儿保等6个学习班286名学员。1988年,国外儿童保健专家来所举办"社会儿科学及小儿生长发育"全国学习班,国内有15所医学院校儿科医师参加学习。世界卫生组织合作中心成立后,与全国10个省市协作,对6岁以下小儿的体格生长和智能发育进行监测,经严格筛选和统计处理,研究编制"家庭用儿童生长发育保健卡",并在1990年世界卫生组织在印度召开的国际会议上作介绍,被推荐为世界各地世界卫生组织儿童健康合作中心的参考样板。

4. 上海市内分泌研究所

内分泌学是内科中一个重要领域。1979年1月,上海市内分泌研究所成立,为市属研究所,所址在附属瑞金医院。1989 年经评审推荐成为上海市高教局和国家教委重点学科。

首任所长邝安堃①。1981 年成立学术委员会,名誉主任邝安堃,主任陈家伦。建所时有医务科技人员 9 人。经过几年发展,该所共有人员 49 人,其中高级职称 11 人,中级职称 15 人,初级职称 15 人,行政及工勤人员 7 人。主要研究方向为内分泌学基础理论,内分泌代谢病的病因、发病规律、诊断和治疗,系统性疾病中内分泌激素的变化、机理和意义,以及从内分泌角度用现代医学科学方法探讨祖国医学阴阳学说、虚证理论和中西医结合治疗

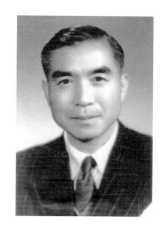

邝安堃

等。设临床内分泌、内分泌生化、免疫、动物实验等 4 个研究室,分子生物学、细胞生物学两个实验室,以及激素测试室、药盒开发室、图书资料室与《中华内分泌代谢》杂志②编辑部。实验室面积 397 m^2,拥有 DNA 合成仪、高效液相色谱仪、生物发光仪、酶免疫荧光仪及酶联免疫测定仪等仪器,建立甾体、多肽、激素受体、神经递质等测定方法 60 多项,并自行合成药品、试剂、自制激素输注泵等。

内分泌研究所承担国家"七五"攻关、国家自然科学基金、卫生部、国家中医药管理局及上海市各级科研题 22 项,发表论文 100 余篇,刊登在国外杂志及

---

① 邝安堃是我国著名的内科学家、医学教育家、上海第二医科大学顾问、中华医学会内分泌学会名誉主任委员、附属瑞金医院一级教授。邝安堃于 1931 年在法国获得医学博士学位,同年放弃国外的优厚待遇回国。中华人民共和国成立后,带头结束开业医生的生涯,在医学界尤其在开业医生中引起巨大反响。他特别重视人才培养和学科建设,20 世纪 50 年代初,就致力于内科的专业化建设,创立了心血管、血液、内分泌、肾脏、消化等学科专业,选择和培养了一批出类拔萃的优秀人才,其中很多成为国内外著名学者,成为内科领域带头人,为我国内科学发展做出巨大贡献。邝安堃医疗技术精湛,特别是血紫质病、垂体前叶功能减退症、原发性醛固酮增多症、结节性多动脉炎、系统性红斑狼疮等疑难杂症都是他在国内最早诊断治愈,引起国际学术界重视。他十分重视科研工作,早在 20 世纪 50 年代初,就创建了内分泌研究室,在内分泌疾病的发病原理和治疗方面取得进展并由此发展为研究所。他是我国临床内分泌学的奠基人之一。他亲手建立的瑞金医院 5 个专业都成为博士点,有的专业为国家级重点学科。

② 《中华内分泌代谢》杂志于 1984 年 4 月由国家科委批准创办,作为中华医学会出版的中华系列专科杂志之一,属国家级刊物。受主办单位中华医学会委托,从 1985 年起创刊,挂靠单位为上海市内分泌研究所,上级管理单位为上海第二医科大学。该刊主要刊登国内内分泌代谢疾病以及与之有关的其他疾病的临床研究、基础研究、实验技术、病例讨论、经验介绍、病例报告、综述讲座、学术简报及学术争鸣等文章,反映我国对内分泌代谢疾病研究、治疗的最新水平。编委会由本市内分泌学专家 37 名组成,主编为邝安堃。

国际学术会议交流 40 余篇,主编《临床内分泌学》《糖尿病在中国》《中国医学百科全书·内分泌代谢病分册》,参加编著《内科学》等 9 本书籍,获科技成果 19 项次,其中国家级部委 11 项,市级 4 项,局级 4 项。获奖成果中,中医及中西医结合有 6 项,占 31.6％。阴阳学说和虚证理论是祖国医学的重要基础理论之一,也是中医辨证施治的总纲。该所运用现代科学手段,在神经递质、激素、受体三个环节中,从动物模型到临床,探讨阴虚阳虚的本质,寻找其物质基础和客观指标,在理论和实践中具有重要意义。

该所为首批培养博士、硕士专业点,截至 1990 年,有博士生导师 4 人(邝安堃、丁霆、陈家伦、许曼音),硕士生导师 6 人。邝安堃、陈家伦先后被聘为国务院学位委员会学科评议组成员,培养博士 11 人,硕士 30 人,另外还承担本科生、法语班和英语班的教学工作。

20 世纪 80 年代,研究所先后主办国内学术会议 6 次,有 56 人次出席国际学术会议 41 次,24 人次应邀到美、法、加拿大、澳、英、菲律宾、中国香港等国家和地区访问和讲学,接待欧美、大洋洲、亚洲等 10 多个国家和地区学者来访和讲学近百人次,短期培养外国留学生 10 名,成为伦敦大学的教学进修基地。

5. 上海市免疫学研究所

免疫学是医学基础学科的重要领域,不但与基础医学各科有广泛联系,而且与临床各科有密切关系。学校免疫学研究起步较早,在微生物学家、免疫学家余㵑的领导下,基础医学部微生物学教研室在 20 世纪 60 年代初即在麻疹疫苗的研制中做出了重大贡献。1963 年成立免疫学研究室,研究菌壁脂多糖的抗辐射免疫效应及人体白细胞抗原系统。在此基础上,免疫学研究室联合基础医学部其他教研室从事免疫研究的人员及仁济医院内科临床免疫研究人员,筹备组建上海市免疫学研究所,并于 1979 年 1 月成立。该所为市属研究所,隶属市高教局及学校双重领导,1980—1987 年承担世界卫生组织免疫遗传学研究合作中心,1987 年起承担世界卫生组织免疫遗传学与免疫病理学研究合作中心。1990 年被上海市高教局批准为市属高校重点学科。

该所首任所长为免疫学专家余㵑,内科专家黄铭新为第二所长,消化内科专家江绍基任副所长。至 1990 年,研究所有专职研究人员 54 人,兼职 16 人,其中高级职称 23 人,中级职称 20 人,初级职称 23 人。建所时研究方向以肿瘤免疫与移植免疫为重点,开展免疫功能测定、免疫调整、免疫重建、免疫增强等研究。20 世纪 80 年代中期起,该所研究方向调整为从分子水平与基因水平研究机体免疫细胞与免疫活件分子的相互作用,免疫应答调控的分子机制,HLA 基因系统、编码的蛋白质结构和生物学功能及其与疾病的相关性,探讨感染性、

自身免疫性疾病与肿瘤等有关免疫发病机理,寻找
免疫诊断及防治措施。研究所设有基础免疫研究
室、免疫遗传研究室、免疫生化研究室、免疫病理研
究室、微生物免疫研究室、寄生虫免疫研究室和临
床免疫研究室,[①]还有纯种动物室及《上海免疫学》
杂志[②]编辑部,用房面积约 1 500 m²,拥有 LKB 层析
系统、倒置与荧光显微镜、自动酶标测定仪等仪器,
总价值 60 多万美元。

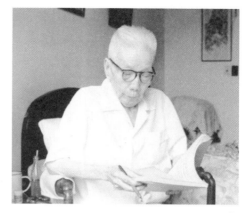

余㵑

　　该所与中科院上海生物化学所、复旦大学遗
传学研究所、上海市消化疾病研究所、上海市内分泌研先所及瑞金医院传染
病科等进行长期合作,承担国家、部委和市级的课题 20 多项,国际合作研究
6 项。

　　1980 年以来,该所研发的 HLA Ⅰ、Ⅱ、Ⅲ类抗原检测方法,建立了一个比
较完整的 300 多无关健康个体组成的标准细胞配组,对 HLA 系统进行全面研
究,并在国内首先在基因水平上研究人类 HLA 多态性反转与疾病的相关性
等。1983—1990 年,上海市免疫研究所在国内首先开展 HLA 细胞学研究,并
从分子水平上报道了 3 个 HLA - DW 新抗原。该项研究获得的结果——从中
国人近亲婚配家庭中筛选出 HLA 纯合细胞,成为 HLA - DW 分型标准试剂;
用计算机分析国外 8 个 HLA 实验室 DW 分型结果,做 DW 抗原集群体分析,
确定了 DW 新抗原的存在;阐明了中国人 HLA - DW 的多态性、群体分布格局
与白种人及日本人明显不同;从分子水平证实了 DR 和 DQ 基因同时决定 DW
特性;首次分析了中国人 HLA 抗原 DR - DQ - DW 关系,鉴定出中国人特有的
DW 单倍型。[③] 据 1997 年数据统计,该所获科技成果奖 9 项次:国家及部委级
奖 5 项,市级和局级奖各 2 项;发表论文 200 多篇,包括国际学术会议交流 30

---

①《上海免疫学研究所的现状与发展》,上海交通大学医学院档案馆藏 4 - 37 - 1。

②《上海免疫学》杂志创刊于 1981 年 2 月,由原《临床免疫和实验免疫》及《上海免疫通讯》合并而成,是我国第一
　本公开发行的免疫学专业杂志。原出版者为上海市免疫学研究所、上海市杨浦区科协和新华医院,1986 年起
　改为上海市免疫学研究所和上海市免疫学会联合主办。上海第二医科大学为主管单位。该杂志内容包括基
　础理论、临床应用、技术探讨、综述、讲座、病理讨论及信息报道等,编委会由上海市各有关单位免疫专家 40 余
　人组成,主编为余㵑。

③ 葛能全:《人类科学发现发明词典》,天津:百花文艺出版社 2005 年版,第 825 页。

篇和刊登于国外杂志 28 篇。

免疫学科是学校首批批准的硕士和博士点。截至 1990 年,共有博士生导师 6 名:余㵖、黄铭新、江绍基、陆德源、马宝骊、陈顺乐,硕士生导师19 名。

在对外交流方面,多人次参加国际学术会议,并邀请国外学者来访讲学和传授技术。1979 年 10 月派员参加在日本举行的第一届亚洲、大洋洲组织相容性讨论会,自第二届起参加血清交流并协作专题讨论的共同计划;参加由美国加州大学洛杉矶分校医学院 Terasaki 教授实验室组织的细胞交换计划,并邀 Terasaki 教授来讲学;1980 年意大利的 Cappellini、美国的 Bach 教授来华讲学[①]。一些国际著名的基础免疫学、免疫遗传学和临床免疫学专家陆续来访,如美国杜克大学 Amos 教授,美国国立卫生研究院 Krause 教授和 Kindf 教授,美国华盛顿大学医学院 Davie 教授,英国帝国癌症研究基金实验室的 Bodmor 教授、伦敦医院医学院 Festenstein 教授,荷兰雷顿大学医院 Van Rood 教授、皇家墨尔本医院 Muirden 教授、皇家北岸医院 Brooks 教授等。[②] 1990 年,免疫学研究所在上海主办第十一届国际组织相容性试验会议协作科研人类学部分大陆中国计划会议。

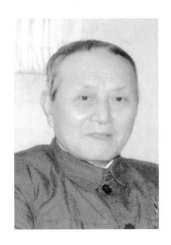

张锡泽

6. 上海市口腔医学研究所

1982 年 7 月 16 日,上海市口腔医学研究所举行成立大会。二医口腔系主任张锡泽担任所长,所址设在附属九院。[③] 该所成立初有专职科研人员 45 人,兼职科研人员 41 人,其中教授、主任医师、副教授、副主任医师 23 人,讲师、主治医师 21 人。[④] 研究所研究方向主要有口腔常见病及颌面肿瘤的发病机理和防治,寻求恢复咀嚼器官生理功能的修复体,保障牙颌系统健全,拥有

① 《上海免疫学研究所的现状与发展》,上海交通大学医学院档案馆藏 1987 - DZ37 - 1。

② 《上海市免疫学研究所近年来的外事活动及其收获与体会》,(1987 年),上海交通大学医学院档案馆藏 1987 - DZ37 - 1。

③ 《上海第二医科大学纪事》编纂委员会:《上海第二医科大学纪事(1952—2005)》,上海:上海交通大学出版社 2006 年版,第 133 页。

④ 《上海科技》编辑部编:《上海科技 1949—1984》,上海:上海科学技术文献出版社 1985 年版,第 299 页。

H-600透射电镜、钴-60放射治疗机、纤维鼻咽内窥镜、颞颌关节内窥镜、模拟定位仪及多种激光诊断治疗器等设备。

口腔医学为首批有博士及硕士学位授予权的学科。博士生导师4人,分别为张锡泽、许国祺、邱蔚六、刘正,硕士生导师16人。张锡泽、邱蔚六先后被聘为国务院学位委员会学科评议组成员。至1990年共培养博士生15名,硕士生74名。

20世纪80年代,该所先后承担国家自然科学基金、国家教委、卫生部及市科委等课题40多项,共发表论文200多篇,其中刊登于国外杂志20多篇,国际学术会议交流40多篇。编写《口腔颌面外科学》等专著4册,参编《老年口腔医学》等10余册。获科技成果奖19项次,其中国家及部委及奖7项,市级奖8项,局级奖4项。在国内首先建立人舌鳞状细胞癌Tca-8113细胞系,首先开展颅颌面联合根治术治疗晚期颌面部恶性肿瘤。

20世纪80年代,研究所主办全国口腔颌面外科、头颈肿瘤外科学术会议3次。与美、日、法、荷等国6所大学合作,互派人员进行讲学,派出进修、攻读博士学位,并开展国际科研合作5项。1988年与世界健康基金会合作在上海主办中国第一届国际口腔颌面外科学术会议,1990年在上海主办国际儿童牙科学术会议暨中国第二届儿童口腔医学学术会议。该所成立至20世纪90年代初,相关人员出访、讲学24人次,国外学者来访400多人次,49人次出国参加国际学术会议,其中邱蔚六在美国第71届口腔颌面外科年会上所作专题演讲,是在该学会做报告的首名中国学者。

7. 上海市消化疾病研究所

上海市消化疾病研究所前身是附属仁济医院1963年成立的上海第二医学院血吸虫病研究室。20世纪70年代,全国基本消灭血吸虫病后,该室即转而研究消化疾病。1979年,仁济医院成立上海第二医学院消化疾病第一研究室,人员与设备发展迅速。1984年9月成立上海市消化疾病研究所。同年,消化学科被上海市高教局批准为重点学科。1989年,以上海市消化疾病研究所为主,联合附属瑞金医院的上海第二医科大学消化疾病第二研究室与附属新华医院的上海第二医科大学消化疾病第三研究室,共同组建消化学科,被国家教委批准为重点学科。

首任所长为著名消化疾病专家江绍基。研究所研究方向有:消化道肿瘤临床新诊断与防治方法、胃癌的癌前疾病和消化性溃疡的诊治、慢性肝病和肝纤维化的研究。20世纪80年代,研究所设生化、病理、免疫、肠菌、内镜、流式细胞和基础实验7个研究室,置有流式细胞仪、高效液相色谱仪、厌氧培养系统、电子内镜及YAG激光器等设备,总价值360

余万元人民币,可开展肿瘤细胞培养、单抗制备、激素微量测定及分子水平的DNA量和倍体研究。博士生导师江绍基、萧树东,硕士生导师5名。20世纪80年代,研究所承担国家科委、卫生部和上海市"六五""七五"胃癌攻关课题和国内、国际协作课题。发表论文140多篇,其中刊登于国外刊物13篇,国际学术会议交流及访问讲学8篇。研究所主编国内第一本胃肠病学专著《临床胃肠病学》及《胃癌》,副主编《内科理论与实践》《慢性胃炎》《激光医学》;主编《中华消化》《国外医学消化分册》及《斯堪的纳维亚胃肠学(中文版)》3本杂志。此外,研究所有专门机构负责消化内科国内外信息情报工作,出版文摘1种。

在国际学术交流方面,研究所与美、日、澳等国10多所大学和医院有密切往来、科研协作或共同培养博士生,先后有多名国外学者前来短期工作或指导,并有多人出席国际学术会议和出国访问讲学。1988年和1992年,该所先后主办"上海第一届国际胃肠道肿瘤会议"和"国际胃肠病学会议"。其中,1988年11月召开的上海第一届国际胃肠道癌肿会议,江绍基任大会主席,是当时在上海召开的规模最大的一次国际会议,到会代表369名,其中日本、挪威、奥地利、韩国等专家98名。[1]

8. 上海生物医学工程研究所

生物医学工程是近代各种科学技术相继渗透生物医学领域之后,理工学科与生物医学学科相互交叉结合的一门新兴边缘学科。1979年,上海科技大学与上海第二医学院联合设置生物医学工程专业,培养大学生、研究生和开展研究工作。在此基础上,1985年3月,两校合办的上海生物医学工程研究所成立,设有全国医学院校中最早被批准的生物医学工程学博士点,博士生导师:兰锡纯、秦家楠。该所为校属研究所,设有上海第二医学院部分和上海科大部分。二医部分设在基础医学部,首任所长兰锡纯,有人工心脏、激光医学、计算机医学应用3个研究室,1个医用力学组。研究所还设有医疗器械维修培训中心,协助成果由实验样机向产品转化并转让到生产单位,拥有信号分析仪、医学图像处理系统,各种激光器及计算机等设备。

该所致力于研究生物医学工程学,研究和探讨有关生物医学工程学的理论及实际问题,并运用人类疾病的诊断、治疗及生命机理的研究和培养人才。主要研究方面:在人工脏器的研究工作中,有全人工心脏及心室辅助泵动物实验和临床应用研究、人工胰和人体血糖无损伤检测研究、聚丙烯膜式人工肺研究;在计算机的医学应用方面,有计算机医学数据处理

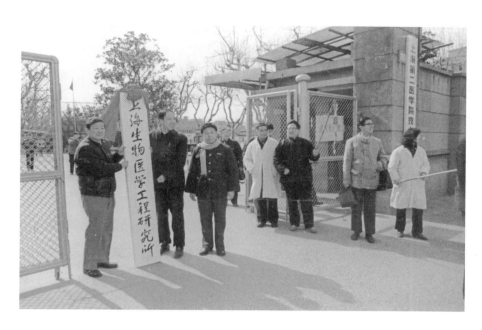

上海生物医学工程
研究所成立（1985
年）

和医学计算机工程研究；在医学无损伤检测方面，对血压、血糖、心输出量、冠
状动脉狭窄程度等进行无损伤检测研究，并将研究和建设一系列实用的多路
的生物医学信息的遥测系统；在人工骨、关节方面，对生物材料、人工关节生物
力学的评价、标准化、系列化研究以及生物摩擦学基础理论研究；在激光的医
学应用方面，有激光治疗心、脑血管疾病的研究，激光关节腔内手术研究，运用
紫外激光的生物学作用及新型激光医疗器械的研制等，为临床医学提供现代
化的技术设备和理论基础。[1] 20 世纪 80 年代，研究所承担国家自然科学基金、
国家科委、中科院、卫生部及市各级科研任务。获国家"六五"攻关及卫生部奖
共 3 项，市级及局级奖各 1 项。以上海第二医学院牵头的 8 个单位，承担国家
科委的激光安全防护研究任务，首次向国际公布黄种人眼和皮肤的激光损伤
阈值，制定中国激光劳动卫生标准和激光产品性能安全标准。主编《激光技术
与医学应用》《激光医学》及《人工器官》3 本参考书。

　　9. 上海血液学研究所

　　二医血液学科起步较早，20 世纪 50 年代，附属瑞金医院内科及附属仁济
医院内科，20 世纪 60 年代，附属新华医院儿内科都相继成立血液专科病房并
进行研究工作，取得了较多成果。例如瑞金医院在国内首先建立血友病甲与

① 中国科学研究与技术开发机械要览编辑委员会：《中国科学与技术开发机构要览第 2 卷》，北京：科学技术文
　献出版社 1987 年版，第 90 页。

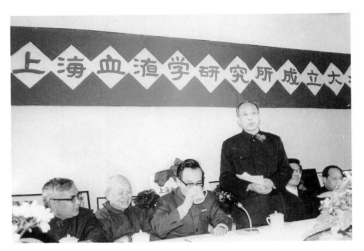

上海血液学研究
所成立大会(1987
年)

乙的鉴别诊断;仁济医院在国内首先报告 γ 及 μ 重链病;1979年,瑞金医院、仁济医院分别建立血液病研究室及白血病研究室。1984年,血液学科被市高教局批准为重点学科。1987年1月,上述单位与基础医学部病理生理教研室联合成立上海血液学研究所,所址设在校本部,所长为血液学专家王振义。1989年7月,在国外取得博士学位的陈竺、陈赛娟夫妇回国,在王振义教授的带领下,与血液学研究所的同事们共同开展血液基础研究。同年,血液学研究所得到扩建,实验室从原来的几十平方米增加到 $400\ m^2$,增添了许多先进的仪器,科研实力得到明显增强。1993年建立国内第一个酵母人工染色体(YAC)DNA文库资源中心。在建立分子生物学研究室的基础上,上海市科委批准成立上海市人类基因组重点实验室。1994年,卫生部又审定批准成立卫生部人类基因组重点实验室。1995年经过评审使瑞金医院血液学专业成为第一批上海市医学领先专业重点学科,血液研究所的临床部分得到了加强,建立了骨髓移植室,开展骨髓移植治疗白血病和其他肿瘤的工作。1996年,经上级领导批准,陈竺教授被任命为上海血液学研究所所长,研究所得到进一步发展。[1]

该所设基础、分子生物学、细胞生物学、血栓与止血、白血病、骨髓移植、免疫血液学7个研究室,细胞形态学及血液流变学两个实验室,拥有多用途电泳仪、血凝固仪、血小板计数容积测定仪、循环式柱层析色谱仪及核酸电泳系统等仪器。研究方向及任务为:①从分子生物学水平研究白血病、血液凝固、抗凝及纤溶机理;②从基因水平研究和防治某些血液病;③白血病的发病机理与防治;④骨髓移植;⑤免疫血液病的机理与防治。研究所承担国家"七五"攻关、国家自然科学基金、卫生部及上海市各级研究任务,获得霍英东基金及国外基

① 朱寄萍、华裕达:《上海改革开放二十年科技卷》,上海:上海人民出版社1998年版,第345~346页。

金资助。建所前获部级科技成果奖
2 项,市级奖 1 项,局级奖 2 项;建所后获
国家教委及卫生部奖各 1 项。截至 20
世纪 90 年代中期,研究所共发表论文
200 余篇,其中刊登于国家级期刊 113
篇,地方级期刊 66 篇,国际学术会议交
流 21 篇。编写《血栓与止血基础与理
论》《现代临床实验诊断学》与《血液学及
血液学检验》等 8 部专著。

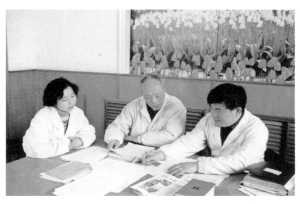

陈竺、陈赛娟与王
振义探讨科研工作

在国际学术交流与合作方面,研究所与法国巴黎第七大学血液学研究所
签订五年合作协议,内容包括合作培养博士生、维甲酸治疗白血病及向该所提
供试剂设备等。全反式维甲酸治疗急性早幼粒细胞白血病属国际首创,为诱
导分化治疗恶性肿瘤的第一个成功范例。法国巴黎七大血液学研究所所长劳
伦·德高斯教授与王振义所长为此同获法国"1990 年突出贡献医生奖"。此项
研究成果引起国际上广泛关注,美、日、澳与古巴等国纷纷重复并予以证实。
1990 年,该所与中科院生化研究所联合主办中日凝血、纤溶及血小板学术讨论
会在杭州召开,王振义任会议主席。1992 年与美国纽约西奈山医院魏克斯曼
肿瘤研究基金会成立联合实验室。1993 年,美籍华人胡应洲先生资助研究所,
建立奖励基金。[①]

10. 上海市烧伤研究所

1958 年,广慈医院成功抢救大面积烧伤炼钢工人邱财康。1960 年,广慈医
院烧伤病房落成,烧伤作为分支学科从外科中独立出来建科。1963 年成立烧
伤研究室。1988 年 6 月扩建成为上海市烧伤研究所。1990 年外科学(烧伤外
科)被市高教局批准为重点学科。1985 年,研究所项目"大面积三度烧伤治疗
技术"获国家科技进步二等奖。1992 年,研究所通过领衔国家自然科学基金重
大项目,探索烧伤创面愈合规律和创面进行性加深的机制,明确了我国首创的
"混合移植"成功覆盖创面的免疫学机制。[②]

———————————

① 朱寄萍、华裕达:《上海改革开放二十年(科技卷)》,上海:上海人民出版社 1998 年版,第 346 页。

②《上海第二医科大学瑞金医院灼伤整形科上海市烧伤研究所简介》,《上海第二医科大学学报》2004 年第 9 期,
　第 1 页。

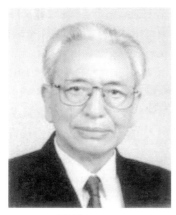

史济湘

首任所长为史济湘。研究人员 24 名,其中高级职称 11 名,中级职称 5 名,初级职称 8 名;与临床研究有关的烧伤科病房医护人员 69 名。该所研究方向为:在临床方面继续降低严重烧伤患者病死率,使治愈率稳定在高水平上;基础方面对烧伤感染、抗生素应用、免疫、创面覆盖、冷冻皮肤保存、组织细胞培养及烧伤营养代谢进行研究,使我国大面积烧伤治疗水平保持国际领先地位。研究所面积共 800 m²,设临床和基础两个研究室及皮库,拥有微生物自动分析仪、CO_2 培养箱、组织低温切片机、LKB 生化分析仪及生物组织冷藏设备等。此外,新建病房大楼面积达 6 000 m²,病床 50 张,作为临床研究基地。

烧伤学科为首批培养博士、硕士研究生的专业,博士生导师史济湘、杨之骏,开设烧伤医学、移植免疫、创伤免疫、感染免疫等研究生课程。

在国内外学术交流方面,1981 年,研究所在上海主办国际烧伤学术会议,1987 年在上海主持第一届全国烧伤学术会议,1988 年又在上海主持第一届全国化学烧伤学术会议。1980 年以来,有多人出国访问讲学和参加国际学术会议,足迹遍及欧、美、亚 11 个国家。

11. 上海市整复外科研究所

二医整形外科溯源于圣约翰大学医学院及震旦医学院。建校时,附属仁济医院即有整形外科的建制。广慈医院 1958 年抢救烧伤患者邱财康成功后,由于大面积烧伤后功能恢复治疗的需要,成立整形外科实验室。1961 年建立整形外科。1966 年迁入附属第九人民医院,并改称为整(形修)复外科教研室,同年设立晚期丝虫病防治、颅颌面整复外科、显微外科和疤痕防治 4 个研究室。1988 年 9 月在此基础上建立上海市整复外科研究所。

首任所长张涤生。建所时有专职研究人员 14 人,兼职 12

国际烧伤学术讨论会(1981 年)

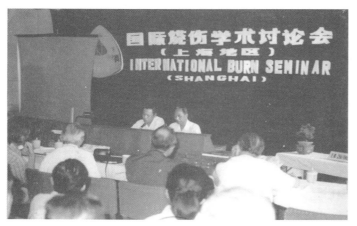

人,其中高级职称 13 人。博士生导师张涤生、关文祥。临床研究基地有 4 个病区、170 张床位(含 20 张外宾病床)、独立门诊以及门诊与病房手术室 10 间。研究所设有颅颌面外科、显微外科、疤痕和淋巴学 4 个研究室,还有细胞室、支架和功能康复室等,置有吊式手术显微镜、神经肌肉测定仪、血流图仪等设备。研究方向为颅颌面

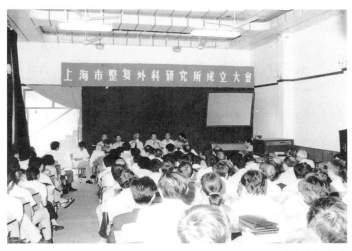

上海市整复外科研究所成立大会(1988 年)

畸形发生机制与整复技术、人体血管分布显微解剖和神经肌肉移植、疤痕形成机制和新治疗方法,以及淋巴阻滞性疾病的生理、病理和治疗。主编国内第一本《整复外科学》以及其他中文及英文教科书。

该学科国内外学术交流频繁。1987 年在上海主办第一届全国修复外科学术会议,20 世纪 80 年代先后主持国际学术会议 7 次:1982—1986 年召开 3 次中法显微外科学术讨论会,1985 及 1988 年分别参加中日整形外科学术交流会,1986 年举办中澳第一届显微外科学术交流培训会,举办 1987 年第一届国际淋巴学研讨会。与美、法、澳、日有关学术机构签订了长期学术交流和互派进修生的协议。多名学者出访美国、法国、意大利、瑞士、澳大利亚、罗马尼亚、波兰、新加坡、日本、印度、马来西亚及泰国,参加国际会议,并作 80 余次学术报告。接待美洲、欧洲、亚洲、大洋洲等国上百个代表团,来访人次在千人以上,其中不乏国际医坛著名人士,如国际整形外科学会主席、国际显微外科学会主席、国际淋巴学会秘书长、美国整形外科教育基金会主席、美国《整形外科年鉴》主编等前来进行讲学、手术示教或举办学习班。

(二)各研究中心不断发展

1. 上海第二医科大学临床药理研究中心

1983 年,卫生部指定上海第二医学院为全国临床药理基地之一。1985 年

3月11日,卫生部批准成立该中心,主任金正均。[①] 中心以基础部药理教研室及上海市高血压研究所为主,并由附属瑞金医院内科和药剂科,附属第九人民医院内科、麻醉科和口腔科,附属仁济医院内科及附属新华医院儿内科等10名有关医务人员参加,其中高级职称7名,中级职称3名。首任主任金正均为博士生导师、国务院学位委员会学科评议组成员。

按卫生部提出的临床药理基地任务要求,中心结合学校情况开展研究任务;对高血压、麻醉、口腔药物进行临床评价;应用电生理技术及其他非损伤性检测指标,对正常人及患者进行药物评估;心血管药物血药浓度检测;计算机开玛系统在临床药理中的应用。

2. 上海第二医科大学医学生物工程研究中心

1985年10月12日,上海第二医科大学医学生物工程研究中心成立,王一飞任主任。[②] 王一飞为博士生导师、国务院学位委员会学科评议组成员;兼职研究人员31人,其中高级职称8人。设立分子生物学、细胞生物学和生殖生物学3个研究室,有DNA自动合成仪、透射及扫描电镜、细胞分光光度仪及图像分析仪等。

该中心面向全校担负研究、培训、开发3项任务。研究方向为应用分子生物学和细胞工程技术,研究某些疾病的基因诊断、肿瘤诊断、男子不育和男性计划生育等。

3. 上海第二医科大学传统医学研究中心

用现代科学方法整理、发掘祖国医学遗产,是加速发展我国医学科学的重要途径之一。多年来,二医坚持中西医结合的科研和临床治疗工作,阴阳学说、祖国医学治疗骨折理论研究、高血压气功治疗及弹性腔理论(脉图)、中西医结合、肾脏病研究、电子计算机整理老中医治病经验等获卫生部、市政府、市卫生局的重大科技成果奖。附属瑞金医院号召老中医帮助组织有关课题,1984年获得市卫生局4项成果奖,1985年完成并上报4个课题。附属仁济医院从1960年进行中西医结合治疗肾病,多年来在对慢性肾炎、肾病的治疗研究中取得了重大进展。

为整合全院科技人员投入到中西医结合的研究中,在传统医学领域做出更大的成绩,1985年11月,上海第二医科大学传统医学研究中心建立。中心下设原上海第二医学院中医基础理论、针灸研究室(基础医学院)、上海第二医科大学肾病研究室(仁济医院)、老中医经验整理研究组(瑞金医院)、中药研究课题组(基础医学部)和中心实验室(基础医学部)及中

---

① 《上海第二医科大学纪事》编纂委员会:《上海第二医科大学纪事(1952—2005)》,上海:上海交通大学出版社2006年版,第161页。

② 《上海第二医科大学纪事》编纂委员会:《上海第二医科大学纪事(1952—2005)》,上海:上海交通大学出版社2006年版,第166页。

心实验室(基础医学部),首任主任钱永益,由副主任陈梅芳、夏翔负责,邝安堃、施杞、钱永益担任中心顾问。

中心成立后,抓好研究课题的主攻方向——虚证和老年病学的研究,利用学院相关仪器设备的有利条件,克服过去研究课题分散、小规模作战的状况,更好地组织基础和临床、原理研究和应用研究、形态与功能、中医理论与重要研究紧密结合,形成多层次、多结构的协同作战,以期研究课题深入化和系统化,并为发掘传统医学做出新成绩。中心确定的主要任务是整理、总结、集成老中医经验,包括编写《老中医经验集》专著以及应用电子计算机整理和储存等工作;开展中医基础理论与中西医结合的研究,以虚证和老年病为中心、肾病肾脏象为重点研究;进行针麻、针灸经验的研究,包括基础理论(实验)和临床研究;开展中医、中西医结合和针灸的国内外的教学培训工作;中药制剂的研究,提供有效的复方制剂和治疗手段;承担国际自然科学基金、国家"七五"攻关及市各级研究任务。

4. 上海市生殖医学研究与培训中心

1964 年,学校在附属仁济医院建立计划生育、妇产科研究室,郭泉清任主任,承担国家及上海市计划生育研究任务,取得一定成果,并参加国内外计划生育协作组织。计划生育研究是一门多学科的综合性研究课题。根据研究工作发展的需要,1979 年,学校扩大计划生育研究队伍,继续发展附属仁济医院的上海第二医学院计划生育第二研究室,同时在基础医学部建立上海第二医学院男子计划生育第一研究室,附属瑞金医院建立上海第二医学院女子计划生育第二研究室,附属新华医院建立上海第二医学院女子计划生育第一研究室,以后又在附属第九人民医院建立女子计划生育第四研究室,分工协作,承担更多的课题,使研究更

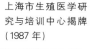

上海市生殖医学研究与培训中心揭牌
(1987 年)

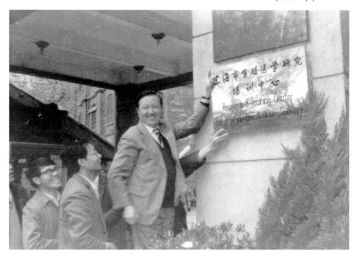

加深入。1987 年 5 月 2 日,经市计生委批准,在上述 6 个研究室的基础上成立市生殖医学研究与培训中心。① 之后,中心被纳入上海市儿科医学研究所的围产医学研究室,主任王一飞。

该中心研究特色为基础与临床、男性与女性并重;生育、不育、节育与优生配套;研究与培训结合。研究方向:①精子生殖生物学的基础理论及新型男性节育技术;②男性避孕药及体外杀精剂;③女性长效缓释避孕药具,新型宫内节育器及其出血机理;④早孕内分泌观察及抗早孕方法;⑤绝育新技术及复孕术;⑥围产医学与先天性疾患筛查。"七五"期间,中心承担国家自然科学基金、国家"七五"攻关、国家计生委、卫生部及上海市科委、计生委等科研任务共 43 项,世界卫生组织及南南国际合作课题 7 项。自 20 世纪 70 年代以来,各研究室共发表论文 260 多篇。

该中心有两个博士点,博士生导师 4 名,分别为郭泉清、潘家骧、王一飞、严隽鸿,其中王一飞为国务院学位委员会学科评议组成员。中心各研究室国际学术交流频繁,邀请日、美、加拿大、德、荷兰、挪威等国专家十余批来华讲学和科技合作;多人次出国访问、讲学及参加国际学术会议。

5. 上海生物材料研究测试中心

生物材料尤其是医用高分子材料是发展较先进的新型医用材料,广泛应用于人体各器官,对生物材料的性能及其标准化研究显得尤为重要。早在 20 世纪 50 年代中期,附属瑞金医院口腔材料室就进行铬镍不锈钢及其他口腔材料的研究,取得初步成果以后,随着学科的发展,相继于 1960 年和 1982 年分别成立口腔材料研究室和生物医学材料研究室。1989 年 6 月,经市科委批准成立上海生物材料研究测试中心,为市属研究测试机构,由上海第二医科大学领导,同时业务上接受市卫生局指导。该中心是博士点,是国际标准化组织的成员单位,又是中华医学会口腔材料学组的组长单位。20 世纪 80 年代,中心有专职研究人员 22 名,其中高级职称 2 名,中级职称 12 名。主任薛森为博士生导师,硕士生导师 2 人。设有生物医学材料、口腔材料、材料发展、生物相容性 4 个研究室,拥有万能生物显微镜、金相显微镜、紫外分光光度计等仪器。

该中心研究方向和主要任务为:建立与国际标准化组织和发达国家相适应的新测试技术,接受国内和上海市生物材料测试任务;开展生物材料应用于人体的安全性研究,生物材料的生物相容性、物理机械性和临床应用技术的标准性研究,医用生物材料的开发研究,并

---

① 《上海第二医科大学纪事》编纂委员会:《上海第二医科大学纪事(1952—2005)》,上海:上海交通大学出版社 2006 年版,第 185 页。

为发展医用生物材料提供测试服务,测试结果作为市科委、市卫生局对医用生物材料进行行政管理的技术依据;承担国家自然科学基金、国家计生委及本市各级研究项目。

在学术合作方面,该中心与山东医用高分子技术研究中心共同进行有机硅化合物动物体内植入相容性研究,与日本东京齿科大学合作进行医用硅橡胶的化学物质溶出试验和安全性的相关研究,与日本大阪齿科大学合作研究从细胞恢复观察金属离子的细胞毒性。

(三)重点实验室的建设

1. 卫生部重点实验室

(1)卫生部内分泌代谢病重点实验室。上海第二医科大学内分泌学科在内科学、内分泌学专家邝安坤教授、陈家伦教授、许曼音教授和医学家、生化学家丁霆教授等几代人的努力下,不断发展。20世纪60年代成立上海第二医科大学内分泌研究室,70年代末成立上海市内分泌代谢病研究所。内分泌学为国家第一批博士学位点,含内分泌学和中西医结合内分泌两个专业,后又确定为临床医学博士后流动站的学科点。1989年和1990年,内分泌学连续被评为国家教委重点学科和上海市高教局重点学科,1994年10月被批准为卫生部内分泌代谢病重点实验室,由陈家伦担任该实验室主任。内分泌代谢病实验室以糖尿病发病机理中基因突变和并发症遗传标志研究及自身免疫性甲状腺疾病中免疫发病机理的研究,坚持医教研并重且相互结合,在总体实力上为国内最主要内分泌代谢病研究中心之一,在糖尿病方面完成了多项临床研究,而且在基因组扫描筛查中国人汉族2型糖尿病易感基因位点、下丘脑-垂体-肾上腺轴研究方面取得了一系列重要成果,不仅临床研究为国内领先,而且基础研究方面也居国内领先、国际先进地位。

(2)卫生部内科消化重点实验室。上海第二医科大学的内科学(消化)专业是首批国家博士学位授予点。1984年,上海市消化疾病研究所由江绍基和萧树东创建。1994年经卫生部评审成立卫生部内科消化重点实验室,萧树东任主任,江绍基任实验室学术委员会主任。内科消化重点实验室以慢性胃病与胃癌发病机理和防治的研究,在消化道肿瘤的防治、幽门螺杆菌及其相关疾病、慢性肝病的诊治研究上成果显著,主办多届国际胃肠病学术会议,并与美国约翰霍普金斯大学、密西根大学及荷兰的阿姆斯特丹医学科学院有长期合作交流关系。

(3)卫生部人类基因组研究重点实验室。医学基因组学将人类基因组学的理论和技术体系应用于医学研究,是我国生命科学领域的重要发展方向之一。20世纪90年代,我国在该领域从多个科技计划渠道部署了数个重大科研项目,培养和凝聚了一大批优秀人才,但是尚未建立相应的国家级基础研究基地。1993年9月21日,上海市暨卫生部人类基因组研究重点实验室在附属瑞金医院成立。陈竺任实验室主任。该实验室成立后,主要开展建立结构和功能基因组学的综合技术体系以及人类疾病的基因组学研究和诊断、治疗研究,经过几年发展,在疾病基因组、功能基因组和人类基因组多样性研究等方面取得一系列突破性成果,成为我国人类基因组研究的重要基地。[1]

2. 市属重点实验室

1986 年,二医检验系成立联合研究实验室。1990 年 11 月 16 日,该实验室被上海市科委批准为市重点实验室,成为全市第一个医学重点实验室。曹锡坤任主任[2]。高级职称人员 4 名(含硕士导师 2 名),中级 3 名,初级及管理人员 10 名。实验室主要研究具有开发价值的医学检验技术和试剂盒,包括肿瘤、心血管病标志物及传染病、性病等检验技术和基因诊断技术。该实验室向上海市的有关单位开放,建立了广泛的科研合作,主编《临床免疫学检验》,研制两种酶免疫检测法和试剂盒,获上海市优秀新产品奖。在国际学术交流方面,实验室与美国 Technicon 公司、澳大利亚昆士兰医学研究所、日本长崎 WHO 肝炎研究中心、美国 EY 实验室建立研究合作关系,并多次参加国际合作会议和进行出国访问讲学活动。

人类基因组研究是 20 世纪 80 年代中期提出的引人注目的生物学研究课题和跨世纪工程。巴黎第七大学人类多态性研究中心在国际人类基因组研究方面处于领先地位。上海市血液学研究所广泛与该中心开展国际合作赢得声誉,为此该中心把多年努力建成的酵母人工染色体基因文库赠送给二医血液学研究所分子生物学实验室,从而使我国成为继法、美、日本之后第四个拥有此基因文库的国家。在此基础上,1993 年 9 月经市科委批准,上海市人类基因组研究重点实验室在上海血液学研究所成立,由市科委资助 150 万,外汇额度 20 万美元,建设期限 2 年。[3]

(四)其他校直属实验室

1. 上海第二医科大学心血管疾病第一研究室

1957 年,附属仁济医院外科成立心血管实验室,1963 年联合内科心血管专业人员成立上海第二医学院心血管疾病研究室,1979 年改名为上海第二医学院心血管疾病第一研究室。1984 年,成人心血管学科经评审批准为市属高校重点学科。

---

[1]《上海二医报》,1994 年 11 月 5 日,第 530 期第 1 版。

[2]《上海第二医科大学纪事》编纂委员会:《上海第二医科大学纪事(1952—2005)》,上海:上海交通大学出版社 2006 年版,第 225 页。

[3]《二医大 1993 年科研工作总结、报告、大事记摘要、会议记录》(1993 年),1993 - KY11 - 2。

2. 上海第二医科大学心血管疾病第二研究室

该研究室在 1979 年成立于附属瑞金医院。主要研究冠心病,包括冠心病起源、病理解剖与心功能的关系,冠心病与血小板、前列腺素关系,两维及多普勒超声定量研究冠心病的收缩与舒张功能;急性心肌梗赛的二级预防,心律失常的临床电生理研究。

3. 上海第二医科大学消化疾病第二研究室

该研究室在 1979 年成立于附属瑞金医院。研究方向为胃癌早期诊断及免疫治疗、胰腺炎的发病机制及中西医结合治疗、肝病的病理生理机制。

4. 上海第二医科大学消化疾病第三研究室

该研究室在 1979 年成立于附属新华医院。研究方向为胃癌的诊断和治疗、原发性肝癌的肝功能试验研究、钙通道阻滞剂在消化系统疾病中的应用。

5. 上海第二医科大学女子计划生育第二研究室

1960 年广慈医院妇产科建立实验室,主任为唐士恒。1979 年,学校在此基础上成立研究室。研究方向为生殖内分泌、中药天花粉等药物抗孕、杀精子的阴道避孕药具研究。曾承担世界卫生组织和南-南合作课题"中国妇女月经周期 5 种激素变化"和"避孕药皮下埋植后监察"。

6. 上海第二医科大学男子计划生育第二研究室

1979 年成立于附属仁济医院。研究方向为男子避孕药具,男性节育方法,男性生育力检测技术标准化、系列化研究,男性不育机理、诊断和治疗。该研究室还承担筹建上海市人类精子库的任务。

7. 上海第二医科大学肾病研究室

1979 年建于附属仁济医院。首任主任为陈梅芳。研究方向为各种肾脏病的机制、诊断和中西医结合治疗。

8. 上海第二医科大学白血病研究室

1979 年成立于附属仁济医院。首任主任为潘瑞鹏。研究方向为白血病的早期诊断、多胺代谢变化及疗效的提高。

9. 上海第二医科大学教育研究室

该研究室在 1979 年成立,设在校本部。首任主任为丘祥兴。研究方向为研究具有中国特色的社会主义医学教育的理论和实际问题、法国及法语地区的医学教育。

10. 上海第二医科大学女子计划生育第三研究室

1960 年,附属新华医院成立妇产科实验室,1980 年在此基础上成立本研究室。首任主任为黄祝玲。研究方向为宫内节育器避孕机理、出血副反应机理。研制新型宫内节育器;输卵管非手术绝育、可逆性绝育;女子不孕研究。承担世界卫生组织宫内节育器课题。

11. 上海第二医科大学男子计划生育第一研究室

该研究室在 1980 年成立于基础医学部。首任主任为谢文英。研究方向为男性生殖生物学和男子计划生育;人类精子膜受体,精子成熟等研究;男性节育药及体外杀精剂的筛选,男性不育研究。承担世界卫生组织人精子膜受体研究。

12. 上海第二医科大学耳科研究室

该研究室在 1980 年成立于附属仁济医院。首任主任为何永照。研究方向为内耳生理和病理、耳聋和眩晕的诊断和治疗。

13. 上海第二医科大学电生理技术研究室

1961 年,基础医学部与药理教研组联合建立电生理实验室,主任张鸿德。在此基础上,1980 年成立本研究室。首任主任为金正均。研究方向为一维、二维生物信号处理和实时分析,计算机控制给药系统,心肌电生理技术研究和应用,无损伤性生物信号与自动分析临床药理研究。

14. 上海第二医科大学眼科研究室

1980 年成立于附属新华医院。首任主任陆道炎。研究方向为白内障发病机理及防治、人工晶体研制及临床应用、白内障术后后囊膜混浊的成因及防治。

15. 上海第二医科大学腹腔外科研究室

1954 年,广慈医院外科成立外科实验室。1964 年成立上海第二医学院外科基础研究室,主任为傅培彬。1978 年改为上海第二医学院器官移植研究室,主任董方中。1982 年改为腹腔外科研究室。研究方向为胆石形成机制和胆石症的防治,急性胰腺炎的综合治疗,胃、直肠、结肠癌的防治,门脉高压的外科治疗,肝细胞再生刺激因子研究。研究室成立初期还有细胞和器官移植的研究。

16. 上海第二医科大学神经病学研究室

1962 年,附属仁济医院神经科成立实验室。1983 年成立本研究室,首任主任为周孝达。研究方向为脑血管病、老年神经病、癫痫和脑瘤的基础与临床研究。

17. 上海第二医科大学临床核医学研究室

1985 年成立于附属瑞金医院。首任主任为朱承谟。研究方向为核技术在心血管疾病诊断上的应用及软件开发,心脏疾病功能显像诊断,放射免疫分析技术在肿瘤、心血管病和血液病中的应用。

18. 上海第二医科大学老年医学研究室

1985 年成立于附属仁济医院。首任主任为黄定九。研究方向为衰老过程中免疫、心血管、呼吸、内分泌等系统的改变及其发生机理,探索中西医结合延缓衰老的措施。

19. 上海第二医科大学第二眼科研究室

1986 年成立于附属瑞金医院。首任主任为陈彬福。研究方向:①眼科激光:激光对眼病的生物效应、治疗及诊断,屈光不正的治疗及机理。②眼外伤:眼部金属异物的诊断和治疗。

20. 上海第二医科大学重症肝炎研究室

1986 年成立,其前身是 1979 年建立的上海第二医学院血吸虫病第二研究室。首任主任为沈耕荣。研究方向为重症肝炎的发病机理与治疗。

21. 上海第二医科大学细胞调控研究室

该研究室在 1987 年成立于基础医学部。首任主任为夏宗勤。研究方向为建立和发展细胞调控机制研究技术,研究细胞调控机制变化以及药物对细胞调控机制的影响,阐明疾病的发病机制,开发新的治疗途径和药源。

22. 上海第二医科大学心肌疾病研究室

1988 年成立于附属新华医院。首任主任为荣烨之。研究方向为从细胞及分子水平研究心肌病的防治;建立心肌缺血、再灌注、心肌缺氧、再给氧、阿霉素中毒等损害模型,从功能、超微结构、生化、氧自由基等方面进行观察;探索中西药物对心肌损害的防治,对中药生脉散进行研究。[1]

三、科技成果迭出

(一)全国科学技术大会科技成果

伴随改革开放新形势,二医科研工作取得重大发展,先后有多个科研项目获得国家级、部委级、市级和局级奖励。在 1978 年 3 月召开的全国科学技术大会上,二医共 27 项获奖,其中 12 项获国家级成果奖,15 项获部部级成果奖。在同年召开的市科学技术大会上,二医共 10 项获奖。

---

[1] 王一飞,龚静德,陆树范,杨舜刚:《上海第二医科大学志》,华东理工大学出版社,1997 年,第 309 - 314 页。

(二)"七五"(1986—1990)建设时期的科技成果

1. 科研机构和科研队伍

经过"七五"建设,截至 1990 年底,学校有研究所和相当于所的中心 14 所,以及市科委重点实验室 1 个,其中有专门独立科研编制的 5 所、市科委或高教局及卫生局批准的校办(或院办)所或相当于所的中心 9 所,如上海血液学研究所、上海市生殖医学研究与培训中心、上海整复外科研究所、上海市烧伤研究所、上海市生物材料研究测试中心和医学检验重点实验室都是"七五"期间建立的。此外,学校还有 22 个校级研究室(详见上文)。据 1989年统计,全校科研人员共 551 人,分布在 120 多个教研室的兼职从事科研的人员 775 人,其中正副高级技术职称人员千余人,博士生导师 62 人,硕士生导师 400 余人,在校研究生 426人,31 个专业点。这支科技队伍专兼职结合,老中青结合,形成雄厚的科研力量,使学校在"七五"期间重点课题数、科研经费数和科研成果及获奖项目数与"六五"期间相比有了大幅度增长。

2. 科研项目和科研经费

20 世纪 80 年代以后,国家进行科技体制改革,科研课题引入竞争机制,科研经费由过去单一行政计划拨款资助向多渠道竞争、争取科研经费转变,进一步调动了学校广大科研工作者的积极性。"七五"时期,学校争取各类研究课题 487 项,其中国家"七五"攻关课题 34 项,国家自然科学基金 142 项,卫生部等部委课题 28 项,市科委基金 94 项,高教局和卫生局局级课题 187 项。1990 年,全校获新课题 96 项,其中国家自然科学基金面上项目 33 项,名列全国医学院校第二。"七五"时期,学校获各项科研经费 2 079.62 万元,其中基础研究565.37 万元,临床研究 1 404.3 万元,为"六五"时期的 3 倍。1990 年,各单位获课题经费共335.55 万元,科研总经费居全国高校第 42 名、医学院校首位。①

3. 各级科研奖项

"七五"时期,学校共获各级科研成果奖 132 项,其中国家科技进步奖 5 项,国家发明奖4 项,国家教委科技进步奖 19 项,卫生部科技进步奖 14 项,国家中医药管理局科技进步奖4 项,国家计生委科技进步奖 1 项,上海市科技进步奖 51 项,其他局级以上科技成果奖 39项。1990 年,附属新华医院的"非球面等视像后房人工晶体的研究"、附属第九人民医院的"形状记忆加压骑缝钉"两个项目都获国家科技进步二等奖,附属九院的"慢性淋巴水肿模型

---

① 《奋发图强搞好我校科技工作为医教研事业发展做出更大贡献——1990 年度科技工作会议工作报告》(1990 年),上海交通大学医学院档案馆藏 1990 - KY3 - 3。

制作淋巴管静脉压力测定及静脉移植矫接淋巴管实验研究"获国家教委科技进步一等奖。1990年,二医在上海市科技进步奖总数中名列全市高校第一,全年共获28项省市级以上科技成果奖创纪录。

4. 撰写和发表论文

学校历来支持广大教师和医务人员撰写学术论文并发表和交流。1981—1985年,学校在国内外期刊发表论文3 448篇,其中发表在国外期刊上的有128篇;在国内外会议上发表论文880篇,其中国外会议论文195篇。1986—1990年,学校在国内外期刊发表论文增至4 180篇,其中国外期刊271篇;在国内外会议发表论文979篇,其中国外会议上发表247篇。1990年,中国科学技术情报研究所统计,上海第二医科大学在国外刊物发表论文居全国高校第28位,国内期刊发表居第22位。[1]

(三)"八五"(1991—1995)建设时期的科技成果

1. 多种方式组织科研攻关

"八五"时期,学校采取"集、挤"的方针,组织参与"八五"攻关项目。在具有学科专业优势的项目上,如癌肿的诱导分化疗法临床与实验研究,学校集中联合中国医学科学院药物所、上海医科大学等单位共同投标。学校采取择优补缺的方针,以主要合作单位形式参加该项目的"八五"攻关。"八五"时期,学校共获课题682项,较"七五"时期增长了31.8%;国家级课题200项,增长了14.2%。[2]

2. 多渠道争取科研经费

"八五"时期,学校争取各类科研经费共3 788.88万元,较"七五"时期增长了82.9%。[3]其中,国家自然科学基金是校基础研究科研经费来源的主要渠道。国家自然科学基金项目经费分别占学校年所获经费的28.3%～34.6%(不包括国家自然科学基金的重大、重点项目)。为提高基金项目的申报率和指导科技人员更好地申报项目,学校利用各种机会,邀请上级有关部门的领导和学校参加基金评审的专家,给科技人员和科管人员进行指导,举办有关方面的讲座、沟通信息、积极引导,同时在管理上增强服务意识,分别编制了"样板标书""填表须知""中标关键事宜""上年度中标项目汇编"等供科技人员参阅,尽可能提供各种信息服务,并取得良好的效果。1994年,学校国家自然基金面上项目中标数超过往年,面上项

① 《二医大1990年科研工作总结、大事记》(1990年),上海交通大学医学院档案馆藏1990-KY11-3。
② 《1991年科研工作总结、大事记》(1990年),上海交通大学医学院档案馆藏1990-KY3-13。
③ 《上海第二医科大学纪事》编纂委员会:《上海第二医科大学纪事(1952—2005)》,上海:上海交通大学出版社2006年版,第297页。

目经费创历史纪录；尤其是免疫学研究所一举获得 6 项中标，经费达 44.5 万元，在 5 个独立研究所中名列第一。[1]

　　3. 科技成果突显社会经济效益

　　"八五"时期，学校获各类奖项 161 项，较"七五"期间增长了 45％，其中国家级 10 项，部委级 71 项，市级 80 项。医学院校的科技工作主要为疾病防治和诊治服务，科技成果多数应用于临床。1992 年，上海市儿科医学研究所承担的市科项目"国产球囊扩张导管的系列研制与应用推广"完成了球囊扩张导管系列研制及批量生产，采用专科进修现场指导等方式对球囊瓣膜及血管成形术进行技术推广，全国共有 30 个省市地区的医院推广应用了该术，球囊食道扩张术推广至县医院[2]。附属瑞金医院王振义教授 1986 年在国际上首先成功用国产全反式维甲酸诱导分化治疗急性早幼粒细胞白血病，不但被法国、日本等一些国家的学者证实，而且在国内广泛在临床运用。以瑞金医院为龙头的全国维甲酸治疗白血病协作组使 700 余例白血病患者完全缓解，总的完全缓解率达到 85％～90％，患者最长存活 7 年。1994 年，王振义凭借在白血病的诱导分化研究和治疗方面取得的突破性成就，获得国际癌症大奖"凯特林"奖，成为中国

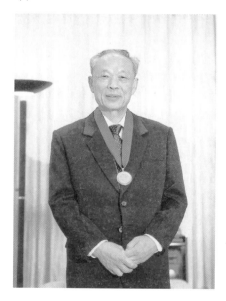

王振义获凯特林癌症医学奖(1994年)

现代医学史上第一位获得该奖的中国人。王一飞等的卫生部项目"系列化精子与精浆生物学研究技术与检测技术的建立与应用"建立了六大类 30 多种精浆生物学实验技术与检测方法，多数技术为国内首创达到国际先进，发表论文 35 篇，并对外提供有关检测的试剂和药盒，取得较大经济社会效益。附属仁济医院陈耀东教授等历时 14 年研究的成果"SLE 系列研究"，形成了流行病调查、早期诊断、提高治疗水平、改善预后及生活质量等方面的系列研究，发表论文 47 篇，多项试验技术已制成试剂盒上市，创收 170 万元，获得 1994 年上海市科技进步奖二等奖及卫生部科技进步奖二等奖。1995 年，附属瑞金医院张圣道教授等开展国家自

①《二医大 1994 年科研工作报告》(1994 年)，上海交通大学医学院档案馆藏 1994 - KY11 - 5。
②《二医大科研成果汇编》(1992 年)，上海交通大学医学院档案馆藏 1992 - KY11 - 18。

然科学基金项目"胆石病基础系列研究"中建立固定的胆石长期预测基地,在个体一般特诊,血脂、胆汁酸、胆囊功能、血清胰岛素等近 30 个指标中筛选出预测变量,建立 Logisitic 数学模型,对该基地 300 余人中 68 名有高血压史并无胆结石者进行前瞻性预测,经过两年半随访,有 7 例新发胆结石,其中 5 例与预测相符,预测正确率达 71％,达到国内领先、国际先进水平。[①]

4. 课题研究和人才培养相结合

"八五"时期,学校各级科研管理部门积极为中青年科技人员创造条件。如实验室条件的配备、科研经费的资助及分房政策的倾斜等,充分调动中青年科研的积极性。学校涌现出一批如陈竺、陈赛娟、陈生弟、沈卫峰、宁光、缪金明、裘世静、朱正纲、范先群、徐晟等优秀中青年科技工作者。他们在科学研究中兢兢业业攻克科学难关,做出了卓越的成绩。附属瑞金医院研究员陈竺先后获得国家科委"863"高技术重点项目、卫生部重点基金项目、国家教委青年基金项目、上海市高教局青年基金项目等;1994 年,陈竺、陈赛娟承担的国家自然基金重点项目"维甲酸诱导早幼粒白血病细胞分化的生物学研究"在国际上首先建立了人类早幼粒白血病模型,用差异显示法找到与维甲酸诱导分化有关的两个新基因。该项成果在同年召开的全国人类基因组织研究大会上得到高度评价。[②]

5. 申报专利和科技成果转化

自 1985 年 4 月 1 日我国专利法实施以来,"七五"时期学校仅有 6 项科研成果申请专利。1991 年申请专利增至 9 项,其中发明专利 5 项、实用新型专利 4 项,76 个科研成果分别参加 4 个科研成果展览会。[③] 1992 年 6 项专利申请,其中 2 项发明专利、4 项实用新型专利,50 项科研成果参加 5 个展览会,其中参加卫生部展览 11 项,南通技术交易展览 6 项,校庆展览 31 项,基础医学院的"建立聚合酶链反应诊断弓形虫病及巨细胞病毒感染"的方法分别参加上海市和北京国际发明展览会获金奖。[④] 1993 年专利 3 项,其中 1 项发明专利,2 项实用新型专利,参加上海第二届科技博览会展出,获金奖 1 项,银奖 3 项,优秀奖 3 项。[⑤] 1995 年,学校申请 1 项实用新型专利,1 项发明专利。15 项科技成果在上海市第三届科技博览会上参展,获金奖 3 项。

---

① 《1995 年二医大科研工作总结、大事记》(1995 年),上海交通大学医学院档案馆藏 1995 - KY11 - 5。

② 《二医大 1994 年科研工作报告》(1994 年),上海交通大学医学院档案馆藏 1994 - KY11 - 5。

③ 《1991 年科研工作总结及大事记》(1991 年),上海交通大学医学院档案馆藏 1991 - KY11 - 13。

④ 《1992 年科研工作总结、大事记摘要、会议记录》(1992 年),上海交通大学医学院档案馆藏 1992 - KY11 - 20。

⑤ 《二医大 1993 年科研工作总结、报告、大事记摘要、会议记录》(1993 年),上海交通大学医学院档案馆藏 1993 - KY11 - 2。

6. 国内外发表论文数不断增多

1993 年,全校在国内外刊物发表论文 1 019 篇,其中国际性刊物 55 篇,全国性刊物 390 篇,地方性刊物 574 篇。据中国科技信息研究所信息分析中心 1994 年对 1993 年 SCI 科学引文索引、ISTP 科学技术会议录索引/EI 工程索引和 1 219 种中国科技期刊统计,学校有 SCI 收录论文 26 篇,居全国高校(研究机构)第 37 名;ISTP 收录论文 12 篇,居全国高校(研究机构)第 45 名;EI 收录论文共 1 篇,居全国高校(研究机构)第 163 名。SCI 收录的论文集有 29 篇在 1993 年被引证,被引证共计 58 次,篇数居全国高校(科研机构)第 34 名,其中王振义、黄萌珥发表在《血液》杂志的论文被引证数量计全国第一。[①]

四、恢复出版《上海第二医科大学学报》

1958 年,上海第一医学院、上海第二医学院在科学研究协作的基础上,共同刊行学报,刊名为《上海第二医科大学学报》,刊登有关医药卫生各学科专业的学术研究论文、研究成果、专题综合性报告,两校教师在外发表论文摘要(转载),国际医学科学介绍,书刊评介以及有关医药卫生科学研究的计划、总结、建议、批评和指导性的论述等。该刊为双月刊,1958 年 6 月到 1960 年 4 月共刊出 12 期,随后停刊。

1980 年 11 月,二医学报复刊。《上海第二医学院学报》(以下简称《学报》)编委会于 1981 年 1 月成立,编委 25 人,兰锡纯任主任委员,下设编辑部,具体负责编辑工作。

《学报》为综合性医学学术刊物,主要报道学校的医疗、教学和科研成就,包括基础医学、临床医学、传统医学、预防医学、新技术及医学管理等方面的成果和经验,以及国内外医学科学的重要动态,设有论著、经验交流、病例报告、调查报告、医学管理、文献综述、短篇报道及文摘等栏目,论文有中、英、法文摘要及关键词,1987 年改为中、英文摘要及关键词。"学报"为季刊,16 开本,每期 96 页。1981 年 7 月出复刊第一期。1986 年易名为《上海第二医科大学学报》,到 1990 年底已出 10 卷 44 期。

《学报》论文被收进《中国科技资料目录》《中国医学文摘》《中国现代医学文献摘编》。1984 年起论文标引输入 CUJA 磁带(中国高等院校学报论文文摘英文磁带版),1986 年进入国际连续出版物数据系统,1986 年又获得化学文摘国际 CODEN 编号 SDDYE3,输入世界计算机情报检索网络,进入国际科技信息领域。

---

① 《二医大 1993 年科研工作总结、报告、大事记摘要、会议记录》(1993 年),上海交通大学医学院档案馆藏 1993 - KY11 - 2。

《学报》质量不断提高,编排逐步规范化。1989年获上海市高校自然科学学报编辑质量三等奖。1990年被评为上海市优秀自然科学技术期刊,获全国高等医药院校优秀学报二等奖,并被列入25种普外专业中文核心期刊,是全国高等医学院校学报唯一被列入的一家;同年又获全国CUJA质量一等奖,成为上海市获得此项荣誉的唯一地方高校学报。

为适应学校日益发展的国际科技学术交流活动,扩大学术影响,1987年12月,《学报》外文版 *Journal of Shanghai Second Medical University*(简称JSSMU)创刊。该刊为半年刊,16开本,每期100～110页,刊登论文15篇左右。论文全文为英文或法文,摘要及关键词英法文并列,为当时国内唯一有法文的大学学报。该刊出版以来,与国内多个医药院校、科研单位以及英、美、法、日、加拿大、德、澳、中国香港等国家和地区30多所大学及图书馆进行交流。[①]

五、建设重点学科,增强学校科研竞争力

重点学科建设是一项根据我国国情,加强学校建设,促进高校事业发展的战略性措施。重点学科的建立和发展,有力推动全校所有学科建设的纵深发展,从而增强全校科研的后劲,提高科研竞争力。1985年和1990年,二医先后有两批经上级批准重点学科共15个。经过几年的发展,重点学科建设工作取得显著成效。

1985年,上海市高教局批准全市地方高校的21个重点学科中,二医共有7个:血液学、小儿心血管、成人心血管、消化疾病学、围产医学、整复外科和口腔颌面外科学,占地方高校重点学科的1/3。重点学科建设实行动态管理,以5年为一个周期进行评定和考核。1985—1989年的5年里,上海市高教局划拨二医7个重点学科经费人民币共计911万元。

上海市高教局第一批重点学科情况表[②]

重点学科	所在单位	学术带头人	5年投资数/万元
血液学	基础医学部、瑞金医院、上海血液学研究所	王振义	48
消化疾病学	仁济医院、上海市消化疾病研究所	江绍基、萧树东	266
成人心血管学	仁济医院	黄铭新、王一山	75
小儿心血管学	新华医院、上海市儿科医学研究所	丁文祥、刘薇延	53

① 王一飞,龚静德,陆树范,杨舜刚:上海第二医科大学志[M].上海:华东理工大学出版社1997年版,第341-342页。

② 王一飞,龚静德,陆树范,杨舜刚:《上海第二医科大学志》,上海:华东理工大学出版社1997年版,第315页。

（续表）

重点学科	所在单位	学术带头人	5 年投资数/万元
围产医学	新华医院、上海市儿科医学研究所	周郁隆、刘棣临、陈瑞冠	36
整复外科学	第九人民医院、上海市整复外科研究所	张涤生	58
口腔颌面外科学	第九人民医院、上海市口腔医学研究所	张锡泽、邱蔚六	375
总计			911

　　1990 年,经过相关评审,学校又有外科(骨科、烧伤、普外)、内分泌与代谢病、组胚、免疫、核医学和分子生物学 8 个校级重点学科被批准上升为上海高校第二批重点学科,1991—1995 的 5 年里共接受专项经费 1 335 万元,在学科建设中取得显著成绩,获省市级以上科技成果 51 项,承担了国家自然科学基金重大项目和"863"重大项目,获局级以上课题 161 项。1994 年,学校消化外科、肾脏内科(瑞金)、风湿病学(仁济)、口腔内科(九院)4 个学科被列入上海市第一批医学领先专业重点学科。1995 年,血液、整形外科、小儿心血管、麻醉学被列入第二批医学领先专业重点学科。

<h3 align="center">上海市高教局第二批重点学科情况表[①]</h3>

重点学科	所在单位	学术带头人	5 年投资数/万元
组织胚胎学	基础医学院	王一飞	209
免疫学	基础医学院、上海市免疫学研究所	陆德源	185.1
分子生物学	基础医学院、上海市免疫学研究所	陈诗书	162.8
核医学	基础医学院	夏宗勤	168.2
内科学(内分泌与代谢病)	上海市内分泌研究所、瑞金医院	陈家伦、许曼音	187.3
外科学(烧伤)	上海市烧伤研究所、瑞金医院	史济湘、朱德安、许伟石	107.1
外科学(骨科)	上海市伤骨科研究所、瑞金医院、第九人民医院	柴本甫、钱不凡、戴尅戎	122.8
外科学(普外)	瑞金医院	林言箴、张圣道	122.1
总计			1 264.4

---

①　王一飞,龚静德,陆树范,杨舜刚:《上海第二医科大学志》,上海:华东理工大学出版社 1997 年版,第 318 页。

（一）加强管理,构建四级重点学科网和三级管理体系

经过多年的实践探索,二医本着"全面规划、合理布局、保证重点、发挥优势"的重点学科立项原则,结合自身实际,建立起四级重点学科网。

"四级重点学科网"即学校要建立和形成国家-市级-校级-院级四级学科网络。二医建立四级学科网指导思想是基于以下考虑:①重点学科不是终身的,而是可以浮动的,重点学科的可降为非重点,非重点的可升到重点,提倡竞争,鼓励各学科争创重点的积极性;②重点学科的建设不能一蹴而就,需要有一个长短结合的建设过程,为进入高一级的重点学科,需要有一个创造条件和培养人才的准备过程;③建立四级重点学科网有利于调动各级的积极性,各级可按原有的基础、需要和可能性,筹措经费或制定有关政策,进行不同层次和目标的重点学科的建设。[①]

在实践过程中,学校抓好各级重点学科建设的年度计划,增加校级重点学科建设的投入,发挥临床学科的优势,加强前沿学科的建设,通过学科间交叉与渗透、基础与临床的结合、学科群的形成、发挥重点学科的辐射效应,带动学校非重点学科的发展。国家、市、校、院四级重点学科之间以及重点、非重点学科之间确保可浮动。学校每年进行一次检查评估,对学科建设无起色者提出警告,不合格者取消重点学科资格。经过努力达到标准者,非重点学科可申请批准后成为重点学科,较低级别的重点学科可升入较高级别的重点学科。1989年,二医从市级重点学科选拔出内科学(内分泌与代谢病)、内科学(消化系病)被批准为国家重点学科,1990年第二批的8个市级重点学科从校级重点学科中选出,1994年到1996年,学校又先后从院级重点学科中选拔了9个上海领先专业的市级重点学科。[②]

"四级重点学科网"的建设同时,学校力求形成"学科-项目-人才一体化"的格局,继续抓好重点学科建设,以争取高层次重点项目为目标,带动优秀中青年人才的培养。学校在四级重点学科建设上,加强重点学科的内涵建设,有机地把科研和教育结合,争取一批科研项目进行科研攻关,提高科研的集成度和显示度;加强高层次专门人才的培养,建立一支高水平的师资队伍,积极培养、选拔有真才实学、年富力强并有一定学术地位的人作为学科带头人,充分发挥学科带头人的作用,加强中青年骨干的培养,创造优秀人才脱颖而出的良好氛围。同时,学校在四级重点学科建设上注重目标管理,强化分级负责,使学校对重点学科建设的

① 薛纯良,李宣海,贾建德等:《重点学科建设十年的探索与实践》,《中华医学科研管理杂志》1995年第2期。

② 薛纯良,李宣海,贾建德等:《重点学科建设十年的探索与实践》,《中华医学科研管理杂志》1995年第2期。

管理达到精干、高效。

为加强对重点学科建设的管理,二医确立各级职责明确的由"校-院(系)-学科点"组成的三级领导管理体系,由校长直接抓,分管的校、院长负责协调学科建设中的有关问题,并通过科研处主管重点学科建设的日常工作。校、院两级有关职能部门协调一致地负责有关工作,共同努力为学科建设排忧解难:人事处抓好梯队建设,优先保证所需人才,并抓紧学术带头人与接班人的业务培养,创造条件选送去国内外技术先进单位进修与考察,提高梯队的业务素质;研究生处优先安排重点学科建设开展外事活动,努力引进智力和技术;财务处除保证高教局资助金额专项使用外,还为合理使用多渠道资助提供服务;设备处千方百计购买所需的仪器设备,提高仪器的利用率;教务处做好重点学科基础调查工作;重点学科所在单位指定有关领导,采取切实有关措施,抓紧落实重点学科建设工作。① 此外,学科建设各项任务落实到各学科点,发挥学科带头人对本学科的领导和管理作用。

(二)明确研究方向,瞄准世界先进水平

各重点学科在建设过程中,按照以下几个原则,形成相对稳定的研究方向和明确的目标:根据各学科实力、优势和特色;本学科原有的工作基础和相关学科的水平及可提供的合作条件;根据本学科领域内危害人类健康的重大难题,特别是常见病防治中急需解决的问题;瞄准世界先进水平,保持国内领先地位;研究方向,以集中1~2个重大研究方向为宜,不宜分散。15个重点学科研究方向如下:

(1)组织胚胎学:男性生殖生物学基础研究;细胞器的结构与功能研究。

(2)免疫学:HLA的基因结构与功能研究,自身免疫性疾病的研究。

(3)分子生物学:肿瘤基因诊断与治疗研究,分子免疫学的研究。

(4)基础核医学:神经激素受体与细胞调控机制研究,稳定同位素的医学应用研究。

(5)烧伤外科学:烧伤创面愈合机理的研究,烧伤抗感染研究。

(6)骨外科学:骨生物力学研究,骨关节病的临床及基础理论研究。

(7)普外科学:消化道肿瘤的防治研究,胆石症、急性胰腺炎的防治研究。

(8)内分泌学:糖尿病、甲状腺疾病的临床及基础研究,内分泌疾病的中西医结合治疗的临床研究。

(9)消化内科学:胃癌的防治研究,慢性胃炎的防治研究。

---

① 薛纯良,李宣海,贾建德等:《重点学科建设十年的探索与实践》,《中华医学科研管理杂志》1995年第2期。

（10）小儿心血管：小儿先天性复杂型心脏病诊断及防治研究。

（11）口腔外科学：口腔颌面肿瘤的临床及基础研究，口腔颌面畸形及缺损的临床研究。

（12）国产医学：新生儿遗传代谢病研究，胎儿致畸的防治研究。

（13）血液学：维甲酸(维 A 酸)的白血病诱导分化疗法及机制研究，血栓与止血的临床与基础研究。

（14）整复外科学：淋巴水肿治疗的临床与基础研究，人造器官和畸形的矫治研究。

（15）成人心血管：冠心病及心肌炎的预防研究，人工心瓣的研制及临床应用研究。

重点学科围绕研究方向，加强课题的系列与配套研究，形成本学科的科研优势与特色。例如小儿心血管重点学科坚持把婴幼儿复杂型先天性心脏病研究作为该学科研究方向，通过动物实验、手术器具和体外循环设备、深低温体外循环停循环(DHCA)损伤机制等系列研究，使该学科在婴幼儿复杂型先天性心脏病研究领域一直处于全国领先地位，达到国际先进水平。其中"DHCA 技术应用婴幼儿心内直视手术的系列研究"获上海市 1993年科技进步一等奖。该技术应用于 200 例先心婴儿心内直视手术，其结果为全国例数最多、病死率最低(8％)、平均年龄最小(21.8 岁)、病种最复杂。法乐氏四联症的矫治术的病死率从 20 世纪 70 年代的 25％,80 年代降至 5％,90 年代初降至 2.9％,达到了国际先进水平。

（三）学科梯队形成，学术水平增强

两批 15 个重点学科先后经过 5 年、10 年建设，学术骨干迅速成长，科研能力不断提升。15 个重点学科中，有 20 名中青年破格晋升为高级职称；其中有 4 名小于 45 岁的青年科技人员晋升为正教授，有 13 名小于 40 岁的青年科技人员晋升为副教授。口外、整形、消化、成人心血管、围产等 5 个重点学科完成了学科带头人的新老交替，带头人的平均年龄从 67.8 岁降至 58.6 岁；小儿心血管、免疫、血液、骨科、医学分子生物学学科新一代学术带头人的接班人成长迅速，15 个重点学科的博士生导师由原来的 22 名增加至 51 名，是原有博士生导师数的 2.3 倍；其中第一批 7 个重点学科，从原有 7 名增加到 27 名，第二批 8 重点学科从原有的 15 名增加到 24 名。重点学科博士导师数占全校导师总数的 55.4％。重点学科博士生导师的数量增加，标志着重点学科梯队实力的加强。1985—1994 年，15 个重点学科共承担了各级重点课题 486 项，其中国家项目 184 项，省、部委级项目 133 项，获科研经费 2 639.3 万。从 15 个重点学科项目经费统计来看，第一批重点学科(7 个学科)"八五"期间平均每年科研项目经费是"七五"期间的 1.92 倍，第二批重点学科"八五"期间平均每年科研项目经费是

"七五"期间的 2.5 倍。"八五"期间,学校承担的 2 项国家自然基金重大项目、3 项国家自然基金重点项目、3 项国家"863"生物高技术项目,均由重点学科组织申报和实施。1986—1994 年,15 个重点学科共鉴定研究成果 207 项,占全校鉴定总数的 43.7%,获各类成果奖135 项,其中国家级 8 项、部委级 53 项、市级 65 项,分别占全校总数的 61.5%、52%和 52%。此外,15 个重点学科还出版专著 164 本,发表论文 3 159 篇,其中国外期刊 354 篇、国内一级期刊 1 424 篇、地方刊物 1 088 篇、高校学报 284 篇。据中国科学技术信息研究所统计:血液重点学科于 1988 年发表在《Blood》杂志的论文《全反式维甲酸治疗早幼粒细胞白血病研究》,1990—1992 年 3 年中已被引证 139 次,1992 年名列全国医学院校第一,1993 年名列全国第一。科学研究促进和推动了重点学科的学术交流,提高了重点学科的学术地位。同一时期,15 个重点学科出国进修合作科研 187 人次,接受国内进修 2 124 人次,国外进修74 人次,参加国际会议 450 人次,出国讲学 139 人次,主办国际会议 14 次,国内学术会议85 次。

(四)设备改善,技术更新,形成开放实验室群

1985—1994 年,学校 15 个市重点学科在实验室建设上共添置两万元以上的设备 494台,扩建和改建实验室 73 个,实验室用房面积达 27 351 m²;研发实验技术 105 项。"八五"期间,学校重点投资、扶植了细胞生物学(组胚)、医学分子生物学、免疫遗传学、实验核医学及人类基因组研究(血液)5 个生命科学研究的前沿基础重点实验室,其中 4 个实验室已经成为开放实验室。20 世纪 90 年代中期,消化、内分泌、人类基因组织研究重点实验室被批准为卫生部重点实验室,细胞生物学(组织胚胎)重点实验室被批准为上海市高教局重点实验室。这些重点实验室成为学校开展重大(点)科研项目的研究,培养高层次人才的重要基地。

(五)以重点学科为核心,积极组织重大科研项目

"八五"期间,学校充分发挥医学分子生物学、细胞生物学、免疫学和实验核医学等基础前沿重点学科优势,并和临床优势学科优化组合,积极组织重大科研项目,提高科研竞争实力,先后承担了国家自然基金重大项目 2 项:"烧伤早期损害发病机理及创面愈合机理研究"和"中国不同民族基因组中若干位点基因结构比较研究";国家自然基金重点项目 3 项,其中包括"维甲酸诱导早幼粒细胞白血病细胞分人主要组织相容性复合体 2 类基因结构特点与功能";国家"863"生物高技术项目 3 项:"应用基因工程新技术克隆人类 15 号、17 号染色体疾病相关基因的研究""恶性肿瘤基因治疗的研究""人凝血因子真核表达质粒系列的构

建及表达"。以烧伤学科重点学科为例：烧伤学科在烧伤临床治疗领域一直处于国际领先地位，同时在有关大张异体皮或异体皮嵌植自体小皮片的混合移植临床应用及研究方面做出了突出的贡献。为了能继续保持我国烧伤治疗的国际先进水平，烧伤专家史济湘教授牵头组织了由烧伤、免疫、医学分子生物学、细胞生物学、病例解剖、血液等学科参加的"烧伤创面愈合机理研究"的课题组，并申报了国家自然科学基金重大项目。1992 年 6 月，经基金委员会正式批准立项，成为我国医药卫生领域第一个自然科学基金重大项目，获总经费 190万元。

（六）课程建设成果显著，医学人才成批培养

重点学科通过系列与配套的课题研究，将科研成果充实到教学内容中，促进课程建设。如附属第九人民医院骨科，其重点研究方向为骨生物力学。该学科取得了一批科研成果，并在该研究领域形成了优势和特色。在此基础上，该科将"步态分析系统的研制和中国人正常步态分析""推拿师腰椎后部结构的动态观察和生物力学分析""推拿师腰椎后部结构的动态观察和生物力学分析""老年股骨上段骨折的发生机理及治疗研究""股骨上段几何形态、生物力学及其骨折的发生机理和治疗原理的研究""接骨板诱发早起骨质疏松的组织形态及超微结构研究"等科研成果充实到《肌骨骼系统生物力学》等教材的编写中去。1985—1994 年间，15 个重点学科为本科生、研究生开设了 23 门新课程（包括基础和实验课程），编写了 20本教材及教学参考书；为 9 门课程的实验操作或临床诊断及手术范例编制了长达 335 分钟的教学录像 9 套；编制了 7 门课程的中文或英文教学幻灯片或薄膜共约 6 000 张；为 5 门课程的题库编制了 8 253 道试题。15 个重点学科共培养研究生 596 名，占全校总数的 45％。

实验课是研究生的理论课和学位论文之间的桥梁。免疫学、分子生物学、细胞生物学、核医学实验技术等实验课程都是研究生选课的热点。4 个基础重点学科根据本学科获得科研成果，不断更新实验课内容；开设有关实验课程 6 门。许多研究生反映这些实验课的学习不仅有利于培养动手能力，而且打下扎实的实验技术基础。

人才培养是重点学科建设的重要内容，重点学科通过自身建设，为高层次人才创造了良好的教学条件。截至 1994 年底，15 个重点学科共培养研究生 596 名，占全校总数的 45％；其中博士 117 名、硕士 479 名，分别占全校总数的 85.4％和 40.4％。培养高级医师进修人员85 名，接受了 34 名国外留学生和进修生，其中包括来自美、德，法，瑞典等西方发达国家的进修人员 16 名。

（七）重点学科建设的效益辐射

1. 学科建设的经验推广

在实践中,二医探索出地方医学院校重点学科建设的路子,形成了一套行之有效的模式和经验。学校以现场会、学术交流会或以论文等书面形式,在重点学科之间、校内各学科间或全市、全国交流,充分发挥重点学科建设效益的辐射作用,如把重点学科实验室建设的成功做法编成册子,作为参考典型发给校内外各相关实验室。重点学科在科研中开发实验技术。学校把这些技术编成汇编,在校内交流,使重点学科建立的一些新技术能广泛地应用于医学各领域研究。

2. 与相关学科联合培养研究生和博士后人员

上述重点学科的某些科研项目已进入学科发展的前沿。这些优势对研究生培养、博士后人员的培养是十分有利的。一些相关学科的学科带头人纷纷送自己的研究生和博士毕业生来重点学科"深造",与重点学科联合培养研究生。如仁济医院肾脏科、瑞金医院消化科等学科与实验核医学重点学科联合培养研究生,重点学科细胞生物实验室与校内外联合共同培养博士生、硕士生。这些联合培养出来的研究生能熟练应用两个学科的理论和技能,明显提高了研究生的质量。

3. 与相关学科建立联合实验室开展合作科研

仁济医院的消化重点学科与瑞金医院内科建立联合消化实验室。重点学科为实验室提供了必要的装备,并与该实验室联合设计研究方案、联合申报重点学科与相关科研项目。消化重点学科还联合学校病理、微生物和预防医学等学科合作考研、协同攻关。这些学科相继把消化道疾病中涉及自身学科领域的内容作为主要研究方向。微生物学科把弯曲杆菌与胃癌的关系研究作为研究方向,连续申请到 3 项国家自然科学基金项目;病理学科把胃癌机制研究作为研究方向,申请到 5 项国家项目;预防医学把胃癌的早期诊断与预防作为研究方向,申请到包括"八五"国家攻关项目等 5 项国家项目。

4. 重点实验室对校内外开放

为了发挥重点学科科研优势和实验室装备优势,各学科采取有效措施,逐步使实验室对外开放。细胞生物学实验室、免疫学实验室、分子生物学实验室、人类基因组实验室开放的形式多种多样,如外学科科研人员来实验室合作搞科研,如上海医科大学、铁道医学院、复旦大学遗传所派研究人员来细胞生物学实验室和人类基因组实验室工作;举办各种培训班的形式,接受市内、国内的专业人员来进修学习,如细胞生物实验室举办了全国性激光光流式细胞仪技术讲座。免疫学科实验室举办了全市性肿瘤旁浸润淋巴细胞(TIL)在肿瘤治疗中的应用的讲座。

5. 课程建设的成果推广

各重点学科把自己的研究成果编入教材,拍成教学幻灯片和教学录像,如编写的教材、参考书有《现代免疫学进展》《分子生物学讲座》《高级生化》《电镜技术与细胞超载结构》《医学细胞生物学》《实验室医学》等。普外重点学科把腹腔镜手术技术编辑成教学录像,供给全国有关医院的外科医生学习,提高了这些医院外科医生的技术水平。

6. 科研成果应用于教学医疗发挥了良好的经济和社会效益

各临床重点学科通过科学研究,形成各自的医疗特色和优势,将科研成果应用于临床,提高医疗质量。口腔颌面外科的颌面部肿瘤手术后一次修复的研究成果用于临床,提高了肿瘤患者的生存质量;围产医学的苯丙酮尿症的诊断和饮食研究,使我国苯丙酮尿症的诊断治疗水平大大提高,避免和减少了痴呆儿童的产生。小儿心血管学科对小儿先天性心脏病的手术治疗研究属全国领先,为了推广这项技术成果,救治大批先天性心脏病患儿,先后为14个省市成组配套培训先天性心脏病治疗的手术组。中国工程院院士、上海血液学研究所所长王振义教授领衔的血液学首创急性早幼粒细胞白血病的诱导分化治疗研究成果向国内外等有关医疗单位推广,缓解率高达85％以上。

第四节　师资管理与队伍建设

加强培养和提高师资队伍建设,是办好学校,提高教学、医疗、科研水平等各项工作的一项根本性战略任务。20世纪80年代开始,上海第二医学院采取了一系列的措施,建立起师资队伍培养和建设的新机制,使师资队伍的学术水平和工作能力得到显著提高。

一、改革开放以来的师资培养

改革开放后,二医在整顿教学和科研工作中,重视师资培养和人才队伍建设工作。针对"文化大革命"后教师队伍青黄不接的严重情况,1978年,学校制订新的师资培养计划,坚持又红又专的培养方向;恢复职称,建立教师考核、晋升制度;加强骨干师资培养,有计划地组织教师进修和派往兄弟院校进修;发挥老专家作用,给他们配备助手;保证教师业务工作实践;成立师资培养领导小组,实施培养计划。

按照上述指导思想及计划,学校开展了多层次、多渠道和多种形式的师资培养工作,并取得了显著的成绩。

(一)建立各级师资培养组织机构

二医人事处设立师资培养科,各附属医院设有师资培养领导小组,各教研室有一名主任分管师资培养工作,教研室都制订师资培养计划,逐级培养指导使学院各级教师在教学、医疗和科研等实践工作中得到锻炼、提高,有些教研室在师资培养上积累了一定经验,有的形成了学术梯队。[①]

(二)加强青年教师培养

针对"文化大革命"时期毕业的工农兵大学生基础理论学得少的情况,二医开办青年教师进修班,所有三年制毕业的人均脱产学习1年。学校安排老教授为青年教师上课,以充实基础理论。

1. 恢复住院医师住院培训制度

1983年1月起,二医规定各附属医院对刚毕业的住院医生一律实行住院医师24小时负责制,使"文化大革命"以来中断的这一制度重新恢复。恢复实行住院医师24小时负责制使住院医师在临床上有扎实的基础,扩大知识面,更好地担负起教学医院繁重的医教研任务。住院期限暂定3年。3年期间,住院医师分科不分专业(本科),原则上第一年在本科,第二、三年在有关科室轮转,其中科外轮转不少于一年;轮转结束时,各科要对该医生进行考核,成绩记入技术档案,作为提升晋级的重要依据。第四年开始分专科,但不分科内小专业,第五年任住院总医师。

2. 实行在职研究生培养制度

培养在职研究生及旁听硕士研究生课程,是师资培养的重要途径之一。1985年以来,学校累计培养150余名在职研究生,大多数后来成长为医教研骨干。

3. 为老专家配备中青年教师做助手

为了在教学科研上更好地发挥老专家的学术带头作用,也为了更好地培养中青年教师,学校为老专家配备助手。助手的任务是帮助老专家整理研究成果。在学校的支持下,兰锡纯教授主编的《心血管外科学》,黄铭新教授主编的《内科理论与实践》,魏指薪教授撰写的《魏氏中医伤科》等专著相继出版。据统计,全校20余名二级以上教授都配备了中青年教师为助手,其中一些中青年教师由助手成长为老专家的学术接班人。

---

① 师资培养工作及晋升工作小结》(1982年),上海交通大学医学院档案馆藏1982‐DZ16‐515。

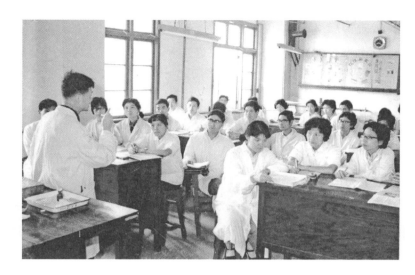

青年教师参加学习
培训(1982 年)

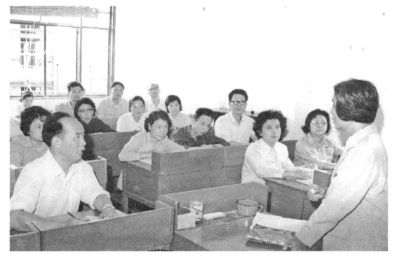

中年教师外语培训
班(1982 年)

(三)中年教师的培养

中年教师在培养学生、开展科学研究和指导青年教师等方面起着承上启下的作用。然而,由于"文化大革命"期间的影响,中年教师知识陈旧,跟不上科学技术的发展,同时中年教师中多数人外文基础较差,因而必须强化培养以适应教学、科研工作的发展和改革开放形势的需要。

1. 开办外语培训班

对全校讲师、主治医师分期分批脱产 6 个月进修英语或法语;开办英、法、日、德等多种业余外语学习班,提高教师的外语水平。

2. 开办专业进修班

1980—1982 年,有 152 人次参加各种专业进修班,350 人次参加各种培训班,进行知识更新,掌握新技术。

3. 举办学术讨论会

1978 年以来,学校结合校庆等活动举办全校性学术报告会;各系部恢复了小型学术讨论会,举办跨学科单位的学术讲座;各教研室恢复经常性的学术活动,有两周 1 次的,有 1 个月 1 次的,内容为介绍国内外文献,报告自己科研成果、研究心得、读书心得以及病例讨论等。例如,附属瑞金医院外科在教授傅培彬倡导下建立外科年会制度,推动科学研究,活跃学术气氛,培养师资、提高学术水平,促进医疗质量的提高。该科年会不仅邀请学校各附属医院外科,还邀请市内外兄弟医院外科同道们参加,互相学习,共同提高。

4. 选派教师赴兄弟院校和国外进修

1978 年以来,学校陆续选派教师到复旦大学、上海医科大学、中科院上海分院等单位进修。20 世纪 80 年代以后,学校积极争取选派人员出国进修学习。1980—1990 年,出国留学人员 504 人,其中国家公派 109 人,学校公派 395 人;攻读博士学位 48 人,硕士学位 18 人。公派人员主要去美、法、日、德、澳等国,以美、法居多,分别占总数的 40% 和 20%。至 1991 年已学成归国 214 人,占出国人员总数 42%,其中中年骨干占多数。已回国的人员大多在医学教研中发挥骨干作用,不少成为学科带头人。[①]

(四)医学法语教师的培养

要较好地完成医学法语班的教学任务,必须有一支医学法语教学骨干教师队伍。虽然二医是全国医学法语基础较好的学校,但医学法语教师的年龄都偏大,为继续保持学校医学法语特色,学校采取多种措施,加强医学法语教师队伍的培养和提高。

1. 举办各类法语进修班

学校在基础部和附属瑞金医院各教研室中选择有培养前途且善于教学工作的,有一定外语基础(或英语已基本掌握,以培养第二门外语;或法语作为第一门外语培养)的青年教师或医师,通过 1 年的脱产培养能掌握法语的基本语法,并具有一定的"四会"能力,为进一步学习提高和上医学法语课程打下基础;举办中级法语进修班,脱产学习半年,进一步提高法语水平;已经过中级法语进修班学习的教师,以业余学习为主,参加法语提高班(参加瑞金医院办的法语班,或单独开班);经过 4 年法语培训班学习后分配在学校实习的青年,是医学法

① 王一飞,龚静德,陆树范,杨舜刚:《上海第二医科大学志》,上海:华东理工大学出版社 1997 年版,第 379 页。

语队伍中的一批年轻力量,明确专业从教辅工作开始,逐步培养为医学法语教师。

2. 聘请临床法语教师上课,争取外援

医学法语教师队伍中,基础医学法语和普通基础法语教师队伍比较薄弱。为解决这一问题,学校聘请校内临床法语教授来上相应的基础医学法语课,如解剖学聘请佘亚雄、安世源、林言箴;生理学聘请龚兰生;生物化学聘请丁霆、楼丁秀等;同时学校还通过各种渠道争取其他单位和人员来院讲学或兼课,达到上好医学法语课和提高学校教师法语水平的目的。[①]

二、构建人才培养新机制

虽然在师资队伍建设方面取得一定成效和进展,但二医与大多数教育机构、科研所遇到的情况相似,面临着"人员老化、梯队断层"、人才外流、出国学习效益不明显等严重影响。校党政班子认真学习邓小平的教育思想和人才思想,在实践过程中形成了一个共识,那就是学校要生存要发展,就必须下决心改革人才培养使用制度,转变机制,努力造就一大批担得起学科发展的栋梁之材。据此,学校确定了"八五"期间师资队伍建设的指导思想和总目标,即稳定队伍、优化结构、提高质量,加速选拔培养中青年骨干师资和新的学科带头人,通过实施职称改革、建立"破格晋升"制度等,逐步构建起二医人才建设新机制。

（一）恢复职称评审和职称改革

1978年3月7日,国务院批转《教育部关于高等学校恢复和提升教师职务名称问题的请示报告》。根据文件精神,二医党委首先做好恢复教授、副教授职称工作,于1978年7月公告恢复教授34名,副教授38名。同时,学校恢复晋升职称工作。1978—1982年,经市高教局审核,市政府批准,学校先后晋升12名教授、139名副教授。经学校党委批准,恢复108名讲师,晋升510名讲师,461名主治医师(其中一部分讲师、主治医师重复统计),25名助理研究员,30名主管技师。[②]

1984年6月,根据高教局的要求,学校开始进行学衔评定试点工作。1986年初,上海第二医科大学学衔委员会成立。上海市政府批准其有权授予助教、讲师、副教授学衔和高级讲师学衔(公共学科及社会科学学科除外)。同年,经卫生部批准,该学衔委员会又获得审定卫生技术和科学研究技术多个系列学衔的授予权。1986年4月,学校全面开展教学、卫生技

---

① 《加强医学法语教师的培养,以进一步提高医学法语教学的质量——师资培养工作及晋升工作小结》(1982年),上海交通大学医学院档案馆藏 1982-DZ16-515。

② 《师资培养工作及晋升工作小结》(1982年),上海交通大学医学院档案馆藏 1982-DZ16-515。

术、科学研究多个系列学衔的评审工作。[①]

1986年8月,国家教委召开高等学校教师职称改革试点工作会议。会上明确提出改革高校过去单纯评定学衔的职称制度,实行"专业技术职务聘任制",将学衔评定和具体职务聘任统一起来。实行专业技术职务聘任制度,是我国专业技术人员管理制度的一项重大改革。高校根据教学实际需要设置专业技术岗位,设立教师职务为教授、副教授、讲师、助教四级,在经过评审委员会认定、符合相应条件的专业技术人员中聘任。1986年9月,二医成为上海市首批教师职称改革试点院校之一。

为做好教师职称改革工作,学校成立高级职务评审委员会(校长王振义任主任委员)和专业职务聘任委员会,制定了《试行教师职务聘任制条例》和《实施细则》。在教学方面,学校按国家教委下达的教师职务结构1∶2∶4∶3,卫生技术方面则按卫生部、上海市卫生局提出的1∶3∶5∶7确定教授、副教授、讲师、助教四级人员比例,由人事部门对各院、系、所、教研室定编,坚持"以岗设人、结构合理"的原则,全面考核、择优聘任,实行聘、退、交流同时进行。[②]

学校党政领导多次召开院、系、所负责人会议进行部署,研究和听取各院、系、所职改工作进展情况,包括拟聘任的各级职务教师名额、比例,各级教师职责及工作量,拟不聘的各级教师名单(特别是高年资教师名单)原因和分流安排的意见,以及拟退休的教师名单。1986年11月,校长王振义为首批53位高级职称受聘者颁发正、副教授聘书,聘期为3年。1988年,市政府批准二医具有教授授予权。此后,二医高级职务评审委员会具有教学、卫生技术、科研多个系列高级技术职务的授予权。学校还相继进行公共学科、社会科学、工程技术人员、实验技术人员、图书、财务、管理、政工等一系列职务评聘工作。至1990年,学校共通过741名教师高中级职务任职资格,聘任教授131人,副教授442人,讲师168人,评定卫技、科研实验、教辅等系列高中级职务2 952人,其中正高级184人,副高级585人(其中一部分人与教授、副教授重复统计),中级2 183人。对未聘人员,学校则帮助其在校内外交流。上述做法一直沿用至90年代,并不断完善聘任制度。

(二)引进竞争机制,实行破格晋升

二医是一所有较高学术水平和社会名望的老校,师资力量雄厚,但是随着大批高年资科技干部的老龄化,师资队伍出现青黄不接的情况,学术梯队的年龄结构急需调整。专业技术

---

① 王一飞,龚静德,陆树范,杨舜刚:《上海第二医科大学志》,华东理工大学出版社,1997年,第384页。
② 《有关专业职称评审工作的意见》(1985年),上海交通大学医学院档案馆藏1985 - DZ16 - 565。

职务晋升工作恢复以来,扩大了高级职称的人数,降低了高级职称人员的平均年龄,使学校教学、医疗、科研队伍的结构得到调整,然而在实际操作中,由于"文化大革命"破坏所造成的历史遗留问题(如人才老化、人员断档、等待晋升的专业人员积压等),给晋升工作带来很大困难。长期停顿的职称晋升工作恢复之初,理应首先解决一批老的专业技术人员职称问题,可是中青年承担着大量繁重的医教研工作,一时难以有机会脱颖而出,他们的工作积极性和创造力受到一定程度抑制。20世纪80年代后期,学校为了加强师资队伍建设,改善师资结构,开始把竞争机制引进高级技术职称晋升工作,实行专业技术职务破格晋升制度,为优秀中青年业务骨干尽早地脱颖而出提供途径。

　　破格晋升制度的原则是公开竞争,公平衡量,坚持标准,择优晋升,力求公开、公平、公正,注重实绩,不拘泥于学历、资历。在申报条件方面规定:①关于年龄,申报副高级专业职务者年龄小于40周岁,申报正高级专业职务者年龄小于45周岁,目的是便于选拔优秀中青年,使他们脱颖而出,早日成才。②关于任职年限,一般职称晋升必须在当前职务上任职满5年才可申报上一级专业技术职务,而破格晋升者则要求3年即可。一定的任职年限是必需的,尤其对于教师与医师这些需要较强实践与动手能力、需要积累经验的行业更为重要。但对于确有突出成绩,可适当缩短任职年限。③关于学历,一般应具有大学本科及其以上学历,但为了顾及实际情况,对于少数大专或普通大学学历且确有真才实学者,也给予破格晋级机会,以示对人才尊重与渴求。申报评审的程序采取了实绩和自荐答辩相结合的综合考评程序,分为:①个人申报;②科室评议推荐;③院系考核;④基层评委会评审推荐(申报者必须作半小时的自荐答辩);⑤申报者材料进行公示;⑥专家团对申报者材料预审,并作提问准备;⑦召开由80名左右专家参加的破格晋升自荐答辩会(俗称"打擂台"),这是破格晋升的关键环节;⑧学科组评议;⑨校高级职称评定委员会审定。[①]

　　1989年,上海第二医科大学举办建校以来的首次破格晋升。学校正式下达关于破格晋升一批医教研各级技术职称的决定后,受到各级领导的重视和医教研人员的普遍欢迎。基础部和其他各系也召开专门会议进行部署。各附属医院除了在科主任会上宣布这个决定外,还规定了每个科室的传达时限。附属新华医院、仁济医院把有关文件抄录下来张贴在醒目处,附属瑞金医院、第九人民医院还分别写信给在国外进修或工作的同志,欢迎他们申报此次破格晋升。[②]

---

① 《开拓进取,构建人才培养新机制——新时期二医大师资队伍建设回顾》,《中共上海第二医科大学党史大事记》,2002年,第243页。
② 《上海二医报》,1989年4月1日,第424期第1版。

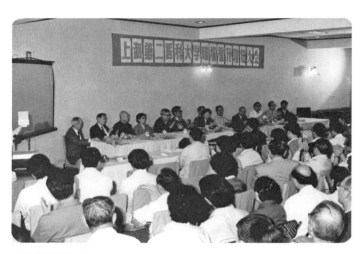

上海第二医科大学破格晋升聘任大会(1989年)

1989年5月5~6日,自荐答辩会召开。58名自荐的中青年医教研人员先后走上讲台,用20分钟时间阐述各自在医教研方面的成就。校高评委和应邀参加的校内外92名专家组成的评估小组打分。自荐者发言结束后,评估组专家们分别用中、外文提问,由自荐者进行答辩。9日,学校召开专家评估组会议。专家们根据58名自荐者的医教研工作实绩和自荐答辩会上的评分,采用多因素综合评价的方法,好中择优,最后推荐27人进入高级职务评审程序。5月30日,首次破格晋升结束。经过校高评委的评审,最终25人通过高级职称任职资格(晋升教授6名、主任医师1名、副教授9名、副主任医师8名、副研究员1名),2人通过评审上报有关部门批准。破格晋升的中青年骨干,平均年龄42.4岁,晋升为副高级职称的最小年龄仅为35岁,被晋升者中相当一部分博士和硕士是由学校自身培养的,体现了学校在师资培养和人才队伍建设上取得的成绩。1989年6月3日,学校举行首次以实际考核和自荐答辩相结合的破格晋升聘任大会。二医老校友、时任上海市副市长谢丽娟,时任市教卫办副主任黄荣魁等与校党政领导向25名破格晋升者(晋升7位教授,18位副教授)颁发了证书。[1]

　　进入20世纪90年代,上海第二医科大学将破格晋升列为一项常规工作,并逐渐完善,形成制度。如1990年破格晋升的工作,较1989年有所完善。1989年,工作实绩与自荐答辩分之比为5∶5,1990年调整为6∶4,而且明确规定了评教学职称,教学与科研分之比为6∶4;评医疗职称,医疗与科研分之比为7∶3;评研究职称,科研与教学分之比为7∶3。1990年对思想政治的考核要求更加具体化,对专业技术人员的基本政治立场、日常政治表现、工作责任心、组织纪律性、团结协作等方面进行半定量的考核,从政治和业务、医教研、

① 《上海二医报》,1989年6月15日,第429期第1版。

管理等方面进行全面衡量。破格晋升坚持实绩考核与自荐答辩相结合的基本做法外,还进行评审程序和评分方法的两项改进。[①] 1989—1993 年的 5 年里,学校共有 61 名优秀中青年破格晋升高级职称,对优秀人才的脱颖而出和学术梯队建设起到推动作用。

破格晋升制度不仅着眼于晋升,更重要着眼于培养。在实践工作中,学校将其公开竞争、公平衡量、注重实绩、择优选拔的原则由专业技术范畴扩大到行政、业务、后勤各个系列的人才选拔,逐渐成为上海第二医科大学人才培养工作中的重要组成部分。

(三)创立"配套成组"出国进修方式

80 年代初,二医在国际学术交流中采用"请进来""走出去"的办法,加强与国际学术机构交往,并作为师资队伍建设的一个途径,但却存在人员流失、归国率不高、部分出国人员回来后工作开展不起来或成效一般的情况。究其原因,除了国内客观条件或个人因素外,没有一种理想的组织出国进修的工作方法是一个不可忽视的重要原因。随着科技迅猛发展和学科相互交叉渗透,医学事业面临越来越严重的挑战。我国医学要发展并赶超世界先进水平,就必须打破各科长期单一发展形成的界限,建立横向联系,以学科为单位,建立一支在专业与知识结构上多功能、多层次、多方位的人才群体。为此,1984 年起,二医在贯彻中央制定的"按需派遣、保证质量、学用一致"的出国留学方针中,根据各学科发展建设需要,围绕学科发展和人才培养,大胆创造了"配套成组"这一出国学习方式,将不同层次、不同专业的中青年业务骨干集中培训,围绕一个课题、一个学科建设或共同任务目标配套成组出国学习,变被动选派为主动按需求选派。这种做法能够使出国人员在国外保持一个学科团队,凝聚在一起,共同探讨科研课题,同时尽可能获得国外资助,为国家节约经费,争取在最短时期内,获得出国学习和培训的最佳效果。

二医先后选派 10 个配套组赴美国、法国、日本、加拿大等发达国家进修学习。"配套组"出国学习的方式采取 3 种形式:①以一个学科带头人带领一个小组共同出国学习。如附属仁济医院心血管病学科,过去在开展高难度的心脏冠状动脉搭桥手术方面进展缓慢。在学科带头人王一山教授的率领下,一个由外科、内科、放射科、麻醉科等 7 名医生和护士组成的小组,赴美国旧金山圣玛丽医院外科学习心脏搭桥手术各环节中的关键性技术,仅 2 个月,回国后在较短时间内就把有关诊断治疗技术提高到国内先进水平。②学科带头人在国内预先周密规划、积极安排,小组成员根据具体任务分散到几个国外实验室同时学习。附属瑞金

---

① 《上海二医报》,1990 年 10 月 20 日,第 453 期第 1 版。

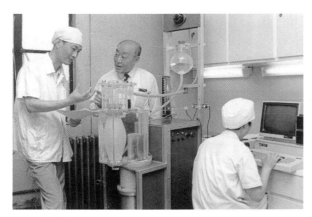

王一山教授(中)指
导博士生进行科研

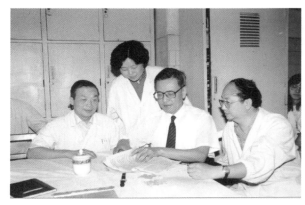

董德长教授(中)
指导学员阅读医
学外文文献

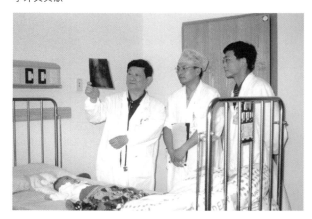

丁文祥教授(左
一)在病室查房

医院肾脏科在 1982 年刚建立专业时,仅有 3 名医生,无固定床位和任何设备,也无实验室,一切几乎从零开始。该科学科带头人董德长教授从提高肾脏病学科组的整体水平出发,在国际肾脏病协会主席、法国里切特教授支持下,于 1983 年 11 月选送了一个包括临床、透析、病理、电镜、生化、免疫等 6 名专业人员配套赴法进修两年,配套组 6 名成员全部顺利学成归国。经过几年的努力,该学科已发展到拥有 30 多名专业人员、25 张床位、3 个实验室的配套齐全,处于国内领先并在国际上有一定影响力。该学科发表学术论文 30 余篇,肾小管疾病早期预报、肾脏内分泌活性产物研究、红细胞生长抑制因子研究等 3 项成果均属填补国内空白,达到国际先进水平。[①] ③ 配套派出进修,配套引进国外智力。丁文祥教授领衔的附属新华医院小儿心胸外科,在美国民间健康基金会的支持下,该科有计划地组织配套小组到美国,或请美国小儿心胸外科专家到医院来示教,配套学习手术、监护等各种先进技术。经过一段时间的学习,该科不但能进行体现一个国家小儿心脏外科技术水平的各类发绀型先天性心脏病的手术、重症监护,而且研制出一整套适合中国国情的专用医疗器械和设备,使学科跻入世界先进行列。

"配套成组"出国学习的方式是从过去盲目派遣发展为有计划派出,加强了计划性,取得了主动性。科研人员学习引进国外先进技术,迅速应用于学科建设,效益明显,通过组队集中培养,科研人员回归率提高到 90% 以上。学科凭借学习、消化、吸收后发展起来的实力,相对更容易申请并获得地方和国家的各种科研经费,经过良性循环进一步提高了该学科在国内外的地位。[①] 1987—1989 年,二医利用世界银行贷款先后向美、英、法、澳、加拿大等国派出 12 名进修人员,除 1 名回国外,其余均逾期未归,回归率仅仅 8.3%。1991 年,国家教委批准二医 3 个专题研究组出国。学校用"配套成组"方式建组,3 个小组分别赴美、日、英短期学习,由于实行课题研究组长负责制,学习目的明确,人员配套合理,因此在国外短期学习不但达到预期效果,而且回归率 100%,回国后即能学以致用,开展临床应用和基础研究。

三、重点学科学术梯队的建设

学术梯队建设是保证师资队伍后继有人、提高师资队伍素质的重要环节。1984 年,学校对全校 160 个教研室、临床科室进行了系统的调查研究。其中已形成梯队的有 27 个科室,占总数 17%;通过努力能够形成梯队的 63 个科室,占总数 39%;梯队中断档的 70 个科室,占总数 44%。作为第一梯队的学术带头人有 232 人,他们代表了学校整体学术水平,但其中不少人是年事已高的老专家、老教授,在医教研第一线工作已力不从心。作为第二梯队的骨干师资年龄在 10～50 岁的有 297 人,他们是学校中承上启下的中坚力量,但多数人缺乏外语"四会"能力,缺乏独立设计科研课题的能力。作为第三梯队比较冒尖的人才,年龄在 40 岁以下有 239 人,多是近年毕业的研究生,其中半数外语水平较高,但医疗、教学实践锻炼少,在教学上能系统开课的只占 10% 左右,能独立设计科研课题的只有 65%。根据上述情况,在调查研究的基础上,学校制定《加强学术梯队建设规划》,对重点学科、博士点、硕士点的梯队建设,在人员配备、出国进修等方面给予重点倾斜,对梯队中有缺档的学科专业,确定一批新的学科带头人和中青年骨干师资培养对象,采取积极措施加快形成学术梯队,提高学校整体学术水平。经过多年努力,学术梯队建设取得重要进展。1990 年对 15 个重点学科梯队建设的调查,二医的学术梯队结构有所改善。具体情况如下表。

[①]《王一飞校长总结"配套成组"经验》,《上海二医报》,1990 年 11 月 5 日,第 473 期第 2 版。

1990 年 15 个重点学科梯队状况表

学科名称	学科带头人	人数	教授	副教授	讲师	助教
血液学	王振义	32	7	8	8	9
成人心血管	朱洪生、黄定九	67	10	12	15	30
消化内科	江绍基、萧树东	46	6	10	8	22
小儿心血管	丁文祥、刘薇廷	36	9	6	11	10
围产医学	吴圣楣	25	7	4	7	7
整复外科	张涤生、关文祥	49	5	8	20	16
口腔颌面外科	邱蔚六	53	7	5	18	23
分子生物学	陈诗书	44	5	5	14	20
免疫学	陆德源	78	7	20	31	20
组胚学	王一飞、汤雪明	43	6	11	16	10
核医学	夏宗勤	10	2	2	3	3
普外科	林言箴、张圣道	75	10	13	18	34
烧伤科	史济湘、朱德安、许伟石	53	6	8	11	28
骨外科	柴本甫、钱不凡、戴尅戎	48	9	7	11	21
内分泌	陈家伦	53	7	10	16	20

20 世纪 80 年代后,二医在加强重点学科建设和管理过程中,逐步建立起人才培养、梯队建设的良性运行机制,并形成了自己的经验。

(一)优化管理模式,建立和完善梯队建设的管理运行机制

学校以重点学科建设为龙头,在人才培养、梯队建设方面着重抓学科纵向三级管理和学科横向配套管理,建立和完善梯队建设的管理运行机制。

沟通信息,加强学科的三级管理。在重点学科的管理中,学校建立了"校-院(系)-学科"三级管理办法,明确各级的管理职能,加强宏观与微观的信息沟通,提高了学科建设管理的系统效能。学校强调学科带头人不仅是学科活动的指导者,而且是学科建设的管理者,明确指出学科带头人在学科建设中的主导地位和管理职能,在工作中充分调动和发挥他们管理的主观能动性。重点学科带头人在梯队建设中的管理职责是:根据学科重点研究方向及本学科特色,做好学科人才培养,编制梯队建设总体规划,并力尽所能地推动"规划"的实施。校、院(系)二级在学科梯队建设中的管理职责是共同对各学科梯队规划的制定进行宏观指

导。其中,院(系)一级起到"规划"实施管理的条件保障作用,如人员编制、结构调整、人才培养等方面的协调;学校一级做好制定优化梯队建设的有关政策,进行相应的宏观调控,检查监督院级保障作用的组织落实情况,并通过组织学科间的管理工作交流,加强各单位的组织管理工作。三个层次的管理职责分明,各有重点,相互制约,相互促进,通过互相的信息沟通和联系,建立梯队建设的良性运行机制。

(二)加强重点学科管理,加速学术梯队建设的进程

1. 发挥学科带头人作用,重视学科接班人的培养

"八五"期间,校党委领导班子对学科建设进行了充分的调查研究,在此基础上找准学科建设这个师资队伍建设过程中的关键环节,确立了"稳定队伍、优化结构、提高质量,选拔培养中青年骨干师资和学科带头人,争取在10年内顺利完成师资队伍的新老交替"的目标,学校建立了由党政领导牵头,组织、人事、科研、教学、设备等部门参加的领导小组,发挥各职能部门联合作战的整体优势,以保证选拔人才工作各环节的畅通。

重点学科的水平在一定程度上取决于学术带头人的水平,充分发挥学术带头人的作用是学科建设的关键。学校各重点学科的带头人都是事业心强、学术地位高、有一定组织能力的著名教授。他们在重点学科建设中主要起5个方面作用:①把握本学科的发展方向,领导制定学科建设规划,确定建设目标和重大科研项目;②选拔和培养接班人;③招收和培养高质量的博士研究生;④疏通和开辟国内外学术交流渠道;⑤为学科建设筹建必要的经费。

培养和选拔好新一代学科带头人是学科持续、稳定发展的关键。学校确定了学科接班人的基本条件:①年龄60岁以下,精力旺盛,具有正高级职称的博士导师;②医、教、研基础扎实,学术活动活跃,在本学科领域内有一定知名度;③在群众中有威信,作风正派,治学严谨,有较强的组织能力;④事业心强,愿意为学科建设做出贡献。第一批7个重点学科经过多年建设,培养和选拔了一批优秀学术骨干担当起学术带头人的重任。如口腔学科的张锡泽教授培养出新的学术带头人博士生导师邱蔚六教授,整复外科的张涤生教授培养出博士生导师关文祥教授,消化学科的江绍基教授培养出博士生导师萧树东教授,成人心血管学科的黄铭新、王一山教授培养出黄定九和朱洪生教授,围产学科产生新学术带头人博士生导师吴圣楣教授。口腔、整复、消化、成人心血管、围产学科均完成了学科带头人的新老交替工作,平均年龄从67.8岁降到58.6岁。针对第二批8个重点学科,学校根据实际情况着手进行学科的结构调整,对某些学科启动新老学科带头人交替的准备工作。重点学科一批新的学科带头人迅速崛起,如小儿心血管学科苏肇伉教授成长为博士生导师、小儿胸外

科主任、全国小儿心血管学会外科小组副组长,1993 年获得上海市科技进步一等奖;周光炎教授成为博士生导师、上海市免疫研究所副所长、国家有突出贡献的中青年专家,1992年获上海市科技进步一等奖;血液学科陈竺研究员,成为博士生导师、国家卫生部人类基因组织研究重点实验室重大项目负责人、上海生命科学中心副主任,1993 年获国家卫生部科技进步一等奖;裘世静研究员成为博士生导师,先后承担了 3 项国家自然基金项目和 2项上海市启明星选题,完成论文 35 篇,在骨科生物力学和细胞生物学方面取得卓越的成就,1994 年被评为上海市十大科技启明星;医学分子生物学科的王亚新教授成为博士生导师,在基因诊断研究方面获国家自然基金等项目 4 项,发表论文 33 篇,1994 年被任命为教研室主任。[①]

　　学校根据重点学科建设的经验,谨慎对待学科带头人的新老交替工作。医学是应用学科,水平高低与实践经验密切相关,学术带头人的年龄不宜一刀切。已超龄老专家是否继续担任学术到头人要根据实际情况,学校着重从两方面考虑:一是本人身体状况,二是接班人是否具备独立领导学科建设的必要条件。若接班条件已成熟,则让老的学术带头人退居二线,由新的学术带头人承担;若接班人的学术地位和威望与原学术带头人有较大差距,并且原学术带头人的身体尚可,则一方面任命新的学术带头人,一方面老的学科带头人不急于退居二线,由新老学术带头人过渡性地共同领导学科建设一段时间。

　　2. 调整学科人才结构,形成人才梯队优势

　　第一批重点学科经过了 10 年选拔与培养,截至 1995 年,7 个学科中正高、副高和中级人数分别由 10 人、20 人、50 人增至 60 人、63 人、104 人,第二批重点学科通过 5 年建设,8 个学科中正高、副高、中级人数分别由 34 人、44 人、60 人增至 53 人、77 人、110 人。15 个重点学科共有专业技术人员 963 人(占全校同类人员总数的 13.1%),其中正高级 118 人,占总数12.3%,副高级 428 人,占总数的 44.4%。而全校共有专业技术人员 7 340 人,其中正高级422 人,占总数 5.8%;副高级 649 人,占总数 8.8%;中级 2 175 人,占总数 29.6%;初级4 095 人,占总数 55.8%。

　　1995 年,第一批重点学科的师资队伍中,获得博士、硕士学位的人数,分别从建立时的15 人、34 人增至 32 人、80 人;研究生在学科所占总人数的比例从原来的 12.2% 增至22.7%。第二批重点学科经过 5 年建设,8 个重点学科的师资队伍中,获得博士、硕士学位的

---

① 李宣海、薛纯良等:《建立和完善我校重点学科人才梯队建设的良性运行机制》,载上海第二医科大学医学教育研究室、教务处编:《上海第二医科大学医学教育改革研究与实践(1990—1999)论文选编》,第 130 页。

人数,分别从建立时的 22 人、49 人增至 31 人、77 人;研究生在学科所占总人数的比例从原来的 15.9％增至 23％。15 个重点学科师资队伍中,有研究生学历 220 人,占专业技术人员总数的 22.9％,其中获博士学位 63 人、硕士学位 157 人,分别占专业技术人员总数的 6.5％和 16.3％。而学校师资队伍中有研究生学历 652 人,占专业技术人员总数的 8.9％,其中获博士学位、硕士学位的分别占专业技术人员总数的 1.3％和 7.6％。重点学科专业技术人员的职称、学历结构优于全校水平。[①]

3. 加强青年人才的培养,做好学科梯队的人才储备

高校师资队伍中出现的梯队断裂、人才低谷现象,使重点学科梯队建设受到影响。学校根据实际情况、在人才梯队建设中冲破以往梯队层次和年龄的概念。人才培养重点放到(小于 45 岁)跨世纪人才的选拔、扶植及培养上,并尽快地将一些优秀青年人才推向医、教、研工作的第一线。15 个重点学科有 21 名青年科技人员纳入校、市两级优秀青年重点培养计划。学校各管理部门对这些青年业务骨干在出国进修、考察、晋升、晋级、科研经费、研究生导师增列及研究生招生、实验室设施、个人生活等方面积极创造条件,给予政策倾斜、配套管理。血液重点学科的陈竺、陈赛娟夫妇 1989 年获法国医学博士学位,回到上海血液学研究所。学校各管理部门积极为他们筹建实验室,落实研究启动经费,并配备研究生及工作助手,使他们的科研工作很快做出成绩。陈竺夫妇在全反式维甲酸诱导早幼粒白血病分化的分子机制研究方面,发现了 t(15;17)染色体易位所致的融合基因 PML‑RARα,在国际上首次报道了该融合基因分子异质性,对 t(15;17)的 DNA 异常重组,并建立了反转录酶/多聚酶链反应(RT/PCR)技术检测 APL 微小残余病变的方法,在国际上首次报道了 APL 中的变异型染色体易位 t(11;17),并克隆了一个新的融合基因 PLZF‑RARα。这是我国学者自行发现的第一个人类疾病相关基因,实现了我国生命学科领域中人类新基因克隆"零"的突破。

加强青年人才的培养,积极做好学科人才梯队的储备,是梯队建设一个重要环节。到 1994 年,15 个重点学科有 39 名青年科技人员,获得 50 项各级(国家、部、市、局)青年基金项目的资助。其中小于 35 岁的有 19 人,35～45 岁的有 20 人。所获得 50 项青年基金中,国家"863"青年基金项目 1 项,国家自然科学青年基金项目 16 项,卫生部青年基金项目 6 项,上海市科技启动明星项目 5 项,重点学科获得青年基金数占全校同类总数 66.7％。骨科博士裘世静、腹外学科博士朱正纲、成人心血管学科博士刘忠民、血液学科董硕(在职博士生)、整

---

① 李宣海、薛纯良等:《建立和完善我校重点学科人才梯队建设的良性运行机制》,载上海第二医科大学医学教育研究室、教务处编:《上海第二医科大学医学教育改革研究与实践(1990—1999)论文选编》,第 132 页。

复学科博士范志宏等 5 名青年纳入上海市科技启明星跨世纪学科接班人培养计划。裘世静在 1994 年被评为"上海市十大优秀科技启明星"。1993 年,血液学科陈竺博士获得国家自然科学基金委优秀人才基金。1994 年,15 个重点学科中有 20 名中青年破格晋升为高级职称;有 4 名小于 45 岁的青年科技人员晋升为教授;有 5 名中青年科学家获得国家有特殊贡献中青年科学家荣誉称号;有 13 名优秀青年人才(均小于 45 岁)推上科室、重点科学家、研究室的领导岗位(分别担任主任或副主任)。重点学科一大批跨世纪优秀中青年人才的脱颖而出,使学科充满着活力与生机,标志着重点学科学术梯队后继有人,学科发展具有不可低估的后劲。[①]

四、教职工管理的新变化

"文化大革命"期间,上海第二医学院教师队伍虽有补充,但教师总数却有所下降,行政人员增长不多,教辅人数却大幅度上升,其原因是大批中学生统一分配来校就业安排。1976 年教职工总数为 1 315 人,其中教师 396 人,职员 274 人,教辅 315 人,工人 330 人,职工人数占教职工总数 70%。

1978 年,由于落实知青政策,职工子女插队回沪顶替,以及其他政策性安排,职工人数继续增长。1979 年起,学校重视职工队伍建设,调整编制,严明劳动纪律,并对 20 世纪 70 年代进校的青工进行分流,一部分人安排到新建的院、系所,同时鼓励有条件的青工报考中专、大学,鼓励自找出路,准予调出;一部分调整定岗,边工作边培训,培养财会、烹饪、保育、教辅等专业人才以及水、电、泥、木等技工。随着学校第三产业的发展,部分青工又转入生产经营单位。通过这些途径,把超编职工逐步予以消化。

1986 年开始,学校实施合同制,这是用工制度方面的重大改革措施,打破了长期以来一成不变的"铁饭碗"制度。学校与被录用的新工人签订用工合同,明确双方的责、权、利。同年开始对职工实行聘任制,学校成立人才交流中心,对下岗人员实行统一管理和安排。

20 世纪 70 年代后期至 80 年代初期,学校一些行政科室和实验室因工作需要,有一批青工"以工代干"。1983 年,根据中央组织部(1983)2 号文件《关于整顿"以工代干"问题的通知》,学校对确有文化、技术、够条件的"以工代干"人员,经文化考核,所在科室评议,组织批

---

① 李宣海、薛纯良等:《建立和完善我校重点学科人才梯队建设的良性运行机制》,载上海第二医科大学医学教育研究室、教务处编:《上海第二医科大学医学教育改革研究与实践(1990—1999)论文选编》,第 134 页。

准,分别转为干部或技术员编制,不够条件者则分配适当的工作。

20 世纪 80 年代,职员队伍结构开始变化,一方面从教师队伍中分流出部分有大学毕业学历者转到党政及实验技术、图书资料岗位上;另一方面从大中专毕业生中选留合适人员充实职员队伍,职员队伍实现了新老交替。

在职工教育方面,1981 年,根据《中共中央、国务院关于加强职工教育的决定》,学校成立职工教育委员会,由人事处、教务处、总务处、工会、业余教育科等各方面负责人组成,各系部、附属医院也成立相应的机构,并确定一负责人分管这项工作。由于各方面的重视,所有 1968—1980 年秋初、高中毕业生其语文、数理化的实际水平未达到初中、高中毕业的职工都分批分期脱产或半脱产参加补习。有些获得高中毕业证书的和一些从事教辅、实验辅助工作的人员要求报考电大、夜大,进一步提高文化科学知识水平。经批准,许多职工结合自己的工作,在电大、夜大学习有关专业,培养为专业人才。与此同时,为适应现代科学技术发展的需要,学校对 20 世纪五六十年代进校工作的实验技术人员积极创造条件给予专业进修,通过培养其中不少人成为实验技术队伍中的骨干,一些人获得了高级职称。

进入 20 世纪 90 年代之后,学校对劳动人事制度进行了深入改革,冲破传统管理模式,合理缩编,优化结构,择优上岗,扬长分流,人尽其才,提高效率,建立自我约束和竞争机制。改革主要在以下四个方面进行:①定编定岗,合理缩编。根据满负荷工作量,核定各部门在职人员的编制数和岗位数,明确职责、任务。实行以“责任到人,部门负责”为核心的工作岗位责任制,提倡“一专多能,一人多岗”的原则,完成缩编 10%～20%。②择优聘任,按需上岗。贯彻“公开、平等、竞争和择优”的原则,采取“双向选择,分级聘用”的办法,突破部门、专业界限,统筹规划,竞争上岗。学校集中管理聘余人员,积极创造新的劳动岗位,广开就业渠道,进行培训,转岗和再分配;同时,继续开发人才市场,建立交流网络,健全调蓄机制,促进人才合理流动。③严格考核,奖惩挂钩。以考察履行工作职责情况和工作实绩为主,建立全面、科学而简单可行的评估标准和逐级分类考核的指标体系。采用“部门和个人相结合”“质量和数量相结合”“民主评议和主管考核相结合”的方式进行。考核结果与岗位业绩津贴直接挂钩。④制定特殊政策,奖励有功人员。创造必要物质条件,奖励德才兼备、实绩突出的学科带头人、中青年骨干教师和优秀管理干部,吸引和稳定优秀人才,调整和优化教师、干部队伍结构。

第五节　党的建设与思想政治工作

"文化大革命"结束后,在上级党委的领导和支持下,学校从思想上、政治上、组织上不断加强党的自身建设,并着重强化对广大师生医务员工的思想政治教育,为学校各项专业的稳定发展奠定坚实基础。

一、恢复党的思想建设和组织建设

"文化大革命"期间,国家政治经济生活陷入混乱,党的思想建设和组织建设也遭到严重破坏。改革开放以后,中国进入社会主义建设新时期,全党工作的重心也转移到经济建设上来。新时期国家的经济腾飞,是一个宏大的系统工程,党的组织建设和思想建设是其中的一项核心工程。二医党委根据党的中心任务采取多种形式,向全校不断开展党的路线、方针、政策的宣传教育活动,加强党的思想建设和组织建设。

（一）加强党的思想建设

1978 年 5 月 11 日,《光明日报》以特约评论员名义发表了《实践是检验真理的唯一标准》的文章,新华社全文转发全国,在广大干部和师生中引起了强烈反响。为迅速转变观念,把工作重点转移到医、教、研工作上来,把思想政治工作深入到业务领域中去,二医党委先后组织广大干部、教职工学习"实践是检验真理的唯一标准问题"的有关文件,分清理论是非,引导全校广大师生员工全面准确地理解党的十一届三中全会以来的路线、方针、政策,推动学校的改革开放,促进医教研事业的发展。

十一届三中全会公报发表后,学院各级党委、总支组织干部和群众进行学习讨论,并且组织高级知识分子座谈会,畅谈了学习体会。师生员工反应十分强烈,群情激昂。老教授潘孺荪卧病在家,听了公报,十分兴奋,立即写了七律一首,叫儿子送给党组织,以示心意。诗云:元旦将临忆亲人,良辰更念毛主席。盛会公报振人心,向着现代化进军。[①]

针对上海第二医学院有些党员干部思想不解放、认识跟不上、行动不坚决的实际情况,从 1979 年 8 月 15 日开始,学校党委对广大党员干部进行了为期一周的讨论学习。学习的中心是真理标准问题的讨论和阶级关系的根本变化,学习市委宣传工作会议精神,在学习中

---

① 《党委办公室简报》(1978 年),上海交通大学医学院档案馆藏 1978 - DZ4 - 163。

发扬理论联系实际的学风,在弄清基本原理的基础上,联系实际,敞开思想,总结历史的经验教训;发扬民主,解放思想,力求把思想和行动统一到实事求是,统一到一切从实际出发的毛泽东思想的科学基础上,统一到十一届三中全会的精神上来。

1982年,党的十二大召开后,校党委举办"党员干部十二大文件读书班",要求每个同志认真学好文件,领会精神,在学习中做到个人精读文件同集体讨论相结合,学习领会精神同联系实际相结合,学习同宣讲相结合,并按照十二大精神和新党章的要求,对照自己,认真开展批评与自我批评,纠正不正之风,增强党的观念,加强党性修养。1987年,党的十三大召开。校党委发出《关于组织学习党的十三大文件的通知》,制订学习和宣传十三大文件的具体计划,研究学校领导体制和机构改革的总体设想,要求全体党员尤其是领导干部,带领广大群众学好十三大文件,以十三大精神为动力,在总结建校35周年经验的基础上,以深化教、医、研、管理等各方面改革的实际行动来贯彻十三大提出的任务。1992年,为学习贯彻十四大精神,校党委专门召开由各基层党委书记和有关部处负责人参加的党务会议,部署学习贯彻十四大精神的具体计划。要求全校各单位把学习十四大文件作为政治学习、思想教育的重点,分层次、多形式、有步骤地组织师生员工学习文件,深刻领会邓小平同志关于建设有中国特色社会主义的理论,加深理解建立社会主义市场经济的重要意义,并把学习与学校改革、医院上等级、创建文明单位等实际工作相结合。

1994年9月,党的十四届四中全会召开。全会集中讨论了党的建设问题,并做出了《中共中央关于加强党的建设几个重大问题的决定》。为深入贯彻落实全会精神,学校党委组织广大党员学习全会文件,领会全会精神实质,明确党的建设目标、任务、指导方针和重大措施;在学习文件、提高认识的基础上,组织广大党员学习贯彻要与深入调查、调研相结合,将学习"决定"精神与推进"211工程"建设相关工作相结合。

（二）加强党的组织建设

1. 选拔中青年干部,充分发挥老干部的作用

1979年11月,学校党委召开"贯彻市委工作会议,提出六年奋斗目标"二医校党委扩大会议。会上普遍认为领导班子年龄大、体质差、懂业务的少,严重阻碍了"四化"建设的发展。根据中央"大胆选拔使用中年干部,大力培养青年干部,充分发挥老干部作用"的精神,校党委决定要对老干部情况作一次系统分析:身体尚好、有一定水平的,则继续发挥其骨干作用;身体和能力不适应的可以转行或退居二线;坚持工作有困难的可离休或退休,同时立即着手选拔中青年干部到院、系领导岗位;发动全党推选青年培养对象,把真正拥护党的十一届三中全会确定的路线、方针和政策、搞党性不搞派性、身体健康的干部选拔到各级领导岗

位上。①

　　1984年4月,学校领导班子被正式批准后,按照干部"革命化、年轻化、知识化、专业化"的要求抓紧中层干部调整。4月5日,学校党委拟定"关于调整中层干部以及建设干部第三梯队的几点意见",成立调整中层干部调查组,确定了选拔中层干部的标准、工作方法和步骤,规定了工作纪律。② 通过民主评议推荐、组织考察、上级批准,全面调整校、院、系、所、部、处党政领导班子。到7月,118名年富力强的中青年同志被选拔进中层领导班子,大批老干部从领导岗位上退下来,使中层领导班子的平均年龄明显下降(调整前全院中层干部平均年龄为58.6岁,调整后为49.4岁,下降了9.2岁),文化程度显著提高(调整前中层干部大专以上文化程度占总人数的62%,调整后上升至78%),基本实现了干部的新老交替。③

　　学校自1993年以来不断完善处级干部选拔任用机制,本着"公开、平等、竞争、择优"的原则,在校本部机关处级干部中全面实施公开招聘、竞聘上岗,成立招聘评议委员会,制定干部竞聘上岗一系列考核、任免程序,即自荐、组织推荐、本人述职、评委测评、组织考核、最后党委集体讨论决定。这一改革拓宽了选人渠道,打破了"论资排辈、平衡照顾"的观念,进一步扩大民主,提供了一个平等竞争择优的机会。1993年8月,学校根据管理体制改革总体方案精神,在"精简机构、削减人员、下放权力、转变职能、强化服务"的基础上,建立"精干、有效、结构合理"的管理干部队伍,提出"双向培养、双向交流、双向兼职、双肩挑"的四个"双向"的校、院级领导干部培养要求。为贯彻落实1995年中央颁发的《党政领导干部选拔任用工作暂行条例》,学校加大培养跨世纪人才的力度,积极修订了干部任用工作中的有关规定、制度,如"党政干部任免的规定""关于公开招聘党政管理干部若干规定""关于干部交流、轮岗的意见"等,下发全校各党委学习执行。

　　针对学校面临"人员老化、梯队断层、人才外流"的严重问题和一些班子已到换届调整阶段,校党政领导提出"立足当前、坚持长期、着眼未来"的思路,不失时机地抓后备干部队伍建设。后备干部实施转岗交流、挂职锻炼,使其在业务上、管理上能与国际接轨,参与国际竞争,除政治上、业务上培养外,学校还注重实践中加强对后备干部的党性锻炼和考察,每年组织优秀中青年到井冈山等革命老区进行社会考察,开展社会服务活动,并参加援藏、援疆等工作。

---

①《贯彻市委工作会议,提出六年奋斗目标——上海第二医学院党委扩大会情况》(1979年),上海交通大学医学院档案馆藏1979-DZ6-131。

②《上海第二医科大学纪事》编纂委员会:《上海第二医科大学纪事(1952—2005)》,上海:上海交通大学出版社2006年版,第150页。

③《党委办公室简报》,1984年第4期。上海交通大学医学院档案馆藏1984-DZ2-198。

在干部调整过程中,一批经验丰富、年事已高的老同志从岗位上退了下来。为加紧对新干部的培养,学校组织老干部和老专家搞好传帮带,把新班子扶上马、送一程,帮助新班子顺利开展工作。1982 年,校党委决定在组织部增设老干部科,具体负责离休老干部工作。1985 年 12 月,老干部科从组织部划出,成立老干部办公室,同时成立了老干部委员会,协调系统老干部工作,听取老干部的意见和建议,研究加强老干部工作。各附属医院设了一至两名顾问,系部设了名誉主任,研究所设名誉所长和顾问,卫校设顾问,并成立了专家室,听取老干部和老专家对选拔人选的意见。学校还专门成立了领导小组,实行干部离休制度,加强离休退休干部的管理工作,对老同志们给予政治上和生活上的关心,使他们在学校发展中发挥余热。

2. 新时期的党代会和党委会

中共上海第二医学院第六次党员代表大会自 1972 年召开后,期间党委会成员进行了两次大的调整。1986 年 7 月 11～14 日,中共上海第二医科大学第七次党代会召开。会前召开预备会议,对大会的议题进行充分酝酿和认真讨论。出席大会正式代表 266 人,列席代表101 人,特邀代表 21 人。潘家琛代表党委作《为把我校办成高质量、有特色的社会主义医科大学而奋斗》的报告,万觉民作《团结起来为实现我校党风根本好转而团结奋斗》的纪委工作报告。市教委党委副书记王力平出席开幕式并讲话。大会一致通过上述两项报告。大会号召:全校各级党组织和全体共产党员在市委的领导下,坚持四项基本原则,坚持全面改革,坚持全心全意为人民服务的宗旨,继续发扬愚公移山的精神,同心同德,进一步加强党的建设,加强思想政治工作,加强党性、党风和党纪教育,坚决纠正一切不正之风,尽快实现党风根本好转,和全校师生医护员工一起树立"团结、求实、勤奋、进取"的校风,提高医、教、研、后勤、管理等各项工作的质量,为把我校办成高质量、有特色的社会主义医科大学而奋斗。[①] 大会以无记名投票方式选举产生新一届党委委员 11 人和党的纪律检查委员会委员 9 人。潘家琛、林荫亚(女)、程鸿璧、郑德孚、方友娣(女)、马强、包仁德、余贤如、李春郊、范关荣、陈淑瑾(女)为党委委员,潘家琛任党委书记,林荫亚任党委副书记,程鸿璧[②]任党委副书记兼纪委书记。

---

① 《中国共产党上海第二医科大学第七次代表大会关于中共上海第二医科大学委员会报告和纪律检查委员会工作报告的决议》
　　(1986 年),上海交通大学医学院档案馆藏 1986 - DZ38 - 4。
② 程鸿璧,男,汉族。1932 年 10 月生,安徽休宁县人。1959 年 8 月上海第二医学院儿科毕业,1960 年 4 月加入中国共产党。
　　1954 年 9 月入上海第二医学院读书,1958 年 8 月留校工作,历任助教、科员、科长、人事处副处长、党支部书记、党总支委员,附属
　　新华医院党委书记,上海第二医科大学副校长。

1991 年 5 月 17 日，中共上海第二医科大学第八次党代会召开。参加大会的有 294 名正式代表，38 名列席代表，28 名民主党派、无党派人士特邀代表。潘家琛代表党委作《加强党的领导，调动一切积极因素，为建设高水平的社会主义医科大学而奋斗》报告，程鸿璧代表纪委作《加强党风党纪建设，为振兴二医事业的发展而努力》报告。[①] 大会充分肯定了第七次党代会以来学校党的建设、改革开放、思想教育、反对资产阶级自由化、医教研、后勤等方面工作的成绩，提出了要切实加强党的领导，全面贯彻党的基本路线和教育卫生工作方针，坚持改革开放，紧密团结全校师生医护员工，调动一切积极因素，为把学校办成高水平、有特色的社会主义医科大学而努力的基本任务。根据上级决定，本次大会后，学校的领导体制实行党委领导下的校长负责制。大会选出党委委员 17 人：丁荫煊、马强、王一飞、王国梁、方友娣、包仁德、严肃、余贤如、陈万隆、陈淑瑾、邱蔚六、郑德孚、范关荣、吴伟泳、张妹娣、程鸿璧、薛纯良，选出纪委委员 11 人：冯志成、叶利华、陈佩、陈正中、沈琴华、张懋贞、徐继光、崔华锋、符诗高、程鸿璧、蔡俊洪。[②] 5 月 20 日，校第八届党委会第一次会议选举余贤如为校党委书记，程鸿璧、严肃为副书记。校第八届纪委会第一次全体会议选举程鸿璧兼任校纪委书记，符诗高任专职副书记。[③]

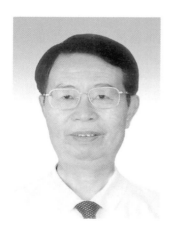

余贤如（1991—1997 年任上海第二医科大学党委书记）

余贤如，男，福建蒲城人。1937 年 10 月生，1960 年毕业于上海第二医学院医疗系，心内科教授，1986—1988 年任上海第二医科大学附属新华医院党委书记，1988—1989 年任上海第二医科大学校长助理、支援汕头大学医学院工作组组长，1989—1991 年任上海第二医科大学附属第九人民医院党委书记，1991—1997 年任上海第二医科大学党委书记，中国共产党上海市第六次代表大会代表，期间撰写论文多篇，在《研究与发展管理》和《上海高等教育》等杂志上发表论文 5 篇，

① 《二医大第八次党代会党委、纪委报告》(1991 年)，上海交通大学医学院档案馆藏 1991 - DZ38 - 283。

② 《上海二医报》，1991 年 5 月 20 日，第 465 期第 1 版。

③ 《上海第二医科大学纪事》编纂委员会：《上海第二医科大学纪事(1952—2005)》，上海：上海交通大学出版社 2006 年。

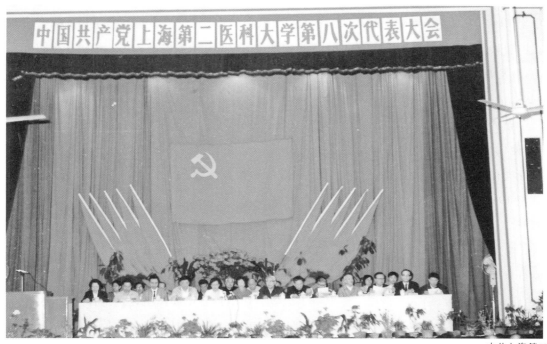

中共上海第二医科大学第八次代表大会(1991年)

获"上海市优秀教育工作者","上海市教育系统"关心、支持工会工作的好领导"
等称号。

3. 党的基层组织建设和党员发展

"文化大革命"结束后,上海第二医学院党委的基层组织逐步恢复。附属
新华、仁济、九院、基础医学部党总支先后升格为党委,各直属支部先后升格为
党总支。1979年,学校党员发展工作恢复正常。全年共发展12名新党员。
1982年,学校党委重新恢复党委组织员制度,专管党员发展工作,发展党员19
名。[①] 根据中央发展党员工作座谈会纪要中提出的"在中年知识分子中发展党
员工作及在大学生中加强党建工作"的精神,学校党委狠抓党支部书记的教育
工作,统一认识、解放思想,采取"个别指导、及时交流"的方法,重点解决了长期
遗留下来的知识分子入党难的问题,其中包括邱蔚六、王一山等15名争取入党
达几十年之久的知识分子。入党的高级知识分子占全年发展总数的45%。
1985年,学校党委继续贯彻中央关于大量发展优秀知识分子入党、大量吸收先

---

① 《1982年二医党委组织发展工作计划、总结》(1982年),上海交通大学医学院档案馆藏1982 - DZ4 - 161。

进青年入党的精神,全年共发展党员 229 名,其中正副教授 18 名,讲师 45 名,研究生 6 名,学生 79 名,发展党员数创上海第二医学院历史最高纪录。① 1985—1987 年,学校开始重视在护理队伍中发展党员工作。1984 年,学校护理队伍中的党员数仅占 2.6%,经过 3 年的努力,新发展党员 56 名,护理队伍中党员比例明显上升,解决了第一线护理人员党员骨干少的问题。

党员发展工作极大地调动了广大知识分子的积极性,通过吸收优秀的知识分子入党,使广大知识分子更紧密团结在党中央周围,一大批优秀的高级知识分子先后走上了领导岗位和医、教、研、后勤、管理的第一线,使学校各方面的工作都有了快速的发展。截至 1990 年,二医党委共下设 6 个基层党委,5 个党总支,136 个党支部,党员达 2255 人。②

为加强党的思想建设,根据中央及市委的决定,二医于 1990 年 8～12 月,全面开展了党员重新登记和民主评议工作。各级党组织加强领导、认真组织,党员领导干部层层带头,广大党员态度端正,使该项工作取得了成效。在重新登记和民主评议工作中,广大党员受到了一次马克思主义基本理论、党的理想、宗旨、纪律和坚持四项基本原则的教育,促进了党内政治生活的正常化,密切了党群关系和干群关系,推动了学校党的建设。校党委还广泛听取党内外群众对党委工作的意见,并认真进行讨论,针对存在的问题提出整改措施。

在基层党支部建设上,20 世纪 80 年代后,学校多次举办党支部书记读书班,对党支部书记集中进行培训,探讨新形势下如何发挥党支部战斗堡垒作用和党员先锋模范作用。学校组织力量对全校党支部、党员、党务干部情况作了较大规模的调查与系统分析,针对存在的主要问题,进行教育和引导,分别于 1988 年和 1989 年制订和修订《党支部工作条例》,明确党支部的地位、作用和任务,为支部工作提供了制度上的保证。③

4. 评选表彰先进党支部和优秀党员

1979 年起,学校党委结合纪念党的生日,开展评选表彰先进党支部和优秀党员的活动,交流推广先进党支部的工作经验,以提高党支部的战斗堡垒作用和发挥党员的先锋模范作用。

---

① 《上海第二医科大学党员和党组织统计年报表》(1985 年),上海交通大学医学院档案馆藏 1985 - DZ4 - 171。
② 《1990 年二医大党委大事记》(1990 年),上海交通大学医学院档案馆藏 1990 - DZ38 - 121。
③ 《1989 年二医大党委大事记》(1989 年),上海交通大学医学院档案馆藏 1989 - DZ38 - 159。

1979—1990 年先进党支部、党小组、优秀党员表[1]

年份	先进党支部(校)	先进党小组	优秀党员(校)
1979	4	2	48
1980			
1981	2	1	31
1982	3	3	35
1983	3	4	32
1984			
1985			
1986	2		18
1987	1	1	4
1988	8		21
1989			
1990			

　　1994 年 3 月，学校党委开展了支部"达标创先"工作，建立评估体系，加强督促检查。支部工作紧紧围绕本单位的中心任务，发挥党支部的战斗堡垒作用。到 1996 年 4 月，校党委在全校范围内对支部"达标创先"工作进行了抽查、考核。1994 年 4 月，全校党员开展"关于新时期党员标准"的讨论，通过这一活动增强党员建设社会主义市场经济体系，发展社会主义市场经济的坚定性、自觉性，使党员在发展市场经济中自觉增强党性锻炼，提高为人民服务的本领。活动经过学习(4 月)、讨论(5～6 月)、党员民主评议，推荐评先(7～9 月)，总结表彰(10～12 月)，评选"双最"，即"我最佩服的共产党员"和"我最受感动的两件事"。同时，学校"群众参与党组织考核党员"和"加强护理队伍党建工作"获"1995 年上海市基层党建创新奖"。

二、开展整党和党风廉政建设

（一）整党工作

　　党的十一届三中全会以后，重新确立了马克思主义的思想路线，实现了党和国家工作重点的转移，党的作风和党的组织得到了初步的整顿，有了明显的改善。但是由于当时党在一系列紧张工作中，还未针对党在思想、作风、组织各方面存在的问题进行全面、系统的整顿，

① 王一飞,龚静德,陆树范,杨舜刚:《上海第二医科大学志》,华东理工大学出版社 1997 年版,第 77 页。

党内仍然存在着一些严重的错误思想和不良倾向。1983 年 10 月,党的十二届二中全会做出《中共中央关于整党的决定》,在全党开展一次深刻的马克思主义教育运动。1984 年 3 月 1 日,上海第二医学院党委印发 1984 年党委工作要点,着重提出要组织全校党员学习《关于以整党文件为主要内容,对面上党员进行教育的意见》和邓小平、陈云在十二届二中全会的讲话。4～6 月,学校党委根据中央关于整党的决定和上海市委关于整党学习的通知精神,对党员干部分批进行了轮训,每批两周,累计 516 人参加。通过轮训,明确了整党任务,提高了党员干部参加整党的自觉性。[①] 1984 年 10 月,经上海市教卫党委决定,上海第二医学院为全市第二批整党单位。随后,学校正式成立整党办公室,作为整党工作的领导机构。校党委副书记潘家琛担任办公室主任,方友娣、万觉民为副主任。1984 年 10 月 29 日,校党委召开全院整党动员大会。潘家琛在动员报告中郑重宣布上海第二医学院的整党工作正式开始。他以大量事实说明二医整党工作的重要性和必要性,并要求全体参加整党党员彻底否定"文化大革命",肃清"左"的思想影响,深入揭露和解决学校存在的思想、作风、组织不纯的问题,实现党风的根本好转,使各级党组织成为开创各项工作新局面的坚强核心,为新时期学校医教研事业的发展提供有力的思想保障。[②]

整党的中心环节是增强党性,重点是领导班子和领导干部。二医整党的全过程分为"系统学习、对照检查、组织处理、党员登记和验收"几个阶段。步骤由上而下、分期分批进行。校本部党政机关和基础部先行一步,从 1984 年 10 月 29 日开始到 1985 年 6 月结束,附属瑞金、仁济、新华、九院 4 所医院党委整党于 1985 年 7 月开始,宝钢医院总支、卫校总支、后方瑞金医院、后方古田医院党总支于 1986 年 9 月开始整党,全校整党于 1987 年 3 月底结束。[③]

遵照《中共中央关于整党的决定》和中纪委、上海市委、市教卫党委关于组织处理和党员登记的有关规定,学校党组织坚持高标准,严格要求,把好党员登记关,对符合或基本符合党员标准的党员予以登记。在整党中,校、院两级党委始终坚持以整党促进改革、促进工作,以改革和工作检验整党。

二医通过整党增强了各级领导班子和领导干部的党性观念,增强了搞好改革的时代责任感,通过彻底否定"文化大革命"的教育,自觉清理了"左"的影响,改善了党内、党外关系,找出本单位发展中主要问题,明确了总体发展要求,在整党中和整党后及时有计划地进行了

① 《上海第二医科大学纪事》编纂委员会:《上海第二医科大学纪事(1952—2005)》,上海:上海交通大学出版社 2006 年版,第 156 页。

② 《校本部整党各次大会领导讲话及各交流材料》(1985 年),上海交通大学医学院档案馆藏 1985 - DZ13 - 234。

③ 《整党办公室:校本部整党工作计划及各阶段实施计划》(1985 年),上海交通大学医学院档案馆藏 1985 - DZ13 - 233。

党性党纪党风教育,严肃查处了违法乱纪案件,全校党风有了明显好转,党员的素质有了提高。整党过程中的自我清理和普遍教育,使全体党员的认识进一步统一于党的思想路线和政治路线,促进了改革和各项工作的进展。[1]

（二）党风廉政建设

1979 年,上海第二医学院纪委成立后,协助党委贯彻十一届三中全会精神,进行思想路线和组织路线上的拨乱反正,消除"左"的影响,整顿和加强党风廉政建设。1980 年,校纪委分批举办党员干部轮训班,学习《关于党内政治生活若干准则》《中国共产党章程(修正案)》、陈云同志的《共产党员的标准》和刘少奇同志的《论共产党员的修养》等文件和著作,对轮训党员进行思想政治教育,增强党的纪律观念,在政治上与党中央保持一致,教育不论领导干部或普通党员都要保持和发扬艰苦奋斗的光荣传统,全心全意为人民服务,密切联系群众,与群众同甘共苦,反对把党和人民给予的权力用来搞特殊化、谋私利。

在校党委统一领导下,由纪委牵头或纪委为主,组织班子复查"文化大革命"的冤假错案、"右派改正"和"历史老案",参加"打击经济领域严重犯罪"和反对精神污染的斗争。1977 年,校纪委开始对"文化大革命"各类案件 786 人进行复查,其中干部 121 人,知识分子 346 人(高知 72 人),其他人员及学生 218 人。复查后纠正的有 778 人,维持"文化大革命"中结论的有 8 人。1980 年复查验收 630 人的材料,修改的有 63 人。1982 年再次复查 654 人的结论,对其中 594 人的结论文字修改,所有复查结论都与本人见面,经签字后归入个人人事档案。1984 年完成复查任务,彻底纠正了"文化大革命"中所有的冤假错案,落实政策、消除影响。1978 年 10 月,根据中央(1978)第 55 号文件,校纪委复查纠正错划右派,经复查,纠正错划右派 123 人,其中教职工 60 人,学生 63 人;纠正错划反党反社会主义分子 22 人,其中工勤人员 16 人,学生 6 人;纠正"右派言论"而受到党纪政纪处分的有 58 人,其中教职工 15 人,学生 43 人,[2]1980 年 3 月复查任务全部完成,并落实政策,妥善处理有关问题。1982 年,校纪委对"文化大革命"前的"历史老案"进行复查,共计 454 人,经复查改正 229 人,其中改正开除党籍 3 人、受党纪处分 3 人、勒令退党 2 人、撤销敌性案件 25 人、刑事处分 48 人、劳动教养 38 人、改正开除公职、学籍 50 人、勒令退学 13 人、撤销集团性案件 5 件。

1983 年 2 月,中纪委致全国各级干部关于"必须坚决制止党员干部在建房分房中的歪风"公开信,上海市委对此下发十五号文件。上海第二医学院党委首先做了自查并组织全校

---

[1]《校本部整党各阶段小结、请示、批复/总结》(1985 年),上海交通大学医学院档案馆藏 1985 – DZ13 – 231。

[2]《上海第二医科大学纪事》编纂委员会:《上海第二医科大学纪事(1952—2005)》,上海:上海交通大学出版社 2006 年版,第 107 页。

按公开信指出的五类问题进行了检查,对 1980 年以来建造的 8 231 m² 教职工宿舍楼的建造和分配情况进行了详细调查。全校清查了科以上党员干部 234 人,其中局级 11 人,部处级 71 人的住房分配情况,结果均属正常配房范围。同时,学校还清查了 1980 年以来 2 名党员干部建私房的情况,也未发现有违反规定的现象。1984 年 9 月,市教卫纪委对此项工作进行了检查验收,认为基本合格。①

1983 年,上海第二医学院纪委协同党委开展"打击经济领域严重犯罪"的专项行动,查处学校各类行贿受贿案件 34 人。该项行动实施扎实有力,学校及多个附属单位受到市公安局的表彰。学校受理了来信、来访、申诉、控诉数百件。在校党委领导下,行政领导积极支持配合有关部门,对全校及所属单位进行了财务大检查和浪费大检查,通过检查发现问题,对健全财务制度,有计划购置各种仪器及合理使用提供了强化管理的第一手资料。学校还开展反对精神污染的斗争,查处反动黄色录像、书画等淫秽物品,对有关人员进行了教育,对个别情节恶劣者作了严肃处理。② 1986 年,学校制订《关于努力实现党风根本好转的规划》,规定各级党组织定期开展党风检查,对中共中央、国务院关于节约非生产性开支,反对浪费和升级增资工作的贯彻执行情况进行督促,坚决刹住违法乱纪现象,保证党的各项方针、政策的贯彻执行。

1987 年,上海第二医科大学党风廉政工作重心放在加强党的监督制度力度上,严格党的组织生活制度,健全各级领导班子的民主生活会制度,坚决反对各种不正之风,搞好廉政建设。1990 年,学校制订《校级领导干部的党风责任制度》,对校级领导干部抓党风的责任分工和检查监督等方面做了具体规定。1993 年,学校印发了《上海第二医科大学处级以上领导干部廉洁自律要求》,指出:加强党风廉政建设,关键是领导干部要带头廉洁自律,做出表率。领导干部要牢记全心全意为人民服务的宗旨,严于律己,切实做到:秉公尽职,不徇情枉法;清正廉洁,不以权谋私;艰苦奋斗,不奢侈浪费。具体五点要求:第一要集中精力,搞好本职工作。兼职须经上级批准,但不得兼取各种报酬。第二,不得在公务活动中收受贵重礼品、礼金和各种有价证券。第三,不用公款或参与高消费的娱乐活动,不用公款、公车学习驾驶技术,不将应由本人支付的各种费用到下属单位报销。第四,不将本单位本部门应尽职责转为有偿服务。第五,不以职务便利为配偶、子女、亲友和身边工作人员谋私利。③

---

① 《万觉民:团结起来为实现我校党风根本好转而团结奋斗——在中共上海第二医科大学第七次代表大会上的报告》(1986 年),上海交通大学医学院档案馆藏 1986 - DZ38 - 4。

② 《贯彻沪委(1983)第 141 号码文件,关于查禁黄色淫秽物品工作情况及总结》(1984 年),上海交通大学医学院档案馆藏 1984 - DZ3 - 15。

③ 《上海第二医科大学纪事》编纂委员会:《上海第二医科大学纪事(1952—2005)》,上海:上海交通大学出版社 2006 年版,第 262 页。

　　各附属医院在学校党政领导下,加强医德教育和职业道德建设,坚持开展纠正行业不正之风的工作。各医院将纠风工作与医院上等达标结合起来,与医务工作者职业道德建设结合起来,树立三个意识,即"服务意识、质量意识和廉洁行医意识",不断提高满意度,以典型带动一般,同时要求全体医务人员提高认识,重视来信来访,对反映的问题要调查分析,加强调查研究,组织明察暗访,一查到底,严肃处理,把工作责任落实到人,对于回扣问题仔细研究,制定相关制度,正面引导,做到思想教育与制度建设相结合、树立典型与狠刹歪风相结合、激励机制与监督机制相结合、职业道德与纠风工作相结合。1994 年 4 月 22 日,在上海市卫生系统精神文明建设工作会议上,附属瑞金、仁济、新华、九院、宝钢和本市 9 所医院共同向全市医院发出了《加强职业道德建设,纠正行业不正之风》的倡议。倡议书指出,全市医务人员要认真学习、执行"上海市医院工作人员行为规范"和"上海市医院服务公约",深入开展以"向患者献爱心"为主题的文明行医、优质服务活动,切实改善服务态度,提高医疗服务质量,坚决制止收受红包、回扣和以物代药的不正之风,坚持合理用药、合理检查、合理收费,坚决杜绝在医疗活动中的开单费、介绍费、转诊费;医院职工在对外经济活动中必须严格执行有关规定,严禁私人交易或从中谋取个人私利。5 所附属医院的医务人员按倡议书的要求,并按市卫生局提出的以预检处、收费处、挂号室、营养室、药剂科、检验科、放射科等窗口及医院门急诊为突破口,努力把精神文明建设提高到一个新的水平。

三、成立党校,强化对党员干部的教育培训

　　(一)二医党校成立及工作概况

　　党校是培养党员干部的重要基地,是传播党的大政方针的重要媒介。随着党的事业的发展,出于加强高校党的建设和思想政治工作的需要,成立高校党校愈加重要。1991 年 8 月 9 日,中共上海第二医科大学委员会党校成立,校党委书记余贤如任校长,校长王一飞、党委副书记严肃任副校长。8 月 12 日,上海第二医科大学举行"党校成立大会暨第一期干部短训班开班仪式"。上海第二医科大学党校既是党委的一个工作部门,又是一所常设的为学校培训党政干部的机构。在党委领导下,由校长主持的校务委员会(校委会)是党校的决策机关,党校有关贯彻执行党的路线、方针、政策,确定学期、年度教学计划,总结、部署党校工作等大事,由校长召开校委会讨论决定。此外,党校办公室是校委会的办事机构,具体负责办理日常的校务工作,并主动就校务的重要问题向校长作请示汇报。[①]

---

① 《二医大党校工作条例、岗位职责学员守则及搞好党校教育、提高办学水平的有关材料》(1992 年),上海交通大学医学院档案馆藏 1992 - DZ41 - 148。

二医党校建立后,在提高干部队伍素质、推动党的建设、推动改革和中心工作方面发挥了重要的作用。

党校建立初期,培训对象主要是入党积极分子和处级干部,后根据实际需要,逐步拓宽了培训范围,增加了培训数量。截至 1994 年 10 月共办培训班、读书班、研讨班 31 期,培训 3 580 人次。参加培训的人员包括处级以上干部、入党积极分子、民主党派负责人、学科带头人、优秀中青年科技骨干、学生办主任、党员教授、研究生骨干,还有党支部书记、新党员、厂长经理、工会干部、统战干部、纪检干部、团干部、离休干部等。各医院分党校先后培训近 3 000 人次,包括党支部书记、委员、科室干部、副主任、护士长、科级干部、入党积极分子等。[1]

党政领导干部重视,亲自参与各类培训班次。学校不仅把党校作为培训干部的阵地,同时也作为加强政治思想领导的工具。校党政领导干部每年有 2~3 次集中研究党校工作,解决重大问题。对一些重要的班次,例如改革研讨班,主要领导干部亲自筹备、研讨、总结。对一般的班次,领导干部也分别作动员、听汇报、进行授课,并参加小组讨论。以 1993 年为例,校党委书记、党校校长余贤如参与班次 10 次,校长、党校副校长王一飞参与 8 次,党委副书记、党校副校长严肃参与 12 次,党委副书记方友娣参与 11 次。副校长薛纯良、朱明德、马强等分别为研究生骨干、学生办主任、入党积极分子班作动员、总结和授课。此外,校党政领导干部还以普通学员身份,每年参加两期处级以上干部轮训、培训班。[2]

针对新时期培训目标、干部现实状况和学校建设步伐的实际情况,二医党校确定了新时期教育培训规划纲要:第一阶段,1993 年 10 月至 1994 年 4 月通读《邓小平文选》第三卷,懂得基本的主要的理论观点;第二阶段,1994 年 5 月至年底学习党的十四届三中全会决定,通读《什么是社会主义市场经济》和《社会主义市场经济理论与实践》,懂得基本理论知识;第三阶段,1995 年上半年继续深入学习《邓小平文选》第三卷,学习现代科技知识;第四阶段,1995 年下半年学习有关现代管理理论知识,继续深入学习建设有中国特色社会主义理论,[3]期间穿插邓小平教育思想、建党思想学习、管理改革、学科改革、民主管理等若干专题研讨。

为达到培训目的,二医党校还建立了入党积极分子三级培训制,第一级是党章学习小组;第二级是分党校对写过入党申请书的进行“三基”教育培训;第三级是二医党校对近期能够发展入党的进行系统的党性锻炼教育,针对他们对中国特色社会主义理论,对社会主义市场经济理论了解粗浅,对马列主义在艰难中发展认识不清,对党性锻炼缺乏要求等问题进行

---

① 《党校办公室：二医大党校工作计划及总结》(1994 年),上海交通大学医学院档案馆藏档案 1994 - DQ14 - 1。
② 《党校办公室：二医大党校工作计划及总结》(1994 年),上海交通大学医学院档案馆藏档案 1994 - DQ14 - 1。
③ 《党校办公室：二医大党校工作计划及总结》(1994 年),上海交通大学医学院档案馆藏档案 1994 - DQ14 - 1。

教育培训,帮助入党积极分子在思想上入党。[1]

二医党校坚持把学习态度作为党性锻炼来抓。根据理论学习的特点,党校试行了开卷考试,公布考试分数和考勤情况,既作为检验成绩的尺度,又作为推动学习的手段;对学习态度不端正的,按"一级管一级"的原则,校党委书记和所属单位党委书记分别找其谈话,建立干部理论学习档案,与干部考核、使用、晋升挂钩。实行上述措施,新党员班、班主任、入党积极分子班等绝大多数的班风、学风良好。[2]

（二）加强对党员干部的轮训

根据党的十一届五中全会精神,以及市委关于轮训党员的通知,二医党委决定在1980年内对全体党员干部进行轮训,自4月7日以来,各单位先后办了11批（次）轮训班。其中附属瑞金、新华医院轮训了3批,其他附属医院轮训了1～2批,共261名党员干部参加了学习。每学期脱产学习10天左右。学校党委举办了一批党支部书记、科级党员干部参加的轮训班,学员29名,脱产学习1个月。各医院（系部）党委（总支）对轮训班都很重视,由1名书记亲自负责,建立了专门工作班子,对党员思想状况进行了调查分析。

轮训班一般分为3个阶段:第一阶段,以自学为主,认真学习文件,深入领会精神;第二阶段,理论联系实际,认真总结经验;第三阶段,小组、大组交流体会、互相启发,互相帮助,共同提高。学习文件主要是《五中全会公报》《党章一九八零年四月修改草案》《关于党内政治生活的若干准则》和《党的基本知识》。在学习讨论中,参训学员联系实际,联系本人思想,开展批评与自我批评,坚定了为共产主义奋斗的决心,基本上达到了"既要弄清思想,又要团结同志"的目的。[3]

轮训过程中,为讲究实效,采取为期1～2周分期分批离职集中轮训的方法。每个党员干部对照共产党员标准,以"实事求是、一分为二"的观点,回顾"文化大革命"和粉碎"四人帮"以来,在政治上、思想、工作作风上的表现,开展"四查"活动:查为共产主义事业奋斗的决心,查党的观念,查党性修养,查先锋模范作用。在学习讨论中,轮训党员贯彻"解放思想、开动脑筋、坚持真理、修正错误、坚持团结起来向前看"的精神,不纠缠历史旧账,学习过程中把自学、讨论、辅导、交流等各种方法结合起来。学习结束时,大多党员干部做好学习小结,主动向所在党支部、党小组汇报学习收获,并以实际行动中积极发挥模范作用。

---

[1] 王维希:《二医大党校十一年》(1991—2001),《中共上海第二医科大学党史大事记 1952—2002》,第254页。
[2] 《党委办公室:二医大党校工作计划及总结》(1994年),上海交通大学医学院档案馆藏档案 1994 - DQ14 - 1。
[3] 《党委办公室简报》(1982年),上海交通大学医学院档案馆藏档案 1982 - DZ2 - 179,第55 - 57页。

四、加强和改进思想政治工作

高校的思想政治工作是学校教育的一个重要组成部分。高校作为社会主义精神文明建设的重要阵地,必须团结全校师生员工积极贯彻党的路线、方针、政策,加强以四项基本原则为基础,以理想、纪律教育为核心的思想建设,切实解决在实际工作中遇到的思想和作风上的问题,提高全校师生的思想政治素质,使学校精神文明建设达到新的水平。"文化大革命"期间,上海第二医学院的思想政治教育工作遭受极大的冲击和破坏。党的十一届三中全会后,特别是 20 世纪 80 年代以后,学校党委采取了一系列措施改进和加强学校思想政治工作,使该项工作逐步转向正轨,并朝着科学化、有效性的方向健康发展。

高校思想政治工作的对象包括全体师生员工。全体教职员工既要自我教育、为人师表,又要教书育人,是对学生进行思想教育的主要力量。二医坚持政治学习制度,分层次、多形式对教职工进行经常性的思想政治教育,在全校范围内开展了向焦裕禄、曾乐、严力宾、傅培彬等先进人物学习的活动,编印了《像他们那样生活和工作》的小册子,组织收看了《奋斗者的足迹》等报告录像。全校教职工采取录像、报告、座谈会、参观、文体活动等多种形式,坚持每周 2 小时的形势政策学习,中层以上干部坚持每周半天形势政策学习。各附属医院运用正反两方面的典型加强了医德医风和廉洁行医的教育。这些宣传教育活动对提高教职工的思想政治素质、改进医教研工作作风起到了积极的作用。

学生思想政治工作是高校思政工作的重点和核心。为全面贯彻党的教育方针,培养和造就德智体全面发展、为社会主义医学事业服务的合格人才,加强学生的思想政治工作是实现上述培养目标的重要保证。20 世纪 80 年代以来,二医学生思想政治工作形成了"党委统一领导,党政齐抓共管,教育和管理相结合"的体制机制,在明确责任、加强队伍建设、改进内容和方法等方面都取得了较大进展。

(一)加强学生政工队伍的建设

学生政工干部是学生思想政治工作的基本队伍。"文化大革命"刚结束时,二医有一支21 名指导员组成的政工干部队伍,但由于种种原因,有一部分同志不安心本职工作,有的希望改做业务教师或临床医生,有的对在新形势下如何开展思想政治工作缺乏经验等。政工队伍的上述状况,与加强学生思想政治工作的要求不相适应。鉴于此,学校在具体问题具体分析和对待的基础上,对政工人员进行调整和更换,同时从现有的青年干部中,挑选一些拥护党的路线、热爱思想政治工作的同志担任学生指导员,按"100 名左右的学生配备 1 名专职政工干部"的要求,充实现有学生政工队伍。

学校把指导员队伍作为德育师资队伍来建设,促进学校政工队伍的稳定和提高。1981

年,学校建立德育教研室,使思想教育工作科学化、专业化。教研室的任务是负责开设形势与任务课和思想道德修养课;了解学生思想状况,研究探索学生的基本思想规律、制定学生思想政治工作制度和措施;有计划地培养和提高教研室成员的理论水平、科学研究水平和工作能力,并对教研室成员的考核、晋升全面负责。教研室成员除了抓好学生日常的思想教育外,还要担负起形势与任务课和思想道德修养课的教学工作。

(二)全党动手,发挥政工干部、政治教师、业务教师这三支队伍的作用

学校各方面的工作,都要落实到使学生合格成才这个层面上来。二医党政领导明确要求各部门和全体教职员工,结合本职工作,通过不同的途径和方式,积极进行学生的思想政治工作。其中,发挥政工干部、政治教师、业务教师三支队伍的作用尤为重要。

政治理论课,是学校所有学生必修的基础课。20 世纪 80 年代以来,二医不断改进政治理论课教学,使政治理论课成为学生思想政治工作的重要阵地。学校要求政治理论教师密切联系学生,每个政治教师要联系一个小班,调查和掌握学生的思想状况。同时,政治教师提高教学质量和促进学生提高政治思想水平取得的成绩,还作为考核的内容和职称晋升的重要依据。

为了鼓励广大教师关心学生思想教育,提倡教书育人,将思想教育深入到教学全过程,学校要求所有的任课教师在向学生进行传授知识的同时,进行思想政治教育,配合政工教师,共同关心学生成长。1980 年,二医建立了业务教师担任兼职班主任制度。[①] 班主任由具有一定业务水平和政治水平的教师担任,规定助教、讲师都要经过班主任工作岗位的锻炼,任期一年以上。[②] 他们在担任班主任期间的教学、科研和医疗工作量,应适当减少。学生思想政治工作方面的成绩,应作为考核、晋升的内容和依据之一。学校先后在 1982 届、1983 届设立"兼职小班主任",除脱产的政治指导员外,两个大班各增设 4 名兼职班主任,共 8 名,每小班配备 1 名,在建立"兼职班主任"的具体做法上,采取"群众推荐、本人自愿、领导同意、定期轮换"的原则,采取业务教师与系部干部相结合的形式组成。[③]

作为兼职班主任的业务教师,做好本职工作的同时,还要做好所管班级的学生思想政治工作。要处理好本职与兼职工作的关系,时间问题很突出。口腔系部的兼职班主任老师在工作中总结出三个字"挤""巧""早"。"挤"指的是挤时间。起初,任兼职班主任时,许多业务

---

① 《1981 年党委部门总结》(1981 年),上海交通大学医学院档案馆藏 1981 - DZ2 - 185。

② 《1981 年系工作计划、总结、期中检查以及专职教师兼任系班主任的实施办法》(1981 年),上海交通大学医学院档案馆藏 1981 - DZ33 - 236。

③ 《充分发挥兼职班主任的作用,积极引导学生德智体全面发展》(1983 年),上海交通大学医学院档案馆 DZ15 - 347。

教师总觉得时间不够用,医疗、教学和学生思想教育工作头绪太多,会把自己搞得团团转。这就要求兼职班主任教师挤出更多时间放在工作上,提高工作的效率。口腔基础专业教师刘桢,平时就住在九院,因此有时周末也和所管班级的学生在一起。他在给同学辅导专业课时,边辅导边谈心,把对学生业务指导和思想教育结合起来,同时也增进了师生友谊;"巧"指的是巧妙地安排。口腔系兼职班主任老师在每个月两次的行政值班时,广泛深入地接近同学,找一些学生谈心,到教室走走,在业务和学习上对学生进行解答;"早"指早计划、早安排,做到心中有数。刚刚接手班级,兼职班主任要与政治指导员多通气,与专业教师多联系,通过班干部和同班同学及时摸清班级学生情况,便于有的放矢解决问题。①

（三）健全组织,切实加强对学生思想政治工作的领导

学校党委确定一位书记主管学生思想政治工作,附属医院党委确定一位书记主管学生思想政治工作,并兼任教学总支书记,经常对学生状况进行分析,布置和检查工作,做到上下一致、渠道畅通。此外,学校成立了思想教育研究室,主任为邱琳枝,副主任为徐珍珠、张佩珍,党委副书记林荫亚、宣传部副部长陈章达等 31 人为成员。该教研室下设 4 个教学小组,开设形势政策、法律基础、人生哲理、医学生修养、医生职业道德等课程。教研室成员兼具思政教师和政工干部双重身份,既是学校师资队伍一部分,又要派往各系任学生班主任,成为学校政工干部的一部分,从事日常的思想政治工作。

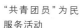

"共青团员"为民服务活动

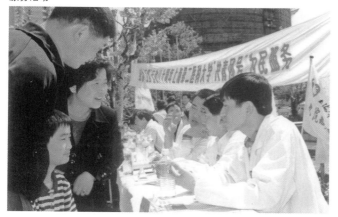

（四）以形式多样的活动为抓手,加强学生的思想政治教育

在改革开放的新形势下,如何加强现代大学生的思想政治教育是一个新课题。学校在新生入学教育中,加强校风校纪校规教育;每年假期组织学生进行社会调查、社会考察,组织为老区人民治病服务的活动,使学生广泛接触社会、

---

① 《充分发挥兼职班主任的作用,积极引导学生德智体全面发展》(1983 年),上海交通大学医学院档案馆 DZ15－347。

　　了解社会,从中受到教育和锻炼,增强了社会责任感。同时,学校坚持每个教师节组织学生开展"尊师月"活动,融洽师生感情。1988年,学校举办了"爱我二医、为校争光"活动,开展评选学生新闻人物,表彰为校争光的学生等活动。

　　学校在学生的形势任务教育中,一方面着重对学生进行爱国主义和国防教育,开展军训活动,增强民族自尊心和自信心;同时加强国际主义教育,引导学生正确对待第三世界和留学生,杜绝歧视侮辱第三世界学生的坏风气;另一方面对学生进行宪法教育,使学生了解宪法在国家政治生活和社会主义建设中的重要作用,把宪法学习和法制教育结合起来,增强法制观念,养成遵纪守法、维护宪法的观念和习惯,并敢于同违反宪法的行为做斗争。

　　学校在青年学生中积极开展"学雷锋"(1981年,学校将3月5~12日定为上海第二医学院系统"学雷锋活动周")①"创三好"以及"五讲四美三热爱"等活动,制订大学生道德规范,建立品德评语评等制度,使青年学生有礼貌讲文明的良好风气不断发扬,进而加强了校园精神文明建设。学校还对学生加强了道德

学生军训
(1991年)

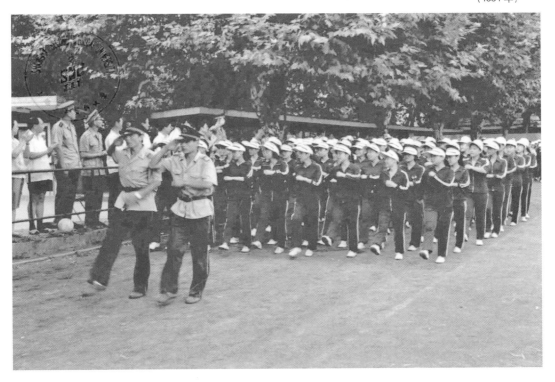

①《上海第二医科大学纪事》编纂委员会:《上海第二医科大学纪事(1952—2005)》,上海:上海交通大学出版社2006年版,第121页。

教育,并结合医学学科的特点,开展了职业道德教育,为学生开设了医德学概论课,帮助学生提高社会主义医德品质的修养。

此外,学校还把创文明活动作为加强学生思想政治工作的重要环节和有效载体,成立了校创文明指导委员会,提出了文明建设要立足于科室、班级,着眼于学校、医院的方针,制订了《文明单位评分项目标准》,分块进行督促检查;每年开展自查评比和总结交流、表彰,把创文明活动落到实处。经过全校师生的共同努力,二医连续被评为上海市高校系统文明单位。各附属医院的创文明建设也取得了较大进展,瑞金、仁济、新华、九院等4所附属医院全部成为校文明单位。1980—1990年间,瑞金医院3次被评为"全国文明医院",4次被评为"上海市文明单位";新华医院1次被评为"全国文明医院",2次被评为"上海市文明单位";仁济医院1990年被评为"上海市文明单位"。

(五)成立思想政治工作研究会,加强思政工作的研究

在加强学生思想政治工作的同时,二医还开展了对思政工作的研究。1988年12月31日,校思想政治工作研究会成立。潘家琛任研究会理事长,林荫亚任副理事长。研究会宗旨是:以马列主义、毛泽东思想为指导,以"一个中心、两个基本点"为准则,联系改革实际,发扬学术民主,进行新时期思想政治工作理论和实践的探索与研究,培养和造就一支具有一定研究能力的思想政治工作队伍,提高学校思想政治工作的水平,促进两个文明的建设。研究会的主要任务为:研究高等医学院校和医院的思想政治工作的体制与内容、特点与规律、途径与方法,探讨思想政治工作的新格局;根据当前改革开放的中心任务,开展专题调查,进行对策研究,探讨各种可行性方案,为学校领导提供决策参考;结合本单位的实际状况,开展课题研究,增强思想政治工作的预见性、针对性和科学性等。[①]

1989年,各附属医院相继成立研究会分会,校、院两级思想政治研讨会机制确立。研究会在如何"提高学生思想政治工作有效性"和"怎样加强班组政治学习"等方面进行了有益探讨。研究会还结合实际情况,提出了思想政治教育的"三个结合",即普遍教育与个别细致的思想工作相结合,系统教育与生动活泼的活动相结合,大环境的稳定教育与小环境的振兴教育相结合。

第六节　民主党派与群众团体

学校及附属单位各民主党派,在各自上级组织和学校党委领导下,围绕学校和本单位的

---

① 《二医大思政工作研究会章程》,上海交通大学医学院档案馆藏 DZ38－209。

中心工作,为学校和本单位的建设与发展献言献策,很好地发挥了民主监督的作用。工会、共青团、妇委会等充分发挥群众组织的积极作用,开展多种形式的活动,作为学校党政领导与广大师生医务员工之间的桥梁和纽带,作出应有的贡献。

一、重建统战部,恢复民主党派的组织生活

　　"文化大革命"期间,上海第二医学院民主党派停止活动,党委统战部工作也被迫停止。粉碎"四人帮"后,学校党委为了向党内外干部和群众宣传党的统战理论和方针政策,做好各民主党派工作,1979 年 5 月,党委恢复和重建了统战部,①开始有计划、有步骤地恢复民主党派组织,各民主党派由此进入了新的发展时期。

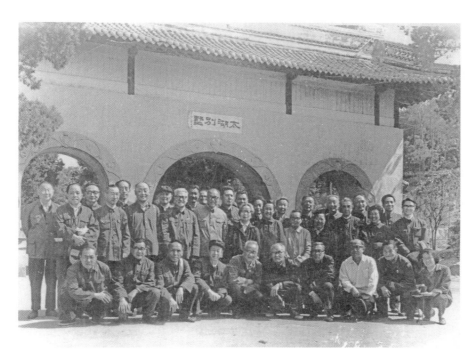

民主党派活动恢复
(1979 年)

　　(一)平反冤假错案,落实各项政策

　　"文化大革命"期间,不少民主党派成员受到迫害和打击,造成大量冤假错案。粉碎"四人帮"后,学校党委把平反冤假错案作为一项重要的政治任务来

①《1979 年统战部工作小结》(1980 年),上海交通大学医学院档案馆藏 1980 - DZ5 - 78。

抓,组织专门班子,逐个案件进行复查,对冤假错案都进行了彻底平反昭雪,对扣发的工资、物资被抄和私房被占等问题,都按党的政策分别加以解决。[①] 民盟成员瑞金医院皮肤科主任朱仲刚教授,"文化大革命"中被扫地出门,隔离审查,私房被占,1978年复查平反时,发还了抄家物资,被占的私房由党委统战部和瑞金医院党委向房管部门几经交涉,也得到修复归还。平反后,朱仲刚的身心得到慰藉,将更多的精力放在皮肤科的各项工作上。朱仲刚虽然年事已高,但仍积极地参与民盟的各项活动,还担任震旦医学院校友会副会长和上海市天主教知识分子联谊会会长等职。在改革开放中,他还发动校友和天主教界知识分子为"振兴二医、振兴上海"做出了重要贡献。[②] 民盟成员瑞金医院放射科主任朱大成教授是个虔诚的天主教徒,"文化大革命"中被诬陷为"与教会内帝国主义分子有勾结"而被隔离审查,粉碎"四人帮"后虽然得到了平反,但他依然感到因信仰宗教而受到歧视。1983年中央19号文下达,重申了党的宗教信仰自由的政策,二医党委认真贯彻执行。当时朱大成重新申请赴美考察,得到党委的同意和政府有关部门的批准,消除了他认为因信仰而遭到"歧视"的疑虑。在美期间,朱教授全身心地投入放射医学的研究,收集了许多X线研究的材料,制作了几科X线诊断的幻灯片,回国后无保留地教授给科内人员和同行,提高了X线诊断的水平。[③]

（二）克服"左"的观念,认真贯彻党对民主党派的方针

1979年,民主党派开始恢复组织活动时,党内有些同志议论纷纷,有的说"民主党派是资产阶级性质的政党,为什么还要恢复其活动",有的说"民主党派起不了什么作用,可有可无",也有的说"民主党派恢复活动后跟着统战部游山玩水"。[④] 这些思想反映了部分同志在新时期对民主党派在国家政治生活中的重要作用和地位缺乏正确认识,也是长期以来"左"的思想影响未肃清的表现。

为此,二医党委在党内大力开展党对民主党派的"长期共存、互相监督、肝胆相照、荣辱与共"十六字方针的宣传,通过举办党员干部学习班,举行报告会、党课等形式,联系实际、摆事实、讲道理,统一了党内对民主党派的性质、地位、作用的认识。校党委还强调党的组织和党员干部应积极地与各民主党派及其成员之间做到肝胆相照、坦诚相待、合作共事。在相互监督方面,校党委经常主动征求民主党派对党委在贯彻党的方针政策方面的建议,

---

① 《有关清查打砸抢材料(一)》,上海交通大学医学院档案馆藏1978 - DZ13 - 13。
② 《党委办公室:二医大党史资料汇编(一)》,上海交通大学医学院档案馆藏DZ38—347。
③ 《党委办公室:二医大党史资料汇编(一)》,上海交通大学医学院档案馆藏DZ38—347。
④ 《党委办公室:二医大党史资料汇编(一)》,上海交通大学医学院档案馆藏DZ38—347。

特别是工作上存在的不足之处。各民主党派组织也经常主动征求校党委对他们工作方面的意见。

1989年,中央14号文件下达,明确民主党派是参政党。学校党委结合实际,制定了实施意见,建立了党委领导与民主党派负责人双月座谈会制度,如学校发展规划,重要的人事变动,重要改革方案的出台等,听取民主党派组织的意见,集思广益,取得共识,使决策民主化科学化。同时,校党委还为民主党派组织创造了一些必要的工作条件,例如从1980年起相继规定了民主党派活动日,设立了民主党派办公室,为民主党派开展工作、组织活动提供了便利。

(三)帮助民主党派成员清除疑虑,积极参加党派活动

1979年恢复党派活动前后,一些民主党派成员对恢复活动表示冷漠,思想疑虑较多,特别是在"文化大革命"中受过冲击,反右时在党派中受过批判或处分的成员更心有余悸,不想再参加党派活动。针对这些同志的思想,学校党委有针对性地做了大量的工作,先后召开了座谈会,报告会,进行个别谈心,向他们宣传党对民主党派的方针、政策,宣传新时期民主党派的性质地位、作用,帮助他们理解"十六字"的方针,提高其对恢复党派活动,开展党派工作重要性的认识。党派活动恢复后,校党委又组织党派成员参观工厂、农村以及到无锡、宜兴等地参观访问,让他们多接触社会生活实际,了解党的十一届三中全会以来人民群众的精神面貌的变化,加深对党的三中全会精神及其伟大意义的认识。

随着各党派组织活动的恢复,二医党委积极协助他们加强队伍建设。经过多年的发展,到1990年,学校民主党派成员达到614名,其中民革14名、民盟110名、九三学社95名,农工党318名、致公党22名、民进党55名、台盟3名、民建1名,随着成员的增加,队伍的扩大,除民革支部外,先后成立了民主同盟二医委员会,九三学社二医委员会,农工民主党二医委员会、民主促进会二医总支以及新建立的致公党二医支部。[①] 新发展的党派成员多数为高级知识分子,相当一部分人是业务骨干和学科带头人,其中博士生导师25名、硕士生导师120名。

二医党委还积极帮助民主党派重视在实际工作中培养干部,提高干部思想水平和开展党派工作的组织领导能力。一些民主党派组织先后获得了先进集体称号,如九三学社二医支社1985年被九三学社上海市委评为"先进支社";民盟二医支社1988年被民盟上

---

① 《党委办公室:二医大党史资料汇编(一)》,上海交通大学医学院档案馆藏DZ38—347。第204页。

海市委评为"盟务工作先进集体";农工民主党二医总支1989年被农工市委评为"农工先进总支"。

(四)重视对民主党派及无党派人士的安排,充分发挥他们的积极性

首先是学校内部的实职安排,从建院初期,根据学校党委建议和上级批准,曾由倪葆春、胡文耀、杨士达等党外人士任二医副院长。他们为二医的建立与发展都做了大量工作。1955年,学校成立基础医学部、医学系、儿科系和口腔系。经上级同意,校党委安排余㴑、叶衍庆、高镜朗、席应忠分任这4个部、系的主任,在此前后,还由曹裕丰、付培彬、江绍基分任仁济医院、广慈医院、宏仁医院院长、副院长。"四人帮"被粉碎后,经校党委推荐,兰锡纯任上海第二医学院院长、邝安堃任上海第二医学院副院长。付培彬、黄铭新、曹裕丰分任瑞金医院、仁济医院、新华医院院长,王振义、王一飞任上海第二医科大学校长,欧阳仁荣、王一山、朱明德、陈强、戴尅戎分任仁济医院院长、副院长,新华医院副院长,第九人民医院院长等职。[1]

政治安排是统战工作的一项重要内容。学校党委一贯重视这一工作,根据市委统战部的要求,积极推荐民主党派人士和无党派人士担任全国及上海市的政协委员。党的十一届三中全会以来,由于党的统一战线扩大了,二医在各级政协组织任职的人数也有变化,数十年来被安排为全国政协委员的有8名,其中民主党派成员占4名;被安排为全国政协委员的有38名,其中民主党派成员占21名。[2] 他们在任职期间都能认真地履行代表职责,积极参与参政议政活动,倾听人民群众的意见和诉求,向党和政府献言献策。党委还推荐31名无党派人士任上海市特邀监察员,在监督工作中发挥积极的作用。

(五)发动民主党派为振兴二医做贡献

在改革开放的新形势下,号召民主党派组织为振兴学校做贡献,是二医民主党派执行党的基本路线的具体体现。各民主党派围绕振兴学校献计献策,组织成员在教书育人、救死扶伤、科研攻关、培养人才等方面都取得了一定的成就。据不完全统计,1979年至80年代中期,上海第二医学院九三、民盟、农工民主党分别有83人次、61人次及34人次获市级以上科技成果奖。[3] 一些民主党派人士在医教研工作做出了贡献,受到表彰。民盟成员傅培彬教授救死扶伤,为人师表多次获得全国和上海市劳动模范和先进工作者的光荣称号,还有一些民主党派人士在对外交流引进国外技术、人才、资金等方面做出重要贡献,如九三学社成员董方中教授为学校引进了一批心脏起搏器,为医院引进了人工心肺机等。

---

[1]《党委办公室:二医大党史资料汇编(一)》,上海交通大学医学院档案馆藏 DZ38—347。第204页。

[2]《党委办公室:二医大党史资料汇编(一)》,上海交通大学医学院档案馆藏 DZ38—347。第205页。

[3]《党委办公室:二医大党史资料汇编(一)》,上海交通大学医学院档案馆藏 DZ38—347。

（六）支持民主党派开展为社会服务的活动

校党委支持各民主党派利用自己的人才优势，开展为社会服务活动。1980年，九三学社上海市委发起智力支边，组织成员赴云南讲学，1982年又组织成员赴大理医学院上课。九三学社上海第二医学院支社一些成员积极报名参加这些活动，党委及时通知有关科室安排好工作支持他们的活动。[①]民盟上海第二医学院总支1989年派出专家教授参加民盟市委组织的为公交职工子弟医疗义务咨询，受到公交职工的称赞和市领导的表扬。农工民主党上海第二医学院总支曾组织成员到农村开展义诊活动，民进上海第二医学院总支也组织成员到浙东老区进行医疗咨询活动，受到人民群众热情欢迎。每年教师节、老人节、建军节、儿童节，学校民主党派成员均赴学校、街道、部队、工厂，为教师、老人、儿童、解放军、工人开展医疗保障咨询，并收到良好的社会效益。他们还举办各种专业培训班。如农工委员会建立两年来，举办了8期专业培训班，参加学习的有460人，为社会培养了大量人才。[②]

二、做好宗教、民族、侨务和对台工作

"文化大革命"期间，在极左思潮影响下，大批天主教徒被立案审查，特别是上层教徒受到迫害。1978年，二医党委贯彻落实党的宗教政策，平反因宗教信仰问题造成的冤案，坚决保护宗教信仰自由。1984年，学校成立天主教徒联络组，充实宗教组织骨干力量，组织开展学习参观、为社会服务等活动，发动教徒职工特别是知识分子为国家"四化"服务，为振兴学校发展做贡献。

1998年，学校成立少数民族职工联谊会（以下简称为"民族联"），抓好民族政策的宣传教育，加强少数民族职工的友谊，为加强民族团结做贡献。1994年，《上海市少数民族权益保障条例》颁布后，学校为积极配合上海市民族联组织的宣传活动，由民族联会员组成医疗小分队，在豫园设摊向广大市民提供义务医疗咨询，到南市区回民小学、小桃园清真寺为阿訇们提供医疗服务。同年12月，校民族联成立10周年庆祝大会召开。会议播放了反映民族联10年工作概况的电视片《我们有个家》，同时布置了以反映校民族联所属各联络组崭新面貌为主题的展览。1998年12月8日，校民族联获国家民委和上海市政府颁发的"民族团结进步模范集体"称号。

二医专家教授中许多曾留学英、美、法、比等国，仅新中国成立初期回国的专家就有16

① 《党委办公室：二医大党史资料汇编（一）》，上海交通大学医学院档案馆藏 DZ38—347。
② 《党委办公室：二医大党史资料汇编（一）》，上海交通大学医学院档案馆藏 DZ38—347。

人,有一批 50 年代归国侨生毕业后留校工作,他们的亲属在国外谋生或是外籍华人。做好归侨、侨眷工作也是统战工作重要方面。1980 年,学校成立了归侨联络组,开展联络联谊活动,动员归侨为国家"四化"和学校发展做贡献。1987 年,学校又成立"二医台胞台属联络组",加强教职工中台胞台属联络工作,促进两岸交流交往,通过组织家访、新春茶话会以及参观学习等活动,使学校成为这些群众的知心、知己、知音,进一步加强了学校与归侨、台胞台属的联系。

三、成立校友会,加强母校与校友间联系

上海第二医科大学是由圣约翰大学医学院、震旦大学医学院和同德医学院三校合并而成。学校许多医学专家教授都是这 3 所学校的毕业生。如校长王振义是震旦大学医学院 1948 届的毕业生;我国泌尿外科学创始人之一、二级教授、原仁济医院泌尿外科主任王以敬 1924 年毕业于圣约翰大学医学院;外科专家、二级教授董方中 1941 年毕业于上海圣约翰大学医学院。[①] 这些医学专家教授为学校发展和中国医学事业的进步做出了重要的贡献。进入 20 世纪 80 年代后,为增进校友情谊,加强学术之间的交流与合作,一些老专家、教授纷纷要求建立校友会,既表达了他们对母校的怀念之情,也有助于医学问题的探讨和合作。

1984 年 12 月 9 日,圣约翰大学医学院校友会成立。黄铭新、曹裕丰为会长,江绍基、徐家裕、高伟士为副会长。上海市教卫办副主任黄荣魁、上海第二医学院党政领导王振义、潘家琛、李学敏等出席。[②] 1985 年 6 月 9 日,上海第二医学院"震旦大学校友会"成立。1988 年 9 月 18 日是同德医学院建校 70 周年的纪念日,二医举行了隆重的纪念活动,来自全国各地的 300 余名同德医学院的校友参加了活动。时任全国政协主席李先念专门题词祝贺,上海市委统战部部长张耀忠、上海第二医科大学校长王一飞出席会议并讲话。同德校友会在这次纪念活动的举办中起到了重要的协办作用。

在圣约翰大学医学院、同德医学院、震旦大学医学院分别成立校友会的基础上,1988 年 10 月 30 日,上海第二医科大学校友会正式成立,150 余名校友代表参加。[③] 会上,校长秘书室主任陈万隆首先代表校友会筹备组汇报了校友会筹备情况。王一飞着重向校友代表们介绍了学校的现状和展望。圣约翰大学医学院校友会会长江绍基,震旦大学医学院校友会会长朱仲刚,同德医学院校友会会长陈中伟分别讲话,表示将为新成立的校友会尽责尽力,并

---

① 王一飞,龚静德,陆树范,杨舜刚:《上海第二医科大学志》,华东理工大学出版社,1997 年,第 113 页。
② 《上海二医报》,1984 年 12 月 15 日,第 341 期第 1 版。
③ 《关于成立校友会的提案、通知》(1988 年),上海交通大学医学院档案馆藏 1988 - DZ39 - 276。

祝愿校友会兴旺发达。会议通
过了《上海第二医科大学校友
会章程》,产生了第一届理事
会。理事会第一次会议上,王
一飞当选为会长,倪葆春为名
誉会长,杨舜刚为总干事。会
议还讨论了 3 项议案,选举通
过了 10 名常务理事,推荐通过
了干事会成员,建议增补 66 届
以后毕业的校友、区县局及外
国留学校友代表为理事。[①]

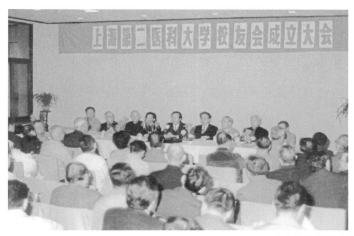

上海第二医科大学
校 友 会 成 立 大 会
(1988 年)

　　校友会成立以后,组织建设工作取得进展,先后批准成立的分会有儿科系
校友会、1958 届校友分会、内外口腔专科重点班校友会等。校友会建立后为学
校发展起到了很好的推动作用,一些留学海外的老校友在校友会的联络下纷
纷回校讲学,加深了中外学术交流,促进了中国医学事业的发展。

　　校友会也非常重视关心海外校友的工作、生活情况,积极加强与海外校友
的联系。1989 年,王一飞赴美与宾州大学讨论校际合作期间,看望了在美的上
海第二医科大学老校友。王一飞在纽约会见了圣约翰大学医学院校友会成

员,在华盛顿参加了当地圣约
翰大学校友会校友安排的欢迎
会,在费城、哈特福特、明尼阿波
利斯、洛杉矶等地也遇到了几十
位上海第二医科大学老校友。
校友们都为母校多年取得的成
就感到欢欣鼓舞,并表示愿意为
发展母校的事业出谋献策。

震旦 1947 届校友
何 振 梁 拜 访 母 校
(2003 年)

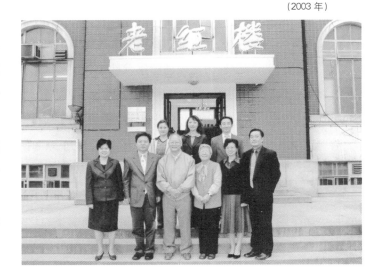

　　除了老一辈校友外,许多
年轻校友们也时时怀念母校、

① 《上海二医报》,1988 年 11 月 15 日,第 417 期第 1 版。

关心母校、支持母校的发展。1989年5月,上海第二医科大学校友会与校报编辑部合作,不定期出版《校友之声》专刊,向校友介绍母校新貌。当年轻的校友们拿到《校友之声》时,十分仔细地阅读。当他们见到倪葆春、王振义等师长的照片时,更是十分欣喜,大家都希望及时得到母校发展的信息。母校的一切与海外校友息息相关,校友们都把上海第二医科大学作为可以依赖的母亲。①

四、成立"退教协"和"关工委"

1994年8月,上海第二医科大学退休教育者协会(以下简称"退教协")经校党委批准成立,由校本部具有中级职称以上的退休教职工组成,是联系退休教师的桥梁和纽带,理事长由程鸿璧担任。关心、爱护和帮助退休教职工是"退教协"的重要职责及唯一宗旨。协会紧密团结广大退休教职工,充分发掘他们的潜能,并积极与有关方面配合,切实维护他们的合法权益,协会还为退休教职工的"老有所为"提供舞台,组织、推荐退休教职工参与学校的教学、科研、医疗服务、师资培养等工作以及其他社会活动。

1995年9月,为进一步发挥离退休老同志作用,根据国家教委和上海市教卫党委要求,上海第二医科大学成立"关心下一代工作委员会"(以下简称"关工委")。会长李向群;常务副会长方友娣;副会长严肃、朱明德、张明秀、骆德三、程鸿璧;其他成员有井光利、马瑞华、丁佩英、王馥明、姚家华、顾嘉清、王德林;秘书长由马瑞华、王馥明担任。"关工委"成立后,积极开展工作,在政治上起典范作用;在党建工作上起"引路人"的作用,在专业上起示范作用,在教学上起督学指导作用;在精神文明建设上起监督、检查作用,在学生的思想和生活上起关心指导作用,在社区精神文明建设中起参谋作用。在具体工作实践中,学校注重培育和打造"关工委"工作品牌,力求以品牌建设推进关工委工作取得实效,分别开展"精神文明督导行动",定期聘请离退休老同志对学校的教风学风、校园文明、医疗服务等方面的工作进行监督指导;学校"关工委"与周边的学校、社区结对,发挥老专家、老教授的医学专长开展"医学科普进学校社区"活动,为青少年开设医学科普知识讲座。

在各品牌活动中,开展时间较长、影响较大的品牌是"特邀党建组织员"。1996年10月,学校党委聘请了6名离休老干部担任"兼职组织员"(2006年改称为"特邀党建组织员"),参加大学生入党积极分子的教育培养工作,帮助学生们启发政治觉悟、端正入党动机、加强党性教育。经过多年的工作积累,特邀党建组织员工作在促进大学生党建工作方面主要体现

---

① 《校友之声》,1989年10月16日,上海交通大学医学院档案馆藏1989-DZ40-171。

出以下四方面的作用：①协助做好大学生入党积极分子的党课教育，成为大学生思想进步的"引路人"；②认真做好入党前的材料审核，成为党组织发展党员的"把关人"；③积极发挥传帮带的作用，成为大学生思想政治工作经验的"传授人"；④尽心解决大学生的各种困难，成为大学生学习生活的"贴心人"。

五、开展工会与共青团工作

"文化大革命"期间，上海第二医学院工会停止活动。1979 年，校工会恢复，设组织、宣传、业务、生活、妇女等工作委员会。同年 7 月，第七次工会会员代表大会，出席代表 138 人，民主选举产生新的第七届委员会委员 19 人，王立本当选为工会主席，孔宪本、张鸿德、马凝华、杨应华当选副主席。①

1980 年，学校建立教职工代表大会制度，加强学校的民主管理。工会作为职代会常设机构，承担日常工作。1984 年 9 月 21 日，第八次工会会员代表大会与第二届教职工代表大会联合召开。代表共 285 人。大会试行党委领导下的教工代表大会制，选出第八届工会委员会 15 人，林荫亚当选为工会主席，副主席张贵坊、梁蒲芳。1985 年起，校工会委员会下设教学、行政及后勤 3 个部门工会。1987 年 11 月 13 日第九次会员代表大会召开，出席代表 199 人，选出第九届工会委员会 17 人，主席林荫亚，副主席张贵坊、丁维功、徐丽芷。1990 年部门工会增至 7 个，校工会会员数共 1 646 人。

"文化大革命"结束后，工会把职工的思想教育和文化教育作为工作的主要职责，配合学校党政部门开展多种形式的活动，提高广大职工的思想道德素质和科学文化水平。1980 年，校工会成立上海第二医学院职工业余学校，组织青年职工参加文化补课，提高文化水平。1987 年后，校工会举办多期青工培训班，提高他们的主人翁意识和工作责任心。所有业余教育经费均由工会支付。1989 年起，校工会每年暑假举办工会干部培训班，学习文件，交流经验，提高工作责任心和工作水平。20 世纪 80 年代以后，工会多次会同党委宣传部举办书法、绘画、篆刻、摄影等展览，组织元旦迎春茶话会、游园会等文娱活动，组织教工的男女篮球、乒乓球队进行体育比赛，丰富了职工的业余文化生活，还采取"自费为主、工会补贴"的办法，组织职工到外地旅游、疗养。在关心职工福利上，工会配合学校行政部门针对住房困难的职工设立了互助基金，供应职工所需的一些物美价廉的副食品。为解决部分教工的后顾之忧，校工会还为部分员工子女安排重点小学教师组织课后复习辅导，为退休干部组织每月

---

① 《上海第二医学院工会委员名单及第七次代表大会的材料》(1978 年)，上海交通大学医学院档案馆藏 1978 - DZ8 - 121。

一次的学习活动制度,听取他们意见,关心他们生活。除此之外,工会还积极配合学校行政评选表彰先进,动员广大职工开展学习先进活动,促进学校各项工作。至 1990 年,校本部荣获多项集体及个人荣誉:全国"五一劳动奖章"获得者 1 人,全国先进生产者 1 人,全国先进集体 3 个,全国劳动模范 1 人,全国优秀教师 3 人,全国教育系统劳动模范 1 人,上海市先进工作者 14 人,市先进集体 7 个,市劳动模范 23 人,市劳模集体 3 个,市优秀教师 9 人。①

1979 年,经过拨乱反正,消除"文化大革命"中各种错误思想的侵害,二医共青团的工作回到正确轨道上来。学校团委分别于 1979 年、1981 年和 1985 年和 1988 年召开 4 次团代会,团委会换届 4 次。1981 年,学校大学生中共青团员的比重已占 70% 以上。为了有力地开展团的工作,学校充实和加强院团委的力量,设立组织、宣传、文体、学习各部,配备 5～7 人的专职团干部。基础部按年级设立总支配备专职团干部 1 人,后期各系部设立团总支,配备专职团干部 1 人。到 1990 年 12 月,全校共有团员 6 149 人,基层团委 7 个,直属团总支 5 个。

在校党委的统一领导下,校团委通过上团课、过团日和团的组织生活,教育广大共青团员坚持党的四项基本原则,加强政治责任感,加强组织纪律性,发挥团支部组织作用,在维护社会稳定、在学校的改革和医教研事业中做出应有贡献。对表现优秀的团员,团组织主动积极向党组织推荐为党的培养发展对象,为党输送新鲜血液。校团委还面向广大青年学生,围绕培养青年成为"四有"合格人才的目标,组织开展"争当新时期新长征突击手""学雷锋""创三好"的活动,组织开展"五讲四美三热爱"活动,动员团员青年积极参加社会主义精神文明建设;根据青年思想的特点,探索政治思想工作新途径,先后组织开展"振兴中华"读书活动,以"理想之光"为主题的大学生暑期社会考察活动,为"开发浦东献才智"的社会调查活动,举办学习党的基本路线知识竞赛活动,组织"十月歌会"和"青年艺术节"等活动,增强青年改革信念和历史责任感,把团的政治思想工作提高到一个新的水平。

1977 年以来,校团委结合"学雷锋"和"五讲四美三热爱"等校园精神文明建设活动,开展评选"三好"集体、"三好"个人、"三好"积极分子、优秀学生干部等,1982 年起把评先进活动逐步扩展到"文明行医""战高温"等青年社会服务活动中。至 1990 年,学校获评市优秀团员 8 名,市团干部标兵 1 名,市"四好"团支部 1 个,市优秀团干部 3 名,市"三好"先进集体 6 个,市"三好"学生和市优秀学生干部 95 名,市"三好"学生标兵 2 名、市新长征突击手 11 名、市新长征突击队 3 个。1984 年,市卫生系统设青年人才奖励基金会,颁发银蛇奖。至 1990 年,学校共有 6 人获奖。

① 王一飞、龚静德、陆树范、杨舜刚:《上海第二医科大学志》,华东理工大学出版社,1997 年,第 107 页。

六、首届妇女代表大会召开

二医系统有一大批女性分布在教学、医疗、科研、后勤等部门。在教辅技术员、护士中,女同志更占大多数。学校对妇女工作非常重视。1979 年 3 月 8 日,上海第二医学院妇女工作委员会成立,在党委和市妇联双重领导下进行工作。校党委组织部部长金伯刚兼任主任委员,组成由各方面代表 13 人参加的领导班子,并配备了 1 名妇女专职干部。各附属医院、基础部、院务处、机关支部等分别设立了 7 个基层妇女委员会。同年恢复工会,工会委员会仍设妇女委员,妇女委员兼妇委会工作,便于工会与妇委会协调一致开展妇女工作,保护女职工的权益。

二医妇委会成立后,制订工作条例,积极开展妇女工作,从妇女切身利益问题入手,关心和解除妇女后顾之忧,提高女性职工福利等,如组织女职工进行妇科病普查普治,妇女干部到产妇家中看望,与附近小学商量,放学后将双职工子女管理起来,等家长下班后接孩子一起回去等;动员育龄妇女落实计划生育措施,做好计生宣传教育,达到二医系统基本一孩化,对计生做得好的及时进行表扬鼓励。学校于 1985 年、1988 年分别获得上海市卢湾区和上海市计划生育先进集体。妇委会还动员广大女职工钻研业务,提高教研水平和医护质量。1991 年,由妇委会发起和组织上海第二医科大学女教师医师联谊会,发挥女性知识分子的作用。此外,妇委会还组织开展评选"三八红旗手"等活动,表彰先进,调动女职工的积极性和创造性。[1]

1993 年 4 月 23 日,上海第二医科大学第一届妇女代表大会举行。来自校本部和各附属单位的 200 多名代表和特邀代表参加会议。校党委书记

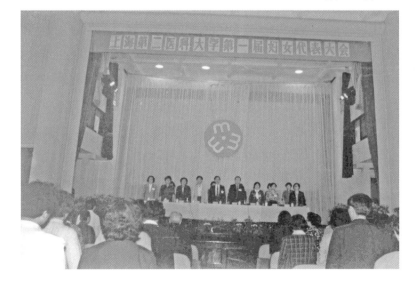

上海第二医科大学第一届妇女代表大会(1993 年)

---

① 王一飞,龚静德,陆树范,杨舜刚:《上海第二医科大学志》,上海:华东理工大学出版社,1997 年,第 108 页。

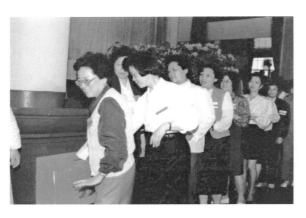

首届妇女代表大会代表投票(1993年)

余贤如、校长王一飞和副书记严肃、方友娣出席会议。市妇联和卢湾区妇联的领导也到会祝贺。会议由大会执行主席、上届校妇委会副主任劳正华主持。校党委副书记方友娣致开幕词。校团委副书记顾嘉清代表校群众团体向大会致贺词。上届妇委会常务副主任徐丽芷做了题为"解放思想,投身改革,努力开创我校妇女工作新局面"的工作报告。报告指出:校妇女工作委员会自成立以来,在党的十四届三中全会精神指引下,在市妇联的指导和校党委的领导下,认真贯彻党的基本路线,紧紧围绕学校的中心工作,动员和带领全校妇女解放思想,投身改革,勇于实践,锐意进取,在学校医教研、科技开发、管理等各个领域建功立业,发挥了"半边天"的积极作用,为学校的两个文明建设做贡献。

工作报告指出了今后工作任务:认真学习和贯彻党的十四大精神,动员广大妇女投身改革开放,在各自岗位上建功立业,进一步提高妇女的自身素质,继续认真履行妇委会的维权职能,多为妇女儿童办实事;进一步健全各级妇女组织,加强妇委会自身建设,努力开创妇女工作的新局面,为上海第二医科大学跻身"211"工程努力奋斗。校党委书记余贤如代表学校党政发言,要求广大妇女转变观念,增强改革开放意识、竞争意识、市场意识,结合学校工作,立志岗位成才,树立新女性形象;学校各级组织要给女同志以更多的关心和支持。本届大会以无记名投票方式选举产生了新一届校妇委会委员19名:丁佩英、方友娣、王政秋、毛敌雄、石四箴、左静南、朱建新、任春华、李慧芬、陈岚、陈连瑜、吴竞梅、林怡倩、徐丽芷、袁莹萍、蔡凤娣、崔秀清、董玲囡、黎舒琴。方友娣任妇委会主任,徐丽芷、丁佩英任副主任。会上还通过了大会决议,号召全校妇女同志认真学习和贯彻党的十四大精神,发扬自尊、自信、自立、自强的"四自"精神,解放思想,投身改革,参与竞争,为学校进入重点大学行列做出自己的贡献,努力开创妇女工作的新局面。①

————————————

① 《上海二医报》,1993年5月5日,第502期第1版。

第七节　国际合作与对外学术交流

党的十一届三中全会后,上海第二医学院积极贯彻改革开放的方针,努力扩大对外交流渠道,促进对外交流与合作的发展,国际交往日趋频繁。这不仅使广大教师拓宽了视野,促进了教学质量和科研水平的提高,也为学校的整体学术水平赶上世界先进水平创造了有利的条件。学校高度重视与对外发展合作与学术交流,大力开展民间交往活动,如接待世界各国各类来访外宾,邀请外籍专家学者来校讲学并授予名誉、客座、顾问教授,与多个国家的大学、医院、研究机构签订合作协议,还与世界卫生组织、香港华夏基金会、联合国人口基金会、美国民间健康基金会有着广泛联系。此外,学校还主办各类国际学术会议,派出人员出国访问、考察、进修和参与学术交流,多人次获国外授予的荣誉称号和奖章。

一、邀请外籍专家来校讲学

"文化大革命"期间,学校的国际交往基本处于停止。"文化大革命"结束后,随着学校国际交流工作的恢复,来访外宾逐渐增多,其中绝大多数为医学专业人员,专程来校进行对口学术交流。

1979 年,二医系统接待了 304 批外宾共 2 201 人次。[1] 同年,邀请外籍专家来校短期讲学。是年 10 月,美国加州大学医学院托拉萨克依教授来校讲学,介绍白细胞分型研究进展并进行技术示范。随着改革开放步伐加快和市高教局加大外事经费的支持力度,学校邀请专家人数显著增加,渠道不断拓宽,讲学规模扩大,交流效益明显提高。[2] 1985 年 9 月 22 日,世界著名心血管疾病医疗研究中心——美国德克萨斯州心脏研究所专家鲁尔和霍尔等 32 人专程来上海第二医学院作学术交流,并在附属仁济医院指导心脏冠状动脉旁路搭桥手术,全国各地百余名心血管专家前来听讲。上海第二医学院校长王振义授予鲁尔、霍尔两教授二医"顾问教授"称号。1985 年 10 月 9～14 日,美国 4 名心血管专家应邀参观访问上海第二医学院及瑞金医院,并为上海市从事心内外循环系统、麻醉等科医师及护理人员作了 4 次学术报告。[3] 上海第二医学院血液学教授王振义邀请法国血液学会主席等一行 7 人来校讲学,

① 《1979 年外事接待和专家讲学及出国人员统计表》(1979 年),上海交通大学医学院档案馆藏 1979 - DZ24 - 2。
② 《为开辟国际学术交流渠道服务——1979 年外事接待工作总结》(1979 年),上海交通大学医学院档案馆藏 1979 - DZ24 - 13。
③ 《1985 年接待外宾记录和材料》(1985 年),上海交通大学医学院档案馆藏 1985 - DZ24 - 116。

分别就血液学、肿瘤学、免疫学、分子生物学等学科发展方向以及血液学综合研究体系作了介绍,所讲内容反映了血液学领域发展的最高水平。短短三周讲学使刚刚建立的血液学研究所在理论指导和实验研究上受益匪浅,对当时临床上王振义指导开展的诱导分化疗法产生了有益的影响。

　　1982 年开始,学校根据学科建设需要,陆续邀请外籍专家来校长期讲学,一般来校工作一年左右。讲学范围从理论进展、实验技术发展到手术示范。通过讲学,有些学者还提供试剂、设备和赴海外进修名额。至 1990 年,二医共计邀请长期讲学的专家 34 人,短期讲学的专家 647 人,举行学术讲座计 1 687 次。

二、派遣人员出访考察进修

　　改革开放以来,二医派遣出国进行考察、留学、进修、学术交流、合作访问的人员不断增加,为增进同国外学术界的情谊,加强学术交流合作,促进学科建设和师资队伍建设做出显著成绩。截至 1990 年,二医派出人员参加国际学术会议 405 次,出访考察 631 次。37 人获国外授予的荣誉称号、奖章;23 人被授予名誉、客座和访问教授的称号。

　　二医出国人员中,属于市重点学科和学校具有特色学科的学科带头人占到一半以上。出访考察的经历开阔了学科带头人的思路,进一步明确了学科建设的前进方向。通过出国考察、开会、访问交流等活动,较好掌握了建设学科的人才、技术设备、管理等方面的新信息,通过国际学术交流的渠道,提出了发展学科建设队伍中的新设想。1984 年,市消化疾病研究所按其对外交流规划,共接待 4 名日本知名消化病学专家,讲演了 13 个专题,对日本消化病的临床工作、研究情况之历史、现状及当前水平和进展有了全面的了解。随后,该所又按计划派员出国考察、参加会议和进修学习两次,掌握了美日消化病研究动态的第一手资料,拓宽了视野。

　　在出访活动中,学校还派出一批青年医、教、研人员出国留学进修。派出人员绝大为学科骨干,出国留学后,业务水平和对外交流引进能力都得到了提高。许多人后来成为各业务部门的学科带头人或骨干力量。例如 1984 年,在上海市受卫生部表彰的 10 名取得重大科技成果的中年医学科学家中,时任上海第二医学院基础部主任王一飞,通过出国进修不仅学习了男性计划生育,回国后继续研究,取得一项国内首创的男性不育突破性成果。又如时任儿科研究所所长丁文祥,在出国考察访问与回国消化应用推广中做了大量开拓性工作,为国内小儿心血管外科做出了重大贡献。临床免疫研究室主任陈顺乐赴澳大利亚皇家墨尔本医院进修,同导师米尔顿主任建立了良好关系,回国后进一步确定了类风湿关节炎研究工作的合作关系,参加了国际血清交流中心与亚太地区 40 个实验室的合作测定,使自己的实验室血清测定达到了国际标准。

三、举办国际会议,广泛开展对外学术交流

二医举办或联合举办国际学术会议始于 1981 年。1981 年 6 月,经国务院批准,由学校与国际烧伤协会联合举办的上海地区国际烧伤学术讨论会在上海科学会堂举行。会议主席由附属瑞金医院烧伤科教授史济湘担任,副主席为国际烧伤协会秘书长、美国丹佛大学鲍斯维克教授。出席人员包括美国、日本、澳大利亚、南斯拉夫、菲律宾等国家和香港地区的代表16 名,国内 17 省市代表 51 名。收到的论文中,外方有 13 篇,中方 89 篇。

1988 年 5 月,经市科委批准,学校与美国民间健康基金会联合举办上海第一届国际口腔颌面外科学术学会。会议由附属第九人民医院口腔颌面外科教授邱蔚六、张锡泽担任共同主席。国外代表 54 名,来自美、法、日、德、加拿大、澳大利亚、荷兰等 15 个国家和地区,其中有颌面外科创始人法国坦细爱教授、美国著名整形外科专家杰克森教授、日本颌面外科专家田代英雄教授等。来自国内 29 个省市、自治区的 331 名代表与会。会议收到论文 190 篇,宣读 50 多篇,张贴交流 30 多篇,口腔颌面外科专家邱蔚六、王大章和张震康等作了专题报告,法国坦细爱教授还进行了手术示范。[①]

1988 年 11 月,经国家科委批准,香港王宽城教育基金会资助,学校举办的上海市第一届国际胃肠道癌肿会议在上海展览中心友谊会堂举行。上海市消化疾病研究所江绍基教授担任主席,美国西伦、日本和田武雄和栗原埝等 10 位教授带人共同主席。参加会议的国外代表 98 名,来自美、日、挪威、丹麦、奥地利、伊朗和韩国等,国内正式代表 271 名,列席代表 70名,其中还有台湾学者。收到的论文中,外方有 60 篇,中方有 210 篇,其中交流 101 篇。上海市副市长谢丽娟及市科委、市高教局、市卫生局领导参加开幕式。卫生部部长陈敏章出席闭幕式。[②]

1992 年 11 月,在市科委领导下,由上海市消化疾病研究所牵头的上海国际胃肠病学术讨论会在上海太平洋大酒店举行。这次会议由卫生部长陈敏章任名誉主席,江绍基任主席,萧树东教授为副主席,还聘请了美国、荷兰、日本 3 位著名专家任共同主席。来自 17 个国家和地区以及国内各地的 700 多名学者参加。这是当时我国筹备组织规模最大的一次国际医

---

① 王一飞,龚静德,陆树范,杨舜刚:《上海第二医科大学志》,上海:华东理工大学出版社,1997 年,第 403 页。
② 王一飞,龚静德,陆树范,杨舜刚:《上海第二医科大学志》,上海:华东理工大学出版社,1997 年,第 403 页。

学学术会议,时任上海市副市长谢丽娟出席开幕式致辞。这次以胃肠道肿瘤为主,包括胃癌、肝癌、结肠癌、胰腺癌,设计到整个消化系统的学术探讨,共收到 606 篇论文摘,35 位国内外学者作了专题演讲。他们分别介绍了癌基因和抗癌基因在癌肿发病中的作用和流行病学的调查方法以及化疗介入方法的最新进展、幽门螺旋杆菌研究的最新现状、十二指肠溃疡的发病机理以及丙型肝炎的干扰素治疗总结、胃癌的防治及早期诊断、对癌前病变如何进行分化诱导以及跳出化疗范围用生物因子细小病毒 H－1 治疗等。[①]

四、加强对外联系,扩展国际教育合作空间

在国家教委和国外友好人士的支持下,二医坚持相互学习和相互交流的原则,从 1980 年开始先后同国外一些著名的大学、国际组织建立了友好合作关系。

(一)校际联系

1980 年 8 月,上海第二医学院与美国密苏里州堪萨斯城大学建立校际联系关系。兰锡纯院长代表上海第二医学院与戴蒙德教授代表的密苏里州堪萨斯城大学签订校际联系协议书。两校建立校际关系后,多次互派院长、教授、学生访问参观和讲学交流,并相互授予学者名誉和客座教授称号。

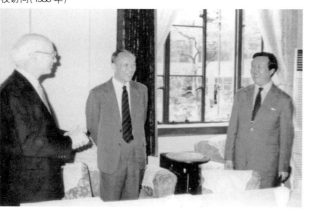

瑞士日内瓦大学来校访问(1988 年)

日本大阪齿科大学创建于 1911 年,是日本国内第一流的齿科大学。该校校长白数美辉雄 1978 年 5 月曾来上海访问,主动提出要与上海第二医学院建立校际联系。1979 年,兰锡纯随上海学术交流友好代表团访日时,参观了大阪齿科大学,受到热情接待。该校附属医院院长小森富等 4 名教授来上海第二医学院讲学,并赠送有关参考文献、图书资料、医疗器械、教学模型等,1979 年还赠送我国内没有的

---

① 《关于举办"1992 年上海国际胃肠病学会议"材料》(1993 年),上海:交通大学医学院档案馆藏 1993 - WS2 - 476。

某变异链球菌菌种,供研究之用。1981 年 5 月 3～7 日,以白数美辉雄为团长的日本大阪齿科大学代表团访问了上海第二医学院和口腔系。期间,白数美辉雄授予被上海第二医学院名誉教授。7 日,两校正式签订校际联系协议书。兰锡纯、白数美辉雄分别代表上海第二医学院和大阪齿科大学在校际协议书上签字。建立校际联系后,双方交流密切。应白数美辉雄邀请,上海第二医学院院长兰锡纯教授等 3 人于 1981 年 10 月赴日参加大阪齿科大学建校 70 周年庆祝活动。在日期间,兰锡纯被授予名誉教授称号。双方还于 1983 年、1987 年及 1990 年 3 次续签协议书。多年来双方校领导、教授、医师各有 40 余人到对方讲学、进修并进行学术交流活动。[①]

1983 年起,随着上海与美国旧金山、比利时安特卫普、德意志联邦共和国汉堡、波兰格但斯克等城市建立友好城市关系,上海第二医学院又与上述城市的 4 所医学院签订校际联系协议书,其交往活动都列入友好城市活动计划之中。至 1990 年,学校又与美国宾夕法尼亚大学医学院、荷兰格罗宁根大学等大学建立了校际联系关系。其中美国宾州大学原和学校前身之一的圣约翰大学有传统联系,经过圣约翰大学在美老校友的穿针引线,双方致力于恢复联系,并促进彼此的进一步合作与交流。[②]

（二）与国际组织的合作与联系

1. 世界卫生组织

1979 年 8 月 20 日,世界卫生组织神经科学组访华。二医参与接待事宜并就技术合作进行了商谈,初步形成了如下合作事宜:①建立世界卫生组织神经科学合作中心;②开展脑血管病流行病学、癫痫病等常见疾患的合作研究,并通过签订《合同性技术服务协议》的形式,由世界卫生组织尽可能地给合作单位一定的支持;③选派进修生,我国每年可派 5～6 名进修生到美国进修。1980 年 6 月,上海市免疫学研究所被世界卫生组织命名为"免疫遗传学研究合作中心"。1988 年 7 月改名为"免疫遗传学与免疫病理学研究合作中心"。该中心成立以来,不断得到世界卫生组织的支持,在规定的研究项目如建立 HLA 分型、标准细胞配组和自身免疫性、风湿性疾病的研究等方面均取得了进展。

2. 联合国儿童基金会

1985 年,附属新华医院、上海市儿科医学研究所接受联合国儿童基金会 GR012 项目,成立边远少数民族地区儿科医师培训中心,至 1989 年已培训 436 名医师,同时又接受联合国

---

① 《日本大阪齿科大学校际联系材料(白数校长来访及兰锡纯、张锡泽、吴少鹏访日材料)》(1981 年),上海交通大学医学院档案馆藏 1981 - DZ24 - 48。

② 《上海二医报》,1990 年 5 月 5 日,第 445 期第 2 版。

人口基金会 CPR/85/P06 项目,成立围产监护技术培训中心,至 1989 年已培训 417 名医师。1986 年 4 月,上海市儿科医学研究所被世界卫生组织命名为"儿童体格生长和社会心理发育合作中心",并取得家用儿童生长发育保健卡等研究成果。①

20 世纪 80 年代,香港地区的基金组织也给予了上海第二医学院大力的支持和资助。1984 年,经卫生部安排,上海第二医学院与香港华夏基金会合作培训全国口腔中专师资。至 1986 年,附属第九人民医院卫校已举办 2 期培训班;1987—1988 年又支持附属新华卫校发展检验专业。基金会提供仪器设备。此外,基金会还对学校生物医学工程专业的师资培养工作提供了支持。1988 年,学校与香港王宽诚教育基金会建立联系。基金会资助 8 名教授参加国际学术会议,并资助上海市消化疾病研究所举办上海第一届国际胃肠道癌肿会议。

（三）与法国医学界的交流合作

与法国医学界的交流合作一直是上海第二医学院国际交往中的重要组成部分。多年来,二医始终与法国医学同道保持密切合作关系。为了掌握国际医学发展动态,有重点的进行对口学术交流,加快提高学校的医学学术水平,20 世纪 80 年代以来,二医先后同巴黎第五大学、法国埃克斯、马赛第二大学、里昂第一大学、斯特拉斯堡路易·巴斯德大学医学院、波尔多第二大学等 11 所大学签订校际联系协议书,开展校际合作。巴黎第五大学是一所法国以医学为主的著名综合性大学,设备先进,学术地位高。20 世纪 80 年代初,上海第二医学院与巴黎第五大学建立了姐妹大学关系。二医还派出针灸学专家陈大中、钱永益赴法,协助法方举办针灸教学。1980 年 5 月,上海第二医学院应巴黎五大邀请,派出以副院长邝安堃教授、瑞金医院院长傅培彬教授为正副团长的 4 人代表团访法,受到该校和法国政府热情隆重的接待。② 1981 年 10 月,台尔巴尔教授访问上海第二医学院。双方正式签署校际交流协议书。③

1982 年 4 月,法国风湿病免疫学专家渥盖尔接任巴黎第五大学校长。两校间的医学交流更为密切。1983 年,根据协议,巴黎第五大学先后派出法语专家 F. 彭多里拉、生理学专家 F. Liot、有机化学专家、微生物学专家来二医为医学法文班任教各 3 个月,并且提供了部分基础医学和临床教材,对二医提高医学法文班教学质量提供了帮助。二医派出附属瑞金医院心血管病科主任龚兰生赴巴黎第五大学,担任客座教授,工作 1 年;内分泌学专家、市内分泌研究所副所长陈家伦赴巴黎五大考察交流 3 个月。为履行巴黎第五大学邀请针灸医师讲

---

① 《上海二医报》,1990 年 5 月 5 日,第 445 期第 2 版。

② 《巴黎第五大学材料(邝等赴法及请法代表来访)》(1980 年),上海交通大学医学院档案馆藏 1980 - DZ24 - 49。

③ 王一飞,龚静德,陆树范,杨舜刚:《上海第二医科大学志》,华东理工大学出版社,1997 年,第 412 页。

学团的决定,二医派出针灸学专家陈大中、钱永益赴法讲学 3 个月,并提供相关教材、教具和录像。在渥盖尔校长的努力下,二医两名年轻医生陈竺和张国强,获得了巴黎医院外籍住院医生的职位,并开始工作。1984 年 11 月,渥盖尔教授率团来诊,并被授予"上海第二医学院荣誉教授"称号。[1]

1985 年,法国驻华大使馆科学参赞苏里兰和文化参赞波底希来校访问,受到了王振义等校领导的亲切接见。法方建议上海第二医学院将今后两年合作纲要提交中国国家科委和法国对外关系部,争取中法混合委员会批准,取得政府支持,并向学校提供经费以供人员赴法进修。1986 年起,上海第二医科大学与法国医学界的学术交流合作项目纳入政府合作渠道,得到中法混合委员会的承认和支持。1985 年 9 月,法国研究技术部部长居里安专程来校,代表法国政府将骑士勋章授予邝安堃教授,以表彰他为开展中法合作交流所做的贡献。

多年来的中法交流与合作结出了丰硕的成果。1980 年 3 月 30 日,首次"中法医学日"活动在北京开幕。中法双方高度重视,各设荣誉委员会,分别由邓小平副总理和法国巴尔总理担任主席,由两国有关部长担任委员,上海第二

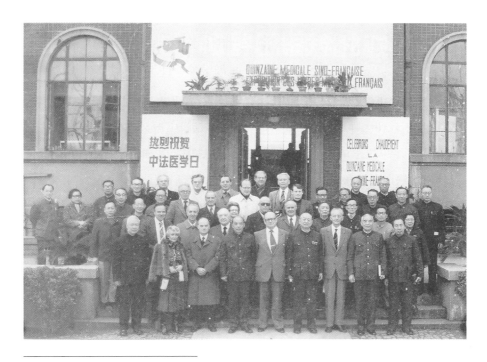

"中法医学日"活动
(1982 年)

---

[1] 《巴黎第五大学校际联系的材料》(1984 年),上海交通大学医学院档案馆藏 1984 - DZ24 - 96。

医学院副院长邝安堃担任学术委员会主任委员。[①] 上海第二医学院还有十几名教授、副教授、主任担任学术委员,并按对口专业与 15 名法方专家教授共同组织 32 场次讲学活动,听讲 2 200 多人次,其陪同翻译基本上由二医专家承担,在双方努力下取得了良好的讲学效果。4 月 7 日,二医图书馆举办法国医学图书展览。展后,法方将 290 册图书、600 余册杂志赠送二医并举行了赠书仪式。1985 年 3 月,二医校长王振义担任中华医学会代表团副团长,赴法国参加第 6 届"中法医学日"活动,加强了与有关大学的友好联系,为同法国医学界进一步交流合作创造了条件。1980—1989 年,中法医学日活动轮流在中国和法国举行,共 10 次。中法医学日为两国医学科学交流的开展起了良好的推动作用。

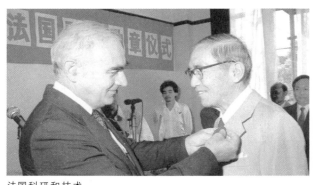

法国科研和技术部部长代表时任法国总统密特朗授予邝安堃教授法国荣誉军团骑士勋章(1985 年)

1985 年,二医获得中法混合委员会通过的合作项目技术片 3 120 件,被法国政府列为在中国进行医学合作项目的重点院校。次年落实 11 个合作项目,内容有邀请前来讲学、接受和派出进修,开展合作交流,举办双边学术讨论会等。1986—1989 年,该委员会批准学校项目 38 个,法国 9 所大学的15 名教授来校讲学,8 名医师来校进修;学校教授 17 人次前往法国访问讲学,30 名中青年教师医师赴法进修。1987 年 5 月,校长王振义应法国科学院、法兰西学院等 6 个单位邀请赴法访问讲学,并参加法国第九届血液学会学术会议。6 月 29 日,法国总统秘书长皮昂古代表总统在总统府接见王振义。6 月 30 日,法国教育部长蒙诺莱宴请王振义,并邀请中国驻法大使、教育处长及法国著名教授等 20 人参加。由于同巴黎第七大学合作研究诱导分化治疗急性早幼粒细胞白血病取得巨大成就,王振义与法方合作者共获法国 1990 年"突出贡献医生"奖。[②]

　　1982 年起,二医的法语教学得到法国多方支持。巴黎第五大学按校极协

①《外事办公室:法中医学日材料》(1980 年),上海交通大学医学院档案馆藏 1980 - DZ24 - 4。

② 王一飞、龚静德、陆树范、杨舜刚:《上海第二医科大学志》,上海:华东理工大学出版社,1997 年,第 413 页。

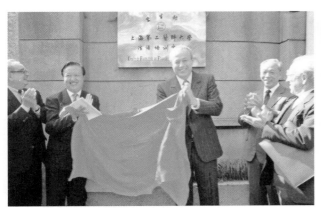

上海第二医科大学法语培训中心成立(1991年)

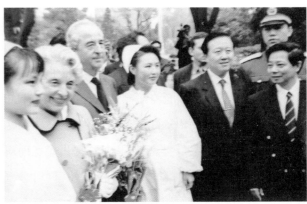

法国总理爱德华·巴拉迪尔(左三)及夫人(左二)访问法语培训中心(1994年)

议,陆续派出专家教授为医学法语班讲法语课、基础课及临床课。1986年,中法混合委员会合作项目成立后,法语教师由法国政府派出。同年医学法语班6名毕业生通过中法混合委员会渠道去法国3所大学进修,此后又有3名中青年法语教师到巴黎第五大学进修。1991年11月4日,卫生部委托上海第二医科大学建立的法语培训中心成立。该中心是唯一承担全国各类专业人才的培训基地。根据合作协议,法方向培训中心派遣法语教师提供视听设备、法语书刊、资料,每年提供两个奖学金名额赴法留学。1994年4月9日,法国总理爱德华·巴拉迪尔访问法语培训中心,对中心4年来在加强中法医学交流,促进法语教学等方面所做的工作表示肯定。[①]

（四）筹建上海儿童医疗中心

世界健康基金会(Project HOPE-Health Opportunity for People Everywhere,简称HOPE基金会)创建于1958年,是一个有44年历史的国际性非营利医学教育机构。[②] 二医和HOPE基金会在医学领域长期保持合作。双方在口腔、生物医学工程、小儿心血管外科方面不断开展学术交流,成果卓著。二医著名小儿心脏外科专家丁文祥教授是双方合作交流中的核心人物。据丁文祥教授回忆,二医与HOPE基金会的合作始于一次偶然的机缘。1983年,浙江医科大学校长郑树教授在美国开会时结识HOPE基金会主席、心脏内科专家威廉·华尔许先生。华尔许先生提出向浙江医科大学赠送一批国外医学书籍,同时希望到该校参观访问,郑树教授欣然应允。那时候杭州不能进关,华尔许一行只好先到上海,再从

---

① 《上海二医报》,1994年4月20日,第520期第1版。

② 《Hope基金会材料》(1983年),上海交通大学医学院档案馆藏1983-DZ24-69。

上海到杭州。抵沪后,华尔许联系市卫生局,提出参观上海医院,了解心脏学科发展情况的请求。卫生局指示上海第二医学院进行接待。当时附属新华医院小儿心脏外科在丁文祥、苏肇伉等领导下,白手起家,从无到有,不断钻研和积累,取得了医疗和科研上的许多成绩。因此,上海第二医学院决定由新华医院小儿心脏外科负责这次外宾参观。参观过程中,丁文祥等将该科自身研制的小儿人工心肺机以及在小儿体外循环学方面所做的工作介绍给华尔许一行。华尔许被该科独立自主、自力更生的开拓精神所感动,邀请丁文祥等在瑞金宾馆共进晚餐。宴席间,华尔许提出愿意助新华小儿心脏外科一臂之力,在新华医院筹建包含4张床位的监护室、1间手术室,同时选派医生来华培训医务人员,培训后所有设备无偿转让给新华医院。随后,双方正式签订合作协议。到1988年,经过双方近6年的合作,在硬件建设、手术成绩、病种复杂性和数量以及双方合作人员的满意度等方面都收获了良好效果。[①]

　　基于HOPE基金会与新华医院合作取得的成绩,二医与HOPE基金会进一步拓展双方的深层次合作。20世纪80年代末,根据上海地区医疗状况及浦东开发开放的形势,双方决定在浦东新区合作建设一所专门用来诊治儿童特殊疾病、严重疾病的融医教研于一体的现代化儿童医学中心。筹建儿童医学中心不但是中美友好合作的体现,更是惠及中国儿童的一件益事。1988年3月7日,HOPE基金会副主席约翰·华尔许博士来到上海,就中美双方合作筹建儿童医学中心的事宜与二医校长王一飞进行协商合作,双方达成初步共识,共同签署合作协议。根据协议,该中心建于上海市浦东新区南浦大桥北侧,占地80亩,美方提供价值2 000万美元的具有国际先进水平的现代化医疗设备和500万美元的人员培训费。中方承担主要土建投资。中心建成后,兼备医疗、研究、教学、培训多种功能,致力于上海及全国乃至东南亚地区儿童保健和疑难杂症的治疗,成为全国高层次儿科专业人才的进修培训基地。

　　为加强筹建工作的领导,上海第二医科大学筹建领导小组成立。成员包括学校党委正、副书记,正、副校长和丁文祥、李春郊、刘立民以及仁济医院一位院领导。刘立民负责筹建日常工作。领导小组下设办公室、人事组、设备组、外事接待组和基建组,分别具体筹建儿中心、浦东综合医院的新华和仁济医院先后成立筹建小组。

　　1988年,HOPE基金会主席威廉·华尔许一行来沪,与王一飞校长、丁文祥教授等进一步商讨双方合作事宜。威廉·华尔许一行还受到时任上海市委书记江泽民的宴请。同年9

---

① 《丁文祥回忆录》,未刊稿。

月,威廉·华尔许在致江泽民的信中,对江泽民的招待表示谢意：[①]

致中共中央政治局委员、中共上海市委书记江泽民:

江书记:

在我最近访问上海期间,承你设宴招待我和我的同事,谨此表示个人的谢意。你赞同拟议中的儿童医院计划,这是极有意义的。你和现任市政府领导应做许多工作,使王一飞教授和丁文祥教授的梦想得以实现。

我们希望规划的同仁,将与我们的上海同事一起,为完成这个医院的实施计划发挥我们作用方面尽一切努力。我们回到香港以后收到的信件是极有帮助的。我感到很乐观的是,必不可少的"种子基金"和其他教育资助是会成功地得到的。我们需要 12～18 个月时间把我们的计划定下来,以确定下面的步骤。

我期待着不久与你再次见面。我非常谢谢你。

(美国)威廉·B·华尔许医学博士

1988 年 9 月 13 日

1988 年 10 月 15～25 日,以 Junas 为团长的 HOPE 基金会儿科医师代表团到新华医院小儿心胸外科工作,与丁文祥等继续商讨建立中美儿童医学中心事宜。15～28 日,HOPE 基金会新任驻中国办事处主任詹姆斯·培脱医师与保罗惠纳率电视录像小组先后在附属新华医院、第九人民医院以及儿童医学中心浦东新规划地(浦东塘桥地区)拍摄,为筹建现代儿童医学中心作准备。

中美筹建儿童医学中心得到了中央和上海市的大力支持。1989 年 5 月,上海市人民政府正式批准与 HOPE 基金会合作建设"中美儿童医学中心"(曾用名)。1989 年 10 月 5 日,时任中共中央总书记江泽民在北京中南海接见美国 HOPE 基金会主席威廉·华尔许、副主席约翰·华尔许一行。威廉·华尔许具体谈了要把中美儿童医学中心建成东南亚最高水平的儿科医教研中心设想。江泽民表示支持并将一直关心该项目的建设和发展。10 月 9 日,时任上海市市长朱镕基、副市长谢丽娟在沪会见了威廉·华尔许一行。朱镕基重申了市政府对中美筹建儿童医学中心项目的支持。[②]

1990 年 11 月,上海市建委批文确认了中美儿童医学中心在浦东塘桥的建筑用地,建立中美儿童医学中心可行性研究报告也于 10 月份在上海投资咨询公司通过评估认证。

---

① 《HOPE 华尔许主席给江泽民的信》,上海交通大学医学院档案馆藏 DZ39 - 980。

② 《上海二医报》,1989 年 10 月 5 日,第 433 期第 1 版。

中美儿童医学中心是上海第二医科大学 1952 年院系调整以来规模空前的建设项目，已列入上海市政府"八五"规划。预期初建时病床 250 张，职工编制 1 000 人，建筑面积 3 500 ㎡。后根据美方的要求，也为了符合国际医疗水平的要求，占地由 80 亩扩大到 100 亩，总建筑面积调整为 40 000 ㎡，总投资 2.5 亿元，1996 年夏建成使用。[①]

1992 年 6 月 14 日至 7 月 8 日，美国 Hope 基金会副主席 Don Weaver 等到上海第二医科大学商讨上海（中美）儿童医学中心筹建事宜。会谈中双方就中心概念设计方案进行讨论，并定于 10 月 24 日校庆 40 周年时举行中心奠基仪式。卫生部部长陈敏章、上海市副市长谢丽娟、中国儿童发展中心顾问林佳楣以及 HOPE 基金会创始人华尔许博士、美国驻沪总领事澳戈登等中外宾客 300 多人参加奠基仪式。1993 年 12 月 18 日，上海中美儿童医学中心正式破土动工。经上海第二医科大学大党委决定，陈树宝被聘为上海儿童医学中心院长。在医院名称上，为了吸引人才和"中心建设的质量和速度"，同时与上海原有的"上海儿童医院""上海儿科医院"区别开来，双方商定将儿童医学中心更名为"上海（中美）儿童医学中心"以后的文件及新闻报道中均以此名称出现。[②]

上海儿童医学中心开工典礼（1993年）

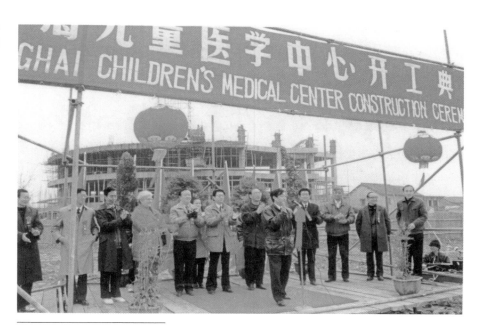

①《上海二医报》，1990 年 11 月 20 日，第 455 期第 1 版。

②《关于中美儿童医学中心申请用地、购、培训配套、筹建管理费等有关方面的请示、报告、批复及浦东综合医院、康复中心的请示报告》（1993 年），上海交通大学医学院档案馆馆藏档案 1993 - DZ38 - 377。

第八节　教学辅助与后勤保障

教育事业的蓬勃发展,有赖于必要而坚实的物质基础。自 1979 年以后,学校着手扩建校舍,逐步增添图书和科学仪器设备。特别是 20 世纪 80 年代开始,学校大规模地开展教育设施建设,使教学、科研、医疗和师生员工的生活条件得到了明显改善。

一、图书馆和医学图书情报中心的建设

上海第二医学院图书馆的前身系震旦大学图书馆,在 1952 年 10 月全国高等院校院系调整时,并入圣约翰大学医学院、同德医学院和沪江大学的医学书籍组建而成。建馆初期图书馆仅有一个书库和一个阅览室,藏书 1.9 万册,工作人员 4 名。"文化大革命"期间,图书馆工作陷于紊乱与萎缩。"文化大革命"结束后,随着学校教育事业的发展,根据二医专业性的发展方向,图书馆确定了以"为教育、医疗和科研第一线服务"的方向,[①]并进入了迅速发展的新阶段。首先,图书馆机构设置趋于合理,设施建设进一步完善。1979 年,全馆工作人员35 人,分采编组、期刊组、流通组和办公室;1985 年工作人员 40 人,分办公室、期刊室、流通室、采编室和参考咨询室。[②] 为了解决藏书增多导致的书库饱和问题,1984 年,学校动工建设新图书馆,于 1987 年落成使用;其次,图书经费有了较快增长,馆藏书目总量明显增加。1979 年,全年图书经费为 11 万元,购入外文图书 3 097 册,外文期刊 780 种,中文图书 8 492册,中文期刊 591 种,全馆馆藏 39 万余册。1985 年,图书经费增加到 51.5 万元,馆藏近 41万册。1990 年,图书经费达到 68 万元,期刊订购 1 871 种(中文期刊 871 种,外文期刊 1 000种),馆藏 45 万册。1985 年 5 月,为推动图书馆密切配合学校的教学和科研,进一步调动全馆同志的积极性,使有限的馆舍、藏书和经费发挥更大的效益,学校还对图书馆工作进行了改革:

第一,加强实际协作,修改图书,采购政策,调整图书经费使用比例。在对外文类的订阅情况作调查分析的基础上,按照学校专业设置和重点学科建设的要求,对各学科书刊订阅比例做出适当的调整,并与上海医科大学、上海第二军医大学等单位签订馆际协作合同。凡价

---

① 《1993 年图书馆情报中心评估总况》(1993 年),上海交通大学医学院档案馆馆藏 XZ07 - 4,第 3 页。
② 王一飞,龚静德,陆树范,杨舜刚:《上海第二医科大学志》,上海:华东理工大学出版社 1997 年版,第 424 页。

格昂贵、使用率不高的一些外文书刊，向兄弟单位整本复印，所节约的经费用以增订一部分核心期刊。

第二，全面调整馆舍，扩大阅览室实际使用面积，调整后的教师阅览室由 227 m^2 增至 306 m^2；学生阅览室由 245 m^2 增至 287 m^2。开放时间由每周 62 小时延长到每周 75 小时，除周六外，一律开放到晚上 10 点闭馆，阅览室工作人员实行两班制。

第三，兴建新馆过程中，为不影响新楼建设期间新书的入库情况，图书馆组织人员对原有图书进行了剔旧工作。无保存价值的（主要是中文书刊）廉价出售给本院师生或作废纸处理；有保存价值的暂存，待新馆落成后重新典藏。

第四，在实行岗位责任制的基础上，采取馆内选拔和争取学校调派相结合的办法，配齐各室的领导成员，进一步抓好制度建设和干部培养，选送一些青年职工进培训班学习图书管理、计算机操作，以适合现代化图书管理的需要，提高职工业务水平。

1986 年 12 月 22 日，二医图书馆更名为医学图书情报中心，逐步实现图书情报一体化。随着现代医学知识体系所发生的巨大变化，其知识结构由基础医学、医药工程学、应用医学和理论医学 4 大学科群所组成。作为医科大学专业性的图书情报中心，该馆在采集馆藏方面主要以医学、生物学为主，服务方向也从"被动服务"到"主动服务"方面转变，主动帮助读者获取所需要的有效信息。二医图书馆作为图书情报中心具有以下特色：

（1）图书馆前身为震旦大学图书馆，藏书曾以法文为主，是国内藏有法文医学书刊的主要图书馆，是全国法文医学资料的中心。

（2）1986 年开始引进美国 medline 光盘，是国内最早使用光盘检索系统的单位之一，累积了一定的检索经验，每年检索量达 1 300～1 400 个课题，是光盘检索利用率较高的单位之一。

（3）图书经费 70% 以上用于西文外刊的购置，外刊达 975 种，核心期刊收藏较全，为医、教、研服务及馆际资源共享提供了一定的物质基础。该馆与全国高等医药院校有良好的馆际协作关系。

（4）图书馆主动为读者服务，坚持无偿服务的优良传统。每年抽出约 4% 的经费，向本校讲师以上的在职人员提供免费复印服务。

（5）为提高阅览室的利用率，本馆阅览室分为中文部和外文部，不另设教师和学生阅览室，研究生及高年级本科生同样可在外文部阅览。

（6）图书馆对外交流活跃，与美国宾夕法尼亚大学生物医学图书馆建立馆际关系。日本小西财团在馆内设立高崎文库，每年捐赠100万日元购置外文图书。该馆参与组织国际学术会议，先后于1988年、1992年举行国际胃肠道癌肿会议。

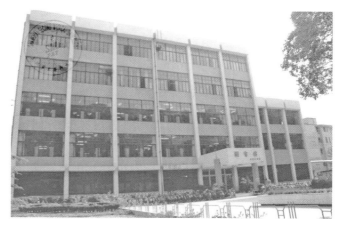

图书馆

1987年10月，新馆落成，下设办公室、中文部、外文部、情报咨询部、采编部、公共关系部和声像室7个部门。全馆工作人员47人。馆舍总面积由原先的1 600 m² 扩大到7 250 m²，书库面积2 400 m²，阅览室面积2 500 m²，分为中文阅览室、外文阅览室、听音室、文艺厅、自修室。阅览室座位627个，此外还有大型阶梯教室和中型教室各1个，用于学术讲座及文献检索教学。在图书经费和图数量方面，1983年，图书馆用于购买新书的费用为29万元；1984年增加至37万元；1985年42万元；1987年41.7万元；1989年59万元；1990年68万元。1985年，图书馆剔旧工作开展后，藏书总量较1979年有了大幅度的减少，但经过几年的购置，仍有较大幅度的增长。从1987年的30.9万册增至1990年的33.3万册。截至1991年，图书馆总藏书量达44万册，其中中文图书24.4万册，外文图书8.8万册，中文合订本报刊2.8万册，外文合订本报刊8万册，中文现刊814种，外文现刊975种。外文书刊以英、法为主，尤以法文书刊为专有特色，略有部分德、俄、日、拉丁、意大利及西班牙等文种书刊。到1992年，图书馆在编工作人员52名，其中专业人员47名（大专以上学历22名）、技术工人1名、党政人员2名、公务人员2名；中共党员3人、共青团员11人、民主党派人士1人。

在学校各级领导及党委的支持下，图书馆的办馆方向明确，办馆条件逐年改善，图书馆的教育职能和情报职能得到充分发挥。上海第二医科大学图书馆发展成为既是拥有多学科、多文种、规模较大、基础良好的图书馆，同时又是学校的文献资料情报中心、图书情报中心以及为教学科研服务的学术性机构。

二、教育设施大幅改善

学校的教育设施是师生进行教学、科研、社会服务必不可少的条件,是发展教育科研事业的物质基础。为符合现代化办学、建立多学科教育体系的需要,二医大力加强基本建设,使教育设施和条件得到大幅度改善。

(一)扩建院本部

校园及校舍方面:"文化大革命"中,市革委会将二医分部的原上海医学专科学校校址无偿交给上海电子计算机厂使用,二医校园面积骤减。1983 年,上海市高教局将位于斜土路的华东化工学院分院校址(该处面积 5 655 m²)划归二医,重建二医分部。截至 1988 年,学校占地总面积 97 738.7 m²,校园占地面积为 76 443 m²。1993 年,上海市建设南北高架道路,其中二医被占土地5 987.7 m²,校园缩小为 70 455.3 m²,与建校时的面积相仿。但二医及其附属单位作为一个整体,占地面积已达323 202.7 m²[①]

20 世纪 80 年代起,学校加快校舍建设。至 1995 年,全校建筑面积为42.29 万 m²(含附属单位),其中校本部事业用房 10.26 万 m²,附属医院事业用房 26.4 万 m²。校本部事业用房中教学科研用房7.86 万 m²,生活用房1.99 万 m²。附属医院事业用房中教学用房4.83 万 m²,医疗用房18.25 万 m²,科研用房2.17 万 m²。[②]

教室和实验室方面:随着招生人数的不断增加和教学发展的需要,20

上海第二医科大学校门

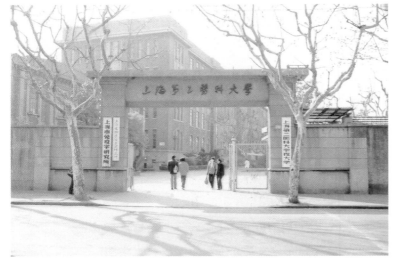

① 王一飞,龚静德,陆树范,杨舜刚:《上海第二医科大学志》,上海:华东理工大学出版社 1997 年版,第 428 页。
② 王一飞,龚静德,陆树范,杨舜刚:《上海第二医科大学志》,上海:华东理工大学出版社 1997 年版,第 428 页。

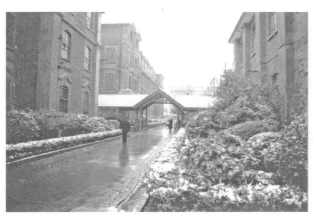

校园景观

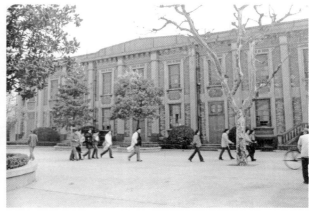

校园景观

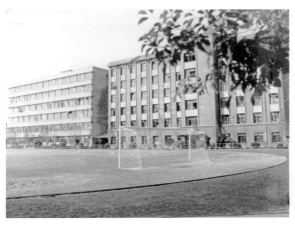

教学科研大楼

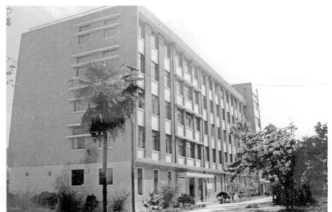

解剖教学实验楼

世纪 80 年代开始,学校增强各类教学用房建设。1980 年新建 3 号教学楼,教师面积 1 742 m²;新建儿科系教学用房 583 m²、医学系一部临床教室 215 m²。1982 年,解剖教学实验楼竣工,其中教学用房 192 m²。1983 年,新食堂竣工,其中三楼 830 m² 为教室。1986 年,学校在上海嘉定县医院(现嘉定区中心医院)又建造 500 m² 教学用房。1987 年,口腔医学院增建教学用房 212 m²;新图书馆落成,其中教室用房 501 m²;新建附属宝钢医院教学用房 161 m²。至 1990 年,全校教学用房面积为 15 351 m²。各附属医院合计 1 958 m²。校外教学基地3 000 m²。与建校初期相比,教室面积增长两倍。①

---

① 王一飞,龚静德,陆树范,杨舜刚:《上海第二医科大学志》,上海:华东理工大学出版社 1997 年版,第 430 页。

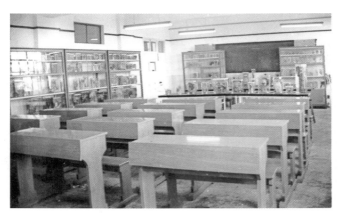

解剖标本室

学校多方面筹措资金,加强教学实验室建设。1980年新建儿科系实验室593 m²;1982年,解剖实验楼建成,将"生物力学"作为主攻目标,同时也抓紧了医学标本制作,恢复了"解剖标本陈列室";1984年,经上海市高教局批准,学校投资744.5万元用于兴建教学楼,其中385万元用于11 000 m²的综合实验楼的兴建。1987年,口腔医学院实验室建成使用,面积为639 m²。1993年,为改善实验动物繁育和动物实验的环境条件,新建实验动物和动物实验大楼竣工,建筑面积4 900 m²,成为当时上海地区实验动物和动物实验环境设施级别均达标的基地之一。

在医学教学、科研实验仪器装备上,20世纪80年代初,学校先后引进了电子显微镜、流式细胞仪、色质谱联用仪、气相色谱仪等,为医学研究进入细胞水平提供必要条件。进入20世纪90年代,学校引进聚合酶链反应仪(PCR)、DNA顺序仪、染色体分析仪、超速冷冻离心机等代表分子(基因)水平的实验室设备,大大增强了实验室的综合科研能力。在电化教学设施上,1979年,学校开始引进录像设备应用于教学科研。1982年,电化教育教研室成立,开设专用电化教室,具有扩音、放幻灯片、投影片、电影片和播放电视录像等功能。各形态教研室(组胚、寄生虫、微生物、解剖、病理解剖)的实验室均安装闭路电视装置。[1]附属瑞金、仁济、九院的手术室也均有闭路电视,学生在手术室外面可直观手术全过程。为满足计算机教学的需要,学校还投入大量资金,为实验室配备计算机,并不断升级和更新,计算机设备与当时国际同类高校水平相同。[2]

　　(二)临床教学基地建设

临床教学基地是临床教学的基本条件。二医从建校起就十分重视临床教学基地建设。从20世纪70年代末,学校在教学基地建设中,更注重于学科建

---

① 王一飞,龚静德,陆树范,杨舜刚:《上海第二医科大学志》,华东理工大学出版社,1997年,第434页。
② 《上海第二医学院贯彻电教工作方面材料》(1981年),上海交通大学医学院档案馆藏1981-DZ18-565。

设、教师队伍建设、课程建设和院、系教研室的组织建设,并实行简政放权,把教学经费、人事管理等权力下放,使附属医院成为医教研结合的统一体,更好地发挥临床教学基地的作用。

1979 年,学校决定在附属新华医院增建内外科病房,附属瑞金、九院等增建临床教室及诊断学基础、外科手术学的实验室,以解决教学工作的燃眉之急。上海市第六人民医院作为学校的教学医院,参加校学术委员会,成立临床教研室,确定和晋升一批教授、副教授、讲师,承担后期一个大班的后勤教学任务,另外新建了可容纳 300～350 名学生的教室和宿舍。

1983 年,根据上海市重点发展浦东地区的社会发展规划,同时为了满足上海市医疗卫生事业发展和扩大学校招生名额、加速培养医学人才的需要,上海市政府决定投资 6 172.80 万元,在浦东新建一所面积 88 333 m²,具有相当规模和相当水平的中国式现代化三级综合性教学医院。

随着学校招生规模的扩大和加强医学教育理论联系实际的教学原则,二医在市卫生局的支持下,陆续与上海市多家医疗机构建立教学协作关系,作为学校的校外临床教学基地。1988 年 4 月,由上海医科大学、上海铁道医学院和上海第二医学院共同挂钩的精神病学教学医院在上海精神卫生中心挂牌。1988 年 6 月,上海第二医科大学在上海市纺织局第一医院、第二医院分别举行了教学医院挂牌仪式。1989 年 1 月,由中国福利会提出建议并与上海第二医科大学协商后,国际妇婴保健院成为学校又一所教学医院。至此,二医教学医院已达12 家,形成了以附属医院为主体的临床教学基地网络。多年来,各教学医院为广大医学生的临床教学和后勤培养做出了重要的贡献。

三、内部管理体制改革稳步推进

改革开放以来,二医围绕教学、医疗、科研和管理等取得一定成效,对改善育人环境,加强学校管理,提高办学效益,推动各项事业的发展起了积极的作用。但是,学校在理顺管理体制、改革人事分配制度、发展校办产业、改善后勤服务等方面存在的一些问题仍未解决,一定程度上影响了和束缚了教职工的积极性和创造性。上述实际情况的存在,决定了学校必须进行内部管理体制的改革。

1992 年 8 月,二医召开专门会议,讨论学校内部管理体制改革事宜,拉开了校内部管理体制改革的序幕。会议认为,学校内部管理体制改革的各方条件日趋成熟,舆论准备、政策准备、干部准备和财力准备到位。为主动适应医学教育事业发展,主动适应教育面向 21 世纪的需要,学校决心在 1992 年邓小平南行讲话精神鼓舞下,不失时机地将改革推向深入。会议形成《上海第二医科大学内部管理体制改革的总体方案》,指出改革的指导思想是坚持党的基本路线和社会主义办学方向,从学校的实际情况出发,抓住浦东新校区建设的契机,拓宽与附属医院共同发展的渠道,把学校改革同浦东项目建设相结合,与附属医院改革相接轨,开发和利用附属医院临床基地和浦东建设项目的广阔市场,探索一条办好有中国特色社会主义医科大学的新路子。校内管理改革以理顺管理体制、优化队伍结构为抓手;以劳动人事、分配制度改革为重点;以解放思想、转变观念为先导;以政策导向、思想发动、物质奖励为手段;以德育放在首位、培养合格人才为根本,以转换内部机制、调动职工积极性为目的,实行总体设计、分步实施、重点突破、扎实推进的基本战略。[①]

1992年9月7日,学校向上海市高教局提交申请成为"上海高校第二批内部管理体制改革试点"的请示报告。1992年11月,上海第二医科大学第五届一次教职工代表大会召开。大会审议、讨论了内部管理体制改革的总体方案、校本部机关管理体制改革的试行方案、校本部职工分配制度改革试行办法以及有关劳动人事制度改革的4个条例(《全员聘任、合同制暂行条例》《下岗待聘人员管理条例》《编制管理条例》《劳动人事争议仲裁条例》)。同年12月,经研究,市高教局同意将上海第二医科大学列入上海高校内部管理体制改革试点单位,要求按照学校五届一次教职工代表大会审议通过的配套改革方案,做好扎实细致的工作,增强学校自我完善、不断发展的内在动力,为下一步深化教育改革奠定基础,促进医教研水平上新台阶。[②]

（一）劳动人事制度改革

深化校内劳动人事制度改革是高校管理体制改革的重要组成部分,其目的是冲破传统管理模式,彻底破除长期来束缚广大教职工社会主义积极性的平均主义大锅饭,引入竞争、利益和激励机制,达到"合理定编、优化结构、择优上岗、扬长分流、人尽其才、提高效率",有效调动全体教职工的积极性和创造性。

劳动人事制度改革的重点是用人制度的改革。20世纪80年代初期,二医进行了人事制度改革的诸多探索。1985年1月1日起,院务设备处对所有人员全部试行聘用制。凡所属部门的正副科长、主任、厂长、队长、经理由处聘任发聘任书,按职享受待遇。其他人员(包括工人)由所属各部门行政负责聘用,发聘用书。聘用期暂定两年,可连聘连任,不称职者可随时解聘,新录用的工人一律实行合同制。由用人部门签订合同,凡未接到聘书的干部、工作人员、工人一律作编外处理,并对编外人员的待遇按不同情况作了规定,编外人员若不愿

---

① 《平湖会议讨论总体改革的有关文件材料》,1992年8月,上海交通大学医学院档案馆藏1992 - DZ41 - 6。

② 《关于同意上海第二医科大学列为上海高校第二批内部管理体制改革试点单位的批复》(1992年),上海交通大学医学院档案馆藏1992 - DZ41 - 7。

留学院工作可自谋出路。实行专业技术职务聘任制度,是我国专业技术人员管理制度的一项重大改革。1986 年 11 月,学校对人事管理制度进行重大改革,在专业技术干部实行聘任制迈出了重要一步。经过两个多月工作,基础部首批 53 位高级职称受聘者领到了校领导颁发的正副教授聘书。这次聘任的 53 位正副教授是学校根据基础部所承担的任务设置的专业、技术工作岗位编制、教师职务比例等基础工作就绪下进行的,按照教育部、卫生部规定的教授、副教授、讲师、助教 1∶2∶4∶3 的比例和各教研室定编数人员结构状况,从已批准晋升的高级职称人员中选聘的 36 个副教授分别在 18 个教研室,年龄大于国务院规定的退休年龄或接近(小于两年)的 20 人,本次聘任期为一年,其余为两年。[①]

根据上级主管部门关于劳动人事制度改革的精神及学校过往的一些经验,1992 年,学校在用人制度上,采用"全员聘任、聘用制"。全员聘任、合同制是学校与教职工之间明确相互责、权、利关系的协议,本着"公开、按需、择优"的原则以及"自愿、平等、协商一致"的原则,聘任单位与受聘人员均享有同等的权利,并有共同遵守聘约的义务。聘任单位有聘任、解聘的权力,受聘人员有应聘、拒聘的权力,在聘任时实行双向选择、分级聘任。全员聘任、合同制在合理的岗位设置和结构比例基础上,对管理人员和专业技术人员实行聘任制,签订聘任合同;对技术工人和工勤人员实行合同制,签订劳动合同书,未聘者为下岗待聘人员。

1992 年,在全校实行内部管理体制改革的背景下,校本部机关管理体制改革开始启动。机关管理体制改革以"合理分流、干部轮岗、扬长聘任、精干高效,把优秀中青年干部推向第一线"为原则。校机关有 574 人,改革后机关人数须控制在 167 人之内。首先要把不应属于机关的部分业务部门和工人分流出去,在此基础上再紧缩 15% 人员,做到小机关大服务。把原 28 个部处精简到 15 个,合并纪委和监察,武装和保卫,科研和设备,等等,同时撤销生产开发处、医院管理处和总务处,成立医院管理办隶属校办,建立综合处替代总务处。[②]

1993 年 2 月,学校开展首次公开招聘管理干部工作,公开招聘副处级干部,把竞争机制引入干部队伍建设中。通过自荐答辩,评议委员会评议,组织部门考核,根据好中选优的原则,经校党政领导讨论,校党委决定 17 名应聘者上岗。被批准上岗的应聘者是党办副主任徐宝其,武装保卫部副部长徐珍珠,工会办公室主任徐建中,党校办公室主任王维希,校办副主任沈晓初,综合处副处长童德华,人事处副处长杨月民,研究生处副处长卜晓明,财务处副

---

① 《上海二医报》,1986 年 10 月 15 日,第 377 期第 1 版。
② 《上海二医报》,1992 年 12 月 5 日,第 494 期第 1 版。

处长赵美君，教学处副处长吴仁友、王馥明，医院管理办主任陈锦堂，成教学院筹备办主任孙克武，校产管理委员会办公室副主任孙佛全，浦东项目筹建办副主任吴伟泳、沈春琪，校科技实业公司副总经理孙国武。同年 4 月 13 日，作为学校劳动人事制度重要步骤之一的公开招聘校部机关科级和科以下管理干部工作启动，招聘采取"公开张榜、公开报名、公平竞争、自荐与组织推荐相结合，公开评议与组织考核相结合，双向选择、择优聘任"的办法，共招聘科级干部 84 名，科以下干部 117 名。

1993 年 8 月，学校在苏州召开了"贯彻纲要，深化改革研讨会"。会议学习了《中国教育改革和发展纲要》和市教育工作会议精神，讨论了有关学校争取进入"211 工程"和深化改革的 11 个文件。校党委书记余贤如作了关于深化改革的重要讲话，对平湖会议后一年来学校内部管理体制改革取得成效进行了总结。机关部处机构由 28 个精简到 18 个，人员紧缩了 17.2%。干部竞争上岗，实行目标管理，调动了积极性。干部队伍结构更加合理，领导班子更趋年轻化。

为了进一步深化人事制度改革，提高行政工作效率，更好地为医教研服务，2001 年 3 月，二医机关人事制度改革启动。这项改革总体思想是"总体规划、分步实施、先易后难、逐步推进"，在后勤已成建制从机关规范剥离基础上，完成校机关人事制度改革，接下去是基础医学院等部门（单位）进行改革，到 2001 年年底，全校实行全员聘用合同制。机关人事制度改革的思路及目标是：精简机构、压缩层次、定编定岗、明确职责、突出管理、提高绩效，逐步达到教育部规定的高校人员编制的要求。根据教育部有关规定，学校将不属于党政部门管理的机构——图书馆（编者注：2001 年 6 月 1 日，校长范关荣与校图书馆副馆长张文浩分别代表学校和图书馆在目标责任书上签字，校图书馆成为校机关改革中第一个与学校签约的分流机构）、档案馆、学报编辑部、动物科学部分流，其管理体制从单一的行政管理模式转换成以经济管理与行政管理相结合的模式。校机关机构由 24 个减至 18 个；将专业的、纯办事的岗位和人员分流，逐步实现"管""办"分开，成立财务结算中心、教学辅导中心、电教制作中心、宣传报道中心、物资管理中心。处级干部调整，实行竞聘上岗，由 48 名调整为 42 名；机关定编、定岗，科级干部岗位由 85 个减为 42 个。[①]

（二）分配制度改革

1. 工资变动情况

1980 年 11 月，中央决定对教育行业 40% 的职工进行工资升级。教育部又报经国务院

[①]《上海第二医科大学纪事》编纂委员会：《上海第二医科大学纪事（1952—2005）》，上海：上海交通大学出版社 2006 年，第 386 页。

批准,增加一部分升级面,用于高校讲师以上教学人员的择优升级。本次职工升级工作的指导思想是:坚持各尽所能,按劳分配,突出重点,反对平均主义,按劳动态度、技术高低、贡献大小进行考核,并以贡献大小作为主要考核依据。通过这次工作,真正调动广大教职工积极性,提高教学质量和学术水平,提高管理水平和工作效率。为切实抓紧做好职工升级工作,二医组成了领导小组,成立考评升级委员会,并设立工调办,附属医院和直属单位也建立相应的组织和工作班子。学院调资升级工作从3月18日全面展开,6月底结束,学校有50%教职工升级。对象主要是多年工作而未升级的中青年教学、卫技人员。[①]

1982年,根据《国务院关于调整国家机关科学、文教卫生等部门部分工作人员工资的决定》文件精神,除行政十级、教学四级以上人员基本不动外,凡符合升级条件者基本都升一级,部分工作成绩显著而又工资偏低者可升两级。这次升级比例为职工总数的90%,是建校以来调整工资升级面最大一次。

1985年,根据《中共中央、国务院关于国家机关和事业单位工作人员工资制度改革问题的通知》文件精神,学校进行了继1956年工资改革后第二次工资改革。改革后学校教职工执行以职务工资为主要内容的结构工资制,分为基础工资、职务工资、工龄工资、奖励工资4个组成部分,凡教职工现行工资低于等级的职务工资加基础工资之和的,均可进入本职务的最低等级工资。这次工资改革,校本部涉及1 616人,月增工资总额33 953.82元,人均增长20.01元/月。[②]

1986年,根据《关于一九八六年解决国家机关和事业单位分工工作人员工资问题的通知》文件精神,学校对1985年工资改革各类人员同职务中的任职时间长、革命工龄长的教职工进行"填平补缺"的调整,升级面为职工总数的25%左右。[③]

1988年,根据上海市政府办公厅转发《国家劳动人事部关于1987年解决部分中年专业技术人员工资问题的通知》和《本市实施办法的通知》,对工资额128.50元以下部分专业技术人员增加了工资,同时规定给学校3%机动指标用以解决工资中的突出问题。

1989年,国家对原行政十级、教学四级以上人员,1957年以来未加过工资者按1985年工资改革前的原有级差升一级工资,学校有40多人增加工资。同年,国务院决定对国家机关和事业单位职工工资进行普调,并规定对专业技术人员职务工资提高两个级差。[④]

2. 津贴与福利状况

1985年以后教职工除工资收入外,还享受各种津贴。学校先后对教职工实行岗位津

---

① 《上海二医报》,1980年1月1日,第1期第3版。
②③④ 王一飞、龚静德、陆树范、杨舜刚:《上海第二医科大学志》,华东理工大学出版社,1997年,第387页。

贴、职务津贴、发放奖金等，使全校教职工的收入普遍有较大幅度的提高。

教职工的福利待遇，分为集体福利、保险福利、生活福利3个方面。集体福利体现在职工住房、食堂、托儿所、幼儿园、浴室、文娱及体育场所等；保险福利有退休养老金、公费医疗、职工独生子女津贴及医疗津贴、职工病死抚恤等；生活福利主要有疗养、上下班交通费、探亲假路费补贴、生活困难补助等。

3. 分配制度改革

20世纪80年代初，上海交通大学率先试行浮动岗位津贴制度。上海市政府批准各高校有计划有步骤地推广交大改革试验，进行浮动岗位津贴的尝试和探索。1984年6月22日，二医院长王振义在院部教职工大会上宣布改革迈出第一步，着手基础准备，试行岗位津贴。为尽快做好试行浮动岗位津贴的基础准备工作，经党委与院长联席会议决定，成立了改革办公室，负责日常改革工作，组长魏原樾，副组长刘立民薛纯良。

1992年，为深化校内分配制度改革，学校出台《分配制度改革试行办法》，纠正平均主义和分配不公倾向，达到体现多劳多得，合理拉开差距，坚持奖勤罚懒，建立内部激励机制的目的。副校长陈志兴把学校的分配制度改革归纳为两个基本特点：首先，实行工资总额分级承包制。在定编、定岗、定责、定任务的基础上，学校向上级主管部门实行工资金额总包干，对院（系）试行工资金额分包干。校办产业、后勤服务部门的工资水平与其效益挂钩，这样有利于发挥部门用人的积极性，增加部门活力和自我控制能力。其次，实行校内多元结构工资制，建立国家工资（含补贴）与校内工资（含奖励）相结合的结构工资分配形式。结构工资＝国家工资（档案工资＋国家补贴）＋校内工资＋校内津贴（岗位津贴、岗令津贴、岗绩津贴），要保证应该稳定的一部分收入继续稳定，即国家工资和地方性补贴这部分不动；可以浮动的部分不能像过去那样，大家一个样，而应该有所区别，适当拉开差距，即岗位津贴、岗令津贴根据各类人员职务相当的原则，按照统一级差标准发至个人。各院（系）、部、处岗绩津贴额，按学校对部门考核分等级发放，并视学校财力情况进行调整。个人岗绩津贴按部门对个人考核结果分等级发放，各等级发放的比例和标准由各院（系）、部、处自行确定。

（三）后勤体制改革

后勤保障工作是学校工作的重要组成部分。后勤服务为学校的教学和科研工作的发展提供了有利的物质保障。二医后勤部门立足保障服务，为学校的稳定和发展做出重要贡献。

改革开放以后，为了增强后勤部门在学校发展中的保障作用，扩大创收渠道，提高经济效益和后勤人员的工作积极性，二医着手对后勤管理推行企业化、半企业化的管理方法，独立核算,进行经济承包制改革。[1] 1983 年,学校先在膳食科推行食堂半企业化管理,作为后勤部门实行经济承包制的试点。1985 年,膳食科实行奖金及低耗物品全承包,个人向食堂承包,食堂向膳食科承包,膳食科向总务处承包。实行承包制后,调动了炊管人员的积极性,增加了饭菜品种,提高了伙食质量,使食堂面貌有了较大的改观。

1984 年,后勤经济承包责任制扩大到修建队、汽车队、招待所等。修建队主要解决零星维修及零星修造、制作和安装。实行承包制后,修建队改为修建科,签订了"房屋零修包干责任制"和"维修工程定额承包制管理细则"。1985 年完成大修、零星修建工程款 67 万余元。汽车队 1984 年实行改革,在经济上实行单项承包,全年行驶里程 18 万公里,比承包前提高80%。驾驶员承包前人均月行驶 690 公里,承包后人均月行驶 1 300 公里,运输效率和经济效益都有提高。

后勤管理改革的目的是要改变过去单纯靠学校拨款状况,在保证医教研工作正常进行的前提下,要逐步实行后勤工作社会化,扩大后勤服务范围,在服务中增加财力,提高后勤部门的社会效益和经济效益。为进一步加强后勤改革力度,增强后勤工作的活力和实力,1992年 8 月,二医党委办公室通过了《平湖会议讨论总体改革的有关文件材料》,对后勤管理改革给予了指导性的意见:

一、指导思想

按照学校内部管理体制改革的总体思路,坚持社会主义的办学方向,进一步引入竞争机制,调整管理体系,运用经济杠杆搞活用工制度,做好各项后勤服务保障工作;充分挖掘人、财、物的潜力,增收节支,增强后勤经费自给能力;改善条件,优化育人环境,通过优质服务和诚实劳动,改善师生员工工作条件和生活条件,提高后勤职工的生活水平。

二、目标与思路

依照"小机关,大服务"原则,采取"总体设计,分段实施,重点突破,滚动前进"的办法,逐步建立一个"管理与经营分开,一体两制"的模式,最终达到校内后勤社会化的目标。

(1)对管理服务型的科室,实行工资总额承包。为保证双向选择,达到岗位竞争目的,每个科级单位必须有 5% 的人员限额下岗流动(待聘人员工资待遇参照学校统一规定)。

---

[1]《80 年高校后勤工作会议精神的传达贯彻及工作小结》,上海交通大学医学院档案馆藏 1980 - DZ32 - 136。

（2）对经营服务型的实体制订新的承包方案,提高产出效益,内部均实行用工合同制,经理有人事聘用权、财务分配权、经营服务权。今后在内部条件成熟后,职工医疗、养老均参加社会保险,学校不再承担义务。

（3）完善各项经济承包责任制。各经济承包实体要扩大承包范围,强化承包责任、权力分解、责任到人、切实做到"人定岗、岗定责、责定分、分定酬",范围上要从一部分经费承包逐步扩大到全成本经费承包。

（4）搞活经营服务机制。对内逐步扩大,有偿服务和薄利经营服务比重,对外兴办事实业创收,在实行经济承包责任制中,内部经营管理较完善并有一定经济成效的部门可发展成立经营服务实业公司,确立二级法人地位,逐步增强后勤部门自我积累、自我改造、自收自支、自我发展能力。

（5）简政放权,提高服务效益,引入竞争机制。为方便教学科研第一线工作,强化物资的重点管理,对原采用行政手段归口管理的一般低值易耗物品,劳防、办公物品,全部归口到学校商店集中采购供应。商店要参与社会市场竞争,保证价廉物美,货源充足。各部门可随时择优选购,对行政和教学科研大型设备、固定资产、重点管理的低值易耗品要采用科学管理手段,成立设备物资中心,要尽可能保证用户所需规格和要求,并做到及时供货,否则部门可自行向社会咨询采购。

（6）健全考评制度。建立有效监控机构,做到投诉有门、投诉有效,内容包括:对各岗位工作事迹进行考评,对干部勤政、廉政监控,对服务项目、质量、物价监控,对财政收支、经济效益监控。[①]

三、实施步骤

1. 总务处

按其职能分为管理服务和经营服务两大部分,总务处代表学校统一管理。

行政管理服务部门:如总务、基建、房产、保健、幼儿科等科室实行设岗定编,一专多能,竞争择优上岗,总额工资承包,强化岗位职责,实行定岗定奖,鼓励兼职兼岗,实行多劳多得。

经营服务型部门:如生活服务部、膳食科、修建科、汽车队,承包负责人有经营、分配、人事聘用、辞退权。由现阶段半企业化逐步加快过渡到全成本核算的独

---

① 《党委办公室:平湖会议讨论总体改革的有关文件材料》,(1992 年 8 月),上海交通大学档案馆藏 1992 - DZ41 - 6。

立法人地位,利润分成。但由于学校给它们提供了一定的优惠条件,如固定资产等,因此要接受学校的"指令性计划"承担一定的义务,经济实体内部实行定额管理,多劳多得,职工劳动量直接与经济挂钩,在条件成熟的情况下,成立后勤综合服务公司。

(1)生活服务部:在现有的执照经营范围内,要充分扩展业务,筹建学校综合商店,经营品种要丰富,服务方式要灵活高效,服务态度要变等客上门为主动热情上门服务,并要面向社会,力争批量批发,创高效益。

(2)膳食科:现阶段仍实行无偿服务(学生食堂)与微利薄利有偿服务,今后要逐步扩大有偿服务项目,改暗贴为明补(即现在福利食堂靠学校事业经营、补助管理费)改为明贴给学生和教工,食堂则以15%～18%利润来支付日常开销,这样便有利于食堂开展内部竞争或与社会竞争。在条件成熟情况下,成立饮食服务公司。

(3)修建科:在保证服务态度、服务效益的前提下努力创造条件成立修建服务公司,在管理人员及技术力量还不足的情况下,可先与社会企业挂靠经营,逐步发展、壮大。学校在现阶段仍须保证一定数量的大、中修,另修经费由修建科代甲方管理,修建公司成立后逐步向外发展创收,补足学校事业费不足。

(4)汽车队:筹建汽车服务公司,实行车公里计价,按市场八五折向学校行政及各部门收费派车,驾驶员按等公里计奖。在满足学校用车前提下,发展出租营运和维修业,增加对外创收。营运车辆全部采用单车核算,驾驶员奖金、工资捆在一起,真正做到人人头上有指标和压力,完成指标按比例提成。

2. 设备处

设备管理:设备供应科、实验室管理科等部门应力争精干,集中考虑计划和效益,维修、调拨、报废等进行归口管理。

设备经营服务,根据学校科技服务要求和政策,筹建学校设备物资和低值商品等经营服务机构,业务上归属设备管理部门领导,分配上逐步过渡到按照校内产业政策取酬。[①]

后勤部门各级管理机构的改革遵循"服务、高效、精干"的原则,在学校机关管理体制改革的总体部署下有序进行,提高了后勤工作的管理水平,逐步向科学化、社会化、企业化迈进,为学校今后的发展打下了坚实的基础。

---

① 《党委办公室:平湖会议讨论总体改革的有关文件材料》,1992 年 8 月,上海交通大学档案馆藏 1992 - DZ41 - 6。

四、校办产业的改革与发展

校办企业的主要任务是为学校的教学与科研服务。1952 年,学校建校时设有印刷所,印刷教材、报表和学报等,1958 年开办口腔材料厂,1975 年开办药厂,1980 年开办仪器厂。上述校办厂为在校学生提供勤工俭学、理论联系实际的场所,并为学校推广科技产品,创造收入补充学校发展基金。

20 世纪 80 年代初,学校建立生产管理科,后改为校办工厂统一管理各生产单位。1984 年,学校专门设立科技服务部,管理医学科技成果的转让与推广。1988 年成立生产开发处,作为学校统一管理科技开发与生产经营的职能部门,为学校增加收入,扩大学校发展基金和改善教职工生活。生产开发处所属生产经营单位有科技服务部、医用激光技术中心、医药材料厂、印刷厂和维修中心。[①]

20 世纪 90 年代,学校进行校办产业后勤体制改革,校办产业取得较快发展。校本部已拥有 6 家公司、2 个实验室、1 个科技服务部、1 个工厂,实行了综合管理经济责任承包制,[②] 在经营、服务和科技成果的开发等方面出现了健康发展的势头,并取得较好的经济效益。1993 年,校办产业总利润 1 000 万元,上交学校纯利润 450 万元。产业的发展补充了教学经费的不足,促进了学校的发展,也使教职工的福利待遇得到了改善。

为完善校办产业的运行机制和激励机制,结合学校产业发展实际情况,学校从 1995 年开始逐步加大校产立"法",先后制定出台了《校办产业国有资产保值增值的暂行规定》《校办产业负责人管理条例》《校办产业主办会计岗位准则》《上海第二医科大学校办产业利润分配的暂行规定(试行)》《上海第二医科大学校办企业消防安全若干规定(暂行)》等。经校产管理委员会同意,从 1995 年起,学校每年在科技服务、产业上交学校部分中提留 20% 作为校产发展基金,用以扶植支柱产业,投资新企业。上述文件及规定初步形成了一套比较系统、规范、统一的企业考核和管理制度,对企业评估、管理,增强校产发展后劲和竞争力,起到了较好的促进作用。

1996 年,学校开展企业经营机制转换的有益尝试:一是将其从科技服务部的下属单位转变为科技实业公司底下相对独立的非法人实体,自主经营、自负盈亏、单独列账、独立核算;二是变单一的学校投资为学校、个人双方出资,而且将个人技术作为无形资产入股,以内

---

① 王一飞,龚静德,陆树范,杨舜刚:《上海第二医科大学志》,上海:华东理工大学出版社 1997 年版,第 435 页。
② 《二医大校办产业管理条例》(1992 年),上海交通大学医学院档案馆藏 1992 - DZ41 - 98。

部协议股份制形式进行运作;三是通过固定资产评估和资金清算,明晰产权,明确权责,出资双方各以其所认缴的出资额分享红利,分担有限责任并以其全部资产承担债务责任。

校办产业不断调整产业结构,积极开拓新的经济增长点。科技中心实验室始终将引进国外先进实验方法作为本室的工作重点,开发研制国内领先的临床实验制剂;三叶科技公司将"衡之力营养胶囊"从"食"字号升格为"健"字号,并改建和扩建了三叶保健食品厂;科技实业公司的基因中心和万隆公司的洋浦药业积极拓展外围市场,取得了较好的经营业绩;三叶仪器公司通过整顿,狠抓产品质量、产后服务,已扭亏为盈,走出低谷;维修中心在学校的支持下,与淮海街道实行校社联姻,共同投资组建成上海二医净水有限公司。同德公司与浦东张江科技园共同组建了上海第二医科大学、张江科技园、自然人多方投资形成的上海二医——张江生物材料有限公司。

校办企业班子在抓物顶文明建设的同时,能结合学校精神文明建设要求,重视本单位的精神文明建设。如根据企业特点,抓好政治学习,提高职工思想政治素质;积极组织产业人员参与学校开展的各项政治、文体活动;不断健全、完善内部各项规章制度,促进民主管理和加强内控监督;多方位关心职工生活,增强凝聚力和向心力;根据实际,进行企业形象、企业精神、企业文化建设,营造良好的企业氛围。科技实业公司和印刷厂被评为"1995 年度上海市校办产业先进集体",印刷厂同时被评为"1994—1995 年度校文明单位"。

在校办产业发展中,涌现出一批热心产业工作、勇于开拓创新、工作富有成效的单位和个人。其中万隆科技公司被评为"全国卫生产业企业先进单位"和"上海卫生产业企业先进单位",三叶科技公司被评为"上海卫生产业企业先进单位",申健医药保健品公司总经理周齐庆被评为市卫生产业企业先进个人,万隆科技公司总经理马胜云、校科技实业公司副总经理张成谦、九院科技开发公司总经理陈锦安被评为市卫生产业企业先进个人。1994 年 5 月 26 日,上海市卫生系统产业工作交流暨先进表彰大会上,二医 2 家公司 6 名个人受到表彰。

五、主要校办工厂和校办企业介绍

1. 医用激光技术中心

1989 年 4 月成立,是上海第二医科大学第一个自筹资金、独立经济核算的实体,是在 1985 年建立的医用激光中试室的基础上扩充建立的。医用激光技术中心的成立,使上海第二医科大学在医用激光技术领域中具有研制、生产、技术培训、医疗服务等 4 个方面紧密结合的特点,并形成一个整体性的综合优势。1991 年,该中心开发的激光手术仪在漕河泾新兴科技开发区注册建立基地。中心有职工 18 名,其中高级职称 1 人,工程师 3 人,主管技师

3人。

2. 校维修中心

前身是1958年建立的维修组,负责维修各类教学科研仪器。1987年,世界健康基金会要求在我国设立一个医疗器械维修培训基地,经上海第二医科大学同意由生物医学工程系牵头,成立上海第二医科大学医疗仪器维修培训中心,主要进行医疗教学仪器的维修及加工,并开展技术咨询、转让、培训、服务,兼营经销、代销及医疗教学科研仪器设备的安装、维修和零配件加工等。1985年,维修中心下设医疗仪器经营部,经营商品及医疗仪器。1989年改为独立部门。1990年利润总额为14万元。

3. 海南申健医药保健品公司

成立于1991年6月,由上海第二医科大学副校长范关荣任董事长,诸留根任副董事长,周齐庆任总经理。该公司是学校经海南省工商行政管理局注册批准的集科、工、贸于一体的全民所有制企业,具有独立企业法人地位,经济上实行独立核算。业务范围主要是中南和华东地区。该公司的前身是上海第二医科大学特区经营办公室,近年来在经贸业务中以"拾遗补阙"为方针,以讲究质量和服务周到为特色,取得了很好的社会效益和经济效益。从1991年起连续两年成为学校创收第一大户。1993年,公司目标是上缴利润100万元,占全校创收四分之一。公司发挥上海第二医科大学科技优势,开发以高新技术为特色医药保健产品,扩大经营项目,逐步积累资金,创办有特色的实业,为学校创收做出了贡献。

4. 三叶科技公司

1993年,学校委托基础医学院管理经营该公司,由基础医学院副院长朱旭明任公司经理。公司宗旨是凭借基础医学院的科技力量和人才优势,以市场为导向,加速科研成果转为生产力,使其商品化、产业化,创造经济效益,促进学科建设和教学科研的发展,并与学校其他创收部门一起共同努力,不断改善和提高全校教职员工的生活福利水平。公司主要从事临床诊断试剂、药物中间体、医疗仪器和营养保健品的研究开发和生产经营及计算机、电子产品、建筑材料、化工原料等方面的经营。

5. 万隆医学技术开发公司

1993年5月成立。该公司属学校第三产业,是集技、工、贸于一体的高科技开放经济实体,其前身是上海第二医科大学人才资源开发中心所属人才资源开发部及医药商店。公司成立后,积极挖掘富余人员的潜力,建立了较为健全的人才流动机构,形成了较为畅通的人才流动机制,并逐步建立起有一定经济实力的经济实体。该公司积极依托和发挥上海第二医科大学的人才技术优势,开发高新技术以形成特色,进行规模生产以形成拳头产品,开展经济贸易以积累资金,为"振兴二医造福人民健康"而不懈努力。

第九节　附属医院的发展与建设

1952年,上海第二医学院建校时,华东军政委员会卫生部将广慈医院(瑞金医院前身)和仁济医院划为学校的附属医院。1956年,经市卫生局同意,市第九人民医院划给二医作儿科系教学基地。1958年,新华医院落成并成为二医附属医院,儿科系迁至该院。1964年,九院再次划归二医作口腔系教学基地。1978年,上海市政府指令二医创建宝钢医院,作为宝山钢铁厂的配套设施。1986年,经市政府批准,二医在安徽创建的两所后方医院瑞金医院、古田医院移交给当地政府。至此,二医共有5所附属医院,分布于卢湾、黄浦、杨浦、南市和宝山5个区。截至1995年底,5所附属医院共有床位4 300张,医护员工9 092人,其中高级职称人员763人。1990年,各附属医院合计年门急诊量近5 000万人次,年收治住院患者6.3万人。

5所附属医院均为综合性医院,其中瑞金、仁济、新华、九院具有临床医技各科齐全、医疗设备设施先进、技术力量较为雄厚的优势,在医疗上已形成各自的特色。进入20世纪90年代,各附属医院继续坚持改革开放,把加强重点学科和医学领先专业的建设作为医院建设的重点,从而进一步提高医疗质量和学术水平。1993—1994年,经市卫生局组织专家评审,附属瑞金、仁济、新华、九院先后被确定为上海市三级甲等医院,附属宝钢医院为三级乙等医院。

一、大力建设三级甲等医院

(一)附属瑞金医院

党的十一届三中全会后,附属瑞金医院落实党的各项政策,及时实行工作重点转移,医院规模逐年扩大。1979年,医院在内分泌专业基础上成立上海市内分泌研究所,1982年将高血压研究所临床组改为高血压科,纳入医院临床科室系列。1984年,防保科成立,加强职业病防治工作。1985年,急诊从门诊分出独立建科,扩大急诊观察室,开设急诊监护室,使急诊观察室病房化。1988年,上海市烧伤研究所成立。1989年,根据学科发展,大内科分设消化、心内、内分泌、血液、肾脏5个专业。至1990年,全院共设29个临床科,12个医技科室,1 300 张床位,全年门急诊达 150 万人次,住院患者 16 000 人次,手术近 2 万人次,抢救重危患者 1 200 余人次。床位数及门急诊人数名列上海市综合性医院首位。

该院设有高血压、伤骨科、内分泌、烧伤以及血液研究所外,有校属研究室 8 个;另有市重点学科 5 个,市医学领先专业 3 个,国家重点学科 1 个。1952 年以来,医院获奖科研成果奖 150 项,其中国家级奖 43 项,部委级奖 22 项,市级奖 35 项,局级奖 50 项;发表论文 4 000 余篇,出版专著 60 多本。

瑞金医院技术力量雄厚。多年来,在老专家们的悉心培养指导下,一代又一代的医务人员不断成长起来。党的十一届三中全会后,医院评定了 357 名主治医师或相当于此职的技术职称。1990 年,全院职工已增加到 2 492 人,其中医师 688 人,护士 791 人,卫技人员 455 人。医师中具有高级职称者 177 人,占医师总数的 25.7%。其中 2 人分别为中国工程院院士和中国科学院院士。4 人为国务院学位委员会学科评议组成员,有 13 个博士点,博士生导师 21 人,硕士生导师 88 人。

20 世纪 80 年代以来,医院加快了基础建设。房屋建筑由 1951 年的 31 841 m² 增加到 11 万余 m²。1980 年,医院动工新建门诊楼 11 200 m²,1984 年投入使用,大大改善了门诊医疗设施。1986 年新建 12 层外科病房大楼,建筑面积为 21 735 m²;新建 6 层烧伤病房楼,建筑面积 6 000 m²。瑞金烧伤科成为我国烧伤医疗中心之一。全院万元以上医疗仪器 270 台(件),10 万元以上仪器 50 余台,引进的全身 CT、核磁共振、直线加速器等大型先进设备,为提高诊断治疗水平提供了重要手段。

医院对外学术交流方面卓有成效。20 世纪 80 年代以来,医院接待国外来访专家学者 7 050 人次,与美、英、法、比、德、日、澳、加拿大等国的医疗研究机构建立协作关系,主办烧伤血液国际学术会议,出访和参加国际学术会议 120 余人次,对外交流活动促进了该院医教研事业的发展。

瑞金医院

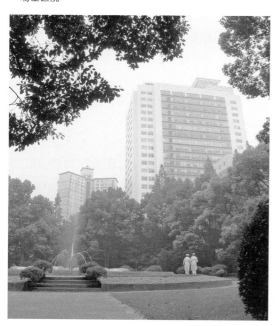

进入 20 世纪 90 年代，瑞金党政领导班子紧紧依靠全院党员和全院职工，认真贯彻两个文明一起抓的方针，坚持不懈地在全院开展医德医风以及文明行医教育，同时加强医院内部管理，加强各科建设，提高医教研质量。从 1985 年以来，医院连续 5 次被评为市卫生文明先进单位，4 次被评为全国卫生文明单位。

为了推进医院的科学化、规范化、标准化管理，使各项工作上一个新台阶，1992 年 12 月，作为上海市第一批申请三级甲等医院，瑞金医院接受了市医院等级评审团对三甲医院的检查，并顺利通过评审，被确定为上海市三级甲等医院。

（二）附属仁济医院

"文化大革命"结束后，附属仁济医院把工作重点转移到医、教、研上，调整和扩大胸心外科病房，发展心血管专业；开设华侨门诊和病房，扩大为侨胞的医疗服务；在心脏内科、消化内科、神经外科、普外科、妇产科胎儿室等开设监护室，提高医疗质量。1983 年，病房大楼加层，解决了消化疾病研究室、男子计划生育研究室、心脏瓣膜实验室、临床免疫研究室等用房。1984 年，仁济医院恢复原名（1972—1984 年，仁济医院一度被更名为"第三人民医院"），同年动工建造门诊大楼，1988 年竣工。医院床位增至 673 张，期间医院还建造职工住房 6 000 余 m²，解决了部门职工住房困难；相继添置全身 CT、1250 毫安西门子 X 线机、彩色多普勒超声诊断仪、自动生化分析仪、流式细胞仪等现代化医疗设施。

医院技术力量雄厚。1990 年全院职工 1 646 人，其中教授、主任医师 51 人，副教授、副主任医师 102 人，主治医师 134 人，主管护师 39 人，中级职称人员 30 人。医院设有 22 个临床科室，17 个医技科室，1 个研究所，9 个校属研究室；2 个市重点学科，1 个国家重点学科（消化内科）；博士点 9 个，博士生导师 16 人，硕士点 16 个，硕士生导师 52 人。至 1990 年，科研获奖成果 93 项，其中国家级 24 项，部委级 23 项，市级 34 项，局级 12 项，发表论文 3 000 余篇，主编和参加编写著作 50 余本。

党的十一届三中全会后，医院对外交流日益扩大。1980 年 8 月，医院与美国密苏里州堪萨斯城大学附属医院结为姐妹医院，此后陆续与美国旧金山圣玛丽医院、蒙大拿州圣帕特里克医院、荷兰格罗宁根大学医院、澳大利亚圣文森医院、墨尔本医院、潘斯医院，日本山形大学与昭和大学医院等建立友好合作关系，签订学术交流协议。1988 年 11 月，医院消化所主办第一届胃肠道癌肿国际会议，有 98 名国外学者参加。1980 年以来，医院接待 20 多个国家和地区 700 多批 5 000 余人外宾的参观、讲学和学术交流，派出专家出访、考察、参加国际学术会议以及合作研究、进修共 200 余人次。

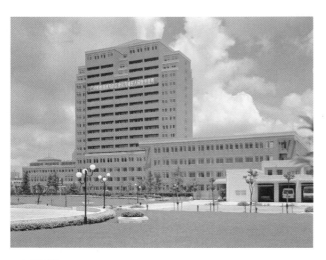

仁济医院

1993年1月5日,仁济医院成功接受了市评审组三级甲等医院的评审,被市卫生局确定为上海市三级甲等医院。

（三）附属新华医院

由于地处上海市重要工业区和居民集聚区——杨浦区,又具儿科医学的临床优势和科研特色,附属新华医院自1958年成立起,就担负着二医儿科和临床医学系的教学任务和极为繁重的医疗任务。党的十一届三中全会后,随着国民经济和文教卫生经费的迅速增长,以及儿科医学的蓬勃发展,新华医院在医教研、人才培养、仪器设备等各方面逐步建设成为一所大型综合性教学医院。

1978年,医院成立上海市儿科医学研究所,为开展儿科医学基础与临床研究创造了条件。1979年,医院进行管理改革,建立考核制度,并与精神文明建设结合起来。1983年,医院实行护理工作责任制,提高护理质量。1984年,市教卫办批准新华医院为医院管理改革试点单位,试行干部聘任制,实行医务人员超额劳务补贴,开展业余服务,与地段医院挂钩开设协作病房及家庭病床,实行科、院两极考核制和条块考核相结合的考核管理,试行经济承包制等。这些改革措施对于解决患者"看病难",提高工作效率和医疗护理质量起了一定作用。20世纪80年代以来,随着经济发展,杨浦区人口增至100多万,新华医院直接劳保单位增至49家,劳保公费记账单位241家,杨浦中心医院、崇明县中心医院及就近挂钩的街道医院等转诊任务不断增加,日均门急诊近5 000人次,年住院患者15 000人次。1980年4月,经市教卫办批准,新华医院被命名为"上海市新华红十字医院"。

改革开放后,医院积极开展对外交流,接待来访外宾448批、4 874人次,公派出国考察、进修、讲学等172人次,参加国际学术会议145人次,交流论文50余篇,邀请国外专家来院讲学合作研究共53批、211人次。此外,医院还与世界卫生组织、联合国人口基金会、联合国儿童基金会、世界健康基金会以及欧美有关高等医学院校、学术机构建立协作项目和友好交流,引进先进医疗技术等,对加强医教研建设和师资培养工作起了积极作用。

至 1990 年底,新华医院建筑面积增至 55 070 m²,全院职工增至 2 176 人,其中医技人员 1 515 人,包括医师 574 人,护士 682 人,卫技 259 人。医师中教授、主任医师 62 人,副教授、副主任医师 115 人,包括博士生导师 6 人,硕士生导师 67 人,床位增至 1 068 张,设 20 个临床科室,成人科室有内

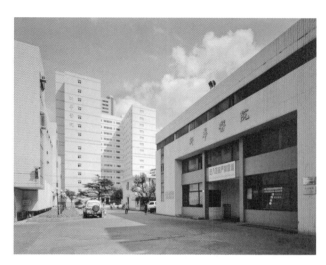

新华医院

科、外科、妇产科、泌尿科、骨科、眼科、耳鼻喉科、皮肤科、口腔科、中医科、麻醉科、急诊科、干部保健和职工保健科;儿童科室有儿内、儿外、小儿骨科、小儿胸外科和儿童保健科等。医院内各种医疗仪器及器械进行了更新,利用多种渠道的经费,重点配备了检验科、同位素科、放射科等科室。一些先进仪器如 1 000毫安 X 光机、直线加速器、CT 彩色多普勒超声仪、中心监护仪和高压氧舱投入使用,初步完善了各临床科室、研究室、实验室的现代化仪器的配置建设。医院在小儿心血管疾病的诊治、围产医学、人工晶体的研制与植入、计划生育、小儿白血病诊治、儿童保健、小儿精神神经、成人心血管、消化疾病诊治、肾脏疾病诊治以及头发移植等方面都取得显著成就,不少已达到国内先进水平,有些方面已接近或达到国际水平。1978—1990 年,医院获国家攻关、国家计生委、自然科学基金、卫生部、市科委、市高教局以及卫生局等科研课 340 项,获成果奖 89 项;主编和参编著作、教材和参考书 54 种,发表国内外论文 1 703 篇,担任国际国内学术团体职务 139 人次,国际国内刊物杂志编委以上职务 92 人次,参加全国性学术会议 332 次,484 人次。

1993 年,附属新华医院被确定为上海市三级甲等医院。

（四）附属第九人民医院

"文化大革命"后,附属第九人民医院(以下简称"九院")进行拨乱反正,平反冤假错案,落实党的政策,恢复科主任负责制,恢复医务人员职称,调动知识分子的积极性。1982 年,整形外科大楼建成启用,九院成为一所以口腔、整形为主要特色,各科俱全的大型综合性医院。

医院建筑面积 45 000 m²，核定床位 758 张，职工总数 1 743 人。职工中具有高级职称者 111 人，主治医师 156 人，住院医师 217 人，卫技人员 113 人，行政管理人员 141 人，工勤人员 257 人，其他工作人员 170 人，医技人员占全院编制的 70％，设有 18 个临床科 10 多个医技科室和部门。医院拥有万元以上医疗仪器 180 台(件)，包括电镜、CT 等大型精密仪器，并设有内科、外科、口腔颌面外科 3 个监护室。

医院有整形外科、口腔颌面外科、口腔内科、口腔修复科和骨科 5 个博士专业点，博士生导师 8 人，13 个硕士专业点，硕士生导师 44 人。口腔颌面外科、整形外科、骨科是学校临床医学博士后流动站的专业点。经卫生部审定，口腔颌面外科、整形外科、显微外科、血管外科、口腔内科、口腔病理、口腔修复 7 个专业为全国进修基地，每年进修人员约 200 名。

医院口腔颌面外科、整形外科为上海市重点学科，口腔内科为市医学领先专业。20 世纪 80 年代以来，3 个专业共取得国家、部委、市级科技成果奖、发明奖 58 项，在全市卫生单位中名列前茅。其中，口腔颌面外科、整形外科的许多研究成果处于国内领先水平，有些成果获国际先进水平。

第九人民医院

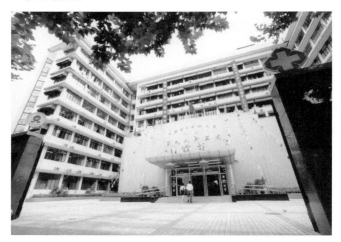

改革开放以来，九院大力开展对外交流与合作，与日、美、法等国的有关院校签订多项合作协议，接待来自美、法、澳、德、加等国家以及中国香港、中国台湾地区的专家学者参观访问和学术交流；派出了成百人次前往世界各国学习交流和参加国际学术会议，主办中日、中法、中美国际学术会议以及中美口腔电话学术讨论会；接受来自法、日、美、南斯拉夫等国家的进修医师来院进修，对外学术交流促进医教研工作的开展，加速人才培养工作，提高医院在国外的声誉。

1985 年以来，医院党政领导加强了职业道德教育和创建文明医院的活动。在全院职工的共同努力下，医院于 1986 年、1988 年和 1990 年先后 3 次获二医系统和上海市卫生系统文明医院称号。

1993 年,附属第九人民医院被确定为上海市三级甲等医院。

二、宝钢医院的成立和发展

上海市宝山县(今宝山区)地处长江口,扼吴淞口要道,与崇明岛隔江相望,临近江苏省南通、启东等地。改革开放初期,举世瞩目的重大项目——宝山钢铁厂工程就在这里开工建设。为了将来向近十万名宝钢职工及家属提供门急诊、住院及医疗预防等服务,同时带动宝山及崇明、南通等周边地区的医疗水平的提升,1978 年,上海市政府指令二医创建宝钢医院,作为宝钢钢铁厂的配套设施。[①] 1980 年 1 月,宝钢医院经市委批准为二医附属医院,由二医负责正式筹建。1980 年 3 月 20 日,医院新建的病房大楼和手术楼顺利竣工。

几年来,宝钢医院边筹建边办院,承担了宝钢数万职工的医疗任务。宝钢医院在人员不足、科室不全、设备不够的情况下,为宝钢职工门急诊 231 000 人次,占就诊总数的 55％,体检累计 3 150 人次,承担了在宝钢工作的外国专家的保健工作达 1 404 人次;多次对意外伤害和突发事件进行抢救,仅外科就收治了来院时处于昏迷状态兼有休克或心脏停搏的严重复合伤病员 37 例。宝钢医院为宝钢职工防病治病中,也得到了二医其他附属兄弟医院的支持。瑞金、三院、新华、九院应邀到会诊的累计 171 人次。

经过 10 年建设,至 1990 年,宝钢医院已建设成为有内、外、妇、儿、中医、眼、耳鼻喉、皮肤、口腔、放射、麻醉等 11 个临床科室及检验、病理等医技科室较为齐全的综合性医院。全院职工 670 名,其中医师 156 人,包括正、副主任医师 20 名。年门急诊 237 000 多人次,年住院患者 5 200 人次。建院以来发表论文

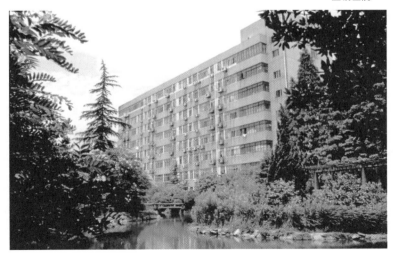

宝钢医院

---

① 《关于筹建宝钢医院会议记录》(1978 年),上海交通大学医学院档案馆藏 1978 - DZ15 - 288。

63 篇,参加全国性学术会议 16 人次,国际学术会议 2 次。[①]

1992,宝钢医院有新发展。为进一步改善医院设施和提高服务质量,1991 年 6 月,由宝钢总厂、上海第二医科大学和宝钢医院领导共同组成了医院服务质量管理委员会。宝钢总厂和二医均采取了加强医院建设的有力措施。由宝钢总厂资助的 100 万元为医院购置 CT,总厂每年提供奖金奖励成绩优秀的医护员工。二医派出了副高以上职称的 3 名技术骨干,加强医院的业务建设。另外,由宝钢总厂投资的宝钢医院二期工程——内科医技大楼落成,提供 150 张病床,使医院床位总数达到 500 张。

1993 年 11 月,附属宝钢医院接受市医院等级评审团评审,成为三级乙等医院。随后,宝钢医院党政领导根据评审结果,发动医护员工,巩固已取得成绩,不断寻找差距,在加强医院硬件同时,注重软件的建设,特别是在提高医疗质量、改善服务态度上下功夫。

三、科研成就和医疗成果显著

高等医学院校的任务有教学、医疗、科研三个方面。改革开放以来,二医党政领导把这三方面任务有机结合起来,并积极引导广大教师、医务人员明确"医学科学研究为社会主义建设、为人民健康服务"的指导思想,通过科研促进教学、医疗质量的提高,增强二医的学术优势。

1978 年,全国科学技术大会召开。全校师生精神振奋,出现了"抢挑重担大协作,群策群力攻难关,抓紧基础攻尖端,中年老年齐动员"的大搞医学科学研究的局面,烧伤、针麻、小儿心血管手术、器官移植、显微外科、中医虚证理论、免疫、整复外科等领域都有较大的进展,取得了一定成果。附属瑞金外科器官移植小组的医生们连续奋战了 34 天,施行肝移植成活 32 天,使肝移植水平达到国际先进。瑞金灼烧科在兄弟科室的协作下,把医疗与科研、中医与西医、临床与基础理论研究紧密结合,不断攀登医学科学的高峰,在大面积烧伤的治疗上保持了世界领先地位。20 世纪 70 年代后期,附属新华医院心血管外科成绩显著并进入国际先进行列。该科首次将搏动性体外循环应用于临床,使轮流手术更接近生理化,大大提高了体外循环的安全性。人造心脏瓣膜置换术和冠状动脉的旁路手术也相继开展,取得了良好的疗效。新华医院小儿心血管外科成功开展两岁以下的婴幼儿心脏手术,率先打破小儿心脏病学禁区,填补了国内空白,使二医幼儿心脏外科治疗进入世界先进水平行列。

---

① 王一飞,龚静德,陆树范,杨舜刚:《上海第二医科大学志》,上海:华东理工大学出版社,1997 年,第 290 页。

（一）诱导分化治疗白血病

1979 年起，王振义开始进行白血病细胞的诱导分化研究。经过长达 8 年的不懈探索，1986 年，王振义等在实验中发现国产的"全反式维甲酸"能够改变急性早幼粒细胞白血病（apl）癌细胞的性质，将其诱导分化为正常细胞，终于将"全反式维甲酸"诱导分化急性早幼粒细胞的结论确定下来。1986 年 5 月，上海市儿童医院收进一名女童，孩子面色惨白、神情虚弱。经诊断，她患的正是白血病中最为凶险的急性早幼粒细胞白血病，当时白细胞数量已达 2 万多，病情相当严重。医院对其以化疗为主，效果非但不理想，病情还进一步恶化。王振义得知后，建议用"全反式维甲酸"进行一次尝试。在征得孩子家长同意后，王振义决定给病人口服全反式维甲酸粉剂（当时还没有针剂）。病人只吃了一个星期左右，病情就出现了转机，中性细胞达到 60％以上，原始细胞没有了，高烧也退了下来。一个月以后，血小板上升到 15.8 万。白血病终于缓解。临床实践的成功，令王振义信心倍增。他和自己的学生们跑遍了全市的医院，用"全反式维甲酸"对那些被认为已经没有希望的急性早幼粒细胞白血病患者进行治疗。结果，在首批接受治疗的 24 例患者中，23 例得到了完全缓解，完全缓解率高达 90％以上。

王振义通过全反式维甲酸治疗急性早幼粒细胞白血病，用药简单方便（口服），价格低廉，不良反应小，缓解率高，又不受医疗设备等条件的限制，因此很快在全国得到推广，被我国临床治疗工作者称为是一种适合中国国情的良好疗法。全国各医院先后用这种治疗方法使 700 多例急性早幼粒细胞白血病患者的病情得到完全缓解。

这一疗法在国际上也产生了重大影响。1988 年王振义发表在国际学业权威性刊物《Blood》的论文《全反式维甲酸治疗急性早幼粒细胞白血病的研究》引起国际医学界广泛重视，先后被《自然》《科学》《细胞》《欧洲分子生物学》《美国科学院学报》等国际前沿学术期刊引证，是我国被国外引用次数最多的论文之一，获得了国际权威学术信息机构 ISI 引文经典奖。该疗法在国外医疗实践中也得到了广泛的证明。1988 年，法国巴黎第七大学附属圣·路易医院血液研究所劳伦·德高斯教授、日本名古屋大学的 Ohno 教授应用王振义提供的"全反式维甲酸"治疗急性早幼粒细胞白血病，也获得了较好的疗效。美国、意大利、澳大利亚、古巴等国以及中国港台地区也纷纷证实了这一新的治疗白血病的方法。1995 年，美国《科学》杂志在报道该科研成果时指出，国内外应用全反式维甲酸治疗白血病的病例已在 2 000 例以上，完全缓解率达到 83％～90％。

（二）消化系疾病研究

二医附属仁济医院消化内科是在 20 世纪 50 年代血吸虫病研究基础上发展起来的。

1979 年,仁济医院成立消化疾病第一研究室,在学校统一规划下,附属瑞金医院、新华医院相继成立消化疾病第二研究室、第三研究室,分工承担研究课题,取得了一些科研成果,如对慢性萎缩性胃炎作系统研究,证实了我国人确有患恶性贫血者;对工人和农村开展了胃镜普查,检出了各种胃病和早期胃癌;另外还开展氩激光治疗上消化道出血、胃息肉和胃癌,并参与血卟啉激光诊治胃癌的国家攻关课题研究。1981 年,《临床胃肠病学》出版,为我国第一部胃肠病专著。近年,医院又采用内窥镜激光自体荧光谱与图像快速分析测定法,提高早期胃癌检出率,使早期胃癌五年生存率达到 90％以上,紧跟上国际先进水平。

（三）"中国皮瓣"

附属第九人民医院口腔颌面外科在张锡泽、邱蔚六教授带领下,把研究的触角伸向世界,以治疗内容广、渗入边缘学科多、临床水平高被国外同行称为"中国式的口腔颌面外科"。口腔颌面外科广泛应用显微外科技术,对各种组织,包括复合组织进行移植,对肿瘤术后造成的组织器官缺损进行修复,既使肿瘤得以根治,又使容貌和生理功能得到恢复。20 世纪80 年代后期,他们应用这种技术组织移植 536 例,成功率达92.2％,达到国际先进水平,被国际上誉为"中国皮瓣"。[①]

（四）计划生育与生殖医学研究

二医早在 20 世纪 60 年代初就把计划生育列为重点研究课题,由妇产科专家郭泉清牵头,建立了妇产科计划生育研究室,开始承担国家科委、卫生部有关计划生育基础与临床的研究项目,取得了一定成果。1979 年开始,学校在各附属医院和基础医学部分别成立了 4 个女子计划生育研究室和 2 个男子计划生育研究室,形成一门综合性学科。1984 年,基础医学部主任、男子计划生育第一研究室副主任王一飞教授等在国际上提出男子不育症的新概念,指出精子膜 WGA 受体缺失可能是男性不育的一个原因。该研究不但在不育症的研究上有重要的实际意义,也为寻找男用节育方法开辟了新途径。同年 3 月,王一飞等在国内首例用精子洗涤法人工授精育婴获得成功。[②] 1986 年,经上海市计生委批准,建立上海市生殖医学研究培训中心,王一飞兼任中心主任,并成立由 12 位教授组成的专家委员会,规划协调全校的计划生育研究工作。"七五"期间承担国家自然科学基金、国家"七五"攻关、国家计生委及卫生部课题 35 项,上海市课题 8 项,世界卫生组织及南南国际合作课题 11 项。自 20 世纪70 年代以来论文 250 余篇发表,其中刊登于国外杂志 26 篇;出版专著 21 本,参编 20 本;获

①《上海二医报》,1988 年 6 月 1 日,第 410 期第 1 版。

②《上海二医报》,1984 年 6 月 15 日,第 332 期第 1 版。

国家及部、委级科技成果奖 24 项，市级奖 18 项。其中 5 项为国际首创或达到国际先进水平。该学科已培养博士生 2 名，硕士生 41 名。有 13 人次出国留学，18 人次参加国际会议，其中王一飞在 1984—1990 年间作为世界卫生组织临时顾问参加在新加坡、墨西哥及阿根廷举行的国际生殖医学学术会议，并在 4 次国际会议上任大会专场主席。

二医其他一些科技也取得了重要进展。附属瑞金医院普外科傅培彬、张圣道等对急性坏死性胰腺炎治疗，创立了整套科学、合理、实用的方案，采取切除胰腺坏死部分，结合腹腔灌洗引流和肠道外营养的综合治疗，使抢救成功率达到 70%，属国际领先水平。九院外科孙建民等在血管外科静脉动脉化重建下肢组织营养取得了突破性进展，1981 年获国家发明四等奖。为了推广血管病诊断、治疗研究成果，该科 1988 年起举办"全国周围血管外科学习班"，建立成果推广中心，为全国各地培养血管外科人才，取得了显著的社会学效益和经济效益。在骨科方面，九院戴尅戎等在国际上首先应用形状记忆加压骑缝钉治疗骨折，1988 年获国家发明二等奖；其"股骨上段几何形态生物力学及骨折发生机理和治疗原理的研究"1992 年获国家教委科技进步一等奖。据统计，1979—1994 年，二医共获国家及上海市部科技奖 349 项。[①]

改革开放以来，二医各附属医院取得了许多重要临床医学成果，有些不但在国内尚属首例，在国际上也具有很高的研究价值。1978 年 10 月 21 日，附属第六人民医院于仲嘉教授为在意外爆炸中失去双手的农村青年再造出有两根手指的双手，再造手初具手的雏形，有感觉能活动，被外国同行誉为"中国手"。随后，于仲嘉等经过不断实践，使之发展成为"手或全手指缺失的再造技术"。1985 年，该项成果获国家发明一等奖。1982 年 4 月 14 日，附属新华医院小儿外科余亚雄教授为一对双胞胎连体婴儿实施分离手术获得成功，这也是国内首例联体婴儿分离手术。1982 年 4 月 8 日下午，上海远洋公司海员韩国升从三楼坠落而神志昏迷送瑞金医院抢救，情况十分危急，后经神经外科和中医科医师采用中西医结合的方法，把这个昏迷了 43 天的重度颅脑外伤患者从病死边缘上挽救了回来。同年 6 月 18 日，患者痊愈出院。1982 年，附属第九人民医院整复外科教授张涤生成功进行了世界第一例一次性阴茎再造手术，被医学界称之为"张氏阴茎再造术""中国卷筒技术"。1984 年 10 月，张涤生教授运用人体足趾关节移植再造颞颌关节治疗牙关紧闭症，使一位牙关紧闭 20 年的患者重新张口自如。该项成果在法国召开的国际显微外科学术交流会上作教交流，被认为是在世界医学领域中尚属首例。

---

① 《二医大党史资料汇编(三)：上海第二医科大学的办学特色》，上海交通大学医学院档案馆藏 DZ38 - 349。

1990 年 1 月,附属第九人民医院曹谊林副教授应用显微外科技术,开展国内首例全头皮撕脱再植手术,奋战 22 小时后,手术取得成功。一年后,青年女患者秀发满头。这种头皮再植手术在国际上仅有 7 例成功;1991 年,第九人民医院又接收到一位同样的患者,这位患者在伤后 10 小时被送入医院,在曹教授 13 个小时的奋力抢救下,整个头皮复位缝合获得成功。截至 1994 年,九院共成功抢救 9 例全头皮撕脱患者,成为世界之最。曹谊林的导师,整复外科学界泰斗张涤生教授激动地说:"全头皮撕脱后再植手术是我多年的愿望。60 年代我做过两例失败了,80 年代我们科又做也没有成功。90 年代我的学生做成功了,我从心底高兴。"九院整复外科在张涤生教授的指导下,应用显微外科技术使整复外科从颌面部、四肢、躯干整形发展到内脏移植,开展了各种新整形法,成功做了用小肠再造食道、移植胃下部大网膜来修复头皮和眶距增宽症矫治等手术。

瑞金医院烧伤科具有抢救突发事件伤员的传统。该科在突发事件中表现出色,多次受到全国及上海市嘉奖。1993 年 3 月,宁波北仑港发电厂发生重大爆炸事故,10 余人死亡,20 余人烧伤。瑞金灼伤科医务人员及时赶赴现场,连续 16 个昼夜抢救伤员,终于使一位灼伤面积 60% 并伴肾衰的生命垂危伤员康复出院。同年 5 月,上海金山县(现金山区)半球制塑公司拉丝车间流水线起火,在场的 4 名工人和一小孩被严重烧伤。伤员被送至瑞金医院后,由于准备充分,烧伤科医务人员仅 20 分钟就完成急救措施,经过 3 天密切观察和积极治疗,患者脱离危险。[1]

第十节　医学院的社会贡献

按照国家及上海市有关要求,学校选拔和抽调医疗卫生骨干,赴国内外开展医疗援助和智力扶贫工作。此外,学校一些知名医学专家、教授还积极投入到全球性卫生领域工作中,在世界舞台上展现风采。

一、参与突发事件的防治工作

1985 年 9 月 18 日,宝钢职工出现大规模的食物中毒现象。上海市卫生局立即出台紧急救护方案,把中毒的工人分批送往各医院进行紧急抢救。二医所属医院成功抢救中毒工人

---

[1]《上海二医报》,1993 年 6 月 5 日,第 504 期第 4 版。

114 名,救护工作及时、快、稳、准受到上海市卫生局的大力表彰。[①] 1985 年 10 月 23 日,淮南矿务局新庄孜煤矿矿长等来沪,向瑞金医院烧伤科朱德安副教授表示感谢,感谢其救治 8 名由于瓦斯爆炸严重烧伤的矿工。[②] 1987 年 4 月 22 日,卫生部在哈尔滨举行表彰大会,瑞金医院灼伤科副主任医师肖玉瑞在抢救哈尔滨亚麻厂爆炸受伤人员中成绩卓著,被授予"全国卫生部系统文明先进工作者"称号;1990 年 1 月 22 日,瑞金医院闻悉上海船厂突发二氧化碳外溢导致职工中毒,立即组成抢救班子并主动上门会诊抢救,挽回了 4 条生命;1994 年 2 月 6 日,上海市龙吴路上发生公交车撞裂路边大口径煤气管道特大事故,37 名伤员被分成 5 批送往瑞金医院抢救。当时全院上下从院长到医务科室的医务人员均投入到紧张的抢救工作中,经过一夜的观察和第二天的治疗,37 名伤员全部脱险,其中 27 名于第二天就出院,这一事件被评为"上海市卫生系统十佳好事"。

二医在流行疾病的防治工作中也表现突出,1988 年 1 月,上海市处于甲肝流行高峰期。二医校领导参加全市增援诊治肝炎患者第一线会议后,立即组成了校领导小组。1 月 28 日,300 名增援人员名单落实。29 日,第一批人员上岗,成为全市医学院校中最快到岗的队伍。2 月 15 日,接市卫生局抽 100 名学生支援轻工业、建筑工程等局的通知后,尽管时值春节前后,所去地点又大多在当时的上海县、江湾、泗塘、浦东等郊县或边远地区,但接受任务的学生和医务人员迅速上岗。瑞金、仁济、九院、新华、宝钢等附属医院克服医务人员患病、人员减少的困难,接受所在区任务,除了在院内增加病床外,还开设了新隔离点,收治大量甲肝患者,为控制疫情的蔓延做出了重要贡献。

1990 年夏,我国南方出现了几十年一遇的特大洪水灾害。大灾过后有大疫,为支援灾区的疫病防治工作,8 月 27～10 月 28 日,二医先后派出瑞金、宝钢、仁济 3 所医院 30 余名医务人员组成 3 支疫病防治工作队奔赴安徽省受灾最严重的巢湖市夏阁、炯炀、拓皋 3 区,担负起"防病、治病、宣教、培训"的重任,受到受灾群众的热烈欢迎。两个月的时间里,医疗队共诊疗患者 9 000 余人次,手术 150 人次,抢救重危患者 20 人次,解决疑难杂症 150 人次,全身体检 1 300 人次,举办学术讲座 33 期,卫生宣教 100 余次,[③]有利防止了灾后疫情的传播,提高了灾区的医疗卫生水平。

同年 8 月 31～9 月 6 日,瑞金赴皖医疗队深入灾区,分别在沿河乡、下汤乡、独山乡、夏阁镇等地为广大灾民和战斗在抗洪救灾第一线的基层干部们防病治病,受到热烈欢迎。医

① 《上海第二医科大学纪事(1952—2005)》,上海交通大学出版社出版,2006 年版,第 165 页。
② 《上海第二医科大学纪事(1952—2005)》,上海交通大学出版社出版,2006 年版,第 166 页。
③ 《上海第二医科大学纪事(1952—2005)》,上海交通大学出版社出版,2006 年版,第 234 页。

疗队队长高恪得知一位中风后卧床患者急需治疗时，带领医生彭星亮、兰之琳赶到5里路外的患者家中治病。高恪原患动脉硬化症，后又发生结膜小血管破裂出血，但他仍在坚持工作，不肯休息。郑捷等医生到巢湖市参加剥脱性皮炎、门脉高压大出血患者的抢救工作；儿科医生赵建琴解决了巢湖市人民医院儿科无人上班的大问题；外科医生顾文安、眼科医生兰之琳在条件很差的情况下，开展了外科、眼科小手术。安徽灾区领导对瑞金医疗队工作十分重视。省各级领导分别来到医疗队驻地热情看望了全体队员。9月6日，《安徽日报》头版刊登了瑞金医疗队乘小木盆上水灾孤岛为民服务的大幅照片。《巢湖报》、巢湖广播电台、巢湖电视台都播放了瑞金医院医疗队为灾民送医送药的消息。

　　附属仁济医院赴皖医疗队在灾区救治了多名情况危急的产妇。一个凌晨，一名临产3天的28岁初产妇由乡里转来，十分危急。医疗队闻讯立即起床直奔妇产科。经检查产妇患妊娠高血压症、先兆子痫，胎儿宫内窘迫，虽经紧急处理，但产妇血压继续增高，胎心进行性减慢。为了母婴的生命，医疗队决定就地手术。妇产科医师丁青主刀，骨科严静、普外科陈锦先为助手，心内、儿内科、药剂师在台下加护保驾。10分钟后胎儿剖出，呈青紫型窒息，经吸痰、拍打，母婴脱险。同日，夜幕降临，队员们拖着疲惫的身体准备回住所。此时拖拉机上又抬下一位骨瘦如柴、营养极度不良、体重约35公斤的产妇。发黑的脐带连着娩出的死婴。经询问，患者低血钾，胎儿在宫内病死20余天，死胎娩出约2小时，胎盘潴留、脐带发黑，意味着会发生大出血、感染等一系列致命的并发症。由于天黑，产妇的状况又不允许转院，家属坚持要在原地抢救。为了拯救生命，仁济医疗队冒着极大的风险，又开始了一次紧张的抢救。妇产科医师丁青果断地进行了徒手胎盘剥离手术，使产妇免除了大出血。次日，骨科医师严静做体检并摄片，找出产妇患有骶尾关节结核的病根。产妇和家属感激不尽，向医疗队赠送了一面写有"神刀传千里，医德更可贵"的锦旗。[①]

二、积极开展支边支教工作

　　"一方有难、八方支援"是中华民族的传统美德，加快西部和边远地区的经济建设也是改革开放政策的重要内容。二医在支教支边活动中走在前列，不但向贫困落后、受灾地区捐献了大批物资，还鼓励学生积极投身西部事业的建设过程中去。

①《上海二医报》，1990年9月20日，第470期第1版。

1981年8月,附属医院为支援四川受灾地区,捐出包括各种药品制剂、敷料以及绒毯、床单、被服、白大衣等16种用品,价值共33 795元。1988年3月,附属新华医院根据联合国儿童基金会协作项目的要求,派出以丁文祥为首的讲课组,在广西南宁举办"全国边远、少数民族地区先心病诊治学习班"。参加学习班的有分别来自广

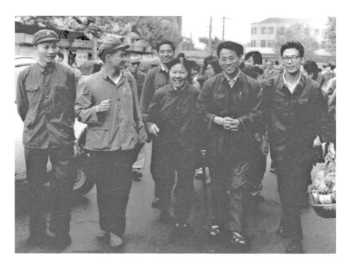

上海第二医学院首批援藏医疗队返校(1975年)

西、广东等11各省市和部队医院的69名学员。广西电视台为此播发了专题新闻。1991年7月16日,新华医院以"上海市新华红字医院"的名义通过上海市民政局向南方遭受洪涝的灾区人民捐款人民币3万元。9月20日,新华医院医护员工自发向灾区捐款7 615.00元,捐衣5 845件。1991年7月19日,二医团委号召"全校团员青年紧急行动起来,积极投身到抗洪救灾斗争中去"。

1992年8月,二医团委组织部分上海市"三好"学生、优秀学生干部和医院青年医师25人,赴江西进行考察实践活动,为老区人民进行义务咨询等服务达700余次。

学校不但向贫穷受灾地区捐献物资、派出医疗队,还有很多医学生愿意长期留在边疆贫穷地区,希望通过自己的绵薄之力改善边区简陋的医疗环境。口腔系毕业的曹阳就是这样的一位志愿者。1987年8月,刚毕业的他放弃了留在上海的优厚待遇,毅然选择在广西的一个贫困乡镇支边一年,他是二医第一个自愿去西部边疆支边的毕业生。在他的影响下,越来越多的学生自发地参加到支边热潮之中,一定程度上改变了西部边疆落后地区医疗水平落后的状况。他们的良好表现和勇于奉献的精神得到了当地领导和群众的称赞。

三、赴摩洛哥进行医疗援助

中国对外医疗援助是中国外交的一种有效形式,也是中国履行国际义务的重要内容。为加强中国同第三世界国家的医疗卫生合作,增进中非人民的友谊,1975年,根据摩洛哥王国政府的要求,中华人民共和国政府同意派遣一

支医疗队赴摩洛哥进行医疗工作。同年3月18日,中国外交部长乔冠华与摩洛哥外交国务大臣艾哈迈德·拉腊基博士分别代表本国政府在北京签署《中华人民共和国政府和摩洛哥王国政府关于中国派遣医疗队赴摩洛哥工作的议定书》。按照中央要求和上海市委市政府、市卫生局的部署,由上海第二医学院及附属医院承担援助摩洛哥医疗任务。自1975年始,二医选拔和抽调医务人员组成医疗队,分批次赴摩洛哥开展医疗援助工作。

1975年9月,首批中国医疗队赴摩洛哥中部塞塔特省的塞塔特市哈桑二世医院,进行为期两年的医疗援助。根据摩洛哥政府要求,二医在继续向摩洛哥塞塔特地区派遣医疗队的基础上,1977年又增派了一支专家组驻赴摩洛哥梅克内斯地区工作,两支综合医疗队赴北部塔扎、沙温地区工作。1975—1985年的10年里,二医先后向摩洛哥塞塔特、梅克内斯、塔扎、沙温地区派遣14批医疗队,共180人次。一批批的援摩医疗队促进了摩洛哥卫生事业的发展,增进了中摩两国之间的了解和信任,为推动两国友好关系的发展做出了积极贡献。

(一)严格选拔医疗队员,做好出国前的准备工作

对外医疗援助是国家外交事业的重要组成部分,医疗队员在国外的一言一行都代表着国家的形象。因此,选拔政治合格、医德高尚、医技过硬的医疗队员是组建援外医疗队的关键环节。在首批医疗队组建中,根据中央总体要求,上海市委市政府、市卫生局分别向承担筹建援外医疗队的二医做了具体动员与工作安排,对二医各附属医院抽调出的医务人员进行了包括家庭出身、社会关系、海外关系、工作态度、业务能力、生活作风和身体情况等方面的全面审查,要求抽调出的医务人员分布各科室,确保医疗队医技结构合理。经过严格细致的选拔工作,1975年7月16日,张伯根等12名医务人员通过卫生部审批,首批赴摩洛哥医疗队组建完成。

医疗队成立后,市卫生局和上海第二医学院对全体医疗队员进行了思想教育以及外语、业务上的培训,做好出国前的各项准备。上海市卫生局采取、学习、讨论相关文件,组织外事报告等多种形式,对医疗队员进行爱国主义和国际主义教育,明确对外援助的意义,树立为祖国争光的光荣感和责任感;进行对外政策和外事纪律教育,通过学习中央外交政策文件和涉外人员守则等,帮助队员掌握国家交往的原则,尊重他国主权;职业道德教育,通过学习《纪念白求恩》以及兄弟省市援外医疗队的典型材料等,发扬救死扶伤的国际人道主义精神,树立高尚的医德医风。此外,各批医疗队还成立了临时党支部,在出国前召开支委会和全体党员会议,加强医疗队员之间的凝聚力和向心力。

1980年,根据改革开放后的新形势和新要求,卫生部召开了关于加强援外医疗队出国

前外语培训工作会议,按照上级指示,援外医疗队员出国前,必须脱产半年学习外语,以便到国外能独立工作。为了提高培训质量,二医承担了上海援摩洛哥医疗队出国前外语培训的教育工作。为选购教材,工作人员多次奔波于上海、北京。在组织教师力量上,学校尽可能选派法籍教师教授口语课,以提高学员口语能力和学习法语的兴趣。[①]

　　援助摩洛哥医疗过程中,面临着工作人员少、任务重、设备差和要求高的诸多困难。为了更好地完成援助任务,二医要求医疗队员利用业余和休息时间补习相关医疗知识,为援外工作做准备。首批医疗队中的内科陆汉明额外学习了针灸,外科额外学习了胸外科、脑外科技术,麻醉和针灸医生也学习了针灸麻技术。学校还在总结以往医疗队的工作经验基础上,对即将出国工作的医疗队进行业务补课,技术再培训,力求做好一专多能。

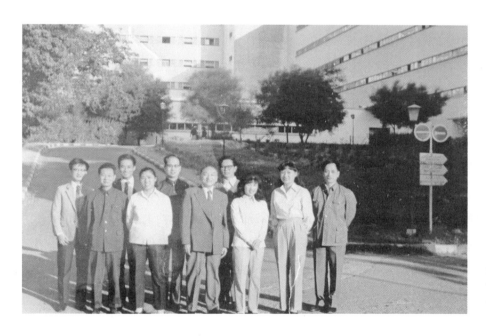

中国援摩洛哥首批灼伤断肢再植医疗专家组在梅克纳斯五世医院(1982年)

　　(二)开展医疗援助,造福摩洛哥人民

　　1975年9月,由二医及附属医院组成的首批中国医疗队抵达摩洛哥,正式开展医疗援助任务。医疗队由张伯根任队长,共有12名队员,其中内、外科医

---

①《在出国援外医疗队二十五年管理工作的几点体会》,上海交通大学医学院档案馆藏1986 - DZ40 - 56,第10页。

生各两名,妇产科、儿科、针灸、麻醉、护士、化验、炊事员、翻译各 1 名。医疗队援助的医疗点设在摩洛哥塞塔特省省会塞塔特市哈桑二世医院。哈桑二世医院是以摩洛哥独立后第二位国王哈桑二世命名的医院,医院条件极差,设备简陋,药品奇缺,中国医疗队员不为所惧,团结一致,统一行动,承担了全省 90 万居民的医疗保健任务,并接待治疗了大批外省及邻国慕名而来的患者。在援摩的两年时间里,医疗队先后诊患者 12 万人次,其中大的外科抢救手术 958 例,五官科手术1 651 例,以精湛的医疗技术、优良的医德作风保证了医疗质量,没有发生一次医疗事故,取得了当地人民的信任和爱戴。

援摩医疗队在传播现代医疗技术的同时,将针灸、艾灸等中国传统医疗技术带到摩洛哥,运用针灸等中医技术为当地人民祛除病痛。1975 年 10 月 20 日,针灸治疗室正式开设。1975—1977 年的两年里,医疗队在仅有一名针灸医生的条件下,完成了 5 万余人次的门诊量。治疗病种主要有支气管哮喘、风湿性关节炎、类风湿性关节痛、小儿麻痹症、遗尿、肥大性关节炎等,在方法上主要使用快速针刺、电针、针灸拔火烧及埋线等。

由于首批医疗队在摩洛哥留下良好印象,后继医疗队到赛塔特省后,上门求医的络绎不绝。医疗队凭借精湛的医术不仅受到摩洛哥普通百姓的认可,首相亲属、政府官员、学者专家以及各国驻摩使馆工作人员也都到哈桑二世医院向中国医疗队求医问诊。1980 年 8 月,摩洛哥首相获悉中国针灸奇效后,邀请第三批的针灸医生为其岳父治疗。该患者 76 岁高龄,右心衰竭,又患四肢风湿性关节炎,疼痛难忍,需人搀扶才能行走。经医疗队采用针灸、推拿、拔罐、艾火综合疗法治疗 5 次,疼痛基本解除,并能独立行走。7 次后,疼痛消失;[1]1980 年 5 月,又受到阿根廷驻摩洛哥大使要求针灸治疗的邀请。该患者头痛连左眼眶痛已有三年多时间,曾先后在阿根廷、美国、西欧等国家接受专家治疗,均未获得良效。在接受第一次针灸治疗后,患者三天内头痛未发作;第二次针灸后,头痛未发作,仅左眼眶不适;第三次后患者头痛症状基本消除。患者经过 7 次针灸和推拿痊愈。1983 年,援摩医疗队还首次受邀进入王宫为哈桑二世诊疗。[2] 仅 1981 年 11 月到 1983 年 10 月,第四批援塞塔特医疗队就两次受邀进入王宫为国王及其家属针灸治疗,经上海第四批援摩洛哥医疗队针灸治疗的高级官员及其家属人数更是高达 653 人次。[3]

医疗队在摩洛哥的援助任务中,利用高超精湛的医术,屡次创造了当地医学上的奇迹。1978 年 12 月,第二批援助塞塔特省医疗队成功抢救一位患有"重症脑炎型流行性脑膜炎"的

① 《援摩洛哥医疗队第三队出国名单及有关材料》,上海交通大学医学院档案馆藏 1981 - DZ17 - 4,第 58 页。
② 《援摩洛哥医疗队第三队出国名单及有关材料》,上海交通大学医学院档案馆藏 1981 - DZ17 - 4,第 59 页。
③ 《援摩洛哥医疗队第四队出国人员名单及工作简报》,上海交通大学医学院档案馆藏 1984 - DZ17 - 33,第 71 页。

6 岁女孩。该患者到院时已濒临死亡,心跳一度停止 8 分钟,最终凭借着全队医师夜以继日的全力抢救、严密观察,使该患者转危为安,痊愈出院,未留下后遗症。摩洛哥官方报纸《晨报》及以"中国医疗队奇迹"为题作专题报道。1981 年 8 月,派往梅克内斯穆罕默德五世医院的灼伤与断肢再植专家组成功救治了 1 名掉进开水缸、烫伤面积 95％的 11 岁男孩。该病患进院时已处休克状态,经专家组成员奋力抢救,最终成功脱险。1986 年 8 月,医疗队在摩洛哥梅克内斯穆罕默德五世医院接诊因失火烧伤而严重休克濒临病死的 10 岁女孩。经检查,女孩烧伤面积达 80％,Ⅲ度烧伤超过 70％,部分已及肌肉和骨骼。以附属瑞金医院吴士祥副主任医师为首的医疗队,在器械、药品、血源严重缺乏的条件下,因地制宜,首次运用野猪皮潜质自体小皮片作混合移植术获成功,经过医疗队半年的精心治疗和护理,小女孩康复出院。

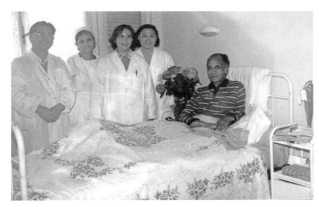

摩洛哥国王哈桑二世的姨夫找援摩专家组就诊

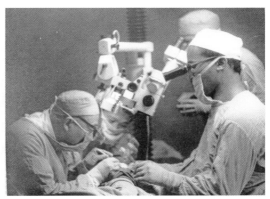

中摩两国医生共同做手术

(三) 实施"帮忙带教",加强自身业务能力的提高

援摩医疗队除了治病救人外,还实施"帮忙带教",将中西方医疗技术毫无保留地传授给摩洛哥医务人员,以各种形式带教、培养了该国实习医生、护士和麻醉师,提高他们的医疗业务水平。医疗队采取在临床实践中进行传帮带的方法:如遇疑难杂症,医疗队就结合实际病例为他们分析病因、诊断病情和确定治疗方案;如逢重大手术,医疗队组织各科医生与摩方医师共同探讨病情,共同制订手术方案,手术中更是"手把手"耐心地将手术技巧传授给他们,手术后共同总结。

1977 年 10 月,哈桑二世医院收治了一名患"侧卵巢巨大囊肿伴恶变的"患者。院中唯一的医师(任该院妇产科医师兼院长及塞塔特省卫生厅厅长)对此病例缺乏有效方法。医疗队及时组织妇、外、内及麻醉等各科医生进行深入讨论研究,并在周密考虑后主动建议采用手术切除肿瘤的治疗方式,并邀请摩方医师主刀。手术前,医疗队与摩方医师一起会诊、讨论,制订手术方案。手术时,医疗队各科医师密切配合、悉心指导,最终使摩方医师成功切除了直径为 35 厘米,重为 5 千克的巨大肿瘤。[①]

为了对所在的医院的护士、护士长及某些专业知识欠缺的医师进行培训,上海援摩医疗队员甚至不惜用自己身体供针灸科护士实习选穴、扎针、拔火罐等技术,在完成超负荷医疗任务的同时,承担培养摩洛哥医学院实习医生的任务。一些实习医生在经过理论和临床实习后,能够独立施行当时摩洛哥仅有少数医师掌握的膀胱引导萎修补手术,一大批护士等工作人员在医疗队的培训后,加强了基础护理知识并能熟练地施行头皮针注射、会阴缝合技术等。[②]

上海援摩洛哥医疗队在向摩医务人员传授技术的同时,也积极向摩洛哥医护人员学习,相互交流经验,在实践中积累了一些治疗地方病、疑难杂病的临床经验。摩洛哥卫生环境较差,畜牧较多,肝炎、结核、霍乱、伤寒和痢疾等传染病和寄生虫病常年爆发,尤其患肝包囊虫病的患者甚多,而此病在我国临床中十分罕见。为了攻克医疗难题,医疗队员仔细分析发病原因,研究疾病的特点,摸索治疗方案,1977—1979 年的两年里,第二批医疗队成功为 16 例肝包囊病患者安全施行手术,其中抢救了 3 例囊肿容量达 5 000 毫升伴继发感染、高热中毒的危重患者。

实习医师带教工作

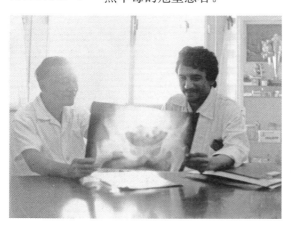

医疗队员还充分利用身处国外的有利条件,争取一切向外国先进经验学习的机会。1979 年 5 月,世界法语系国家第八届心脏病会议在摩洛哥贾迪尔市召开。在接到摩方邀请后,医疗队立即报请有关部门批准,派出 3 名医生作为正式代表参加会议。会前,各科医生通力合作,利用业余时间阅读和翻译大量专业法语资料,提交学

① 《援摩洛哥医疗队第二队出国人员名单及有关材料》,上海交通大学医学院档案馆藏 1979 - DZ17 - 2,第 8 页。
② 《援摩洛哥医疗队第二队出国人员名单及有关材料》,上海交通大学医学院档案馆藏 1979 - DZ17 - 2,第 11 页。

术论文。会议期间,3 名代表医生认真参加每一次讨论会,受到大会秘书处与各国代表的赞赏。会议主席和摩洛哥当地主要报纸都对中国代表参加会议给予密切关注与高度评价。会议主席在开幕词中特别提到:中国医生的到来,为这次大会增添了光彩。[1]

经过为期两年的援外工作,一批批上海援摩洛哥医疗队员不但以自己的实际行动履行了国际主义义务,在政治思想技术水平、工作能力和外语水平等各个方面也得到了锻炼和提高。回国后,医疗队员成为上海各大医院业务部门、行政管理部门及外事接待工作中的骨干力量。据统计,在二医所排出的 174 名出国医疗队员中,原是正副教授、正副主任医师共 20 人,回国人员中又晋升了 43 人。另外还有 14 人选送法国进一步深造,10 人晋升为系级和附属医院院级及部处级干部。[2]

(四)克服种种困难,确保圆满完成援助任务

援摩洛哥医疗队员远离祖国和亲人,身处异乡,在异常艰苦的条件下承担着繁重的医疗任务,这是常人难以想象的。然而,一批批援摩医疗队员怀着为国争光的满腔热情,怀着中摩两国人民的友谊,充分发扬吃苦耐劳的精神,发挥主观能动性,发挥集体智慧,化被动为主动,克服了工作生活中遇到的种种困难,确保了各项医疗援助工作的圆满完成。

援摩医疗队所驻扎的各个医疗点主要为省级综合性医院。这些医院往往医疗工作繁重,但却因为人员少、设备差、缺医少药,严重影响医疗队开展工作。为了缓解人员少,任务重的矛盾,医疗队员就必须一人多职,人人成为多面手。哈桑二世医院针灸科的候诊室几乎每天里都挤满了 250 名左右的病患,然而医疗队的针灸医生仅有 1 名,面对这样的情形,其他科室的队员们顾不上休息,纷纷前来协助,有的起针,有的理针,有的包火罐,将工作开展得迅速有序。[3] 上海第四批援赛塔特地区医疗队的五官科医师,除了完成本职工作外,还需兼口腔科医生;第三批援塞塔特的医疗队的法语翻译除了完成本职工作外,还要承担针灸、总务和采购工作[4]。为了克服设备短缺的问题,医疗队就靠详细的病史询问,细致的体格检查,加强病房巡视,严密观察病情变化,依靠多年积累的临床经验来弥补。此外,医疗队员还积极动脑,亲自动手创造条件克服困难,例如第二批医疗队的胡护士,除了要完成大量术前、术后的准备工作外,还利用废旧物资制作手术器材,如引流管、静脉插管等;针灸医师也亲自

① 《援摩洛哥医疗队第二队出国人员名单及有关材料》上海交通大学医学院档案馆藏 1975 - DZ17 - 2,第 16 页。
② 《在出国援外医疗队二十五年管理工作的几点体会》,上海交通大学医学院档案馆藏 1986 - DZ40 - 56,第 3 页。
③ 《援摩洛哥医疗队第二队出国人员名单及有关资料》,上海交通大学医学院档案馆藏 1979 - DZ17 - 2,第 12 页。
④ 《援摩洛哥医疗队第三队出国人员名单及有关材料》,上海交通大学医学院档案馆藏 1981 - DZ17 - 4,第 71 页。

动手利用旧布制作艾灸的衬垫。[①]

在医疗制度和作风上,摩方医院与我国存在较大差异,成为援摩医疗队面临的又一难题。医疗队所驻扎的医院缺乏完备的医疗常规制度,如在消毒隔离和无菌操作上,摩方医院遇到开放性骨折,不作清创就任意缝合,感染率高。[②] 妇产科也没有严格的消毒隔离规定。医务人员缺乏协作。以穆罕默德五世医院为例,该院共有4名外科医师,其中1名由院长兼任,1名为波兰籍女医师,其余2名为摩方医师。在工作中,他们各管各的患者,各做各的手术,互不协作。此外,摩方医院的药品名称也与我国有很大不同。为了迅速打开局面,首批医疗队在实践中反复摸索塞塔特地区的病种特点和传染病疫情,尽快熟悉哈桑二世医院各科室设备情况及药品规格,制定24小时值班制度以及改善病例缮写等制度。同时,首批援摩医疗队员还抓紧调研摩洛哥医疗卫生体制,深入了解哈桑医院工作作风及人员特点,在搞好医疗工作同时,积极探索与摩方医务人员相处之道。第二批医疗队在两年援助工作中坚持"每日三次查房制度",即使工作再忙仍坚持巡视病房。[③]

语言不通也给医疗队员的工作与生活带来诸多不便。摩洛哥通用语言为法语,而上海首批医疗队仅1名翻译,其余队员在出国前也并未接受系统的法语培训。为了使医疗队员尽快掌握基本的语法和词汇,随队翻译担起重任,坚持每周两次的法语教学工作。第二批塞塔特医疗队来摩洛哥前仅有2名成员懂法语,然而3个月后,各科就迅速打开语言上的被动局面。两年中,医疗队员笔译《医学免疫学》《肝外科学》《简明产科学》《耳鼻喉科学》等书籍资料17万字,阅读《内科学》《产科病理学》《硬外膜麻醉学》等书籍与资料共30万字。

援摩医疗队的生活条件也是非常艰苦。医疗队的大部分驻扎点都位于摩洛哥的偏远山区,住房简陋,出行交通十分不便。夏季气候炎热。在饮食上,摩洛哥缺乏绿色蔬菜,肉制品中牛羊肉和水产品又非常昂贵。因此医疗队饮食单一,最初队员们的体重都明显下降。梅克内斯第三批专家组的厨师为了调剂生活、改善伙食,将原来叶草丛生的荒地开发成近200 m² 的菜园,蔬菜品种30多种。每逢传统佳节、队员生日,厨师更是精心安排,以缓解队员们的思乡之情。[④]

①《援摩洛哥医疗队第三队出国人员名单及有关材料》,上海交通大学医学院档案馆藏1981-DZ17-4,第13-14页。
②《援摩洛哥烧伤和断肢再植专家组人员及有关材料》,上海交通大学医学院档案馆藏1980-DZ17-5,第31页。
③《援摩洛哥烧伤和断肢再植专家组人员及有关资料》,上海交通大学医学院档案馆藏1980-DZ17-5,第31页。
④《援摩哥医疗队第三队名单、简报、总结、统计表》,上海交通大学医学院档案馆藏1987-DZ17-31,第25页。

　　此外,摩洛哥为伊斯兰国家,信奉伊斯兰教,与中国文化差异明显。例如按照当地习俗,穆斯林妇女外出必须包裹头巾,戴面纱。每逢周末或节假日,摩方医护人员通常都不上班。中国医疗队员深知自己的言行代表着国家的形象。他们在行医过程中尊重当地的宗教信仰、民族传统和生活习俗,与当地医务人员和群众相处和睦,同时注重援摩工作中的组织性和纪律性,一切行动听从指挥,这一点给当时的摩洛哥国王哈桑二世留下了深刻印象。哈桑二世曾在回答记者提问时说:"中国医生是些很有教养的人,在萨达特省的医院里,我有一支中国医疗队。他们是无可指责的,尤其是非常遵守纪律。"[1]

　　自1975年首批援摩洛哥医疗队开始,上海第二医学院援摩医疗队历经十多年的发展,批次不断增多,队伍不断壮大,通过一批批医疗队员的艰苦卓绝的拼搏和奋斗,在提高摩洛哥医疗卫生事业发展方面取得了杰出的成绩,受到了摩洛哥政府和人民的广泛赞扬,已经成为中国医疗外交和对外援助的一个重要组成部分。

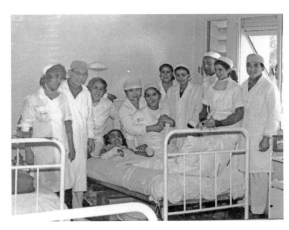

援摩医生同摩方医生、患者在一起

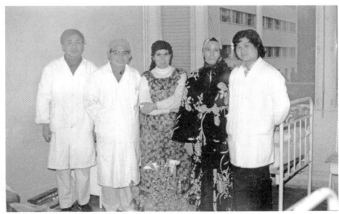

援摩医生同摩方医生、患者在一起

四、援建汕头大学医学院

　　汕头大学医学院前身是汕头医专,1983年改为医学院。该院在香港知名人士李嘉诚先生资助下,扩建校舍,引进国内外先进医疗设备,为广东潮汕地区培养高级医务人才和改善医疗条件服务。1987年,中央做出关于加速广东汕头大学建设的指示,决定二医承担起全面支援建设汕头大学医学院及其附属医院的任务。

---

① 《哈桑二世国王答记者问中有关我医疗队部分,援助摩洛哥医疗队第一队出国人员名单及有关材料》,上海交通大学医学院档案馆藏1975 - DZ17 - 1。

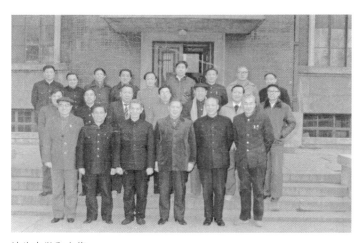

汕头大学和上海
第二医科大学建
立校际协作关系
会议(1987年)

1987年12月9日,国家教委委员黄辛白在二医主持召开汕头大学和上海第二医科大学建立校际协作关系的会议。国家教委师资办公室副主任陶遵谦,外事局专员王复孙和张德安,广东省高教局局长李修宏,上海市高教局局长张德龙,汕头大学党委书记林川,汕头大学医学院院长宗永生,副院长陈秉銮、许世锷,二医校长王振义,副校长王一飞、程鸿璧、李学敏,以及上海、广东高教局等代表出席会议。黄辛白在会上明确了由上海第二医科大学支援汕头大学医学院的建设任务,要求二医在协助汕大医学院提高本科生教学质量、筹建教学医院、建设师资队伍、加强教学管理等方面,给汕大医学院以切实的帮助。汕头大学党委书记林川和医学院院长宗永生在会上介绍了汕大和汕大医学院的基本情况,提出了校际协作和加速建设汕头大学医学院的总要求。二医校长王振义代表学校,接受教委下达的这一任务,并介绍了学校医、教、研的总体情况。

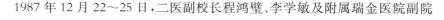

赴汕头大学学习
参观(1987年)

1987年12月22~25日,二医副校长程鸿璧、李学敏及附属瑞金医院副院长高恪、新华医院副院长侯一鸣、仁济医院副院长范关荣和第九人民医院副院长徐春扬到汕头大学、汕头大学医学院、汕头大学医学院附属第一医院和附属第二医院进行了参观访问。通过4天的参观、访问和交谈,二医领导同志对汕头大学医学院及其附属医院的教学、科研和医疗情况有了初步的了解。

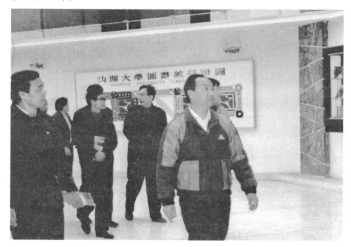

1988 年 1 月 20 日,汕头大学医学院副校长许世锷来到二医,讨论确定了有关支援任务的具体问题。两校正式成立校际协作领导小组。领导小组由汕大医学院院长宗永生教授(组长)、副院长陈秉燮教授、副院长沈忠英教授和二医校长王一飞(组长)、副校长薛纯良、校长助理余贤如组成;确定了主要支援项目,近期主要是派出解剖学、组织胚胎学和放射学教师帮助汕大医学院进行教学;教务处协助汕大医学院修订教学计划、教学大纲、教材等;协助汕大医学院新建的附属医院于 1988 年 9 月前正式开诊,同时派遣部分高级医务人员前去支援。

1988 年 2 月,上海第二医科大学与汕头大学签订为期 5 年的校际合作协议。通过 5 年的协作,力求达到如下目标:

> 教学上,根据国家教委的指示,以提高本科生教学质量为重点,上海第二医科大学与汕大医学院在教学计划、教学大纲、教材、考试考核、教研组建设和教学管理等方面,进行全方位合作,努力提高汕大医学院本科毕业生的教学质量。

> 医院建设上,上海第二医科大学协助汕大医学院筹建教学医院,以期逐步分阶段建成设备先进、技术优良、管理科学、服务周到并具一定特色的综合性教学医院。

> 师资培养上,提高教学与医疗质量的关键是师资队伍的建设。协作的主要基点是打造汕大医学院的师资力量,使之有一支较高水平的师资队伍和医疗技术骨干,为此采取多种形式的协作,如上海第二医科大学派出业务骨干参加汕大医学院的教学及医疗工作,联合培养研究生,上海第二医科大学为汕大医学院代培研究生,汕头大学医学院派人至上海第二医科大学进修等。

> 科学研究上,通过上海第二医科大学的帮助,把汕头大学医学院的科研工作进一步地开展起来,鼓励两校的科研人员进行科研协作,逐步提高汕头大学医学院的科研能力和研究水平。

> 管理上,深化管理改革,吸取国内外及港澳地区医学院校和医院管理上的好经验,建立和健全教学、科研、医院工作、行政和后勤等方面的规章制度,做到工作有章可循,使学院和医院的管理规范化和科学化。[①]

为加强对支援建设工作的领导,1988 年 3 月,二医成立校支援汕头大学医学院领导小组,由校长王一飞(组长),副校长薛纯良(副组长)和校长助理余贤如组成,下设支汕办公室

---

① 《汕头大学和上海第二医科大学校际协作协议书》(1988 年),上海交通大学医学院档案馆藏 1988 - DZ39 - 288。

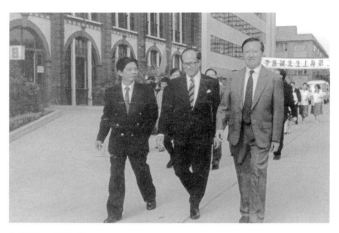

李嘉诚一行访问上海第二医科大学（1992年）

（刘立民任主任）、医院工作组（余贤如任组长）和教学工作组（丘祥兴任组长）。① 两校经过一年多的努力，到1989年，援建工作在教学医院筹办及乔迁，基础医学及临床教学、师资培养、学院及医院管理和改革等取得了显著成效。1992年9月4日下午，李嘉诚先生一行4人在国家教委办公厅主任李健陪同下专程来二医访问。王一飞校长代表全校师生引用孔子的名言"有朋自远方来，不亦乐乎"欢迎李嘉诚先生的光临，并介绍了学校的发展情况。李嘉诚赞扬学校取得的成就，感谢对由他投资建造的汕头大学医学院进行的多方支援和协作，并希望两校继续加强合作和交流。会谈后，李嘉诚一行参观了瑞金医院烧伤病房和重症监护室，对医院在烧伤医学领域取得的成就表示赞赏。为支持二医的国际交流和国内学术活动，鼓励学校继续支援汕大医学院的建设，李嘉诚出资赠送上海第二医科大学丰田牌轿车和客车各一辆（价值港币31万余元），供学校专家教授外事活动及汕头大学医学院在沪学习人员使用，同时赠款委托香港百乐公司承接学校20套专家用房及多功能厅、门厅、厨房的内装修任务。②

　　1988—1993年的5年里，在国家教委、上海市和广东省高教局及李嘉诚先生的支持、关心下，上海第二医科大学对汕头大学医学院进行了医、教、研全方位的支援，先后派出涉及近40个科室的169人次参加汕头大学医学院的工作，同时接受汕头大学医学院58名各类干部和业务骨干及30名实习学生到二医学习。在教学上，汕头大学医学院引进二医整套教学管理制度和临床教学管理体系；二医专家教授在基础医学各科室与汕头大学医学院同道一起选定并修改教学大纲，探索教学方法，开展视听教育，制作教学模型及标本，改进实验方法，提高教学质量，增强学生学习积极性；在医疗上，协助新医院筹建和全面

① 《关于成立校支援汕头大学医学院领导小组和工作班子的决定》（1988年），上海交通大学医学院档案馆藏，1988-DZ39-288。
② 《关于李嘉诚赠送丰田车的事宜》（1992年），上海交通大学医学院档案馆藏1992-DZ41-50。

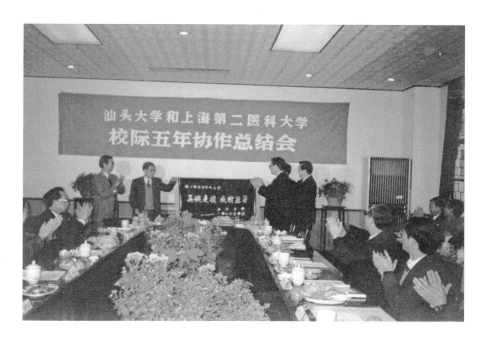

汕头大学和上海第
二医科大学校际五
年 协 作 总 结 会
(1993 年)

如期顺利开诊,临床科室普遍开展了教学查房,疑难病例讨论,医疗质量控制
指标的建立,协助汕头大学医学院附一院的重点学科建设和开展 60 多项新技
术;新的诊疗技术的应用并促成了大型贵重医疗设备的安装或运转,如 CT、自
动生化分析仪、诱发电位等。在科研上,通过言传身教,逐步提高汕头大学医
学院前期课教学水平以及临床青年教师的科研意识和科研能力,并开展了多项
科研协作。汕头大学医学院从原先三级办学水平上升为二级,该院第一附属医
院荣获"广东省文明医院"和"全国抗灾防病先进集体"称号,并为进入三级甲等
努力。1993 年 1 月上旬,两校有关领导在汕头大学召开了五年协作总结会,并签
署了"1993—1998 年第二个五年校际协作协议书"。在提高基础、临床教学质量,
培养师资的基础上,第二个"五年校际协作"将重点放在提高学术水平和人才培
养上,着重提高研究生的培养质量,提高科研水平和加强重点学科的建设。

　　到 1998 年,二医对汕头大学医学院的 10 年支援建设任务圆满结束。10
年中,二医共派遣专家、教师 195 人,先后加强汕头大学医学院的教研室、实验
室建设,参与教学管理和教学研究及研究生的培养工作;在科研上帮助汕大医
中标广东省高教局课题,科研水平上了一个台阶,并使汕头大学于 1997 年通过
"211 工程"预审;在医疗上,通过派遣临床医疗专家,帮助该院附属一院成为三

级甲等医院。1998 年，二医党委书记李宣海等领导赴汕大医学院参加了两校总结大会。在总结大会上，汕头大学党委书记王兴发、校长徐小虎对二医 10 年来卓有成效的援助工作表示了深切的谢意。

五、胡庆澧、王一飞赴世界卫生组织任职

胡庆澧，1932 年生，浙江杭州人，儿科学教授。1956 年毕业于上海第一医学院医疗系儿科专业，分配到瑞金医院儿科工作，历任住院医师、主治医师、副主任医师，并数次被评为上海市先进医务工作者及先进教育工作者。他参与了 1961 年及 1966 年新中国成立后第一部医疗系儿科及儿科系统儿科教材的编写工作，在国内外及世界卫生组织内先后出版及发表了近 100 篇有关儿科及公共卫生方面的文章及专题报告。1978—1998 年先后被世界卫生组织聘任为世界卫生组织地区顾问、驻菲律宾代表、助理总干事及副总干事等高级职务。在世界卫生组织任职期间，先后访问了 5 大洲、6 个地区办事处、51 个国家和地区，出席了 47 次重要国际会议，并代表世界卫生组织作了若干次报告或讲演。1992 年，他代表世界卫生组织与联合国儿童基金会负责人 James Grand 共同发起了全球爱婴医院活动，并制订了 10 项评定标准。该活动在世界医学界引起了极大的轰动与关注，为全球推广爱婴医院奠定了坚实的基础。20 年中，胡庆澧为全球的妇幼卫生、计划生育、计划免疫，特别是为消灭脊髓灰质炎及新生儿破伤风等做出了卓越的贡献。[1]

1978 年 11 月，胡庆澧被推荐到设在菲律宾首都马尼拉的世界卫生组织西太平洋地区办事处工作，开始了他在世界卫生组织长达 20 年的职业生涯。1979 年 11 月，胡庆澧担任世界卫生组织西太平洋办事处妇幼卫生地区顾问，负责西太平洋地区 34 个成员国的妇幼卫生和计划生育的规划，并负责协调和监督世界卫生组织在该地区所执行的联合国人口基金会全部规划。1986 年 1 月，胡庆澧被任命为世界卫生组织驻菲律宾代表。上任前夕，菲律宾国内发生了军事政变，局势一度不稳，但是胡庆澧还是按计划出发，按时到达马尼拉上任，体现了高度责任心和巨大勇气。在担任世界卫生组织驻菲律宾代表期间，胡庆澧先后考察了菲律宾 13 个行政区的大部分地区，包括菲律宾南部棉兰老岛——反政府组织活跃的地区；与菲律宾卫生部长一起考察了菲律宾基层卫生组织，参与了菲律宾卫生部对国家卫生政策的磋商和制定，以及对药物政策的改革，协助菲律宾卫生部举办了各种专业人员的培训班，赢得了菲律宾政府和人民的信任。

---

[1] 《上海第二医科大学纪事（1952—2005）》，上海：上海交通大学出版社 2006 年版，第 341 页。

1988 年 1 月,由中国卫生部推荐,世界卫生组织总干事马勒博士任命胡庆澧为世界卫生组织日内瓦总部助理总干事。在担任助理总干事期间,胡庆澧负责从人类生殖研究、培训专门规划、基本药物行动规划,到非遗传性疾病、卫生技术、应急计划和人道主义行动等这些全球范围的大量规划和课题。1996 年,胡庆澧又兼任世界卫生组织副总干事。在这个职位上,他主要的职能是负责世界卫生组织的全球公共卫生政策;在公共卫生行动上,协调与整个联合国体系及其延伸部门的关系;在几乎所有关键的有关政策或政治课题的内部与外部协商处理上,给予世界卫生组织的秘书处以指导。胡庆澧还分管全球的艾滋病规划,并代表世界卫生组织总干事与其他联合国机构一起共同组建了联合国艾滋病规划署,为世界各国开展艾滋病的防治工作奔走呼吁。在日内瓦总部除了作为助理总干事和副总干事负责的业务领域外,胡庆澧还担任了世界卫生组织高级人选委员会主席、世界卫生组织全球规划委员会主席、世界卫生组织紧急救援工作召集人、世界卫生组织伦理与卫生指导组负责人等。

1978—1998 年,胡庆澧在世界卫生组织兢兢业业工作了 20 个年头。20 年间,胡庆澧从临时顾问到短期顾问,从地区办事处的业务官员到驻菲律宾代表,从总部的助理总干事、副总干事到总干事特别顾问,几乎经历了世界卫生组织中各个不同级别和性质的工作,为世界健康卫生事业发展贡献了自己的智慧和力量。世界卫生组织总干事代表 Dr. Turmen 在题为《全球公共卫生界的杰出领袖:胡庆澧医师》的文章中指出:"我成为目前世界卫生组织中为数不多的幸运儿之一,获得了与世界公共卫生界不凡的领袖——胡庆澧医师交流接触的机会,并从他那渊博的智慧和丰厚的阅历中收获良多……胡庆澧医师的智慧、专业水平以及他那特殊的人格魅力使他成了国际健康卫生领域中重要的、贡献卓著的人物之一。"[1]作为联合国机构的工作人员,胡庆澧通过在国际组织开展工作,为中国与世界其他国家保持沟通,为国家争得了必要的权益。胡庆澧在西太区任职期间,中国正值改革开放的初期,国内相继有 67 个医药卫生研究机构被确认世界卫生组织合作中心。这些合作中心通过积极开展与国外科技合作和国内技术交流,承担并完成了一大批国际合作的研究课题,引进了先进技术、资金、信息,也培养了各学科急需的人才,为中国的医药卫生事业的发展发挥了积极的作用。其中一些合作中心的建立,胡庆澧起了积极推动作用。如北京妇产医院和北京市妇幼保健所被指定为世界卫生组织围产保健研究和培训中心;上海市第一妇婴保健院被指定为世界卫生组织妇幼保健研究和培训中心;上海市临床检验中心为世界卫生组织试剂生产合作中心;上海第二医科大学附属新华医院为世界卫生组织儿童体格生长和社会心理发育合作中心等。

---

① 陈挥:《胡庆澧传—WHO 的中国使者》,上海:上海交通大学出版社 2007 年版,第 75 - 76 页。

在胡庆澧的努力下，世界卫生组织和中国签订了很多合作项目。1979年夏，世界卫生组织总部分管妇幼卫生、家庭卫生的司长 Dr. Petro Bavagin 和联合国人口基金会的有关项目负责人组成考察团，到中国实地了解中国的妇幼卫生事业。考察期间，胡庆澧不断向国外专家解释中国的人口政策，使外国朋友知道中国的计划生育政策是基于国情的需要，消除了先前对中国人口政策的误解。考察团很快就与中国签订了一系列的合作项目。这些合作项目连续执行了3个"五年计划"，每一个"五年计划"就给中国大约500万美元的援助，主要是帮助中国培训大批的专业人员，帮助中国建立了一些计划生育研究所，还协助中国开展全国的人口普查工作。胡庆澧作为世界卫生组织西太平洋地区办事处妇幼卫生顾问，是执行这些合作项目的总负责人。通过他，中国邀请了很多国外专家来指导这项工作。在此期间，这些合作项目还为国家的人口统计工作提供了一些硬件设施，为中国的人口工作培训基地和妇幼保健院提供了先进设备。

胡庆澧在世界卫生组织工作期间，对于中国人走出国门，争取世界的了解、支持与合作，做了很多工作。正如曾经在世界卫生组织工作过的原中国科学院上海寄生虫研究所所长余森海所说的："胡庆澧在完成自己的任务的同

胡庆澧（中）与前
中国驻法国大使
吴建民（右一）、上
海第二医科大学
校长沈晓明（左
一）亲切交谈

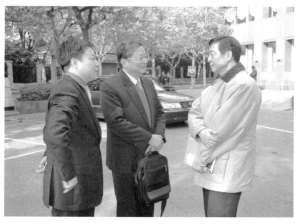

时，竭尽全力争取让更多的中国专业人员到世界卫生组织工作。比如在我国卫生部向世界卫生组织推荐人选定下来以后，胡庆澧就实事求是地向有关官员介绍，并及时和中国卫生部有关领导沟通，促成中国专业人员被世界卫生组织聘用，使中国专业人员在这一国际组织中占有一定的位置。胡庆澧和我国卫生部始终保持着密切的联系。每年召开世界卫生大会的时候，他总是把大会的议程、政治背景，及时报告我国卫生部的有关部门，使他们有一定的思想准备。他与中国常驻联合国日内瓦办事处和瑞士其他国际组织也保持密切的联系，有情况都是及时通报。"①

---

① 陈挥：《胡庆澧传—WHO的中国使者》，上海：上海交通大学出版社2007年版，第70页。

　　1998 年 10 月,胡庆澧从世界卫生组织退休回到上海。时任中共上海市委副书记孟建柱与上海第二医科大学校长范关荣、瑞金医院院长李宏为商讨,如何让他继续发挥余热。当时胡庆澧虽已过了退休年龄,但仍然被聘为上海第二医科大学顾问、附属瑞金医院儿科终身教授,并担任瑞金医院伦理委员会主席,国家人类基因组南方研究中心伦理、法律与社会问题研究部顾问,上海市卫生改革与发展专家咨询委员会成员,卫生部国际卫生专家咨询组成员,上海医科大学及美国耶鲁大学客座教授等职务。

　　组织胚胎学教授王一飞辛勤耕耘几十年,在生殖生物学及组织胚胎学领域取得了诸多突破性的成就。由于卓著的学术声誉,1995 年 12 月,时任上海第二医科大学校长的王一飞,受卫生部委派,经市政府批准,赴瑞士日内瓦世界卫生组织任医学官员,开始了长达 6 年联合国官员的全新生涯。基于其学术背景,王一飞被安排在联合国世界卫生组织人类生殖特别规划署工作,主要负责两项任务,一是担任亚洲及太平洋地区合作项目主管,二是协调与管理分布在全球 5 大洲 60 多所世界卫生组织人类生殖研究培训合作中心。[1] 初到世界卫生组织的王一飞,不仅要适应陌生的工作和生活环境,而且深切认识到工作任务的艰巨性和挑战性。王一飞回忆说:“亚太地区幅员辽阔,46 个国家之间有着巨大差异(政治、经济、文化、语言、宗教等),其中还有 7 个最不发达国家,全球 60％的人口居住于此,全球 50％的新的性病病例产生于此,全球 40％的孕产妇病死也发生于此。而我手头可以支配的资源只有非洲经费的 1/2,资源极度匮乏,而需求却非常巨大,我该采取什么策略? 另外,我的祖国也位于亚太地区,是一个人口最多的发展中国家。西方国家对中国的计划生育政策一直存在偏见并采取歧视与制裁措施。我是一个中国人,但我现在是一个联合国官员,在进入联合国机构的第一天就宣誓:‘我不代表任何国家和政党,我必须站在联合国的立场。’而我们的政府及专家们对我的任职充满期待,希望就此可以得到更多的资助。我发现自己处于一个极为不利的尴尬地位,在两者之间如何找到平衡点? 再者,我分管的 60 个世界卫生组织中心分布全球五大洲,一些中心感兴趣的只是头衔,以提高其学术地位,近一半已名存实亡。如何才能真正发挥这些中心的研究与培训作用,如何能用最小的投资发挥最大的效益?”[2]

　　带着这些难题和困惑,王一飞通过不断思考、探索和实践,逐步将上述 3 大难题一一解决。面临有限资源与巨大需求之间的强烈反差,王一飞采取了一个新的战略措施:把购置仪器设备为主的援助方式转变为以人员培训及科研素质提高为主渠道的支撑计划,帮助一

---

① 《上海市政府关于王一飞赴瑞士 WHO 任职的批复、邀请信、小结》,上海交通大学医学院档案馆藏 1997 - WS12 - 32。
② 王一飞:《理想的行者》,上海:上海交通大学出版社 2010 年版,第 20 页。

大批发展中国家的科学家逐步在国际舞台上崭露头角;把之前对单个国家的分别支援转变为建立几个地区与国家之间的合作网络。例如把湄公河流域几个国家的科学家组织起来成立一个合作研究团队,精选一位泰国的专家作为学科带头人,经过几年实践,使该团队的老挝、越南与柬埔寨等国科学家的水平都有了明显提高。亚太地区也有几个发达国家,例如澳大利亚、新西兰、日本。这些国家科学技术发达、资源充足,此外联合国的其他机构(如联合国人口活动基金及联合国开发署)以及不少民间非政府组织(如福特基金会)在亚太地区也有不少合作项目。鉴于此,王一飞以世界卫生组织的威望和项目的显著成效,筹措了更多基金,通过在澳大利亚首都议会早餐会上作专题发言,在福特基金会总部磋商等活动,加强了亚太地区内联合国各个机构的协商,使亚太地区的合作项目实施进入了良性循环。

在世界卫生组织工作的日子里,王一飞无时无刻不心系祖国,但作为联合国官员,必须遵守有关的规章制度。经过1～2年的深入调查研究,他欣喜地发现过去几年世界卫生组织与中国政府之间的合作是卓有成效的,是联合国机构与发展中国家之间亲密合作的一个典范,建议继续加强合作,并作为成功经验在其他地区与国家推广。之后王一飞为中国提供了300多个进修名额,并且邀请几十位中国专家参加世界卫生组织的各种专家委员会,建立了墨尔本与上海的合作框架,同时又让蒙古、朝鲜、伊朗等国的科学家来中国进修,达到了合作双赢的效果。

世界卫生组织官员王一飞教授受邀到上海第二医科大学作报告(1998年)

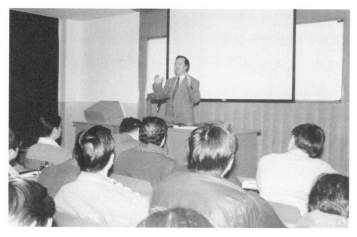

60个世界卫生组织合作中心遍及全球的。王一飞经过仔细分析,大致将其分为3类:①合作密切、成效卓著的;②维持合作、建树不大的;③徒有虚名、没有合作的。他分别采取了3种不同对策:第三类中心给出黄牌警告,限期提出改进方案;第二类中心加强互访与信息交流以期逐步提高;重点

是抓住第一类中心,要竭尽全力提升合作层次,使之成为样板。在此基础上,王一飞还对合作中心的年报项目作了很大改革,原来强调项目(project)、论文(publication)、报告(presentation)和专利(patent)。王一飞认为这四个"P"只是结果,不是效益。为提高效益,应该强调另外四个"P",即研究结果能否影响政府的政策(policy),研究结果能否改善卫生服务(provision),研究结果能否增加政府承诺(political commitment)和研究结果能否提高公众认知(public awareness)。

从1995年开始在世界卫生组织工作,到2001年圆满完成工作任务和使命。在日内瓦的6年联合国官员生涯里,王一飞展现了杰出的工作能力和才干。世界卫生组织生殖健康与科学研究部主任保尔·樊路克博士是王一飞工作时的领导,他在王一飞的推荐信中,对王一飞的工作给予了充分肯定,表达了对这位中国医学家的敬佩之情:[①]

　　王一飞是一位具有远大理想及坚定信念的领导人。王一飞医生一个最突出的品格(这个品格是人们常常不具备的,甚至身居高位的官员也未必具备)是其承担一个新的任务时,从一开始就能清晰而简捷地确定其工作目标,并能与周围的人取得共识。无论担任哪一项工作任务,王一飞医生都能借助其睿智与深思熟虑及分析技巧,制定明确的工作目标,并寻求达到此目标的途径。对于任何一个团体来说,不管是研究所中的一组科学家、一个委员会或是一个与其性质类似的学术机构,如果能有一个像王一飞医生那样的具有理想信念的领导者,既有明确的奋斗目标,又有切实可行的实施战略,这个团队将无往而不胜。

　　一位雄辩的演说家及能干的外交家。与王一飞医生共事的人,很少有人不被他的魅力和热情所鼓舞。这种才干对于一个机构的高级官员来说是至关重要的,对于像世界卫生组织这样一个国际性的公共卫生技术机构来说,更具有特别重要的意义。王一飞医生作为亚洲及太平洋地区的负责官员,他面临的是纷繁复杂的文化与种族背景,他不仅需要表现出热情与同情,更重要的是,他必须心胸开阔,善于倾听不同的意见,博采众长,在诸多机构的与人群之间进行巧妙的外交斡旋。

　　一位务实与高效的管理者。王一飞医生作为亚洲及太平洋地区的官员负责协调和管理整个亚太地区的研究能力强化规划,世界上有一半以上的人口居住在亚洲及太平洋地区,你可以想象王一飞医生必须具备卓越的管理才能。在担任如此繁忙任务的同时,他还要负责管理60余所遍布全球的世界卫生组织合作中心

① 《世界卫生组织生殖健康与科学研究部主任保尔·樊路克博士的推荐信》,第24页。

网络。

　　一个难能可贵的普通人。王一飞医生所有的成就,作为一个科学家、一位领导者或一位管理者,都植根于他独特的个人素质。在他身上,乐观与开朗、同情与人性和谐地融成一体。他思维清晰,充满睿智,勤奋过人。

保尔·樊路克　医学博士,科学博士

世界卫生组织生殖健康与科学研究部主任

瑞士　日内瓦

2001 年 4 月 3 日

　　结束了世界卫生组织的工作,2001 年 12 月,王一飞返回祖国,回到了母校上海第二医科大学。当时,上海第二医科大学已经与上海交通大学筹划强强合并,组建新的上海交通大学医学院事宜,学校党政领导真诚地希望王一飞协助筹建上海交通大学医学院,并委以上海交通大学医学院校长顾问以及上海交通大学医学院理事会执行理事的重任。对此,王一飞踌躇满志地迎接新的挑战,为把母校建成一所既达到国际水准,又符合中国国情且能反映上海交通大学优势与特色的医学院而贡献自己的力量。

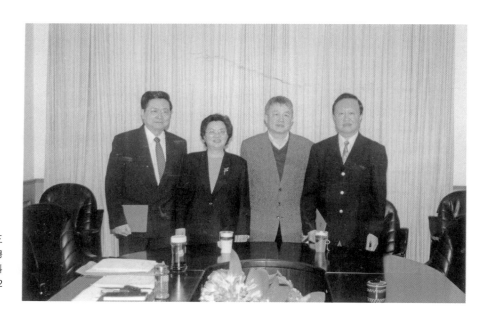

胡庆澧(左一)、王一飞(右一)受聘为上海第二医科大学顾问(2002 年)

第四章
继往开来　再谱新篇(1995—2005)

20世纪90年代末,面临世纪之交的重要历史发展机遇,上海第二医科大学加大改革开放力度,加快学校发展速度,努力向具有中国特色社会主义的医科大学奋发迈进。随着"211工程"建设和"九五""十五"时期的发展,学校各项工作平稳有序、顺利推进、健康发展,在医教研各领域不断取得突出成绩。

第一节　世纪之交学校的新规划与新发展

学校充分把握国家高等教育发展的宝贵机遇,根据学校发展目标与定位,大力加强与促进"九五""十五"时期重点项目建设,在世纪之交实现跨越式发展,将学校发展水平推向了新的高度。

一、"九五"时期的"211工程"建设

（一）通过"211工程"立项

"211工程"是国家教委提出,并经党中央、国务院正式批准的高等学校重点建设项目,1993年经国务院批准颁布的《中国教育改革与发展纲要》中正式公布。实施"211工程",是贯彻落实党的十四大提出的"必须把教育摆在优先发展的战略地位"的一项战略措施,是增

强我国综合国力和国际威望的重要标志；是推动高等学校深入进行体制改革、学科领域改革和提高办学水平、办学效益的有力指挥棒。该工程是一项我国高等学校重建设、促改革、出人才、上水平、增效益的工程。

二医为积极争取进入"211工程"重点建设行列，于1993年9月向上级主管部门提出了申报。1996年，国家教委正式发文同意上海市对上海第二医科大学进行"211工程"部门预审。上海第二医科大学成为上海市市属院校第一所进入"211工程"预审的大学。为迎接"211工程"预审，学校积极做好材料准备、宣传发动、环境整治和预审访视点、专家接待等准备工作。根据上级主管部门的安排，学校于5月初召开干部会议，对"211工程"有关项目论证材料的准备工作作了分解落实。5月20日，学校召开校本部部处长会议，就迎接"211工程"预审作进一步动员和部署。6月14日和20日，校党委书记余贤如先后在全校党员大会和职代会代表组长会议上作了思想动员，要求党员、师生员工以主人翁姿态迎接"211工程"预审。6月18日，校领导又率领有关人员到基础医学院、动物科学部、瑞金医院、血研所、口腔医学院、上海儿童医学中心等几个访视点进行了实地"模拟访视"，在肯定成绩的基础上，提出了需要改进和调整的意见，使访视工作更臻完善。

经过全校师生员工的共同努力，1996年7月，二医顺利通过了市政府组织的专家评审委员会对学校进行的"211工程"立项。以中国医学科学院院长、中国工程院院士巴德年教授为主任的评审委员会成员认为二医已成为国内堪称一流的医科大学，一致同意上海第二医科大学列入"211工程"建设项目，建议市政府报请国家教委予以审核并批准预备立项和正式立项。1997年11月，上海市政府组织的以中科院院士吴孟超教授为组长的7人专家组通过了对二医"211工程"立项论证，同意把学校的血液学、内分泌代谢病学、消化系疾病学、儿科学、口腔颌面外科学、整复外科学、组织胚胎学、医学免疫学和医学分子生物学等9个重点学科以及跨世纪人才培养工程，教学基础设施和公共服务体系建设共计11个子项目作为"211工程"建设项目。[①] 1998年6月起，"211工程"各类建设资金陆续到校（总投资3亿元，其中学科建设1亿1720万元，公共管理服务体系与教育基础设施9000万元，基础设施建设9280万元），标志着学校"211工程"建设进入全面启动阶段。[②]

（二）"211工程"建设目标及内容

"九五"期间，学校积极贯彻党中央"科教兴国"的战略和上海市委、市政府提出的"一流

---

① 《上海第二医科大学纪事(1952—2015)》，上海交通大学出版社，2006年版，第324页。
② 《二医大关于"211工程"立项的情况汇报(97.11—98.12)》，上海交通大学医学院档案馆藏1998-XZ11-12。

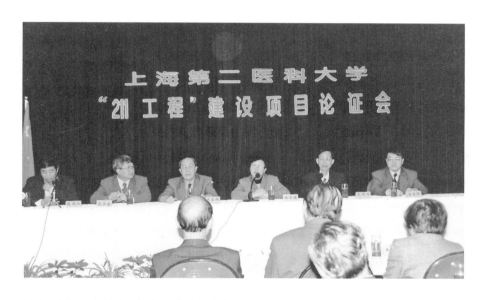

"211"建设项目论
证会(1997年)

城市要有一流教育"的发展规划,紧紧抓住"211工程"立项预审的机遇,确立了学校整体建设规划以及"九五"期间的建设目标和主要任务,逐步深化学科领域改革和教学改革,大力推动重点学科建设,继续带动学科梯队建设,抓紧启动基础设施建设。在此基础上,学校又站在新的历史高度,结合学校的实际,积极规划"九五"期间到2010年学校发展的目标,提出要把学校建成一所水平高、实力强、有特色,立足上海、服务全国、面向世界,在国内名列前茅,在国际上有相当知名度的社会主义医科大学。

（1）建立以本科教育为基础,以研究生教育为重点,以成人教育为继续的完整的高等医学教育体系。学校有本专科、硕士与博士研究生、博士后流动站等各个教育层次,有全日制教育、业余教育、继续教育等多种办学形式,在招生、就业方面,立足上海、面向全国,力争到2000年全日制各专业本专科学生总数增至3 000人,研究生增至1 000人。

（2）建设更加适应人才市场需要的专业体系。深化教学改革,提高教学质量,增设一批复合型、适应上海地区经济与卫生事业需要的新专业,使学校专业结构更趋合理;面向21世纪医学与生命科学的发展,修订培养目标,调整课程结构,更新教学内容,改进教学方法,切实加强德育教育,努力使应试教育向素质教育转变,着力加强学生基础知识和基本技能的训练,培养学生的竞争与创新意识,为国家输送一大批医德高尚、基础宽厚、医术精湛的专门人才。

（3）建立研究生院,扩展博士后流动站。每年招收博士、硕士研究生350

名,与理科、工科大学合作,探索培养授予医学博士及理学博士或工学博士双学位的复合型人才,不断增加基础医学博士后流动站和临床医学博士后流动站覆盖的学科。

(4)建设一批跻身世界一流水平和国内领先地位的学科。重点建设血液学等重点学科,争取达到或接近国际先进水平,并充分发挥他们的效益和辐射作用。

(5)加强研究机构和开放实验室的建设。建设14个市级研究所与研究中心,以及33个校级研究室,精心组织全校的科研工作,着重组织承担国家及上海市重大攻关项目,在科研项目、科研经费、科研成果鉴定及获奖数、国内外科研论文发表数量与质量等方面均在全国医学院校中名列前茅。注重医学高科技成果向生产力转化,力求取得明显的社会效益和经济效益。加强现有的3个卫生部和5个上海市重点实验室建设和管理。全面开放、发挥效益,并力争有1个实验室成为国家重点实验室。

(6)加强附属医院建设。现有的5所附属医院进一步上等达标、争创百佳,完成在浦东新区新建上海儿童医学中心、仁济东院等项目,力争口腔医院建设有实质性启动。

(7)建立一支高水平的师资队伍。在充分发挥现有专家作用的基础上,加快中青年骨干的培养,不断提高教师层次,要求助教、讲师均具有相当于硕士的学术水平,30%以上的教师能运用外语进行教学,力争将高级职称人员的平均年龄下降到55岁以下,并造就一批蜚声中外的学术带头人。

(8)培养一支一流水平的管理队伍,全面提高学校的管理水平。通过"211工程"建设,深化劳动人事制度及校内综合管理体制改革,健全各项规章制度。加强现代化管理手段的建设,使学校的管理达到精干、高效和现代化的要求,进一步寻找医学教育与经济、社会发展的结合点,探索适应市场经济及社会发展需要的新的办学模式与体制。

(9)统筹规划,努力加快校区及教学基地建设。加强实验室、图书馆、动物科学部、校园计算机网络、学生宿舍及职工住房等项目的建设,优化校园环境,切实改善师生工作、学校和生活条件。

(10)扩大国际交流与合作,发挥学校国际交流的特色与优势。在继续发展与已建立校际联系的20余所大学校际合作的同时,积极为发展中国家培养高级医学人才,留学生培养向短学制、高层次发展,继续办好作为我国医学法语培训基地的卫生部医学法语培训中心,努力扩宽国际合作渠道,争取并加强与世界卫生组织等国际机构合作,新建3~4个国际合作研究中心,并积极探索国际合作办学与办医院的模式。

(三)"九五"时期"211工程"主要建设成果

"九五"期间,经过"211工程"建设,学校的学科与师资队伍建设、科学研究、人才培养、办学基本条件、基础设施建设等方面取得了一系列显著成绩,获得了一批生命科学研究领域的标志性成果,学校的综合实力、学术地位空前提高,为成功实现"十五"发展目标打下了坚实的基础。

(1)学科建设更趋完善。学校始终把学科建设作为"211工程"建设的核心,"九五"期间,列入"211工程"重点科学建设的9个学科全部达到国内先进水平,部分学科达到国内领先或国际先进水平。学校有一级学科博士后流动站3个,二级学科博士点31个,硕士点47个,国家重点学科2个,上海市"重中之重"学科2个,上海市教委重点学科22个,市医学领先专业重点学科9个,市临床医学中心4个,国家重点实验室1个,教育部重点实验室1个,卫生部重点实验室3个,上海市重点实验室8个和世界卫生组织合作中心3个。学校共有5所附属医院,11个二级学院,74个学科,14个市级研究所。通过"211工程"建设,学校的学科水平、学术地位得到了显著提高,学校在医学领域的综合优势与特色更加凸显。

(2)师资队伍人才辈出。建设一流的大学需要有结构合理、富有竞争力的师资队伍作为基础。"211工程"建设为学校这所已有百余年历史的医学高等学府带来了契机,注入了活力,夯实了力量。随着"211工程""跨世纪人才培养工程"的全面实施,学校以创新思路大胆引进海外顶尖人才,并加大人才培养力度,一批在国内外有影响的学科带头人和优秀中青年骨干脱颖而出。"九五"时期,学校拥有院士5人,"973"项目首席科学家3人,长江特聘讲座教授1人,长江特聘教授4人,获国务院突出贡献的青年科学专家称号10人,获国务院颁发享受政府特殊津贴290人,博士生导师154人,硕士生导师420人,正副高级职称人员1 340人(不含已退休专家),有数百名专家在国际学术机构及国内一、二级学术团体、学术刊物担任要职,成为国内同行专业学科的带头人。

"九五"期间,学校重点学科共获得国家自然科学基金杰出青年基金资助4人,上海市教委曙光计划资助13人,上海市科委启明星计划资助21人,上海市卫生局"百人计划"20人,2人获得"上海市科技精英"称号,1人获得"世界十大杰出女科学家"提名奖。此外,以陈竺、曹谊林、盛慧珍、臧敬五、沈晓明、盛祖杭、王铸钢等为代表的一批优秀中青年骨干师资,不仅担当起学校科研、教学以及重点学科群建设与发展的中坚力量,并且向国际医学新课题发起冲击。

(3)科学研究喜结硕果。在"211工程"建设的支持下,学校科研工作取得了显著进展。"九五"期间,学校列入建设的重点学科共获各级纵向科研项目447项,其中国家级科研项目135项,特别是有3项国家重点基础研究项目("973"项目),2项国家自然科学基金重点项目,15 项"863"项目及 1 项"九五"国家攻关项目,科研项目经费数始终在国内医学院校中处于领先地位。"九五"后期,学校在医学基础研究方面取得了突破性进展。陈竺教授领衔的人类基因组学研究和曹谊林教授领衔的组织工程学研究被国家列为"973"攻关项目之后,由盛慧珍教授领衔的"人类胚胎干细胞培养研究"也被国家列为"973"攻关项目。"九五"期间,全校在中文科技期刊上共发表论文 3 299 篇,被 SCI 收录论文 204 篇,两项排名均列全国高校前列。在科技成果方面,获部、市级以上科研成果奖 199 项,其中国家级科技成果奖 15 项。

(4)人才培养再上台阶。本科教学是学校的立校之本,研究生教育是强校之路。学校以本科教育为基础,研究生教育为重点,以国际合作办学和高职教育为延伸的指导思想,通过"211 工程"人才培养计划的实施,使学校的人才培养再上新台阶。七年制本硕连读生招生数由 1997 年的 75 名(占本科生 13%)扩大到 2001 年的 500 名(占本科生 75%)。研究生规模迅速扩大,2001 年,在校研究生总数达 1 052 名,其中硕士研究生 670 名,博士生 382 名,研究生比例占全校学生 23%,较"八五"期间增加了 40%。在 1999—2001 年全国优秀博士学位论文评选中,二医连续三届入选,论文数名列全国医学院校第三名。

(5)教学工作稳步推进。学校积极发展颇具特色的中法合作七年制法文班教育,采取前后期整合的教学模式,为教学改革进行了有益尝试。"九五"期间,两批共 19 名留法学生学成回国,学生的知识和能力受到法国同行的高度评价。2001 年,经上海市教委同意,学校从上海交通大学、华东师范大学、华东理工大学等综合性大学具有免试直升研究生资格的应届毕业生中,选拔出 20 名优秀学生进入实施硕博连读,试行培养复合型高级医学人才的新尝试。学校十分重视教学内涵建设,特别是"211 工程"启动后,自行研制和开发音像教材和计算机辅助教学 CAI 课件,共研制音像教材 200 余部,CAI 课件 400 个,积极鼓励教师参加教育部、卫生部推荐教材的编写以及自编或协编高质量的教材。据统计,1997—2000 年期间,学校主编国家级本科规划教材 17 种,副主编或参编国家级规划教材 30 余种,其中 3 本教材列入教育部"面向 21 世纪课程教材",6 本被列入上海普通高校"九五"重点教材。"九五"期间,学校共获上海市优秀教材 8 种,获市级以上教育科研成果奖 21 项。

(6)基础设施面貌一新。随着"211 工程"教学基础设施与公共服务体系建设,学校各项设施发生显著变化。解剖、病理、计算机等一批教学基础设施和教师办公条件得到改善。发育生物学、神经生物学等一批重点实验室的装备基本达到国内一流,部分达到国际水准。以国家互联网和校园多媒体教学、图书情报、公共信息网络化为标志的校园网建设已取得阶段性成果,为学校"十五"期间建设"数字化校园"奠定了坚实基础。"九五"期间,学校还投入了大量资金修缮体育设施,改建学生食堂,建成学生公寓,教工住宅和教工宿舍等基础设施,使校园面貌焕然一新。

(7)党建和精神文明建设卓有成效。校党委紧密结合学校改革和发展实际,加强党建。"九五"期间,学校每年召开一次党建工作会议,提出党建工作目标,召开上海第二医科大学第九次党代会,先后进行了校、院两级党政领导班子换届和调整。其中,1997年7月,经上海市委批准,李宣海同志任中共上海第二医科大学委员会书记,范关荣任上海第二医科大学校长。

李宣海,浙江东阳人,1951年9月生,1970年4月参加工作,1974年1月加入中国共产党。1978年9月毕业于上海第二医学院医疗系,1986年9月硕士研究生毕业。历任上海第二医科大学附属新华医院内科医师,上海第二医科大学科研处副处长、处长兼党支部书记,上海第二医科大学科研设备处处长,上海第二医科大学附属瑞金医院党委书记兼医学营养专业副主任、教授,并担任中国医药教学会卫生管理专业委员会副理事长,中华医学会医学科研管理学会常务理事,中青年组主任委员。

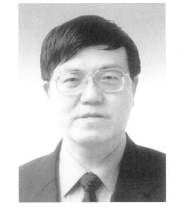

李宣海（1997—1999年任上海第二医科大学党委书记）

范关荣,浙江慈溪人,1947年3月生,1970年8月毕业于上海第二医学院医疗系,1973年6月加入中国共产党。历任上海第二医科大学附属第三人民医院(现仁济医院)麻醉科医师、胸外科医师,附属仁济医院副院长兼外科党支部书记,仁济医院党委副书记(主持工作),上海第二医科大学党委委员、校长助理,上海第二医科大学副校长,附属仁济医院院长兼胸心外科主任,仁济临床医学院院长,主任医师。

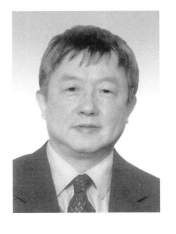

范关荣（1997—2003年任上海第二医科大学校长）

学校积极推进邓小平理论"进教材""进课堂""进头脑"的"三进"工作,成立了邓小平理论研究中心和青年邓小平理论研究会。学校认真贯彻落实全国教育工作会议精神，致力于大学生的素质教育，被国家教委列为全国 52 所提高大学生文化素质教育的试点单位。学校坚持"两手抓、两手抓都要硬"的方针，大力推进精神文明建设，重在内涵建设，着力长效管理，在"加大硬件投入、改善校园环境"的同时，开展了"楷模教育""爱心教育""志愿者服务活动"和"师德教育"等系列活动，形成了校训、校纪、校歌、雕塑、院士墙、诺贝尔奖长廊等一系列校园文化标志性作品和人文景观。从 1991 年起，学校连续 5 次获得"上海市文明单位"称号。[①]

（四）"211 工程"建设通过验收

2000 年 9 月起，二医组织校外院士、专家分别对 11 个建设项目进行了校级验收和水平评价。专家组认为，1996—2000 年的 4 年来，二医经过"211"建设，使学科与师资队伍建设、科学研究、人才培养、办学基本条件、基础设施建设等方面取得了一系列明显成绩，获得了一批生命科学研究领域的标志性成果，学校的综合实力、学术地位显著提高，体现了良好的投资效益，达到了预期的建设目标，为在新世纪里取得更大发展打下了坚实的基础。2002 年 1 月 19 日，"211 工程"建设的教学基础设施与公共服务体系、"跨世纪人才培养工程"两个项目经过专家组评审通过校级验收。至此，学校"211 工程"的建设项目全部顺利通过校级验收。

2002 年，学校"211 工程"建设项目又接受国家级验收。3 月 21～22 日，以中科院院士、原复旦大学校长杨福家教授为组长的验收专家组来校进行项目验收。在两天时间内，专家组根据国家"211 工程""九五"期间建设验收有关文件精神和验收办法，通过听取校长范关荣"211 工程"建设项目总结汇报，实地考察重点学科、重点实验室、教学与公共服务设施，对照立项报告认真审阅有关资料，召开了学科带头人、中青年骨干教师座谈会等途径，对"211 工程"建设项目进行了全面的评估和验收。专家组在充分讨论和认真研究的基础上，形成以下意见：

（1）上海第二医科大学的血液学、内分泌代谢学、整复外科学、口腔颌面外科学、消化系疾病学、医学免疫学、儿科学、组织胚胎学、医学分子生物学 9 个重点学科及在立项审议时专家提议增列的外科学（烧伤、血管）等重点学科均实现了预期建设目标。通过"211 工程"的建设，学科的仪器装备水平显著提高，人才结构更趋完善，开展前沿科学研究和解决重大科技问题的能力明显增强，并促进了学科的交叉和融合，培植了新的学科生长点和新的研究方向，学校的学科水平和学术地位得到了显著提高。

---

① 《"211 工程""九五"期间建设项目总结汇报》，上海交通大学医学院档案馆藏 2002 - XZ11 - 26。

（2）上海第二医科大学"211 工程"建设的教学与公共服务体系项目建设思路清晰，目标科学合理，实施方案切实可行，取得了明显成效。通过医学形态学、医学功能学等一批实验室的建设，促进了教学质量、办学效益的提高，形成了"立足上海、服务全国、面向世界"培养高层次医学人才的重要基地。学校图书情报中心、校园计算机网络等建设，在教学、科研和管理工作中发挥了重要作用，不仅实现了教育时间和空间、教学内容和手段及形式的开放，也提升了管理手段的现代化和信息资源的共享度，为完善学校教学研究型医科大学格局，夯实学校在新世纪参与国际竞争的综合能力奠定了基础。

（3）上海第二医科大学"211 工程"的"跨世纪人才培养工程建设项目"具有鲜明特色和显著成效。通过"211 工程"建设，学校以创新思维和观念大胆引进海外优秀人才，形成了独特的人才聘用新机制，从而创立了发育生物学实验室、神经生物学实验室及组织工程学研究中心等医学前沿学科重点实验室，使这些学科研究水平迅速达到国际水准。以"配套成组"培养模式和"三级优青"选拔培养及"破格晋升"制度等为代表的人才培养机制，使上海第二医科大学师资队伍结构有了显著改善，人才基础雄厚，人才结构更趋完善，一批优秀人才脱颖而出，国际竞争能力日趋增强。

（4）上海市委、市政府对上海第二医科大学"211 工程"建设给予了高度重视和全力支持，"九五"期间建设专项资金基本到位，学校上下励精图治、开拓

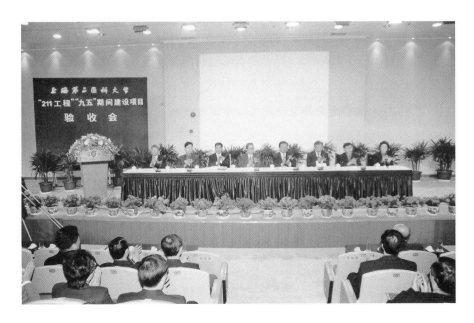

"211 工程""九五"期间建设项目验收会(2002 年)

进取、科学管理、规范操作、注重实效,显示了良好的投资效益。

综上所述,学校"211工程"建设项目在国家有关部委和市政府关心支持下,学校上下扎实工作、锐意进取、注重实效,使学科建设、科学研究和人才培养等方面都取得了重大发展,学校面貌焕然一新,超额完成了"211工程""九五"期间建设项目的预期目标,总体水平居国内领先,某些领域达到国际先进水平。专家组对学校"211工程"建设所取得的成绩给予充分肯定和高度评价,一致同意通过上海第二医科大学"211工程""九五"建设项目验收。

二、"十五"时期发展规划及取得的主要成就

党的十五大提出了跨世纪社会主义现代化建设的宏伟目标,对落实科教兴国战略做出了全面部署。国家教育部《面向21世纪教育振兴行动计划》和《中国教育改革和发展的纲要》等文件绘制了跨世纪教育改革和发展的建设蓝图。为了实现党的十五大所确定的目标与任务,落实"科教兴国"战略,全面推进教育改革与发展,根据上海社会经济、科技、文化发展的趋势和上海市教委有关教育改革与发展的要求,结合学校实际情况,二医制定了学校"十五"期间发展规划(2001—2005年)。

学校"十五"计划的指导思想是:坚持以邓小平理论为指导,坚持贯彻党的教育方针,面向21世纪,以培养医德高尚、医技精良和有较高研究潜能的高层次、复合型医学人才为中心,以学科建设和科学研究为依托,以提供优质的医疗服务为宗旨,以深化"体制、机制、投资"三位一体的教育改革为动力,将学校建设成为"医学人才荟萃,育人环境优良,适应时代潮流,社会贡献卓著"的教学、科研和医疗服务中心。学校在发展中要坚持教育的中心地位,全面推进以德育为核心,以培养创新精神和实践能力为重点的素质教育,继续加强教育基础设施的建设,大力加强师资队伍的整体建设;积极探索适应我国医疗体制改革的医院发展模式,积极拓展科技前沿水平项目的多方合作,加紧高科技成果的推广和转化,全面提高办学质量和效益,在"十五"期间,为推动上海乃至全国经济建设做贡献。学校在"十五"期间的总目标是坚持社会主义办学方向,朝着一流城市、一流教育的发展战略目标,到2005年,使学校进一步完善教学研究型医科大学的格局,学校特色与学科优势更加凸显,整体实力保持于国内一流高等医科大学水平,某些重点学科达到国际先进水平。①

"十五"期间,经过全校师生员工的共同努力奋斗,学校在教育、科研、医疗、人才培养、管理、校园文化、基础建设等各项工作中都取得了重大成绩。

---

① 《上海第二医科大学"十五"发展规划》,上海交通大学医学院档案馆藏2001-XZ11-14。

（一）教学改革迈出新步，办学层次得到提升

"十五"期间，学校在保持临床医学、口腔医学等专业传统优势的基础上，加快了医学教育改革与创新步伐。根据医学相关专业的专业特征和临床实际需求，学校在国内较早试行了护理学和医学检验学专业的"五改四"学制及授予理学学士的改革，并建立和完善了与之相适应的培养计划、课程体系和教学内容。学校借鉴发达国家医学教育的成功经验，在国内率先举办了"4＋4"八年制临床医学硕-博连读专业。2005 年，学校又启动了"八年一贯制"临床医学专业人才培养模式，根据社会对不同卫生人才的需求，适时开办了药学、营养学及医药营销等 3 个新的本科专业。中外合作办学渠道更加宽广，合作模式更趋多样，留学生规模明显扩大。学校在中法合作办学这一传统特色不断取得新进展的同时，与美国、澳大利亚、芬兰、日本和瑞典等国医学院校的合作与交流也取得了新突破。"十五"期间，研究生教育快速发展。学校按照医学科学学位和医学专业学位两种模式培养研究生，加大高层次应用型人才和高层次专门人才培养比重，探索与中科院上海生命科学研究院共同培养 PH. D 和 M.D 双博士学位研究生，培养生命科学与临床医学相结合的高层次、复合型人才。为适应学科结构的调整，学校进一步完善博士生导师遴选制度。2004 年，学校成立研究生院和研究生党总支，提高了学位与研究生教育管理水平。截至 2005 年，学校有一级学科博士点 5 个，二级学科博士点 51 个，二级学科硕士点 48 个；博士生导师 348 名，硕士生导师 644 名；在校研究生 2 154 名，其中硕士生 1 384 名，博士生 770 名。

（二）学科实力明显增强，科研成果名列前茅

"十五"期间，学科建设保持了良好发展势头。列入"211 工程"建设的 10 个重点学科的核心竞争力显著增强，解决国家重点科技攻关项目的能力普遍增强。医学基因组学实验室列入国家重点实验室建设，并被科技部评估为优秀实验室；组织工程实验室获准建立国家工程中心；6 个学科进入国家重点学科建设行列；新增教育部重点实验室 1 个，上海市重点实验室 3 个，上海市医学重点学科 9 个；此外有 7 个市教委重点学科通过验收，11 个学科列入上海市第二期重点建设学科。2001—2004 年，学校纵向科研项目总经费达 24 304 万元，年均项目经费是"九五"时期的 2. 25 倍，其中国家项目经费为"九五"的 2. 74 倍。国家自然科学基金项目明显增长，项目年增长率达 30％，明显高于"九五"期间的增长率。"十五"期间，学校获得"973"重大项目 4 项，"863"项目 21 项，国家自然科学基金重点项目 8 项，另有 4 人获得国家杰出青年基金资助，"十五"期间的申请专利数是"九五"期间的 7. 9 倍。

通过"十五"期间的学科建设，学科布局趋于合理，科技成果稳步提高。2001 年以来，学校共获国家级科技成果奖 5 项，部市级科技成果奖 119 项，SCI 收录论文数是"九五"期间的

2.89 倍。学校超额完成了"211 工程"建设项目的预期目标,总体水平居国内一流,某些领域达到国际先进水平,为我国医学生命科学的进步和上海医疗卫生事业的发展做出了贡献,显现了良好社会经济效益。

（三）医院布局日趋合理,服务质量稳步上升

"十五"期间,各附属医院在不断增强教学和科研实力的同时,还为上海乃至全国的医疗卫生事业做出了显著贡献。各附属医院先后建成了一批现代化的医疗服务设施,包括瑞金医院的门诊医技楼和感染呼吸楼、仁济医院的外科大楼、新华医院的外科综合楼、第九人民医院的外科综合大楼、宝钢医院的感染科大楼等相继落成并投入使用,大大改善了各附属医院的就医环境,同时还建设了 11 个上海市临床医学中心,9 个上海市专业临床质量控制中心。

"十五"期间,学校制定并完善了医疗质量管理制度,建立全面督查与专项整治相结合、明察与暗访相结合、突击检查与日常管理相结合的医疗质量督查工作体系。各附属医院也加强了内部质量监控体系和绩效考核制度的建设,通过完善诊疗常规,建立科学的医疗流程,加强对医疗环节的质量管理,加强临床第一线医护人员的配备等措施,使医疗水平和护理质量得到提高。

（四）人才建设创出新举,师资水平不断提高

20 世纪 80 年代,二医在国内率先建立人才"破格晋升"制度,使一批优秀人才脱颖而出成为学科带头人;90 年代通过"哑铃型""候鸟型""风筝型"等人才柔性流动新机制,使一批顶尖人才相继被引进,一批前沿学科相继诞生。进入 21 世纪,在不断完善上述行之有效举措的基础上,学校又推出了"百人计划",每年选派 100 名左右有发展潜力的中青年人才出国进修学习,为期 5 年。"十五"期间,"百人计划"以及人才引进制度的综合实施,进一步夯实了人才基础,使学科人才梯队和师资队伍的年龄、结构、层次和质量都有了明显改善。到 2005 年 7 月止,专任教师总数为 1 121 人,其中正高 444 人,副高 306 人,具有高级职务的专任教师占总数的 67％,具有博士学位的专任教师占总数的 39％。中国科学院院士 1 人,中国工程院院士 6 人,"973"项目首席科学家 4 人,"长江计划"特聘教授 4 人、讲座讲授 1 人,国家杰出青年基金获得者 9 人,国家突出贡献专家 10 人,入选人事部"百千万工程"9 人。

2013 年 3 月 18 日,上海市政府任命沈晓明为上海第二医科大学校长,任命钱关祥、庄孟虎、朱正纲、蔡威为上海第二医科大学副校长。

沈晓明,1963 年生,浙江上虞人。医学博士,教授,博士生导师。卫生部有突出贡献中青年专家,教育部"跨世纪优秀人才",入选国家人事部"百千万人才工程",是国务院颁发的政府特殊津贴获得者。1984 年毕业于温州医学院儿科系,1987 年在该校获硕士学位。1988

年考入上海第二医科大学攻读博士学位，师从我
国著名儿科学家郭迪，1991 毕业留校。1994—
1996 年在美国纽约爱因斯坦医学院从事博士后
研究。曾任上海第二医科大学附属新华医院副
院长、常务副院长、院长，上海儿童医学中心院
长，上海第二医科大学校长，上海交通大学常务
副校长、医学院院长，上海市科教党委副书记，上
海市教委主任，上海市政协委员，世界卫生组织
新生儿保健合作中心主任，上海交通大学医学院

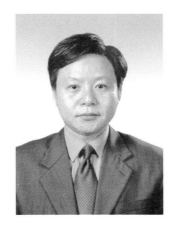

沈晓明（2003—
2005 年任上海第二
医科大学校长，
2005—2006 年任上
海交通大学医学院
院长）

上海市环境与儿童健康重点实验室主任，教育部和上海市重点学科（儿科学）
学科带头人。沈晓明还任亚洲和太平洋地区新生儿筛选学会主席、国务院学
位委员会学科评议组成员、中华预防医学会儿童保健学会副主任委员、上海市
医学会儿科学会主任委员、《中华医学杂志》副主编、《中华儿科杂志》副主编等。

　　沈晓明在儿童保健学领域成绩卓著，共完成国家级和市级研究课题 36 项，
主编专著 6 本，在国内外发表论文 180 余篇，所主持的研究项目获 2000 年国家
科技进步二等奖、1999 年卫生部科技进步二等奖、1998 年教育部科技进步三等
奖等，2004 年获上海科技进步一等奖并获得中国青年科技奖、全国留学回国人
员成就奖等。先后获得上海市"十大杰出青年"和"全国优秀院长"等殊荣。

上海第二医科大学
首获"全国文明单
位"的称号（2005
年）

　　（五）校园设施显著改善，文明建设再上
台阶

　　"十五"期间，学校抓住"211 工程"建设的
契机，努力拓展筹资渠道，多方争取建设专
项，加大教学、科研设施以及校园改造、建设
力度，新建并启用了卢湾校区东院科教综合
楼和合肥路学生公寓，全面改造了信息资源
中心大楼、体育馆等设施，极大改善了师生的
学习、工作和生活条件。临床模拟等实训基
地的建设，进一步增加了学生的实践机会。
通过校园网二期、三期项目建设，形成了以
2.5G RPR 弹性分组环技术为主干环路的网

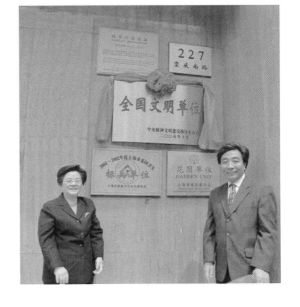

络高速公路,为全面建成数字化校园奠定了基础。此外,学校还对校园重新进行了规划和布局,西院教学中心楼被批准立项。

同时,学校精神文明建设取得了重大进展,进入了常态、长效管理的轨道。学校连续 14 年获得"上海市文明单位"称号,实现了"七连冠",并和各附属医院连续两届获得"上海市文明单位"称号,实现了"满堂红"。2005 年,上海第二医科大学及附属瑞金医院首次获得"全国文明单位"的称号。

第二节   医学教育的全面开展

为了适应社会经济的需求和医学教育的发展,学校不断深化教学改革,及时更新教育教学观念,科学制订发展目标和规划,提高教学质量,调整办学结构,使办学规模、结构、质量、效益得到协调发展,开创了学校医学教育的新局面。

一、深化医学教育改革,迎接本科教学评估

（一）深化医学教育改革

加强教学改革,提高教学质量是学校赖以生存和发展的基础。1994 年,中国共产党第十四次全国代表大会在建设有中国特色社会主义理论的指导下,确定了 90 年代我国改革和建设的主要任务,提出"必须把教育摆在优先发展的战略地位,努力提高全民族的思想道德和科学文化水平,这是实现我国现代化的根本大计"。为实现党的十四大所确定的战略任务,国家制定了《中国教育改革和发展纲要》,指导 90 年代乃至 21 世纪初教育的改革和发展,使教育更好地为社会主义现代化建设服务。学校以邓小平同志关于建设有中国特色社会主义理论为指导思想,结合本校的实际情况,深化医学教育领域改革,积极探索高等医学教育事业如何适应社会主义市场经济的需要,不断将教育工作引向深入。学校于 1996 年 8 月、1998 年 5 月开展第六次、第七次教育思想大讨论。主题分别为"改革课程体系和教育内容,培养高质量的医学人才","深化教学改革,培养高质量人才"。1996 年,学校在进行课程建设和改革上,提出教学改革的十大目标,并采取措施加以落实。

1. 加强医学基础主干课程建设

学校通过市、校课程建设基金的资助和重点建设,使面广量大的医学基础主干课程,即人体解剖学、组织胚胎学、生理学、生物化学、病理学、遗传学、微生物学、药理学、预防医学、

免疫学等的教学水平达到全国同类课程的先进水平。

2. 加强各专业主干课程建设

专业主干课程教学是实现培养目标的关键。学校力争在 2000 年各专业主干课程在保持特色、巩固优势的基础上更上一层楼,使其教学水平达到国内同类课程的领先水平。

3. 加强人文社会科学课程建设

学校以邓小平同志关于建设有中国特色的社会主义理论为指导,加强马列主义课程建设,理论联系实际,强化爱国主义教育,增开卫生法学、世界经济学、社会医学、行为科学及应用文写作等。

4. 逐步增设医学前沿课程

学校在修订教学计划过程中,逐步增设细胞分子生物学、分子遗传学、肿瘤医学、急救医学、康复医学、现代免疫学、老年医学、神经医学、生殖医学、实验动物学等新兴学科,每年增设 1~2 门课程。

5. 开设交叉学科和边缘学科课程

学校开设生物医学工程、激光医学、电生理技术、超声技术、实验核医学、电镜技术与细胞超微结构 CT 技术、心理学、计算机医学应用等边缘课程,拓宽学生的知识面,增加对社会的适应性。

6. 加强外文课程建设

学校充分发挥法语教学特色的基础上,加强英语教学。学校要求外语教学实行目标管理、分级教学,即公共外语在校学习必须通过国家教委组织的大学英语四、六级考试;专业外语能顺利阅读专业书刊。在外语学习硬件设备上,学校增加听音室、语音室设备,力争理论课与听音课的比例为 1∶1,提供一定的时间和空间让学生在课余时有多听多练的机会。

7. 加强计算机课程建设

学校加强计算机教学,要求学生必须通过市教育委员会规定的等级考试。计算机机房要对全校开放,创造条件做到一人一机,提高学生上机操作能力。

8. 积极开展计算机辅助教学建设

根据医学教育的特色,为适应科学技术的发展,学校积极开展计算机辅助教学,力争在 2000 年各主干课程 20％左右的教学采用计算机辅助教学;同时,学校还组织筹建计算机辅助教学多媒体实验室,提高学生计算机操作能力,帮助学生高效率地掌握课程基本内容,激发学生学习主动性和创造性,强化学生的动手能力和思维能力。

9. 加强实验室建设

在合理科学地安排验证性、设计性、探索性和综合性实验比例基础上,2000 年,学校基本完善各门课程的实验课教学内容和配置必备的条件,相继组建中心实验课程、形态课中心实验室、机能课中心实验室、结合实验室和普通实验室,充分利用设备资源,培养学生综合能力和实际动手能力。学校还组织师资编写实验课教材,保证学生的科学实验能力。

10. 加强课程的基本建设

建立科学的课程体系与合理的课程结构,必须加强课程基本建设,加大课程建设资金的投入。除向国家教委及市政府申请专项基金外,学校每年投入 20 万元,强化课程教学管理的基本建设,逐步实行教考分离。2000 年,学校建立了完整的校级计算机题库,提高课程考核的标准化、规范化和科学化。

进入 21 世纪,学校积极贯彻"科教兴市"主战略,全面深化改革,加强内涵建设,扎实推进课程体系建设,建立医学相关专业的模块式课程教学体系,并制定与之相适应的教学大纲和教材,进一步推动以器官为中心课程体系的教学改革,以师资教学资源和课程设置等方面推动前后期教学整合;广泛开展教学方法改革,推动大学英语教学改革和体育俱乐部制改革以及"以问题为导向"的教学(PBL 教学)、精品课程在线教学等方法改革,充实完善临床实训中心建设,适应医学生技能培训要求;健全研究生院管理机制,全面提高学位与研究生工作水平。

在教学组织和管理上,学校进一步完善理医结合的办学模式,开展计算机辅助教学,组织好教学内容及教学方法改革的试点工作;加强临床实习基地建设,做好附属医院的评审工作,完善教学基地的建设和兼聘;完善各项管理规章制度,修订教学一览和学生手册(包括夜大学学籍管理条例),积极推进自主招生和毕业生就业指导改革,实行并轨招生后,进一步完善各项激励措施,力争生源质量高于市控线,完善规范学年学分制和主辅修制度,严格实行学制相通,选拔分流,合理淘汰制度,做好文明班级、文明寝室的评选和各种奖学金的评审,加强学生勤工助学的组织和管理等。

此外,学校采取措施,健全教学质量保障体系,提高教学质量。教学质量保障体系由3 个层次(学校、院系、教研室)和四大方面(信息、监督、评价、反馈)构成,具体措施是建立 3 项制度(即校级、院级领导按期听课制度,教师和学生座谈会制度,学生评教和教师评学制度),修订学期和毕业综合测评制度,建立合理的规范的评价指标体系;设立教学信箱,保证反馈渠道;设立校级与院级教学督导组检查,指导全校的教学质量;实行 3 次综合考试制度(基础理论综合考、临床理论综合考、毕业综合考),试行教考分离,完善考试的规范化、标准化和科学化，使合格率、优秀率逐年提高；结合工作实践开展教学研究，根据国家教委高教司下达的"面向 21 世纪课程体系和教学内容改革"的课题，组织好研究工作，保质保量完成课题；进行问卷调查及实地调查，听取用人单位对学校毕业生的反馈，邀请毕业生对母校的教学活动提出建议。

（二）七年制和本科教学评估

《高等教育法》明确规定高校的办学水平和办学质量要接受国家教育行政管理的监督和评价。教学评估是教育行政部门依法对高校进行宏观管理使其增强质量意识的主要手段，通过评估来促进学校及其主要部门高度重视教学工作，使学校教学工作得到有效推进。学校认真开展"以评促建""以评促改""重在建设"为指导思想的迎接七年制评估和本科教育教学评优工作。通过迎评活动，学校对照本科教学优秀评价指标的内容，检查工作的不足和差距，在实践中保证教学工作的中心地位，推动对教学基本建设，深化教育教学改革，促进医学教育的健康发展。

"八五"期间，为遵循高等医学教育客观规律，培养适应现代社会发展需要的医德高尚、基础宽厚、医技扎实，具有一定创新意识的复合型医学人才，国家教育部在医学院校实行七年制教育。七年制高等医学教育实行"七年一贯、本硕融通、加强基础、注重素质、整体优化、面向临床"的培养方式，其培养目标主要定位于临床医学硕士专业学位，即通过采用本-硕连读的方法，让一部分比较优秀的医学生，通过这种类型的教育达到硕士毕业生的标准。经过反复调查、研究和论证之后，由国家教委从 130 余所医学院校中选择 15 所专业比较齐全、教育质量较高的医学院校，于 1988 年起试办。二医为全国首批试办七年制高等医学教育的 15 所院校之一，并同时被批准试办临床医学（含法文班）和口腔医学两个七年制专业。[①]

开办七年制医学教育以来，学校始终坚持把七年制教学作为发展重点，建立了学校七年制医学教学领导小组和教学管理小组，建立学校教学委员会和相应的学科教学专家组，制定了七年制医学教学的发展规划，全面落实在七年制医学教育的各个环节，极大促进了七年制医学教育的发展。上海第二医科大学在不断地研究和实践过程中逐步形成了"一贯制、二结合、三段式、四措施、五完善"的七年制医学教育的教学模式。[②]"一贯制"是指本硕融通、统筹规划、七年一贯制；"二结合"是指医理教育结合，国内教育与国际合作办学相结合，培养复合型医学人才；"三段式"是指基础医学学习阶段、临床医学学习阶段和临床技能提高阶段的三

---

① 《二医大七年制教学有关历史材料》，上海交通大学医学院档案馆藏 2003 - JXPG - 28。
② 《教育思想讨论：七年制教改讨论》，上海交通大学医学院档案馆藏 2003 - JXPG - 5。

段导师配备,全面打造精品教育;"四措施"指二级管理措施,拓宽基础、强化"三基"措施,综合考试措施,选拔分流措施,确保人才质量;"五优化"是指课程体系、教学内容、教学方法、执教师资、教学管理等五方面优化,构建良好的育人氛围。截至 2003 年,二医临床医学(英文班、法文班)和口腔医学两个专业共招生学生 1 792 名,其中毕业 339 名,在校生有 1 453 名。

　　1995 年 5 月,国家教委七年制教育教学与学位授予质量检查团首次对二医七年制临床医学专业和口腔医学专业进行质量评估。[①] 检查团认为,上海第二医科大学七年制培养质量达到了国家教委规定的培养目标,并在办学上已形成自身特色。七年制教育立足学生德智体全面发展,把政治思想教育放在首位。在整体教学过程中,重视文理科学基础的教学,基础医学知识的拓宽,科学素质与自学成才能力的养成,外语与计算机应用能力的提高,临床专业知识的增加和临床实践能力的培训。上海第二医科大学七年制的办学充分体现了专业特色:七年统筹规划,发扬理医结合的优势,在基础教学和临床教学中,实行分段导师制,使毕业生具备较扎实的专业基本理论、基本技能和较强的临床动手能力;具有一定的医学科学研究能力;拥有良好的外语水平和计算机操作的能力。检查总团团长、中华医学会副会长、中国高等医学教育学会理事长王镭指出,选择上海第二医科大学第一家检查,不仅是因为上海第二医科大学是试办七年制教育的发起单位之一,而且是学校历史悠久、治学严谨、教学管理严格,富有教学改革的精神。他同时指出,上海第二医科大学七年制办学特色,为中国创办七年制医学教育提供了经验。

　　随着"九五""十五"期间的建设,"211 工程"建设项目对学校办学条件的提高以及十多年的七年制办学水平的显著提升,学校教学工作不断获得新的发展。2003 年,根据《关于开展七年制高等医学教育教学工作评估的通知》和《普通高等学校本科教学工作水平评估方案(试行)》的精神,为进一步推动七年制和本科教学改革与发展,二医接受教育部七年制高等医学教育教学工作评估和本科教学工作评估。本次评估的指导方针是"以评促建、以评促改、以评促管、评建结合、重在建设。"为了更有序地推进学校迎评工作落到实处,学校建立和完善负责组织、协调和落实迎接评估的机构,成立了迎评领导小组(组长为范关荣、赵佩琪,副组长为钱关祥、黄红)和迎评办公室,并下设 6 个工作组:专家组、资料组、教学质量组、学生工作组、宣传组和教学设施建设组。

　　学校制定了迎评各阶段工作计划和具体步骤,切实做到广泛动员、层层落实、形成氛围;熟悉指标、理解内涵、认真总结、反复自查、模拟自评、寻找差距、落实整改。

---

① 《上海第二医科大学纪事》编纂委员会.上海第二医科大学纪事(1952—2005)[M].上海:上海交通大学出版社,2006:284。

经过近一年的积极准备,11 月 17～21 日,上海第二医科大学接受了以北京大学医学部程伯基教授为组长的教育部普通高校教育教学工作评估专家组对七年制和本科教育教学工作的全面评估。评估专家组在一周时间里,深入各学院、教研室,听取汇报,检查资料、随堂听课,召开教师、学生和管理干部座谈会,实地考察教育教学设施,还对学生的理论水平和实践能力进行考核。

在本次教学评估闭幕式上,评估专家组组长程伯基教授、副组长卢捷湘教授分别对二医七年制和本科教育教学工作给予高度评价。专家组一致表示二医七年制和本科学生的临床技能考核均取得满意结果。上海市副市长严隽琪、市教委主任张伟江出席闭幕式并讲话,勉励学校为国家医学事业的发展,为上海建设成为现代化国际性大都市和亚洲一流医学中心城市做出贡献。①

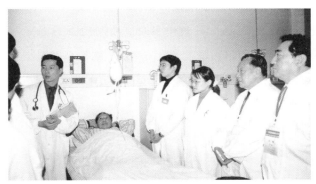

教育部普通高等教育教学工作评估专家组对学生临床技能进行考试

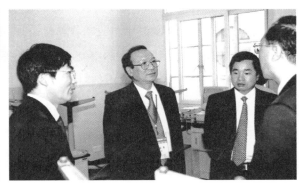

教育部高教评估专家组走访考察实验室

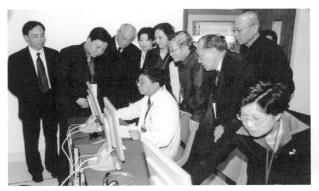

教育部普通高等教育教学工作评估专家组考察临床医学院

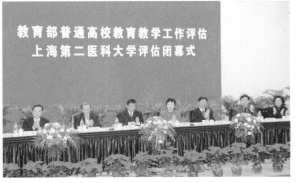

教育部普通高校教育教学工作评估上海第二医科大学评估闭幕式
(2003 年)

① 《上海二医报》,2003 年 11 月 21 日,第 755 期第 1 版。

二、成立校教学委员会，加强教学管理

2001 年是新世纪的头一年，也是"十五"发展计划的开局之年。为了要在新的五年建设发展计划实施过程中和长远发展中进一步加强对教学工作的管理，同时更好地发挥专家治校的作用，二医于 2001 年 4 月 10 日召开校教学委员会工作会议，正式成立校教学委员会。主任委员范关荣；副主任委员赵佩琪，钱关祥；委员王振义、朱明德、庄孟虎、汤雪明、孙大麟、李宏为、何梦乔、沈晓明、陆阳、陈竺、张圣道、张志愿、张涤生、龚圣济、章鲁。①

在教学委员会工作会议上，校党委书记赵佩琪宣读了教学委员会及基础医学分会、教学督导组和基础教学等 11 个专家组成员名单。作为教学委员会主任委员，校长范关荣谈了当前学校医学教学的形势。他指出，成立教学委员会和各学科专家组是深化教育改革的需要，搞好这方面工作，可达到 3 个目标：①有利于进一步强化专家治校的作用。充分发挥专家在教学中的作用是学校改革管理模式，强化专家在教育、教学管理中参政议政，加强民主决策程序的新举措；②有利于发挥上海第二医科大学整体优势，形成大教育格局。教学委员会和各学科专家组汇集了各临床医学院的教学骨干，就是要达到沟通信息，优势互补，统一规划，集中管理；③有利于营造人人关心、支持教育的良好氛围。

教学委员会工作职责是：①对学校总体发展目标和执行规划提供决策咨询；②确定医学及医学相关人才培养模式和人才规格；③审定学校各专业的设置和调整；④审定专业培养计划；⑤审议学校的学科建设和专业建设计划；⑥审议师资培养目标和计划；⑦审核各专业分会和专家组的相关工作。

三、丰富办学层次，提高办学质量

（一）完善教学机构，成立新的院系和专业

1. 卫生技术学院

学校注重医学技术等专业的发展。1999 年 10 月，以"向社会输送技能型实用性高职人才"为培养目的的上海第二医科大学卫生技术学院在附属卫校成立。该学院推行以德育教育为核心，以激发和提高学生创新精神和实践能力为重点的素质教育模式，在市教委和市卫生局支持下，学校根据社会市场及其临床医学发展的趋势和需求，开设了视能检测、医疗保险、口腔工艺技术和计算机应用等 4 个专业。为社会培养紧缺的高职人才，各专业学制均为

---

① 《二医大关于成立教学委员会、校务领导小组和工作小结》，上海交通大学医学院档案馆藏 2001 - XZ11 - 5。

3 年,2000 年正式对外招生。

2. 公共卫生学院

为适应我国加入世界贸易组织后对高层次卫生管理人才的需求,完善和充实学校的专业结构和实力,二医于 2002 年 5 月 22 日成立公共卫生学院。[①]该学院是在原公共事业管理系和预防医学教研室的基础上组建而成。为了使新

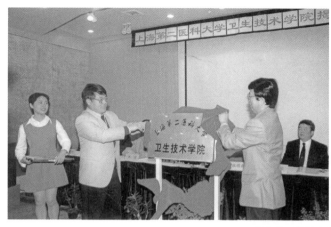

上海第二医科大学卫生技术学院揭牌成立(1999 年)

成立的公共卫生学院各项工作顺利开展,经校领导批准,组建成立院办公室;为加强学院领导管理体系,选举成立了学院党总支委员会、教工党支部和青工团支部,并正酝酿成立学院工会组织。学院设置预防医学、卫生管理学、医学相关学科 3 个学科群,并成立 6 个教学组,任命教学组主任,成立学院学术委员会,使学院的教学、科研等项工作迅速走上了正轨。

学院成立之初,为了保证公共卫生学院教学、科研、管理等各项工作有序进行,进一步加强二级学院的管理职能,转变管理模式和提高学院的管理水平,制定了一系列的管理条例和制度。如《公共卫生学院行政管理条例》、公共卫生学院例会制度、学习制度、新教师(博士、硕士学历)岗位职责考核制度、精神文明建设规划、党风廉政建设规定,逐步健全了新成立的公共卫生学院各项制度建设,并不断使之完善。

加强师资队伍建设是学院一项重点工作。"十五"期间,学院先后引进 2 名教授,充实了卫生管理专业师资力量;另外调入 1 名骨干教师和 3 名博士、硕士毕业生进入学院工作。2003 年还开展校、院优秀青年教师选拔,有 8 名青年教授报名参加评选,通过优青评选使一些优秀青年教师脱颖而出,从而调动了广大青年教师的工作积极性。

学院承担公共管理专业学生专业课的教学,并承担全校医学生及成人教育的医学统计学、流行病学、预防医学、健康教育学、保健食品、医学营养学、医学导论等课程。学院在保证教学质量的前提下,全面完成了教务处等部门下

①《二医大党委关于成立公共卫生学院的通知》,上海交通大学医学院档案馆藏 2002 - DQ11 - 10。

达的各项教学任务。2002年完成校课程建设项目5项,获"上海市教学成果奖"一等奖1项,全国"全科医学培训先进单位"称号,"校教学成果奖"一等奖1项,上海市"鲁超预防医学杰出教学奖"优良奖1项,校优秀教材三等奖等奖励。

学院成立后,利用暑假召开研讨会和教师、学生座谈会,对公共事业管理专业实习大纲和专业课程设置进行了修订。2002年,1999级公共事业管理专业学生进入各大医院进行临床实习。学院按新修订的实习手册做了大量的组织协调工作,理顺了毕业生毕业论文的开题、答辩等事宜,使公共事业管理专业学生实习更加规范,并得到了个实习单位实习导师组的认可和支持。在充分调研基础上,对公管专业的课程设置提出了修订方案,对学校卫生管理和预防医学方向的研究和教学发挥积极作用。

学院积极组织教师申请科研课题,提高了教师的科研能力和竞争水平,仅仅2002年一年就申请立项课题11项,结题项目4项,在省市级以上刊物共发表论文30余篇。学院在校领导的支持下,积极提高教学质量,拓展办学模式,加强与国外的交流合作。学院多次成功举办大型国际会议,如与日本北海道渔联成功举办"中日鱼类营养研讨会";邀请加拿大多伦多大学、美国加州大学伯克利分校、美国贝勒医学院等国外大学的教授做学术报告,洽谈科研合作,并进行学术交流。

3. 护理学院

二医护理系创建于1985年,是全国最早恢复护理本科教育的院系之一。在护理系的发展过程中,曾先后归属于仁济临床医学院和瑞金临床医学院,凭借丰富的临床教学人力资源、优越的临床教学环境,在严格的教学管理中逐渐发展壮大。进入21世纪后,为了顺应国际化护理教育发展的趋势,学校重新整合和配置护理教育资源,于2004年成立护理学院,以此提高学校护理专业办学条件,提升学校护理学科综合实力和学术地位,实现护理教育的跨越式发展。①

护理学院成立后,承担全日制本科教育、研究生教育及成人继续教育等多个层次的培养任务。在本科生教育上,学院在"注重整体、突出人文、强化实践、构建能力"的人才培养目标指导下,构建了"四年制护理本科创新型人才"培养模式。学院于2001年开始打破常规招收男性学生。自2002年以来,在课程设置上将学科课程向综合性课程转化;实施理论教学与临床实践"网状交互上升"的教学模式,让学生尽早体验护士角色,强化护患沟通、病情观察、护理操作等技能的体验和演练,形成整体护理的概念。学院开设的主要课程有伦理学、心理

---

① 《二医大关于成立护理学院、任命正副院长的报告、决定通知及备忘录》,上海交通大学医学院档案馆藏2003-XZ11-8。

学、正常人体学、疾病学基础、预防医学、护理教育、护理管理、护理科研、护理学导论、护理学基础、健康评估、成人护理(内、外科)、儿科护理学、妇产科护理学、急重症护理学、精神病护理学、社区和康复护理等,同时还开设了肿瘤护理和跨文化护理等中外师资共建的全英文课程。学院 2003 年被批准设立护理学硕士学位授权点,通过理论知识与临床实践的培养,在护理教育、护理管理、临床护理、院内感染控制、营养支持领域中成为具有丰富临床护理经验、独立判断和研究能力的高级护理人才。至 2005 年,学院已为上海和全国各地输送全日制护理专科毕业生 257 人,本科 281 人及研究生 2 人。学院成人继续教育分为成人学历教育和继续教育项目培训两部分。根据成人教育的特点,学院在课程设置上注重培养学生的基础理论知识、现代护理知识与技能、危重症护理技能及健康教育能力。对于本科教育阶段的学生,学院进一步开设系统的科研实践课程,提高学生的科研能力。学院成人学历教育的上课时间安排在工作日夜晚及双休日,适应在职人员的作息时间。在继续教育项目培训方面,学院开设有临床护理教师教学核心能力提升和护理科研等短期国家级继续教育项目。

学院师资队伍专业分布合理,注重与临床护理相结合,遵循护理学科特色,积极发展专科方向研究,包括慢性病护理、儿科护理、老年护理、社区护理、肿瘤护理、重症护理、护理教育与护理管理等。学院同时与国内外知名护理学专家保持密切联系,经常邀请国内外知名护理学专家为本科生及研究生授课,并授予"客座教授""外籍教师"等荣誉称号,通过引进高水平师资,更新教学理念与方法,提升教学质量和办学水平。

学院依托二医临床教学资源和雄厚的临床教学力量,积极拓展临床教学实践基地,建立了瑞金医院、仁济医院、新华医院、第六人民医院、第九人民医院、第一人民医院、第三人民医院、胸科医院、上海儿童医学中心、上海市儿童医院、国际妇幼和平保健院、上海市精神卫生中心、淮海街道社区卫生服务中心、打浦桥街道社区卫生服务中心等 14 家临床实践基地,将一级医院与三级医院、综合性医院与专科性医院融为一体,保证了不同教学阶段的临床实践需要,为培养学生的实践能力搭建了一流的临床资源平台。

学院多次承担了国家级、上海市科委、教委、卫生局级课题及其他协作课题等各类研究项目,主编卫生部规划教材《外科护理学》,参编《内科护理学》《外科护理学》等,参编教育部规划教材《内科护理学》(本科)、《外科护理学》(本科)及《外科护理》(专科)教材,主编全国成人教育规划教材《妇产科护理学》,参编《妇产科护理学》《临床营养学》等教材,在国内外公开发表论文数百篇(包括 SCI 论文),逐步形成了相对稳定的危重症和慢性病护理,医院感染,创伤、造口、失禁护理,护理管理与肿瘤护理等 5 大特色鲜明和国内领先的护理学科方向。

护理学院积极拓展国际交流合作项目,分别与美国、澳大利亚、瑞典、法国和中国台湾、香港等 10 个国家和地区的 19 个国际知名高校护理学院开展定期的学生交流、学者互访和科研合作等活动。学院结合中、西护理教学特色,搭建不同层次的交流平台,设立"学生国际交流"专项经费与"国际交流生奖学金",鼓励并资助优秀学生赴国外交流。

4. 营养系

二医于 1989 年 6 月成立医学营养专业,开设了食品科学、人类营养学、临床营养学等课程,相继招收了 5 届学生,毕业本科生 148 人。该专业在出色完成教学任务时,还承担完成了国家"七五""八五"攻关项目、国家自然科学基金项目以及市教委、科委和卫生局多项研究课题,先后获国家、上海市科技进步奖多项。2004 年 12 月 29 日,在公共卫生学院营养教研室基础上,学校整合附属新华医院、瑞金医院、仁济医院等临床营养中心(或科)的人才资源和科研力量成立营养系。营养系设在新华临床医学院,特聘史奎雄、吴圣楣、程五凤任顾问,李宣海任系学术委员会主任,系主任由副校长蔡威兼任,徐卫国、曹伟新兼任副主任,蔡美琴任副主任。

营养系从 2004 年开始招收四年制营养专业本科学生,每年招生 30 人,以医院营养师为主的宽口径培养目标。培养具有现代医学、营养学和食品学的基础知识和技能,熟悉营养相关疾病的营养防治,熟悉营养与食品卫生检验、食品卫生监督和管理等营养相关领域的高层次营养专业人才。成立之初,营养系共有教授 8 人,其中 3 名为博士生导师,5 名为硕士生导师,承担局级以上课题 12 项,总经费 600 万元,并先后与中科院营养所、哈佛大学医学院等多个国内外研究所及医疗机构建立了良好协作关系。

(二)本科教育的发展

二医本科人才的培养目标是遵循高等医学教育的客观规律,培养适应社会经济发展需要的医德高尚、基础扎实、技能熟练、素质全面的应用性医学专门人才。截至 2002 年,学校共有 14 个二级学院和 1 个直属系部:基础医学院、瑞金临床医学院、仁济临床医学院、口腔医学院、新华临床医学院、儿科医学院、九院临床医学院、六院临床医学院、宝钢临床医学院、卫生技术学院、公共卫生学院、护理学院、成人教育学院、远程教育学院以及人文社科部。有6 个本科专业:临床医学专业、口腔医学专业、医学检验专业、护理学专业、公共事业管理专业、生物医学工程专业。有临床教学基地医院(基地或中心)14 个:市六医院、胸科医院、儿童医院、中国福利会国际和平妇幼保健院、精神卫生中心、同仁医院、卢湾区中心医院、解放军八五医院、市东方医院、普陀区人民医院、静安区中心医院、闵行区中心医院、上海市血液中心、上海市医学检验中心。

在教材建设上,由二医教授主编的全国规划教材有陈竺的《医学遗传学》、王鸿利的《实验诊断学》、邱蔚六的《口腔颌面外科学》、刘正的《口腔生物学》、丘祥兴的《医学伦理学》、张志愿的《口腔科学》、陆阳的《有机化学》、黄钢的《核医学》、施榕的《预防医学》、陈诗书的《医学生物化学》等。在教育部 2002 年全国普通高等学校优秀教材评奖中，邱蔚六主编的《口腔颌面外科学》获一等奖，丘祥兴主编的《医学伦理学》和陈诗书等主编的《医学生物化学》获二等奖。

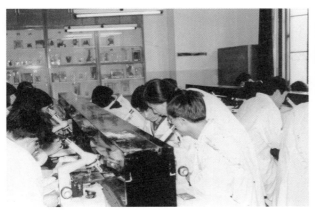

医学实验课

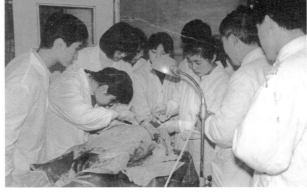

人体解剖课

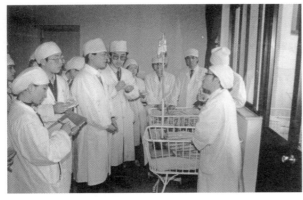

临床带教

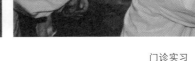

门诊实习

在德育工作中，围绕贯彻落实《进一步加强和改进大学生思想政治工作》文件和全国会议精神，针对大学生思想政治教育工作，校党委展开调研，分别召开了党务干部、学生辅导员、政治理论课教师座谈会。校党委书记赵佩琪在调研后提出 4 点要求：①加强辅导员队伍建设，要求专业化发展，职业化建设；②教育人者要先受教育，要做到真信、真懂；③要发挥学生主观能动性，让他们自我教育、自我管理；④要做好"三贴近"，让大学生思想政治工作贴近学生、贴近生活、贴近实际，增加社会实践。2005 年，为贯彻落实《中共中央国务院关于进一步加强和改进大学生思想政治教育的意见》，学校提出一项名为"大学生成长引领行动"的新举措，即针对大学生成长发展的特点，选拔和推荐优秀教职员工以知识传授、人格影响和实践锻炼并重的方式，对大学生的责任意识、协调能力、意志品质特别是职业规划、价值取向、心理素质等各方面进行培养和熏陶，让大学生在导师的引领和关怀下更好成长。

在教育教学中，学校还先后设立了一批讲教金和奖学金，对学习工作成绩优异的师生进行嘉奖和鼓励。如上海第二医科大学学生奖学金、上海第二医科大学学前奖学金、上海第二医科大学优秀毕业生奖学金、宝洁成就奖、高露洁口腔医学教学奖、华瑞奖学金、爱菊助学金、爱菊天使奖、爱菊园丁奖、宝钢教育基金奖、高镜朗儿科医学奖、邝安堃奖学金、宋庆龄妇幼保健助金、柯达医学奖教奖学金、联邦医学教育奖学金等。

2004年，"上海第二医科大学校长奖"设立。该奖由上海福喜投资有限公司捐资赞助。"校长奖"设教学奖、科研奖、医疗奖和管理奖4个专项奖，在奖励资金保证的情况下，"校长奖"每年评选表彰一次，原则上各奖项设10名，对每位获奖者颁发证书及奖金人民币一万元整。首届"校长奖"获得者共31名。教学奖：王一飞、王鸿利、陈树宝、周曾同、欧阳仁荣、胡颂恩、胡涵锦、崔永耀。科研奖：刘伟、陈竺、陈楠、陈赛娟、林其德、郭晓奎、顾龙君、臧敬五、戴尅戎。医疗奖：丁小龙、朱雅骏、张萍、张富强、徐志伟、钱蒨健、黄翼然、彭承宏。管理奖：吴仁友、张敏明、陈国强、陈章达、赵忠涛、龚圣济。[①]

学校学生勤工助学工作开展卓有成效，逐步形成服务社会、充实自身、双向受益的良性循环。1995年，学校把这项工作纳入学生管理范围，成立了领导小组和办公室，落实专项经费，组织开展了形式多样、适合医学生特点的勤工助学活动。教学处、团委、学生会分工协作，为学生提供了兼职助教、病历追踪调查、保健品促销、家教、机关和教研室辅助工作等2 000余个固定和临时的岗位。勤工助学活动使学生在服务社会的同时，能力和知识得到提高，并使部分生活贫困的学生得到一定的经济补充，得以顺利完成学业。为了进一步搞好勤工助学活动，学校有关部门还相继建立家教中心、礼仪服务队、学生自助商店，创办了大学生勤工助学服务实体，使这项工作走上基地化、实体化、有序化的轨道。

（三）加强研究生教育和博士后流动站建设

1978年恢复研究生培养制度以后，经过20多年的努力，医学研究生的教育得到了迅速的发展和长足的进步，办学规模不断扩大。为了适应我国社会主义经济建设和文化发展的需要，围绕创建世界一流医科大学的目标，二医于2004年成立研究生院，全面负责学校医学

---

① 《二医大2004年度"校长奖"评选表彰的光荣册、决定通知及登记表》，上海交通大学医学院档案馆藏2004 - DQ11 - 23。

研究生的培养、教育和管理工作。

到 2002 年，学校共有 3 个一级学科博士学位点：生物医学工程、基础医学、口腔医学。20 个二级学科博士学位点：遗传学、生物化学与分子生物学、生物医学工程、人体解剖与组织胚胎学、免疫学、病原生物学、内科学、儿科学神经病学、精神病与精神卫生学、影像医学与核医学、临床检验诊断学、外科学、妇产科学、眼科学、麻醉学、口腔基础医学、口腔临床医学、中西医结合临床、药理学。34 个二级学科硕士点：生理学、遗传学、生物化学与分子生物学、细胞生物学、生物医学工程、人体解剖与组织胚胎学、免疫学、病原生物学、病理学与病理生理学、内科学、儿科学、老年医学、神经病学、精神病与精神卫生学、皮肤病与性病学、影像医学与核医学、临床检验诊断学、外科学、妇产科学、眼科学、耳鼻喉科学、肿瘤学、麻醉学、急诊医学、口腔基础医学、口腔临床医学、劳动卫生与环境卫生学、营养与食品卫生学、中医基础理论、中医骨伤科学、中西医结合临床、药物化学、药理学、社会医学与卫生事业管理。

自 1978 年恢复研究生招生制度到 2005 年，学校已为国家培养博士生 1 053 名，硕士生 2 638 名。学校成为在国内具有重要影响的医药卫生高层次人才培养的重要基地之一。学校坚持突出"质量"与"创新"两大主题，继续深化改革，注意吸收先进经验，力争在学科建设、学位点数量、培养规模、培养质量、导师队伍、管理体制等方面跨上新台阶，使学位与研究生教育达到国内同类大学的前列水平，并成为在国内具有引领作用以及重要影响的医学学位与研究生教育基地。

随着科技的发展，培养尖端人才已成为各国竞争的保证。为加快国家重点领域和学科建设，培养国家经济建设和社会发展急需的高层次人才，我国自 1985 年推行博士后研究制度，全国各大院校先后设立了博士后流动站。二医自 1990 年建立博士后流动站以来，坚持贯彻"公平竞争、择优录取"的原则，保证质量，宁缺毋滥，保证生源质量，博士后事业发展迅速，在医疗、教学及科研取得了长足的进步。学校先后设立了基础医学、临床医学、口腔医学等博士后流动站。

口腔医学 1986 年被批准为二级学科博士学位授权点，1998 年口腔医学被批准一级学科博士学位授权点，并设立博士后流动站。本流动站口腔基础医学主要有口腔生物学与口腔疾病学关系、牙周病基础研究等；口腔临床医学主要有口腔颌面肿瘤、口腔颌面肿瘤的防治基础及临床研究、临床新技术研究等。截至 2005 年，口腔医学拥有博士生导师 22 名，硕士生导师 47 名。

2000 年，基础医学被批准为一级学科博士学位授权点，并设立博士后流动站。基础医学流动站主要有人体解剖学与组织胚胎学、免疫学、病原生物学、药理学等。基础医学拥有博士生导师 52 名,硕士生导师 43 名。截至 2005 年,基础医学有国家重点实验室 2 个,省部级重点实验室 4 个,省部级重点学科 9 个。

临床医学 2003 年被批准为一级学科博士学位授权点,并设立博士后流动站。临床医学拥有博士生导师 250 名,硕士生导师 569 名。本流动站内科主要有消化系统病、传染病、心血管病、血液病、凋亡机理研究、内分泌与代谢病肾脏病、风湿病等;外科主要有骨外科、整形外科、普通外科、神经外科、胸心外科、儿外科、神经病学、妇产科学、眼科学、精神病与精神卫生学、麻醉学、中西医结合临床等。

（四）成人教育的新发展

成人教育是高等学校的基本任务之一,对发挥高校优势,扩大规模,提高办学效益都有重要作用。二医成人教育办学历史悠久,包括夜大学教学和高级医师进修部教学。夜大学于 1958 年开办,是全国高校中首批建立的夜大学,到 20 世纪 90 年代中期,已毕业了 1 600余名学生,在校学生 1 200 余名,其规模为全市医学院校之首。高级医师进修部于 1985 年成立,先后举办 7 届,为本市及外省市培养了 400 余名专业人员,毕业生的临床操作能力及科研能力受到了社会的好评。1996 年 9 月 23～25 日,由市教委主持的评估专家组对二医夜大学的教学工作进行评估。分管教学的副校长、成教学院院长朱明德作了夜大学自评情况汇报。由同济大学函授与继续教育学院副院长郑朝科为组长的评估专家组在听取了自评报告后,以查看有关教学资料、旁听基础及临床课和召集师生座谈会等形式,对学校夜大学工作进行了评估。专家组肯定了学校夜大学的工作和成绩,认为二医夜大学办学思想端正并有特色,教学过程管理严格,教师队伍稳定,专业设置适应上海医疗事业的发展。[1]

继续教育是以办班、讲座等形式,帮助中级卫生技术人员学习新理论、新知识、新技术、新方法的一种终身性医学教育,以期使有关人员在实际工作中,不断更新专业知识,提高工作能力和业务水平。根据国家卫生部、人事部的有关精神,凡具有中级或中级以上专业技术职称的卫生技术人员都必须获得继续医学教育规定的学分,这是职务续聘和职称晋升的必备条件。1996 年 5 月,二医成人教育学院成立。该学院本着"提供优质服务,保证办班质量"的原则,根据继续医学教育的现状,充分发挥二医优势学科的作用,以领先性、应用性和针对性的教学理念,精心选择和安排了继续教育的授课点及教学内容,在基础医学院和各附属医院的一大批专家和有关人员努力下,至 2001 年,举办了不同专业的继续教育学习班 313 个,14 000 余名专业人员接受了培训并获得了学分证书,为上海市基层加快培养大量复合型高

---

① 《上海二医报》,1996 年 10 月 10 日,第 567 期第 1 版。

新人才和学术骨干做出贡献。在 2001 年被全国继续医学教育委员会批准办班的国家级和地方级项目数上，上海第二医科大学获得国家级继续医学教育项目 123 项，市级项目 15 项，拥有率名列全国高等医学院校第二、上海市第一。

（五）开展全科医学教育

全科医学是最近 30 多年来在国际上蓬勃兴起的一门综合性医学学科。全科医学以人为中心，以维护促进健康为目标，向个人、家庭和社区提供连续性、综合性、协调性医疗保健的新型临床医学学科。全科医学教育是在"生物-心理-社会"医学模式指导下，培养能合理利用卫生资源，为社区居民提供优质、高效的医疗保健服务，患者信得过的医学人才。全科医学引入我国已经十余年。二医于 1997 年参加由上海市卫生局医教处组织的全科医学教育研究和实践工作，开展了多层次的全科医学培训工作。在市卫生局的指导下，学校组织 40 名专家、教授投入到全科医学的教学工作中，共编写了 109 万字的全科医学培训教材。学校在全国医学院校中率先为全日制大学生开设全科医学概论课程，在夜大学教学中开设了全科医学的课程，先后举办了 8 期培训班，300 余名学员毕业。此外，学校积极开展全科医学岗位培训的远程教育，为郊区有关区、县卫生局培训更多的全科医学人才。

1999 年，《中共中央、国务院关于卫生改革与发展的决定》做出了"加快发展全科医学，培养全科医生"的重要决策。12 月，卫生部召开了首次"全科医学教育工作会议"。会上卫生部部长张文康、副部长彭玉均作重要讲话，指出高等医学院校要积极承担全科医学教育和任务，加强全科医学教育研究。同年，上海市政府提出的"10 件大事"，其中之一就是要建设 20 所示范型社区卫生服务中心，把地段医院建设成社区卫生服务中心。培养全科医师是一项迫切需要开展的工作，先后有 8 个区、县卫生局把全科医学人才培养委托二医主办。为了贯彻国家和上海市关于发展全科医学教育的精神，落实医学院校的任务，二医成立了上海市首家全科医学培训中心。

2000 年 7 月 5 日，二医全科医学培训中心挂牌成立。该中心是学校实施全科医学教育的机构。中心主任由校长范关荣担任，章鲁副校长担任第一副主任，吴仁友和施榕为副主任。中心设在二医成人教育学院，主要负责处理培训中心的日常事务，拟订培训中心工作计划，负责培训中心经费管理等工作。

全科医学教育培训中心的具体职责是：

（1）承担全国医科岗位培训、社区护士培训和社区卫生服务管理干部培训等各类全科医学培训任务。

（2）按卫生部需求，开展毕业后全科医师规范化培训的试点工作。

（3）申报并实施全科医学继续教育项目。

（4）开展全科医学科研工作,承担卫生部和上海市卫生局等有关全科医学的科研课题。

（5）开展全科医学师资培训工作,加强全科医学师资队伍建设。

（6）加强全科医学教材建设,组织编写全科医学教材、讲义、实习指导,制定各课程的教学大纲。

（7）加强全科医学教育方法研究,各种层次全科医学教育体系研究和全科医学教学质量评估方法研究。

（8）为大学生开设全科医学概论,夜大学开设一组全科医学课程。

（9）开展国际、国内学术交流工作,建立国国际、国内交流合作网。建立全科医学资料信息网。组织学术研讨会,提高全科医学的学术水平。

（10）建立全科医师培训临床教学基地和社区教学基地,并负责教学基地的管理工作。

（11）建立若干个既服务于全科医学教学又服务个人和家庭的全科医疗诊所,开展全科医疗服务。

（12）加强培训中心规范化管理,制定实施培训中心各项规章制度。培训中心实施主任负责制,培训中心主任全面负责中心的各项工作,副主任协助主任开展工作,培训中心下设办公室,由办公室负责培训中心的日常工作,拟定培训中心工作计划,经中心主任批准后负责实施,并定期向培训中心主任汇报工作情况,办公室负责培训中心经费管理工作。

（13）建立全科医学教育学术委员会,定期召开学术委员会会议,负责全科医学学科建设,发展和对外交流等工作。

（14）建立全科医学学科组,聘任学科组主任、副主任和学科组教师,由学科组具体实施培训中心的各项教学、科研等工作。学科组定期举行集体备课等学术活动,提高学术水平。

在上海市第二医科大学全科医学培训中心的基础上,争取1~2年内成为上海市及卫生部全科医学培训中心。

（六）远程教育的发展

为贯彻教育部《面向21世纪教育振兴行动计划》中提出的终身教育发展战略目标,学校以取得中专或大专毕业文凭的在职医护人员为招生重点,通过医学远程教育的系统学习,在

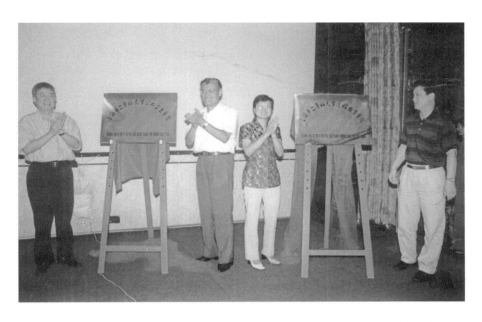

上海第二医科大学公共卫生学院、远程教育学院揭牌成立(2002年)

原有基础上进一步学习与专业有关的基础理论、基本知识和基本技能,掌握一门外语,培养具有一定科学研究能力,达到大学专科或本科毕业生水平的医务人员,使其适应卫生事业发展的需要。2002年2月,二医被教育部正式批准为开展现代远程教育的首批单科类医科试点高校,6月28日正式挂牌成立远程教育学院,作为实施医学网络教育的二级学院。学院下设学院办公室、教务管理办、考务管理办公室、学籍管理办公室、招生办公室和技术服务部等6个职能部门,开设护理学专业、公共事业管理、生物医学工程等医学相关类专业,学制3年,于2002年秋季开始招生。

远程教育是一种新型的教学方式。这一授课形式和传统的面对面的授课形式有着很大的差别,学院采用全网络教学方法,学生根据每学期的教学安排,自行上网学习,网络自动记载考勤和作业分数。学院组织网上考前辅导,学生也可通过网上课程答疑平台与老师交流。各学习中心定期组织学生返校和面授辅导,保证教学有序地进行。学院聘请校内外高素质的教师,组成了一支优秀的教师队伍,对校外学习中心辅导教师提出了教学实践培训方案。除了使用学校同类专业统编的教材之外,还请教师编写了适应网络教育学员个性化学习的辅导教学资料,以及教学大纲、考纲、练习册等,以利于提高学员自主学习和独立学习能力,更加全面地掌握所学的知识。

远程教育学院在不断完善已经制作的护理学专业课件的基础上,借鉴其他试点高校课件制作的成熟经验,相继开发制作了公共事业管理和生物医学工程两个专业的教学课件以及部分课程的网络课件,并将3个专业每门课程任课老师的教案、PPT文件均上传到网站,供学生预习和复习时候使用,同时与中国医师协会合作成立了"中国医师协会医学远程教育中心",利用全国高等临床医学教育卫生网的优势,致力于我国在职医护人员的连续教育体系的建设。仅在2003年一年的时间里,该中心就制作出了10多项国家级继续医学教育项目的课程课件,为临床教师的新知识、新理论、新技术、新方法提供了丰富的教学资源。上述部分课件与校园网链接,可供广大师生共享。

根据教育部的有关规定,学院积极稳妥地发展校外学习中心,为全国特别是中西部地区重点建设了提供学习支持服务的教学基地。远程教育学院对校外学习中心有严格的审批制度和管理措施,拟定了《上海第二医科大学远程教育学院校外学习中心组织管理规定》和《上海第二医科大学远程教育学院校外学习中心基本要求》等管理制度,凡申办校外学习中心的教育单位须填写《上海市第二医科大学远程教育学院校外学习中心登记表》,由远程教育学院派专人审查其办学资格和办学条件(包括师资力量和设备条件),达成基本要求并通过当地省级教育行政主管部门审批备案后,方可成为远程教育学院的校外学习中心。

几年来,二医远程教育工作不断发展,学员数逐年增加,2002年远程教育学院创办时仅有400名学员,2005年拥有遍及青海、陕西、河南等14省市6800余名学员。通过现代远程教育和临床实践教学示范工程建设,二医远程教育为全国600万医务人员和70余万医学生提供优秀医学教学资源的远程共享。远程教育作为新的教育模式,为继续教育提供广阔平台,培养的学生也逐步受到社会认可和重视。2005年,首届毕业生的41名,就业36人,就业率88%,专科生的就业率50%以上,大多数专科生继续进行专升本深造。

四、发挥临床优势,实行开放式办学

二医在整个办学过程中,充分发挥学科特点和临床优势,综合利用校内教学资源,勇于改革和创新,主动适应社会发展需要,广泛开展校内外合作,取长补短,团结协作,实行开放式办学。

(一)校内"拆围墙",建设学科群

学校采取"校内拆围墙"和"学科群建设"等措施,促进各学科之间的教学和科研的融合。如1998年4月,学校通过"拆围墙",实现了瑞金医院血液学研究所与基础医学院医学遗传学和生物学教研室之间的融合,共享教学和科研资源。学校还成立了医学形态学、病原生物和医学功能学3大学科群,高标准建设了学科群开放实验室,使教学资源得到充分利用。

（二）校际合作，探索人才培养新模式

为了适应 21 世纪对医学人才提出的新要求，打破封闭办学的模式，学校较早尝试联合办学，先后同复旦大学、上海交通大学等院校联合培养七年制学、硕博连读医学生、生物医学工程专业学生和公共事业管理专业学生，探索高质量临床医学人才的培养模式。

为了发挥上海第二医科大学与复旦大学两校的学科优势，加强遗传学与医学有关学科之间的结合与渗透，1994 年 11 月 2 日，复旦大学与二医遗传及医学科学中心在复旦大学成立。该中心是两校围绕"211 工程"建设目标，共同创建的科研、教学、服务相结合的学术性机构，发挥两校在理、工、医基础学科的教学、科研及临床诊治方面的优势，联合进行跨学科的高水平研究同时在两校联合培养的七年制本科生中选拔、培养一批兼有理科和医科博士学位的高层次、复合型人才。中心实行领导下的中心主任负责制，由复旦大学校长杨福家任理事长，二医校长王一飞任副理事长兼中心主任。中心成立后，发展迅速，拥有 15 个包括遗传工程国家重点实验室和人类基因组卫生部、上海市重点实验室在内的开放实验室，还建立了若干新的交叉领域的实验室。1995 年 10 月，中心成立一周年之际，两校在科研方面已联合申请到了《人类多基因疾病的分子遗传学研究》等 4 项市科委和教委的课题。[①]

上海第二医科大学与上海交通大学的科研人员有着多年合作的历史。1998 年 8 月，双方合作研制的国内第一例采用 CAD/CAM 技术快速生成的定制型人工髋关节应用于临床，随后又相继研制了髋、膝、肩、骨盆等定制型假体供临床用，取得了良好的社会效益和经济效益。

为促进医工进一步结合，共同培育交叉学科生长点，2001 年 12 月 5 日，"上海交通大学-上海第二医科大学医学内植物工程联合研究所"在二医成立。上海交通大学校长谢绳武和二医校长范关荣为研究所揭牌。"医学内植物工程"是指按照现代医学的理念，采用医学、工程学理论设计制造可长期置放在人体内、用于替代人体组织的义体工程。新成立的联合研究所旨在加强医学内植物工程领域的紧密合作，促进深层次医工交叉和融合，形成新型的"医工一体化的研究、开发"工作模式，并着重在骨科假体、头颌面假体、细胞与分子、骨制品与生物材料等研究上有所突破。

联合研究所总部设在张江高科技园，并分别在上海交通大学机械工程学院与二医附属第九人民医院设立分所，管理上实行双所长制，上海交通大学王成焘教授和二医戴尅戎教授担任所长。研究所的研究方向有 5 个：骨科假体工程研究、头颅面假体工程研究、机电与器

---

① 《上海二医报》，1995 年 10 月 25 日，第 549 期第 1 版。

械研究、细胞与分子工程学研究、骨制品与生物材料研究。①

（三）发挥教育科研优势，与区县合作办学

为了充分发挥学校的教育和科研优势，利用学校所在的上海市卢湾区良好的学习型城区的基础，学校决定与卢湾区教育系统进行多方合作，优势互补，资源共享，以求共同发展。2000年3月15日，二医与卢湾区教育局合作办学意向书签约仪式在中华职业学校举行。根据协议，二医与卢湾区教育局合作建立上海第二医科大学附中，该校的校务委员会由上海第二医科大学、卢湾区教育局、向明中学和兴业中学派员组成。附中为完全中心建制，校址在兴业中学内，2000年秋季正式招生。学生毕业后，由校方择其优秀者推荐报考二医，二医择优优先录取。根据协议，向明中学将委派优秀教师到高中部任教，附中将开设法语为第二外语；二医卫生技术学院与卢湾区职业教育中心（集团）合作，成立二医卫生技术学院卢湾分院，并积极筹建二医卢湾职业技术学院。

2005年11月30日，由卢湾区卫生局和上海交通大学医学院联合举办社会医学与卫生事业管理专业研究生课程班。首批学员为35名，均为卢湾区卫生局下属医疗单位的业务骨干。在为期两年的时间里，他们将系统学习卫生经济学、医学统计学、卫生管理学等课程，努力成为政治思想坚定，熟悉领域方针政策，懂得卫生事业管理，同时了解医学发展内在规律的高素质的卫生管理人才。课程内容力求既能反映国际先进水平，又富有实战性，教学方法以适应成人教育为特点，采取案例分析、角色扮演、学术讲座和理论教学相结合的多种形式，使学生掌握坚实的基础理论、系统的专门知识，又掌握较高的管理技能，从而达到培养适应新世纪要求的高级卫生管理人才的教学目标。

（四）开展大学生挂职锻炼，培养复合型医学人才

根据上海市委跨世纪育人工程的要求，进一步构建上海人才高地，提供广泛的青年人才基础，由上海市委组织部、团市委、市教委党委统一部署大学生暑期挂职锻炼活动。1995年，二医选派优秀本科生、研究生共15名，利用暑期一个多月的时间，赴上海市南市区的有关政府机关、医院、重点工程指挥部等部门的岗位上挂职，在实践中增长见识，锻炼才干，并用所学的知识为社会服务。该项活动结束后，在学校召开的暑期挂职锻炼总结会上，挂职锻炼的同学表示，这项活动使他们加深了对社会的了解；提高了社会活动能力和分析解决问题的能力；增强了社会责任感，磨炼了意志品格；学到了许多书本上和校园内学不到的知识和本领，使自己终身受益。副校长朱明德在讲话中，从办学方向、育人目标、医学模式改变等方

---

① 《上海二医报》，2001年12月10日，第667期第1版。

面阐述了挂职锻炼的重要意义。他指出,挂职锻炼是培养复合型人才,锻炼学生综合能力,提高学生社会适应能力的途径。副书记严肃在发言中指出,挂职锻炼是培养跨世纪人才的重要战略举措,为医学生的成才提供了舞台。他希望同学们把挂职锻炼作为新的起点,继续多方面、多角度地锻炼自己的能力,施展自己的才华,以崭新的姿态迎接新的挑战。

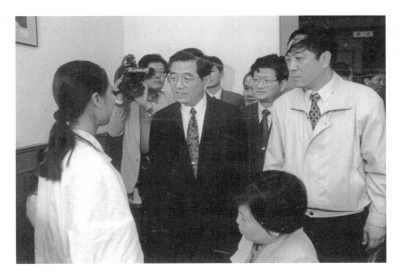

时任中共中央政治局常委、中央书记处书记胡锦涛来沪视察时,与在淮海街道参加志愿者服务的上海第二医科大学学生亲切交谈(1997年)

（五）中外联合办学,探讨医学生的培养模式

改革开放以来,二医一直尝试中外联合办学,吸纳国外医学教学中先进的教学思想和理念,并将其融入学校医学人才的培养模式中去。如1998年承担了中国和法国政府的交流项目,与法方联合培养基础扎实、知识面宽、能力强的高级医学人才。学校采取"走出去"和"请进来"的措施,每年安排40余名教师和医生前往法国进修。法国每年安排20余名专家教授来上海第二医科大学讲课和交流。双方还开通了远程教学网,定期进行交流,使法文班学生始终把握世界医学发展的脉搏。学校还与香港大学医学院、美国宾州大学医学院、德国汉堡大学、日本东北大学医学院等20多所医学院校建立了校际合作关系,进行经常性的互访、学习和交流,共同探讨医学生的培养模式。

五、重视医学教育研究,促进学校教育事业的发展

二医教学管理严谨,重视教学研究,是国内最早成立医学教育研究室的院

校之一。学校历来重视医学教育发展和研究,完成了一批教育部或卫生部临床教学课题研究,包括 21 世纪的中国高等医学教育的改革和发展思路、临床医学的教育科学系列研究、临床医学的创新教育研究、社区全科医学实践课程改革等。2000—2002 年,学校获得国家教育部的教学研究课题有《加大教学改革力度培养高级医学人才——八年制临床医学专业人才培养模式的研究》《全科医学社区实践课程改革》《中国医学终身教育体系师资培训的高地构建》《七年制临床医学专业人才培养模式的优化和创新的研究》《21 世纪初临床师资培训的基地和课程建设》《普通高等医学教育临床教学基地评审的研究》《社区全科医学实践课程改革》《临床医学的创新教育研究》等 8 项;获得国家卫生部的视听教材招标项目有扁桃体剥离术、血液透析、儿童类风湿病等 3 项;市级的教学研究课题有《普通高等医学教育临床教学基地评审的研究》《计算机辅助毕业实习出科理论考试》《标准化患者设计及情景教学应用于胸心外科见习的探讨》《上海地区高层次医学人才创新能力培养模式的研究》等 4 项。1990 年以来,学校共获 44 项全国和上海市优秀教育成果奖,其中包括国家级一等奖 1 项,二等奖 4 项。1993—2003 年,学校教务处连续被国家教育部和上海市教育委员会评为全国和上海市优秀教务处。此外,全国高等医学教育学会临床教育分会及临床医学教育中心均设在二医。

为了加强医学教育研究,促进医学教育事业的发展和医学人才的培养及成长,学校于 1995 年设立"医学教育研究基金",鼓励和支持教学研究人员、管理人员和广大教师队伍积极开展医学教育研究。

研究的内容包括以下几方面:

(1) 医学教育理论研究。

(2) 医学教育组织和管理研究。

(3) 医学教育发展史和比较医学教育研究。

(4) 教育与教学原理研究。

(5) 医学教育经济学研究。

(6) 各类医学人才培养目标研究。

(7) 医学教育课程结构设置研究。

(8) 教学方法、教学内容、实验技术的研究。

(9) 考试和评价方法研究。

(10) 医学人才预测研究。

(11) 临床医学教育研究。

（12）学生政治教育研究。

（13）医学院校教材建设研究。

（14）医学重点学科课程建设研究。

（15）医学教育实习基地建设研究。

（16）研究生教学的研究。

（17）实验室建设及管理的研究。

（18）其他与医学教育有关的研究。

学校教研处负责教育研究基金的日常管理工作，接受项目申请，组织专家评审，按照"同行评议、择优资助、签订合同、专项管理"的原则，履行审批及立项程序，负责经费拨给和项目检查验收和申请评奖等的管理事务。其经费的来源主要有校教育研究发展基金；接受个人和团体的资助等其他收入。医学教育研究基金的资助主要面向校本部和本校各附属单位，同时择优支持学成回国的教育研究人员，优秀中、青年教师和管理人员；构思新颖，目的明确，研究方法和技术路线可行的高等医学教育研究和有关的管理科学研究项目。

为了适应医学教育的发展，加强学校医学教育的研究和教学督导，促进教育质量和办学水平的进一步提高，根据教育部和上海市教委有关精神，学校继续不断深化教学改革，加强教育教学研究，加强教学督导，提高教学质量。2003 年 11 月，学校接受教育部专家组对本科和七年制教育教学工作进行评估后，将 2004 年作为学校教育教学的"整改年"，并在原医学教育研究室基础上，着手改组成立医学教育发展与研究中心。2005 年 3 月 5 日，上海第二医科大学医学教育发展与研究中心揭牌仪式暨医学教育研究与发展论坛举行。中心由校长沈晓明任主任，原副校长朱明德教授担任顾问。市教委主任张伟江和校长沈晓明为中心揭牌并讲话。张伟江希望学校积极开展教育教学研究，制订切实可行的对策和措施；希望学校与上海市教育科学研究院进一步加强院校合作，以课题研究为纽带，实现"强强联合，优势互补"；希望学校与上海地区的其他医学院校加强交流合作，为振兴上海的医学教育研究做贡献。沈晓明指出，中心成立从根本上改变了以往教学管理与教学评估"合二为一"的管理模式，希望这一改革举措的实施进一步加强教学改革的前瞻性研究，进一步完善和强化教育质量的监控体系，以期全面提高学校的教学质量。

中心成立后逐步开展 5 项工作：①根据学校教育改革与发展需要，开展重大改革项目的前期论证和咨询，为领导决策提供科学依据；②开展医学教育研究工作，组织校医学教育发展与研究基金课题的申报、检查和评审；③成立校级督导委员会，设立校级教学督导室，通过自评、互评和专项评价的形式,开展发展性教育督导评价工作;④举办全国性或地区性医学教育讲习班、培训班或论坛等,培训教师及管理人员;⑤开展教育研究论文的编辑,向医学教育期刊推荐优秀论文。

六、加强医学生心理教育,培养高素质医学人才

心理咨询旨在帮助正常人妥善处理婚姻、家庭、教育、职业及生活习惯等方面的心理问题,是心理治疗的主要形式之一。大学生的心理咨询是以发展型心理咨询、支持性心理治疗和及时发现心理问题为主要工作目标,对大学生在认识、情感、人际关系、身心发展等方面存在的矛盾及问题进行解难答疑,并提出预防、调节和治疗方案,是维护大学生心理健康,提高个人心理素质水平的一种有效手段。

二医十分重视学生心理素质的提高。校思政教研室坚多年对二年级学生开设《医学心理学》选修课,并在全市高校成立第一个心理学协会。1995年6月20日,校心理咨询中心成立。中心由王一飞、严肃、朱明德任顾问,陈福国为主任,王馥明、张佩珍为副主任。上海市教委党委宣传处处长王金定、校党委余贤如书记为中心揭牌并讲话。王金定受教卫党委副书记秦绍德的委托,向中心成立表示热烈祝贺。校党委书记余贤如在讲话中希望中心要办出医学院校的特色,要把心理咨询与德育工作的结合点搞得更好;要针对学生学习负担较重的情况,进行良好的心理导向;要从心理咨询角度出发,把党的温暖在凝聚力工程中体现出来;要继续发扬创业和勤奋拼搏精神。

心理咨询中心是为全校学生提供心理咨询服务的专业机构。中心旨在帮助全校学生塑造健康的人格,养成良好的心理素质。心理咨询中心以发展性咨询为主,由咨询员遵循咨询原则,运用有关心理学的理论和方法,通过个别咨询或团体咨询解除学生中存在的各种心理问题,引导学生成为有良好的心理素质并适应现代医学模式的医学人才。中心为全校学生提供心理咨询服务,一是发展性咨询,旨在促进学生解决人生发展课题,包括开发智力潜能以及在学习、人际交往、情感生活、社会适应、择业等方面的心理问题;二是障碍性咨询,旨在帮助学生排除各种心理障碍,包括各种心理异常以及人格偏差。心理咨询中,中心为学生个体或团体提供有关心理测验,包括智力、气质、人格特质、职业倾向以及其他各种心理健康测试,帮助学生了解自我、评价自我,为咨询者提供所需信息资料和决策参考意见;为学生提供心理发展指导,通过开设选修课、举办讲座、报刊、广播台开辟专栏等途径宣传,普及心理卫生常识,以增强学生保持心理健康的自觉意识。2001年,该中心被中国心理卫生协会大学生心理咨询专业委员会授予"大学生心理健康教育工作开拓奖"。

七、制定自主招生政策,开展就业指导工作

根据党中央、国务院关于《中国教育改革和发展纲要》和上海市教育工作会议精神,按照党的教育方针和卫生工作方针,面向21世纪医学科学发展需要和我国卫生医学事业发展实际情况,学校严格执行招生政策,面向社会,公平竞争,通过国家统一文化考试,德智体全面衡量,公正选择、择优录取、精心培养,对立志学医或有特长的考生,在政策允许范围内给予优先选拔录取。1996年,学校的招生工作按照《1996年上海市普通高等学校自主招生改革试点方案》的通知精神,结合医学教育的特殊规律和学校的实际情况,制订了招生实施细则。其中对招生计划、报名方法、考试科目、录取标准、收费标准以及招生监督机制进行了详细规定和说明。

（1）招生计划。1996年,学校计划招生800名(包括选送生、三校生、预科生),其中本科640名,专科160名;在沪招生670名,其中本科589名,专科81名(专科不参加自主招生)。

（2）报名办法、条件:凡符合国家教委和上海市普通高等学校招生报名规定的考生均可报考。时间:按市教育考试院规定时间报名并正式填报志愿。

（3）考试科目。凡报考上海第二医科大学的考生,均需参加市统一高考,考试科目为3＋1(即语文、数学、外语加化学或物理),大专班兼考生物。报考临床医学七年制(英文班)、口腔医学七年制的考生需参加市组织的统一外语口试。凡未参加外语口试的考生,不能填报这两个专业。

（4）录取标准。严格按照德智体全面考核,坚持以统一的文化考试成绩为基本录取依据,公平竞争、公正选择、择优录取。根据国家教委和上海市教育考试院的有关规定,严格执行招生计划,依据报考本校人数及上海市教育考试院划定的分数线,确定本校的录取分数线;在高考成绩大体相同的情况下,参考考生中学时参加各种兴趣小组与竞赛项目表现,进行综合考虑、择优录取;对市、区、县"三好"学生,"优秀学生干部""优秀团员""优秀运动员",获得国家、省市级各类学科竞赛奖的考生和少数民族、华侨子女等报考本校,按照国家教委和上海市教育考试院的有关规定加分进行录取;另外,实施细则中还规定,对特殊考生人才的录取,由校招生领导小组决定。

（5）录取程序。根据市教育考试院提供考生录取控制线,由校招生领导小组确定本校考生调档名单;特殊条件考生,严格按照考试院的要求,经校招生办公室审核,主管校长批准

并上报教育考试院备案,方可录取。

(6)收费标准。1996年年内实行并轨,新生一律缴费上学,根据上海市教育委员会规定及医学人才的实际情况,每人每学年收费3 000元。同时,学校设立学前奖学金、奖学金和贷学金:①学前奖学金,高考成绩占学校录取新生名次前5%者,并在高中阶段被评为市区"三好"学生、优秀学生干部、优秀团员或获得国家、省市各类学科竞赛团体和单项前三名,可获一等学前奖学金并免交第一学年学费,高考成绩名列前5%的可获二等学前奖学金,第一学年免交1/2学费。②奖学金,每学年评一次,一等奖学金为每学年1 800元,占全体学生人数的5%;二等奖学金为每学年1 200元,占全体学生人数的8%;三等为每学年800元,占学生人数的12%;四等为每学年400元,占学生人数的15%。此外,学校还另设学习进步奖、德育奖,各学科优胜奖,大学英语四六级、计算机等级考优秀奖及综合考试优胜奖等。③贷学金,学生可根据家庭的经济情况,向学校申请贷学金,学校另有社会各界资助设立的专业奖学金共15种。

(7)监督制约机制。学校严格执行国家教委关于招生工作的条例、规定,接受社会监督,维护考试合法权益。学校成立自主招生领导小组,对招生工作中的各种重大问题和有关政策进行集体研究、决策;成立招生监督检查小组,对自主招生工作中的各个环节进行监督检查,杜绝不正之风;成立招生录取小组,依据自主招生政策,操作程序实施招生工作;成立自主招生报名查询小组,具体做好自主招生政策宣传、咨询和报名工作。凡违反招生录取原则和有关规定的,一经查实,严肃惩处,并及时纠正。此外,招生录取工作结束后安排时间,由招生监督小组和招生办共同负责做好考试及家长的来信互访工作。

新生招生咨询活动

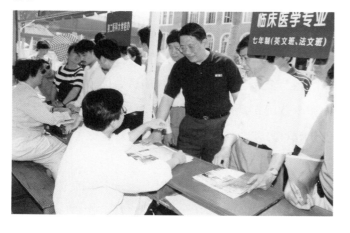

1993年,中共中央、国务院颁布的《中国教育和发展纲要》提出了我国高等学校毕业生就业改革目标:改革高等学校"统包统配"

和"包当干部"的就业制度,实行少数毕业生由国家安排就业,多数毕业生自主择业的就业制度。二医在上海市教委、市卫生局的领导下,根据社会对医学人才需求的变化,不断调整和加强就业指导和就业服务工作,圆满完成学校的毕业生就业工作,使历届毕业生顺利地走上了工作岗位。

(一)根据就业形势需要,制定就业指导原则和政策

1995年,学校共有700名学生毕业,其中本科生554名,专科生146名。同年4月,学校成立了以校长王一飞为组长的校就业指导工作领导小组。毕业生就业指导工作就此全面展开。从总体上说,上海市的医疗人才市场需求量大大高于医科毕业生,但从用人单位反馈的信息来看,许多医院需要高层次即七年制毕业生和某些紧缺专业毕业生,大部分毕业生将面向区级医院及基层医院。因此,学校毕业就业指导工作坚持"宏观管理、保证重点、兼顾一般,面向基层、面向医疗第一线"的原则,为了使就业指导工作更好地适应全国和上海卫生事业发展需要,学校将用人单位择人权、学生本人择业权和学校的推荐权有机结合起来,年内组织两次供需见面会。第一批供需见面为二医系统,市级单位的综合性医院,第二批为市卫生局及其他医院。

1997年,学校毕业生增至768人,本科生574人,专科生154人和七年制毕业生40人。学校根据国家教委、市教委及卫生局有关精神,确定了继续贯彻"统筹安排、合理使用、面向基层、优生优用"的就业原则。在就业指导工作中,学校对自愿选择或服从学校推荐去艰苦地区、国家重点单位或边远省份就业的毕业生给予一定奖励,但对于那些不顾国家需要、坚持个人无理要求、无正理由超过3个月不去就业单位报到的毕业生,以及不去录用单位报到或在报到后的见习期内擅自离开单位另行择业的被批准留沪就业的非上海生源毕业生,学校或录用单位将对其进行处理,追究其经济赔偿责任并将其户粮关系退回家庭所在地。

学校还针对一些具体的就业情况做出了相关政策。关于毕业生留校方面,与往年比,1995年留校生较少,留校条件为综合测评成绩优秀者,本科毕业生须通过外语四级考试,七年制须通过六级,同时还需其他一些条件;定向委培生及自费生毕业后去向上,学校规定定向委培生原则上均回原定向地和委托单位工作,若因特殊情况不能回去,应向学校出示委托及定向单位证明。至于自费生,学校可将其向用人单位推荐,学生本人也可自主择业;非上海生源毕业生(即入学前非本市常住户口的学生)就业上,一般而论,学生都应回原籍,若欲留沪,须具备一些先决条件,如被评为市级优秀毕业生或父母由上海支边,目前在沪的祖父母或外祖父母身边无人照顾等。

（二）加强毕业生思想教育，引导学生树立正确的择业观

在就业指导工作中，学校通过家访、谈话、座谈会等形式，对学生进行爱国主义、思想道德等方面教育，并通过政策指导、心理指导和择业技巧指导，引导学生正确认识市场经济的发展，增强社会责任感，降低择业期望值，正确行使择业权，并心情舒畅地走上工作岗位。随着医学人才市场日趋激烈的竞争，大多数三级医院招聘的岗位将面向高层次、高学历的人才，七年制和研究生较受欢迎，学校鼓励本科生和大专生面向基层、面向社区和面向郊区。1997年，学校要求各院系加强毕业生政治思想教育工作，同时加强就业市场形势和劳动人事制度方面的教育，以增强毕业生对就业改革的承受力，从而正确处理好国家与个人利益之间的关系，到祖国最需要的地方去。学校还要求从事就业指导工作的人员必须坚持原则，秉公办事，认真做好供需见面和推荐毕业生的材料准备工作，为毕业生创造在平等条件下竞争的环境。1999年，上海市就业政策发生重大变化。根据上海市教委《上海市普通高校毕业生就业工作管理办法》的精神，原由学校、学生和用人单位三方签约《就业协议书》的方式改为由毕业生和用人单位双方签约，学校则作为鉴证人，对协议书进行鉴别和证实，保护学生和用人单位的利益；同时取消的《上海高校非上海生源毕业生进沪就业申请表》和《外省市非上海生源毕业生进沪就业申请表》，推出新的《非上海生源毕业生进沪就业申请表》。新制度的实行扩大了学生和用人单位的自主权，为优秀外地毕业生进入上海工作开了方便之门。

（三）开设就业指导选修课，提高毕业生综合素质

学校还在教学过程中开设与就业相关的指导课程、专题讲座，深化学校就业改革的同时，提高学生的综合素质，为将来就业打基础。1995年，就业指导概论成为选修课程，该课程的第一讲绪论由副校长朱明德亲自授课。《就业指导课概论》教材采用市统编教材，总教程为30课时，其中24为理论课学习，6为实习课时。理论课内容分别为医学生就业与自身素质的培养和就业心理指导、决策与技巧等；实习课时，学校安排学生参观用人单位及考察就业市场。学生完成全部课程后，可获得2个学分。这一课程受到广大学生的欢迎。学生普遍反映通过该课程的学习，对大学生就业面临着新的机遇和挑战有了更为清晰的了解，也认识到大学生在学好专业知识的同时，要形成正确的就业观念，增强就业能力，了解和掌握就业形势和政策，增强职业意识和道德修养，提高自身的综合素质。

通过以上措施，学校就业工作不断取得突出成绩。2000年学校毕业801人：七年制42人，就业率100％；本科生592人，就业率99.32％；专科生167人，签约94.61％。2001年毕业849人：七年制68人，就业率100％；本科生628人，就业率96.97％；专科生153人，签约率89.54％。2002年毕业生793人：七年制39人，就业率100％；本科生630人，就业率

98.57％;专科生 124 人,签约率 94.35％。

第三节　人才队伍与师资建设

二医经过多年发展及"211 工程"建设,以人才培养为根本,与时俱进,以自我培养与国外引进人才相结合,在人才队伍和师资建设等方面取得了较好成绩。至 2002 年年底,学校共有教职医护员工 12 437 人,其中专业技术人员 10 607 人,是国内教职员工和专业技术人员拥有数量最多的高校之一。学校拥有一批蜚声中外的医学专家学者,形成了门类齐全、实力雄厚、成果迭出的学科阵容,其中中科院院士 1 人,工程院院士 4 人,"973"首席科学家 4 人,长江特聘教授 4 人,长江特聘讲座教授 1 人,获全国杰出专业技术人才 2 人,教育部"跨世纪优秀人才培养计划"3 人,教育部"优秀青年教师资助计划"6 人,人事部授予"有突出贡献中青年科技专家"称号的 10 人,人事部"百千万人才工程"8 人,获卫生部"有突出贡献的中青年专家"称号 3 人,享受国务院颁发政府特殊津贴的 293 人,博导 154 人,硕导 420 人,正副高级职称人员 1 339 人(不含已退休专家)。"九五"期间,学校共评选市、校、院三级优秀青年教师 200 名,为师资队伍建设和学科建设打下了基础。学校专任教师中博士、硕士所占比例由 1997 年 8.7％、25.3％上升到 2001 年的 14.9％和 26.1％。全校正副高级职称平均年龄分别降为 54.7 岁和 45.1 岁,师生比例从以前的 1∶8 上升到 1∶12,中青年师资英语能力有了明显提升,课堂外语授课基本达到 30％以上,计算机应用能力覆盖率 100％。

20 世纪 90 年代以来,上海第二医科大学教师共获得 44 项全国和上海市优秀教育成果奖;获得国家"有突出贡献中青年科技专家"称号 10 人、国家杰出青年基金 7 人、"上海市科技功臣"1 人、"上海市十大杰出青年"5 人、"上海市科技精英"3 人、"世界十大杰出女科学家"提名奖 1 人;有 61 人次获得"上海市高校优秀青年教师"荣誉称号。至 2002 年底,由上海第二医科大学主办并纳入我国科技统计源的学术期刊有《中华内分泌代谢》《中国内科学》《外科实践与理论》《诊断学——理论和实践》《医用生物力学》《胃肠病学》《临床儿科》《上海口腔医学》《上海免疫学》《上海第二医科大学学报》等 10 种杂志。数百名专家在国际学术机构及国内一、二级学术团体、学术刊物担任要职,成为国内同行专业学科的带头人。学校在人类基因工程、组织工程学、免疫遗传学、医学分子生物学、医学细胞生物学和生殖生物学等前沿学科的研究已跃居国内领先水平,有的达到国际先进水平。

一、实施"跨世纪人才培养工程"

20 世纪 90 年代初,学校深刻意识到学科梯队中的建设,中青年科技人员的选拔和培养,不仅关系到 20 世纪最后十年内学校师资队伍和学术骨干的新老交替,而且关系到今后学校医、教、研事业的兴衰成败,是具有重要战略意义的工作。学校及时地制定《关于选拔和培养优秀中青年科技人员的暂行办法》,从 1991 年开始在全校范围内开展市、校两级优秀中青年师资的选拔培养工作。1995 年,为争取进入"211 工程",加强师资队伍建设,学校开始实施"跨世纪人才培养工程"。

"跨世纪人才培养工程"要求按照选拔培养跨世纪人才的思路,提出分两个层次,力争到 20 世纪末培养 100 名优秀青年教师,30 名学科骨干师资。第一层次是选拔培养一批 45 岁左右的跨世纪新一代学科骨干为目标的学科骨干师资;第二层次是选拔培养一批 40 岁以下以充实学科梯队后备骨干为目标的市、校、院三级优秀青年教师。学校在工程实施计划中,对上述两个层次人才选拔的原则、范围、名额、条件、方法和培养目标提出了具体要求,根据要求,选拔工作从 1995 年起每两年进行一次,每次选拔 10 名左右学科骨干师资,30 名左右市校两级优秀青年教师和一批院级优秀青年教师。选拔条件主要是:①良好的政治素质;②扎实的业务基础;③身体健康,能坚持正常的医、教、研、管理和技术工作;④除符合上述要求外,同时还应具备下列条件之一:工作成绩显著,曾获得校级以上先进工作者、劳模或医学银蛇奖或市优秀青年医生或霍英东优秀青年教师奖等荣誉的;能熟练开课,并能不断改革教学,更新教材教具,教学效果评估名列前茅或主编高水平教材、专著;坚持第一线医疗工作,能不断地改革和总结新的临床诊治技术,医疗效果得到同行和广大患者好评;承担或参加省市部委及其以上重大科研项目,并在其中做出较大贡献,或近 3 年内在省市级以上学术刊物发表有 3 篇以上学术论著。选拔工作坚持公开竞争、民主评议、择优选拔的原则,并且每年进行一次考核,实行优胜劣汰,动态式发展,实施计划同时还确定了对跨世纪人才培养的措施和相应的倾斜政策。其中包括对他们加强思想教育和宣传,为他们积极提供资金、设备、用房、人员配备等工作条件,聘请国内外著名专家做他们的指导老师,为他们参加国内外各种学术交流活动提供机会和条件,优先安排公派出国进修,为他们出版专著,发表论文提供资助,帮助他们解决夫妻分居和住房困难等。①

到 2002 年,学校通过"跨世纪人才选拔工程"选拔人才 199 人,包括学校所属各单位年龄在 40 岁以下直接从事教学、医疗、科研、管理、技术工作的在职中青年科技人员。这些选

---

① 《上海二医报》,1995 年 5 月 10 日,第 541 期第 1 版。

拔出来的"优青"作为学科梯队后备人选进行重点培养,学校多数学科的青黄不接现象逐步得到缓解,跨世纪的中青年骨干师资队伍初步形成。

二、多种形式引进海外顶尖人才

20世纪90年代中期以后,随着国际科技竞争的加剧,对人才,尤其是顶尖人才的争夺日趋激烈。二医立足校内人才培养的同时,将中心放在吸引海外顶尖人才和形成顶尖学科上,利用顶尖人才实行中心突破,使开拓前沿学科成为学校发展的新的增长点。几年来,学校在引进海外顶尖人才上做了许多工作,采取一系列有利于吸引海外人才的政策和措施。

（1）制订吸引高层次海外留学人员来校工作条例。

（2）实施破格晋升制度。由于种种原因,多年在海外的留学人员要正常晋升有难处,学校坚决实行破格晋升政策,使确有真才实学的人才不受学历、任期、年龄的限制,及时晋升高级职称。

（3）营造创新环境,做好服务工作。学校允许在国外已取得卓越成就的顶尖人才,跨越海内外两头工作,吸引他们将一半以上时间放在国内。已定居海外的曹谊林教授,在他打算回国工作时,学校及时配备了两名副教授当助手,按照他的要求建立了实验室,并为其争取到科研经费100多万元,还解决了他的住房问题,使曹谊林很受感动。王铸钢[①]博士举家回国后,学校立即聘其为研究员,为其配备实验室,添置设备,并争取到近百万元的科研经费,还帮他解决了爱人工作和女儿上学问题,让他全身心地投入到科研工作中。

（4）实施教育部"长江学者奖励计划",并以此为契机,带动学校学科发展。继陈竺、曹谊林之后,盛祖杭、盛慧珍、王铸钢等先后被聘为"长江学者奖励计划"讲座教授和特聘教授。

（5）利用"211工程",拨出专款,加大力度,增加投入,用于人才引进和培养。

（6）采取特事特办的方法,积极为海外留学人员争取各种科研启动基金,加快学科发展。[②]

"九五"期间,学校考虑到海外学子的实际情况及跟踪世界科学发展的需要,从"引进一位顶尖人才,强化一门优势学科,带出一支学科队伍,促进一批学科发展"的理念出发,创造性

---

① 王铸钢,男,上海交通大学医学院基础医学院医学遗传学教授、博士生导师。1995—1999年在美国Memorial Sloan-Kettering Cancer Center从事博士后研究工作。现任上海交通大学医学院附属瑞金医院国家基因组学重点实验室副主任。上海南方模式生物研究中心主任,上海高校模式生物E-研究院首席研究员,主要从事转基因或基因剔除技术的研究和应用。

② 《开拓进取,构建人才培养新机制——新时期二医大师资队伍建设回顾》,《中共上海第二医科大学党史大事记》,2002年,第248 - 249页。

地采取了"落户式""哑铃式""候鸟式""遥控式"和"风筝式"等多种行之有效的措施和做法，建立起集聚高层次人才的柔性流动机制，吸引一大批海外高级医学人才加盟学校教师队伍。

（1）"落户式"：即包括户口在内的一切全部由海外转移回来，陈竺、曹谊林、王铸钢等就是这种形式。为了使他们跟踪科学前沿，学校开绿灯，提供方便，经常让他们出国进行学术交流。

（2）"哑铃式"：即手持国外居住绿卡的学者在国内、国外来回飞，在国内工作的时间从3个月到半年甚至9个月不等，他们同样能在国内申请到重大课题，可以做出较大贡献。如对于课题，或国外申请带回经费国内做，或国内申请利用条件国外做，或联合申请协作配合共同做。

（3）"候鸟式"：即无法像哑铃式学者在国内有较长时间，他们每年回校一两次，每次十天半个月，主要是回来指导工作，并将国外先进的理念技术和方法带回，也安排学校的青年学者到他们在国外的实验室进修学习。发育生物学重点实验室主任盛慧珍、神经生物学实验室客座教授盛祖杭属于此类。

（4）"遥控式"：即一时不能回来很多时间，但学校发展又急需其带领科研人员开展工作，追踪国际医学先进水平。2000年，学校聘任美国 baylor 医学院神经系免疫系副教授臧敬五担任上海市免疫学研究所所长。臧敬五不在国内时，由副所长主持工作，通过电传、电子邮件等保持联系，根据既定的目标由臧敬五遥控指导工作。

（5）"风筝式"：即对于目前尚无法回来，甚至短期都无法回来工作的留学人员，学校与他们保持经常的联系，关心他们，让他们感到学校真正需要他们，促使他们一旦时机成熟，回国为学校服务。

上述做法在学校引进顶尖人才的实践工作中收到了明显的效果。学校通过吸纳陈竺、曹谊林、盛慧珍、王铸钢、陈国强等一批在国外学有所成的中青年人才，使人类基因研究、组织工程学、肝细胞研究、模式生物学研究和药物基因组学研究跻身于国际先进行列，使神经生物学、发育生物学、遗传生物学等学科科研水平迅速得到提高。通过引进人才，努力营造良好的学术氛围，学校不仅引入了国际化的科研思想和教学理念，同时也促进了相关学科的建设及相关课程的改革，从而加快了教学、科研和人才培养等方面的国际化进程。[①]

进入21世纪，学校加大海外优秀人才引进力度的同时，更加注重校内人才培养的工作。学校在人才培养方面先后推出"跨世纪人才培养工程""学科骨干师资选拔培养实施办法"

---

① 沈晓明、姜叙诚、王雄国：《医学教育国际化的初步实践》，《医学教育》，2003年第6期。

"优青选拔培养实施办法"等一系列的政策和措施,形成了独特的人才培养、人才集聚的新机制,为学校医教研的全面发展发挥了重要作用。2003年起,学校动用包括"211工程"建设资金在内的各种人才建设经费,正式启动"上海二医大国(境)外培训五年计划"(简称"百人计划")。学校每年选派100名中青年骨干教师去欧美等发达国家学校或进修,持续5年,提高他们的教学、医疗、科研管理及外语水平,促进学校新一代学术骨干和学科梯队的成长。"百人计划"的实施,进一步加强学校国际的科研合作和交流,加快学科建设。派出人员回国后,运用国际化教育理念,与学术大师组成团队,形成一支以院士和"973"首席科学家为学科带头人、有一批中青年骨干为坚实基础的、符合国际化办学水准的师资队伍。[①]

三、两院院士和"973"科学家

截至2005年,学校共有7名两院院士,4名"973"首席科学家。

(一)江绍基

江绍基,男,1919年4月生,江苏无锡人,消化医学专家。上海第二医科大学终身教授,博士生导师。1955年加入中国民主同盟。1945年获圣约翰大学医学院医学博士学位。历任上海宏仁医院副院长,原上海第二医学院医学系二部主任,附属仁济医院副院长,上海消化疾病研究所所长,全国消化病学会副主任委员,卫生部内科消化疾病重点实验室学术委员会主任等职。新中国成立初期,江绍基师从黄铭新、潘孺荪教授,积极投身于血吸虫病的防治工作,为我国基本消灭血吸虫病做出了重大贡献。改革开放后,江绍基在创建内科消化学科以及慢性胃炎、胃癌等消化系统疾病的病理学研究和临床治疗方面进行了多项开创性工作。在他的带领下,仁济医院消化科建设成为国内第一流的临床、教学和科研的学术基地,并发展成为上海市消化疾病研究所。培育出了一大批科学硕果,通过鉴定的成果有11项,获得科技进步奖10次,发表论文56篇,培养28名硕士、博士研究生,造就了一支有开拓力、结构合理的学术梯队,受到了国内外专家的好评。在长期的医疗实践中,江绍基解决过许多的疑难杂症,曾首次确诊当时国内外学者不注意的结节性脂膜炎、血栓性血小板减少性紫癜等疾患。他是3家全国性期刊的主编。其中《中华消化杂志》被评为国家级优秀杂志。他主编的《临床肝胆病学》《临床胃肠病学》《胃癌》等被列为一流的学术专著,总字数达1 000万字以上。汇编有《内科理论与实践》,发表《肝功能实验临床价值之探讨》《阿托品对酒石酸锑钾

---

① 沈晓明、姜叙诚、王雄国:《医学教育国际化的初步实践》,《医学教育》,2003年第6期。

所致心律紊乱无效果及其作用机制》《中国人的慢性萎缩性胃炎》等论文 200 余篇。1994 年 12 月当选为中国工程院医药与卫生工程学部首批院士,1995 年 5 月病逝于上海。

（二）王振义

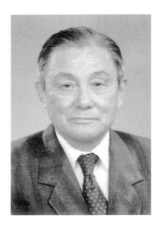
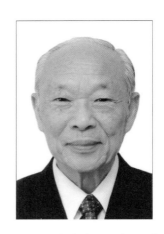

江绍基   王振义(相关简介详见第四章第一节)

（三）陈竺

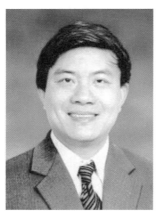

陈竺

陈竺,男,江苏镇江人,分子生物学家。1953 年 8 月生于上海。1981 年获上海第二医学院硕士学位,1989 年获法国巴黎第七大学博士学位,1990 年任上海第二医科大学附属瑞金医院教授,1995 年当选中国科学院院士,成为生物学部医药学方面最年轻院士。曾任中国科学院副院长、卫生部部长、中华医学会会长。现任全国人大常委会副委员长,农工党中央主席,欧美同学会·中国留学人员联谊会会长,中国红十字会会长。

1998 年陈竺任国家人类基因组南方研究中心主任,是国家"973"计划首席科学家,在血液学、分子生物学等领域有较高造诣,取得了突破性成果,在人类白血病的研究中,对阐明全反式维甲酸和三氧化二砷治疗急性早幼粒细胞白血病的细胞和分子机制做出了重大贡献,提出的白血病"靶向治疗"观点,为肿瘤的选择性分化、凋亡治疗开辟了全新的道路，得到国际学术界的高度评价。作为主要负责人之一主持我国人类基因组研究计划的运筹、组织和管理工作，组建了我国第一个国家级的基因组研究中心—国家人类基因组南方研究中心以及上海系统生物医学中心，领导展开和推动了该领域研究的发展。1999 年陈竺当选国际人类基因组组织理事，成为人选国际人类基因组组织的第一位中国人。

多年来，陈竺在国际著名刊物如 *Nature*、*Science*、*Nature Genetics*、*Blood*、*PNAS* 和 *Leukemia* 等以及国内核心刊物发表论文 300 多篇，引证数达 21 000 余次。获得国家自然科学二等奖、国家科技进步二等奖、上海市科技进步一等奖、何梁何利基金科学技术奖、长江学者成就奖一等奖和法国全国抗癌联盟卢瓦兹奖、全美癌症研究基金会圣捷尔吉癌症研究创新成就奖、法国国家健康和医学研究院国外学者特殊贡献大奖、美国血液学会欧尼斯特·博特勒奖等多个国内外重大奖项。陈竺是发展中国家科学院院士，美国科学院和美国医学科学院外籍院士，英国皇家学会外籍会员，欧洲艺术、科学和人文学院外籍院士，欧洲科学院外籍院士，法国科学院外籍院士，英国医学科学院荣誉院士，美国人文与科学院外籍院士，德国马普学会分子遗传研究所外籍会员。

（四）张涤生

张涤生，男，1916 年生，江苏无锡人，整形外科专家。中国工程院院士，国家"211 工程"学科带头人之一，上海交通大学医学院终身教授，博士生导师，上海市整复外科研究所名誉所长，国务院首批有突出贡献科学家津贴享受者。1941年毕业于前国立中央大学医学院获医学士学位。1946 年赴美国宾夕法尼亚大学医学研究院深造专攻整形外科，1948 年学成回国。1958 年，参加

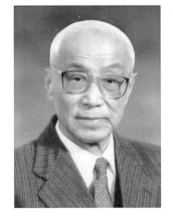

张涤生

大面积烧伤患者邱财康的抢救工作，创造了世界上医治大面积烧伤史的奇迹，获卫生部二等奖。60 年代中期，张涤生在肢体慢性淋巴水肿的发病机理和治疗方法上作了锲而不舍的努力，创立了"烘绑疗法"的新概念，开创了中国淋巴学科之先河。1964 年开始作吻合小血管游离皮瓣的动物实验，70 年代应用于临床，在国内最早将显微外科技术成功引入整形外科领域中。1976 年，

张涤生教授成功地矫治了我国第一例眶距增宽症,使我国的颅面外科跻身于国际前列,并获得 1994 年上海市科技成果一等奖、卫生部二等奖和国家科技进步三等奖。随后,张涤生在临床上开展了十余项显微外科项目,如 1979 年用尿道海绵体提升术医治前尿道缺损成功,又应用腮腺导管分流术医治角膜干燥症,1982 年率先在国际上应用前臂皮瓣一期再造阴茎,并亲临指导国内首例胸骨畸形修复术等。张涤生领衔的上海整复外科研究所拥有晚期烧伤、显微外科与四肢创伤、颅面外科、淋巴水肿和美容外科 5 大分支,成为专家实力雄厚、技术领先、特色显著、设备先进的国内外整复外科中心之一,1982 年评定为上海市重点发展学科。张涤生在整复外科领域的卓越成就在国际上引起极大反响。多次代表中国出访讲学,受聘于数十家国外大学的客座教授,并担任了国际显微外科学会委员、理事会顾问团成员、第七届国际显微外科学术会议主席等近 10 个国际学会职务。张涤生被选为国际颅面外科荣誉会员,美国整形外科学会终身荣誉会员。张涤生先后荣获"上海市先进工作者""上海市教育战线先进工作者""上海市先进科技工作者""上海市劳动模范""国家教委科技先进工作者"等荣誉称号。1996 年当选中国工程院医药与卫生工程学部院士。1999 年获上海市医学荣誉奖。2000 年获何梁何利奖,2008 年获光华工程奖。2015 年 8 月病逝于上海。

(五) 邱蔚六

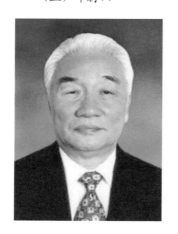

邱蔚六

邱蔚六,男,1932 年生,四川重庆人。口腔颌面外科专家。上海交通大学口腔医学院名誉院长,上海交通大学医学院附属第九人民医院终身教授,博士生导师。邱蔚六 1955 年毕业于原四川医学院。1955 至今供职于上海第二医科大学(现上海交通大学医学院)瑞金医院、第九人民医院。历任住院医师、主治医师、副主任医师、主任医师,讲师、副教授、教授,口腔颌面外科主任、口腔医学系主任、口腔医学院院长、第九人民医院院长、国务院学位委员会学科评议组二、三、四届成员和召集人等;曾任国务院学位委员会第二、三、四届学科评议组成员,口腔医学组召集人,博士后流动站评委会委员以及全国临床医学学位指导委员会委员,中华口腔医学会口腔颌面外科专业委员会主任委员。现任上海市口腔医学重点实验室学术委员会主任,中国抗癌协会常务理事,头颈肿瘤外科专委会名誉主委,国际口腔颌面外科医学师学会理事,日本大阪齿科大学名誉教授及香港牙科专科学院(Dental Surgeon)名誉院士,国际牙医学院院士,国际牙科研究会和美国颞下颌关节外科学会会员。

　　邱蔚六从事口腔颌面外科学 50 余年,在创立和发展中国口腔颌面外科方面做出杰出贡献。1978 年 6 月对晚期颌面部恶性肿瘤患者施行颅颌面联合切除术取得成功,为晚期颌面恶性肿瘤病例开辟了一条有希望治愈的途径,并获得 1980 年卫生部重大成果奖。他还在国内外首次提出全额隧道皮瓣一次转移术并获得成功,率先将显微外科技术引进至口腔颌面外科领域,使口腔颌面外科、颌面整复外科和显微外科得到了有机的结合和迅速的发展。1981 年,他建立了中国第一株人舌癌细胞和涎腺癌细胞系及动物模型,开创了中国颅面肿瘤外科的先河,倡导肿瘤根治与功能重建并举,建立了以外科为主的口腔颌面部恶性肿瘤的综合序列治疗模式。他还提出经关节镜滑膜下硬化疗法治疗颞下颌关节习惯性脱位,获国家发明奖,并被国外专著引用。此外,邱蔚六所在的口腔颌面外科是国家及上海市重点学科和优势学科之一;也是国家 211 工程建设重点学科,多次被评为"先进集体"。他本人被评为 1989 年"全国优秀教师",1997 年度"上海市劳动模范",2001 年当选为中国工程院院士。

　　(六)陈赛娟

　　陈赛娟,女,1951 年生。浙江鄞县人。遗传学(细胞遗传学和分子遗传学)专家。上海交通大学医学院教授、博士生导师,上海交通大学医学院附属瑞金医院终身教授。1975 年毕业于原上海第二医科大学,1981 年获医学硕士学位,1989 年获法国巴黎第七大学科学博士。她长期致力于白血病发病机理与治疗研究,率先提出并实施了白血病基因组解剖学计划,发现了一批新

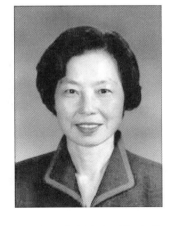

陈赛娟

的白血病发病相关的突变基因与融合基因,揭示了白血病发病的新机制,为临床诊断、预后判断和靶向治疗提供了新的生物分子标志和靶标,并建立了急

性髓性白血病(AML)预后相关的分子分型体系,进一步完善和丰富了白血病发病的分子机理,为制定分子靶向治疗策略提供了理论依据。以 AML 中的两个亚型急性早幼粒细胞白血病(APL)和 AML－M2b 为研究对象,成功地实现了 APL 新型协同靶向治疗,并进一步将这一思路拓展至其他类型白血病。她领导的研究团队在包括 *Nature Genetics*、*Science*、*Development Cell*、*Nature Commun.*、*Blood* 和 *PNAS* 在内的国际高水平期刊发表论文 300 多篇,被引证数达 20000 余次。获得国家自然科学二等奖、上海市自然科学奖特等奖等国家和省部级科技奖 10 余项,以及全国先进工作者、中国十大女杰等多个荣誉称号。2003 年,陈赛娟当选为中国工程院院士。陈赛娟是发展中国家科学院院士,法国医学科学院外籍院士,英国皇家内科医师学院院士。曾任中国科协副主席。现任上海交通大学医学院附属瑞金医院上海血液学研究所所长,医学基因组学国家重点实验室主任,国家转化医学研究中心(上海)主任,中华医学会副会长,中国病理生理学会实验血液学专业委员会主任委员,中国青少年科技辅导员协会理事长,中国女科技工作者协会副会长,上海医学会副会长。

　　(七) 戴尅戎

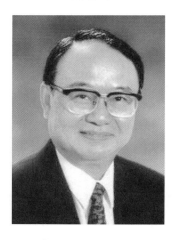

戴尅戎

戴尅戎,男,1934 年生,福建省漳州市人。上海交通大学医学院终身教授。先后担任原上海第二医科大学附属第九人民医院教授、院长、临床医学院院长、骨科主任、骨与关节研究中心主任,上海市关节外科临床医学中心主任,教育部数字医学工程研究中心主任,世界华裔骨科学会会长,亚太人工关节学会会长,国际内固定学会理事及中国分会主席,国际多学科生物材料学会副主席,中华骨科学会副主任委员等职。1955 年毕业于上海第一医学院。1983—1984 年在美国 Mayo 医学中心及研究生院任客座研究员。

　　戴尅戎教授通过医工结合有特色地发展了骨科学学科。在国际上首先将形状记忆合金用于医学领域,发明多种内固定和人工关节制品,用于人体内部,从而推动了形状记忆合金的医学应用。在关节外科特别是人工关节方面做出创造性贡献,发展出多种具首创性的人工关节和骨折内固定装置,设计出计算机辅助个体化人工关节并实现产业化。在国内医院中首先建立骨科生物力学研究室,开展步态分析和骨结构、内固定等方面的生物力学研究。首届上海市发明家,"97"香港杰出中国访问学人、上海市医学荣誉奖、何梁何利基金科学与技术奖、上海市科技功臣等荣誉称号获得者。先后获国家发明二等奖,国家科技进步二、三等奖,国家教委、卫生部、上海市科技进步一、二、三等奖等28项奖励,获得授权及申请专利11项。2003年,戴尅戎当选为中国工程院院士。

截至2005年,上海交通大学医学院拥有4位"973项目"(国家重点研究发展规划)首席科学家,共进行6项研究:

1. "973项目"首席科学家陈竺

陈竺领衔的《疾病基因组学理论和技术体系的建立》项目,经过5年的研究,在单基因病(以神经系统遗传病为主)、肿瘤(肝癌、鼻咽癌、白血病)、多基因病(原发性高血压、2型糖尿病、精神疾病)三大类疾病的基因组研究和相关新理论新技术研究,取得了突破性进展和成果;领衔的"多基因复杂性状疾病的系统生物学研究",在5年时间内,以具有我国特点的多基因复杂性状疾病为研究对象,建立系统生物学的分析方法和技术平台,整合由基因组、转录物组、蛋白质组、代谢物组研究获得的信息数据,鉴定与疾病表型相关的生化途径、信号通路及分子网络结构,阐明其调控机理、模拟疾病的细胞模型和器官模型,为在生物系统层次上提供复杂性状疾病预警、诊断、治疗、预防和药物筛选的新思路、新途径和新导向奠定科学基础。

2. "973项目"首席科学家曹谊林

曹谊林,1954年生,上海奉贤人,1978年毕业于上海第二医科大学整形外科系,1988年获得硕士学位,同年考取博士,师从中国工程院院士张涤生教授。1991年,时为上海第二医科大学附属九院整形外科副教授的曹谊林赴美学习,他在世界组织工程学创始人、美国哈佛大学医学中心儿童医院组织工程学实验室主任瓦康提教授的指导下,系统地进行了组织工程学研究。担任中国医学科学院中国协和医科大学整形外科医院整形外科研究所所长,上海交通大学医学院附属第九人民医院副院长,上海整复外科研究所所长,上海市组

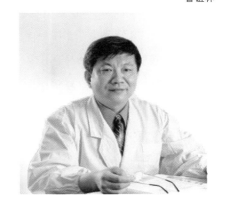

曹谊林

织工程重点实验室主任,上海第二医科大学组织工程研究中心主任,上海组织工程研究与开发中心主任,"长江学者奖励计划"特聘教授,国家重点基础研究发展规划"973"项目首席科学家,美国麻省大学医学院副教授,马来西亚 Kebangsann 大学医学分子生物学研究所特聘教授,亚洲组织工程学会副主席,中国生物材料委员会副主席,中华医学会整形外科分会主任委员,中国生物医学工程学会组织工程分会主任委员,中国医师协会美容与整形医师分会委员会副主任委员,中国生物医学工程学会理事,国家生物医学材料工程技术委员会委员。先后荣获"中华人民共和国人事部中青年有突出贡献专家""中国科学技术协会全国优秀科技工作者""全国杰出专业人才""全国归侨侨眷先进个人荣誉"等称号,获"留学回国人员成就奖"。1998 年,曹谊林凭借在国际组织工程学领域首次将人耳复制到裸鼠背上的科研成果,获全美整形外科医师协会设立的最高奖项 James Barrett Brown 奖,成为荣膺该奖的第一个亚洲人。此外,曹谊林还获"国家杰出青年基金会国家杰出青年",教育部"全国高校十大科技创新奖","求是科技基金会杰出青年学者""上海市科技精英"等称号,其科研成果获得过高校科学技术二等奖 1 项,中华医学科技奖二等奖 1 项,中华医学科技奖三等奖 1 项,上海市科学技术科技进步一等奖 2 项、二等奖 2 项,上海市科技成果奖二等奖 1 项,上海市临床医疗成果奖三等奖 1 项,上海国际工业博览会创新奖 1 项。

　　曹谊林领衔的"组织工程的基本科学问题"项目,以组织工程研究中存在的制约组织工程发展的种子细胞、生物材料等关键问题为主要研究方向,研究内容包括种子细胞研究,可降解生物材料的研究,组织、器官的形成和再生研究。领衔的"组织工程学重要基础科学问题研究"项目,主要研究组织工程化组织形成与转归机制,组织微环境对于细胞分化,特定组织形成与成熟的影响及作用机制;生物力学对调节细胞分化和促进组织工程化组织形成的机理,生物材料组成与特定构型对细胞分化、组织形成的影响及作用机制,同种异体干细胞免疫调节机制研究与通用胚胎干细胞库的建立。

　　3. "973 项目"首席科学家盛慧珍

　　盛慧珍,女,1953 年出生。研究员,博士生导师。上海市发育生物学重点实验室主任,上海第二医科大学(新华医院)发育生物学研究中心主任,中科院上海生命科学研究院生化细胞所干细胞生物学重点实验室主任。教育部长江学者,中科院百人计划课题组组长。国家自然基金委生命科学部二审评审专家。1982 年获上海第二医科大学硕士学位。1989 年获澳大利亚墨尔本 La Trobe 大学博士学位。1989—2000 年在美国国立卫生研究总署儿童健康与人类发育研究所从事研究,主要从事胚胎干细胞的建立和定向诱导分化的研究,已在运用小鼠干细胞克隆技术和同类基因重组技术研究发育调控基因在胚胎发育中的作用方面取得突出成果。1999 年 9 月，盛慧珍博士回国，在上海市科委与上海第二医科大学的支持下，建立了上海市发育生物学重点实验室。在较短的时间内，从无到有建立了一系列干细胞研究关键技术，包括人类体细胞重编程，人类胚胎干细胞建系，胚胎干细胞向神经、肌肉细胞的定向分化等等，已拥有了进行"治疗性克隆"研究的技术平台。主要研究方向为：干细胞技术在医学领域的应用和干细胞发育全能性的分子基础。2001 年，盛慧珍成为新增的"973"首席科学家。2003 年作为文章的通讯作者，盛慧珍在 *Cell Research* 上发表了关于治疗性克隆的文章。研究人员将人类皮肤细胞与兔子卵细胞融合，培植出人类胚胎干细胞，第一次证明"治疗性克隆"的可行性。实验室从 1999 年成立后，盛慧珍研究员主持并完成的科研项目有 10 余项，包括"973"项目 1 项，盛慧珍研究员为项目首席科学家；863 计划一项，盛慧珍研究员为项目负责人。此外，盛慧珍还承担了上海市科委重大科研项目 4 项，中科院知识创新工程项目 1 项，合作项目 1 项。盛慧珍累计得到经费超过 2 000 万元，在国内外重要会议邀请做大会发言 10 余次，主持了东方科技论坛和 2004 年中法干细胞会议，多次被俄罗斯、美国、英国、新加坡等国邀请做专题报告，申请了两项 PCT 国际专利。发育生物学实验室为上海市科委重点实验室，发育生物学学科为上海市教委重点学科，"211"工程重点学科。其主编的《干细胞工程与再生医学》获得 2004 年上海市医学奖三等奖。

　　盛慧珍领衔的"干细胞的基础研究与临床应用"项目，主要建立和干细胞研究与应用相关的关键技术，构成治疗性克隆的技术平台，研究干细胞发育全能性及定向分化的细胞与分化机制，采用治疗性克隆路线从根本上解决免疫排斥问题；研究胚胎干细胞和组织干细胞的体外扩增和定向分化。

　　4. "973 项目"首席科学家陈国强

盛慧珍

　　陈国强，男，1963 年生，湖南攸县人，医学博士、教授。曾任上海第二医科大学附属瑞金医院上海血液学研究所副所长，上海交通大学基础医学院病理生理学教研室主任，上海交通大学医学院副院长、研究生分院院长兼基础医学院和医学科学研究院院长。上海交通大学副

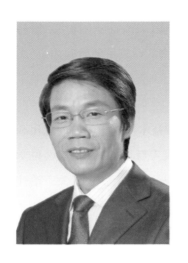

陈国强

校长,上海交通大学医学院院长,教育部细胞分化与凋亡重点实验室主任。2015 年 12 月,当选为中国科学院院士。

陈国强先后作为首席科学家承担国家重大基础研究(973)计划项目和国家重大科学计划项目,并作为负责人承担多项国家自然科学基金重点、重大项目,带领研究团队,致力于肿瘤尤其是白血病的病理生理学基础研究,在肿瘤细胞命运决定和肿瘤微环境调控机制方面获得系列创新性成果,在国际重要学术刊物如 *Cancer Cell*、*Nature Chemical Biology*、*Nature Cell Biol*、*J Clinical Invest*、*Blood*、*Leukemia*、*EMBO Report*、*Oncogene* 等期刊上发表 SCI 论文 150 余篇,被他引 6 000 余次,先后获国家自然科学二等奖、中华医学科技一等奖、上海市自然科学一等奖、上海市科技进步一等奖等,获何梁何利科学和技术进步奖、卫生部有突出贡献中青年专家、全国优秀博士学位论文指导教师、全国劳动模范(先进工作者)、教育部长江特聘教授、新世纪百千万人才工程首批国家级人选、中国青年科技奖、上海市劳动模范、上海十大杰出青年、上海科技英才、上海优秀留学回国人员、上海市医学领军人才、上海自然科学牡丹奖等荣誉称号,受邀担任国内外多个学术杂志的编委和悉尼大学、渥太华大学等荣誉教授。

2002 年,陈国强被国家科技部聘为"973"首席科学家,与中科院上海药物研究所蒋华良研究员共同领衔"基于生物信息学的药物新靶标的发现和功能研究"项目,主要内容为建立和完善生物信息学技术平台,通过从基因组到药靶和从药物到药靶两种策略,以我国独立完成基因组测序的表皮葡萄球菌为模型,建立发现和验证药物靶标的技术体系;选择严重威胁人类健康、并已有良好研究基础的结核杆菌和白血病等重要疾病和病原体,并结合我国中药资源的特色,开展基于生物信息学的药物新靶标的发现和验证研究,从而取得源头创新性成果,为突破我国自主创新药物研究开发的瓶颈奠定坚实基础。

第四节 科学研究与学科建设

20 世纪 90 年代中期后，二医贯彻落实"科教兴校"和"可持续发展"的战略方针，认真学习全国科技大会精神和《中共中央、国务院关于加速科学技术进步的决定》，以"211 工程"建设为龙头，以学科建设和人才培养为核心，健全和完善"国家-市级-校级-院级"四级学科网建设，注重相关学科间的交叉渗透以及基础与临床的结合，完成了一批高水平的科研项目，取得一批重大科研成果，科技工作成效显著，获得了良好的经济和社会效益。

一、建设重点学科和重点实验室，巩固学科优势地位

（一）重点学科建设

国家重点学科是国家根据发展战略与重大需求，择优确定并重点建设的培养创新人才、开展科学研究的重要基地，在高等教育学科体系中居于骨干和引领地位，同时满足经济建设和社会发展对高层次创新人才的需求，为建设创新型国家提供高层次人才和智力支撑，在国家的建设中起重要的作用。学校在 1989 年、2001 年两次国家重点学科评选中先后有 6 个学科入选，分别为内科学（血液病）、内科学（消化系病）、内科学（内分泌与代谢病）、儿科学、外科学（整形）、口腔临床医学。

学校在"七五"和"八五"期间建立的上海市属高校重点学科，经过建设取得了成效。在此基础上，1996 年，学校的医学细胞生物学、免疫分子生物学、药物化学、心血管内科学、消化内科学、口腔颌面外科学和儿科学（儿内科）7 个学科，被列为上海市属高校第三期重点学科，建设周期为 5 年，总经费 1 800 万元。继 1994 年、1995 年之后，骨科（关节外科）于 1996 年被列入上海第三批医学领先专业重点学科建设计划，使学校的上海市医学领先专业重点学科达到 9 个。

为建立和完善重点学科四级科学网络，学校的校院两级重点学科在 1996 年中进入实质的启动阶段。校级重点学科根据"全面规划、择优录取"的原则。经组织校内专家评审，确定附属瑞金医院的消化内科、第九人民医院的生物材料与口腔修复学、仁济医院的神经外科、基础医学院的生理学、新华医院的眼科为首批校级重点学科，建设周期为 5 年，总经费为 250 万元；院级重点学科各院根据不同的情况进行启动，据统计有 31 个学科被确定为首批院级重点学科或特色专业学科。

　　学校在"十五""211 工程"建设期间,进一步加强各级重点学科建设,使学科群体优势进一步凸显。学校还在"211 工程"建设中,重点建设血液学、内分泌代谢学、消化系疾病学、儿科学、口腔颌面外科学、整复外科学、组织胚胎学、医学免疫学、医学分子生物学、外科学 10 个学科,使其中一些学科进入国家教育部重点学科行列,并在整体水平提高的前提下,更加突出学科优势,使这些学科达到国内领先地位,部分专业达到国际先进。2005 年,医学基因组学和组织工程学列入上海市"重中之重"学科,作为优势学科以专项投入方向进行建设;口腔颌面外科学、内分泌与代谢病学、消化疾病学作为优势学科进行建设,肾脏病学、口腔修复与生物材料学、风湿病学、儿科学、发育生物学、医学免疫学作为特色学科建设。到 2005 年,二医共有市级以上重点学科 22 个,国家重点学科 14 个,上海市重点学科 18 个(其中"重中之重"学科 2 个),上海市教委重点学科 23 个,上海市医学领先专业重点学科 9 个。

　　（二）重点实验室建设

　　20 世纪 90 年代中期以后,学校多个实验室被批准列入上海市重点实验室。这些重点实验室的建立和开放成为高水平科研项目的支撑点,为学校的科研工作创造了良好的条件。为紧跟血管生物学新兴发展的趋势,缩短与国际研究前沿的差距,努力开展与心脑血管疾病有关的血管病变的研究,高血压研究所 1995 年 1 月通过上海市科委组织的专家组论证,被批准建立上海市血管生物学重点实验室,建设周期两年,总经费 100 万元。随着"克隆"这一全新概念的进入,迅速建设以基础研究为主的发育生物学实验室非常必要,1995 年 7 月,上海市发育生物学重点实验室被批准成立,建设周期一年半,总经费 200 万元。1997 年 4 月,二医组织工程研究中心通过专家论证,建立上海市组织工程研究重点实验室,建设周期两年半,总经费为 150 万元;为充分发挥中西医结合的优势,将在骨关节创伤、常见骨科疾病的防治和基础理论研究方面取得的科研成果应用于临床,促进上海市乃至我国伤骨科医学的发展,1997 年 12 月,经上海市科委组织专家论证,学校建立上海市中西医结合防治骨关节病损重点实验室。为适应国际生殖医学发展动态,努力建成集研究、开发、诊治和培训为一体的国际一流水平的实验室,生殖医学实验室经过两年的建设,1998 年 12 月通过市科委组织的专家验收,正式挂牌成为上海市生殖医学重点实验室。1998 年 3 月 4 日,由中国生物工程开发中心、上海市科委、中科院上海分院、复旦大学、瑞金医院、上海市肿瘤所、上海医科大学和上海第二军医大学 8 家单位共同发起的上海人类基因组研究中心在瑞金医院成立,由陈竺任中心主任,旨在促进我国人类基因组研究进程,并推进应用和引导开创中国基因组产业的发展。同年 10 月 29 日,国家人类基因组南方研究中心在浦东新区张江高科技园区挂牌成立,陈竺任中心主任。国家人类基因组南方研究中心是在上海人类基因组研究中心基础上,由上海地区相关领域科研单位共同发起建立的新型科研机构。中心根据国际高科技发展动向,围绕当代人类基因组研究的重大课题,建立先进的实验和分析手段,承担国家重大科技任务并组织实施及提供优质服务。中心成立后,将建立能开展人类基因结构和功能研究的先进试验体系,对我国南方地区肝癌、糖尿病、高血压、鼻咽癌等疾病的相关基因进行研究开发,同时结合中国人类基因多样性的特点,筛选并发现一批有重要意义的新基因或者 DNA 序列。

2001 年 11 月 26 日,经过专家论证,上海市暨卫生部人类基因组研究重点实验室联合上海市内分泌研究所、上海市高血压研究所、瑞金医院分子医学中心等单位的优势力量,被国家科技部批准为“医学基因组学国家重点实验室”,成为国家级第一个医学基因组学基础研究基地和重点实验室。

该实验室旨在顺应生命科学和医学发展的趋势,将基因组学的最新科技成果与医学实践紧密结合,通过建立基因组大规模测序、扫描、DNA 序列变异检测、核型分析、染色体荧光原位杂交、比较基因组杂交、基因芯片、转录组和蛋白质组、大规模转基因和基因剔除以及生物信息学等功能基因组学技术平台,以白血病等恶性肿瘤以及原发性高血压、糖尿病和遗传病等我国多发的人类重要疾病为研究对象,发展基于分子机制的疾病预防、诊断和治疗的新途径,为提高我国人民的健康水平和疾病防治能力做出贡献。

二、建立新型科研基地,开拓科研工作新局面

二医除了进行重点学科和重点实验室建设外,还同校外科研单位开展合作,共同探索全新的组织管理模式,组建新型科研基地,开辟科研工作的范围和领域,使学校的科研工作不断出焕发生机与活力。

(一)上海市激光医学研究中心

激光医学是医学领域的一门新兴学科。为促进激光技术及其在医学领域的应用,1992 年 10 月,上海市科委在二医附属仁济医院成立上海市激光医学研究中心。该中心是由上海第二医科大学、附属仁济医院与上海市科委共同投资建立的重点实验室,担负医疗、教学、科研、国内外交流、评估、开发等任务。中心成立以来,从基础研究到临床研究,从大功率激光到弱激光治疗及光针治疗,应用面涉及内、外、妇、儿、皮肤、眼耳鼻喉、神经、中医、口腔等学科,尤以激光内窥镜治疗、激光光敏诊治、激光美容等方面为特色,并进行激光在神经外科、胸腔镜下的激光治疗等新的研究,形成集激光医疗、教学、科研为一体的现代研究中心。

中心成立的 20 多年来,已承担数十项研究课题,均处于国内领先、国际先进水平。研究

中心成员发表论文160余篇,其中12篇被SPTE收录,10篇文章被ISTP收录。中心培养硕士研究生5名,协助培养博士研究生2名、硕士研究生22名。激光医学研究中心每年举办1～2期国家级激光医学"继续教育"学习班级,并接受来自国内外同行参观、学习、进修、交流。1994年和1997年两次主办"上海国际激光医学学术会议",1999年又与美国科医人公司合作成立"中国激光医学培训研究中心",2000年成为上海市卫生局激光治疗质量控制中心。该中心为中华医学会激光医学会副主任委员单位、中华医学会上海医学会激光医学分科学会主任委员单位。1994年,中心创办了《激光医学》杂志。2000年起,《激光医学》与全国中文核心期刊、中国生物医学核心期刊《应用激光》杂志合并。

(二)上海生命科学研究院健康科学中心

1999年,中国科学院上海生命科学研究院、上海第二医科大学"强强联合",率先跨科学院系统与医学教育卫生系统组建以"人口与健康为主导,生物学与医学交叉"为特色的创新研究基地——中国科学院上海生命科学研究院健康科学中心。1999年7月3日,健康科学中心筹建工作启动。二医校长范关荣和上海生命科学研究院院长吴建屏分别代表本单位在合作协议书上签字。

根据协议,双方建立长期的实质性的全方位合作,使生命科研基础研究和生物技术创新发展和医学紧密结合起来。中心设在二医,由双方共同领导和管理,主任由二医副校长钱关祥担任,副主任由生命科学研究院副院长赵国屏担任。

经过两年多的筹建,2002年4月,健康中心开始实体化运作。4月6日,健康科学中心揭牌仪式举行。中科院副院长陈竺院士、上海市周慕尧副市长为中心揭牌。健康科学中心揭牌仪式由中科院上海生命科学研究院院长裴钢主持。二医党委书记赵佩琪、校长范关荣出席仪式。2005年,该中心更名为健康科学研究中心。

新成立的健康中心汇聚和集中了中科院上海生命科学研究院和上海第二医科大学的优秀科研人才和几个重点实验室,依托中科院上海生命科学研究院在国内生物学基础研究领域的领先地位和上海第二医科大学在国内医学院校中名列前茅的优势,瞄准生物医学领域的前沿课题和社会发展需求,围绕人类重大疾病,重点发展与临床结合的基础和应用性研究,组织多学科交叉的合作研究,并培养拔尖的生命科学人才。该中心推行地方高校与科研院所合作的组织体制和管理模式,打破旧体制束缚,院校紧密合作,建立起"以科研工作为中心,以科研骨干为主导"的科研管理体制和"高效、开放"的运转机制,有利于创新性人才的培养和发挥双方各自的优势,为科技创新、人才培养提供更加广阔的环境,同时对我国的生命科学研究、人类的健康事业和人类的科技进步产生深远影响。

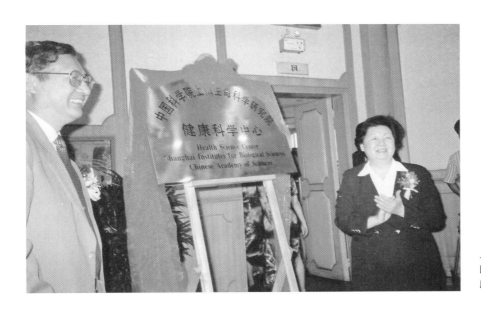

上海生命科学研究院健康科学中心揭牌成立(2002年)

(三)上海系统生物医学研究中心

系统生物学理论最早由美国科学院院士莱诺伊·胡德(Leroy Hood)教授为代表的科学家于1999年提出。它是以生物系统内的所有组成成分及其相互关系为研究对象,通过大规模动力学分析,用数字方法抽象出生物系统的设计原理和运行规律,强调对生命现象要从系统和整体的层次加以研究和把握,是系统论与生物学在功能基因组时代全新技术背景下的结合。我国科学家作为最早倡议者,不仅积极参与推动了国际系统生物学的发展,而且提出了"系统生物医学"的概念,明确将系统生物学与医学相结合,直接以临床面对的重大科学问题为切入点,在系统理论指导下,把人体作为一个完整的系统加以研究,通过大规模提取各类生物信息,深入研究基因组信息与环境信息的相互作用,阐明发病机理,研究新的诊断和治疗技术,从而引领现代医学进入预测性、预防性和个性化的时代。

2005年11月6日,上海系统生物医学研究中心在上海交通大学医学院成立。上海市副市长严隽琪和上海交通大学党委书记马德秀共同为研究中心揭牌。中国科学院副院长陈竺担任中心主任。上海系统生物医学研究中心充分发挥上海交通大学在理学、工程技术、医学研究和临床方面的资源,依托生物纳米技术、微电子、计算和工程技术、新材料和精密机械的研究基础和人才优势,以肿瘤、代谢综合征、神经变性疾病为重要对象,围绕理论体系和技术创新,重大疾病发生机理,重大疾病早期诊断和预测、预警,重大疾病创新治疗技术,中国传统医学理论体系与治疗方法的现代化等5个主要方向开展系统生物医学研究。

中心实行理事会领导下的主任负责制和课题管理制。理事会由政府管理部门的代表、科学家代表和投资单位的代表共同组成,确定中心运行和发展的大政方针;同时聘请国内外著名专家组成学术委员会,由中国工程院院士杨胜利担任主任,协助中心主任确定中心的学科发展方向和人员聘用。此外,中心聘任美国科学院院士 Leroy Hood 教授为中心国际顾问委员会主任。[1]

(四)E-研究院的成立和发展

为进一步促进上海高校持续健康发展,稳定一批基础理论研究和人文社科研究的中青年学术骨干,加强国内科技资源和队伍的融合,增强高校科技创新能力和持续创新能力,2003年,上海市教委决定实施"上海高校 E-研究院建设工程",由市政府投入专项经费,为期10年。该院是以信息网络为平台的一个全新的具有可变性研究机构,通过信息化手段与国内外进行广泛交流合作,开展尖端领域和学科前沿领域研究。2003年,市教委启动了6个E研究院建设,二医有3个:免疫学、模式生物、市属高校第四期重点学科内分泌与代谢病学,共获首期建设经费900万元。截至2005年,经过一年多的发展与建设,共有37名特聘研究员进入3所E研究所,42篇按要求署名论文已发表或待发表,首席及特聘研究员获国家及市各类重大、重点项目20多次,其中免疫、内分泌各1名研究员获国家自然科学基金重点项目,模式生物1名研究员获教育部长江学者创新团队发展计划项目。此外,3个E研究院还主持举办了多次学术会议、系列讲座及专题讲座和创新研讨会等。[2]

三、科研和经费再上新台阶

随着科研体制改革的深入,二医整合科研力量,鼓励广大科技人员结合国家和上海市医疗事业发展的需要,积极申报并承担各类科研项目,多渠道争取科研经费。"九五"期间,学校科研项目数和经费较"八五"时期有了大幅度增加,学校科学研究的档次和水平均得到较快提高。1996年,全校共争取各类科研项目166项,科研总经费首次突破1 000万元,达1 242.5万元,其中获国家科委"863"项目3项,国家自然科学基金项目34项,获市科委项目31项,获部委级项目49项,局级项目48项,还获得国家自然科学基金国际合作项目4项,此

---

① 《上海二医报》,2005年11月7日,第818期第1版。
② 《2005年二医大科研工作总结》,上海交通大学医学院档案馆藏2005年 KY11 - Y1。

外,校、院(所)二级科研基金达 137.92 万元。[①]

1998 年,全校共争取各类纵向科研项目 255 项,经费 2 289.1 万元,比 1997 年增长 40%。获国家科委项目 5 项,国家自然科学基金重点项目 1 项,杰出人才基金 1 项,卫生部 A 类项目 16 项,B 类项目 34 项。附属瑞金医院获各类项目 79 项,经费 884 万元,占全校经 费总额的 38.2%。[②] 1999 年承担纵向科研项目 181 项,科研经费达到 3 880.3 万元,国家科委 7 项,自然科学基金重大项目 1 项,杰出青年基金 2 项,面上项目 28 项。[③]

进入 21 世纪后,学校的科研工作以学科建设为重点,人才集聚为核心,科技创新为目 标,在争取科研项目和经费上不断取得佳绩。"十五"时期,学校争取科研项目和经费数得到 较快增长,承担国家级科研项目的能力明显增强 2001 年争取纵向课题 187 项,总经费 4 857.25 万元;国家科技部项目 11 项目。2003 年纵向课题 272 项,争取经费数达到 6 368.3 万元,其中国家科技部"973"项目 1 项,经费 2 500 万。2004 年,全校科研项目共计 296 项,总经费 6 962.5 万元,获国家科技部 973 项目 1 项,"十五"攻关 3 项,国家自然科学基 金项目 63 项,其中重点项目 1 项,杰出青年基金项目 1 项,新世纪优秀人才支持计划 1 项。 2005 年,学校所获科研项目和经费再创历史新高,争取科研项目 409 项,学校科研总经费首 次突破了 1 亿元大关,达到 1.152 3 亿元,获得国家科技部项目 13 项("973"项目 1 项,子项 目 4 项;"863"项目 5 项,国际合作重点项目 1 项,其他 2 项),国家自然科学基金项目达 105 项。[④]

四、科研成果保持良好势头

学校依托重点学科和重点实验室等科研基地的建设,不断壮大高学术水平的科研队伍, 科技成果数量不断增长,质量不断提高,科研成果转化工作也取得显著成效。

(一)科研成果与获奖

1995 年,全校获各级科技进步奖 54 项,其中国家科技进步奖 5 项,国家发明奖 1 项。市 人类基因组研究重点实验室经过 2 年建设,深入开展人类基因组研究,取得实质性进展,多 项成果具有国际水平。王振义、江绍基当选中国工程院院士,陈竺当选中国科学院院士,实

① 《上海第二医科大学 1996 年科研工作总结》,上海交通大学医学院档案馆藏 1996‑KY11‑7。
② 《1998 二医大科研工作总结、大事记》,上海交通大学医学院档案馆藏 1998 年 KY11‑16。
③ 《1999 二医大科研工作总结、大事记》,上海交通大学医学院档案馆藏 1999 年 KY11‑7。
④ 《2005 年二医大科研工作总结》,上海交通大学医学院档案馆藏 2005 年 KY11‑Y1。

现了学校院士"零"的突破。

　　进入"九五"时期，学校所获科研成果不仅在量上取得了较大进步，更在质上取得了重大突破。1996 年，学校获得国家科技进步奖 2 项，国家发明奖 1 项，获奖率 100％，所获国家级奖项数量在上海高校中名列前茅；附属九院的张涤生教授被评选为中国工程院院士。瑞金医院的王振义教授获"求是"杰出科学家奖，陈竺研究院被评为第二届何梁何利奖，陈生弟教授被评为第二届全国中青年医学科技之星；九院的戴尅戎教授被评为首届上海市发明家称号。1997 年获得各级科技进步奖 33 项，其中国家科技进步奖一项，国家发明奖一项；卫生部科技进步奖 9 项，国家教委科技进步奖（丙奖）4 项，位于全国医学院校首位（获奖数占全国医学院校获奖数的 31％）；王振义院士和陈竺院士分别在国际上获瑞士布鲁巴赫和法国卢瓦兹奖。1999 年，全校获各级科技进步奖 42 项，其中国家科技进步奖 3 项。2000 年，附属瑞金医院陈赛娟完成的"全反式维甲酸与三氧化二硅治疗恶性血液疾病的分子机制研究"获国家自然科学奖二等奖（一等奖空缺），附属新华医院沈晓明等完成的"铅对儿童生长发育影响及其预防的系列研究"、瑞金医院史济湘等完成的"烧伤创面愈合机理的研究"均获国家科技进步奖二等奖，其中国家自然科学奖二等奖是上海第二医科大学历史上获得的最高奖项。①

　　"九五"期间，学校获得 10 项标志性科技成果：

　　（1）全反式维甲酸与三氧化二砷治疗恶性血液疾病的分子机制研究。该项目从基础到临床的研究具有系统性，为人类恶性疾病基因产物靶向治疗开辟了新的途径，所项目倡导的诱导分化与凋亡疗法已在国际肿瘤界广泛应用，已发表的论文被引证次数达 1 296 次以上，得到 Science 杂志的高度评价，获得 2000 年度国家自然科学二等奖和国际杜邦科技创新奖。

　　（2）人类白血病诱导分化和凋亡细胞和分子机制研究。该项目应用诱导分化治疗人类癌肿的独特思路，在全反式维甲酸治疗急性早幼粒细胞白血病（APL）获得成功；并且应用三氧化二砷治疗 APL 也获得成功；还首次利用严重免疫缺陷 SCID 小鼠建立了人类 APL 模型。本项目为研究 APL 发病原来及治疗的分子机制提供了立项的动物模型，也为传统中药治疗肿瘤提供了现代理论基础。该项研究 1997 年获得上海科技进步一等奖。

　　（3）胃癌外科综合治疗的基础与临床系列研究。该项目从胃癌的发生、发展机制研究着手，研究了胃癌的生物学特性与临床病期及预后的关系，并且积极探索进展期胃癌外科综

---

① 《上海二医报》，2001 年 2 月 28 日，第 672 期第 1 版。

合治疗方案,包括生物学治疗在内的各种辅助治疗。通过研究,使胃癌者总体五年生存率达到44%,根治术后五年生存率达63.8%,总体疗效达到国内领先和国际先进水平,1999年获国家科技进步三等奖。

(4)急性坏死性胰腺炎(ANP)治疗方案的系列研究。ANP病死率极高,该项目率先在国内应用CT图像进行重度分级,首先提出个体化治疗方案并在全国推广,开展短时血滤治疗ANP,创造连续收治180例ANP治愈率达85%的纪录,近年来又连续多次成功抢救暴发性ANP患者,达到国内领先,获1997年国家科技进步三等奖。

(5)幽门螺旋杆菌(HP)感染的流行病学治病情况及诊治研究。该项目首先在国内开展并阐明HP与胃十二指肠疾病的关系及HP感染的因素和可能传播途径,建立了HP检测的ELISA方法和免疫印迹法,首创HP感染的同位素诊断方法;首创用三联疗法治疗HP感染并使根治率达到90%以上,研究水平达国内领先和国际先进,获1998年国家科技进步二等奖。

(6)铅对儿童生长发育影响及其预防的系列研究。该研究揭示了环境铅污染对儿童生长发育危害的普遍性和严重性,在国内首次建立了微量末梢血铅测定法,促进了我国汽油无铅化的实施,推动了我国儿童铅中毒的防治,为保障儿童健康成长起到了积极作用,获2000年国家科技进步二等奖。

(7)经关节镜滑膜下硬化治疗习惯性下颌关节脱位。该项目在国内率先应用新的方法治疗习惯性下颌关节脱位。该方法的优点是创伤小,手术时间短,疗效好,减轻患者痛苦,提高了生活质量,优于国内外所用的其他方法,获1997年国家发明四等奖。

(8)细胞因子基因转导人肝癌和胃癌细胞疫苗的研究。该研究建立了细胞因子基因疫苗,体现了目前及今后恶性肿瘤基因治疗的一种策略,已成功建立的人肝癌和胃癌细胞疫苗等增强机体主动免疫功能,研究成果已得到国家药品监督管理局批准作为生物制品一类药物,进入临床试验。

(9)人类"下丘脑-垂体-肾上腺轴"对机体神经内分泌重要系统的基因表达,入选"2000年中国基础研究十大新闻"。

(10)维甲酸诱导APL的基因表达调控网络研究,入选"2000年中国医药科技十大新闻"。

据中国科技信息研究所信息分析中心统计,1996年,学校被《科学引文索引》扩展板(Science Citation Index Expanded,SCIE)收录研究论文44篇,《工程索引》(The Engineering Index,EI)收录5篇,《科技会议录索引》(Index to Scientific & Technical Proceedings,ISTP)

收录 9 篇;1997 年,SCIE 收录 53 篇,EI 收录 3 篇,ISTP 收录 2 篇。1998 年,被 SCIE 收录 17 篇,EI 收录 1 篇,ISTP 收录 8 篇。1999 年被 SCIE 收录 41 篇,EI 收录 1 篇,ISTP 收录 5 篇。2000 年,附属瑞金医院被 SCI 收录的论文 32 篇,居全国医疗机构的第一位。其中,上海血液研究所发表论文被引证次数最多,陈国强已先后在世界权威刊物《Blood》等发表了 10 多篇高质量的论文。[1] 据中国科学技术信息研究所统计,1998 年、1999 年 2000 年陈国强的单篇论文被引用数全国个人排名分别为第八、第三和第五。

"十五"期间二医科研成果继续保持良好势头。2001 年,全校获高校科技奖 5 项,中华医学科技 4 项,市科技奖 15 项。附属九院邱蔚六教授当选为中国工程院院士,上海血液研究所的陈赛娟教授获"杜邦科技创新奖""何梁何利基金",新华医院沈晓明获第七届中国青年科技奖。

2003 年获教育部推荐国家科技奖 5 项,中华医学科技奖 6 项,中华中医药学会科技奖 1 项,市科技进步奖 22 项,医学科技奖 16 项。王振义院士获"瓦塞曼"奖。[2] 2004 年共获得各级各类科技成果奖 49 项,其中国家自然科学二等奖 1 项(瑞金医院陈竺:"人类造血和内分泌相关细胞/组织基因表达谱和新基因识别研究"),国家科技进步二等奖 1 项(瑞金医院王鸿利:"重要脏器血栓栓塞的基础与临床研究")及 5 项市部级一等奖,获奖综合水平历年最高。附属九院戴尅戎、邱蔚六同时获何梁何利基金科学和技术进步奖。[3] 2005 年,新华医院苏肇伉"危重婴幼儿先天性心脏病的急诊外科技术系列研究"获国家科技进步二等奖,此外,学校还获得教育部提名国家科技奖 5 项,中华医学科技奖 10 项,市科技进步奖 29 项,市医学科技奖 27 项,为历年获奖最多。"十五"时期,学校在高级别杂志上发表论文数有较大增长,2001 年被 SCIE 收录 79 篇,EI 收录 2 篇,ISTP 收录 3 篇。2004 年,SCIE 收录 144 篇,EI 收录 2 篇,ISTP 收录 51 篇。2005 年被 SCIE 收录 158 篇,EI 收录 6 篇,ISTP 收录 82 篇。"十五"时期,上海第二医科大学被三大索引收录论文共 768 篇。

(二)社会科学科研情况

人文、社会科学是学校科研工作的组成部分。"九五"期间,学校设立了医学教育研究基金,鼓励教师开展科学研究,对提高学校的教学质量,深化教学改革,培养高层次的人才具有积极的推动作用。为使文科科研更好地为社会和经济发展服务,上海市教委努力向市政府有关部门呼吁增加投入,并得到重视。1997 年,上海第二医科大学有 2 项应用性的理论课题

---

① 《2000 年科研处工作总结、计划、大事记》,上海交通大学医学院档案馆藏 2000 - KY11 - 1。

② 《上海第二医科大学 2003 年科研工作光荣榜》,上海交通大学医学院档案馆藏 2003 - KY11 - 13。

③ 《2004 年科研工作总结》,上海交通大学医学院档案馆 2004 - KY11 - 1。

列入了上海市教委重点项目,获得文科经费2万元,为校同类项目经费最多的一年。社科部1997年共出版专著2本,主编教材1本、参编5本,发表论文48篇。据统计,1996年全市马列教研室人均发表论著1.32篇,二医社科部为人均3.3篇,位于全市高校前列。1999年,学校确立了11项人文社会科学研究基金课题,有4项应用性的理论课题列入上海市教委文科基金,获得文科经费4.2万元,为校同类项目经费最多的一年。人文社会科学教师在完成教学工作的同时,重视科学研究并取得较大成绩,如出版专著《邹韬奋:大众文化先驱》《邓小平方法论导论》,主编教材和参与统编教材《毛泽东思想概论》《社会主义初级阶段的卫生国情》等13本,发表论文53篇,在理论界和学术界取得一定的影响。"十五"时间,学校先后多项成果列入人文科学研究基金课题和市教委文科基金。2002年,2项列入教育部全国教育科学"十五"规划或重点课题。围绕高等医学院校改革开展,学校还承担了教育部、卫生部、上海市通用统编教材《马克思主义哲学概论》《毛泽东思想概论》《邓小平理论与三个代表重要思想概论》的编写工作。

(三)科研成果转化与应用

学校充分发挥学科科研优势,秉持基础研究与临床结合的转化医学理念,重视经济与科技的结合,强化科研成果的推广和转化,为国家和上海市医疗卫生事业服务。1996年,全校共鉴定科研成果36项,[①]经专家鉴定,多项成果达到国际领先或先进水平。如陈赛娟、陈竺等完成的上海市科委重点项目、国家自然科学基金重点项目《人类白血病诱导分化和凋亡的细胞及分子机制研究》,从临床、细胞生物学和分子生物学等诸方面,对急性早幼粒细胞白血病(APL)的分化、凋亡调控进行了系统、创造性的研究,在肿瘤细胞凋亡机理研究方面实现了重大突破,从细胞和分子水平阐明了砷剂诱导白血病细胞凋亡的机理,从而继续保持了我国在APL研究领域的国际领先地位。1996年,学校有3项科技成果参加上海市优秀发明选拔赛,获得一等奖1项、二等奖2项,有8项科技成果在上海市十年发明成果展览会上参展。1996年中各有1项发明专利和实用新型专利被授权。在科技成果推广中,技术转让和专利技术转让各1项,合计转让费80万元,取得较好的社会和经济效益。[②] 1997年,王鸿利教授等完成国家自然科学基金项目"血栓与止血的检测与应用"。该课题瞄准的是严重危害全球性人类健康和生命的血栓性和出血性疾病,采用现代国际先进的技术和方法,继续进行全面和系统的检测,不仅应用于基础理论研究,而且应用于临床防治研究。同年,学校有3项科

---

① 《1996年二医大鉴定成果获奖成果汇总表》,上海交通大学医学院档案馆藏1996-KY11-8。
② 《上海第二医科大学1996年科研工作总结》,上海交通大学医学院档案馆藏1996-KY11-7。

技成果参加上海市优秀发明选拔赛,获一等奖 1 项、三等奖 1 项、四等奖 1 项,有 12 项科技成果参加上海市第四届科技博览会,有 9 项市卫生局领先学科成果参加上海市第四届科技界展示。各有 1 项发明专利和外观设计成果申请专利,并有 1 项科技成果列入上海市卫生局重点推广项目计划。[①] 1999 年,学校研制成功国内首例携带有人血白蛋白基因的转基因试管牛,同年附属九院戴尅戎教授研制成果国内最早研究发展计算机辅助定制型人工关节以及形状记忆骨折内固定装置,并用于临床。[②] 2003 年,全校申请专利 54 个,为历年学校申请专利最多。为了使科研成果得到转化,钱关祥领衔的《细胞因子基因修饰 X 胃癌细胞瘤菌》"863"高科技项目,经国家药监局批准完成一期临床实验,与复旦生物工程公司签订了 690 万元的转让协议。[③]

(四) 重大科研进展和科研成果

"九五""十五"时期,学校的科研工作规模不断扩大,成果不断涌现,特别是在一些重大科研项目取得了重要突破,展现了学校在医学科研上的实力。

1. 白血病诱导分化治疗新进展

(1) 首次发现氧化砷诱导 APL 细胞凋亡。1996 年,在上海市血液研究所陈竺、王振义两位院士的指导下,1993 级博士研究生陈国强完成的学位论文《维甲酸和氧化砷治疗 APL 的实验和临床研究》被国际著名杂志《Blood》接受。国外权威专家认为,论文中提出的首次发现氧化砷诱导白细胞细胞凋亡的研究结论,是继全反式维甲酸诱导分化急性早幼粒细胞白血病之后,中国学者在血液研究领域内的又一次突破。在研究中,陈国强及其合作伙伴首先通过对 27 例患 APL 患者的治疗和药代动力学分析显示,口服小剂量全反式维甲酸对于降低高白细胞血症和改善维甲酸耐药性具有一定作用,然后应用严重联合免疫缺陷(SCID)小鼠首次建立了人类 APL 腹水瘤动物模型,并以此模型对氧化砷治疗 APL 的细胞分子机制进行研究。研究首次发现氧化砷能选择性地诱导 APL 细胞凋亡,这一结果揭示诱导凋亡是氧化砷的治疗机制之一。在临床上,陈国强与沈志祥教授合作,对 16 例对传统化疗和维甲酸均已耐药的早幼粒白血病复发患者进行静脉滴注氧化砷,结果 15 例患者包括 2 例来自日本的 3 次复发患者重又获得完全缓解,没有出现骨髓抑制和其他严重不良反应,最终证实氧化砷是一个有效和相对安全的药物。

① 《二医大 1997 年科技工作总结、要点和大事记》,上海交通大学医学院档案馆藏 1997 - KY11 - 10。
② 《二医大 1999 年科研工作总结、大事记》,上海交通大学医学院档案馆藏 1999 - KY11 - 7。
③ 《二医大 2003 年科研工作总结、大事记》,上海交通大学医学院档案馆藏 2003 - KY11 - 12。

（2）白血病诱导分化和凋亡的机制研究。由上海血液研究所陈竺、陈赛娟等领衔，联合哈尔滨医科大学第一附属医院、中科院上海市药物研究所共同完成的一项"人类白血病诱导分化和凋亡的细胞及分子机制研究"课题于1996年10月22日通过市科委组织的成果鉴定。专家认为该研究总体成果达到国际领先水平，部分研究内容为国际首创。课题组在国家自然科学基金委员会、国家"863"计划、卫生部及上海市科委等资助下，从1990年起在上海血液研究所原有的全反式维甲酸诱导分化治疗（APL）的基础上，进一步探索改进此病疗效，着重从诱导分化和凋亡的细胞及分子机制上进行深入研究。经过近7年的研究，科研人员首先在国际上率先建立了免疫缺陷性小鼠的人APL动物模型，接着又在克隆的我国第一个疾病基因——锌指蛋白基因，以及与此白血病发病有关的异常融合基因的结构和功能进行深层次研究，还在国际上首先克隆了两个受维甲酸上调的新基因RIG－E和RIG－G。在研究中，科研人员不仅发现三氧化二砷可以治疗初发的APL，对已经产生维甲酸耐药或用维甲酸缓解后又复发的患者仍可再次诱导其缓解，而且探明了恶性细胞凋亡的机理。该研究继续保持了我国在APL研究领域内的国际领先地位，并为分化诱导和细胞凋亡的方法推广到其他恶性肿瘤奠定了基础。

（3）低氧诱导白血病细胞分化。2003年，上海血液学研究所副所长、"973"科学家陈国强在一项研究中首次提出低氧能诱导白血病细胞分化，其论文刊登在国际权威杂志《白血病》上。此项研究是继维甲酸和三氧化二砷后，中国科学家在推动白血病治疗研究中的又一个重要原创性发现。多年来，上海血液研究所虽然曾在国际上率先发现全反式维甲酸诱导分化治疗急性早幼粒细胞白血病（APL），率先开拓三氧化二砷有效治疗APL的重要机制也是诱导分化，但是诱导分化治疗模式仍然仅仅局限于治疗单一的APL。该治疗模式能否在其他类型白血病甚至实体瘤中有所突破还是一个未知数。陈

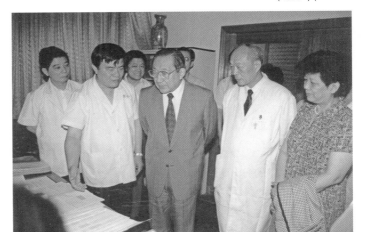

中共中央政治局委员、国务院副总理李岚清视察上海市血液学研究所（1998年）

国强通过潜心研究,发现低氧模拟化合物——氯化钴单独处理能够直接触发 APL 的细胞分化,遂在校病理生理学教研室和健康科学中心肿瘤功能基因组学实验室的 3 个研究组开展攻关。结果显示,氯化钴和低氧环境本身不仅能够有效诱导 APL 细胞分化,而且也能诱导其他机型髓细胞性白血病细胞以及部分来自患者的原代白血病细胞分化。这项研究新发现对深入认识血细胞分化和白血病发病机制具有重要的理论意义,也为诱导分化治疗模式在其他类型白血病的突破奠定了重要的实验基础。[①]

2. 儿童铅中毒防治研究

二医附属新华医院、上海儿科医学研究所是国内最早开展儿童铅中毒防治研究的单位。1989 年以来,该院的沈晓明博士在儿科学家郭迪的指导下,经过多年努力,在儿童铅中毒的流行病学调查、铅中毒对儿童智能发育和体格生长的影响及铅中毒的原因及其预防研究等方面达到了国内领先、国际先进的水平。在研究工作中,沈晓明还发现以前认为只有西方国家才有的儿童铅中毒在我国也相当普遍。根据儿童保健专家的流行病学调查显示,我国城市儿童中有半数以上受到铅中毒威胁。沈晓明通过研究,提出了适合我国国情的预防和治疗防范,这一研究成果为使我国最终决定停止使用含铅汽油起到了重要作用。研究成果在国际儿童保健界引起较大反响,并在一些发展中国家推广使用。1996 年,国内首家儿童铅中毒防治研究中心在附属新华医院挂牌。同年 5 月 8～11 日,由二医主办的上海国际儿童铅中毒防治研讨会召开。国内外 100 余名儿保专家就儿童铅中毒的防治和研究做了交流研讨。沈晓明博士在会上报告的有关论文,运用大量调查数据和实验结果论述了国内儿童铅中毒的普遍性、严重性、原因、诊断和防治等问题,引起了国内外同道的关注和评价。[②]

3. 中国人类基因组研究项目取得重大进展

1994 年,由中国科学院院士、二医老校友,中国医科院基础所强伯勤,上海血液学研究所所长陈竺领衔的“八五”期间国家自然科学基金重大项目《中华民族基因组中若干位点基因结构的研究》启动,经过全国 16 个单位 19 个课题组 3 年半时间的团结协作,于 1997 年 9 月在二医通过专家验收。专家认为成果达到国际水平。科研人员围绕 3 个子课题,累计建立了 12 个民族的 461 株永生细胞株,其转化成功率达到了国际先进水平。研究工作已从基因组的保存提前进入到若干位点的多样性分析,所进行的 β 地中海贫血的基因调控及应用羊基脲治疗的分子机制研究引起国际关注。特别是科研人员已完成酵母人工染色体基因

---

① 《上海二医报》,2003 年 10 月 10 日,第 750 期第 1 版。

② 《1998 年上海国际儿童铅中毒防治研讨会材料》,上海交通大学医学院档案馆藏 1998 - WS14 - 7. 2。

YAC 文库的复制工作,不但发挥了重要作用,而且成为世界上 5 个主要保存 YAC 的资源库之一。尤其令中国人振奋与自豪的是,科研人员应用一系列分子生物学新技术已经克隆到 2 个维甲酸诱导的新基因 RIG‐E、RIG‐G 和 2 个与肝癌相关的新基因 N2A2B、HP8。4 个新发现的基因连同新定位的 61 个特异性表达顺序,均已被国际人类基因数据库接受,从而使国际人类基因数据库有了第一批中国人数据,开始供世界各国科学家享用。这标志着我国人类基因组研究已跻身于国际人类基因组研究的大协作之中。

人类基因组研究重大项目完成后,1998 年 11 月,由陈竺院士领衔的《中华民族基因组结构和功能研究重大项目》通过专家组组论证。该项目以我国具有一定资源优势和研究基础的基因组多样性、疾病基因组学和功能基因组学作为主要突破口,重点研究分离发生率高、危害性大的诸如肝癌、鼻咽癌、食管癌、心血管病、糖尿病等重大疾病的治病基因和相关基因。国家自然科学基金委对该项目投入 700 万元人民币,并组成了上海第二医科大学、中国医学科学院基础医学研究所、中国科学院遗传研究所、复旦大学、北京大学等 14 个单位联合的“国家队”集体攻关,通过课题组成员高效有序的工作,使我国在国际人类基因组研究中占有一席之地,为推动 21 世纪我国生命科学和相关产业的发展做出了贡献。

4. 烧伤重大研究达国际先进水平

1997 年 11 月 22 日,由二医附属瑞金医院上海烧伤研究所所长史济湘和第三军医大烧伤研究所黎鳌共同领衔的国家自然科学基金重大项目“烧伤早期损害发病机理与创面愈合机理的研究”在重庆第三军医大学通过结题验收。[①] 该项研究历时 5 年。二医基础医学院生化、微生物、病理教研室,附属瑞金医院,上海市免疫所,上海市血液学研究所以及第二军医大学长海医院等单位的科研人员,在史济湘率领下,主要对烧伤创面愈合作了较为系统的研究,尤其是关于浅二度创面表皮细胞周期与创面生长因子及受体基因表达的关系,深二度烧伤应用抗凝药物缓解早期继发损害,三度创面新型覆盖材料丝素膜的应用等,显示了在烧伤创面愈合机理研究方面新的发现。该研究建立的各种深度的创面模型;继发性炎性反应在深二度创面形成和愈合中的作用;初步提出的三度创面自、异体皮混合移植中,自体表皮诱导免疫耐受的机理等,在烧伤的基础理论研究方面缩短了与国际领先水平的差距。

5. 组织工程研究成果震撼世界医坛

人体器官会因先天或后天创伤等因素造成缺损、缺失。组织工程就是在细胞和组织水平上操作的生物工程,致力于组织、器官的形成和再生。长期以来,整形修复医学界所采用

---

① 《二医大 1997 年新立项目和科研鉴定成果一览表、获奖成果汇总表》,上海交通大学医学院档案馆藏 1997‐KY11‐9。

的不外乎"挖肉补疮"和"移花接木"的办法,即移植患者自体正常组织来修复和再造缺损组织及器官,或应用异体组织及组织代用品等来进行植入和嫁接。这些传统方法有着严重的缺陷,前者给患者留下新的创伤,而后者则会产生异体排斥,或影响术后效果甚至导致手术失败。

1997 年,附属九院整形外科副教授曹谊林在组织工程研究领域取得巨大成就,即通过提取小牛的正常软骨细胞进行体外培养,繁殖扩增到一定数量,再将其接种在具有良好生物相容性且可被吸收的高分子材料上。该材料按人耳形状雕塑的、种活的细胞经过一周的培养后,将其种植到裸鼠背上。6 周后,人造耳中的高分子材料完全被吸收,取而代之的软骨已经生成,一个外形逼真、血运良好的人耳便长在了小鼠的背上。曹谊林的"人耳鼠"在国际上第一次展示了应用组织工程技术修复组织的成果。世界著名整形外科杂志 *Plastic and Reconstructive Surgery* 发表专题评论,称这一成果是组织工程研究领域中一个新的里程碑。为此,曹谊林获得了国际整形外科学界最高荣誉奖 JamesBarrett Brown 奖,成为迄今为止获得这一荣誉的第一个亚洲人。2001 年,在北京展览馆举办的"863"计划 15 周年成就展上,经曹谊林复制的一只"人耳鼠"在上海展团展示。

在无免疫功能的低等动物裸鼠背上复制人耳后,曹谊林开始潜心于近似于人类的有免疫功能的高等哺乳动物的研究。2001 年,他提取狗的骨髓培养成具有成骨能力的复合物修补狗头盖窟窿成功。从"人耳鼠"到"狗头盔",曹谊林在世界上再创组织工程学奇迹,标志着我国组织工程研究的又一次飞跃。

2002 年,曹谊林教授领衔的"973"课题组经过多次应用组织工程技术构建并修复狗、羊的颅骨、股骨、齿槽骨缺损的动物实验基础后,首次采用人体自身骨髓基质干细胞为种子细胞,通过体外诱导扩增为成骨细胞,并吸附于一种生物相容性良好、可被机体吸收的生物材料上,培养构建成组织工程化人体骨用于临床,修复骨缺损患者获得巨大成功,先后修复了 20 例齿槽裂、黎状孔凹陷、先天性路面畸形等患者骨缺损,取得了良好治疗效果。

"人耳鼠"

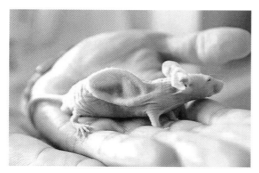

6. 率先在国际上培植人类胚胎干细胞

2005 年，"973"首席科学家，二医上海市发育生物学重点实验室主任盛慧珍教授领衔的研究小组在国际上率先配置了人类胚胎干细胞。这一题为《人类体细胞核的核转移到兔卵母细胞中产生的胚胎干细胞》的论文刊登在由中科院上海生命科学研究院生化与细胞研究所主办的国际性学术刊物《细胞研究》上。英国《自然》杂志闻讯后，在该刊最新一期发表评述，称迄今为止科学家们重新编程的细胞只是局限在动物细胞系，而盛慧珍等人的论文首次证明可对人体细胞核进行重新编程。

为解决免疫不相容性，核移植被想象为是一种产生人类自体移植的细胞或组织。盛慧珍等科研人员在研究中将人的体细胞核移植到兔卵母细胞中得到了配套干细胞，并获得了由融合的核移植产生的胚泡数在 5 岁、42 岁、52 岁和 60 岁 4 个年龄最核供体之间是类似结果。该研究显示，人类体细胞核能形成核移植胚胎干细胞，而与核供体的年龄无关，并可保持不分化状态而持续生长的能力，形成胚状体，在进一步诱导下可产生神经元、肌细胞以及表达胚层标志性代表的混合细胞群。科研人员由此认为，通过核移植到兔卵母细胞的人类体细胞保持着类似于通常胚胎干细胞的表现型。

该论文在发表前，作者和《细胞研究》杂志编辑部曾多次征求国家人类基因组南方研究中心伦理、法律和社会问题研究部顾问组的意见。顾问组组长、二医医学遗传学陈仁彪教授和其他伦理学专家对论文进行了仔细审阅，未发现有违背现有伦理准则的地方。陈仁彪认为，盛慧珍等在研究中把人的皮肤细胞核移植到去核的兔卵母细胞中，并从这一融合胚胎内细胞团抽取可供实验的干细胞，表明已分化了的细胞核重新编程，恢复到原始细胞状态是可行的，这一成果为治疗性克隆研究提供了极其重要的基础理论。

第五节　加强和改进党的建设

二医党委在上海市委、市教委的领导下，坚持以邓小平理论和"三个代表"重要思想为指导，深入学习贯彻党的十五大、十六大精神，紧紧围绕学校的改革和发展，切实加强和改进党的建设，解放思想、实事求是，励精图治、开拓创新，以党的建设引领和带动学校各项事业稳步向前发展。

一、坚持开展思想政治与精神文明建设

（一）掀起学习"十五大"精神和邓小平理论的热潮

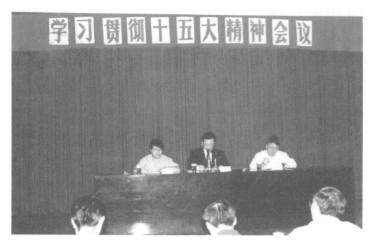

学习贯彻"十五大"精神干部会议（1997年）

1997年9月，党的十五大在北京召开。会上，邓小平理论作为党的指导思想被写入党章。校党委通过举办学习班、报告会、研讨会、自学、网络宣传等方式，组织师生学习贯彻党的"十五大"精神，学习邓小平理论，提高干部、师生员工的政治素养。同年9月15日，二医党委召开党委常委扩大会，学习江泽民同志在党的"十五大"开幕式上的报告，畅谈学习体会。9月18～19日，校本部机关举办首期机关干部学习班，继续组织党员干部学习党的"十五大"会议精神。9月26日，校党委举行学习贯彻"十五大"精神干部会议，"十五大"代表、上海市教卫党委书记王荣华传达"十五大"精神，校党委书记李宣海宣读"关于学习、宣传、贯彻党的'十五大'精神的通知"。①

为进一步贯彻党的"十五大"精神，掀起学习和研究邓小平理论的热潮，1997年9月30日，二医邓小平理论研究中心成立。市委宣传部副部长尹继佐和校党委书记李宣海为中心揭牌。该中心由校党委书记、校长直接领导，以社会科学部为基地。中心主任为校党委书记李宣海，严肃任第一副主任，丁荫奎任常务副主任。尹继佐在讲话指出，在学习贯彻十五大精神之际，上海第二医科大学选择这么好的时间成立邓小平理论研究中心，非常有意义。他希望中心坚持理论联系实际，用邓小平理论推动教育和卫生事业的发展。李宣海在发言中强调，邓小平理论研究要做到"三个加强"，即加强基础研究，加强课程建设，加强应用性研究；力争"三个结合"，即结合党建工作、精神文明建设和学校改革。

---

① 《1997年二医大党委工作要点、总结、大事记》，上海交通大学医学院档案馆藏1997-DQ1-2。

1998年3月24日,校首届邓小平理论研讨会召开。校邓小平理论研究中心成员和全校副处级以上干部、各附属单位宣传科长出席。研讨会由校党委副书记赵佩琪主持。本次研讨会共收到论文60余篇。会上,校长范关荣首先作题为《学习邓小平理论,努力提高干部自身素质》的交流发言,随后,附属新华医院党委副书记徐卫国,九院宣传科科长刘振珊,仁济医院党办主任顾伟民,瑞金党委副书记沈翔慧,基础医学院党委副书记姚家华,社科部副教授陈挥以及1996级本科生贺小燕等从不同角度交流了学习体会,展示了师生员工学习邓小平理论的成果。应邀出席研讨会的市委宣传理论处处长朱敏彦对交流论文做了点评。校领导还在会上向朱敏彦和文汇报理论部主任周锦财颁发了二医大邓小平理论研究中心特聘研究员的聘书。研讨会最后,校党委李宣海书记在会上作重要讲话,要求全校师生继续掀起学习邓小平理论的新高潮,并从认识、方法、目标三方面对各级党组织和干部提出学习邓小平理论的具体要求。[①]

(二)学习"三个代表"重要思想

2000年2月25日,江泽民同志在广东省考察工作时,从全面总结党的历史经验和如何适应新形势新任务的要求出发,首次对"三个代表"重要思想进行了比较全面的阐述,提出:"总结我们党七十多年的历史;可以得出一个重要的结论,这就是:我们党所以赢得人民的拥护,是因为我们党在革命、建设、改革的各个历史时期,总是代表着中国先进生产力的发展要求,代表着中国先进文化的前进方向,代表着中国最广大人民的根本利益,并通过制定正确的路线方针政策,为实现国家和人民的根本利益而不懈奋斗。"二医党委按上级的部署有计划地组织教职员工学习、贯彻江泽民同志关于"三个代表"重要论述的有关精神,并站在学校发展的高度,转变观念、顾全大局,把"三个代表"的要求贯彻落实到各项工作中去,更好促进学校各项工作的发展。

2000年6月,在校党委中心组的学习讨论中,二医校长范关荣指出:"三个代表"思想内涵丰富,意义深刻。毛泽东思想、邓小平理论是党在民主革命时期、社会主义过渡时期和改革开放时的指导思想。"三个代表"重要思想则是新形势下指导我们工作的新理论,我们要用"三个代表"的思想为指导,做好学校各项工作。校党委副书记赵佩琪说,"三个代表"思想是立党之本、执政之基、力量之源。该思想强调党的执政地位。要保持党的执政地位,干部因素很重要,我们要按"三个代表"的要求建设一支跨世纪的干部队伍。副书记孙大麟说,国内经济改革已进入攻坚阶段,我们要坚持走有中国特色社会主义道路,非常需要新的指导思

---

① 《二医大宣传部首届邓小平理论研讨会议程、发言材料》,上海交通大学医学院档案馆藏1998-DQ14-5。

想。"三个代表"是对马克思主义理论新的发展,也是我们进一步搞好改革开放,提高综合国力的指导思想。副校长陈志兴说,该思想的中心是党建问题,对"三讲"教育有针对性,对复杂多变的国际形势有针对性。副校长钱关祥说,"三个代表"是对我党历史的回顾,更重要的是对将来发展的指导。改革开放20年,国内经济发展很快,但与先进国家相比还存在较大差距,我们要认真学习"三个代表"的思想,切实加强党的建设,巩固党的执政地位。社科部主任、宣传部部长项扬说,该思想是加强党的建设的伟大纲领。面向21世纪党的建设面临两个重大课题:建设一个什么样的党,如何建设我们的党。我们要以"三个代表"的思想为指导,加强新形势下党的建设。[①]

　　为了加强二医全体党员对"三个代表"重要思想的学习,充分发挥中共党员在教书育人第一线的先锋模范作用,扎实培养优秀人才,9月21~25日,二医党校举办了以认真学习江泽民同志"三个代表"的思想,联系实际,突出党性修养为主题的中共党员教授轮训班,28名基础医学院的党员教授作为学员参加了本次培训班。9月下旬,校离休干部党支部依托党校举办了为期4天的读书班,主要学习江泽民"三个代表"的重要思想和在中央思想政治工作会议上的讲话。此外,附属医院党委也积极组织党员认真学习"三个代表"的重要思想。附属九院各临床科室、教研室、党支部在进行调整和改选的过程中,一大批年富力强的中青年骨干走上了科室的领导岗位。为提高他们的政治素质,强化两级管理,医院举办了中层干部学习班。九院党委书记简光泽、院长张志愿分别作了《认真学习贯彻"三个代表"精神,加强医院党的建设》和《如何当好科主任和医院发展的前景与目标》的主题报告。

　　2001年7月1日,江泽民同志在庆祝中国共产党成立80周年大会上发表重要讲话。讲话系统总结了我们党80年的光辉历史和基本经验,全面阐述了"三个代表"重要思想的科学内涵,进一步指明了党在新世纪的历史任务和奋斗目标,校本部和附属医院迅速掀起学习江泽民七一讲话精神的热潮。[②]7月6日,校党委中心组学习中,校党委书记赵佩琪指出,讲话有丰富的思想内涵和许多新的观点和提法,全校各级党组织都要组织党员群众深入学习讲话,把思想统一到讲话精神上来,用讲话精神指导我们的工作。校长范关荣说,江泽民同志的讲话对"三个代表"重要思想作了深刻的阐述。我们要结合学校和医院发展的实际,学习贯彻好讲话精神。附属瑞金医院部分党员干部在收听了"七一"讲话后进行座谈。瑞金医院院长李宏为指出,"三个代表"是指导我们工作的方针,希望全院600多名在职党员都要发挥先锋

---

① 《上海二医报》,2000年6月10日,第654期第1版。

② 《二医大党委关于深入学习贯彻江泽民"七一"讲话的通知》,上海交通大学医学院档案馆藏2001-DQ11-13。

模范作用,扎实搞好自身工作,为富院强院、富国强国作出努力。九院党委在深入学习"七一"讲话基础上,按照"三个代表"的要求,继续深化本院开展的"一个党员一面旗"的系列活动,以党员应具备的精神风貌、服务观念、创新意识、理想信念为主题,开展 21 世纪党员形象和医务人员形象大讨论,发挥"一个党员一面旗"的作用,切实加强党的建设。

2001 年,校党委书记赵佩琪在党建工作会上做了题为"以'三个代表'重要思想为指导,努力开创学校党建工作新局面"的报告。赵佩琪在报告中对全校学习和贯彻"三个代表"重要思想提出五点具体要求:①把握发展重点,立足改革创新,努力提高学校综合竞争力。社会主义的根本任务是发展社会生产力,忠实代表中国先进生产力的发展要求。共产党员贯彻"三个代表"思想就是争做发展先进生产力的模范,落实在我们的具体行动中,就是要以改革创新的精神,胸怀全局、突出重点,努力促进医教研各项事业得到协调发展,加快提高学校综合竞争力。②深化理论学习,巩固"三讲"教育成果,着力推进思想建设新发展。党的建设最根本的是思想政治建设。新时期加强党的思想政治建设最重要的是坚持用邓小平理论武装全党,深入学习和贯彻"三个代表"重要思想,要把认真学习、深刻理解和正确把握"三个代表"重要思想作为我们全体党员理论学习和教育的首要内容。学校各级领导干部在"三讲"教育学习提高的基础上,继续带头学好"三个代表"重要思想,用以指导自己的思想和行动,指导学校改革、发展、稳定的各项工作。③加强队伍建设,提高干部素质,积极拓展组织建设新优势。加强党的组织建设,要突出抓好领导班子建设。"三个代表"重要思想是对党的性质、宗旨和根本任务的新概括,是对马克思主义建党学说的新发展,是新形势下对各级党组织和党员干部的新要求。学校各级党委要充分认识提高教育和培训,努力提高干部队伍整体素质的意义,要以"三个代表"的思想为主线,增强党政领导干部的集体领导意识、分工负责意识和主动配合意识,自觉维护党的民主集中制,进一步完善党委领导下的校长负责制,充分发挥党委统揽全局,协调各方的领导核心作用和校长在依法行政中的指挥作用,不断增强领导班子的整体合力。④坚持群众路线,强化责任管理,切实形成作风建设新机制。党要成为中国最广大人民利益的忠实代表,就要求每个党员干部摆正关系。学校全体党员认真学习和贯彻"三个代表"思想,要争做全心全意为人民服务、忠实代表人民利益的好公仆。⑤坚持长效管理,注重内涵建设,推动文明建设再上新台阶。党在社会主义现代化建设中,既要抓高度的物质建设,又要抓精神文明建设。共产党员贯彻"三个代表"思想,就要争做推动先进文化、创建文明建设的标兵。学校要认真总结学校创"市文明单位"的工作经验,努力拓展文明建设工作思路,切实巩固学校精神文明建设的成果,争取向全国文明单位的方向努力。要坚持长效管理,注重精神文明的内涵建设,努力提高广大师生、医护员工的整体文明素质,同时进一

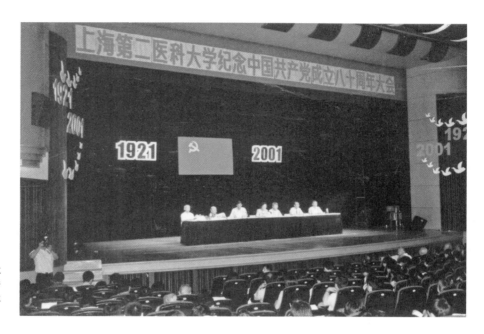

上海第二医科大学纪念中国共产党成立八十周年大会(2001年)

步向进网络、进社团、进园区拓展,在抓好全体师生员工理论学习的同时,加强对当代科技及人文科学知识的学习,提高广大师生员工的政治文化素养。[①]

(三)学习贯彻党的十六大精神

2002年11月8日,党在新世纪的第一次盛会——党的十六大开幕。全校师生为十六大"高举邓小平理论旗帜,全面建设小康社会,开创中国特色社会主义事业新局面"而感到振奋。江泽民代表第十五届中央委员会向大会做的报告一结束,校党政领导和部分中心组的同志即刻就进行了学习座谈。大家对报告列出的10个部分,分别从各个角度谈了自己的心得体会,一致认为"三个代表"的重要思想是对马克思列宁主义、毛泽东思想、邓小平理论的集成和发展,是党必须长期坚持的指导思想;一致认为作为在高等教育战线工作的同志尤其是在要把上海第二医科大学建设成为研究型精品医科大学的过程中,要按照江泽民同志所说的,必须全面贯彻党的教育方针,坚持教育创新,深化教育改革,全面推进素质教育。

2002年11月19日,在市教育系统传达学习十六大精神会议后,二医党委召开了"传达学习十六大精神"会议。校党委书记赵佩琪传达了党的十六大精

① 《2001年二医大党委工作总结、大事记》,上海交通大学医学院档案馆藏2001-DQ11-6。

神及江泽民11月9到上海代表团讲话的精神。赵佩琪在讲话中希望出席会议的各部处、学院领导认真学习十六大文件，并结合各单位实际，制订下一步方案；在学习中，特别要学习江泽民在上海代表团提出的四新——发展要有新思路、改革要有新突破、开放要有新局面、各项工作要有新举措，实现学校"十五"期间的建设新目标。① 俞卓伟是二医历史上第一位党的全国代表大会代表，也是上海卫生系统中唯一的一名党的十六大代表。参加完十六大回沪后，他立即整理了笔记和有关资料，采用多媒体形式在卫生系统做了多场传达学习十六大精神报告。在学习贯彻十六大精神热潮中，校离休干部党支部老同志畅谈了对学习十六大的亲切感受。老红军张明秀抱病听取传达，并参加了支部分组座谈。

　　根据中央和上海市委、市教育党委的部署，校党委于11月26日决定在学校各单位和各层面，组织广大医护师生员工认真学习贯彻十六大精神，要求各单位、各部门结合自己的实际，制订学习计划，扎实安排好学习和贯彻十六大精神工作。② 在校党委中心组学习中，每一名中心组成员认真学习领会"三个代表"重要思想，贯彻十六大提出的全面建设小康社会的战略，结合上海要建成世界级城市和亚洲一流医疗中心的目标，结合市委领导提出的上海要率先建成小康社会的关键，以与时俱进的精神状况，集思广益，规划学校的发展方向，全面落实学校的"十五"规划和"十五"期间的"211工程"建设。校党委组织部和党校举办学习十六大精神学习班，对全校部处级以上干部进行为期两天的理论培训，邀请市委党校和市教委的十六大讲师团的专家来校宣讲，同时对相关问题进行了研讨。③ 各基层党组织以支部为单位，通过文件自学、组织生活等形式，认真学习十六大的政治报告和新党章。各支部还将学习和继续开展"今天怎样做党员教师、党员学生以及党员医护员工"等主题活动结合起来，加强对"三个代表"重要思想的实践。人文社科部筹建了"三个代表"重要思想概论教研小组，党委副书记黄红也以教研组主讲教师的身份参加了人文社科部的研讨活动。该部还举办了为期两天的学习十六大精神专题研讨班。全体教师就学习十六大精神进行了充分的交流。大家一致认为，教师要成为中国先进文化的促进者，在教育改革的实践中成为先锋者。要根据医科大学的实际与特点，努力为学校发展做出积极贡献。宣传部以班组理论学习为抓手，通过对班组长培训、上辅导课，特别是通过校园网络载体，以多种形式引导和组织群众学习贯彻十六大精神，使群众了解、掌握"三个代表"重要思想。党委宣传部、组织部、学工部和人文社科部还组织和设立了十多个围绕十六大主题的课题，由十多位"两课"教师分别到各个

①《2002年二医大党委工作总结、大事记》，上海交通大学医学院档案馆藏2002-DQ11-6。
②《2002年二医大党委工作总结、大事记》，上海交通大学医学院档案馆藏2002-DQ11-6。
③《2002年党校工作计划、总结、大事记》，上海交通大学医学院档案馆藏2002-DQ13-1。

课题组指导,在由学生完成相关论文的基础上举行师生间谈话式的学习交流。此外,学校根据教育部和市教委的统一部署,对"两课"教学进行结构调整。通过新的"三进"工作,在课程设置和教学内容中充分体现"三个代表"的重要思想,同时"两课"教师和学生工作干部组织党员学生和积极分子对十六大精神进行专题研究,通过理论研讨、课题报告、成果汇编,展示学校学生积极进取、奋发向上的精神风貌。

（四）加强精神文明建设,创建文明单位

20世纪90年代以来,学校响应中央号召,以邓小平理论为指导,遵照党的"十五大"精神和市委、市政府、教委党委所提出的文明单位创建要求,成立校精神文明指导委员会,制订了校精神文明建设规划,以提高师生医护员工的整体素质和学校的文明水准为抓手,不断加强学校精神文明建设,使学校文明单位创建工作跃上新台阶。

思想政治工作既是精神文明建设的重要内容,又是物质文明建设和精神文明建设的有力保证。学校党委坚持不懈地用邓小平建设有中国特色社会主义理论为指导方针,针对性、分层次地武装全体党员,教育干部和广大师生医护人员,并把理论学习同世界观、人生观、价值观的教育结合起来,提高师生员工的思想理论水平。广大党员、干部在通读《邓小平文选》（一）～（三）卷的基础上,结合具体的实际工作,深入调查研究,并撰写论文,每年汇编1本二医系统学习《邓小平文选》论文专辑。为了发挥全体教师育人的积极作用,学校在实现邓小平理论"进课堂,进教材,进头脑"上加大力度,把思想政治教育渗透到专业教学的各个领域,努力培养有思想、有道德、有文化、有纪律、身心健康、适应社会主义市场经济的发展、富有献身精神的社会主义高级医学人才。"九五"时期,学校紧紧围绕"211工程"建设和附属医院上等级达标等重大任务,分层次、有针对性地对全校师生医务员开展思想道德和法制建设、爱国荣校教育和形势政策教育。校、院两级党政主要领导每年给全体师生医护员工作1～2次形势报告,并形成制度化;在巩固普法教育的基础上,深入开展《教师法》《劳动法》等法律法规教育,结合医学院校的特点,加强医德、医风、廉政建设;学校每年拍摄两部医德医风、学科优秀人物与先进人物的录像片,使广大师生医护员工认识到国家的命运和发展前途,形成共同的理想和精神支柱,不断增强法制观念和社会公德意识,不断完善职业规范,加大抵制和纠正行业不正之风的力度,提高为社会主义教育事业服务的意识,发扬艰苦奋斗、廉洁奉公、勤俭建国的优良传统,达到勤俭持校的良好风气。

二医举全校之力,坚持各种精神文明创建活动,提高广大师生员工的参与意识。学校党委以学校两级党校为依托,对入党积极分子开展三级培训,组织中青年、大学生挂职锻炼等工作,为党的事业培养后备人才和生力军,以党建工作促进学校精神文明建设发展。校本部发挥工、青、妇等群团组织优势,形成合力,以"抓窗口""抓文明班组""文明班级""巾帼建功""二医大十佳好事"等活动为载体,加强精神文明的基础建设,使文明班组每两年按 15%、文明班级每年按 30%的比例逐年递增。校本部机关开展财务处"青年文明服务窗口";后勤膳食科开展"文明服务窗口"评比活动;团委开展"讲文明、树新风"签订承诺,参加新客站星期天义务劳动,共建铁路文明,开展"做文明学生,建文明校园系列活动",开展大学生志愿者与医务青年"共青团号"共建社区活动,被上海电视台、东方卫视、有线电视台报道;成立全国首所社区健康学校——二医淮海街道社区健康学校,组织博士、硕士生、本科生到社区进行健康知识宣传与社区居民结对,担任社区老人的健康顾问。各附属医院以"精神文明和物质文明两提高"为目标,以服务人民奉献社会为宗旨,深入开展文明科室、文明窗口、文明寝室、文明岗等创建活动,同时积极开展行风建设,创建样板病区、系统化整体护理病区、样板门诊、样板窗口,开展评选优秀护理部主任、优秀护士长、护士等评选工作,以及评选高尚医德活动,不断提高患者的满意度。

学校大力推进精神文明建设,坚持以人为本,积极探索新形势下精神文明建设的新思路、新办法,把精神文明建设工作与提高全体师生的素质,提高学校、医院的文明程度结合起来。学校通过"楷模教育"等一系列活动,广泛宣传敬业、奉献精神,通过组织广大青年开展学雷锋活动和社区援助活动,到边远地区的智力扶贫活动和志愿者服务,促进了师生员工综合素质的提高;通过组织名师讲坛、学生讲坛活动,提高青年学生学习主动性,调动师生参与学校改革发展的积极性。学校还成立了艺术教研室,开设人文社会学科和医学交叉的边缘及文体类课程近 30 门,成立了各种学生社团 16 个,确保了文化素质教育有效的开展。

通过全体师生医护员工多年的共同努力,学校精神文明建设取得显著成效。自 1992 年,学校首次荣获"上海市文明单位"的称号;2001 年,学校连续第 5 次荣获该项殊荣。附属瑞金、仁济、新华、九院和卫校均继续获得了市文明单位的称号。这一年,附属宝钢医院也首次跨入了市卫生系统文明单位的行列。2003 年,二医实现了市文明单位的"六连冠",整个二医系统即附属瑞金医院、仁济医院、新华医院、第九人民医院、宝钢医院以及卫校全部荣获"上海市文明单位"称号。2005 年,学校第七次获市文明单位称号,二医系统第二次实现文明单位满堂红。同年 10 月 26 日,在全国精神文明工作表彰大会上,上海交通大学医学院和附属瑞金医院、第六人民医院被授予"全国文明单位"称号。[①]

---

① 《上海二医报》,2005 年 6 月 27 日,第 804 期第 1 版。

二、积极加强党的组织建设与党员教育管理

(一)坚持和健全党的民主集中制

二医党委历来十分重视领导班子民主集中制建设,通过建立健全党委会等各项会议制度,规范重大决策程序,坚持党委机体领导和个人分工负责相结合的制度,健全党内民主,提高民主生活会质量等,有力地增强了领导班子内部团结,更好地推动了学校各项工作的开展。

为贯彻党的十四届四中全会提出的"必须进一步坚持和健全民主集中制""必须进一步健全和完善民主集中制的一系列制度"精神,1995年,学校就各单位执行民主集中制作了专题调研,找出在党政领导集体决策制度、领导班子民主生活会开展情况、干部任免程序、加强学校民主管理、保障党员权利、加强党的工作作风建设等执行中较好的方面及不足,并提出了整改措施。

在上述调查研究基础上,根据市纪委、市委组织部、宣传部的要求,经校党委讨论,决定转发校纪委、校党委组织部、宣传部关于在全校党员干部中开展"严格党的纪律,维护和坚持民主集中制的主题教育活动"的通知。宣传部还对校部处级干部的学习做了具体安排。整个活动历时4个月,组织党课和各类辅导报告14场次,2 000余人次参加;购买教育录像带两套,播放20场次,1 600余人观看;组织观看教育影片7场,观众近900人,还有40位同志认真地撰写了心得体会;全部局级干部和90%处级干部参加了测试,成绩优良达96.7%;学习材料处级以上干部人手一册,并发到每个支部。以支部为单位开展学习,做测试参考题和测试题。通过教育活动,广大党员干部从思想上加深了对民主集中制这一科学、合理、制度的理解;明确开展教育的现实意义和当前强调执行民主集中制对推进改革开放的重要性,从而提高了执行民主集中制的自觉性,同时也增强了群众观念和全局观念,加强了有关执行民主集中制的制度建设,提高了决策的科学性,保证政令畅通,达到教育的预期目的。

(二)实施"凝聚力工程"

1993年,上海市各级党组织根据上海经济和社会发展变化,着眼于增强基层党组织的凝聚力和战斗力,坚持继承与创新相结合,创造性地开展了以"了解人、关心人、凝聚人"为主要内容的凝聚力工程,走出了一条"以经济建设为中心,从关心群众入手,卓有成效地加强基层党组织建设"的新路子。在学校党委的统一部署下,各基层党组织高度重视、狠抓落实,逐步开展领导干部带头,全体党员动手,党政工团共同实施的"联系群众、宣传群众、组织群众、团结群众"的"凝聚力工程"工作。

1993年,附属仁济医院党委围绕"凝聚力工程"的实施,建立了一系列"了解人、关心人、凝聚人"的工作制度,努力在现行机制下功夫,使凝聚力工程走上经常化、制度化的轨道。例

如:了解人的制度,要求各部门全方位了解职工生活、工作等方面的困难和需求,做到群众的需求账、疾苦账清清楚楚;关心人的制度,规定一方面医院每年要确定并实施一批办实事项目、解决群众呼声集中的共性需求,另一方面,要根据不同职工的个性需求,因人而异地予以关心和帮助;"教育培训和民主管理制度"则重在提高职工的素质和主人翁意识。组织保证制度明确提出,凝聚力工程由党委负责,党政工团齐抓共管,院、科两级分级相互交融,列入党政班子议事日程,研究落实情况列入党支部"党员责任区"活动。

附属新华医院党委及时制订了《新华医院开展"凝聚力工程"建设的意见》,作为指导开展"凝聚力工程"的纲领性文件。医院党委专门组织召开党建工作研讨会,就如何开展"凝聚力工程"活动做了研讨。研讨会期间,与会者认真学习邓小平同志关于加强和改进党的建设的理论,后勤、放疗、检验、内科等4个支部分别介绍了本支部开展"凝聚力工程"的做法和体会。医院党委常务副书记徐卫国在总结发言中要求处理好"凝聚力工程"与提高质量、效益的关系,与加强医院管理的关系,与基层党支部建设的关系,更好地推动医院的改革发展。

在开展"凝聚力工程"建设中,二医附属卫校成立了"帮困救急基金会",旨在增强职工凝聚力,倡导互帮互助的集体主义精神,为急需帮助的职工献爱心。捐款设立基金会的动员一经发起,全校职工积极响应。

1995年11月30日,校党委就如何抓好凝聚力工程在瑞金礼堂召开经验交流会。附属仁济医院党委等4个试点单位做了交流发言。校党委书记余贤如、副书记方友娣出席会议并作重要讲话。在交流会上,仁济医院党委副书记陈佩、瑞金医院灼伤科党支部书记廖镇江、仁济医院泌尿外科党小组王益鑫主任和新华医院联合党支部书记忻公山等代表4个试点单位,从不同角度介绍了"开展凝聚力工程,促进事业发展"的经验体会,使与会者深受启发。校党委书记余贤如在讲话中充分肯定了试点单位成绩,指出搞好"凝聚力工程"要有好的班子、好的书记、好的路子、好的队伍和好的制度,要在干部中深入开展"让人民放心,使人民高兴"的活动。面临"九五"期间的形势和任务,余贤如要求党员、干部眼睛向下,多想着群众,多想着事业,抓好"凝聚力工程",促进学校各项事业不断取得新的成绩。校党委副书记方友娣在发言中要求在全校系统全面和深入开展"凝聚力工程",要从"群众实际需要"出发,从"具体、实在的小事"做起,在"助人发展"上提高,在"建立工作机制上"突破;抓住"领导与党员一起做工作"这一根本,抓住"党员尤其是党员领导干部的表率作用"这一关键,要求各级党组织制订规划、精心组织,党政工团齐心协力,开创"凝聚力工程"的新局面。

学校结合"凝聚力工程"的推进过程,还开展了一系列专题活动。1995年4月,校党委在全党开展"争当关心群众的模范"和"争当敬业创业的先锋"的"双争"活动。遵照党中央、市委"用三年时间,在全体党员中有计划、有步骤地开展一次建设中国特色社会主义理论和党章学习活动"的精神,校党委于 1995 年 10 月开展"双学"活动。党员按全校统一计划,认真做到"六个一",即认真读一遍《纲要》《党章》,认真听一遍辅导报告,认真做一遍思考练习题,认真完成一次开卷考试,认真订一个党性修养计划,认真写一篇学习小结。1996 年 7 月,学校还组织广大党员干部开展"让人民高兴,使人民放心"活动,从优良的政绩造福于民,优良的政风取信于民,使各级领导干部转变工作作风,为基层服务,为群众服务。为认真贯彻十五大精神,全校党员开展以"学理论、强素质、塑形象"为主题的"树立新形象,迎接新世纪"的党员形象工程。通过上述活动的有效开展,使"凝聚力工程"得到进一步深化,使党的凝聚力、战斗力和吸引力不断增强,为学校各项工作的稳定发展打下了坚实基础。

2003 年,"凝聚力工程"迎来实施十周年。校党委中心组召开学习座谈会,党委中心组成员首先学习了市委副书记王安顺在"上海市进一步深化凝聚力工程,加强和改进基层党的建设经验交流会"上的讲话精神。在座谈时,与会成员回顾历史、联系实际,从 10 年实践来展示"凝聚力工程"的重要性。二医党委书记赵佩琪指出,"凝聚力工程"是党的生命力,例如在抗击非典的战斗中,党起到了很好的凝聚力作用,在关键时刻共产党员总是挺身而出。校长沈晓明回顾了新华医院被定为第二批非典定点医院,拿出 3 套方案供校非典防治领导小组讨论的情景。各附属医院全力支持,是上海第二医科大学家庭凝聚力的具体体现。校党委要求中心组切实加强对深化"凝聚力工程"的领导,充分发挥党的政治优势和组织优势,为学校和附属医院的改革发展稳定做出更大的贡献。

(三)制订并落实"三年党建规划"

"九五"期间,为了深入贯彻和落实党的十四届四中全会通过的《中共中央关于加强党的建设几个重大问题的决定》精神,二医党委研究并制订"三年党建规划"(1995—1997 年)。3 年来,校党委充分发挥领导核心作用,全面领导学校的各项工作,结合学校中心工作,加大党建力度,有力地促进了学校医教研、科技产业等工作。领导班子、干部队伍、后备干部队伍建设得到加强,改革干部任用机制,为年轻干部成长创造良好条件,使一批年轻干部脱颖而出。党委工作重心下移,加强支部建设,以"凝聚力工程"为突破口,以"双争""双学"为载体,以"达标创先"为抓手,加强支委班子建设,充分发挥支部的政治核心和战斗堡垒作用,党支部的战斗力和凝聚力得到加强,推动了学科发展和人才队伍建设。校党委加强了党员教育,按"一线、一流、青年"为目标,以中青骨干大学生为发展重点,以抓入党积极分子培养教育为突破口,使党员发展工作有了较明显突破,党员人数逐年稳步上升。党员发展工作贯彻"坚持标准、保证质量、改善结构、慎重发展"的十六字方针,3 年来,学校共发展党员 626 名,其中学生党员 356 人,使大学生党员比例从 1993 年的 2% 上升至 7.1%,护士党员比例从 1993 年 1.3% 上升到 4%。通过几年的努力,党建工作"五个明显"的目标基本达到,初步形成党建工作的新格局。

(四)新世纪的第一次党代会:九次党代会

中国共产党上海第二医科大学第九次代表大会于 2001 年 9 月 27～28 日召开。会议正式代表 300 名,特邀 25 名,列席代表 83 名。会议听取并审议了校党委书记赵佩琪所作的党委工作报告和副书记孙大麟所作的纪委工作报告,选举产生了中国共产党上海第二医科大学第九届委员会和纪委。市教育党委副书记项伯龙到会讲话。大会一致通过了上述两项报告。大会认为,报告中提出的学校在今后五年的发展目标和各项任务,体现了党的十五届五中全会《关于制定国民经济和社会发展第十个五年计划建设》的精神,既适应时代要求,也符合学校实际情况,反映全校党员和广大师生医护员工的共同愿望。大会要求全校各级干部要勤政廉洁,密切联系群众,全体党员要进一步解放思想,振奋精神,开拓进取、艰苦奋斗,为学校在新世纪取得更大成绩而充分发挥先锋模范作用。大会号召全校各级党组织和全体共产党员,在新一届党委领导下,高举邓小平理论伟大旗帜,以"三个代表"重要思想为指导,全面贯

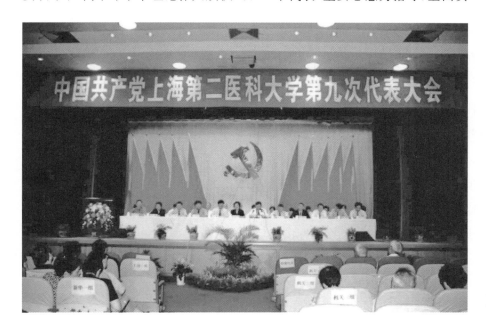

中共上海第二医科大学第九次代表大会(2001 年)

彻党的十五届六中全会精神,坚持党的领导,加强党的建设,改进党的作风,团结全校师生医护员工,抓住机遇、迎接挑战、同心同德、开拓创新、扎实工作,为实现党的基本路线和完成党的历史任务,为把上海第二医科大学建设成为、高水平、有特色的社会主义医科大学而奋斗。[①]

27日上午,赵佩琪代表第八届党委在题为《抓住机遇,加快发展,为学校在新世纪取得更大的成绩而努力奋斗》的工作报告中强调,上海第二医科大学第九次党员代表大会是在跨入新世纪后学校召开的第一次党代会,也是一次承前启后、继往开来、坚定不移地沿着党的十五大所制定的正确路线胜利前进的大会。这次大会的主题是:高举邓小平理论伟大旗帜,以"三个代表"重要思想为指导,解放思想、振奋精神、抓住机遇、加快发展,为学校在新世纪取得更大的成绩而努力奋斗。

报告全面回顾总结了校第八次党代会以来取得成绩。回顾10年历程,赵佩琪说,这10年,是学校医教研等事业取得巨大成绩的10年,是学校办学历史上发展速度最快的10年,也是学校在国内外学术地位得到显著提高的10年。赵佩琪在报告中将学校10年的发展分为3个与时俱进的重要发展阶段,并从"两个文明取得新进展""管理改革跨出了新步伐""人才管理形成了新的机制""教学地位得到新的加强""学科建设形成了新的优势""医院发展走出新的路子"等6个方面对10年来的学校各项工作举行了具体总结。最后,在说到今后任务时,赵佩琪指出,今后5~10年,是学校发展极为重要的时期,学校党的建设要围绕"十五"计划的总体目标和改革发展中心任务,各级党组织和全体党员要以"三个代表"重要思想为指导,解放思想,实事求是,励精图治,开拓创新,带领广大师生医护员工整体推进医教研各项事业健康发展,开创学校党建工作新局面。[②]

孙大麟在题为"加强党风廉政建设促进学校各项事业的全面发展"的纪委工作报告中,从7个方面总结了过去10年的工作,对纪委今后工作提出5点建议。报告指出,纪委要继续高举邓论伟大旗帜,按照"三个代表"要求,深入贯彻落实中纪委五次全会精神,以高度的政治责任感和历史使命感,坚定不移、开拓进取、真抓实干,切实做好党风廉政建设和反腐败的各项工作。市教育党委副书记项伯龙在讲话中代表市教育党委对学校九次党代会的召开表示祝贺。他在充分肯定上海第二医科大学近年来取得的成绩后,对即将产生的新一届党委提出3点要求:①要认真学习、全面贯彻江泽民同志"三个代表"的重要思想,进一步增强党的基本路线方针、政策的自觉性和坚定性;②要按照"三个代表"要求,加强和改进党的建

---

① 《2001年二医大党委工作总结、大事记》,上海交通大学医学院档案馆藏2001-DQ11-6。

② 《抓住机遇加快发展为学校在新世纪取得更大成绩而努力奋斗——在九代会上的党委工作报告》赵佩琪,《上海二医报》,2001年9月30日,第689期第1版。

设，为学校的改革、建设和发展提供可靠的政治保证；③要抓住机遇、深化改革、锐意创新、加快发展，使学校各方面工作再上新台阶。

本次大会以无记名投票方式选举产生新一届党委委员 19 人和党的纪律检查委员会委员 11 人。孙大麟、朱正纲、朱旭明、庄孟虎、严肃、陈佩、杨月民、陆阳、陈志兴、张敏明、张懋贞、范关荣、项扬、赵佩琪、钱关祥、徐卫国、黄红、黄淇敏、简光泽为第九届党委委员，丁珮英、孙大麟、张森、张小忆、陈生弟、励永明、李国瑛、沈琴华、张懋贞、卓志华、姚家华为第九届纪委委员。后经第九届党委和纪委第一次会议选举，并经市教育党委同意，上海第二医科大学新一届党委常委、正副书记和新一届纪委正副书记产生。赵佩琪任上海第二医科大学党委书记，孙大麟和黄红任党委副书记，孙大麟兼任纪委书记，张懋贞任纪委副书记。

赵佩琪，女，1943 年 12 月生，汉族，江苏吴县（现苏州市吴中区）人，大学文化程度，主任医师。1968 年 7 月参加工作，1980 年 11 月入党，1967 年毕业于上海第二医学院医疗系。历任湖南省资兴县彭市医院住院医师，西藏拉萨运输公司门诊部主治医师，上海第二医科大学附属九院内科医师，人事处副处长、处长，副院长、常务副院长，上海第二医科大学，党委副书记兼校工会主席、妇委会主任，2000 年开始担任二医大党委书记。曾获二医大文明先进个人（崇高医德奖）、二医大"三八"红旗手、二医大先进工作者、市精神文明建设优秀组织奖等奖项。

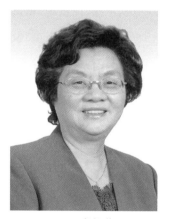

赵佩琪

孙大麟，男，1955 年 5 月生，浙江嘉兴人，大学文化程度，医学学士、副教授。1971 年 10 月参加工作，1982 年 2 月入党，1983 年毕业于上海第二医学院口腔系。历任上海第二医学院口腔系解剖教研室教师，口腔系党总支副书记，口腔医学院口腔解剖教研室党支部书记、副主任，附属第九人民医院纪委副书记，口腔医学院副院长，上海第二医科大学教学处处长，上海第二医科大学党委副书记兼纪委书记，附属新华医院党委书记。1992 年 9 月至 1992 年 11 月在日本九州大学做访问学者。2008 年任上海交通大学党委副书记、医学院党委书记。曾被评为上海第二医科大学

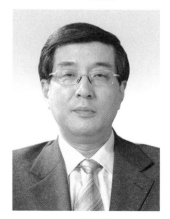

孙大麟

教育先进工作者,先后获上海市育人奖、宝钢教育奖。

（五）开展"三讲"教育

"三讲"教育是以"讲学习、讲政治、讲正气"为主要内容的党性党风建设教育。开展"三讲"教育有利于进一步提高干部的思想政治素质,增强党性观念、群众观念和全局观念,树立正确的世界观、人生观、价值观,提高贯彻执行党的基本理论、基本路线、基本方针的自觉性和坚定性。为贯彻落实市纪委、市委组织部、宣传部和市教育党委"关于继续深入开展以'讲学习'、'讲政治'、'讲正气'为主要内容的党性党风教育"的意见,切实加强学校各级领导班子和干部队伍的思想政治建设,保证医教研各项工作全面推向21世纪的目标,2000年,二医深入开展"三讲"教育活动。学校成立三讲教育领导小组,组长为校党委书记赵佩琪,副组长为校长范关荣、校党委副书记孙大麟,成员包括赵佩琪、范关荣、孙大麟、陈志兴、钱关祥、庄孟虎;下设办公室,主任为孙大麟,副主任为张敏明,成员包括孙大麟、张敏明、杨月民、张懋贞、项扬、任秋华、蒋岚、康明琴、李国瑛、郑忆文、陆尔奕。9月26日,二医召开"三讲"教育动员大会,拉开"三讲"教育的序幕。根据市委、市教育党委部署,二医参加本次"三讲"教育的对象是校本部的校、院党政领导班子和副处级以上党员领导干部,重点是校领导班子和校级党员领导干部。"三讲"教育活动历时3个月,分为4个阶段：思想发动、学习提高阶段;自我剖析、听取意见阶段;交流思想、开展批评阶段;认真整改、巩固成果阶段。①

在"思想发动、学习提高"阶段,学校开展以"三讲"为主要内容的党性党风教育,以学习邓小平理论为中心内容,结合江泽民同志关于建设高素质干部队伍的一系列重要讲话和党的十五大报告;学习上海市第七次党代会和市委对领导班子和干部队伍思想政治建设的要求;精心组织学习教育部颁发的《邓小平教育理论学习纲要》以指导教育改革和实践。② 为加强教育针对性,按照上级的总体要求,学校开展干部队伍思想状况调查研究,深入了解干部队伍的思想、政治、作风状况,及时了解和掌握干部在党性、党风方面存在的倾向性问题,对一些问题较多的班子和干部及时采取措施帮助整改。

在"自我剖析、听取意见"阶段,"三讲"教育办公室通过个别访谈、座谈会和发放征求意见表等方式,将征求的意见"原汁原味"地反馈给本人。干部对群众提出的意见,认真进行对照和反思,找出自己在党性党风方面存在的主要问题,并深入分析其产生的原因和危害性,提出整改目标和措施,分别写出自我剖析材料。

---

① 《上海二医报》,2000年9月30日,第660期第1版。
② 《2000年二医大党委工作计划、总结、大事记》,上海交通大学医学院档案馆藏2000-DQ11-5。

在"交流思想、开展批评"阶段,围绕"三讲"教育的基本内容,学校结合班子民主生活会和党员民主评议,开展批评和自我批评,使干部坚持党性原则,从严、从深、从实全面分析自己在思想、政治和作风上存在的突出问题,剖析原因、找出差距,明确努力方向,制定整改措施、增强党性、振奋精神,全面提高自身素质。

在"认真整改、巩固成果"阶段,学校从"加强理论学习,坚定领导班子成员的理想信念""进一步明确办学目标,坚持社会主义办学方向""加强领导班子自身建设,坚持和完善党委领导下的校长负责制""改进领导作风,强化宗旨意识,坚持全心全意为民服务"等4个方面强化整改。整改过程中,学校注重抓住重点,切实解决校领导班子、领导干部在党性党风方面存在的突出问题,以及群众普遍关心的问题,把整改工作与学校的中心任务结合起来,建立和完善各项规章制度,加强执行和检查监督的力度,保证整改方案和措施得到有效落实。

通过"三讲"教育活动,广大党员干部认清了思想和工作上的不足,经受了党内政治生活的严格锻炼,转变了作风,明确了今后的整改方向。"三讲"教育是一个长期的任务,各医院、部、处在认真总结工作经验的基础上,也逐步建立健全了干部教育、管理、监督"三位一体"的有效机制,将主题鲜明、阶段性强的教育工作与经常性的领导班子和干部队伍思想政治建设的各项工作紧密结合起来,形成了有利于好班子、好干部不断涌现的氛围。

(六)保持共产党员先进性教育

先进性是马克思主义政党的根本特征,也是其生命所系、力量所在。保持党的先进性,目的是要使我们党始终保持马克思主义政党的本色,始终不脱离群众,始终保持蓬勃的生机和活力。2005年,中共中央在深入研究新世纪新阶段的形势、任务和党员队伍状况的基础上,决定在全党范围内开展以实践"三个代表"重要思想为主要内容的保持共产党员先进性教育活动。根据中央、上海市委、市科教党委统一部署并经市科教党委批准,二医及附属单位参加市科教党委系统的第二批先进性教育活动,时间为2005年7~10月。按照上级党委的统一部署,2005年上半年,学校进行了准备和摸底,梳理和摸清了党员和党支部的情况,并在全校范围内下发问卷,同时学校及附属单位分别召开了40多个党内外座谈会,广泛征求党内外的意见,调查党员队伍建设中存在的突出问题,了解广大群众对先进性教育的愿望和要求。为了加强对全校保持先进性教育的指导,6月29日,二医保持共产党员先进性教育活动领导小组成立。组长为校党委书记赵佩琪,副组长为校长沈晓明、党委副书记黄红,组员有钱关祥、庄孟虎、朱正纲、范关荣、严肃、孙大麟、徐卫国、陈佩、简光泽、黄淇敏、王馥明。学校制订了先进性教育活动实施具体方案和学生先进性教育活动实施具体方案,要求各单位党委、总支、支部切实加强领导,抓好落实,务求实效。

7月8日,校保持共产党员先进性教育活动动员大会召开,校长沈晓明主持大会。保持先进性教育活动领导小组组长赵佩琪以"永葆党的先进性"为题上党课,并结合自身学习,谈认识体会。随后,赵佩琪在大会上作了全校开展先进性教育的动员报告,对先进性教育活动的指导思想、目标要求和基本原则做了说明。先进性教育活动指导思想是:以邓小平理论和江泽民同志"三个代表"重要思想为指导,贯彻党的十六大和十六届三中、四中全会精神,树立和落实科学发展观,按照"立党为公、执政为民"的要求,坚持"党要管党、从严治党"的方针,紧密联系改革发展稳定工作实际和党员队伍建设现状,以学习实践"三个代表"重要思想为主要内容,引导广大党员学习贯彻党章,坚定理想信念,坚持党的宗旨,增强党的观念,发扬优良传统,认真解决党员和党组织在思想、组织、作风以及工作方面存在的突出问题,促进影响改革发展稳定、涉及群众切身利益的实际问题的解决,不断增强党员队伍和党组织的创造力、凝聚力、战斗力,为实现全面建设小康社会宏伟目标提供坚强的政治保证和组织保证。先进性教育活动要贯彻"四个一"的总体要求,关键是要"抓住一条主线,把握一个主题,明确一个着眼点,坚持一个方针"。"一条主线"要抓住"学习实践'三个代表'重要思想"这条主线。"一个主题"是要把握"保持共产党员先进性"这个主题。"一个着眼点"是提高党的执政能力,要结合加强党的执政能力建设开展教育活动,提高广大党员对加强党的执政能力建设重大意义的认识,进一步增强执政意识,自觉提高执政本领。"一个方针"是要"坚持党要管党、从严治党"这个方针,在教育活动全过程都要坚持标准,体现对党员的严格要求、严格教育、严格管理、严格监督。要敢于正视问题,认真查摆问题,深刻剖析根源,切实解决存在的突出问题。教育活动要达到的目标要求是24字:"提高党员素质,加强基层组织,服务人民群众,促进各项工作"。活动中要落实五个坚持的指导原则,即坚持理论联系实际,务求实效;坚持正面教育为主,认真开展批评与自我批评;坚持发扬党内民主,走群众路线,尊重党员的民主权利,调动党员参加先进性教育活动积极性,坚持领导干部带头,发挥表率,坚持区别对待,分类指导。①

按照市委和科教党委的部署与要求,根据学校制订的实施方案,先进性教育活动分三阶段进行。

第一阶段,学习动员。学习动员阶段是整个先进性教育活动的基础和前提,学习动员阶段的时间为1个月,集中学习实践不少于20学时。学校利用学期末和适当推迟放假的这段

---

① 《二医大保持共产党员先进性教育活动动员会书记讲话稿》,上海交通大学医学院档案馆藏 2005 - DQ11 - Y29。

时间,组织集中学习,并安排好党员在暑假中自学,采取集中学习、专题辅导、个人自学等多种形式,组织党员学习《保持共产党员先进性教育读本》和有关文件讲话,重点学习党章,并组织党员对照党章的规定和中央提出的新时期保持先进性的基本要求,结合学校实际和具体的岗位实际,开展保持先进性具体要求大讨论,同时围绕实践"三个代表"重要思想这条主线,深入开展主题实践活动和双结对活动。

第二阶段,分析评议。在第一阶段学习讨论基础上,对照党章规定的党员义务和党员领导干部的基本条件,全面总结个人近年来的思想、工作和作风等方面的情况,重点检查存在问题,从"三观"上剖析思想根源,各级党组织和党员在总结过程中,自觉听取党内外群众的意见,在党内展开认真的批评与自我批评,倡导党内敢于讲真话,使广大党员在评议中接受教育,增强党性。

第三阶段,整改提高。引导党员针对自身存在的问题,制订整改措施,认真进行整改。公布整改情况,听取群众意见,自觉接受群众监督。[①]

为保证教育活动的正常进行和达到"全覆盖"的要求,学校建立了请假、考勤和补课制度,做到"出席有考勤,会议有议题,发言有中心,结束有小结和考核"。学校在接受市科教党委督导组的指导帮助的同时,也向各单位派出了督导组,加强对各个环节工作的督促指导。

在第一阶段,经过一个月的学习,党员干部思想觉悟有了新的提高,联系群众、服务群众有了新的气象。特别是附属医院将先进性教育活动与解决患者"看病难、看病贵"的问题相结合,与改进医德医风,解决"红包、回扣"问题相结合,把落脚点放在"进一步加强医院的内部管理,转变服务理念,提高医疗服务质量"上,使医院的先进性教育活动真正成为群众满意的工程。

先进性教育开展之初,学校就将16名在医教研管中表现突出的优秀党员事迹登载在校报上,各附属医院也开展优秀党员事迹宣传。附属瑞金医院举办"从身边党员看新时期党员要求"的演讲,弘扬优秀党员事迹;新华医院举行"我身边优秀党员——苏肇伉教授先进事迹报告会",第九人民医院组织党员观看张涤生和邱蔚六院士先进事迹录像等活动。在先进性要求大讨论中,各附属医院党支部都将"遵守职业道德,拒收红包、回扣"列入其中,提出了"不收红包是应该的,不让患者送红包更好,让白衣更白"的口号。瑞金医院针对药物使用回扣等不正之风,先后提出对内对外各十项措施。仁济医院肝移植中心支部9名医生个个是

---

① 《交大医学院保持共产党员先进性教育活动总结、大事记、阶段小结、通知、实施方案》,上海交通大学医学院档案馆藏 2005 - DQ11 - Y27。

党员,平均年龄 32 岁,他们把推不掉的红包打入患者住院费里,成为仁济医院树立的典型之一。

各附属医院从先进性教育一开始把"党员受教育、群众得实惠"聚焦到"让患者得实惠"上,并着手采取有效措施,把患者满意作为首要工作来落实。仁济医院在门诊大厅设立了"党员干部服务岗",每周一由院长、书记带领机关党员干部到一线为患者提供咨询服务。新华医院党政领导自 7 月 19 日起,每晚五点半到九点半轮流留院值班,到急诊一线关心患者和职工,并及时解决问题,得到好评。荣获 2004 年度"上海市卫生系统十佳医生"称号的仁济医院泌尿科主任黄翼然教授提出了"最优化服务原则"的理念,即用最简便的方式,花最少的钱,在最短时间内为患者提供最优质服务,推出快速运转日间病房,患者当天住院,当天手术,当天或第二天出院,使每名患者减少医疗费近千元。各医院还开设党员示范窗口、党员示范员活动,积极开展便民服务活动。新华医院为行走不便的患者提供推车服务;宝钢医院坚持免费用车接送社区内患者;九院在门急诊电梯内安装空调给患者送来一丝丝清凉;瑞金和仁济医院还创建了信访一门式服务,为医患沟通提供方便。为民服务、方便患者的事例充分体现了各附属医院的广大党员想患者所想、急患者所急,以实际行动努力实践"三个代表"重要思想的决心。

在教育活动第一阶段,从学校来说,正值 7 月 18 日上海交通大学和上海第二医科大学两校合并大会的召开,既要保证正常的医、教、研秩序不断不乱,又要做好两校合并工作,还要做到学习不放松。各医院面临夏季就诊高峰,门急诊量逐日上升,每天门急诊总数达到两万余人次,约占全市门急诊总数的十分之一,医院在确保完成繁重医疗任务的同时,积极组织开展先进性教育活动。各医院根据实际情况制定学习计划,将教育活动安排在晚上和双休日,以确保医疗任务不受影响,同时以制度保证党员集中学习不少于 20 小时,严格考勤强化补课。各单位先教办把动员报告和辅导报告、专题讲座录好制成碟片,使每个党员都听到、看到、学到。

各级党组织还发挥学校和医院的优势,积极开展双结对和社会实践活动,分别与校内外的困难群众、学生、职工以及贫困地区结对。校本部机关 90% 的支部开展了结对活动;基础医学院有 8 个支部开展以"爱心家教""阳光爱心"等为主题的与困难学生、儿童和老人结对子活动;各医院的结对活动体现出"医疗帮困"的特色,分别与外省市医院、部队医院、本市区级医院结对子开展便民活动,如瑞金眼科支部与卢湾交警队开展"爱眼护眼"警民共建活动,利用专业所长向每一位交警发放可以完全阻断紫外线的偏光太阳镜,并为交警开办眼保健讲座,受到欢迎和好评。宝钢医院在动员大会向全体党员提出帮助西部贫困地区的儿童圆读书梦,每个党员都捐款助学。

从7月8日动员大会召开之日正式启动,到11月22日集中教育活动基本结束,学校保持先进性教育活动历时4个多月。全院共有9个基层党委17个党总支、242个党支部、4549名党员(其中在职党员2833名,学生党员611名,离退休党员1009名,流动党员86名,待岗职工党员100名)参加了教育活动。在市委和市科教党委的统一部署下,学校党委高度重视和精心领导下,依靠各级党组织和广大党员、干部的共同努力,学校保持共产党员先进性教育活动圆满完成了集中学习教育规定的各项任务,基本达到了"提高党员素质,加强基层组织,服务人民群众,促进各项工作"的预期目标,取得了明显成效。[①]

三、落实党风廉政建设任务,做好党的纪律检查工作

20世纪90年代以来,随着改革开放的不断深化和社会主义市场经济体制的逐步完善,经济成分、利益主体、社会组织和社会生活方式日趋多样化,不可避免地给党员干部带来多种影响。二医按照中央纪委的部署及上级纪委的要求,结合实际情况,积极开展反腐倡廉工作,全面落实党风廉政建设的各项任务,认真落实,坚决执行,努力提高监督水平,为学校建设和发展提供了政治保证。

(一)开展领导干部廉洁自律工作,增强领导干部拒腐防变的能力

领导干部廉洁自律是加强党风廉政建设的关键。党中央针对新形势下党员干部出现的新情况、新问题,先后制定了关于党员领导干部廉洁自律的一系列规定,并抓住群众反映强烈的问题进行专项治理。对照《中国共产党党员领导干部廉洁从政若干准则》(以下简称《廉政准则》)和《上海市高校领导干部党风廉政建设的若干规定》,二医校纪委及附属单位纪委在调查研究、宣传教育的基础上,结合各自实际制定了相应的规章制度,做到严格监督,认真查处,通过不断深入开展干部廉洁自律的工作,各级领导干部普遍受到了党风廉政和党的纪律的教育,增强了廉政自律的自觉性,提高了拒腐防变的能力。

根据中央纪委的统一部署,学校于1993年落实了《关于领导干部乘坐小汽车的规定》,加强了对领导干部车辆使用上的管理;1996年落实了对领导干部住房情况的调查,完成了全校196名处级以上领导干部住房情况的申报登记工作,完成率达100%。1998年,学校根据上级指示精神,下发了《关于进一步做好二医系统情况通信工具的规定》,对全校符合规定

[①]《交大医学院保持共产党员先进性教育活动总结、大事记、阶段小结、通知、实施方案》,上海交通大学医学院档案馆藏2005 - DQ11 - Y27。

的 185 部住宅电话实行定额补贴;清理移动电话 91 部,其中包括校(院)企业单位的 44 部,均按有关规定作了相应的处理。2000 年上半年,学校对领导干部住宅配备电脑和支付上网费情况进行了专项清理,按规定清理整改了住宅电脑 7 台;下半年对全校局以上领导干部配偶、子女从业情况进行登记,没有发现违反规定的情况。

校纪委制订了《关于严格执行公务接待标准的有关办法》,实行招待费账目单列,并每年向职代会报告的制度,使制止公款吃喝玩乐的有关规定得到贯彻执行;制订了《关于严格管理公费出国(境)的实施办法》《校本部轿车使用办法》等项规章制度,加强了对领导干部廉洁自律的监督管理;学校通过制定《严格控制学校各种会议和庆典活动的实施办法》和《严格执行会议费用标准的实施办法》,要求严格遵守"会议中不准赠送礼品和纪念品,不准组织高消费娱乐活动,不准以开会为名游山玩水"的规定。

实行领导干部收入申报是加强党风廉政建设、密切党同人民群众关系、保证领导干部廉洁自律的重要举措。1995 年,根据市教委的有关实施意见,校党委专门进行学习,并召集组织、人事、财务、纪检等有关部门进行专题研究,还召开了附属单位分管书记和校本部处级干部会议,明确申报范围、内容、期限等问题。根据实施意见的要求,学校列入申报范围的是副处级以上干部(包括未确定职级但按处级以上干部要求管理的负责人)。申报内容包括:工资、奖金、津贴、补贴、福利费、劳务所得、证券交易收入以及申报人认为需要申报的其他收入。1995 年以来,每年都按时完成半年一次的领导干部收入申报工作。

(二)制定建立完善相关制度,为反腐倡廉建设提供制度保证

标本兼治是从源头上防治腐败的重要措施。治标和治本是相辅相成、相互促进的。学校纪检工作通过调查研究、摸清具体情况,结合上级的要求,不断制定、完善各项规章制度在落实上下功夫,注重加强监督管理的体制、机制建设,促进管理工作的规范化、科学化、法制化。如根据市教育党委有关文件精神,学校结合实际情况,制定了关于认真贯彻"三重一大"议事决策程序的若干意见,明确了凡属重大决策、重要干部任免,重要项目安排和大额度资金的使用,必须经党政班子集体讨论后才能够做出决定。校党委一直坚持对新任职的干部进行上岗前的廉政谈话和任期中的诚勉谈话制度,发现问题及时提醒,把可能发生的问题解决在萌芽状态;在行政管理中,注意民主监督制度的落实。又如学校在教委系统率先制定并实行"校务公开"制度,不断完善公开办事程序,严格办事制度。学校行政领导每年都接受职代会代表的民主评议,积极听取意见,改进工作。

针对经济活动中可能出现的一些问题,学校制定并不断完善相应的规章制度。如校办企业逐步完善了会计委派制度,还有基建修缮工程招投标制度、物品采购认证制度、自有资

金管理制度、工程和财务审计制度、干部离任审计制度等。这些制度旨在从源头上预防和治理不廉洁行为和腐败现象和发生,促进了学校党风廉政建设工作的落实。

(三)纠正行业不正之风,创造社会主义精神文明建设新风尚

抓好行风建设是学校党风廉政建设的重要任务之一,是学校精神文明建设的需要。学校各级领导十分重视行风建设,坚持"谁主管谁负责"的领导原则;坚持以人为本、完善机制、标本兼治,纠风与建章立制并举;加强职业道德建设,加强制度建设,使学校的行风建设向健康方向发展。

附属医院狠抓医德医风教育,促进医院行风建设,针对附属医院在行风建设方面存在的问题开展调研,提出了标本兼治的措施。1997年,上海市卫生系统开展行风评议工作。附属瑞金结合医院和具体科室、病区的实际,找出薄弱环节,制定和落实整改措施。如该院消化科,已建立定期听取患者、进修生、本院职工意见的制度;麻醉科开通院内急救专用电话号码,接到急救电话后,医护人员以最快速度赶赴现场。仁济医院坚持纠建结合,推进行风建设,建立和健全以党政领导和科主任为责任人的二级行风建设责任制,强化制度建设和反腐倡廉的预防机制,并将医院的各项制度和规范、守则等汇编成册,作为学习材料发到每位职工手中,同时院内定期对红包、乱收费、开单费、回扣等进行重点专项检查,并聘请外单位监督员定期明察暗访,凡发现问题,给予严肃查处,并限期整改。九院抓住卫生系统行风评议的契机,提出加强行风的考核和奖惩力度。坚持每周五院长、书记接待日,在行风评议工作中进一步完善职能部门医德医风接待制度,号召医务员工学习吴孟超、顾玉东等先进人物,从整体上提高全体医护员工的职业道德素质。

学校重视招生就业监察,加强教育行风建设。在招生、就业指导工作中,学校严格按照上海市高等学校招生执法检查工作的意见和《自主招生实施细则》的规定进行操作,校纪委全过程参与,同时协同各职能部门制定了相关的监督制约制度,并对有关工作人员提出明确的廉政要求,加强了监察力度。在各有关部门共同努力下,学校在招生、就业指导工作中未发现一起严重违反规定的情况。

(四)落实党风廉政建设责任制

党风廉政建设责任制是中央加强党风廉政建设,抓好反腐败斗争的一项重要制度,是保证党风廉政建设各项任务得以顺利完成的有效措施。为了使党风廉政建设取得实效,二医坚持党委统一领导,党政齐抓共管,纪委组织协调,部门各负其责,依靠群众的支持和参与的基本工作格局。校党委十分重视党风廉政建设,明确提出党委书记是第一责任人,党委主要负责同志全面负责本单位党风廉政建设工作,行政主要负责同志对廉政建设负总责,并要求

各单位、各部门按照党风廉政建设的工作格局,结合实际制定相应的制度和工作程序。党委坚持把党风廉政建设作为学校党建工作的重要内容,每年与学校的其他各项工作同时部署,并作专项调查;校党委、纪委结合学校实际,提出了"把党风廉政建设责任制落实到支部,落实到科室"的要求,提高了各级干部抓党风廉政建设的责任性和自觉性。

(五)加强学习,提高党员干部廉洁自律的自觉性

要搞好党风廉政建设必须加强理论学习,重视思想教育,提高广大党员、干部拒腐防变的能力。根据市纪委、市教育党委的部署,学校及附属单位组织党员干部学习《中国共产党党员领导干部廉洁从政若干准则(试行)》《中国共产党纪律处分条例(试行)》,规范每个党员的行为,通过学习教育,使党员干部的思想政治素质得到了进一步提高。1996—1998年,学校在处以上干部中多次开展以"党性党风教育"为主题的活动,如"立党为公、执政为民、接受监督,做好人民好公仆""廉洁勤政、艰苦创业、拒腐防变"和"牢记党的宗旨,接受人民的监督"等主题活动。在党员中,学校开展了党纪、政纪、法纪教育。校党委每年两次将上级有关党风廉政建设的工作要求结合学校实际,通过多种形式及时传达到全体党员,并要求各党支部在组织生活中及时开展专题学习讨论。校纪委还协同各职能部门,采取参观、学习测试、座谈等形式,开展研讨、组织学习,1999年,学校举办了关于"政治纪律""经济纪律"等专题研讨会,党纪条规的知识竞赛、专题考试,提高党员干部的组织纪律意识,组织党员干部观看反腐倡廉录像,通过正反两方面的案例教育,增强党员干部的防范意识。2001年,学校组织处以上党员领导干部学习江泽民"5.31"讲话、"七一"讲话和《中共中央关于加强和改善党的作风建设的决定》等的基础上,结合全市教育系统开展的"读书思廉"活动,积极组织党员干部撰写专题报告、学习心得。为了加强党员队伍建设,不断提高党员的素养,使党员干部能够适应新形势的需要,同年学校还进行了"WTO与党的建设"的党课教育,并在党员中开展"如何做书记""如何做党员"的讨论、征文活动,邀请市审计局和市检察院领导作了"内控制度与经济责任制""如何预防职务犯罪"的专题讲座等。

第六节　校园文化建设

1995—2005年是二医加大改革开放力度、加快学校发展速度、齐心协力争取进入国家"211工程"建设行列,并且努力向具有中国特色社会主义的医科大学奋发迈进的关键时期。二医人与时代共呼吸,与社会共发展,脚踏实地、努力探索,在努力提高教学质量和科研水平

的同时,逐步推进校园文化建设,使校园文化建设取得了一定的成效。从 1993 年起,学校连续 7 届被评为"上海市文明单位",连续两届获得"上海市文明单位"称号;2005 年还获得了"全国文明单位"的荣誉称号。

一、建立文化建设指导中心,引导校园文化健康、有序发展

为使校园文化建设更加规范化、制度化,根据医学院校的特点,学校切实加强党委对校园文化建设工作的领导,健全体制、完善制度、强化规范。

1998 年,校党委专门制定了《上海第二医科大学一九九八年校园文化建设工作要点》(沪二医大委宣字〔98〕第 2 号)(以下简称《要点》),对校园文化建设进行了详细规划。《要点》指出,一是要在原有开展校园文化建设基础上,建立校园文化建设指导中心,由校党委宣传部负责校园文化建设的日常工作,制订校园文化建设指导中心的工作职责、工作条例及规章制度。中心每学期召开两次有关校园文化建设的工作会议,学校各级组织、各个部门齐抓共管,真正从思想上、组织上、制度上形成合力。二是发挥《二医报》《二医青年》《杏林》、广播、宣传栏等校内传媒的宣传作用,在全校师生中广泛开展校徽、校歌、雕塑、校园文化标志物征集活动。三是加强学生社团建设,建立教工艺术团,丰富校园文化生活。四是加强校风、教风、学风的建设,开展职业道德教育,不断提高师生、医护员工的整体素质。五是开展校园基础文明建设,提高师生文明素质和提高学校文明程度。①

2000 年,由校园文化建设指导中心、校党委宣传部、文明办制定的《2000 年校园文化建设规划》(〔2000〕沪二医大文明第 5 号)从校园环境、校园文化和学术活动、学生社团 3 个方面对校园文化建设进行了详细的规划。一是加强校园环境建设,增强校园环境的文化气息。在原有校园电视网络的基础上,进一步扩建长闭路电视网络;在图书馆大厅布置"院士墙",悬挂学校 4 位院士的大幅照片,在教学楼走廊悬挂历届诺贝尔奖获得者的照片;在教学楼、办公楼、图书馆等处布置美术作品和名人名言录;定期布置宣传橱窗和宣传专栏。二是开展丰富多彩的校园文化和学术活动,强化校园文化、学术氛围。做好"高雅艺术进校园"活动;举办两年一次的"上海第二医科大学文化艺术节";加强大学生的艺术教育,确保每个大学生在校期间选修 1～2 门艺术课程;经常举办各类文化科技讲座,培养大学生的科技创新精神。

---

① 《二医党委关于转发 1998 年校园文化建设工作要点、开展党风廉政建设工作情况调查等通知》,1998 年,上海交通大学医学院档案馆藏 4 - DQ01 - 14。

三是加强学生社团建设,积极扶植和创造具有二医特色的"明星社团"。

2002年,为进一步加强校园精神文明建设,推进校园文化的健康、有序发展,规范校园内舆论园地的管理,校党委宣传部专门制定了《上海第二医科大学校园宣传舆论阵地管理规定(讨论稿)》,对校园张贴物管理、内部刊物管理、音像场所管理、人文学术讲座管理、Internet信息发布管理、广播台管理等进行了详细的规定。①

2003年,学校专门调整和充实了"校园文化建设指导中心",并制定了《关于进一步加强校园文化建设的工作规划》(以下简称《规划》)。《规划》要求对学校原"校园文化建设指导中心"(以下简称"中心")进行充实,由中心全面负责校本部和各附属医院(单位)文化建设的领导工作。《规划》还从3个方面对校园文化进行了创新。一是规范系列讲座,包括进行"当代医学进展与科技发展前沿"系列讲座、"人文社科及艺术知识"系列讲座和对课堂化的《时事政策课》做必要补充的"时政热点"讲座等。二是进一步加强社团建设,从"艺术欣赏"和"社团活动"两大方面进行:"艺术欣赏"类主要包括"校园电影隔周放""高雅艺术季季演""艺术欣赏常常有"等;"社团活动"类主要包括各类惠及广大师生员工的兴趣小组、健身活动、文化社团和艺术团队等。三是推动文学艺术教育进课堂,培养一批文学艺术"尖子"学生,带动学校有关文学、艺术社团的活动。《规划》还要求,要高度重视和认真办好学校的文化艺术节、体育节、科技节、社团节和歌咏会等。② 社团是活跃校园文化的主要载体,是推进学校素质教育的重要途径。学校通过举办"首届大学生社团节""主持人大赛""二医青年爱国主义诗歌诵读演唱会"及多项体育竞赛等大型校园文化活动,鼓励学生参与社团活动,开阔知识,培养创新意识。校团委也制定了相应的申报、考核、评比、奖惩制度,引导学生进行社团

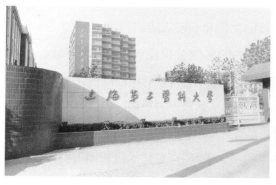

上海第二医科大学校门

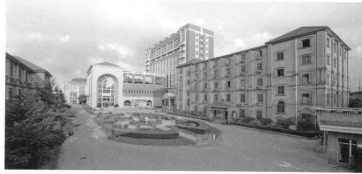

上海第二医科大学校园景观

---

① 《上海第二医科大学校园宣传舆论阵地管理规定》(2002年),上海交通大学医学院档案馆藏2002 - DQ14 - 4。

② 《二医大精神文明办关于调整校园文化建设指导中心、精神文明督导队成员的通知》,2003年,上海交通大学医学院档案馆藏2003 - DQ14 - 6。

自我管理,规范建设。①

二、认真开展医德师德教育和爱国荣校教育

（一）医德师德教育

校风是一所大学精神文化的集中体现。学校以人为本,结合医学院校的特点,深入开展以师德、医德及科研道德等为主题的职业道德建设,努力营造教书育人、管理育人、服务育人的育人氛围。

1. 弘扬高尚师德、医德

学校非常重视德育工作。1995 年,二医系统宣传和德育工作会议特别强调指出：德育工作是学校教育工作的关键和灵魂,必须要认真贯彻德育教育大纲和中央有关精神,切实做好德育工作。②

1996 年,为使二医人的优秀品质和高尚师德、医德进一步得到弘扬,学校组织各附属医院、各部门开展了"二医人"为主题的影像片剧本创作、评比表彰活动,③并于 1997 年组织各医院各单位开展了"二医人"为主题的电视录像教育片的拍摄、评比表彰活动（16 部剧本,5 部录像）,④为各单位、各部门开展职业道德教育提供了生动形象的教材。同时,通过评选上海第二医科大学系统"十佳好事"的评选,既激励了教职员工爱校荣校、争当时代先锋,又为广大师生树立了身边的楷模。

1997 年,学校专门开展了"师德演讲比赛",并在上海市"师德演讲比赛"中荣获一等奖。⑤ 2003 年,学校把师德建设作为精神文明建设的重点任务来抓,认真落实上海市师资工作会议精神,促进医学院校师德建设,制定了学校《加强和改进师德建设工作的若干意见》,拟定了学校《师德规范》,还评选出了学校第一届"高尚师德奖"10 名优秀教师。⑥ 2004 年,校第二届"高尚师德奖"揭晓,授予王杨等 10 名同志"高尚师德奖"荣誉称号；授予仇玉兰等 10 名同志"高尚师德奖提名奖"称号,并予以表彰和奖励。⑦

2.《医德知行录》一书出版

1995 年,展现二医一批先进人物忘我的献身精神、精湛的专业技术、严谨的工作作风和

---

① 《2000 年二医大团委工作计划、总结、大事记及获奖情况》,2000 年,上海交通大学医学院档案馆藏 2000 - DQ17 - 12。

② 《上海第二医科大学纪事》编纂委员会编：《上海第二医科大学纪事》,上海：上海交通大学出版社,2006 年,第 280 页。

③ 《二医大 1996 年宣传工作要点、总结、大事记》,1996 年,上海交通大学医学院档案馆藏 1996 - DQ03 - 1。

④ 《1997 年二医大宣传部工作计划、总结及大事记》,1997 年,上海交通大学医学院档案馆藏 1997 - DQ14 - 1。

⑤ 《1997 年二医大宣传部工作计划、总结及大事记》,1997 年,上海交通大学医学院档案馆藏 1997 - DQ14 - 1。

⑥ 《2002 年二医大宣传部工作计划、总结及法制宣传教育第四个五年规划》,2002 年,上海交通大学医学院档案馆藏 2002 - DQ11 - 1。。

⑦ 《2004 年二医大宣传部工作计划、总结、大事记》,2004 年,上海交通大学医学院档案馆藏 2004 - DQ14 - 2。

竭诚的服务态度的《医德知行录》一书出版。学校党委发出通知,指出该书是进行医德医风教育的生动材料,为二医学子高尚医德的养成树立了榜样,[1]决定将此书作为对全校师生进行职业道德教育的必读书。

《医德知行录》由上海市副市长谢丽娟作序,校长王一飞和党委书记余贤如主审,副校长朱明德和副书记严肃主编,由党委宣传部组织校本部和各附属单位的同志共同撰写。全书13.6万字,分祖国传统的高尚医德之光、经济体制转轨中的思考、红十字下的租金、医德原则与规范、临床诊疗道德、医学道德的热点追踪、医德教育与修养荟萃等7个章节,在"理论和实践的结合"上,在"知和行的统一"上,对医学伦理学教育和医德教育做了有益的尝试,旨在以我国传统的高尚医德和校内一大批先进人物的医德医风,来教育和提高学校医务人员和医学生的医德水平。谢丽娟在序中评指出:"该书忠实地记录了我国优良医德的悠悠历史,真实地展现了上海第二医科大学系统一批先进人物的忘我献身精神、精湛的专业技术、严谨的工作作风和竭诚的服务态度。该书问世,是上海第二医科大学领导着力抓医德教育和精神文明建设的成果,也是广大医务人员努力的结果。"[2]

3.《医学人生》访谈栏目受欢迎

2003年下半年,学校借鉴"世博会与上海新一轮发展大讨论"座谈会形式,创办了《医学人生》访谈栏目,其目的在于利用本校的多种资源,迎合当代医学生多元需求,一改以往简单说教或一般性讲座,采取主持人与嘉宾、台上与台下互动、对话的形式,邀请学校各层面有成就的人士,用自己的生活、工作,尤其是"心路历程",与青年学生和教工做面对面的"零接触",用成功背后的真情实感,启发并感召新一代一学生,以落实"把教书体现在育人上,让素质闪现在为人中"的医学教育文化新理念。该栏目受到师生极大欢迎。[3]

栏目先后邀请王振义、王一飞、戴尅戎3名医学大师做客《医学人生》栏目,畅谈自己的医学、科研和人生之路,让学生受益匪浅。2005年,贵州省黔南州"奉献在西部"代表团来校作客第四期《医学人生》访谈栏目,节目中4名嘉宾讲述了自己的人生经历,他们中有16岁离开上海到贵州,从一名上海知青成长为黔南州州秘书长的,有上海第一批医疗服务队员,奉献山区32年的院长和护理部主任,有放弃外省市高薪邀请毅然留在家乡,为当地百姓救病治人的外科专家。他们都用平实的语言讲述了各自在平凡的岗位上所做出的不平凡的业绩。他们"立足本职、爱岗敬业、奉献西部"的精神赢得了当地老百姓的尊重,其"扎根西部、

① 《上海第二医科大学纪事》编纂委员会编:《上海第二医科大学纪事》,上海:上海交通大学出版社,2006年,第285页。

② 《上海二医报》,1995年5月25日,第542期第1版。

③ 《2003年二医大宣传部、精神文明办工作计划、总结、大事记》,2003年,上海交通大学医学院档案馆藏2003-DQ14-7。

服务西部"的精神也感染了在场所有的观众,师生们在聆听了访谈后,纷纷表示代表团成员的精神令人敬佩,值得学习。

4. 向先进人物学习

多年来,以陈竺、陈赛娟夫妇领衔的上海血液学研究所,在白血病的机理和临床研究中取得了一系列令国内外瞩目的成果,使我国的白血病研究跃居世界先进水平。在科研工作中,陈竺夫妇爱国奉献、严谨治学、团结协作、勇攀科学高峰,体现了具有时代特征的中国青年知识分子的优良品质。他们的先进事迹,蕴含着巨大的教育和示范价值。1997 年 5 月 13日的《解放日报》《文汇报》等均在显著位置刊登了介绍陈竺先进事迹的长篇通讯《向世界第一高度冲刺》,在本市引起强烈反响。随后,市教卫党委、市科协的通知指出,号召全市教卫系统干部、师生员工和上海科技工作者以陈竺为榜样,通过学习陈竺的先进事迹,引导广大师生员工和科技工作者积极投身到科教兴国的伟大事业和改革开放的伟大实践中去,为实现国家和上海的跨世纪战略目标建功立业。① 6 月 10 日,二医党委发出《关于开展向陈竺和陈赛娟同志学习的通知》,号召全校师生向优秀科学家陈竺夫妇学习。通知说,陈竺是上海第二医科大学血液研究所所长、上海第二医科大学教授、中科院院士,1981 年以优异的成绩毕业于二医大研究生班,1984 年赴法学习,1989 年 7 月,和同在法国获博士学位的妻子回到刚刚经历了政治风波的祖国。他们立志将所学知识用以报效祖国,刻苦钻研,勤奋好学,在艰苦环境中克服重重困难,在血液学研究中,和王振义院士一起,创造了多项国际一流的科研成果。全校师生员工要学习他们强烈的爱国主义精神,艰苦创业、勇攀高峰的精神;学习他们执着追求,献身科学的精神;学习他们谦虚谨慎、团结协作的精神;要通过学习陈竺夫妇的先进时机,在全校范围内进一步弘扬发生在我们身边的闪光点,大力倡导爱国荣校、奋力拼搏、无私奉献的敬业精神,推动学校医教研的发展。②

1999 年 4 月 2 日,长江学者奖励计划首批特聘教授受聘暨首届长江学者成就奖颁奖典礼在北京人民大会堂举行。时任中央政治局常委、国务院副总理李岚清出席典礼。香港爱国实业家李嘉诚先生向上海第二医科大学特聘教授并获得长江学者成就奖一等奖的中科院院士陈竺颁奖。陈竺代表获奖者在颁奖典礼上做了发言。4 月 12 日,在校六届六次职代会闭幕式上,二医党委书记李宣海在讲话中指出,陈竺院士在长江学者成就奖颁奖典礼上的发言通篇反映着一种精神,体现着一种人格,陈竺把荣誉归功于伟大祖国、尊敬的前辈老师和

---

① 《上海第二医科大学纪事》编纂委员会编:《上海第二医科大学纪事》,上海:上海交通大学出版社,2006 年,第 317 页。
② 《上海二医报》,1997 年 5 月 25 日,第 580 期第 1 版。

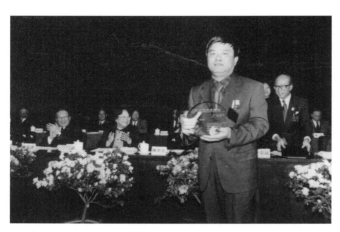

陈竺获"长江学者成就奖"

团结协作的集体,同时也没有忘记他当年在江西插队的父老乡亲的养育之恩。陈竺在发言中提及的谦虚谨慎、戒骄戒躁、严于律己、宽以待人、尊重前辈、提携俊彦,形成长江后浪推前浪的气势是值得大家学习的。同年4月20日,为给瑞金医院科技大楼添砖加瓦,刚刚获得长江学者成就奖的陈竺捐赠50万元。陈竺在捐赠仪式上说:"几年来,我们一直想把累计的50万元用于科技教育事业。现在医院科技大楼即将开工,愿这笔钱为大楼打几根桩子。"陈竺还表示,在我们教学、科研整体队伍收入还十分微薄,国家对教育和科研总体投入还十分不足的情况下,将用这次获得的长江学者成就奖的100万元设立专项奖励基金,奖励那些默默无闻地为医学临床和科研甘为人梯的辛勤园丁。

优秀共产党员、附属瑞金副院长俞卓伟十几年如一日,始终奋战在医疗第一线上,哪里有危重患者,哪里就有他忙碌的身影。他先后获得"全国五一劳动奖章""全国优秀医务工作者""上海市优秀共产党员""上海市劳动模范"等荣誉称号。1999年7月1日,在全校系统庆祝中国共产党成立78周年暨表彰先进大会上,校党委副书记赵佩琪宣读了党委《关于开展向俞卓伟同志学习的决定》,号召全校共产党员和各级干部向俞卓伟同志学习,学习他胸怀全局,具有坚定的共产主义理想和信念,自觉执行党的基本路线,忠实履行党赋予的崇高职责和神圣使命,以高度负责的精神,做好本职工作;学习他热爱人民、服务人民的公仆情怀,进一步树立正确的人生观、价值观,牢记全心全意为人民服务的宗旨,为了党的事业和人民的利益勇于牺牲、甘于奉献;学习他艰苦奋斗、不计名利的高尚品德,保持党的政治本色,自觉抵制拜金主义、个人主义的影响,树立艰苦创立和廉洁奉公的良好形象;学习他求真务实、开拓进取的工作作风,振奋精神、转变观念、深入基层、克服困难,创造性地抓好各项工作的落实。

12月7日,俞卓伟先进事迹报告会举行。会后,二医系统掀起向俞卓伟同志学习的高潮。附属瑞金医院召开院务扩大会,认真学习俞卓伟先进事迹,并就如何以实际行动向俞卓伟学习进行专题讨论。瑞金医院党委书记严肃要求全院职工乘学习的东风,把医院的医疗质量搞上去,使患者得到真正实惠。仁济医院党委进一步制定了学习活动的计划和实施细则,提出四个结合:把学习先进事迹与医院正在开展的党员形象工作相结合,与推进医院改革和发展相结合,与一切为患者、岗位做贡献的活动相结合,与加强思政工作相结合。新华医院党委组织党员收看俞卓伟事迹报告会电视录像,要求对照自己的思想和工作实际,学先进、找差距,制订学习俞卓伟的个人计划。九院党委召开中心组扩大会议,院党政领导简光泽、陈章达在会上带头谈学习体会,院工会、团委、护理部、总务处等部门也分别召开座谈会,表示要像俞卓伟那样,一切为患者,不断提高医疗服务质量,为患者排忧解难。医院还推出了6项便民举措:门诊日间补液室实行病房花絮管理,病房护士主动将配好的药送到出院患者手中,为住院患者浴室安装浴霸,配备新的衣柜,对住院患者各项检查实行全程陪同服务。宝钢医院党委把学习俞卓伟事迹列为近期党组织生活的重要内容,要求通过学习,找出差距,明确方向,推动医院的各项工作上台阶。

(二) 爱国荣校教育

二医以"七一"党的生日、"建国50周年"、庆祝香港、澳门回归等重大节庆和纪念日为契机,通过宣传、座谈、表彰、文化艺术等多种形式,围绕爱国荣校的主题,有声有色地开展各类校园文化活动,增强学生的爱国爱校热情,提升全校师生作为"二医人"的集体认同感。

1. 庆祝重大节日和纪念日

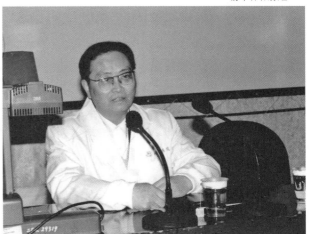

俞卓伟做报告

1995年9月2日,学校召开纪念世界反法西斯战争胜利和抗战胜利50周年座谈会。70余名参加过抗战的老同志出席座谈会。校党委书记余贤如、校长王一飞等党政领导向老同志表示慰问。王一飞代表党政领导和师生员工向老同志致以崇高敬意。他说,我们要重温抗战历史,就要发扬老一辈爱国奉献精神、顽强拼搏、不畏艰难的精神、革命乐观主义精神和团结奋斗的精神，使革命精神代代相传。随后，金伯刚、时朴斋、陈玉昆、孔宪本、邵林雪、付润生、张明秀等老同志相继发言，他们缅怀战斗岁月，以亲身经历控诉了日寇的侵略罪行，歌颂了中国人民不畏强暴、英勇抗敌的光辉业绩，并表示要教育后代不忘国耻、振兴中华。青年教师和学生代表表示要牢记历史、继承先辈的革命精神，努力工作、刻苦学习，担负起国家建设和发展的重任。座谈会后，学校还开展了"纪念"双五十周年的一系列活动，包括组织全校职工参加"二医校报"上刊登的纪念双五十周年的知识竞赛；组织大学生开展纪念"双五十周年"的歌咏比赛，获得上海市大学生广场歌会一等奖；与老干部办公室一同举办了"二医大老干部抗日生活片段事迹展"以及纪念"双五十周年"的图片展。学校还通过树立榜样，典型引路，开展生动活泼、现实性强的爱国主义教育，结合学校医院在深化改革和发展中涌现出的一批优秀中青年骨干以及先进模范人物，举办了"二医大优秀中青年事迹展"，开展了"青工政治轮训班""大学生辩论会"等有主题思想的教育活动。①

1996 年，学校结合"纪念长征胜利 60 周年"召开"忆长征、讲传统、做贡献"主题座谈会。骆德三和张明秀两位老红军分别回顾了他们参加长征的经历。与会青年表示在建设有中国特色社会主义的新长征中，要继承和发扬红军战士人民利益高于一切的忘我精神，艰苦奋斗的创业精神和无私奉献的牺牲精神，为"振兴二医、振兴中华"贡献力量。学校会同卢湾区政府，开展了上海第二医科大学师生纪念红军长征胜利 60 周年的广场歌会活动②和"爱我中华、振兴上海"知识竞赛活动，③取得了良好的社会效果。

1997 年，为迎接香港回归，校本部和各附属单位都组织了丰富多彩的活动。校宣传部从 1997 年初开始，组织

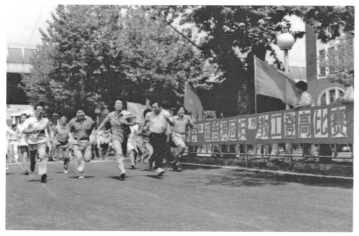

"迎香港回归"教工登高比赛（1997

①《二医大 1995 年宣传工作要点、总结、大事记》，1995 年，上海交通大学医学院档案馆藏 1995 - DQ03 - 1，第 14 页。
②《1996 年二医大精神文明建设工作重点、总结及大事记》，1996 年，上海交通大学医学院档案馆藏 1996 - DQ13 - 2。
③《二医大 1996 年宣传工作要点、总结、大事记》，1996 年，上海交通大学医学院档案馆藏 1996 - DQ03 - 1。

全校师生员工学习《香港特别行政区基本法》《香港知识 500 问》，使大家在学习中加强了对香港的了解，提高了对邓小平同志"一国两制"构想伟大意义的认识，激发了"洗雪百年耻辱，振兴伟大祖国"的爱国主义情感。校团委、学生会在校园内举行了"情系香港·二医大师生千人签名"活动。校党委书记余贤如，副书记严肃、方友娣，副校长陈志兴、朱明德、马强等在横幅上签名。各附属医院也同时开展了各种形式的迎回归活动。瑞金组织全院职工观看了《香港的昨天、今天和明天》的录像片，参观"迎香港 97 回归"大型图片展，开展了"迎回归、庆七一"赛诗会和黑板报展。仁济医院在院报上开展香港知识有奖问答活动。医院团委在团员青年中开展了"读一本介绍香港的书，看一部有关香港的电影，看一次反映香港的图片"等活动。新华医院召开民主党派人士座谈会，畅谈"迎香港回归，盼祖国统一"的心愿，组织全院职工收看医院闭路电视播放有关香港回归的录像，还布置了庆祝回归的宣传栏。九院于香港回归倒计时 40 天之际，门诊大厅竖起了香港回归倒计时牌，院党委宣传科组织全院 16 个支部参加香港知识竞赛。

6 月 26 日，二医迎香港回归大型座谈会举行。学校老中青三代专家、干部、民主党派和无党派人士及学生代表畅叙迎香港回归的喜悦心情，抒发爱国奉献的豪情。会上，第一次国内革命战争时期参加革命的离休干部、原党委书记李向群说："香港回归是邓小平'一国两制'理论的成功实践。在欢庆香港回归之际，我们更加怀念邓小平，要永远铭记他的丰功伟绩，永远高举邓小平建设中国特色社会主义伟大旗帜，为祖国的富强和统一努力奋斗"。老红军、原党委副书记骆德三回顾了中国近代屈辱史，指出只有邓小平"一国两制"伟大构想，才使香港回归成为现实，我们要永远坚持党的领导，高举邓小平理论的旗帜。附属瑞金医院教授倪语星和新华医院研究员沈晓明都是学校中青年师资骨干，在发言中表示，作为中青年科研人员，要牢记落后就要挨打的历史教训，瞄准世界科学前沿，努力拼搏，为祖国的强盛贡献自己的青春年华。附属瑞金医院党委书记李宣海说，邓小平同志"一国两制"的构想，不仅对我国解决台湾、香港、澳门问题有重要作用，对国际上解决历史遗留问题也有重要指导意义。农工党上海市常委、二医主委张定国教授说，是中国共产党的领导，使中华民族洗尽百年耻辱，迎香港回归。作为民主党派人士，我们应该更好地团结在中国共产党周围，发扬爱国主义精神，努力建设祖国，为祖国的强盛和完全统一做贡献。校归侨联合会会长李学敏教授曾在国外度过了艰苦屈辱的青少年时代，在座谈会上，十分激动地说，没有一个强大的祖国作后盾，海外华侨就会遭欺侮，没有中国共产党的领导，祖国不会强大，民族没有希望。全世界的华人不可能扬眉吐气。香港回归再一次证明了这一道理。校研究生会主席 1996 级博士生李洪福说，维护国家统一需要强大的综合国力，而国家的强盛需要一代又一代的努力。作为跨世纪的一代学子,我们决心把祖国之志、爱国之情化作刻苦学习、勇攀高峰的实际行动。校党委书记余贤如最后要求全校师生员工以迎香港回归为契机,立足本职、努力工作,两个文明一起抓,为把学校办成一流医科大学而努力。

1998 年 12 月 22 日,校本部举行党的十一届三中全会 20 周年座谈会。校党委书记李宣海在会上做了重要讲话,阐述了三中全会的伟大意义,回顾了学校自 1978 年以来的发展历程和取得的成绩。与会代表联系国家进步、学校发展、个人变化,畅谈三中全会制定的改革开放的正确政策,深深感到全会是一次伟大的历史转折,具有里程碑的重大意义,并表示要继续高举邓小平理论伟大旗帜,坚定不移地沿着三中全会以来开辟的建设有中国特色社会主义的正确道路前进,把各项工作做得更好,迎接新世纪的到来。各附属单位相继召开了各种形式的纪念活动。基础医学院、附属卫校举行座谈会,畅谈三中全会的意义;仁济医院、九院相继召开纪念三中全会 20 周年理论研讨会,展示了学习邓小平理论的成果;瑞金医院举行了赛诗会,以诗抒情,歌颂改革开放 20 年的伟大成就。

1999 年,为迎接 2~6 月举办的"全国大学生艺术节",学校组织了以"祖国情、世纪情、改革情、民族情、上海情"的主题活动,充分表达广大学生庆祝建国 50 周年、上海解放 50 周年,迎接澳门回归祖国、迎接新世纪的喜悦心情,反映丰富多彩的校园文化生活和青年学生良好的精神风貌,推出一批具有较高水准、富有时代气息的文艺作品,进一步推动校园文化建设,提高大学生的综合素质。[①] 同年,学校以"五四运动 80 周年""建国 50 周年""澳门回归"和"跨世纪"等重大庆祝活动为契机,通过宣传、座谈、表彰、举办文化艺术活动等多种形式,围绕"继往开来、爱国成才"的主题,有声有色地开展文化节庆活动,掀起精神文明建设的新高潮。9 月 24 日,学校举行建国 50 周年大型座谈会。来自校本部和各附属医院的离休老干部、老领导、专家、民主党派人士、民族联代表以及青年教授、研究生代表欢聚一堂,畅谈祖国 50 年辉煌成就,共叙学校发展的历程。二医党委副书记赵佩琪在会上作国庆献词。校长范关荣在讲话中强调学校的当务之急是抓住机遇,加快学科发展,为祖国的繁荣昌盛贡献力量。学校利用画廊宣传学校青年知识分子勇攀科学高峰的典型事迹,表彰"五四"先进,激发青年师生爱国、荣校的激情;以"学身边典型,建示范群体"为主题,组织市"三好"学生演讲团及"五四"受表彰的校优秀团干部演讲团赴各附属单位进行演讲,弘扬先进;围绕"继往开来、爱国成

---

① 《教育部、市教委关于举办 99 全国大学生艺术节的通知及二医大获奖项目奖状》,1999 年,上海交通大学医学院档案馆藏 1999 - DQ17 - 15。

才"的主题开展隆重的庆典活动;组织学生开展"我心目中的好老师"演讲活动;组织学校"数风流人物还看今朝"人物摄影比赛作品展;举办"祖国在我心中"大型歌会、赛诗会和广场歌会;组织"欢迎您,澳门"知识竞赛;举办"喜迎澳门归、拥抱新世纪"文艺会演;组织"二医人"电视教育系列录像片之二的拍摄、评比,并组织师生医护员工观看;继续开展"1999年度十佳好事评选活动"等一系列活动,取得了较好的效果。①

2. 抵制和揭批"法轮功"

1999年,二医坚决拥护党中央关于取缔"法轮功"这一邪教组织的决策,深入剖析"法轮功"的反动本质,开展对"法轮功"问题的学习教育活动。在校党委的领导下,校本部党员干部加强学习,认清李洪志及其法轮功的反动本质和严重危害,组织师生员工积极开展健康、有益的群众性强身健体活动,形成文明健康的校园文化氛围。附属单位和有关部门以党员大会、组织生活、座谈会等形式,开展了学习教育活动。瑞金党委组织中心组成员认真学习中央精神开展讨论。仁济医院政工部、院工会、团委、科研部、研究生支部先后召开了座谈会,揭批李洪志及其"法轮功"的反动本质。医院党委还把深入揭批"法轮功"列为该院正在开展的党员民主评议活动的重要内容,要求通过揭批活动,增强党性修养,坚定共产主义信念。新华医院党委先后组织了中心组成员和全体党员进行学习、讨论,把揭批"法轮功"作为近期党组织生活的重要内容。九院全院党员揭批"法轮功"大会,简光泽、励永明、陈章达等院党政领导在会上带头谈学习体会,从不同的角度对李洪志及其"法轮功"反科学、反人类、反社会、反政府的本质进行有力批判。②

2001年1月23日,北京天安门广场上发生"法轮功"痴迷者自焚事件,引起全校师生员工的震惊和愤慨。广大师生医护员工以各种形式谴责"法轮功"邪教残害生命、践踏人权、投靠反华势力的罪恶行径,并在校园内开展了一系列以"遵纪守法、崇尚科学、抵制邪教"为内容的教育活动。新学期开学后,校党委、宣传部、社科部、学工部、团委等部门以拉横幅、座谈会、专题会和漫画等形式,对师生员工进行崇尚科学、抵制邪教的教育。在校党委召开的处级干部以上干部座谈会上,很多干部提出政府要依法加大对"法轮功"的打击力度,决不能心慈手软。还有的干部谈到,自焚事件从反面敲响了警钟,要加强对学生的素质教育,增强思想政治工作的针对性、创新性和实效性,用正确的理论、科学的精神占领高校思想阵地。

3月28日,学校召开深入揭批"法轮功"大会。校党委副书记孙大麟在发言中从"法轮

---

① 《1999年上海第二医科大学精神文明建设规划》,1999年,上海交通大学医学院档案馆藏1999-DQ14-9。
② 《上海二医报》,1999年8月30日,第629期第1版。

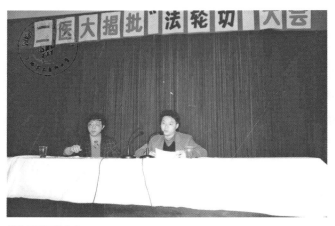

揭批"法轮功"大会

功"产生的原因,其主要歪理邪说和严重危害等方面揭露了"法轮功"反人类、反社会、反科学的邪教本质。社科部教师高建伟在题为"依法惩治法轮功邪教,维护国家法律尊严"的发言中,谈了政府取缔"法轮功"的法律依据。2000级博士生连锋在发言中表示要用马克思主义理论武装头脑,作倡导科学精神的实践者,自觉抵制邪教。校党委书记书记赵佩琪在最后讲话中要求全校师生员工继续开展校园拒绝邪教的活动,为社会的安定团结做出贡献。[①]

3. 设计校园文化符号,增强爱校荣校意识

良好的校园人文环境对于陶冶学生情操,形成健全人格,提高人文素质至关重要,是校园文化建设的重要组成部分。二医深入挖掘校内文化资源,设计和形成了一系列校园文化标志和符号,如校训碑、雕塑形成校园文化标志性人文景观;利用广播台、校园网、校报宣传、传唱校歌,激励学生爱校荣校;图书馆大厅布置"院士墙",教学楼布置"诺贝尔之廊";在教学楼、图书馆、办公楼和新落成的科教综合楼布置了书画作品,学生公寓布置名人名言录和书画作品,[②]增强校园的艺术氛围,陶冶师生医务员工的情操。

在多年的办学过程中,二医于1987年建校35周年时形成了"团结、勤奋、求实、进取"的价值风尚。"团结",指的是在全校统一办学指导思想,形成一股巨大的促进医学教育事业发展的凝聚力;"求实",是要在全校树立实事求是、一切从实际出发,理论联系实际,在实践中检验真理和发展真理的思想路线与思想作风;"勤奋",是要在全校培养一种勤劳刻苦的学习风气和工作态度;"进取",是要有共同理想,有不甘落后、不断创新的决心,勇于献身,巩固发展优势,形成人才辈出,后浪推前浪的兴旺发达的局面。

1998年12月,学校开始在图书馆底楼大厅设置"院士墙",挂出了王振义、

---

① 《二医大2001年党委工作总结、大事记》,上海交通大学档案馆藏2001 - DQ11 - 6。

② 《精神文明办公室2001年精神文明办公室工作计划、总结》,2001年,上海交通大学医学院档案藏2001 - DQ14 - 1。

江绍基、陈竺、张涤生 4 位院士的相片，2003 年又增加了邱蔚六院士的相片。2004 年 2 月 19 日，"二医以你们为骄傲——2004 年二医大新院士挂像仪式"举行，"院士墙上"又增添了学校新当选的两位中国工程院院士陈赛娟教授和戴尅戎教授的照片。① 作为二医大校园文化和学校精神文明建设的一个重要内容，"院士墙"激励二医学生以这些德高望重、才学卓越的专家教授为楷模，为了医学事业的发展不懈努力，攀登医学的高峰。正如校党委书记赵佩琪在 2004 年新院士挂像仪式所说的："院士墙是我们二医大校园中一道最亮丽、最引人注目的人文景观。她无言却又生动地向人们展示了我们学校的人文荟萃和雄厚实力，这是我们二医大的骄傲，也是我们每一个二医人的自豪。希望同学们能以院士为榜样，学习院士们热爱祖国、献身祖国医学事业的奉献精神，学习他们爱岗敬业的高尚医德，学习他们开拓创新、勇攀医学高峰的科学精神，学习他们治学严谨、一丝不苟的工作学习态度，树立'今天我以二医为荣，明天二医以我为荣'的信心和决心，勤于学习，甘于奉献，勇于创新，为祖国的繁荣富强、为医学事业发展做出自己的不懈努力。

　　为发扬二医人"团结、进取、勤奋、求实"的优良传统，激发全校师生员工爱国荣校，为祖国医学事业的发展锐意创新、奋勇拼搏、无私奉献的热情，形成学校富有特色的校园文化作品，1999 年，校党委宣传部在年初组织了校歌歌词征集活动，这一活动得到了全校广大师生员工的积极响应。最终，由集体创作的《托起生命的绿洲》被定为上海第二医科大学校歌，著名指挥家马革顺先生为此歌谱曲。②

　　　　这里是医学人才的摇篮，这里是生命科学的舞台。

　　　　这里有莘莘学子的寄托，这里有辛勤园丁的挚爱。

　　　　献身医学，是我们永远的誓言；

　　　　开拓创新，是我们成才的节拍；

　　　　救死扶伤，是我们神圣的天职；

　　　　奉献爱心，是我们闪亮的风采。

　　　　手与手相牵，托起生命的绿洲。

　　　　心与心相连，播送人间的关怀。

　　　　啊，二医人，团结勤奋、求实进取、满怀豪情，奔向美好的未来！

　　　　　　　　　　　　　　　——上海第二医科大学校歌《托起生命的绿洲》

① 《2004 年二医大宣传部工作计划、总结、大事记》，2004 年，上海交通大学医学院档案馆藏 2004 - DQ14 - 2。

② 《二医大宣传部关于校歌、校徽、雕塑征集活动通知及校歌稿》，上海交通大学医学院档案馆藏 1999 - DQ14 - 2。

2005年,原上海第二医科大学与上海交通大学合并组建新的上海交通大学医学院。经过全院师生投票评选和有关专家的讨论,并报院领导审核,上海交通大学医学院院标确定。院标的中心为一个缠蛇的手杖,是被世界卫生组织确定为医疗卫生行业的一个标志。古希腊传说中蛇是吉祥的化身,能驱邪祛病,同时古代神医都是手持缠蛇的手杖为患者解除病痛。院标中上部的翅膀,与人形的巧妙结合,寓意医学院坚持以人为本,发扬博极医源、精勤不倦的

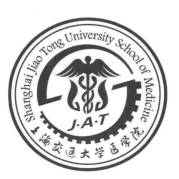

上海交通大学医学院学院院标

传统,追求新的腾飞。蛇杖两侧的白玉兰花瓣寓意学院立足上海,放眼世界,勇攀医学高峰。JAT代表圣约翰大学医学院、震旦大学医学院、同德医学院的历史信息,是对二医的历史性传承和光大;齿轮则代表以强大工作为特色的上海交通大学是医学院的坚强后盾。

4. 培育二医精神,增强师生的身份认同

大学精神是增强全校师生自我认同的纽带,培育大学精神有利于激发全体医务员工爱校、荣校的自豪感,从而激励全体医务员工为学校未来而奋斗的责任心,加强全校师生的凝聚力。培育大学精神是一项长期的任务,是一个在实践中不断丰富升华的过程。在二医蓬勃发展的过程中,二医精神不断增添新的时代内涵,这是精神文明建设的重要课题,也是全体师生医护员工的光荣任务。21世纪以来,学校注重从校园文化建设的特色性、有效性、针对性角度出发,把握时机,挖掘和提炼体现"二医人"的校园精神。2003年,"非典"疫情突如其来之时,围绕校本部和各附属单位在抗非一线涌现出的感人事迹,先后组织了二医"危难之际塑精神大讨论",并在第一时间广为宣传;由校党委宣传部发起组织、召开了公共卫生学院、基础医学院、人文社科部等教师广泛参加的"SARS专业研讨会",形成了特殊时期的文化建设氛围。抗非战役取得阶段性胜利之后,学校围绕上海"城市精神"大讨论,进行了"二医精神"的提炼和塑造,经过广大师生踊跃的网上和书面征集、讨论之后,形成了"博极医源、精勤不倦"的基本概括,那就是:专心致志、勤奋学习、孜孜以求、精益求精、广泛探索和涉猎与医学及其相关的知识、历史与前沿。[①]

---

① 《2003年二医大宣传部、精神文明办工作计划、总结、大事记》,2003年,上海交通大学医学院档案馆藏2003 - DQ14 - 7。

2003 年 9 月 9 日,校党委书记赵佩琪在庆祝第十九届教师节暨先进表彰大会上,谈到学校文明创建工作思路时说,上海第二医科大学的大学精神基本上可以表述为:"博极医源、精勤不倦"。赵佩琪指出,学校从上半年以来广泛发动师生医护员工从 50 多年的学校历史中,从改革开放的实践中,从新世纪学校的发展目标中,

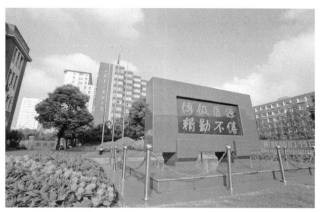

校训

培育、挖掘和提炼大学精神。校党委宣传部的同志通过校园网络、班组生活和各个层面的座谈会,征集到了一些关于二医精神的表述。概括这些表述,最终将学校的大学精神表述为:"博极医源、精勤不倦"。

三、丰富多彩的校园文化生活

学校精心设计和组织开展内容丰富、形式新颖、吸引力强的思想政治、学术科技、文娱体育等校园文化活动,并以校园文化艺术节、校园科技文化艺术节、各类社团活动等为抓手,把德育、智育、体育、美育渗透到校园文化活动之中,使大学生在活动参与中受到潜移默化的影响,思想感情得到熏陶,精神生活得到充实,道德境界得到升华。

(一)普及文化艺术常识——高雅艺术进校园

20 世纪 90 年代初,面对多元文化带来的冲击,流行歌曲和"快餐文化"在上海高校风靡一时。如何在大学生中倡导、弘扬民族精神和经典文化成为亟待解决的现实难题。自 1993 年全国率先启动"高雅艺术进校园"活动以来,在上海市科教党委、市教委的指导下,二医每年都组织学生观看各类艺术院团表演的京剧、昆剧、话剧、歌剧、交响乐、民乐等高雅艺术。1996 年,学校组织学生开展了"京剧走向青年"的系列活动。[1] 1998 年,学校组织了话剧和芭蕾舞的专场演出,并组织师生观看话剧《歌星与猩猩》《尊严》《小平、您好!》等,观看师生达 3 500 人次。[2]

① 《二医大 1996 年宣传工作要点、总结、大事记》,2006 年,上海交通大学医学院档案馆藏 1996 - DQ03 - 1。
② 《1998 年二医大精神文明建设工作要点、总结》,1998 年,上海交通大学医学院档案馆藏 1998 - DQ14 - 8。

　　学校适时打造品牌,通过整合,形成合力,加强辐射,使"高雅艺术进校园"成为提升师生人文素养的新抓手和弘扬城市和谐文化的新载体。2001 年,学校采取"请进校园演"与"走进剧场看"相结合的办法,共组织了京剧、话剧、昆剧、声乐、交响乐等高雅艺术欣赏 12 场,并组织学生撰写了观后感。① 2002 年,学校不断深化"高雅艺术进校园"活动,继续采取"请进校园演"与"走进剧场看"相结合的方法,共组织了话剧、交响乐、京剧、昆剧、越剧、声乐等高雅艺术欣赏近 20 场。②

　　随着"高雅艺术进校园"活动的深入,大学生们开始不满足于只是观看演出。2003 年,在上海市"高雅艺术进校园十周年"之际,学校积极响应上级部署和安排,选报了舞蹈《女儿河》、吉他四手弹唱《小蔚》等学生精品节目参加展演。作为应邀演出场次最多的第一套节目组成员,参演的 20 多名学生先后在复旦大学、华东理工大学等校进行了精彩的献演,兄弟院校欣赏的总人数在数千人,通过演出较好地展示了二医学生的文化艺术素质,演出获得了阵阵掌声。③

　　学校的"高雅艺术进校园"得到了上海市教委的肯定。2004 年 3 月 16 日,上海市教委"2004年高雅艺术进校园活动开幕式"暨"中法文化年——赴法优秀剧目《白蛇传》上海高校首场演出"在二医举行。5 月 27 日"经典音乐进校园"系列活动之一"上海弦乐四重奏"在二医演出。④

　　(二)异彩纷呈的校园文化艺术节

　　学校高度重视校本部和各个附属单位的文化建设,全面贯彻"贴近实际、贴近生活、贴近群众"的方针,通过办好两年一届的文化艺术节,不断提升广大师生医护员工的审美能力和艺术修养,不断提高广大师生和医护员工的文化艺术活动层次和品位。

　　由于场地、经费等原因,原定每两年举办一次的校园文化艺术节曾一度中断,在征求广大在校学生意见基础上,学校在 1996 年年底举办了校第五届校园文化艺术节。⑤ 同时,学校加强了校园文化建设,建立了学生活动中心等,1995—1996 年共投入经费 20 余万元。⑥

　　1998 年,学校组织全校医护师生员工参加了"98 二医大文化艺术节"。艺术节的内容包括:"歌唱新时代,迈向新世纪"大合唱、"爱我二医英语演讲比赛"、"青春·理想·人生"征文演讲比赛、中年职工卡拉 OK 比赛、戏曲比赛、青年韵律体操、广播剧大奖赛、广场文艺会演,摄影、书法、

① 《2001 年精神文明办公室工作计划、总结》,2001 年,上海交通大学医学院档案馆藏 2001 - DQ14 - 1。
② 《2002 年二医大宣传部工作计划、总结及法制宣传教育第四个五年规划》,2002 年,上海交通大学医学院档案馆藏 2002 - DQ14 - 1。
③ 《2003 年二医大宣传部、精神文明办工作计划、总结、大事记》,2003 年,上海交通大学医学院档案馆藏 2003 - DQ14 - 7。
④ 《2004 年二医大宣传部工作计划、总结、大事记》,2004 年,上海交通大学医学院档案馆藏 2004 - DQ14 - 2。
⑤ 《二医大团委关于基层团支部开展紧急达标考核评比的意见,成立校园文明志愿者大队的决定》,1996 年,上海交通大学医学院档案馆藏 1996 - DQ10 - 9。
⑥ 《1996 年二医大工作要点、总结、大事记》,1996 年,上海交通大学医学院档案馆藏 1996 - DQ01 - 2。

绘画、集邮展等 12 个项目和文化艺术讲座,参演、参赛近 900 人次,观众达 3 500 人次。①

　　2000 年,为进一步开展学校(医院)园文化建设,营造健康、文明、高雅的校园文化氛围,学校各相关单位广泛发动、精心组织、积极参与,切实抓好这项工作,先后举行了"爱国荣校抒心声"校本部合唱比赛、"白衣天使的颂歌"朗诵比赛、"民族风韵"戏曲演唱赛、"校园风貌"主题摄影作品展评、"龙飞凤舞奔未来"书画作品展评、"世纪心愿"英语演讲比赛、"颂歌献给新世纪"优秀歌手大奖赛、革命诗歌颂读演唱会、广场文艺会演、"新世纪在召唤"文艺会演和高雅艺术欣赏等。②

　　2002 年,为营造健康、文明、高雅的校园文化氛围,提高广大师生员工的文化艺术修养和整体素质,促进学校的精神文明建设和各项事业的发展,校精神文明建设委员会决定结合 50 周年校庆,以"爱国荣校"为主题,举办"2002 年上海第二医科大学文化艺术节"。活动项目包括:"我与二医"征文活动,"知我二医,爱我二医"校史知识竞赛,"二医魂"诗歌朗诵比赛,"二医在我心中"演讲比赛,"为人师表"教师形象展示,"畅想明日二医"小品表演赛,"爱国荣校"院歌、校歌、合唱比赛暨艺术节开幕式,"二医新貌"摄影作品展评,"展我风

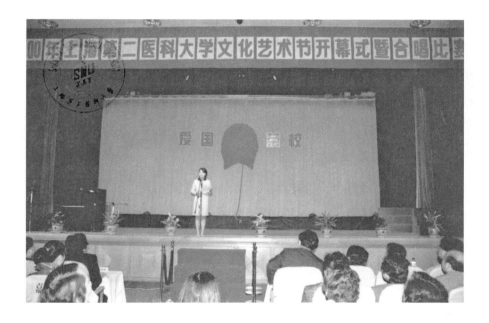

上海第二医科大学
文化艺术节(2000
年)

①《1998 年二医大精神文明建设工作要点、总结》,1998 年,上海交通大学医学院档案馆藏 1998 - DQ14 - 8。
②《2000 年上海第二医科大学文化艺术节材料》,2000 年,上海交通大学医学院档案馆藏 2000 - DQ14 - 11。

采"师生书画作品展评，"爱党爱国爱二医"文艺会演暨艺术节闭幕式，高雅艺术欣赏。[①]

2004年，"民族魂·二医情"2004年文化艺术节举行。本届文化艺术节以弘扬民族精神、展示二医风采的主题，目的在于通过文化艺术节这个载体，以喜闻乐见的形式，有效开展中华民族优良传统的赞颂与教育，进一步培育团结统一、爱好和平、勤奋勇敢、自强不息的民族精神，树立民族自尊心、自信心和自豪感。同时，本届文化艺术节着重把民族精神的回顾与发扬同改革创新的时代精神教育相结合，与振奋精神、不断发扬"博极医源、精勤不倦"的二医精神相贯通，激发全校师生医护员工爱校荣校、团结拼搏、奋发进取、报效祖国的情怀。本届艺术节活动共分为11大块。分别是：①"民族魂、二医情"，二医大2004年文化艺术节开幕式暨高雅艺术进校园民族器乐专场演出（外请）；②"科技长廊"，二医大第五届研究生科技文化节；③"历史回眸"，国产优秀历史影片回顾展及系列影评活动；④"一本好书"，学生课外图书自助交流展；⑤"五四情怀"，天地英雄校园行——二医大文明广场明星演唱会；⑥"美在瞬间"，二医大师生医护员工摄影作品（网络）巡展；⑦"爱我中华"，二医大师生医护员工配乐诗朗诵会；⑧"友情杯"，二医大师生员工足球友好联赛（师生挑战赛）；⑨"我爱

合唱比赛

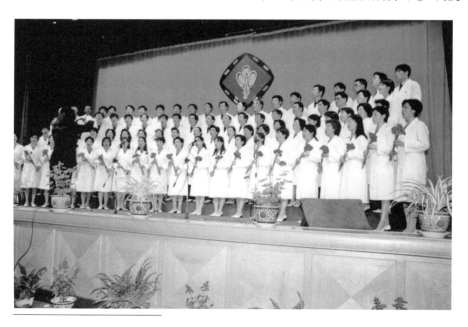

①《关于举办2002年上海第二医科大学文化艺术节及各项比赛获奖名单等事宜的通知》，2002年，上海交通大学医学院档案馆藏2002－DQ－15。

我家",学生园区风貌展;⑩"二医风采",二医大附属单位文艺节目专场巡演;⑪"弘扬民族精神、展示二医风采",二医大 2004 年文化艺术节闭幕式颁奖暨附属单位文艺节目汇报演出。①艺术节得到了全校师生和医护员工的积极响应和踊跃参与,总体效果良好。本届艺术节闭幕式上,学校客座教授、著名民族声乐歌唱家杨学进在文艺会演上献歌。

(三)富有特色的科技文化艺术节

1997 年,学校举办了第五届校园科技文化艺术节。② 10 月 16 日,由校团委、学生会和研究生会共同组织的第五届校园科技文化艺术节开幕。本届科技文化艺术节活动分为红、绿、蓝 3 个板块。红即体现青年人的朝气,象征热情洋溢和活泼奔放,活动包括青春歌手大赛和体育比赛等内容;蓝即象征大学生的思维和才智,其中有科技作品展和科技论文评比等;绿则意在表现医学生高雅的文化品位,内容有音乐欣赏、影视展播等活动。

2000 年,学校通过举办第三届研究生科技学术节、大学生双基(基础医学知识、基本医学技能)大赛、专项课题调研等活动,积极引导学生投身科学实践,学习新知识,用于开拓创新。在"上海市青少年网络信息知识竞赛"中,学校有 5 名学生获得了一等奖。③

2000 年 4 月 11 日,校第六届科技文化艺术节暨首届社团文化节举行,各临床医学院团总支书记及各高校的社团代表参加了开幕式。校计算机网络协会、学生记者团等 11 个优秀社团受到了表彰。④

(四)形式多样的社团活动

社团是活跃校园文化的主要载体,是推进学校素质教育的重要途径。学校通过举办"首届大学生社团节""主持人大赛""二医青年爱国主义诗歌诵读演唱会"及多项体育竞赛等大型校园文化活动,鼓励学生参与社团活动,开阔知识,培养创新意识。校团委也制定了相应的申报、考核、评比、奖惩制度,引导学生进行社团自我管理,规范建设。截至 2002 年,全校共有学生社团 25 个,其中,4 个知识类社团:大学生邓小平理论研究会、计算机网络协会、艾滋病健康医学俱乐部、心理协会;9 个文艺类社团:摄影协会、美术协会、嘉化海兴影视俱乐部、吉他协会、杏林文学社、兰陵剧社、礼仪社、学生管乐队、舞蹈队;6 个实践类社团:二医青年、调研协会、绿色之友环保协会、女大学生联谊会、旅游爱好者协会、手工 DIY 协会。6 个

---

① 《二医大文明办关于举办 2004 年文化艺术节及开展相关活动的通知、获奖名单、节目单》,2004 年,上海交通大学医学院档案馆藏 2004 - DQ14 - 8。
② 《1997 年二医大精神文明建设工作要点及总结》,1997 年,上海交通大学医学院档案馆藏 1997 - DQ14 - 4。
③ 《2000 年二医大团委工作计划、总结、大事记及获奖情况》,2000 年,上海交通大学医学院档案馆藏 2000 - DQ17 - 12。
④ 《2000 年二医大文化艺术节材料》,上海交通大学医学院档案馆藏 2000 - DQ14 - 11。

体育类社团：东方武学社、NANA team 健美操协会、网球协会、棋类协会、羽毛球协会、溜冰协会。学校社团在全国大学生艺术节舞蹈、合唱、小品、摄影、书法、篆刻等各项比赛,共获得2 项全国三等奖、5 项上海市一等奖。摄影协会和艾滋病健康医学俱乐部分别于 2000 年和2002 年获得"上海市高校明星社团"称号。2000 年,大学生邓小平理论研究会获上海市"优秀邓小平理论研究会",学生记者团获上海市"新长征突击队"称号。《二医青年》报获上海首届"五四新闻奖"基层报刊作品三等奖。

2001 年,由校团委、学生会举办的第二届社团文化节共分为"展我风采""喜迎 APEC""拓展新知"3 个版块。各学生社团通过举办 26 场讲座、演出、展览和各类比赛,集中展现了社团活动的成果,大大丰富了校园文化生活。[①]

2002 年,为期一个多月的第三届大学生社团节与校园文化艺术节相配合,得到全校 25个学生社团的积极参与,共有 30 多个活动项目,吸引学生近 2 000 人次。先后进行的活动有："二医魂——诗歌创作朗诵比赛"；"畅想明日二医——小品创作表演比赛"；组建楼委会,参与大学生生活园区的建设；组织"青春的节日——青年文艺巡演",演出新编历史昆剧《班昭》；钢琴古典音乐演奏会；"闪亮之星"上海高校校园歌手比赛；"文荣之星"上海大学生青春形象展示；参与上海大学生原创音乐创作比赛；参加中央电视台主办的首届大学生歌手比赛。[②]

2003 年,以"社团——素质拓展的舞台"为主题的第四届大学生社团节共有 30 个学生社团参与,共计 40 多个活动项目,吸引学生近 2 000 人次。先后开展的活动有："青春的节日——青年文艺巡演"进校园活动,邀请著名文艺团体来学校文艺演出,组织学生观看精品文艺节目；学生活动丰富多彩,由校学生会、社管中心开展众多校园文化活动。比如青春歌手大赛、2003 级新生纳凉晚会、"兰陵之夜"汇报演出等。

2005 年,校党委宣传部发出了《关于开展学校特色艺术社团建设的通知》（沪二医大宣［2005］6 号）,对二医系统各单位提出了具体要求：一是高度重视校（院）文化建设、积极开展文化艺术活动；二是指定年度工作计划,并有专门部门、专人负责此项工作,落实日常管理；三是应有计划地使用学校投入的经费,并做好配套资金的落实,并将之作为考核内容之一；四是单位有开展该项目的艺术团队、辅导教师、适当的活动场地,能在开展活动中发挥骨干作用；五是应积极组织开展相应的文化艺术进校（院）活动、演出、欣赏、培训、交流、辅导、创

---

① 《2001 年团委工作计划、总结、大事记》,2001 年,上海交通大学医学院档案馆藏 2001DQ17 - 2。
② 《2002 年二医大团委工作计划、总结》,2002 年,上海交通大学医学院档案馆藏 2002 - DQ17 - 2。

作等,不断拓展和深化校(院)文化艺术活动;六是每年要组织社团到各附属院校及兄弟单位活动,以扩大影响力;七是应参加每年的校艺术社团汇演;八是每个单位限报 1～2 个艺术社团。九是校党委宣传部每年度将按照以上项目对每个单位进行中、终期考核。学校还对批准的特色艺术社团进行(3 000～5 000元)/年的投入。[①]

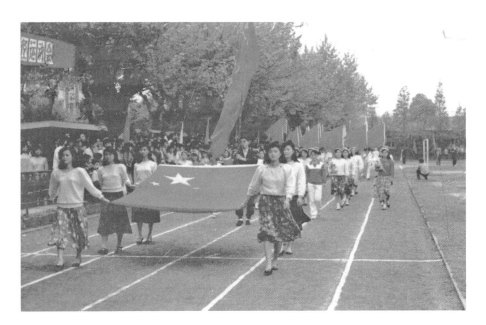

田径运动会

四、承前启后,继往开来,庆祝建校 50 周年

2002 年,上海第二医科大学迎来建校 50 周年。3 月 20 日,50 周年校庆筹备工作启动。学校下发了《关于做好 50 周年校庆工作的通知》,对校庆工作作出总体部署,要求全校上下同心同德、精心组织、周密安排,以高昂的姿态和丰硕的成果迎接建校 50 周年的庆典。

50 周年校庆的主题是：承前启后,继往开来,与时俱进,再铸辉煌。庆典时间为 2002 年 10 月 25～26 日,内容包括：庆祝大会、学术报告、文艺演出等。3 月,校庆筹备委员会成立,由谢丽娟、王振义、陈竺、李宣海、王一飞、余贤如任

[①]《二医大宣传部关于开展特色艺术社团建设、参与进行行业歌曲创作竞赛活动的通知》,2005 年,上海交通大学医学院档案馆藏 2005 - DQ14 - 2。

顾问,校长范关荣任主任,校党委书记赵佩琪任副主任,委员由校党政领导和各附属单位党政负责人组成。朱正纲、黄红任秘书长,委员会下设办公室,并专门设立了专家顾问组、宣传材料组、联络协调组、学术活动组、校庆保障组、集资捐赠组6个组。各个组互相配合、有条不紊地开展各项准备工作。被誉为"四个一工程"的一本学校宣传画册、一部学校录像片、一个校史陈列馆、一本《校友精英集》的制作启动。50周年校庆的公告通过互联网发布,欢迎海内外校友届时欢聚二医大校园参加庆典。另外,由校团委负责招募一支200人校庆志愿者服务队并接受礼仪等训练。

　　10月10日,上海第二医科大学50周年校庆新闻发布会在校学术报告厅举行,[①]来自中央与上海市20余家新闻媒体记者参加了本次发布会。发布会由校党委书记赵佩琪主持。她代表校党政领导和全校师生医护员工向长期以来关心、支持、呵护上海第二医科大学的新闻界朋友致以谢意。校长范关荣着重就学校发展现状,特别是"九五"期间取得的主要成果向新闻界朋友做了通报。副校长朱正纲在新闻发布会上就校庆50周年庆祝活动作了介绍。朱正纲指出,通过50周年校庆,回顾办学历史,展示办学成就,展现二医大迎接新世纪的良好精神面貌,激励全校师生爱校荣校的激情,增强学校的凝聚力、向心力和感召力,加强对外交流,扩大对外影响,提高学校的知名度,树立良好社会形象,优化外部办学环境,拓展办学空间,促进学校全面发展。

　　发布会上,陈赛娟、曹谊林、丁文祥、萧树东4位教授会上介绍了各自领衔的血液学、整复外科与组织工程、小儿心血管、消化病学等重点学科的建设成果及发展前景。病生教研室主任陈国强则着重介绍了病生教研室的建设情况。针对众多媒体记者感兴趣的诸如学校发展前景、医学教育及从重点综合性大学毕业生中招收"直博生"、基因治疗等问题,与会的党政领导和学校顾问王一飞和胡庆澧等一一做了回答。

　　10月25日,校庆活动正式开始。上午8:30到9:15,学校东院科教综合楼广场举行校史陈列馆揭牌仪式。[②]上海市教委主任张伟江和上海第二医科大学校长范关荣共同为校史陈列馆揭牌。该馆经过学校半年多的积极筹备,于校庆前落成,记录了二医50年的发展历程和主要成绩,宣传了为学校发展做出贡献的杰出人物和主要事迹,展示了学校优良的医学教育传统和深厚的历史文化底蕴,成为对学生进行爱国荣校教育的重要基地。

①《二医大校庆50周年新闻发布会议程及新闻稿》,上海交通大学医学院档案馆藏2002-XZ11-18。
②《二医大校庆50周年系列活动:校史陈列室揭牌仪式》,上海交通大学医学院档案馆藏2002-XZ11-3。

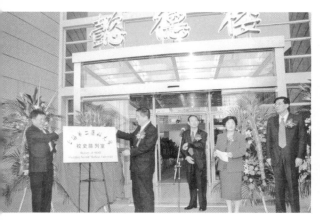

上海第二医科大学校史陈列馆揭牌仪式

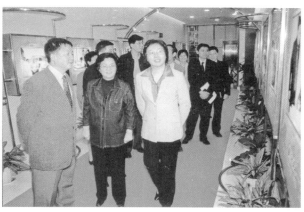

校领导参观校史陈列馆

　　9:15 到 11:00，上海第二医科大学校庆 50 周年庆典大会在校大礼堂召开。庆典大会由校党委书记赵佩琪主持，校长范关荣做了题为"传承二医优良传统，开创世纪新的辉煌"的讲话。卫生部副部长黄洁夫、上海市副市长杨晓渡等出席大会并讲话。外宾代表、兄弟院校代表、校友代表、师生代表先后致辞。各级领导、党代会、人大、政协代表，兄弟院校嘉宾特邀外宾、教师、学生代表，各届校友代表、劳模代表、老干部代表、民主党派代表出席大会。

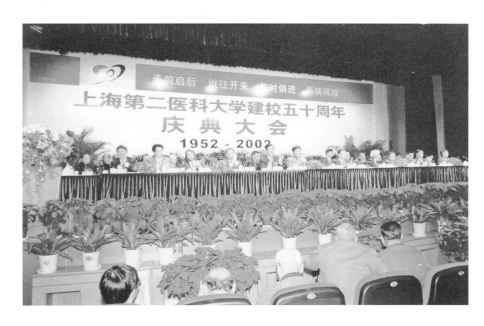

上海第二医科大学
建校五十周年庆典
大会

范关荣在讲话中回顾了上海第二医科大学 50 年的发展历程、办学特色和取得的杰出成就,并对长期关心与支持学校事业发展的各位领导、国内外嘉宾以及海内外校友表示最衷心的感谢,同时也代表学校现任领导班子向辛勤耕耘在上海第二医学院系统各个岗位上的全体师生医护员工表示衷心的感谢。范关荣表示,作为有着优良办学传统和特色,具有雄厚办学基础的上海第二医科大学,植根于上海这块人杰地灵、文化底蕴深厚的沃土上,在党和政府的正确领导下,在社会各界和广大海内外校友的热情支持下,通过全体师生医护员工的共同努力,在下一个 50 年里,上海第二医科大学一定能为中华民族的伟大复兴、为人类的文明和进步做出新的贡献。

卫生部副部长黄洁夫在讲话中代表卫生部,代表全国卫生、教育工作者向上海第二医科大学建校 50 周年表示热烈的祝贺,向广大战斗在医疗教育、医疗卫生工作第一线的教职员工、医务员工表示亲切的慰问。他说,50 年来,上海第二医科大学在半个世纪的建设尤其是在最近 10 年来的发展中所取得的这些成果都大大提高了学校在承担和解决国家重大医学科技课题,为改革开放保驾护航,为广大人民群众解除病痛、救死扶伤方面的水平和能力。在我国改革开放和现代化建设进入新的发展阶段的时刻,希望上海第二医科大学不断巩固成果、深化改革、提高质量、继续发展,把学校建设成为一所高水平、有特色,立足上海、服务全国、面向世界的一流的社会主义医科大学而努力奋斗。

上海市副市长杨晓渡代表上海市人民政府,向二医全体师生医护人员工和海内外广大校友表示热烈祝贺和亲切问候。他指出,如今的上海第二医科大学已经发展成为集医、教、研全面发展,并深受国内外瞩目的新型社会主义医科大学,为我国医疗卫生事业和上海市经济建设与社会发展做出了重要贡献。希望学校在新世纪建设的征程中,不断提高教育、医疗质量和效益,立足上海、服务全国、面向世界,努力建设国际知名的高水平医科大学,为实施"科教兴国"战略做出新的更大的贡献。

有"世界断肢再植之父"之称的中国科学院院士陈中伟早年毕业于上海第二医学院。作为二医老校友,他在发言中感谢母校对自己的培养,并希望在座的年轻一代科学工作者继续和发扬二医大优秀的学术传统,为二医大的继续发展倾注全部的智慧和汗水。上海第二医科大学校友、著名神经生物学专家盛祖杭在美国艰苦创业 15 年,其间受到母校各届领导的关注和支持。1999 年,盛祖杭回到二医担任了客座教授及长江讲座教授,报答母校对自己的培养。他代表二医大海外校友发言时饱含深情地说,母校在教学、科研、人才培养以及校园建设等方面取得了辉煌成就。我们海外校友深受鼓舞。今天二医大为海外校友提供了历史上最佳的创业与发展的环境,我们相信会有更多的海外校友以各种形式为母校服务,表达海外校友一片赤子之情。[①]

　　出席庆典大会的领导和嘉宾还有中科院副院长、院士、校友陈竺，上海市政协副主席谢丽娟，市政协副主席、复旦大学校长王生洪，中国优生优育协会会长、中国女医师协会会长林佳楣，上海交通大学校长谢绳武，第二军医大学校长李家顺，法国驻沪总领事薛翰，上海市教委主任张伟江等。中共中央政治局委员、上海市委书记黄菊，全国政协副主席、上海大学校长钱伟长，卫生部部长张文康，上海市委副书记殷一璀，上海市人大常委会主任陈铁迪，上海市人大常委会副主任沙麟等发来贺信。国家教育部、卫生部、科技部、中国科学院以及清华大学、中国科技大学、复旦大学、同济大学等兄弟院校相继发来贺信。全国人大常委会副委员长吴阶平、中国科学院院长路甬祥、中国工程院院长徐匡迪、上海市人大常委会副主任龚学平、上海市教育党委书记王荣华、上海市教委主任张伟江等为学校题词。

　　校庆期间，作为庆祝活动的重要组成部分，学校还举办了多场次的专业学术交流活动。9月27日，由上海第二医科大学王振义教授和加拿大讲法语医师联合会共同倡议的"中国-加拿大多学科医学研讨会"在科教综合楼学术报告厅举行。校党委书记赵佩琪、副校长朱正纲、附属瑞金医院院长李宏为等出席开幕式，副校长钱关祥代表学校党政领导向大会致辞。本次研讨会既是一次医学学术交流会，也是一次交流法语的盛会。研讨会为期3天，共分血液学、外科内窥镜、妇科与高血压、烧伤治疗和急救医学等5个专题，由王振义和加拿大Willem B. Pellemans博士担任大会主席。[②]

　　作为校庆50周年和附属瑞金医院院庆95周年的重要学术活动，10月26～28日，第二届中美21世纪医学论坛在上海国际会议中心举行。本届论坛名誉主席、全国人大常委会副委员长吴阶平及卫生部国际合作司等向论坛发来贺信。1998年诺贝尔医学奖获得者美国弗·默雷德教授、国际心脏外科权威丹顿·考雷教授和中科院副院长陈竺3位专家在论坛发表演讲，与数百位中美院士、医学专家共同探讨21世纪最引人关注的信息医学、基因诊断和治疗、肿瘤治疗、心血管疾病、神经疾病、组织工程和器官移植等前沿学科的最新发展及生物医药技术的产业化、医学教育和医疗体制的改革等重要课题。期间，二医校长范关荣向默雷德、考雷两位教授授予学校名誉教授证书。[③]

　　10月26日下午，首届中法医学教育学术交流会举行。市教委主任张伟江致辞，上海第二医科大学副校长钱关祥主持。法国外交部中法医学教育项目协调员、原法国斯特拉斯堡

---

① 《二医大校庆50周年庆典大会讲话稿》，上海交通大学医学院档案馆藏2002 - XZ11 - 1。
② 《二医大校庆50周年系列活动：中国-加拿大多学科医学研讨会》，上海交通大学医学院档案馆藏2002 - XZ11 - 4。
③ 《二医大校庆50周年系列活动：第二届21世纪中美医学论坛会》，上海交通大学医学院档案馆藏2002 - XZ11 - 5。

大学医学院院长凡桑同,巴黎第十二大学医学院院长勒布拉,格勒诺布尔第一大学医学院院长德布吕,上海第二医科大学教务处处长蔡威,研究生处处长、网络学院副院长谢宗豹等共同就法文班医学教育、课程设置改革进行了交谈。

10月26日上午,高镜朗教授塑像落成暨儿科学研讨会在附属儿童医学中心举行。上海市副市长杨晓渡为我国儿科医学先驱、一代宗师高镜朗铜像揭幕。校党委副书记黄红出席。

第三届世界美容外科大会暨外科手术演示会于10月26~29日在上海国际会议中心召开。① 大会由附属第九人民医院主办。二医校长范关荣出席开幕式并讲话祝贺,中国工程院院士张涤生任大会主席,"973"首席科学家曹谊林任学术委员会主席。

五、校庆各类庆祝活动一览

（一）校庆系列学术活动

1. 国际护理教育研讨会暨中英合作国际教育部　接牌仪式

时　　间：2002年9月3日下午2：30

地　　点：上海第二医科大学卫生技术学院/卫校礼堂

大会主席：杨月民书记

致　　辞：市教委、市卫生局领导

承　　办：附属卫生技术学院

2. 国际发育儿科科学研讨会②

时　　间：2002年9月18日

地　　点：上海儿童医学中心

规　　模：100人（40名外宾）

大会主席：沈晓明院长

领导出席：黄红副教授

承　　办：附属新华医院

3. 中国-加拿大多学科医学研讨会

时　　间：2002年9月26~27日

地　　点：校本部科教综合楼三楼礼堂

---

① 《二医大校庆50周年系列活动：口腔医学专业创建70周年,第三届世界美容外科大会》,上海交通大学医学院档案馆藏2002-XZ11-12。

② 《二医大校庆50周年系列活动：国际发育儿科科学研讨会》,上海交通大学医学院档案馆藏2002-XZ11-11。

规　　模：200人（78名外宾）

大会主席：王振义院士

致　　辞：钱关祥副校长

承　　办：校庆办、国际交流处

4. 上海市激光医学研究中心成立十周年庆典[①]

时　　间：2002年10月11日下午15：00

地　　点：海伦宾馆三楼海华厅

致　　辞：范关荣校长或钱关祥副校长

承　　办：附属仁济医院

5. 宝钢医院影像诊断进展研讨会[②]

时　　间：2002年10月16日9：00～15：00

地　　点：宝山宾馆

规　　模：100人

大会主席：丁小龙

致　　辞：朱正刚副校长

承　　办：附属宝钢医院

6. 海峡两岸医院管理研讨会暨IS09000质量管理体系与医院管理研讨班

时　　间：2002年10月21～25日

地　　点：仁济医院东部

规　　模：200人

大会主席：黄钢副院长

致　　辞：范关荣校长、朱正刚副校长出席

承　　办：附属仁济医院

7. 第二届21世纪中美医学论坛会

时　　间：2002年10月26日上午8：30

地　　点：瑞金医院

规　　模：500人

---

① 《二医大校庆50周年系列活动：激光医学研究中心成立十周年庆典》，上海交通大学医学院档案馆藏2002－XZ11－9。

② 《二医大校庆50周年系列活动：宝钢医院影像诊断进展研讨会》，上海交通大学医学院档案馆藏2002－XZ11－13。

大会主席：陈竺院士

致　　辞：范关荣校长或赵佩琪书记、李宏为院长

承　　办：附属瑞金医院

8. 高镜朗教授塑像落成暨儿科学研讨会

时　　间：2002 年 10 月 26 日上午 10：00

地　　点：新华医院

规　　模：80 人(20 名外宾)

主 持 人：徐卫国书记

致　　辞：黄红副教授

承　　办：附属新华医院

9. WHO 新生儿保健合作中心接牌仪式

时　　间：2002 年 10 月 26 日上午 10：30

地　　点：新华医院

规　　模：60 人

主 持 人：沈晓明院长

致　　辞：范关荣校长或赵佩琪书记

承　　办：附属新华医院

10. 口腔医学学术研讨会

时　　间：2002 年 10 月 26 日上午 9：00

地　　点：校本部科教综合楼二楼学术报告厅

规　　模：500 人

大会主席：张志愿院长

名誉主席：张涤生院士、戴尅戎院士

致　　辞：孙大麟副书记

承　　办：附属第九人民医院

11. 中法教育管理学术交流会

时　　间：2002 年 10 月 26 日下午 13：30

地　　点：校本部科教综合楼 207 会议室

规　　模：40 人

大会主席：钱关祥副校长

致　　辞：市教委张伟江主任

承　　办：教务处、国际交流处

12. 神经生物学研讨会

时　　间：2002 年 10 月 26 日上午 8：45

地　　点：校本部图书馆演讲厅

规　　模：40 人

大会主席：基础医学院陆阳院长

致　　辞：庄孟虎副校长

承　　办：基础医学院

13. "新时期的公共卫生与管理"研讨会①

时　　间：2002 年 10 月 26 日上午 9：15

地　　点：校本部图书馆中心会议室

规　　模：100 人

致　　辞：钱关祥副校长

承　　办：公共卫生学院

(二) 庆祝校庆文化艺术活动

3 月　　　　"我与二医"征文活动

5 月　　　　"知我二医，爱我二医"知识竞赛

　　　　　　"庆祝校庆"第三届学生社团节

6 月　　　　"二医魂"诗歌创作、朗诵比赛

9 月　　　　"为人师表"教师形象展示活动

　　　　　　"二医新貌"摄影作品展

　　　　　　"爱国荣校"校、院歌合唱比赛

　　　　　　校庆志愿者招募、志愿者队伍成立

10 月 26 日晚 17：00～21：00　　庆祝校庆学生联欢会

10 月　　　　"唱响明日二医"小品会演

11 月　　　　"展我风采"师生书画作品展评

---

① 《二医大校庆 50 周年系列活动：新时期的公共卫生与管理研讨会》，上海交通大学医学院档案馆藏 2002 - XZ11 - 15。

（三）庆祝校庆其他活动

10 月 24 日　下午　校领导会见参加庆典活动的外宾

　　　　　　　14：00　会见罗阿大区政府代表

　　　　　　　15：00　会见马赛市地中海大学校长等外宾

　　　　　　　16：30　法国外交部副部长会见赴法进修医生及部分法文班学生

10 月 24 日　18：00～19：30　二医大五十周年校庆招待宴会

　　　　　　　20：00　外宾浦江夜游

10 月 25 日　各届校友聚会

10 月 25 日　下午　部分外地校友上海浦东游览

10 月 25 日　19：00　二医大五十周年校庆文娱晚会

10 月 26 日　下午　海外校友座谈会

第七节　医学教育的国际化发展

20 世纪 90 年代开始,世界格局多极化与全球经济一体化趋势不断加强,推动高等教育朝国际化方向发展。高等医学教育作为高等教育的重要组成部分,同样面临着向国际化趋势发展的机遇与挑战。二医通过扩大对外交流与合作,借鉴国外医学教育的先进理念和经验,推动与美、法、日、港等世界各国和地区校、院间双边关系的发展,探索和完善中外合作办学,不断提高学校医学教育国际化水平,使学校发展成为在国际有一定知名度的社会主义新型医科大学。

一、扩大对外开放,加强国际交流

为顺应医学教育国际化的趋势,二医大通过国际互访、主办国际会议、开展合作科研等方式,推动学校医、教、研各项事业不断发展。

1. 外宾来访

改革开放以来,二医大接待了一批又一批的来访外宾。20 世纪 90 年代以后,来访外宾的批次和人数有了显著增加,交往层面也逐渐扩大,包括政府官员、大学校长、知名教授学者、企业代表、社会活动家、学生和市民等。据不完全统计,1995 年至 2005 年十年间,学校接待来访外宾近 1 900 余批(不包括长期、短期专家和顺访学者),共 13 000 余人次,涉及美国、日本、法国、英国、德国、瑞士、瑞典、荷兰、意大利、比利时、丹麦、加拿大、巴西、哥伦比亚、澳大利亚、印度、新加坡、泰国、以色列、韩国、港台等数十个国家和地区。

政府官员的来访，加深了国外对二医大的了解，扩大了学校在海外的影响。

2004年10月11日，在沪访问的法国总统希拉克为中科院上海分院与二医大共建的中国科学院上海巴斯德研究所揭牌。新创立的上海巴斯德研究所坐落在中科院上海分院与上海第二医科大学共建的健康科学中心，是中法双方全面展开预防和抗击新生传染性疾病领域合作的重要工作之一。① 2000年5月9日，丹麦首相拉斯穆森和夫人一行，到附属瑞金医院参观访问；1998年正在上海访问的美国总统克林顿夫人希拉里为附属上海儿童医学中心开诊剪彩；2002年二医大50周年校庆期间，法国外交部、科技部高层代表团访问附属瑞金医院，为法国在上海第一个大型科技合作项目——中法生命科学和基因组研究中心揭牌。医学法语教学是上海第二医科大学的一大特色。2005年11月21日，法国卫生部部长格扎维埃·贝特朗在法国驻上海总领事薛翰的陪同下，来到瑞金科教大厦演讲厅看望瑞金临床医学院的法文班学生。部长还就加强中法两国关系做了简短的回答，表示愿意就禽流感疫情等方面与中国进行广泛的合作研究。②

鉴于二医在中法合作中的传统与特色，法国的大学和科研机构一直积极开展与二医大的合作关系。2000年11月1日，法国尼斯大学校长戈赫黛率团访问二医，双方签订了两校校际协议；2004年3月15日下午，法国巴黎巴斯德研究所所长库列尔斯基教授、巴斯德研究所国际关系部主任博科姿女士一行来访，沈晓明校长接见并与其会谈。库列尔斯基教授一行是法国新生疾病合作代表团成员，应中科院的邀请，落实胡锦涛主席访问法国时两国政府签署的新生疾病及相关领域合作和共建巴斯德研究所协议事宜。巴黎第五大学是与二医第一个签订校际协议的大学。长期以来，两校进行了多方位的合作和交流，并取得了显著的成果。2004年9月20日，应二医校长沈晓明的邀请，法国巴黎第五大学校长戴诺一行4人来校进行为期一周的访问。双方就医学教育、科研、医疗等领域进一步合作和交流的内容及项目进行了探讨。沈晓明对会谈所取得的成果和达成的共识满意，并希望将不断加强和拓展两校在多个领域的合作。法国来宾还参观了附属瑞金医院、中法联合实验室和上海儿童医学中心等；2004年11月10日，法国鲁昂大学校长让·吕克纳埃勒一行来访，并与二医大签署了合作协议书。根据协议，2005年，二医派出1～2名法文班学生、多名青年教师或医师

① 《上海第二医科大学纪事》编纂委员会编：《上海第二医科大学纪事》，上海：上海交通大学出版社2006年版，第442页。
② 《上海二医报》，2005年11月21日，第820期第1版。

赴该大学医学院任住院医师或进修医生。鲁昂大学将有多名医学生来二医进行短期实习。双方还将就心血管领域疾病的研究等领域进行广泛的合作。在沪期间,鲁昂鲁大学代表团成员还参观了附属瑞金、仁济医院,宾主就医疗、科研合作与交流等方面有关问题交换了意见[①]。

　　国外一些有实力的工商企业界及其他团体,如企业、公司、基金会等也纷纷造访二医大,展示和宣传自身的同时,资助学校的硬软件建设,提供学校教师、医生、行政人员更多外出进修和培训机会。

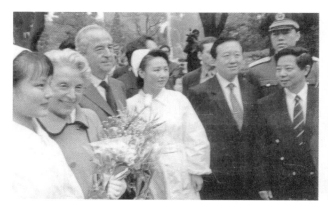

法国总理巴拉迪尔及夫人访问上海第二医科大学(1994 年)

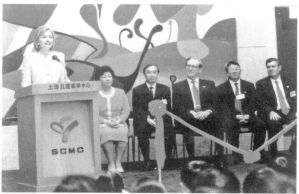

美国总统克林顿夫人希拉里访问上海第二医科大学附属上海儿童医学中心(1998 年)

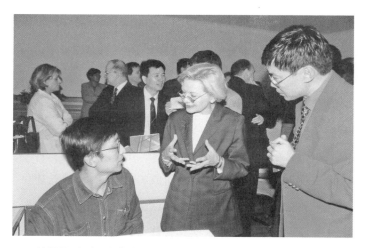

法国罗·阿大区主席孔巴维尼一行访问上海第二医科大学(1999 年)

①《上海第二医科大学纪事》编纂委员会编:《上海第二医科大学纪事》,上海:上海交通大学出版社,2006 年版,第 444 页。

2. 因公出访

外宾来访同时,二医大也积极做好因公出访工作。第一,因公出访人数递增。1998 年出访数创改革开放二十年之最,为 489 人。2000 年出访人数增至 675 人,2005 年达到 968 人,涉及数十个国家。第二,出访管理工作得到加强。2004 年年初,二医大系统外事工作会议召开。会上肯定了近年来学校出国交流和学习取得的成绩,同时提出进一步加强出国管理工作。附属新华医院院办在处理因公出国事宜时简化手续,强调服务效率,同时认真执行出国相关制度,不放松管理。附属仁济医院重新修订了《仁济医院因公护照管理办法》,严格按照出国规定操作,确保因公出国管理工作有序开展。第三,学校、附属医院领导积极出访。2002 年,校长范关荣,副校长钱关祥、朱正纲,副书记孙大麟访法。2003 年,校长沈晓明率团访法,掀起访法活动的高潮。欧洲最有影响力的中文报纸《欧洲时报》详细报道了访问团在法的行程。[①] 2004 年,共有 12 位学校和附属医院领导出访 28 次,涉及美、法、日、韩、俄、澳、英等 13 个国家,访问内容包括教学科研、合作办学、人才培养、医疗管理、学生交流等方面。[②] 2005 年 5 月,校本部党政领导出访 11 次,陈竺院士、沈晓明校长还赴法国对巴黎第七大学和巴黎第五大学进行访问,并分别被授予荣誉博士称号。校、院领导的出访,取得多方面的成果,有力支持了学校的国际交流工作。第四,出访内容不断丰富。随着医学教育国际化趋势的发展,学校不断派遣教授专家、青年教师和学生走出校门国门,出国讲学、参加国际学术会议、进修培训、攻读学位。为加强重点学科建设,学校要求重点学科带头人积极出访,参与海外学术活动和科研项目。在人才培养上,学校也鼓励青年医务人员参加国际学术会议,35 岁以下的青年出席国际会议比例逐渐增大,他们通过国际会议的平台向世界报告科研成果,受到了国际学术界的赞誉。附属瑞金医院每年拨出 100 万专项资金,选派优秀医务人员去国外培训,学习和了解国际上医学科学的发展动态和新知识,提高他们的医务水平和国际交流能力,为进一步开展国际交流与合作发挥积极的作用。

3. 主办国际会议

20 世纪 90 年代以后,二医大主办国际会议方面取得丰硕成果,会议次数多、规模大、影响深远。1995 年 11 月 14～17 日,由上海第二医科大学和美国、澳大利亚、日本、中国香港胃肠病学会联合举办的"香港—上海国际胃肠病大会"在附属瑞金医院举行。卫生部部长陈敏章发来贺信,上海市副市长谢丽娟和二医校长王一飞致辞。本次大会注重学术交流,会议专

---

① 《2002 年二医大国际交流处工作计划、总结》,2002 年,上海交通大学医学院档案馆藏 2002WS11 - 4。
② 《2004 年二医大国际交流处工作总结》,2004 年,上海交通大学医学院档案馆藏 2004 - WS11 - 5。

门安排一天在附属瑞金医院举行内镜及放射学现场操作表演。与会代表通过电视实况转播观看了国内外内镜专家和放射学专家所做的食管曲张静脉连续皮圈结扎、食管扩张放置支撑管、小探头超声胃镜、小肠镜、大肠息肉线圈结扎切除、乳头括约肌切开取胆石、胆道肿瘤放置和更换支撑管、经颈静脉门脉分流术等 23 个手术。在学术交流中,中外专家就幽门螺旋杆菌、消化性溃疡等胃肠病诊断、治疗作了几十个进展性的学术报告。二医和瑞金医院的良好组织能力得到与会代表的一致好评。1997 年 3 月,由中华口腔医学会、国际牙科研究协会和上海第二医科大学共同主办的为期 3 天的第一届中国国际口腔医学研讨会召开。副校长陈志兴出席开幕式并讲话,口腔医学院名誉院长邱蔚六教授担任大会主席。来自中、美、德、爱尔兰、香港等 7 个国家和地区的 130 余名中外口腔专家参加了这次高水平的学术研讨。从会上交流的 161 篇学术论文表明,我国口腔医学领域的研究已广泛应用生物和计算机技术,进入了细胞和分子水平。来自附属九院口外计算机三维图像处理系统跻身世界先进。

1998 年,学校主办了多个国际学术研讨会。10 月 6 日,附属上海儿童医学中心举行了上海国际儿童铅中毒防止研讨会,中、美两国的 100 多位专家出席会议。11 月 6 日,附属九院召开第二届中国国际口腔颌面外科学术会议,中、美、日三国共 450 位代表出席。11 月 3 日,附属瑞金医院举办了亚洲内镜及腹腔镜外科医师学会年会,美国、日本等 20 个国家和地区的 100 多位专家及国内 400 多位专家参加会议。该年会是内镜外科国际学术组织首次在中国举办的学术水平最高、参加代表最多的一次会议。[①]

1999 年,学校组织了一次海内外华人风湿病研讨会。这是 20 世纪末重要的一次华人医学学术界聚会,被誉为"高质量、很成功的学术会议"。10 月 19 日,中欧医学伦理学国际学术研讨会在校开幕。来自德国、奥地利、美国、新西兰、加拿大和中国包括台湾地区的近百名医学伦理学家进行了为期 5 天的学术研讨。开幕式上,本次会议名誉主席、二医大校长范关荣致欢迎词。他说,面临 21 世纪,个体化基因组医学已经在望,细胞工程技术和遗传工程技术必将进一步大大提高医疗技术水平。高技术能做的事情越来越多,可不可做和应该怎么做的伦理之辨必将更为突出。范关荣认为本次会议是东、西方学者之间相互学习、取长补短、求同存异,迎接 21 世纪生命医学伦理研究高潮的极佳机遇。这次会议共收到 50 余篇论文。[②] 东、西方医学伦理学专家在会上围绕医学伦理学教育、临床医学、医学伦理与医学研究以及生殖、卫生保健、临终关怀与安乐死、遗传资源的利用与保护等问题进行了深入研讨和

---

① 《1998 年二医大国际交流处工作计划、总结、大事记》,1998 年,上海交通大学医学院档案馆藏 1998 - WS11 - 3。
② 《"中欧医学伦理学国际学术研讨会"等会议的材料》,上海交通大学医学院档案馆藏 1999 - DQ15 - 21。

交流,总结分析医学伦理学研究与实践的主要成果与经验教训,为构筑 21 世纪新的医学伦理学,推动生物医学科学的健康发展做出贡献。

2000 年,学校各附属单位主办国际学术研讨会 8 个,产生了重大的国际影响。8 次国际会议中,附属第九人民医院最为突出,举办了 5 次学术会议:中国工程院院士张涤生教授为主席的亚太颅面协会第三次学术交流会、亚太地区人工关节第二届学术会议、2000 年上海国际美容外科研讨会、国际头颈部肿瘤学术会议和首届中法口腔医学研讨会。由于九院在骨科领域的领先地位和突出贡献,2000 年该院戴尅戎教授当选为第二届亚洲——太平洋人工关节学会会长。①

2005 年,学校共主办或承办重大国际学术会议 27 个。6 月 27～29 日,学校联合中华医学会、复旦大学上海医学院、世界医学会在上海国际会议中心联合举办"第一届世界医学高峰会议"。本届会议联合主席、校长沈晓明及世界医学会会长 Yank D. coble、中科院副院长陈竺等致辞。整个会议分为一场主题报告、一场圆桌会议、一场前沿医学峰会和五场高水平、高层次的专题论坛。在主题报告中,中科院副院长、瑞金血液研究所所长陈竺首先作了"中国生物医学进展"的演讲。他指出,发展生物医学既是国民的基本需求,又存在重大的机遇,是包括中科院等研究机构、大学和产业界的重要使命。上海第二医科大学顾问、王一飞教授主持了医学会主席圆桌会议。在前沿医学峰会上,"973"首席科学家、附属九院上海组织工程与开发中心主任曹谊林作了"组织工程——21 世纪再生医学的新途径"的演讲。②

2005 年 7 月 7～9 日,附属仁济医院、上海市消化疾病研究所和美国 JohnHopkins 医院联合主办"第五届上海国际胃肠病学学术会议"。2005 年,在举办的中法文化年系列活动中,由中法两国卫生部主办,二医大承办的"中法文化年——中法医学卫生研讨会"和"中法文化年——中法医学日"获得了中法文化年上海组委会颁发的特殊贡献奖。③

2005 年 6 月 6～7 日,由我国卫生部和法国卫生部共同主办,以新发传染病和艾滋病防治、医学教育与临床研究、药物的临床研究和人员培训为主题的中法文化年中法医学卫生研讨会在二医大举行。卫生部副部长黄洁夫、法国卫生部卫生监控中心主任基勒·布鲁凯尔、上海市副市长杨晓渡、法国驻中国公使衔参赞保罗·让·奥蒂兹和上海第二医科大学校长沈晓明出席。黄洁夫在致辞中说,值此法国文化年在中国举办之际,中法两国卫生部在具有法语医学教育传统的二医大举办医学卫生研讨会,这是双方在医学生命科学领域交流的一

①《2000 年二医大国际交流处工作计划、总结、大事记》,2000 年,上海交通大学医学院档案馆藏 2000‑WS11‑1。
②《上海二医报》,2005 年 7 月 4 日,第 805 期第 1 版。
③《2005 年上海交通大学医学院外事年报》,上海交通大学医学院档案馆藏 2005‑WS11‑Y14。

次重要盛会,也是中法全面合作伙伴关系具有蓬勃活力的体现。通过这次研讨会,一定会为中法双方在医学领域的开拓与交流,搭建一个很好的平台,为促进双方相互学习、相互补充、共同进步,为促进两国医药卫生事业的发展和提高人民的健康水平做出更大的贡献。

在为期2天的中法医学卫生研讨会,中法两国医学专家和应邀出席的柬埔寨、越南、老挝等国的医科大学校长、医学院院长和医院院长近300人共同就大学医学院和附属医院学生的研究能力培养与实践,在生物医学设备领域的科研开发,人类免疫缺陷性病毒-艾滋病问题、艾滋病治疗与研究,"非典"新病种的基本问题,流行性疾病暴发的监控与预防等问题讨论。

6月8～10日,由二医大主办为期3天的"中法医学日"活动在附属瑞金医院举行。在8日的开幕式上,组委会主席、二医大校长沈晓明,法国驻沪总领事薛翰,中法医学教育项目协调员凡桑同,组委会副主席、瑞金院长李宏为,市政府副秘书长姚明宝等先后致辞。沈晓明发表了热情洋溢的讲话,他说:"由中法两国卫生部共同主办的中法文化年中法医学卫生研讨会刚刚落幕,在从今天开始的三天里,我们再次聚首在有着法国文化底蕴的瑞金医院,举行'中法医学日活动',就医学教育、科研合作和医院管理等专题进行深入讨论和交流。在去年讨论由学校承办'中法文化年——中法医学卫生研讨'时候,我向法方组委会主席凡桑同提出了在'中法医学周活动'后,延续举办'中法医学日活动'的设想,并建议会场设在瑞金。我的想法得到了凡桑同教授、蒙塔魏尔博

全球医学教育高峰论坛(2003年)

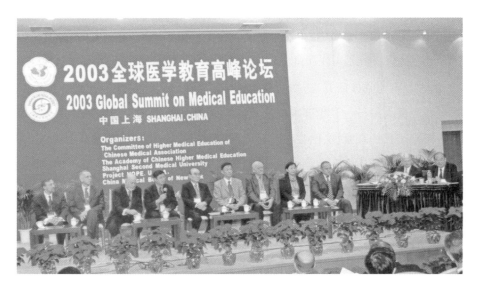

士和戴诺校长的积极响应，也得到了瑞金院长李宏为的积极响应，最终促成了今天中法医学日的正式举行。在此我向你们以及为本次活动成功举行作出努力的同道们朋友们表示诚挚感谢。在座的法国朋友中，不少对二医大和瑞金非常熟悉，他们说，到了这里就像是回到了家。从1952年到今天的半个多世纪，我们二医大与法国交流可以说息息不断，并形成了学校对外交流的特色。在瑞金的众多科室，都有会讲法语的医生，100多名3～7年级的医学法语班的学生日前正在这所中国著名的医院里学习；有12名医学法语班的学生2004年从法国实习回到瑞金医院工作，目前又10多名学生在法国巴黎、里昂、斯特拉斯堡、鲁昂等城市做临床实习医生。这种广泛的人员交流，已经构筑起中法两国和两国医学院校之间的友谊桥梁，也为医学科学事业的进步和发展做出了贡献。"①

4. 共建科研合作平台

二医大与境外医学院校、科研机构联手共建科研机构，推动医学各领域的科研合作，取得丰硕成果。2002年4月13日，中国与法国最大的医学科研机构——中法生命科学和基因组研究中心在附属瑞金医院成立。2005年3月，二医大骨与关节研究中心与法国利多哈大学生物材料与生物技术研究室联合组建的"中法生物材料与细胞治疗联合研究室"在附属九院揭牌。该联合研究室的成立，为进一步拓展科研领域及合作交流开辟了新途径。2005年5月，附属仁济医院与法国里昂大学附属骨科医院联合成立"关节外科中心"。仁济还和世界著名医疗产品生产厂家贝朗集团成员之一蛇牌公司共同签署了"仁济—蛇牌学院脊柱外科中心"的合作协议书。作为蛇牌学院全球唯一一所骨科中心，双方以开展脊柱外科手术探讨及技术开发、专业沟通为目的，加速信息互通网络的建立，提高上海乃至中国骨科的整体水平。2005年6月17日，附属新华医院和美国佛罗里达骨科医院联合创办的"创伤骨科中心"揭牌。美国佛罗里达骨科医院是一所拥有600多张床位的骨科专科医院，年手术量超过一万例，无论是开展的手术种类之多还是手术难度，均据国际领先水平。"创伤骨科中心"的创立标志着两院在骨科方面的合作跨入了一个新的历程。2005年11月9日，以筛选肿瘤及自身免疫病治疗药物为主的上海-多伦多医药研究中心在中科院上海生命科学研究院与上海交通大学医学院共建的健康科学研究所成立。加拿大安大略省长Dalton Mcguinty和中科院上海生命科学研究院副院长甘荣兴为中心揭牌。上海交通大学医学院院长沈晓明主持揭牌仪式。该中心研究方向之一是药物化学，即对现已发现的具有药物潜力的化合物进行结构改造，同时利用多伦多大学健康网络和健康科学研究所及上海药

物研究所在基础与临床研究方面的优势,在上海和多伦多两地筛选新的药物靶标,致力于开发新的分析手段,用以筛选肿瘤及自身免疫病治疗药物。中心的成立开辟与加强了上海-多伦多两地生物医学研究方面的合作,通过优势互补,为基础研究向临床应用的转化提供了更广阔的平台。

5. 专家聘请与荣誉称号的授予

多年来,二医大一直聘请各类境内外著名专家、教授、学者,参与指导学校及附属医院的各项工作,并为做出突出贡献的境外专家授予荣誉称号,表彰他们在学校发展中发挥的积极作用。

1995年,学校共接待海内外长短期专家40余批次,授予14名荣誉称号,其中名誉教授1人(法国),顾问教授4人(法国、中国香港、美国、希腊各一),客座教授7人(日本3人,中国香港3人,比利时1人),顾问2人(日本、中国香港各1人)。[①]1999年,学校授予海内外专家的荣誉称号数达到16个,其中客座教授11名,顾问教授1名,名誉教授4名。特别是HOPE基金会的华尔许先生,在他的带领下,1999年,HOPE基金会捐赠给上海儿童医学中心,价值750万美元的医疗设备,如摄像设备、麻醉设备、试剂等,同时又组织长短期专家186人次来二医大进行学术交流,赞助召开国际性学术会议。同年,上海市市长徐匡迪代表上海市人民政府,为华尔许颁发白玉兰荣誉奖,表彰他为二医大所做出的卓越贡献。[②]

2000年3月和9月,学校分别授予法国外交部协调员、法国斯特拉斯堡大学前副校长凡桑同教授和Brody教授名誉教授。[③]2001年2月,学校授予巴黎卫生局国际联络部主任、法国国家级协调员裴利为名誉教授;授予法国巴黎第六大学血液学一级教授马利为客座教授,二医校长范关荣为其颁发证书,以此表彰他们长期以来为促进二医与法国同行间的有好交往做出的不懈努力。日本浜松大学血液科与二医血液学研究所进行了多年合作,取得了可喜的成绩。日本著名心脏内科专家山崎担任浜松大学校长后,更致力于双方的交流合作。2000年3月,两校在学术交流协定的基础上还正式签订了交换培养留学生的备忘录。2001年3月10日,日本著名心脏内科专家,浜松大学校长山崎昇被二医授予名誉教授,至此二医授予境外专家学者为名誉教授达43名。2005年,共有来自美国、法国、加拿大、澳大利亚、瑞典、挪威等十几个国家的1 468名文教专家参与了二医大的医、教、研工作。其中2名外籍专家获上海市政府颁发的"白玉兰纪念奖",28名外籍专家被授予荣誉

① 《1995年二医大国际交流处工作小结、大事记、统计表》,1995年,上海交通大学医学院档案馆藏1995 - WS11 - 3。
② 《1999年二医大国际交流处工作计划、总结、大事记》,1999年,上海交通大学医学院档案馆藏1999 - WS11 - 1。
③ 《2000年二医大国际交流处工作总结、计划、大事记》,2000年,上海交通大学医学院档案馆藏2000 - WS11 - 1。

称号。①

　　二医大还加强与已授予荣誉称号的海外专家的联系,鼓励他们继续为二医大的发展做贡献。2000 年,学校对境外已获二医大荣誉称号的教授作了一次详细调查,从中了解到,他们为二医大对口专业提供人员培训进修名额总数达 110 人次,为学校的人才培养做出特殊贡献。例如,美国旧金山圣玛利医院心脏中心几名专家是二医大的名誉教授和顾问教授,2000 年与附属仁济医院合作课题"冠状动脉搭桥手术",在双方的科研合作中发挥了很大的作用,使附属仁济医院心脏外科手术取得进步。②

二、引进海外资源,推进国际化办学

　　二医大国际性的历史传统和文化底蕴是国际化办学的优势。同时,二医大地处中国最发达城市之一的上海,城市较高的政治、经济、文化发展水平和开放程度,也为高等院校的国际化办学创造了良好的条件。进入 21 世纪,学校坚持社会主义办学方向,深化同境外知名医学院校的合作,利用各种优势资源,推进国际化办学,提高学校整体科研水平与参与国内外竞争的能力,使学校适应新世纪上海对医学人才和医疗服务的要求,朝一流城市、一流医学教育的发展战略目标不断迈进。

　　1. 发展校际合作关系

　　开展校际合作,是实现国际化办学的前提。多年来,二医大与美、法、德、澳、日等数十个国家和地区的知名医学院校建立合作关系。1999 年,学校试行了校际合作的联络员制度。法国方面由巴黎五大谷香医院陈延连博士担任联络员,美国方面由宾州大学俞前春教授、康奈尔大学的郑新民和圣路易大学徐晓明教授担任。联络员制度,为二医大与境外医学院校的交流提供了便利,保证了信息传达和资源共享的通畅性,推进校际合作进入新的发展阶段。

　　上海第二医科大学儿科系与香港大学儿科系具有多年合作关系,并取得了良好成绩。为扩大双方的合作层面,1999 年 3 月 13 日,二医大校长范关荣率团访问香港大学。双方签署合作协议,两校将在细胞分子生物学、人类基因、免疫学、成人胸外科、医院管理、护理、远程教育等方面进行合作。双方还将互派学者进行学术交流,交换本科生、研究生,交换学生刊物,共同举办国际学术会议。两校合作得到香港实业家俞兆麟先生和世界健康基金会的

---

① 《2005 年上海交通大学医学院外事年报》,2005 年,上海交通大学医学院档案馆藏 2005 - WS11 - Y14。
② 《2000 年二医大国际交流处工作总结、计划、大事记》,2000 年,上海交通大学医学院档案馆藏 2000 - WS11 - 1。

资助，并引起香港媒体的关注。

　　2000年，学校迎来开展校际合作的丰收年。3月，二医大校长范关荣率代表团访问日本浜松大学。两校签订了交流协议书和以互派留学生为内容的备忘录。10月，香港大学医学院院长率团访问二医大，巩固了两校长期合作关系，并与附属九院签署了新的合作协议，推动双方合作进入新的历史时期。[①]同年，学校与法国高等医学院校的传统合作也得到加强。11月，法国尼斯大学校长戈赫黛来访。两校就共同协商制定具体的教学和科研合作项目、通过远程教学定期组织医学、科研示范活动以及开展学生和教师的培训工作等签订合作协议书。随后，法国格勒诺布尔市斯坦勒大学校长访问二医大。双方就在医学领域内进行合作和运用多媒体手段强化法语教学等展开探讨。

　　2002—2003年，学校先后同日本东京女子医科大学、山形医科大学及瑞典林可平大学医学院签订人员交流的协议。2004年6月，学校和美国内布拉斯加州大学医学中心签订合作协议书。上海市副市长杨晓渡、内布拉斯加州州长麦克·约翰斯出席，协议总体目标是双方建立生物医学教育和科研的合作关系，提高两校的教育质量，扩大研究范围，同时为两校师生提供更多的交流机会。此外，学校还与美国斯坦福大学、华盛顿大学、澳大利亚蒙纳叙大学等院校签订了相关合作协议。

大阪齿科大学代表团访问上海第二医科大学(2002年)

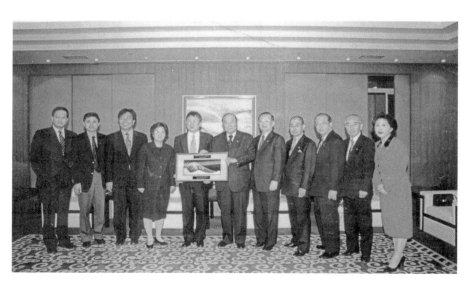

---

① 《2000年二医大国际交流处工作总结、计划、大事记》，2000年，上海交通大学医学院档案馆藏2000-WS11-1。

截至 2005 年,二医大共与美国、德国、日本等 17 个国家和地区的美国宾州大学医学院、德国汉堡大学、日本东北大学医学院等 47 所大学建立了广泛的校际联系,开展了深层次的校际合作,为学校的国际化办学奠定了坚实的基础。

2. 推进国际合作办学

二医大在发展与各国医学院校的校际合作基础上,通过国际合作办学,引进国外先进的教学理念、课程体系、课程设置、教学方法和精品课程,分享国外优秀大学的国际化办学成果,加快推进学校国际化办学进程。

(1) 中法联合培养临床医学法文班。1998 年,学校承担了中法两国政府的交流项目——开展法语医学教育,与法方联合培养基础扎实、知识面宽、能力强的高级医学人才。2月 9～17 日,原法国斯特拉斯堡路易·巴斯德大学副校长、医学院院长基·凡桑同教授和巴黎卫生局国际联络部主任多米尼克·裘利教授以法国外交部协调员的身份访问二医大,同二医大副校长章鲁教授及有关部门负责人商讨并制定中法医学教育的具体实施计划。

经过讨论,双方启动"法国外交部-上海第二医科大学医学教育项目"(1998—2004),为期 6 年,通过引进法国师资,提高二医大的法语教学水平,改革传统的课程和教学模式,形成独具特色的医学法文班,为二医大培养一批能用法语授课的师资和能与法国进行医学交流的医务人员。双方签署的"上海第二医科大学校领导及有关部门与负责上海第二医科大学法语医学部项目的法国国家级协调员会谈备忘录"中规定,法国政府派出多人次医学专家前来二医大法语医学班授课;二医大改法语医学班隔年招生为每年招生,实行本硕联读,并在法语医学班毕业班中严格选拔优秀学生派往法国实习一年,作为硕士学习阶段一部分,实习合格回国后经考核将被授予医学专业硕士学位。[①]

1998 年,法方派出 17 名法国教授到二医大为法文班上课,其中基础学科教授 5 名,临床学科教授 12 名。法方还为二医大提供 6 个赴法进修名额,并向校图书馆赠送了法语医学图书 150 万册及现代化教学资料。11 月,双方又签署了第二号备忘录,商定在 1999 年法方继续派遣 17 名法国医学教授来二医大讲学,提供一切经费。法方接受在 1999 年毕业取得学士学位的 10 名毕业生在法国实习一年,还提供 2 名懂法语的教师赴法进修三个月。[②]

1999 年,中法又陆续签订第三、四、五号备忘录。[③] 双方经过一年多的共同努力,项目进展顺利,合作卓有成效。通过法国教授法语教学,法文班学生的法语水平进步很快,也获得

---

① 《1998 年二医大国际交流处工作计划、总结、大事记》,1998 年,上海交通大学医学院档案馆藏 1998 - WS11 - 3。
② 《1999 年二医大国际交流处工作计划、总结、大事记》,1999 年,上海交通大学医学院档案馆藏 1999 - WS11 - 1。
③ 《二医大中法医学部备忘录(3—5)》,上海交通大学医学院档案馆藏 2000 - WS11 - 4 - 6。

了更多的医学前沿知识。10 月 26 日,二医大 1993 级 10 名医学法语班学生按照备忘录精神,作为首批,启程赴法进行为期 1 年的实习医师生活。2000 年,二医大与法方先后签署第六、第七个备忘录。[①] 全年法方共组织 17 名教授来二医大授课。其中,法国医学科学院院士 A. Thomas 教授两次来医学法语班授课。10 月,他还组织几位法国专家与二医大薛纯良教授等合作举办了为期一周的"弓形虫和真菌感染讲习班",提高了二医大寄生虫学科的技术水平。

2002 年,根据第九号备忘录,共有 10 名法国教授来访讲学,涉及专业有基础专业 5 个:生理、免疫、药理、寄生虫和生化;临床专业 5 个:妇产科、血液内科、肾脏内科、心血管内科和普外科。共有 10 名学生和青年教师赴法实习,涉及专业有:基础专业有 4 个(生理、免疫、药理、生化),临床专业 5 个(神经内科、泌尿外科、肾脏内科、烧伤、整形外科、骨科)。[②] 2004 年,根据 14 号备忘录,16 名七年制医学法文班学生留法;11 名法国医学专家来校授课,1 名长期语言教师抵校,1 名医学博士在法文班的临床教学、医学考试训练方面受到学生和瑞金医院的积极评价。

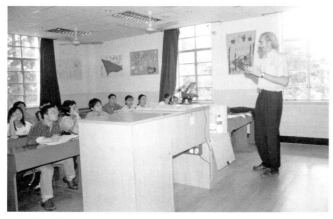

法国教授来校授课

中法医学教育项目从 1998 年启动,2004 年结束。6 年的时间里,在法籍教授、专家等师资的引进,提升法语教学实力和水平,校青年医师和教师的进修培训,学生赴法实习等方面进行了有益尝试,取得了突出成绩,得到中法双方的一致认可。该项目推动二医大的医学法语班逐步发展成为最具特色和实力的专业,成为二医大国际化办学合作项目的典范。

(2) 护理教育的合作办学。护理教育是医学教育的重要分支。为培养国际化高等护理人才,推进护理教育与国际接轨,二医大与国外医学院校护理学(系)开展多个合作办学项目,加快护理教育的国际化进程。2000 年,二医大卫

---

① 《二医大中法医学部备忘录(6—7)》,上海交通大学医学院档案馆藏 2000 - WS11 - 7 - 8。

② 《2002 年二医大国际交流处工作计划、总结》,2002 年,上海交通大学医学院档案馆藏 2002 - WS11 - 4。

生技术学院与美国优光国际学院与合作办学，开设"美国护理专业准学士学位课程"，学生修完全部课程，可获得美国优光国际学院颁发的全美承认的护理专业准学士毕业证书，还可参加"美国国家注册护士执照考试"，取得美国国家注册护士执照。这种培养高级护理人才的方法，在我国尚属首次，对提高我国护理人员专业和英语水平，开拓国外护士就业市场具有重要的意义。

2001 年起，二医大与美国 Bob Jones 大学建立了"中美护理双语教学交流项目"，引进美国大学本科护理课程和教材，由中美专业教师共同执教卫生技术学院护理高职班，开展"双语教育"，并每年与 Bob Jones 大学开展 2 批专业教师教学交流，每批 2～3 人，为期 1～2 个月。美国 Bob Jones 大学正式承认"中美护理高职双语教育专业"，学分相当于该校护理本科一、二年级。

二医大与芬兰北中部综合大学的校际合作始于 1996 年。2004 年 11 月 2 日，两校在芬兰科科拉市联合创立"中芬医学教育中心"，并在二医大卫生技术学院、附属卫生学校设立分部。2004 年 11 月 11～13 日，二医大副校长蔡威教授率团访问荷兰 Zeeland 省，推动学校与荷兰大学护理专业的教学交流。访问期间，二医大代表团参观了当地的大学、职业学院和医院，并与 Zeeland 大学和 ROC 高职学院达成初步合作交流意向，并签订了教师、学生交流协议。

2002 年，学校还创造性地成立了由美、英、澳等 5 个国家 8 所医学院校护理专家加盟的"上海第二医科大学国际护理教育委员会"。该教委会通过合作办学、共同研究的形式，发挥智囊团的作用，实质性推动上海护理教育与发达国家护理教育界在护理教学与科研领域的紧密合作，进而用国际标准来培养国际通用护理人才。

（3）公共卫生管理的合作办学。二医把握医学发展趋势，积极开展与国外医学院校交流合作，培养公共卫生管理等新型医学专业人才。

2004 年 11 月 15 日，二医大和澳大利亚蒙纳士大学签订学术合作与交流协议，中澳卫生管理教育科研培训中心同时揭牌。根据合作协议，两校本着资源共享、优势互补的原则，联合培养公共卫生管理硕士(MBA)项目。该项目拟定每年招生 1～2 期，每期 30 人左右。课程采取全日制教学，学制 3 年，分为两个学段。前一学段（1.5 年）由二医大负责，开设 2 门 MBA 核心课程和 4 门 MBA 医学专业课程，全部使用英文教材、英语授课，通过 6 门课程和高级英语课程考核者将由二医大颁发"公共卫生管理 MBA 研究生课程证书"和"高级英语证书"。蒙纳士大学管理与经济学院和医学院认可学员在二医大所获学分，并负责澳大利亚境内学段的其他 10 门 MBA 课程教学与考核工作，符合毕业条件的学生将获得蒙纳士大学公共卫生管理 MBA 硕士学位证书,学生学籍保存在蒙纳士大学,并在二医大备案。

　　3. 办好留学生教育

　　留学生教育是国际化办学必不可少的重要组成部分。多年来,二医大的留学生来校人数稳定增长,生源质量不断提高,留学生培养与管理水平有了明显进步。2000 年 1 月,国家教育部、外交部、公安部联合颁布《高等学校接受外国留学生管理规定》。二医大积极贯彻和学习规定精神,深化改革、开拓创新、提高质量、完善管理,促进留学生教育工作稳步开展。

　　第一,扩大规模,提高层次。根据高等教育国际化的发展趋势,二医大挖掘内在潜力,克服了硬件设施不足对教育规模的制约,使在校留学生人数不断增加。2000 年,学校在校留学生总数为 70 人。[①] 2004 年,学校加强在周边国家的宣传,成立了二医大留学生教育中心,在校留学生增至 180 人。[②] 2005 年,人数再创新高,共有来自 28 个国家的 216 名留学生。[③]学校在扩大留学生规模同时,还非常注重学生的生源质量,提高学生的入学层次。根据国家"高层次、短学制、高效益"的要求,学校除培养奖学金学生和自费本科生以外,逐步扩招研究生和进修生,进一步扩大了二医大的国际影响。

　　第二,教学为中心,加强医德医风教育。学校坚持以"教学为中心"的过程管理,抓阶段总结,抓信息反馈,抓教学个系统运转情况,分析基础和临床留学生带教情况,提高留学生的学习能力和操作能力,确保二医大培养合格的医学人才质量。学校加强对外国留学生全面的思想道德教育,加强医德医风教育,提高留学生的社会公德,提高留学生遵纪守法、自我防范的意识,为各国培养具有较高思想道德素质的医学人才。

　　第三,寓教于乐,丰富留学生课余生活。学校十分重视开展形式多样的活动,丰富留学生的课余文化生活。学校多次组织留学生在上海参观访问,利用寒暑假游览中国各地,使他们了解改革开放中的上海,领略中国秀美的风光和多民族的风土人情。学校为留学生开设介绍中国概况的课程,组织留学生学唱中文歌曲,学烧中国菜,通过这些丰富多彩的活动,使各国留学生热爱、学习和弘扬中国文化。

　　第四,整治环境,抓好后勤服务和安保工作。学校不断改善留学生公寓、食堂等硬件设施条件,抓好后勤保障和服务,先后完成 11、15 号楼改建、搬迁工作,保证水、电、煤和暖气正常供给,为留学生创造一个良好的学习和生活环境。学校还对留学生加强安全保卫与保密教育,定期检查留学生公寓内的水、电、煤气设施和消防设施,举行一年两次安全防火教育

① 《2000 年二医大留学生办公室工作计划、总结、大事记》,2000 年,上海交通大学医学院档案馆藏 2000 - WS11 - 10。
② 《2004 年二医大留学生办公室工作计划、总结、大事记》,2004 年,上海交通大学医学院档案馆藏 2004 - WS11 - 10。
③ 《2005 年上海交通大学医学院外事年报》,2005 年,上海交通大学医学院档案馆藏 2005 - WS11 - Y14。

周,确保留学生的人身财产安全。

三、利用海外捐赠,服务学校发展

20 世纪 90 年代后,二医大努力拓宽对外交往范围,深化国际交流与合作,探索吸收国际交流基金的渠道,合作开发新的捐赠项目,确保学校对外交流与合作的持续、良性发展,为学校的医学教育国际化服务。

1. 与 HOPE 基金会的新合作

二医大与世界健康基金会(HOPE 基金会)的合作进一步的发展,其中儿童中心项目仍是合作重点。1998 年,HOPE 基金会向附属上海儿童医学中心无偿捐赠价值 2 000 多万美元的医疗设备,并提供 500 万美元经费帮助培训各级医务人员和管理人员。[1] 1998 年,辉瑞公司 3 年内出资 60 万美元,与 HOPE 基金会共同设立"辉瑞—世健会管理培训项目",向上海儿童医学中心的管理人员提供医院管理领域的培训经费,使具有一流建筑、设备,一流技术、服务的上海儿童医学中心,达到一流的管理和运作。1999 年,美国一些知名企业和公司通过 HOPE 基金会,向上海儿童医学中心进行捐赠。6 月,美国 ALARIS 医疗器械公司捐赠价值 100 万美金的静脉输液系统。9 月 14 日,美国斯达克公司捐 100 万人民币,成立上海儿童医学中心听力与语言障碍诊治中心。9 月 27 日,波音公司董事长兼首席执行官菲利普·康迪先生代表公司捐款 10 万美元,帮助上海儿童医学中心建立"儿童康复中心"。

2005 年,HOPE 基金会又为上海儿童医学中心募集了 182 万美元的仪器设备,出资 54 万美元供 29 名医护、管理人员出国进修和聘请 45 人次专家来华讲学。此外,多年来由 HOPE 基金会和上海儿童医学中心合作的"西部培训项目"直接或间接培训了 400 余名西部地区和东北三省的医护人员,协助开办了 7 个新生儿监护室。[2]

在儿童中心项目的基础上,二医大与 HOPE 基金会的合作不断扩展。1998 年 12 月 4 日,双方签署了为期五年的合作协议书,将合作扩大到整个二医大系统,如成人胸外、内分泌、远程医学教育、整形外科等。[3] 2000 年,二医大通过 HOPE 基金会向美国、以色列、日本、英国等国派出 127 人进行培训,聘请境外 150 多名专家来上海进行现场指导。通过 HOPE 的牵线搭桥,学校还与以色列外交部麦夏夫基金会建立了联系,由以方出资,每年接受 4～6

---

[1]《1998 年二医大国际交流处工作计划、总结、大事记》,1998 年,上海交通大学医学院档案馆藏 1998 - WS11 - 3。
[2]《2005 年上海交通大学医学院外事年报》,2005 年,上海交通大学医学院档案馆藏 2005 - WS11 - Y14。
[3]《1998 年二医大国际交流处工作计划、总结、大事记》,1998 年,上海交通大学医学院档案馆藏 1998 - WS11 - 3。

名医护人员前往进修,以方派遣 15 名医生和护士来上海儿童医学中心进行学术交流。①
2004 年,HOPE 总裁约翰·豪威先生访问二医大,与沈晓明校长签署了新的合作协议,为双
方新一轮的合作确定了发展框架。根据协议,HOPE 基金会除了追加投入用于上海儿童医
学中心外科大楼的建设外,还在医学教育和医疗急救、糖尿病、艾滋病防治等方面给予
合作。②

从 1984 年到 2004 年的 20 年里,HOPE 基金会前后共捐赠了 4 500 万美元(折合 1.5 亿
人民币)用于上海儿童医学中心和小儿心胸外科建设。另外,其为二医培养学科带头人和学
术骨干还提供了 600 万用于赴境外学习、考察,受惠的教学科研人员达到 200 余人次。同
时,HOPE 基金会先后派遣了 700 余人次来校开展工作与交流。

2. 各类奖励(基)金

为充分利用国外资源,激发和鼓励学生的学习热情,更好地促进医学人才培养,二医大
积极联系国外知名企业和单位来校设立奖励(基)金。1996 年 4 月,二医大 1961 届化学专业
毕业生、香港福田集团金菱线厂有限公司总经理周邦盛以"邦盛助学基金"的名义捐赠母校
50 万元港币,用于奖励学校品学兼优、家境贫寒的学生和辛勤育人、教学成绩突出的教师。③
2005 年 1 月,二医大与日本卫材(中国)药业有限公司代表签订协议,成功获得由卫材公司提
供的奖学金。2005 年 6 月,德灵诊断产品(上海)有限公司在二医大设立"德灵-冯·贝林奖
学金"。该奖学金以 1901 年首个获得诺贝尔医学奖项的德灵公司创始人冯·贝林(Emil von
Behring)命名,是医疗诊断行业内的首个全球性奖学金项目,也是德灵公司 125 万美金全球
持续教育项目的一部分,其资助范围涵盖欧洲、亚洲和美国,在中国的华北、华南、西南、华东
四大区域的医学院校中分别设立。二医大是华东地区的唯一入选学校,德灵公司计划连续
3 年(2005—2007 年)在二医大设立该奖学金,奖励医学检验专业中品学兼优、动手能力强的
本科生及具有一定科研能力和创新精神的研究生。

3. 其他一些捐赠项目

(1) 癌症分化治疗合作研究中心。美国纽约魏克斯曼癌症研究基金会创始人魏克斯曼
是二医大的顾问教授。通过魏克斯曼教授,引"智"带动引"资",该基金会长期对二医大进行
援建和资助。1997 年,魏克斯曼基金会与附属瑞金医院举行了有关建立联合肿瘤临床研究
的合作项目。1998 年 10 月,基金会与美国雷恩斯集团控股公司共同捐赠二医大,成立"瑞金

---

① 《2000 年二医大国际交流处工作总结、计划、大事记》,2000 年,上海交通大学医学院档案馆藏 2000 - WS11 - 1。
② 《2004 年二医大国际交流处工作总结》,2004 年,上海交通大学医学院档案馆藏 2004 - WS11 - 5。
③ 《上海第二医科大学纪事》编纂委员会编:《上海第二医科大学纪事》,上海:上海交通大学出版社 2006 年版,第 298 页。

医院魏克斯曼癌症研究基金会癌症分化治疗合作研究中心"，魏克斯曼任中心主任，国内外专家学者组成学术委员会共同负责中心临床和实验研究工作。[①]

(2) 中法生命科学和基因组研究中心。 设立在瑞金医院内的中法生命科学和基因组研究中心成立于 2002 年 3 月。该中心的成立为中法科学家在生命科学领域联合开展研究提供了平台，得到了中国科学院和法国巴斯德研究院的大力支持。中法中心研究领域包括人类和模式生物的功能基因组研究、微生物和传染病的分子发病原理及人群易感性研究、白血病与实体瘤治疗机制的研究等。2003 年 11 月 26 日，法国巴黎银行向中法生命科学和基因组研究中心捐赠 100 万元人民币，着重用于"非典"发病机制等方面的研究。

(3) 上海市慈善癌症研究中心。 自 1981 年始，以加拿大人泰瑞·福克斯命名的慈善长跑活动已举办了 25 年。世界上有 70 多个国家和地区每年在不同时间举办此项活动。上海市从 1998 年起举办，到 2005 年共筹得善款 200 多万用于癌症科研项目。2005 年，在上海慈善捐款接收方——瑞金医院的提议下，成立了上海市慈善癌症研究中心，开展攻克癌症的专项研究。[②]

第八节　后勤保障与校园信息化建设

高校后勤社会化改革是教育大发展的需要，也是促进高校发展、提高办学效益的客观要求。二医大的后勤社会化改革经过多年的实践与探索，逐步认识到：只有坚持体制改革，搞活机制，使后勤管理体制和运行机制逐渐由事业型转向企业型；由行政服务型转向经营服务型；由"供给制、福利型"转向有偿服务，后勤工作才能学校适应医、教、研各项事业的发展需要，才更有利于后勤保障能力的增强，进而有利于学校的发展与稳定。

一、推进后勤体制改革，强化管理与服务

1997 年，党的十五大召开后，二医大以邓小平理论和党的十五大精神为指导，按照现代企业制度产权明晰、权责明确、政企分开、管理科学的原则，使后勤的管理职能和经营服务职

[①] 《上海第二医科大学纪事》编纂委员会编：《上海第二医科大学纪事》，上海：上海交通大学出版社 2006 年版，第 339 页。

[②] 《2005 年上海交通大学医学院外事年报》，2005 年，上海交通大学医学院档案馆藏 2005 - WS11 - Y14。

能分离,并根据"整体规划、分步实施、逐步分离、稳步前进"的方针,采用多种形式,开展后勤改革工作。根据高校后勤社会化改革的总体趋势,学校首先自上而下开展校内的思想发动和准备工作,向师生和后勤干部职工深入宣传高校后勤社会化改革的必要性和紧迫性,特别是多次对后勤干部职工进行思想动员工作,使他们看到改革带来的发展前景和实际利益。学校还利用放假期间组织后勤干部学习调研,借鉴企业、商业部门改革经验,进一步统一思想,协调步骤,积极研究制订学校后勤社会化改革的实施方案。

1998 年 5 月,二医大成立综合服务总公司,作为改革试点,迈出"小机关、大实体"的第一步。公司包括饮食服务中心、招待中心、修建中心、商务(影印)中心及震旦食品有限公司等部门,人员约 130 人,占原后勤人数的 60％左右,[1]明确了经营型、承包型和服务型 3 块不同性质的核算标准,通过改变机制的手段,达到转变机制的目的。综合服务总公司经过一年的努力,通过建章立制,强化内部管理,加强服务意识,取得了良好的经济效益和社会效益,年底上交学校 100 万元,饮食中心还荣获上海市总工会等 4 家单位联合颁发的"市文明食堂"奖。[2]

1999 年上半年,二医大根据《上海高校后勤社会化改革方案》的相关精神,出台了《上海第二医科大学后勤社会化改革方案》。改革的宗旨是把学校办后勤转化为社会办后勤,实现学校后勤服务的社会化。在总体规划上,把属于后勤范畴的职能方面都列入社会化改革的对象,在实施步骤上,采取先易后难、分步实施的办法平稳过渡。改革后,现综合处所属部门除基建外,其余实行整体转制,成立二医大后勤实业发展中心,取代现有的综合服务总公司。中心在体制形式上与学校脱离,并与市高校后勤发展中心采取联办,即学校后勤实体加盟市后勤中心,成为市后勤中心与学校合作的联办实体。联办实体实行学校与市后勤中心"共同领导、各负其责"[3]的方式运行。中心实行理事会领导的总经理负责制,总经理由学校任命,主办会计由学校委派。综合处留下的人员作为代甲方(学校)对乙方(中心)的工作实行监督管理。中心按现代企业的机制运转,逐步实行独立成本核算。方案还就改制后中心人事管理、经济运作方法、经济运作政策、甲乙双方的职责等问题做出了规定。[4]

1999 年 9 月 30 日,市教委正式批准上海第二医科大学为上海市第二批高校后勤社会化

---

① 《1998 年二医大综合处工作计划、总结及大事记》,1998 年,上海交通大学医学院档案馆藏 1998 - XZ15 - 4。

② 《1998 年二医大综合处工作计划、总结及大事记》,1998 年,上海交通大学医学院档案馆藏 1998 - XZ15 - 4。

③ 《上海市教委关于统一学校实施后勤转制的批复及二医请示、学校后勤转制工作计划、改革方案》,1999 年,上海交通大学医学院档案馆藏 1999 - XZ15 - 4。

④ 《上海市教委关于统一学校实施后勤转制的批复及二医请示、学校后勤转制工作计划、改革方案》,1999 年,上海交通大学医学院档案馆藏 1999 - XZ15 - 4。

改革试行单位(上海交通大学、同济大学、上海外国语大学、上海财经大学、上海对外贸易学院、上海师范大学、上海理工大学和上海戏剧学院 8 所高校为首批试点①)。1999 年年底,学校与市教委后勤发展中心正式挂钩,通过联办的形式逐步实行后勤转制。从 2000 年起,后勤社会化工作进入实质性阶段。4 月份综合处,所属部门除基建外,其余实行整体转制,成立了后勤实业发展中心,中心设有中心办公室、保洁中心、汽车服务、修建中心、物业管理、商贸中心等部门。中心的党、工、团、妇等组织独立建立。学校正式编制的职工组织隶属关系仍受学校直接领导,同时中心负责做好员工的思想政治工作和人员的培训工作。5 月,资产管理处成立,综合处、设备处被撤销。② 后勤工作正式从学校行政管理中分离出去,形成既独立经营,又自负盈亏的后勤服务体系。10～12 月,学校组织有关人员先后到上海财经大学、东华大学、上海海运学院等学校取经,完成方案的调研、论证和甲乙方协议的制订工作,明确了改革的近、中、远期的目标:2001 年 1～12 月,后勤服务彻底切断行政拨款制,实行以合同为规范的有偿服务;建立监督调控机制,使后勤服务保证工作健康发展;2002 年 1～12 月,营造良好的校园服务市场化竞争的氛围,推动"中心"进入市场化、专业化;2003 年 1 月—2004 年 1 月,经过改革摸索,逐年递减"中心"正式编制人数,逐年递减后勤包干经费,使"中心"最终走向"有将无兵"的完全专业化、社会化、高效率的后勤管理目标。③

2001 年,上海第二医科大学(甲方)与上海第二医科大学后勤实业发展中心(乙方)通过协商,签订后勤社会化服务协议。协议规定了甲乙双方在后勤与固定资产管理、财务结算、人事管理方面的职责,规定了乙方的服务内容及标准,涉及物业管理类、饮食服务类、公共服务类 3 大类;要求双方严格遵守协议承诺,按协议条款办事,在明确双方的权、责、利基础上,加大对后勤实业发展中心的管理监督力度,规范了后勤服务行为。

2001 年 2 月底,学校原有的 180 余名后勤人员与后勤实业发展中心签订了聘用合同书。这标志着学校后勤人员成建制分离,开始纳入后勤事业发展中心运转。后勤中心严格按照企业化运作的要求,遵循"公开招聘、双向选择、竞争上岗、择优录用"的原则,打破了原先应聘员工的身份界限,实行竞聘上岗和挂编流动的制度,并建立了会计委派制、员工绩效、薪酬结构分配制等一系列管理制度,同时坚持权、责、利三结合的原则,处理好学校、师生员工、后勤中心及中心职工的利益关系。实行聘用合同制后,后勤员工们的积极性大大提高。

后勤中心是后勤社会化改革的主体。要做到明确职责,加强管理,创新思路,规范运作,

---

① 《2000 年二医大综合处工作计划、总结及大事记》,2002 年,上海交通大学医学院档案馆藏 2000 - XZ15 - 6。

② 《2000 年二医大综合处工作计划、总结及大事记》,2002 年,上海交通大学医学院档案馆藏 2000 - XZ15 - 6。

③ 《2000 年二医大综合处工作计划、总结及大事记》,2002 年,上海交通大学医学院档案馆藏 2000 - XZ15 - 6。

使后勤服务保障工作健康发展,让学校满意、师生满意、后勤职工满意。首先,减轻负担,让学校满意。2000年,二医大后勤服务中心成立后,通过因岗设人、一人多岗、开拓项目、分流员工及执行职工内退、待退、后勤职工进行再培训等方式减员增效,提高劳动生产率,同时后勤中心严格成本核算,面向市场、广开门路、多元筹资,保证同类服务收费低于社会行业标准,减轻学校对后勤的财力负担,缓解学校医教研事业发展与经费紧缺的矛盾;其次,以人为本,提高后勤服务的质量和水平,让师生满意。后勤中心坚持为教学、科研、师生生活服务的特点,完善推行标准化管理与服务,不断改善师生的伙食质量和住宿条件,营造文明向上、环境舒适、经营有序的校园后勤管理氛围,得到学校师生的肯定和认同;再次,让后勤职工满意。后勤中心注重加强后勤职工队伍建设,做好细致的思想政治工作,继续提高工作人员的专业技能,坚持奖勤罚懒,建立激励机制,深化后勤改革过程中注意保护职工的正当利益,实现个人、集体和社会利益的"三赢"。

后勤改革中,学校给予了许多优惠的政策,比如房屋使用零租金、低租金,学校承担大型设备维修、更新、水电热供给等方面的费用,为原属学校及事业编制性质的人员保留事业编制性质,并实行老人老办法,即当国家或地方工资、各种紧贴调整时,与事业单位编制人员一样参加调整并计入本人档案,人事部门按原渠道为他们继续缴纳四金[1],使后勤的运行成本不至于提高,也保障了后勤职工的切身利益。为提高后勤服务中心管理人员的积极性,学校推出了总经理年薪制,协同人事处、财务处改革总经理的收入分配,试行后勤发展中心总经理年薪制管理办法,促使后勤干部和职工减员增效、多劳多得,提高劳动生产率,降低生产成本。

学校还举全校之力,调动全体师生的积极性,支持和参与后勤社会化改革。如坚持管理育人和服务育人,引导和组织学生参与后勤管理和服务,扩大学生勤工助学的岗位;安排人员随时巡视走访校区、教室和实验室等区域,倾听校内巡视督导员及学生对后勤服务工作的反馈建议和意见;[2]加强对校园、教室和实验室的环境卫生,食堂的食品卫生,学生公寓的清洁卫生,消防安全生产工作以及节能工作的日常检查和监督,发现问题和隐患,及时联系相关部门落实并加以解决。

2000年起,各附属医院亦相继加快后勤社会化改革的步伐。3月,附属瑞金医院后勤社会服务中心成立,下设保障服务、工程管理、餐饮服务、医疗仪器维修、卫勤服务、待岗指导、

---

① 《2004年后勤服务协议书》,2004年,上海交通大学医学院档案馆藏2004-XZ15-3。
② 《2004年二医大资产管理处工作总结、大事记》,2004年,上海交通大学医学院档案馆藏2004-XZ15-1。

经营技术等分中心。医院后勤服务在为医、教、研提供高效优质服务的基础，逐步向社会开放，接受市场的考验，并建立新型的用人、分配和运作机制，力争经过 3 年的努力，使中心在人事、经济、服务、经营、管理等方面与市场运作接轨，从行政管理系统中分离出来，组建自主经营、独立核算、自负盈亏的医院后勤服务实体，同时通过奖勤罚懒，提高和改善后勤职工的待遇；通过奖励机制，培养出一支具瑞金特色的后勤服务专业队伍。

同年 3 月，附属第九人民医院召开后勤服务社会化改革动员会。会上，医院总务处长石岚指出后勤服务社会化改革是必然趋势，并从医院实际出发，提出了本院后勤社会化改革的基本思路，即引进现代企业管理模式，运用市场经济规律，组建自主经营、独立核算、自负盈亏，能参与市场竞争的医院后勤服务实体；逐步实现从后勤服务中心到后勤服务公司的过渡，为医院提供优质、高效、低耗、便捷的保障服务。会议还确定 6 月成立九院后勤事业发展中心，进而实行后勤体制和机制的转变。

校园景观

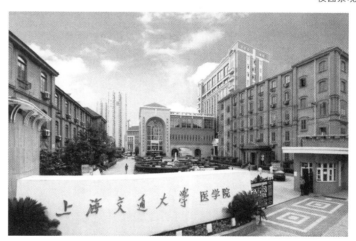

2000 年 4 月 21 日，上海市教委在二医大召开推进医科大学附属医院后勤社会化改革工作会议，会上宣布成立二医大后勤事业发展集团。30 日，后勤事业发展集团挂牌。该集团是二医大联合瑞金、仁济、新华、九院、宝钢医院及附属卫校 7 家单位共同创建，由黄浦区中心医院等 10 个区属卫生单位联合组成，黄浦区卫生后勤实业发展中心也加盟该集团。该集团隶属于上海第二医科大学和上海市高校后勤发展中心。集团下设校本部、各附属医院、附属卫校、黄浦区卫生后勤实业发展中心等 8 个中心。集团的组建是后勤社会化改革的新思路，是具有二医特色的规范化、专业化和社会化后勤服务新体制。集团和所属中心从所属学校和医院分离出来，按现代企业经营模式运行，实行独立核算、自主经营、自负盈亏，打破学校与医院、医院与医院的围墙，共同组建了连锁餐厅、绿化、保洁、洗涤服务中心等专业实体，实现了各单位后勤服务

工作的联合。

二、基础设施建设快速发展,改善教学科研条件

(一)美化校园环境

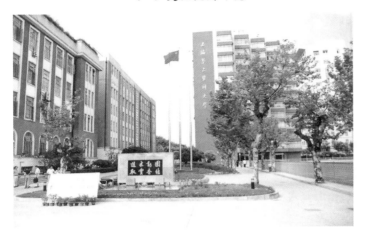

校园景观

布局合理、管理有序、环境优美的校园环境是推进学校素质教育、营造文明氛围的重要环节。1995 年,由于市政工程南北高架道路的影响,二医大校园面貌非常零乱,亟须对校园环境进行大整治。学校在西院改造的基础上,对东院也进行了改造,将二舍西侧的花坛和西立面进行了改造,拆除了长走廊,修建了电话亭,还返修了部分路面,增加了 260 m² 的绿化面积,使东院面貌焕然一新。① 1996 年,学校相继完成检验系、供应科、食堂办公和职工用房的搬迁,完成了食堂电子售饭卡工程;实施东西两院借电联网工程,解决了临时停电的应急用电问题;实施"厕所工程",申请教委专项资金 40 万元,完成对主要的办公楼和学生宿舍的厕所改造。②

1997 年,为迎接香港回归和党的十五大的召开,学校配合南北高架路沿线环境改造,进一步搞好校园环境建设。根据卢湾区政府的要求,学校对沿南北高架的建筑进行了整修并安装了灯光照明,对沿街建筑的屋顶进行了绿化,使校园周边环境发生了很大变化。③

随着"211 工程"立项的顺利进行,学校抓住机遇,多方争取经费,集中力量对校园的绿化和环境进行较大规模的改建。仅 1998 年一个暑假,就完成了二舍(1 300 m²),建立校园中心绿 750 m²,新铺操场草坪和塑胶场地,图书馆广场绿地、研究生和本科生宿舍改建,校园道路翻新,新建自行车停放点等。年底,

---

① 《1995 年二医大综合处工作要点、总结及大事记》,1995 年,上海交通大学医学院档案馆藏 1995 - XZ06 - 15。
② 《1996 年二医大综合处工作要点、工作报告及大事记》,1996 年,上海交通大学医学院档案馆藏 1996 - XZ06 - 1。
③ 《1997 年二医大综合处工作要点、总结及大事记》,1997 年,上海交通大学医学院档案馆藏 1997 - XZ15 - 1。

学校投入 1 500 万元,又完成了新建合肥路招待所、操场整修等,极大改观了校园环境。1998 年,学校被评为"上海市卫生先进标兵单位""上海市绿化建设先进单位",并通过了上海市创建精神文明单位四连冠的检查验收。[①]

2000 年,学校根据布局合理、整洁优美、管理有序的原则,投资 300 余万元,重修三层招待餐厅及中山南路学生生活园区餐厅;重建加固西校区三号与四号楼人行天桥,搭建封闭车库,修补老干部活动室前道路以及医疗门诊部外墙粉刷整修,二楼装修医疗口腔美容中心、专家门诊等。同时,校园绿化养护还委托园林公司负责,绿化景观做到季相分明,四季有花卉,处处见绿。[②]

(二)改善教学科研条件

"211 工程"建设以来,学校紧紧围绕教学设施与教育需求相一致的指导思想,将公共基础教学、基础医学教学以及各临床医学院教学的基础设施建设确定为重点建设的教学基础设施项目,力求通过教学设施建设,不断优化科研教学条件,促进基础教学的发展。"九五"期间,学校共投入 3 999 万元,改建了校本部教室 51 间,其中建成多媒体网络化教室 22 间,具有现场实况直播功能的教室 6 间,具有智能控制的多媒体教室 1 间,为学生创造了良好的学习环境;装修教师办公室 145 间,建成教师休息室 8 间,为教室提供了优越的办公空间;改建基础医学院 10 个教研室的教学实验室,建成医用理化、病原生物学、医学形态学和医学功能学 4 大综合性实验室群,基本满足了开设综合性及设计性实验的要求。

在公共基础教学实验室的建设上,计算机教研室增加了计算机教学机房,计算机升级换代、数量增加,基本满足了前期学生的计算机基础课程教学要求。学校接入了 ADSL 宽带网络,提高了 INTERNET 的浏览速度,满足了网络基础教学要求;建立了医学图像教学实验室,添置了 2 台 SGI 图形工作站、X 光胶片专用扫描仪以及相关图像处理软件,改善了医学图像课题研究的实验条件。生物医学工程教研室建立了计算机室,增加了用于生物医学工程学生上机编程和应用软件以及多媒体的使用,建立了计算机与信号处理实验室,添置了液晶投影仪等设备,用于学生学习计算机工作原理和接口电路设计等。外语教研室改造了 4 个语音实验室,使用率达到 80%,增设各类语言资料库,完善语言资料的库存,包括音像、图书及数据库资料,共增添各种语言音像资料计 1 000 多盘此磁带,录像带 100 多盒,英语语

① 《1998 年二医大综合处工作计划、总结及大事记》,1998 年,上海交通大学医学院档案馆藏 1997 - XZ11 - 2。
② 《2000 年二医大综合处工作计划、总结及大事记》,2000 年,上海交通大学医学院档案馆藏 2000 - XZ15 - 6。

言 VCD、DVD 光碟 200 多张。

在基础医学教学实验室的建设上,病理学教学实验室先后开发了病理学计算机教学题库、病理学计算机教学图谱、病理学实验课演示系统、局部血液循环障碍多媒体软件等一系列教学软件,形成了较完善的实验室计算机教学体系。解剖教研室实验室条件、教学环境和教师的办公条件得到极大的改善,建立了细胞培养室及显微镜室,对解剖教学楼基础设施进行建设,安装了效果显著的通风设备和 2 000 型全封闭的尸体操作台。医学功能实验室选择 POWERLAB 系统应用于学生实验教学,可以同时开设生理、药理、病理生理等学生实验,为学校建立功能实验室、实现教学资源共享提供了物质条件。改善和提高生理、药理实验教学条件,基本满足学校研究生、七年制、本科生及专科生开设实验选修课的等多层次的生理药理实验教学需要,购置了 POWERLAB 等设备,使实验结果在科学性和可靠性方面进一步提高。病原微生物教学实验室建立了免疫分子生物学实验室及昆虫实验室,改善了原实验室条件,增添了实验所需基本设备,为科研进一步顺利进行提供保证。

在临床教学基础设施建设上,"九五"期间,在学校下属的瑞金、仁济、六院、新华、九院、宝钢等 6 个临床医学院和一个口腔医学院,添置了电脑、液晶投影仪等,建立了 14 个多媒体教室,并建设了电子阅览室和远程教育直播室,购买引进原版教材 50 种。2003 年,为迎接教育部对学校的教育教学评估,学校先后投资 750 万元为各临床医学院建立教学实训基地,建立了 4 个模拟人实训中心和一个口腔头模实训中心;整理了学校固定资产管理条例和教学仪器设备资料,检查基础医学院及各临床医学院的设备保管工作及仪器设备使用情况。① 2004 年,学校进一步优化和完善公共服务设施和实验室教学环境,为了改善档案馆的管理环境,利用 2003 年度结余经费 120 万元完成了档案馆的改建工作,添置和更新档案装具及设备。暑假期间,学校投入 80 万元为化学、生理、物理等实验室更新了一批实验办公家具,同时投入 110 万元为公共教室及部分教学实验室安装了空调,改善了学习环境。

"211 工程"正式启动后,学校在上海市教委的大力支持下,不断加大对重点学科建设的投入力度。截至 2000 年 10 月,市教委用于上海第二医科大学重点学科建设的经费总计达 7 000万元。仅 2000 年一年,学校就争取到重点学科设备经费 2 550 余万元,其中"211 工程"建设经费 1 800 万元,教委"九五"经费 150 万元,市科委经费 300 万元,为一批重点学科配置

①《2003 年二医大综合处工作计划、总结及大事记》,2003 年,上海交通大学医学院档案馆藏 2003‑XZ15‑1。

了能从事科学前沿领域研究的高水平的仪器设备,如基因芯片仪、磷屏图像分析仪、纺锤体观察仪、肺功能代谢分析仪、液闪仪、定量 PCR 仪、血细胞分离仪等,增加了科学研究装备的总体实力,学科科研条件得到了明显改善。截至 2000 年 12 月底,学校固定资产(设备)价值已达 1.6 亿元,13 214 台,为历年之最。[①] 通过对教学科研条件的提升和改善,不仅实现了教学内容和手段及形式的开放,促进了教学质量、办学效益的提高,也为学校建设教学研究型医科大学格局奠定了坚实基础。

(三)建设浦东、南汇新校区

为支持上海第二医科大学的"211 工程"建设,促进医学教育发展,上海市政府在 1993 年 10 月提出重点建设上海第二医科大学,决定在浦东张江高科技园区规划建设占地 500 亩的新校区。浦东新校区成为二医大"九五"期间的重点建设项目。1994 年,浦东新校区建设实质性启动之后,学校完成了市政府批准立项和选址规划、用地规划,完成新校区可行性研究报告、总体设计的国际招投标记征地、动拆迁和基地勘探。4 月 11 日,学校召开了浦东新校区建设工作会议,宣布成立浦东新校区建设领导委员会、工作办公室、顾问委员会和专家咨询委员会。会上,校长王一飞和校党委书记余贤如分别讲话强调指出新校区的规划应与整个学校的规划相联系,即新老校区要同时规划,浦西校区以研究生院(包括博士后教育)及其配套设施和开放实验室为主进行规划。在浦东新校区的规划工作中,要处理好三个关系:①浦东与浦西的关系,要综合规划,新校区要做好功能分区;②软件与硬件的关系,各个部门不能忽视软件建设,要加快培养人才、吸收人才;③远期与近期的关系,新校区的整体规划要着眼长远,着眼于下一世纪和现代化,一次规划、分步实施,同时要抓紧好近期工作,做好规划论证。

1995 年 8 月,浦东新校区方案国际征集工作完成,学校以起点高、有新意、体现现代化为原则,经过专家评审与认证,从 20 多家国内外知名设计单位参选方案中,最终敲定德国考夫曼·泰里格建筑设计事务所的方案为浦东新校区建设方案。

1996 年 7 月,浦东新校区前期工程协议书在校中心会议室签署。二医大副校长薛纯良和浦东张江高科技园区开发公司总经理钱人杰代表双方在协议书上签字,浦东新校区落户张江高科技园正式确定,项目建设被提上日程。

浦东新校区总共 7 个建设项目:上海儿童医学中心、仁济医院浦东分院、中日友好瑞金医院、浦东新区口腔门诊部、浦东新区口腔医院、二医大浦东新校区和上海国际康复中心。

---

① 《2000 年二医大综合处工作计划、总结及大事记》,2000 年,上海交通大学医学院档案馆藏 2000 - XZ15 - 6。

2001年前,所有项目全部完工,并先后投入使用。浦东新校区的落成,对上海第二医科大学的未来发展起到了举足轻重的作用。它极大地提升了学校在浦东的整体形象,使学校以浦西老校区的优势和基础为依托,带动浦东新校区建设和发展,从而形成了"东西联动、协调发展"的新格局。

"十五"期间,为贯彻党的十六大精神,落实"科教兴市"发展战略,上海市教育、卫生系统联合建设上海国际医学园区,形成国内第一家以医疗为主体,集医、教、研、产为一体的综合性国际医学园区。园区选址于南汇区周浦、康桥地区,占地总面积5.5 km²,近期目标是五年内建成1座中外合资合作的高等级医院,2~3个康复中心,1个医学学术交流中心,1所中外合资合作的医学院校,引进若干基础医学和临床医学研发机构,基本形成医疗设备器械产业区;远期目标则是在2015年建成亚洲一流的医学中心。

2003年,上海第二医科大学启动南汇新校区建设项目,决定将卫生技术学院和附属卫生学校搬迁落户至上海国际医学园区,成为国际医学园区建立以来首家落户的医学教育机构。卫生技术学院和附属卫校新址位于国际医学园区西南角,东临园区内部道路,南临周祝公路,西到规划5号线高速干道,北临自然河道,办学规模约4 000人,按照"一次规划、分期建设"的原则,总规划建筑面积为160 979 m²。①

2003年9月28日,南汇新校区奠基仪式在国际医学园区内举行。上海市副市长杨晓渡出席仪式、讲话并培土。二医大校长沈晓明与香港思远国际教育管理有限公司董事长吴思远签署了未来在南汇新校区合作建设上海国际护理学院的协议。随后,南汇新校区建设全面展开。卫生技术学院和附属卫校第一期建设项目包括,一幢10层综合办公楼,一幢8层主教学楼,一幢6层实训实验楼、两幢4层国际教学楼,一幢2层食堂,一幢4层教师公寓及其他辅助配套设施,总建筑面积64 407 m²,项目概算总投资19 053万元。② 二期项目作为一期工程的配套项目,总建筑面积52 153 m²,建设内容包括学生公寓、护理实训中心、体育馆、辅助用房、室外游泳池、400米环行跑道、篮球和排球场等,项目总投资17 924万元。③ 一、二期项目均在2005年9月新学期开学前顺利完成。

---

① 《上海市教育委员会关于上海第二医科大学卫生技术学院和附属卫生学校南汇新校区一期建设项目可行性研究报告的批复》,2004年,上海交通大学医学院档案馆藏2004 - XZ11 - 32。
② 《上海市教育委员会关于上海第二医科大学卫生技术学院和附属卫生学校南汇新校区一期建设项目可行性研究报告的批复》,2004年,上海交通大学医学院档案馆藏2 004 - XZ11 - 32。
③ 《上海市教育委员会关于上海第二医科大学卫生技术学院和附属卫生学校南汇新校区一期建设项目可行性研究报告的批复》,2004年,上海交通大学医学院档案馆藏2004 - XZ11 - 32。

（四）解决师生住宿难题

1. 学生公寓建设

学校投入大量人力、财力、物力，加快学生公寓建设，极大地改善学生的住宿条件，使过去学生住宿难的状况得到根本改变。1996 年完成了十二舍内部分学生宿舍的调整。1997年对学生五舍、十二舍进行大修，使学生的住宿条件得到了巨大改善。[①] 1999 年 7 月，学校拆除了原十三舍、十四舍，以贷款形式建造面积达 1.6 万 m^2 的学生公寓，并于 2000 年年底竣工。[②]

为落实上海市政府关于 2000 年底上海高校学生宿舍四人间的建设目标，学校在市教委大力支持下，解放思想，拓展思路，采取建、购、租、改等不同方式改善学生的住宿条件，贷款2 300 万收购了位于中山南一路原红星轴承二厂厂房，改建成学生公寓园区，园区工程一期于 2000 年 8 月完工，二期于 12 月底完工，整个园区可安置约 1 100 名学生。园区内设超市、自助洗衣房、餐厅等公共服务设施。另外，学校还贷款 3 400 万建造了合肥路学生公寓，可安排 1 080 名学生入住。[③]

2. 教职工住房建设

教职工的住房问题，尤其是青年教职工住房难一直是困扰学校后勤部门的大问题。为改善教职工的住宿条件，学校一方面落实房产管理的各项措施和方案，一方面推进住房制度改革。

1995 年，校房产科共出售 365 套住房，回笼售房资金（可直接启动资金为 2 435 020 元），对全校近 2 000 名职工和近 600 名离退休教职工的住房情况进行了一次全面调查，并按市政府的要求，对 37 户人均住房面积四平方米以下的困难户进行登记，进而落实解决的办法。[④] 1996 年，学校对中青年骨干和对学校有突出贡献者进行住房分配，基本完成陕西南路 233 号房产置换工作，解决了部分职工住房问题。[⑤]

1997 年，学校制定了上海第二医科大学住房制度改革的方案，为进一步深化住房分配制度打下基础。7 月，老沪闵路 23 674 m^2 的教职工住宅竣工。水、电、煤、通信等配套设施也如期完成。50 余套青年教师公寓住房采用高租高贴、限期租用的形式开始申请登记，使

① 《1997 年二医大综合处工作要点、总结及大事记》，1997 年，上海交通大学医学院档案馆藏 1997 - XZ15 - 1。
② 《1999 年二医大综合处工作计划、总结及大事记》，1999 年，上海交通大学医学院档案馆藏 1999 - XZ15 - 3。
③ 《2000 年二医大综合处工作计划、总结及大事记》，2000 年，上海交通大学医学院档案馆藏 2000 - XZ15 - 6。
④ 《1995 年二医大综合处工作要点、总结及大事记》，1995 年，上海交通大学医学院档案馆藏 1995 - XZ06 - 15。
⑤ 《1996 年二医大综合处工作要点、工作报告及大事记》，1996 年，上海交通大学医学院档案馆藏 1996 - XZ06 - 1。

青年教师面临的住房难问题较快得到缓解。为加强物业管理,学校除在老沪闵路新的小区内设立物业管理站外,对校园周围的系统房也派出了物业管理人员。按文明小区的要求,学校对系统房公共部位进行了修缮和整治,解决了如合肥路395号、397号每户装小电表的问题,受到了广大居民的好评。①

2000年,学校新一届领导班子继续坚持"以人为本"的管理思想,在抓好学校建设的同时,继续着手解决和关心教师住房难的问题。当年,学校拿出老沪闵路小区80套剩余房屋,放宽条件,实行货币化购房。2004年,根据校七届一次职代会讨论通过的《上海第二医科大学校本部教职工住房补贴实施方案》及《实施细则》,学校适时启动校本部教职工住房补贴工作。校资产管理处会同上海市房改办自行研制"上海第二医科大学住房补贴计算机管理系统",依据"工会监督、切块管理、统筹安排、规范操作"的原则,举办多轮"住房补贴管理系统"专题培训班,在基础医学院、人文与卫生管理、网络信息、机关、退休、后勤、三产等条块对职工个人住房补贴申请进行复核、公示,进而发放货币化住房补贴以及落实有关房改工作。②

（五）做好医疗管理服务

二医大充分发挥医学专业优势,做好学校内部的日常医疗管理与服务。

1995年,校保健科完成门诊人数18 633人次,中西药配方26 131张。护理部门诊肌肉注射3 596人次,静脉注射315人次,还完成了大量的日常换药、消毒、心电图、自行采购、B超、化验、公费医疗报销等工作。全体医务人员坚持节假日值班制,全年科内医护工作无医疗事故。③

2000年,随着后勤中心的成立,原保健科撤销,新的医疗门诊部建立,学校日常的医疗卫生工作也得到新的发展。2000年,全年门诊约34 750人次,中、西药配方33 252张,门诊肌肉注射4 350人次,静脉注射350人次,换药1 520人次,消毒119次,各种化验6 739余人次,B超964人次等。此外,医疗门诊部完成当年的毕业生、新生体检和学生、教职工的献血体检工作,做好主要传染病的防治和学校食堂卫生监督工作,有专人定期下食堂进行卫生监督和记录,及时督促食堂炊管人员每年一次体检,对新进食堂人员进行个人卫生、食品卫生和健康教育宣传。

---

① 《1997年二医大综合处工作要点、总结及大事记》,1997年,上海交通大学医学院档案馆藏1997－XZ15－1。
② 《2004年二医大资产管理处工作总结、大事记》,2004年,上海交通大学医学院档案馆藏2004－XZ15－1。
③ 《1995年二医大综合处工作要点、总结及大事记》,1995年,上海交通大学医学院档案馆藏1995－XZ06－15。

在贯彻落实学校《公费医疗管理实施细则》方面，医疗门诊部也取得了一定的成效。2000 年 11 月后，由于受上海市医改大气候的影响，医疗门诊部门诊量增加，科内用药量增大，但对于昂贵检查(如 CT、MR)和贵重药品的使用，门诊部仍能严格按照市公费管理办法执行，做好公费医疗报销工作，做到"有登记、有汇报"。

此外，门诊部还不断加强自身建设，进而更好地完成学校的医疗保健工作。2000 年，门诊部组织科室人员参加各种相关业务的学习，如护士药剂师提高班 3 人，高校护理学习班 6 人，"爱菊"护理讲座 4 人，财会人员学习班 1 人等。

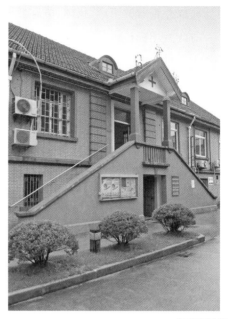

医疗门诊部

三、开展财务审计工作，提高资金使用效率

学校注重强化财务审计工作，动员全系统各级领导关注内部审计工作，通过审计工作，在加强学校的财经管理、维护财经法纪、优化教书育人环境、改善单位经营管理、促进增收节支、提高办学效益等方面发挥重要作用。

为认真学习贯彻国家教委 24 号全文，进一步做好内部审计工作，1997 年 1 月，二医大系统审计工作会议召开。会议进一步明确教育内审的职能、任务和作用，审计工作破除传统的审计观念，变事后审计为事前、事中审计，使内审工作由财务审计向效益审计和内控制度延伸。按照教育内审的要求逐步做到"审计八不准"：①不审计，财务资料不准销毁；②决算不审计无效；③不审计，不拨款；④不审计，不签订重大合同；⑤不审计，不开工；⑥不审计，不承包兑现；⑦不审计，不得调动；⑧不审计，不提拔，进一步发挥审计工作的监督、制约作用，为促进廉政建设、提高经济效益服务。

学校审计处制定二医大《关于实施国家教委 24 号令具体办法》，下发独立核算部门，监督内审机构的实施，促使各单位机制、机构设置、履行职责、开展工作及培训学习制度落实到位。围绕学校中心工作，开展多种类型审计，如教育经费审计，对校年度财政拨款、教育、基金等方面进行审计调查；经济责任审计，审计处接受委托对综合处下属生活服务部经理离任进行审计；定期审计，对校办企业的资产、负债、所有者权益及应交学校利费的核算、上交形式进行鉴证,确保学校应收款项到位;经济效益审计,对校办企业生产经营情况进行效益审计,考核企业人力、物力、财力的利用程度及经营成果、经济指标的完成情况;国家自然科学基金鉴证,监督经费支出的合理性。此外,校审计处还开展专项审计、收支审计、基建审计等工作。

学校通过建立健全相关规章制度,进一步推进审计工作。审计处在已有《审计工作流程图》《审计工作质量控制标准分等控制制度》基础上,根据 24 号令具体执行办法,制订《审计处内部控制制度》,为规范操作程序、减少审计风险、提高审计质量、保证审计人员的廉洁奉公打下良好的基础。此外,制订和修订多项管理制度,如《经济合同送审办法》《企业法人经济责任审计办法》《国家自然科学基金审计鉴证办法》,下发有关部门,严格执行。

四、加强图书情报中心建设,推进校园信息化进程

20 世纪 90 年代中期后,作为学校"211 工程"建设项目之一,图书情报中心在规章制度和管理机制、文献资源建设以及读者服务等方面取得长足的发展,同时图书馆的自动化、网络化和数字化建设迈入了一个快速发展时期,推进了校园信息化的发展进程,使"数字校园"初具规模。

(一)图书情报中心建设

1. 加强管理,健全规章制度

医学图书情报中心馆舍总建筑面积 7 250 ㎡,其中阅览室 2 500 ㎡,设有阅览座位 320 个,藏书 45 万册。中文医学期刊收藏齐全,外文原版期刊 301 种,其中法文原版期刊 37 种,居全国医学院校之首,口腔医学原版期刊 27 种,儿科原版期刊 17 种,为国家重点收藏单位之一。医学专业录像带 380 盘,录音带 1 542 盘。该馆是上海地区资源共享网络 19 个主要成员馆之一,也是全国医学院校图书馆协会的委员馆单位和上海地区期刊专业委员会委员馆单位。

至 1997 年底,共有职工 51 人,其中大专学历 48%,中专以上的 71%,专业人员 76%。部室主任中 86%具大专以上学历,馆级领导中 100%具有副高以上职称,校图情中心人员知识结构逐步向知识化、年轻化、现代化发展。为加强管理力度,加快现代化进程,1997 年,图书情报中心将馆务会议制度作为馆长领导下处理日常行政事务的民主管理的组织形式,定期、定时召开馆务会议,传达上级文件,通报各科室工作进展情况,讨论和解决工作中带有全局性的问题,如发展规划、年终经费预算、业务改革、年度考核与聘任等。根据馆务会记录,每季度出一期"馆内重要事务通报"发到各部室,使全馆人员及时了解本馆近况,起到上传下达、内外结合的作用。

1997 年,图情中心编写了《上海第二医科大学图书情报中心行政管理手册(草案)》,把历年来本馆所制度的规章制度进行了修订和补充后汇编成册。该手册涉及图书馆行政管理的各个方面,包括考勤、考核、物资管理、安全卫生等。图情中心工作人员人手一册,要求每个员工了解本馆的各项规章制度,遵守本馆的规章制度。

1999 年,图书情报中心制定了全中心的岗位细则,每月进行一次综合考核。馆领导不定时进行抽查,考核结果与奖惩挂钩,大大推进了管理的力度。同时,中心实行了部门内轮岗制,提高了职工的业务素质,加强了主观能动性。

2002 年,图书情报中心在进行深入调查研究后,根据图书情报中心工作层次差异大的具体情况,提出了对不同类型岗位实行分类管理与考核的改革思路并予以实施。中心将所有岗位分为:定性工作岗位(阅览室管理、书库管理等)、定量效率工作岗位(编目、期刊装订等)、重要业务岗位(定性与定量承包)、管理岗位、创收岗位,在进行分类管理的基础上,强化考核。中心成立考核小组,每月随机对每个岗位进行工作检查,针对一些薄弱环节,采用填表式操作,实施黄牌警告制度,严格执行奖罚制度。中心还建立意见箱,在网上和实地进行读者调查,并充分利用中心网上留言板来听取读者意见,加强对工作人员的考核与监督。经过 2002 下半年的实施,中心的各项管理工作和服务质量有了较大的提高。

校园景观

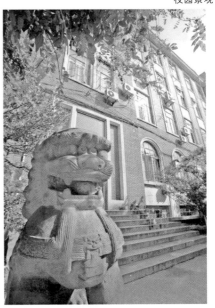

2. 更新和开发图书馆管理系统

在加强制度建设同时,学校采用数字化手段更新图书馆管理系统,提升校园信息工作的管理水平。从2000 年初起,上海第二医科大学和东华大学图书馆合作,用了近 4 个多月的时间对国内最主要的和最新的 4个图书馆大型软件进行了详细的考察,最终确定引进南京大学的汇文图书馆集成管理系统。汇文系统是一个基于广域网之上的开放式大型图书馆管理软件,该软件的使用不仅可以使本馆的各项业务工作达到符合国际标准的程度,而且能为校内校外读者提供从网上进行广播式书目查询、新书通报、借书、续借、新书推荐订购等新服务模式。同时,该软件遵守 Z39.50 协议(该协议是国际上图书情报界所遵循的最新标准协议)。在该协议下,校图情中心可以虚拟集中的方式,推进图书馆建设之间的联合采购、馆际互借、联合编目等馆际协作业务的开展,加快数字化图书馆建设的进程。[①]

2004年下半年起,学校对信息资源中心大楼进行了较大规模的改建。通过改建,信息资源中心不仅在外观和硬件上给人焕然一新的感觉,而且在功能开发上有了原创性的突破,建立了主题阅览室,作为教育延伸的第二课堂,建立以"传统参考咨询 + 多媒体参考咨询 + 呼叫中心"三合一的一站式参考咨询系统等功能性改建思路。为了满足中心内部各项业务管理、对外服务管理和中心规范化考核的需要,2004年中心开发了"信息资源中心管理考核系统"和"网络运行维护管理系统",按新的管理运行模式投入使用,对中心的管理工作起到了很大的推进作用。

3. 多媒体阅览室的建立

医学是一门实践性极强的科学,医学教育需要包括图文声像在内多种形式的信息支持。20世纪90年代中期开始,多媒体技术的迅速发展为医学教学上的这一要求提供了可能。二医大图书馆一直重视医学声像资料的搜集工作,从1997年开始拨出专项经费用于国内外最新医学多媒体资料(包括多媒体光盘、医学录像资料和生物医学数据库等)的采购,逐步成为华东地区医学声像资料的中心馆之一。为了更充分更有效地利用这些丰富的医学信息资源,上海市教委专项投入100万元,在二医大图书情报中心建立多媒体阅览室,为学校的医学教育和科研工作服务。

多媒体阅览室建设项目从1997年9月开始动工,1998年1月竣工,总面积255 m²,阅览区域135 m²,硬软件投资79.3万元,基建部分投资23万元。多媒体系统的核心部分——CD网络服务器选用美国MICROMEDIA公司的产品,技术先进,质量过硬,使项目的主体系统在相对长的一段时间内保持领先水平。系统网络采用以太网结构,并选用4个10/100兆的快速以太网通道支持大量声像、动画等多媒体资讯的传播和共享,有效地克服了网络带宽问题。本系统支持全屏幕影像CD-ROM和VCDR的播送,支持多种CD和光盘格式,保证了系统对多种信息载体的兼容性。此外,多媒体阅览室的建设从网络布线、室内环境、家具造型与功能等方面综合考虑,使该阅览室在系统性能达到一流水平的前提下,安全美观方面也令人满意。

多媒体阅览室的建立为全校师生提供了良好的学习科研环境,彻底改善了原先医学信息浏览方式单一、储存资源利用率不高的状况,截至2001年共接待读者5万余人次,并通过

---

① 《上海第二医科大学图书馆工作总结》,2000年,上海交通大学医学院档案馆藏 2000 - XZ16 - 14。

校园网将服务延伸至各科室,或通过拨号远程为各附属医院提供服务。

4. 文献资源建设

文献资源是图书馆生存和发展的基础。学校重视文献资源建设,较大幅度增加新书采购量。1997 年,中文图书采购 1 160 种,4 253 册;外文图书采购 325 种,371 册;中文期刊订购 859 种;外文期刊订购 670 种。2000 年,中文图书采购 2 326 种,7 325 册;外文书 393 册,中文刊 900 种;外文刊 672 种。2002 年,中文图书采购 3 096 种,9 247 册;外文书 548 种,587 册,中文刊 883 种,外文刊 463 种。此外,在加大新书采购量的同时,图情中心也加大对电子资源建设的力度,先后引进 Elsevier、Springer、EBSCO、EI、CNKI、VIP、万方数字资源系统等多个大型数据库。1998 年,学校还加强与各附属医院图书馆的资源共享,在宝钢、仁济等附属医院设立 MEDLINE 检索点,与上海市、外地 100 多个医学单位保持业务往来。此外,医院完成了由上海教育发展基金会资助的电子文献检索中心的建设,并通过了市教委组织的专家评审。该项目的建成不仅使学校的电子文献检索系统上了一个台阶,而且通过校园网与图书馆多媒体阅览室相连,在计算机教育和用户的使用方面又前进了一步。

5. 以读者为中心的服务

图情中心贯彻以读者为中心的服务理念,采取多种措施,着重在服务手段、服务深度和广度上下功夫,加强与读者加强交流,更好地为读者提供服务。1999 年,根据学校本科教学评优的精神,图情中心为学生提供更好的服务,推出一些新的举措,如对本科生进行集体借书和放宽学生借书规定的服务方式,本科生复印享受半价优惠,科技文献检索中心、多媒体阅览室半价对学生开放等,吸引学生前来使用;中心配合有关处室,结合形势开展各种主题的教育活动,如同武装部开展了国防书架活动,图情中心专门购入新的国防教育 VCD,播放 56 场次,966 人观看;组织医学文献检索课的教师对该课的课程设置、现代化教学技术的运用、考试方式和教师的知识更新 4 个方面进行了探讨,并提出了改革措施:浓缩手工检索工具书的教学内容,让学生自学;增加图情中心资源利用,以及如何有效地在本地查询和获取所需的各类文献的课程;增加实习课时,特别是光盘检索实习和 Internet 上网实习;所有阅览室在晚上和周末时段延长开放时间。

为了加强学校信息资源部门与广大师生的联系与沟通,2000 年,学校建立了图书馆学生管理委员会,让学生直接参与图书馆各方面的管理。2001 年期刊采购时,学校让学生与图情中心人员就中文期刊的采购进行讨论,来确定哪些期刊要订,哪些可以不订,使图书馆所订的期刊特别是社科类和科普类期刊基本符合学生的需求,并让图书采集人员摆脱一些中间程序,直接上大型书市进行中文图书的采购,来满足学生求知和教师教学科研的需求。

　　在满足全校师生需求的基础上，校图情中心面向社会，全方位开展资源共享及信息服务，2 000 年为全国各地读者提供医学文献 1 900 余篇。在此基础上，中心还与上海医学会等医疗单位图书馆合作，大力开展网上电子信息服务，服务扩展至全国各个省市。

　　6. 开展教学与科研

　　校图情中心除提供文献资源服务外，还承担了一部分教学和科研任务，并积极与国内外开展学术交流。中心为在校医学生开设医学文献检索课程，举办计算机培训班，发表专业论文和完成各级科研课题，编写教材《医学文献检索》《医学信息检索》，编印《激光医学》《胃癌》等题录快讯及《单克隆抗体》等信息快报，与上海医学情报研究所合作出版《病毒性肝炎文摘》，与上海消化疾病研究所合作出版《斯堪的纳维亚胃肠病杂志》中文版等。从 1999 年开始，中心逐步向管理部门提供决策情报服务，定期出版了《医学教育与管理信息》。为了加强提高本馆工作人员的业务水平，中心还邀请兄弟院校知名教授开设讲座，主办或承办各种展览会、学术报告会、评审会，如与中国图书进出口总公司联合举办"第五届外国影片展映会""细微设备展示会"，与教育图书进出口公司联合举办"上海外国新书展览"，接受市高教局委托主办"上海市属高校重点

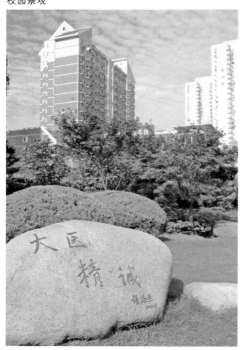

校园景观

学科成果展览会"。图情中心还加强对外交往，与国内外十多个医学院校及医疗机构建立了联系：1988 年与美国密歇根大学保健研究中心合作进行"中国人生活方式及其对健康状况的影响"的研究，1990 年完成；1999 年，与台湾 IFII 和美国 BIOSYS 公司举办了国外先进医学信息系统的演示会，选派近 20 名人员外出参加各类进修及会议；2004 年，与马来西亚南方学院图书馆结成了姐妹馆，互派馆员学习；与澳大利亚新南威尔士州立大学等图书馆建立合作意向。

　　（7）接受捐赠和支援边远地区图书馆建设。学校在同法国医学院校、科研机构进行学术交流中，多次接受法方捐赠的法文医学书籍、报刊。为支援内地边远地区图书馆，1997 年，校图情中心代

表学校向江西、云南、新疆等地的图书馆,赠送中外文医学书刊2 300 册,并与之建立资源共享的协作关系;1998 年支援新疆医学书籍1 549 种;1999 年将 2 万余册医学书籍赠送给江西、云南等老区。

(二) 校园信息化建设

1. 二医大作为首批高校加入 SHERNET

高校图书馆不仅是学校的文献信息中心,而且也是地区、全国文献信息资源体系中的重要组成部分。20 世纪 90 年代以来,随着中国教育科研网(CERNET)[1]和上海教育科研网(SHERNET)[2]的建设,作为重要信息源的高校图书馆承担了校园网络化和信息化建设的任务,其重要性也愈加凸显。

1995 年是二医大校园信息化建设进程中具有里程碑意义的一年。学校作为中国教育科研网(CERNET)上海地区首批入网的 8 所高校之一,成为上海教育科研网(SHERNET)主节点。校本部和附属医院的各网络接点通过国家教育科研网这一主干网实现同国际互联网的连接。该网络的开发对促进包括信息管理、远程教学、医学图像处理等实践环节在医、教、研、管各方面的广泛运用具有重要意义。为顺利实现全国主干网、地区网和校园网三级网络的连接,学校根据上海市教委和华东南地区网络管理委员会的要求,成立了校园网管理委员会和校园网技术委员会,指导和监管网络连接工作。1995 年年底,包括上海第二医科大学在内的上海市首批 8 所高校,通过全国主干网、地区网和校园网三级网络顺利实现同国际互联网联网。

网络连接的实现推动上海第二医科大学的校园信息化建设迅速进入具体操作阶段。

第一,校图书情报中心拟建立当时国内最先进的光盘网络系统并同校园网链接,适应用户进行文献检索和检索课程的教学需要。

第二,开发 china-link 电子信息网络。任何单位或个人只需配备一台 PC 电脑、一部有外线功能的电话和调制解调器,成为图书情报中心联网用户,就可快速、便捷地查询和索取所需资料或与海内外进行信息交流。校图书情报中心收集了华东地区各图书馆 2 000 多种医药期刊馆藏情况的联合目录卡片库,建有海外信息库,收录了近千种医药科技外文原版期刊,每期最新文献目次的题录库,收集了海内外医学热点文章、最新医学科技和学术交流活

---

[1] 中国教育科研网是由国家教委组织建设的全国范围的计算机网络。该网络包括全国主干网、地区网和校园网三级网络,《上海二医报》,1995 年 10 月 10 日。

[2] 上海教育科研网由上海市教委组织实施,以上海交通大学为网络的中心节点。联网后的高校可以通过网络参与国际信息交换、科研合作和资源共享,《上海二医报》,1996 年 1 月 25 日。

动会议动态及海外网络上的多种数据库。用户可随意查询、索取所需的文献资料,发送电邮进行沟通和交流,基本满足了学校医教研工作的需要。

第三,图书情报中心还同其他地市、高校图文中心联网,通过网络进行国际信息交换、科研合作和资源共享。例如,1995 年 12 月同北京图书馆光盘信息中心联网,通过该光盘中心可查找 53 种光盘数据库,其中包括 BA(生物学文献,该光盘唯有此一家),又同华东理工大学联网,可查找 CA(化学文摘,该光盘投入人民币 40 万元)等。①

2. 从计算机网络信息中心到信息资源中心

作为首批高校加入 SHERNET 后,上海第二医科大学校园网 1996 年 7 月正式开通。为加强对校图书情报中心网络化发展的有效管理,学校于 1997 年 4 月新成立"上海第二医科大学计算机网络信息中心",由汪洋担任中心副主任。中心设立网络运行室、网络信息室、管理信息项目开发室以及技术推广室等,主要职责是完成上海教育科研计算机网主节点的任务;负责学校计算机网络的建设、维护、管理、运用;协调统筹学校管理信息的软硬件的管理、开发;负责部分相关的培训和教学工作,②充分发挥学校在计算机网络的建设和管理工作中的主动性、积极性和开拓性,保证校园网络的安全、稳定与畅通。

进入 21 世纪,网络化、数字化、信息化的发展趋势日益加强。为达到"211 工程"建设项目的基本要求,应对和解决计算机 2 000 问题(简称 Y2K 问题,又称"千年虫"危机),③二医大大力推进校园信息化发展进程的同时,进一步注重提高计算机网络与信息资源的综合服务水平和管理水平。图书情报中心与网络信息中心是学校两个主要从事信息服务的部门。随着计算机网络通信技术运用与国际互联网的普及,一方面,二者在具体的工作性质和内容上有越来越多的相近之处;另一方面,双方都具备计算机和网络专业队伍,但由于计算机人员流动性较大和专业技术要求较高,彼此存在着人力资源紧张的矛盾,再加上校图书情报中心和校网络信息中心隶属部门不同,双方在投资建设上各自为政,存在着重复建设的隐患和规模效益不大的缺陷。因此,学校提出两个中心合并的设想。

2002 年下半年起,学校着手将两个中心合并,组建新的校信息资源中心,先后制定《信息资源中心整体改革方案》《职工精神文明奖惩条例》《信息资源中心岗位津贴与奖金分配的

---

① 《二医大图书馆 1995 年工作规划及汇报、大事记》,上海交通大学医学院档案馆藏 1995 - XZ07 - 2。

② 《关于成立学校计算机网络信息中心的请示——二医大关于建立计算机网络信息中心、校园网管理二期工程建设经费等决定、报告》,上海交通大学医学院档案馆藏 1997 - XZ11 - 21,第 5 页。

③ 《关于加快解决学校计算机 2000 年问题的通知——二医大关于解决计算机 2000 年问题和校园网安全的规定报告及通知》,上海交通大学医学院档案馆藏 1999 - XZ11 - 23,第 16 页。

基本方案》《信息资源中心考核的具体实施办法(试行)》等8个文件和条例。[①] 2002年10月，信息资源中心正式成立。从校计算机网络信息中心到信息资源中心，学校计算机网络设备和人力资源得到重新整合，在学校信息发布、校园网维护、资源建设等方面都产生积极影响，成为校园信息化建设工作的新起点。

3. 向"数字校园"迈进

(1) 学校门户网站不断更新。学校的网站是展示学校面貌的重要渠道和窗口。二医大互联网主页于1995年12月建成，是上海市最先联入INTERNET的8所高校之一。"九五""十五"期间，学校对门户网站不断加以调整、改版和更新，为校内外不同用户提供公开化、专门化、个性化的服务。为确保广大校内用户顺利上网，学校门户网站由专人值班，对网站各栏目进行2～4次的日测试，特别对所有互动栏目，每天的测试情况都有书面记录及处理对策；网站新闻中心每天及时采集、更新、编辑、审核、上传各类文字与图片新闻，并增加视频新闻，方便全校师生实时了解学校的重大新闻；网络信息中心还与学校外语教研室合作，收集了大量的资料完成学校外语网站的建设，向学生开放，满足学生网上外语学习的需要；为体现医学院校的专业特色和优势，打响学校门户网站的品牌，网站还积极筹建"名医在线"栏目，[②]向校内外用户提供在线交流互动的平台。

(2) 数字化图书馆建设不断升级。1997年7月至2000年10月，二医大建成耗资约38万余元的中外全文医学文献检索系统，作为学校图书馆数字化建设的第一期工程。进入新世纪，学校以图情中心的网站建设为主线，全面推进现代化建设和网上信息服务工作。2000年间，图情中心完成了中心主页的3次更新，对一些栏目进行了全新的应用开发，使主页点击率有了很大的上升，从10月份第三次更新后至今图书馆主页点击次数已达15 856次，主要栏目有《近日医讯》《数据库检索》《医学影院》，创办了《医学教育与管理》电子期刊，自行开发了WEB版的网络题库。学校还完成了"图书馆多媒体阅览室读者管理系统"的开发，并投入使用。中心网站防火墙建设也进入测试阶段。"十五"期间，学校数字化图书馆建设的第二期项目跟进。在"211工程"建设项目和上海市教委大力支持下，2002年投入专项经费300万元对学校图书馆整个计算机硬软件系统进行一次全面升级，为数字化图书馆建设打下坚实的基础。具体项目有：改善网络运行环境，针对医学信息的读者主要从科技网进行查阅的特色，学校网络信息中心拟通过科技网接入图书馆馆藏的部分电子文献数据库，拥有固定

① 《2002年医学图书情报中心工作总结》，上海交通大学医学院档案馆藏2002－XZ16－15。
② 《2004年信息资源中心工作总结》，上海交通大学医学院档案馆藏2004－XZ16－11。

的 IP 地址,带宽 10 M 以上,主服务器及相关网络设备能支持 25MPEG II 流的广域网视频点播;扩充和改善存储系统,采用可进行分散存储、集中管理 SAN 资源存储与管理系统,支持局域网上 200MPEG4 的视频点播;建立视频服务系统,前期采编系统和后期制作系统。前期采编系统包括数字图像采集设备、非线性编辑设备、视频压缩设备,以适应学校教学和临床科研的需要;建设高智能化的搜索引擎和全文检索系统及图书馆数字化建设的应用软件。[①]

(3) 远程教育系统不断发展。随着网络的迅速发展,远程教育在医学教育中越来越发挥其巨大的作用。学校成立计算机远程教育中心,作为上海市教科网的一个应用基地,同有关部门合作开发出课件制作和远程教育应用软件,广泛运用于远程教学中。1998 年,学校开始同多所具有教学合作项目的法国医学院洽谈开展远程医学教学合作项目的可能性。1999 年 8 月 18 日,在中法双方的通力合作下,学校与法国尼斯大学医学院远程医学信息中心之间的计算机远程医学教学 ICDN 线路的同时工作获得成功。2002 年,远程教育学院成立。学院拥有一套完备和先进的技术设备和一批优秀的技术人员,成功使学校的天网和地网有效连接和运作,使信息畅通,教学工作有条不紊地进行。通过卫星传播,各地学员能够及时和清晰的上课。远程教育学院的网站已基本竣工,网页上有招生简章、规章制度、课程安排、教学方案等内容,有助于学员及时了解学院的情况和教学进度,获取有用的信息。

(4) 电子资源建设不断加强。数字化图书馆二期工程建设过程中,校图书情报中心与网络信息中心通过自建特色文献数据库和引进专业文献数据库,丰富学校馆藏,不断满足广大医、教、研人员的信息需求。在引进清华同方光盘公司的建库管理系统(KD3.0)及 WEB 支撑软件(KW3.0)基础上,学校高起点地自建图书馆数字化系统,使各类文本信息资源加工为 PDF 格式,方便用户在网上进行全文检索;先后引进了 SPINGER LINK 全文数据库、PQDD 国外博士论文全文数据库、BIOSIS PREVIEW 数据库、OVID 整合型医药文献数据库。2002 年,下半年信息资源中心成立后,中心配合公共卫生学院的建立,完成了 WHO 信息资源的收集和整合;根据市政府强化高校专利申请工作的要求,引进了专利数据库和专利分析系统,通过同中科院上海生命科学院信息中心联网,进一步丰富学校的信息资源。截至 2004 年底,信息资源中心指定计算机上已能检索 SCI、SCIENCEDIRECT、NATURE 系列等大型数据库。[②]

---

① 《2002 年医学图书情报中心工作总结》,上海交通大学医学院档案馆藏 2002 - XZ16 - 15。
② 《2004 年信息资源中心工作总结》,上海交通大学医学院档案馆藏 2004 - XZ16 - 11。

信息资源中心自行开发和发展了一系列具有学校特色的计算机网络应用项目,如"教育用医学图像存储与发布系统",与3个E-研究院合作完成"E-研究院网络平台"的设计与开发,完成"网上评教系统"和"多媒体资料管理平台"的开放等。此外,中心开发了多系统统一检索平台,大力推进了面向医院的信息服务工作。2005年间,附属单位都已通过网络互联和VPN等方式共享医学院的信息资源,并通过DDS全文传递服务为在全校实现资源共享提供了技术上的保证。

(5)信息服务功能不断扩展。在资源建设的同时,信息资源中心大力推进信息服务工作。2002年,中心刚成立不久,为了让用户充分了解中心,全年进行了两次用户调查,举行了信息资源中心的宣传周活动,推出APABI电子图书馆、WEBMAIL等多种服务,还举办了5个专业讲座,受到师生欢迎。为了让用户都能使用上述各数据库,中心积极同附属医院联络,将临床医院与校本部广域网联通,方便附属医院使用各种数据库。在向学校提供服务的同时,中心的信息服务功能不断向外界扩展。2002年间,中心与清华同方光盘有限公司、中国学术期刊电子杂志社合作建立"中国医院知识仓库"技术和培训中心;与IFII基金会合作建立了文献检索技术培训中心。[①] 据上海高校图书馆工作委员会统计,2003—2004年单篇文献服务量,上海第二医科大学在全市高校中名列首位。[②] 通过这些工作,不仅提高了校园信息化建设的水平,也为学校赢得了巨大的社会声誉。

"十五"期间,学校立足于现有信息化建设的基础,逐步完成校园主干网的升级拓宽、学校精品课程网站的建设和维护、校园网内行政教学与学生宿舍网络设备、学校综合管理信息系统和校园IC卡"一卡通"普及推广等项目,构筑起完整、畅通的全校系统网络结构,提升了学校管理手段的现代化和信息资源的共享度,夯实了学校在新世纪参与竞争的综合能力,使"数字校园"的目标初步实现。

五、扎实开展档案工作,校档案馆达国家一级标准

档案馆是学校档案工作的职能管理部门,也是永久保存和提高利用学校档案的科学文化事业机构。在维护学校历史真实面貌的前提下,二医大积极做好档案管理工作,整理、开发和利用好档案信息资源,为学校各项工作服务,为社会服务。

二医大于1959年建立文书档案室,1980年建立科技、文书档案室。1989年6月,校档

[①] 《2002年医学图书情报中心工作总结》,上海交通大学医学院档案馆藏2002-XZ16-15。
[②] 《2004年信息资源中心工作总结》,上海交通大学医学院档案馆藏2004-XZ16-11。

案馆正式建立,共有职工 15 人。1993 年,学校机关改革中,根据沪二医大校人(93)第 162 号文《关于非教学非行政等业务科室人员定编的意见》,档案馆定编为 12 人。档案馆馆藏 8 个全宗,11 大类,3 万多卷案卷,1986 年、1991 年和 1998 年先后 3 次被评为上海市和市教委档案工作先进集体,1987 年 11 通过国家二级评审。1999 年,校档案馆迎来建馆十周年。校党委书记李宣海、校长范关荣分别题词祝贺。1999 年 12 月 22 日,二医档案馆顺利通过国家一级评审,达到档案管理国家一级标准。

(1) 加强馆内制度建设。为促进学校档案业务建设和管理的标准化、规范化,档案馆自建馆以来,不断充实和完善档案管理各项规章制度,如每周召开一次室主任会,两周召开一次馆务会议,制定档案馆考核制度,修订安全防火制度及寒暑假值班制度。根据《中华人民共和国档案法》,1999 年下发《上海第二医科大学档案管理办法》。[①] 2000 年制定档案馆职责范围、岗位设置、人员编制以及各科室岗位职责。[②] 2001 年 3 月,校档案馆正式从校机关分离出来,为配合学校劳动人事制度改革,细化岗位职责,档案馆加强岗位责任制,修订馆内考核条例,实行每月考勤成绩,调查研究,根据校改革工作小组要求,完成了《校档案馆脱离机关后设想方案》和《校档案馆总体改革方案》。[③] 2003 年,档案馆重新修订了《档案馆考核条例》《档案馆分配条例》《文明公约》《馆长任期经济责任制》等多项规章制度。

(2) 档案的收集、整理和利用。1995 年共收集、整理加工归档 2 774 卷,资料 263 卷,收集归档照片 283 张,底片 250 张;接待阅档 322 人次,借阅案卷量 1 109 卷(其中科技档案 780 卷,文书档案 329 卷),查阅照片档案 5 766 张,底片 53 张,资料 15 卷;1999 年共收集、组卷各门类档案 3 054 卷,资料 299 卷,卡片 2 095 张,接待查借阅档案资料 1 517 卷,计 405 人次,鉴定、销毁超过保管期限的财会档案 2 507 卷。2000 年起,档案馆在校本部原有 39 各归档部门基础上,新增社科、卫管、医保网络、免疫、后勤实业发展中心等 6 个部门的档案收集和预立卷指导工作。2001 年共收集各门类档案 3 302 卷,资料 337 卷,收集照片档案 1 299 张,提供照片档案利用 104 人次,照片 4 415 张,底片 301 张。2003 年收集档案共计 4 815 卷,接待来馆查、借阅档案 488 人次,共计 2 157 卷,提供复制档案材料 4 148 张,对馆藏 1952—1986 年已超过保管期限的部分档案进行鉴定,经报学校领导批准后,将确实失去保存价值的 4 009 卷档案剔除销毁,优化了馆藏结构。

在档案信息资源的开发利用上,校档案馆配合《上海第二医科大学志》的编撰,为

① 《上海第二医科大学档案管理办法》(1999 年),上海交通大学医学院档案馆藏 1999 - XZ16 - 2。
② 《档案职责范围、岗位设置、人员编制以及各科室岗位职责》(2000 年),上海交通大学医学院档案馆藏 2000 - XZ16 - 6。
③ 《2001 年档案馆工作总结》(2001 年),上海交通大学医学院档案馆藏 2001 - XZ16 - 13。

1996—1998 年科研成果简介、档案利用效果汇编及上海二医大教育论坛——记七次教育思想讨论、"怀念我们的老前辈——记十位已故二医前期教研室创始人"的编研工作，提供了大量的档案文字和照片材料；2002 年配合学校 50 周年校庆活动，设计了以"传承历史开创未来"为主题的照片档案网(上网照片 700 幅)，照片内容涉及学校近 50 年的沧桑变迁及医教研领域取得的丰硕成果。通过馆藏档案及采访、征集等多种形式和途径，档案馆还完成了中国科学院院士陈竺报告文学初稿等写作。[①]　校档案馆还保存有 20 世纪 60 年代的法语教学档案。这些档案无声地记录了学校的教学特色，体现了教学的优势和水平，在学校迎接本科评估过程中发挥了积极作用。

作为窗口服务和常规工作，档案馆还开展办理制作学生成绩、证明工作，制定二医大利用档案收费标准。上海第二医科大学申办中英文成绩、学历及学位证明须知，上海第二医科大学制作中英文成绩、学历及学位证明收费一览，完成历年年度大事记、组织沿革、基础数字汇编等编写工作。

(3) 档案信息现代化管理。随着校园信息化建设，学校档案信息化管理也不断发展。1998 年，档案馆电脑信息库中共贮存了 8 000 多条目的档案信息，为了使档案信息能走向社会，校档案馆主页上了校园网；1999 年，档案馆开发完成《上海二医大档案馆档案信息管理系统》软件，并建立了馆内局域网。[②] 2001 年建立了档案信息第一张光盘，并新增校园网档案主页内容；2002 年充实档案数据库条目，全年新增 9 140 条，数据库内存条目 59 978 条。新增校园网档案馆主页内容，如上海第二医科大学档案馆查阅档案手续、范围和时间，修订完善了《档案全宗介绍》，做好档案的信息发布工作。

(4) 加强对全校档案工作的指导。学校档案工作的中心在各个职能部门档案的收集积累工作要依靠学校广大兼职档案员。多年来，校档案馆定期深入基层开展兼职人员归档指导和检查工作，加强部门预立卷制度的建设。1998 年组织兼职档案员队伍到兄弟院校学习参观，并要求兼职档案员认真做好平时预立卷与归档工作，用现场观摩的形式，加深兼职档案员对预立卷工作的印象。学校档案馆除了承担校本部各门类档案的收集、整理、组卷、提供利用外，还负有对附属医院、卫校、研究所档案业务指导职能。为了使学校档案管理工作在整体上都上一个新台阶，档案馆多次到附属单位帮助，指导他们按档案目标管理要求做好档案管理升级前的各项准备工作。1998 年 3 月底，附属瑞金医院首先通过了国家一级评审，

① 《2002 年档案馆工作总结》(2002 年)，上海交通大学医学院档案馆藏 2002 - XZ16 - 13。
② 《1999 年档案馆工作总结》(1999 年)，上海交通大学医学院档案馆藏 1999 - XZ16 - 6。

新华医院通过国家二级评审,9、10月份,二医大卫校、宝钢医院也分别通过市级评审。

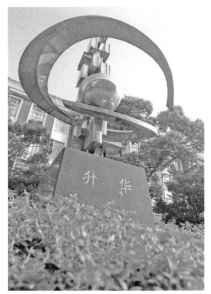

校园景观

　　(5)开展档案管理工作的科学研究。1997年,在"八五"期间上海市重大科研成果项目检查评比活动中,学校积极组织二医系统的档案干部对"八五"期间检查评比的114项目的科研档案进行检查、自查、自评,推荐出5个项目档案参加市一级评比,在全市一万多个评比项目中,二医获二等奖2个、三等奖2个,档案馆代表学校在全市表彰大会上进行交流。这在学校档案管理工作尚属首次,为学校争得了荣誉。2002年,校档案馆参与的"重大医疗成果档案可行性研究"课题项目获市卫生管理二等奖;撰写的《上海二医大教育论坛——记七次教育思想学习讨论》获上海市各级各类档案馆档案编研成果三等奖;撰写的《病史档案工作四议》《档案编研工作需要新思路》刊登在《上海档案》;2003年完成"档案鉴定现状分析与建议的"科研课题,同时又申请立项了上海市档案局课题"网络条件下高校科研成果档案信息化服务的研究"等,发表了《对档案编研工作对象的重新认识》和《如何做好高校会计档案的管理工作》等2篇论文,通过开展档案管理工作的科研活动,不断提高档案干部的学术理论水平,增强档案馆的学术氛围,推动上海第二医科大学档案工作不断纵深发展。

第九节　医疗事业的改革与发展

　　学校十分注重各附属医院的内涵建设,从切实提高医疗质量入手,积极推动"以患者为中心,以质量为根本"的优质服务教育活动,全面提高医院的综合竞争力。学校支持各附属医院抓住机遇,更新观念,强化竞争意识,扩展服务领域,树立优质、高效、低耗的现代化医院管理新思路,积极探索各种形式的办院模式和经营机制。近年来,附属瑞金、新华医院在原来医院联合的基础上,分别建成瑞金医院集团、新华医院集团,以资产和经营管理权为纽带,在新的模式和机制下进行运作,创造了资源共享、优势互补的特色。此外,这一时期,随着仁济东院的落成,宝钢医院更名为第三人民医院,市精神卫生中心成为新一所附属医院,各附属医院无论在医疗工作还是在教学科研中都取得了明显成绩。二医附属医院的发展走在全市医疗单位的前列。

一、抓住机遇,进行医院集团化改革

随着我国改革开放的深入,经济建设的迅速发展,原有的医疗卫生模式已经越来越不能满足广大人民群众的医疗需要。因此,必须找到一条既适合医院的可持续发展,又对广大人民群众有利的路子。为适应社会主义市场经济的需要,点线面相结合,层层深入,医院实施集团化改革,即医院由独立自主的单一体制走向"合作、兼并、联合、集团化"模式,从而达到扩大规模效应、盘活存量、优化资源、降低医疗成本、提高工作效率、有利于医疗市场竞争的目的。[①] 医院集团化发展的基本模式是以一所医院(大多数是综合性医院)为核心,纵向或横向兼并和联合其他医院,组成一个医院集团或医院联合体,通常以一所医院为"龙头",兼并其他经营不善或因某种原因撤并的下一级医院,被兼并后的医院建制撤销、产权转移、人员分流。虽然仍在原来的医疗场所,但医院的名称改为分部或分院,具有相同的法人代表,统一的财务管理;也可以在兼并的同时,联合其他医院形成"委托式"管理,由核心医院派出管理人员、输出技术、输出管理,提高被联合医院的工作效率和医疗质量,形成医院集团化管理模式。[②]

(一)瑞金医院的集团化管理

瑞金医院是卢湾区唯一一家三级医院,1999年在全国第一波国有医院属地化改革浪潮中,瑞金医院于1999年4月成立了市场部,成为全国最早成立市场部的医院。在卢湾区还有两家医院:二级甲等卢湾中心医院和二级乙等市政医院。由于瑞金医院良好的声誉,门急诊和住院工作处于满负荷运转状态,门诊人次平均每天达5 500人次,最高达7 000多人次,登记住院的患者每天累计递增30余人。[③] 而类似卢湾区中心医院和市政医院这样的医院虽然政府投入力度逐年加大,但因各种因素,床位使用率底和良好的卫生资源没有得到充分利用,面临就诊患者越来越少、收不抵支的困境。[④] 随着我国医疗卫生体制改革的深入,依

---

① 王玲娣:《临床护理指导》,上海卫生局,1994年8月版。
② 张晓玉:《医院经济管理》北京:中国医药科技出版社,1992年版。
③ 《深化改革——实行医院集团化管理的探索》,《中国医院》,2000年第4卷第1期。
④ 顾国青:《医院集团化的管理和思考》,《中华卫生资源》,2000年7月第3期第4卷。

照上海市人民政府和卢湾区人民政府对区域卫生事业发展和现有卫生资源合理配置、充分利用、提高效益的指导思想,在市委、市府关心下,在市卫生局、二医大的支持下,瑞金医院与卢湾区中心医院、市政医院进行了合作、合并的改革尝试,实现资源共享、优势互补、盘活存量、提高效益,走出了医院集团化管理的新路子。①

1999年8月4日,瑞金医院与卢湾区中心医院合作、与市政医院合并的签约仪式在瑞金医院举行。上海市副市长左焕琛到会作重要讲话,市委副秘书长殷一璀主持。二医大副校长陈志兴、瑞金院长李宏为、市政工程管理局副局长曹龙金、卢湾区区长张载养分别代表签约方讲话。同年10月,调整之后的上海第二医科大学附属瑞金医院分院及卢湾分院揭牌,标志着上海在探索医院集团化管理方面迈出了令人瞩目的一步。②

瑞金医院与卢湾区中心医院合作之后,卢湾区中心医院在保留原名的同时,还冠名"上海第二医科大学附属瑞金医院卢湾分院"。双方合作内容包括管理、人才、技术方面,以达到资源共享、优势互补、利益共享,共同发展的目的。瑞金医院与卢湾区中心医院的合并可以看作是两个医院的合作,两院的合作基础有四个不变:①行政隶属关系不变。分院的行政隶属关系不变,分院除在医疗业务及有关管理上受瑞金医院领导之外,其他行政性管辖仍属卢湾区。②资产权属不变。原来属于卢湾区中心医院的所有资产(含有形资产和无形资产)均属分院所有,与瑞金医院不发生无偿调拨或资产转移关系。③功能定位不变。分院仍属二级甲等医院,床位数由525张调整至400张,继续完成原有任务。④承担义务不变。原来卢湾区中心医院应该承担的义务(如教学、社区医疗、援外医疗和其他突发性医疗任务等)仍由分院继续承担。③ 另一方面在合作内容方面主要涉及管理输出、技术输出、人才输出和利益分配等四个方面:①管理输出。将瑞金医院一套行之有效的管理理模式引入分院,实施医院的二级管理、目标责任制管理和制定管理标准。选派有能力的管理人员和医务人员担任分院的主要行政领导和处、科领导工作,并在医疗、护理、门急诊、财务等部门重点实施。分院将逐步实施计算机信息网络化管理。②技术输出。卢湾分院主要业务科室的行政主任由瑞金医院选派副高级以上的医师担任,其他科室将由瑞金医院安排每周查房或其他形式的业务指导。根据卢湾区中心医院的实际情况,拟重点扶持原有的重点学科,充分发挥瑞金医院的学术优势,扩大和建立一批新的学科,培养学科带头人。此外,瑞金医院将提供重点学科的先进技术与科技成果,开设特色门诊和开展特色手术,以高新技术促进卢湾区分院的

---

① 《市卫生局、二医关于成立瑞金医院集团的批复、请示》,上海交通大学医学院档案馆藏2000 - XZ11 - 9。
② 程勇:《试论医院集团化管理》,《中华医院管理杂志》,2000年6月第16卷第6期。
③ 《深化改革——实行医院集团化管理的探索》,《中国医院》,2000年第4卷第1期。

医疗水平提高。③人才输出。瑞金医院承担组织和选派既有较高的政治素质和较强管理能力并能适应卢湾区中心医院特点的管理队伍；组织和选派在医疗上具有丰富经验和中级及副高级以上职称配备合理的医务人员队伍，使卢湾分院的主要行政岗位和业务科室迅速适应合作后的行政、医疗管理和业务工作。同时，卢湾区中心医院选送业务较好，具有培养前途的中青年管理人员和医务人员分期、分批到瑞金医院进修。④利益分配。总院不参与分院运行后第一年所产生的经济收益分配，第二年起由双方根据具体情况制定方案。[①]

　　与卢湾中心医院合作不同，瑞金与市政医院采取合并方式。原市政医院建制撤销，原址作为瑞金医院分部。合并后资产经审计全部移交瑞金医院。在编职工全部转入瑞金医院，按国家有关政策安置使用，享受瑞金职工同等待遇。合并之后，患者可以合理分流、资源共享，进而有效地缓解和改善瑞金医院住院难的矛盾。

　　瑞金医院通过向两院输入瑞金的管理模式，使分院和分部的各项工作取得了较大的进步。一是对卢湾区中心医院实行紧密合作，即由瑞金医院对其管理输出、技术输出、人才输出；卢湾中心医院作为分院，还根据需求新开设了40张病床的神经内科；二是对市政医院合并，按照三级甲等医院的功能和要求全面改造成为分部，根据总院的医疗运作情况和市场需求在分部开设了中医

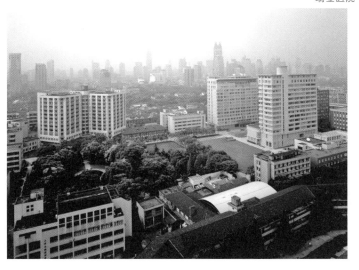

瑞金医院

科、肿瘤科、骨科、外科腹腔镜病房。至2000年9月，分院和分部的各项医疗指标均达到历年最好水平，两院门急诊人次分别由集团化管理以前的21.7万和1.9万增加到36万和2.14万，病床周转率分别由以前的79.8％和55％增加到92.45％和130.25％。月手术患者数在分院合作以前同期为60台，后为109台，分部仅腹腔镜手术

①《深化改革——实行医院集团化管理的探索》，《中国医院》，2000年第4卷第1期。

就达 458 台，而以前全年手术只有 20 台。两院的 480 张病床分流了总院的患者，使"住院难"的状况有所缓解。

2000 年 9 月 18 日，瑞金集团化改革又有新动作。由闵行区卫生局和瑞金医院合作的上海瑞金医院集团闵行医院成立。闵行医院是又一家加盟瑞金医院集团跨地区、跨级别、跨隶属关系的医院，资产所有权和经营管理权分离是这一合作的特点。原闵行中心医院的资产全及行政隶属关系仍属闵行区卫生局，经营管理权则交给瑞金医院。瑞金医院将输出管理、技术和人才，并派出一名副院长兼任闵行医院院长，全面负责医疗、教学、科研和管理工作。[①]

瑞金实行医院集团化管理的改革，使患者在医疗服务质量和医疗成本两方面都真正受益。集团成员医疗资源优化配置、互补协作、各司其职、功能日益明确。总院逐步将主要精力用于救治危重复杂、疑难患者及部分教学，促进了医教研水平的提高。而分院和分部患者的增加，使医护人员的实践机会大大增多，又有总院专家直接指导，医技诊疗水平也明显提高。同时，集团成员之间的双向转诊和医疗用品、药品集中采购，先进仪器、设备、高新诊疗技术的共享等，使医疗成本得以降低，最终使患者得到实惠。

（二）新华医院的集团化管理

为贯彻国家医药卫生事业改革方针，配合实施上海市建设亚洲一流医疗中心城市战略，参与医疗中心和社区卫生服务中心的重大战略举措，推进郊区卫生工作，附属新华医院积极推进医院集团化改革进程。

自 2002 年起，附属新华医院与上海市崇明县堡镇人民医院开始进行合作办医的尝试。2002 年 5 月 19 日，新华医院堡镇分院在崇明堡镇人民医院揭牌。分院从最初的 3 个专业，发展到 7 个专业（心血管内科、神经内科、消化内科、内分泌科、妇产科、外科、儿科）。2004 年 3 月，崇明堡镇人民医院加入上海新华医院集团，两院的业务技术合作迅速提高到一个新的层次。在新华医院的帮助下，堡镇人民医院的业务量、医疗收入、医院声誉都上升到一个新的台阶，据统计业务年收入从当初的 4 000 万元上升至 7 000 万元，上升近一倍。[②]

2005 年 3 月 18 日，上海新华医院集团宝钢医院、上海新华医院集团崇明堡镇人民医院成立揭牌仪式举行，标志新华医院集团实质性运作正式启动。上海新华医院集团以新华医院为核心医院，与宝钢医院和崇明县堡镇人民医院联合组建而成。宝钢医院是三级乙等教学医院，堡镇人民医院是崇明县的二级乙等综合性医院。

---

① 《上海第二医科大学纪事（1952—2005）》，上海交通大学出版社出版，2006 年版，第 375 页。
② 上海交通大学医学院附属新华医院：《半个世纪的攀登》，上海交通大学出版社出版，2008 年 9 月，第 168 页。

新华医院集团宝钢医院揭牌仪式由宝钢医院党委书记黄淇敏主持，院长龚圣济介绍了合作背景，新华医院院长徐卫国讲话并宣布集团成员单位成立。宝钢医院副书记黄红、新华医院党委书记孙大麟共同为新华医院集团宝钢医院揭牌。新华医院集团堡镇人民医院揭牌仪式由堡镇人民医院党总支书记李元凯主持。堡镇人民医院院长彭桂芳和新华医院院长徐卫国分别讲话。上海第二医科大学校长助理唐国瑶代表校长沈晓明在会上致辞，希望以新华医院集团的实质性运作为契机，借鉴国内外医院集团的成功经验，坚持以人民群众需要为导向，积极支持和热情参与郊区卫生事业的改革和发展。揭牌仪式后，新华医院还向堡镇人民医院赠送一台 X 光机。

3 月 19 日，新华医院集团召开会议，选举产生第一届理事会常务理事和监事会监事。理事长由集团核心医院新华医院院长徐卫国担任，监事长由新华医院党委副书记丁珮英担任。

新华医院集团成立后，新华医院的医疗管理模式和技术输出为各集团成员的发展提供了强大的推动力，各成员单位都根据市场定位和各自的专业特色，资源共享、优势互补，在新的医疗管理体制下取得了长足的发展。医院集团化管理顺应了城镇医疗资源在重组的基础上向更高层次发展的要求，

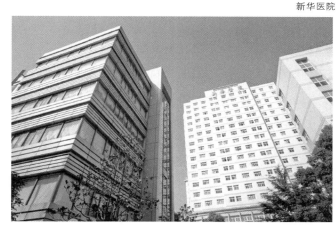

新华医院

从而使国有医疗资源战略布局与社会主义市场经济体制相适应，充分发挥医院集团的整体优势和规模效应，有利于充分利用医疗资源，有利于为社区、为患者提供连续、及时、有效、多样化的医疗保健服务。

二、瑞金医院成立 90 周年

几十年来，在各级领导关心、支持下，在全院职工几代人的努力下，特别是在十一届三中全会以来，改革开放的东风吹遍祖国大地，附属瑞金医院发生了巨大变化，取得了巨大发展。医院建筑面积达 12.7 万 m^2，是创办时的 17.4 倍；现代化的仪器设备为医教研工作的开展提供了可靠的保证；3.2 万 m^2 的绿

化面积为患者营造了一个舒心的环境。医院有职工3 063人,其中具有高级职称的高级专家有318人,32个临床科室,14个医技科室,病床1 300张,年门急诊人次达140多万人,住院患者24 000人次,创造了良好的社会效益和经济效益。瑞金医院已是在国内外具有一定影响的,集医疗、教学、科研为一体的医学中心。

为贯彻市卫生局将瑞金医院建设成为上海标志、全国一流的现代化医院的精神,落实上海第二医科大学"211工程"建设目标,附属瑞金医院继续加强硬件、软件两方面的建设。1996年初,医院启动创建"三级特等医院",进一步提高医院医疗质量和科研教学实力。[1] 全院医护员工积极行动,一个推进一流环境、一流质量、一流服务、一流管理的现代化医院发展高潮在该院蓬勃掀起。1996年11月,上海浦东新区第一家中外合资医院——中日友好瑞金医院奠基。中日友好医院位于浦东内环线东段罗山路,由瑞金医院、上海浦东土地发展(控股)公司和日本株式会社关东医学研究所、日本医疗事务中心共同出资建设和经营。建成后的中日友好瑞金医院占地1.6万 m²,并有相当规模的门诊楼、手术室及CT、血透室等配套设施。[2] 20世纪90年代以后,瑞金医院深化内部改革,注重内涵建设,不断提升医疗服务水平。1996年1月开始,医院提出"狠抓缩短平均住院天数"和"提高门急诊应诊医师层次"两个举措,以患者为中心,加强门急诊建设,从建设一个让患者放心、称心、舒心的门急诊抓起,通过"假如我是一个患者、患者家属"的换位思考,推出导医护士和蓝帽子服务队等一系列便民措施,为患者排忧解难。12月5日,市精神文明办、市教卫党委和市卫生局联合在瑞金召开"上海市卫生系统巩固规范职务达标成果现场会"。上海市副市长左焕琛,市教卫党委书记王荣华,市委宣传部副部长、市文明办主任许德明对瑞金医院医疗服务工作给予肯定,称赞"瑞金医院以患者为中心,抓门急诊规范服务,成为全市医院学习榜样"。

1997年,瑞金医院迎来建院90周年。10月25日,院庆大典举行。时任中共中央总书记、国家主席、中央军委主席江泽民为医院题词"救死扶伤,造福社会,为保障人民健康攀登医学新高峰"。中央政治局委员、上海市委书记黄菊,国家教委党组书记陈至立,卫生部长陈敏章,上海市市长徐匡迪也分别写信和题词祝贺。上海市委副书记孟建柱在讲话中肯定了瑞金医院的3条经验:一是医院高度重视科研工作,把医疗和科研紧密结合起来;二是高度重视人才的培养,拥有一批医学专家;三是医院高度重视硬件和软件建设,不仅有优美的医

---

[1] 三级特等医院在医教研、服务质量、医院管理和医院建设等方面的整体状况体现国家水平,是国家医疗、预防保健、康复、教学科研相结合的技术和指导中心,承担起国家临床医学学科发展的任务,是在国际上有较高声誉和影响的综合医院。

[2] 《上海二医报》,1996年12月10日,第571期第1版。

疗环境、现代化诊疗大楼、先进的医疗设备等硬件,而且特别重视医疗道德、人员素质的软件建设。市政府、市人大、政协、市教卫党委、卫生局和二医大领导到会祝贺。[①] 庆祝大会由瑞金医院党委副书记沈翔慧主持,瑞金医院院长李宏为代表党政领导和 3 063 名职工及 1 000 多名离退休职工讲话。李宏为在讲话中简要回顾了瑞金医院 90 年来的发展情况和取得的成就,并感谢一直关心和支持医院发展的社会各界人士。他表示,瑞金医院在市委和市卫生局的领导下,一定会为上海乃至全国的医疗卫生事业发展做出更大贡献。

三、仁济东院的落成和发展

创建于 1884 年的仁济医院是上海最早的一所综合性西医医院。新中国成立后,特别是改革开放以来,仁济医院取得了显著成就。医院拥有 200 名高级医技人员,年门诊量 100 万次,住院人数 1 万人次,完成手 7 000 余例,在消化内科、心血管内科、风湿病科、麻醉科、生殖医学和男性疾病等方面的诊治和研究颇有特色。近年来获各类科研成果奖 122 项,临床教育富有特色,成果显著,获部、市级优秀教学成果奖 16 项。

为推进上海市卫生区域规划,实现仁济医院优质资源由浦西向浦东的战略转移,促进医院的不断发展,1997 年,上海市政府与浦东新区共同投资兴建仁济医院东部(以下简称“仁济东院”)。仁济东院坐落在南浦大桥引桥北塊的浦东新区东方路和浦建路交汇处,占地面积 78 亩,一期总建筑面积为 41 280 m^2,总投资1.57 亿。建成后的仁济东院成为浦东第一所拥有 500 张床位的三级教学医院。

1999 年 10 月,仁济医院东部正式落成。10 月 18 日,“仁济医院建院 155 周年暨东部开业典礼”在仁济医院东部举行。黄菊、吴阶平、徐匡迪、陈铁迪等领导发来贺信和题词,上海市委副书记龚学平,副市长左焕琛,市政协副主席谢丽娟、陈灏珠出席庆典并为仁济医院东部开业剪彩。仁济医院党委书记陈佩主持了庆典。左焕琛代表上海市政府祝贺仁济医院东部的开业,结束了浦东新区没有三级医院的历史,随着仁济医院在浦东的建设发展,肯定会把具有百年历史的三级医院的一流人才基础、一流服务质量、一流管理经验输送到浦东新区,为促进上海医疗卫生事业的发展,推动浦东新区的开发开放做出更大的贡献。

仁济东院建成后的一年时间里,在医教研方面取得了骄人成绩。仁济医院中心逐步由浦西东移,有 34 个学科入驻东部,930 余名医务人员奋战在各个岗位上,100 多名专家教授

---

① 《上海第二医科大学纪事》编纂委员会编:《上海第二医科大学纪事》,上海:上海交通大学出版社 2006 年版,第 322 页。

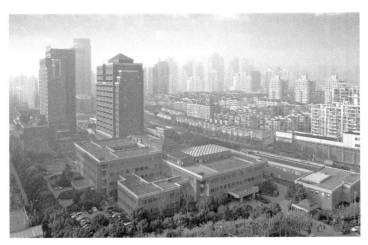

仁济东院

在 27 个专科门诊提供优质服务,成立了急诊 ICU,增设了特需门诊,聘请全国上海名医、专家坐堂。一年中,仁济东院门诊量达 40 万次,急诊总数 6 万次,出院人数 6 000 余人,手术人数 3 000 余人次,成功抢救了"6·20"特大车祸及 4 起食物中毒事件的伤病者,成功施行了国内第一例不经 HLA 配型的夫妻间的肾移植。仁济东部的科研课题中标数占到浦东新区医疗单位的三分之一。仁济东院还是上海市 ICU 护士持证上岗的培训基地,全国临床医学远程教育卫星网络中心站在院内建成,并已能辐射西安、深圳、兰州等地。作为浦东地区唯一的一家三级甲等医院,仁济东院与上海儿童医学中心等周边地区 14 家医疗单位签约,组建浦东医疗联合体,在该地区医疗技术、医学教育和科研上发挥重要作用;与 13 家医院签订双向转诊协议,确立了仁济东院在浦东的中心地位。仁济东院成为医学大舞台、教学大园地、科研大基地和信息大码头,向着人才荟萃、设施先进、水平一流、温馨文明的医患共同家园的目标迈进。

四、宝钢医院更名为"第三人民医院"

二医大附属宝钢医院成立于 1980 年,经过近 20 年奋斗,已发展成为上海市北翼及宝山地区的一所临床科室齐全、医学技术良好和设备先进的三级综合性教学医院。医院有 500 余张床位,职工 687 人,其中正、副教授 67 人,中级职称 243 人,硕士点 3 个;共设 14 个病区,12 个一级科室,16 个二级科室,7 个医技科室,3 个研究室,并设有干部病房及监护病房。医院面向宝钢,面向宝山,努力为宝钢和宝山及其邻近省区的人民服务,共诊治门诊患者 388 万人次,急诊 43 万人次,住院 8.9 万人次,未发生一起医疗责任事故。医院是二医大临床医学院所在地。该院临床医学院设医学、妇产、影像等专业,共培养本专科毕业生 1 230 多名。医院积极开展器官化人造血管研究工作,近 10 年共发表论文 300 余篇。宝钢医院 1995 年被国家卫生部、联合国儿童基金会、世界卫生组织确定为"爱婴医院",2000 年又被国家卫生部首批认定为国际紧急救援网络医院。

医院通过厉行节约和自筹资金 1 600 万元,用于病房设施的改造和设备更新,添置全身 CT 扫描仪、1000MA 遥控 X 射线扫描机、进口体外震波碎石机、高压氧舱、钴 60 治疗仪、多普勒彩色超声诊断仪、前列腺电切镜及 CCU、ICU 监护系统等。医院以创伤外科为主要特色,神经外科被审定为二医大重点学科。1997 年 12 月,以神经外科为首的"上海第二医科大学附属宝钢医院创伤急救中心"挂牌成立,中华预防医学会微量元素与健康学会 1997 年在宝钢医院挂牌。医院的创伤急救中心、神经外科以及心血管内科、骨科、泌尿外科等科室在救死扶伤工作中取得骄人成绩。其中急救中心和神经外科先后救治了脑干损伤、外伤性气颅等多种脑外伤危重患者 5 000 余例,成功率 95%;成功救治昏迷 2 个月以上的患者 90 余名;心血管内科近年来成功救治了 600 余名急性心梗患者并成功安装了 110 余例心脏起搏器,无一例并发症出现。该院的眼科和微量元素研究室等也具有较高业务水平,并在全国有一定的学术地位。医院还在甲肝流行、多起人数众多的食物中毒急救以及每年都有较多的工伤、车祸伤员的抢救中,显示了其三级医院的医疗综合实力和优良的服务。1996 年,医院还在抢救宝钢"焊神"、全国劳动模范曾乐,战斗英雄陆少锋等工作中出色完成任务,得到了上海市有关领导的肯定。

2005 年,随着原上海第二医科大学与原上海交通大学强强合并,新的上海交通大学医学院成立。原上海第二医科大学附属宝钢医院正式更名为上海交通大学医学院附属第三人民医院(以下简称"三院")。11 月 14 日,新院名启用仪式举行。上海交通大学校党委副书记、医学院党委书记赵佩琪致贺词,副院长朱正纲宣读了市卫生局医疗机构名称核准通知。仪式上,附属第三人民医院院长龚圣济表示医院更名是医院发展史上重要的一页,标志着医院发展进入了一个新的里程。医学院党委书记赵佩琪在致辞中说,宝钢医院建院 25 周年,尽管时间不长,但我们看到了医院创业的艰辛,成长的辉煌,发展的曲折,看到了医院全体职工在原二医大及兄弟医院支持、帮助下,在院领导的带领下,在全体职工的努力下,从低谷中奋起,走上了良性发展的道路,并成为上海北翼地区医疗卫生系统的中坚力量。希望更名后的三院精心打造医院品牌,努力提高医疗服务的质量水平,为维护广大人民群众的健康,为上海地区卫生事业的进步做出新贡献。

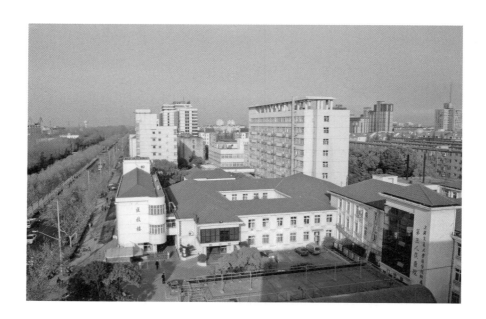

上海交通大学医学院附属第三人民医院

五、上海儿童医学中心的建立与发展

　　附属上海儿童医学中心位于上海市浦东新区,是一所现代化的综合性儿科医疗、教学和科研中心,是上海第二医科大学和世界健康基金会合作的项目,二医大附属新华医院全面负责筹建和一体化管理。中心成立后,新华医院儿科重点转移至此。该项目自筹建以来得到了中央政府、上海市和浦东新区政府的关心与支持,1996年被列为上海市人民政府的重大工程,1998年列为上海市政府的当年实事项目。

　　1998年6月1日,上海儿童医学中心运营开业。中心占地面积100亩,建筑面积468 000 m²,工程投资共3.5亿元,医院总资产近7亿。医院为开发浦东、建设浦东做出了重要贡献,被上海市绿化委员会命名为花园单位,被市爱卫会评为爱国卫生标兵单位,实现了"立足浦东、服务上海、面向全国、成为东南亚一流儿科医疗中心"的建院目标。

　　全院有250张核定床位,设有18个临床科室,包含所有儿科专业,并配有齐全的实验、影像、病理诊断和手术麻醉等辅助专业,拥有MRI、螺旋CT、DSA、ECT等尖端医疗设备。建院后中心门诊和住院人数以每年20%的速度增长,并先后设立了上海市临床医学中心—小儿心血管病诊治中心、小儿外科畸形诊治中心、上海市儿童听力障碍诊治中心、创伤急救中心、新生儿转运和抢救中心、儿童听力和言语障碍诊治中心、儿童心脏超声培训中心、先天性心脏病介入治疗及培训中心、儿童营养、疑难病联合诊治中心、儿童肿瘤联合诊治中心、新生儿骨骼疾病矫治中心、儿童发育落后临床干预中心、儿童康复、青春期医学等一系列多学科、跨学科的临床中心。

　　先天性心脏病及血液肿瘤病的诊断治疗是中心的特色。建院以来,每年超过 1 200 例的各类先天性心脏病手术治疗和接近 96％的儿童淋巴细胞白血病缓解率,使医院的医疗实力跻身于国际儿科界的先进行列。中心的内科、外科、骨科、儿童保健科、PICU 和 NICU 等专业科室也具有相当强大的专业能力,学科和专业间的镶嵌发展成为医院专业发展的未来方向。

　　进入 21 世纪,中心强大的科研实力不断彰显。仅 2000—2001 年度,上海儿童医学中心就获得国家科技进步二等奖 1 项,中国高校科技进步一等奖 1 项,上海市科技进步一等奖 1 项,中华医学科技进步三等奖 1 项,列国内儿科界前茅。医院还积极与国外医学机构开展交流合作,与欧美 12 所医学院校建立了合作关系。全院大多数主治医师以上的医学接受

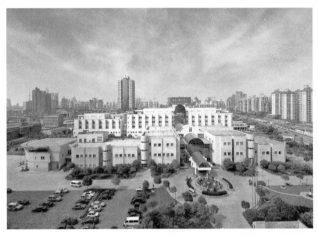

上海儿童医学中心

过境外培训或学习,使得各专业与国际儿科医疗理念和实践接轨。中心设有儿科医学各专业博士、硕士学位授予点和二医大博士后流动站,每年为国内的医疗单位培养和培训大批专业儿科医生,并定期举办各级别的国际、国内学术会议。2000 年 7 月,时任国务院副总理李岚清视察上海儿童医学中心,嘱托把中心建设成真正意义上和国外接轨的现代化医院。在各级领导的关心和支持下,中心上下齐心协力,向着亚洲一流的儿童医学中心不断迈进。

六、临床医疗工作成绩突出

　　(一)胆石病基础与临床防治研究达国际先进

　　1999 年,由上海市胆石病研究协作组完成的"胆石病基础与临床防治研究"课题发现,治疗胆石病消除结石保留胆囊者的结石复发率高,而国产中药

"胆宁片"在控制胆道感染及胆石病临床症状方面明显优于进口的胆通。该课题通过上海市科委组织的成果鉴定。

　　该研究课题是由胆道病专家、瑞金外科教授张圣道领衔,上海第二医科大学和上海医科大学、上海中医药大学附属的瑞金、仁济、华山、中山、龙华5家医院负责,联合上海市10家医院历时6年时间攻关完成。科研人员不但探索了胆汁促成核活性蛋白在胆石形成中的作用,胆固醇结石病高危人群预测的研究和腹腔镜胆囊切除术的创伤反应和防治胆道损伤的研究,而且还就保留和不保留胆囊治疗胆囊结石方法,胆囊结石的赴法和抗复发进行了比较研究,结果发现1 058例保留胆囊治疗结石的患者复发率高达39.3%,明确指出保留胆囊治疗结石的方法不具有临床应用价值。科研人员还通过临床研究证实,由上海研制的中药"胆宁片"在控制胆道感染、临床症状发作等方面优于胆通。

　　专家认为,胆石病研究是当前研究热点,该课题如此大规模、多中心的协作系列研究在国内是第一次,对指导胆石病的进一步基础和临床研究具有重要意义。

　　(二)瑞金医院成功抢救同济大学校长吴启迪

　　急性重症坏死性胰腺炎来势凶猛、发展迅速、预后极差,历来是外科病死率较高的疾病之一。1999年8月6日,同济大学校长吴启迪由血脂过高诱发急性坏死性胰腺炎。在起病不到24小时内,吴启迪即因严重的胰腺和胰周组织的坏死引发毒血症,导致休克、呼吸衰竭,生命垂危而被送入就近的新华医院外科抢救。瑞金医院著名胰腺外科专家张圣道教授奉命与新华医院腹部外科专家张一楚教授立即进行第一次剖腹手术,清除了2 000毫升的血性渗透,并同时做胃、空肠造瘘手术和气管切开手术,以暂时缓解病情。术后20小时,吴启迪于8月7日晚被转到瑞金医院继续抢救。瑞金为抢救这位国内杰出的女校长,专门成立了以院长李宏为、副院长俞卓伟为组长的抢救小组,从8月8到9月27日,在李宏为教授和张圣道教授的主持下,除施行该院最新的血滤方法,清除过高的血脂和细胞毒素因子,还先后为吴启迪进行了3次腹腔坏死组织清除、腹腔灌洗手术,每次手术均7～8小时,其间吴曾在9小时内出现8次心室颤动、心脏骤停,并经电击除颤,急诊安装临时心脏起搏器,一一次战胜了死神的威逼。经过该院外科、内科等各个科室140余天的协同作战,终于控制了吴启迪的病情。[①] 经瑞金医院全力抢救,吴启迪于12月30日痊愈出院。[②] 时任中央政治局常委、国务院副总理李岚清于11月视察瑞金时亲切慰问了吴启迪,并感谢瑞金医院医护人员

---

① 《上海二医报》,1999年12月30日,第641期第1版。

② 《上海第二医科大学纪事》编纂委员会:《上海第二医科大学纪事(1952—2005)》,上海:上海交通大学出版社2006年版,第362页。

对吴启迪的抢救。

（三）九院完成国内首例先天性胸骨缺损移植修补手术

小吴（化名）是一名来自湖北的小女孩。她的心脏因先天性因素，心前区缺少胸骨和肋骨保护，在薄薄的皮肤下跳动了9年。这种病例在临床上极为罕见，小吴父母为替她治病，倾家荡产，然而得到的结论都

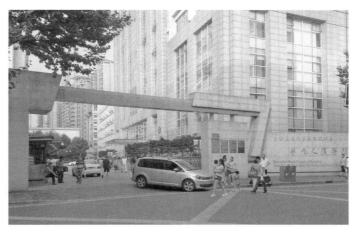

第九人民医院

是无法手术。1996年，附属九院著名整形外科专家张涤生教授从《报刊文摘》上了解到此事后，经医院领导千方百计地联系，小吴于3月23日住进九院，并被确诊为我国首例患先天性胸骨缺损畸形并伴上腹壁疝。对于这一国内首例、世界罕见的病例，医院领导非常重视，由张涤生牵头，联合医院有关科室以及新华医院小儿心胸外科的专家进行3次大会诊，设计了先天性胸骨缺损移植修补手术方案。4月2日，81岁高龄的张涤生教授亲临手术室现场指导，手术由副院长、整复外科副主任钱云良担任主刀，当普外科主任唐思聪教授修补完病孩上腹壁疝后，九院院长、骨科专家戴尅戎又从病孩右臂部取一块髂骨，最后经钱云良整形后，覆盖在病孩缺损胸骨和肋骨的心前区，再作右侧胸皮瓣转位遮盖。手术后，小女孩的心脏前终于拥有了一道用髂骨构筑的屏障。

（四）九院实施国内首例高位颈动脉移植术成功

1997年，来自南京的小杜（化名）在当地做舌癌手术切除术。一年后不幸复发，肆虐的肿瘤迅速扩大，面颈部不断膨胀，呼吸逐渐困难。1998年12月，患者慕名来到九院，经口腔颌面外科医生作血管造影等检查证实，肿瘤不仅波及范围广，而且已侵及高位颈动脉，被认为是手术禁区。九院口腔颌面外科专家邱蔚六教授和主任林国础教授组织会诊，制定最佳手术方案。1999年1月20日，九院院长张志愿主持这一艰难手术。在麻醉科和神经外科的默契配合下，由孙坚副教授主刀。手术医师采用包抄战术，先从外围逐渐剥离肿瘤，然后在狭窄的血管、神经密布的禁区内操作。手术医师采用内转流技术，小心翼翼地迅速将肿瘤连同被侵犯的高位颈内动脉一并切除，然后从患者腿部取下

长达 15 厘米的大隐静脉进行移植,重新建立了颈内动脉血流系统,最后再移植胸大肌皮瓣修复口腔内、外、颌颈部的大面积组织缺损。手术长达 13 小时,最终九院实施的这一国内首例高位颈动脉移植术成功。手术后,患者在九院医护人员 3 周严密观察监护下,逐渐康复。

(五) 创造纠治心脏大动脉错位手术新奇迹

1999 年 8 月 27 日,一个名叫小窦(化名)的婴儿在上海第七人民医院出生。出生后,婴儿即被医护人员发现其唇周及四肢末梢青紫,怀疑患有先天性心脏病,小窦随即被转入上海儿童医学中心,收入心胸外科重症监护室,经心脏超声检查确诊为先天性完全性大动脉错位,房间隔缺损且动脉导管未闭,属复杂发绀型先天性心脏病,必须立即手术。9 月 2 日,出生仅仅 6 天的小窦被送进手术室,并由我国小儿心脏外科手术创始人丁文祥教授主刀,对其实施先天性完全性大动脉错位纠治术。丁文祥在麻醉师的配合下,先将错位的主动脉和肺动脉转换到正常位置,再将两根纤细的冠状血管种植到新建的主动脉根部,最后修补房间隔缺损。5 小时后,当小孩子摆脱人工心肺机,比鸡蛋还小的心脏上百余个缝线针孔无一处浸血,手术成功。9 月 15 日是术后第 13 天,小婴儿康复出院。此例小患者为我国纠治心脏大动脉错位手术成功的最小年龄。丁文祥领衔的小儿胸外科在纠治心脏大动脉错位手术上创造了新的奇迹。

学校在临床医疗工作中还取得多项成果。2002 年 7 月 19 日,附属瑞金医院普外科李宏为教授和彭承宏教授施行劈离式肝移植手术,将总重量为 1080 克的供肝按解剖结构分成 850 克重的右半肝和 230 克重的左半肝,分别移植的两位病人身上,手术共用了 13 小时。该手术为国内首例劈离式肝移植手术。2004 年 12 月 14 日,李宏为教授和彭承宏教授为一名 38 岁的女患者施行了肝脏、胰腺、脾脏、胃、十二指肠、全小肠(空肠、回肠)和结肠(盲肠、升结肠、横结肠)等 7 个脏器的整体移植,整个手术历时 14 多个小时。该手术为亚洲首例腹腔七器官联合移植。此外,2003 年,学校完成亚洲首例成人胰岛细胞移植,2005 年完成成人胰岛细胞-肾联合移植。

第十节　救灾防病和支援医疗建设

20 世纪 90 年代中期以后,学校积极开展救灾防病和支援医疗建设,服务社会、服务人民。1998 年南方抗洪时期,学校积极组建医疗队,赴抗洪第一线救灾防病。2003 年,抗击"非典"时期,学校采取多项措施,做好"非典"防范工作。此外,学校凝心聚力,选派多批次的援藏、援疆、援滇干部，指导和参与各地医疗卫生事业发展，并深入开展医疗支援和智力扶贫工作。

一、组建医疗队，赴抗洪一线救灾

1998 年夏，无情的洪水逞凶，肆虐我国长江、嫩江及松花江等地区。二医大全校师生医护员工心系灾区群众。虽然正值学校放暑假，广大师生闻讯，还是纷纷在所在社区街道伸出援助之手，捐款捐衣物。70 多名离休干部首先自发捐款 1 万余元。新学期开学第一天，许多师生自带了钱款和捐赠的衣被前来上班和上学。校本部教职员和师生组织"为灾区人民献一份爱心"活动。学校还对来自灾区 20 名同学提供一次性补助费 500 元，并对部分学生实施了学费减免、缓交、补贴或贷款等措施。在 5 所附属医院，医护员工不仅完成高温期间超负荷的门急诊医疗任务，而且还慷慨解囊踊跃捐款，截至 9 月 8 日，5 所医院共捐款 62.08 万元。全校向灾区捐款额累计 150 万元。

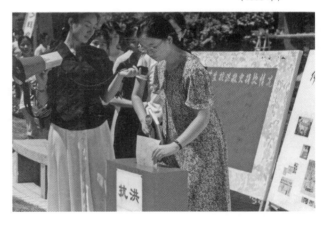

抗洪救灾捐款仪式（1998 年）

为确保大灾之后无大疫，学校各附属医院医护人员在踊跃捐款捐物的同时，积极报名参加医疗队，并在极短时间内组成医疗队。身着"上海医疗队"字样 T 恤的附属瑞金、仁济医疗队分别于 8 月 30 日和 9 月 9 日飞赴湖南澧县、安乡县抗洪第一线救灾防病，在"上海市救灾防病医疗队赴湖南灾区动员大会暨授旗仪式"上，两队队长朱正纲、高仕铭分别从市委副书记龚学平、副市长左焕琛手中接过"上海医疗队"大旗。

瑞金赴湘医疗队由瑞金医院副院长朱正纲任队长，是上海首批赴湘救灾防病医疗队之一，同时还受共青团中央和全国青联的委托，作为全国 10 支中国青年志愿者医疗防疫服务队之一。医疗队携带了近 20 万元的医疗物品，于 8 月 30 日夜达到澧县，住在距离防洪大堤仅 100 米的农户家里。医疗队主要任务是救治这一受灾区 3 万余名灾民中的一些较危重患者，同时每天抽出部分人员乘小船到较远的大堤上，为因交通不便而无法出来看病的灾民提供服务。赴湘救灾期间，医疗队为实现"大灾之后无大疫"的目标，不顾条件艰苦、环境恶劣，共治疗灾民 7 000 余人次，上门为 9 个行政村送医送药。医疗队员还关注当地的救灾保学活动,在新学年开始前,拿出 7 000 元,资助了当地 120 名受灾贫困学生。时任中共中央政治局常委、国务院副总理李岚清等领导亲自到医疗点看望了瑞金医疗队队员。9 月 18 日,瑞金医疗队在湖南澧县医疗点完成 20 天救灾防病任务后凯旋。

以仁济医院副院长高仕铭为队长的仁济医疗队于 9 月 10 日下午抵达指定灾区——湖南省安乡县重灾区安造大垸。在半个月的救灾医疗工作中,队员们以"学习、服务、锻炼"的六字精神,积极投入到防病治病的工作中,共诊治患者 5 404 人次,挽救危重患者 5 例,进行卫生宣教 24 350 人次,为安福镇大湖门医院义诊一天,为安福乡镇干部体检 30 人次,发放药品 3 万元,进行消毒、灭蝇面积 34 950 m²,发放消杀药剂 560.8 公斤,水源管理 3 820 处,粪便管理 3 810 处,搭建简易厕所 60 处,食品卫生管理 2 732 户,发放宣传资料 700 份,培训了40 名卫生防疫人员,筹集款项约 600 元,为黄山头镇中学改建水池,解决了近 1 000 人的用水问题。另外,医疗队员们还为帐篷小学的孩子们捐赠价值 8 000 元物品和 1 000 元现金。通过半个月的服务,队员们学到了许多,也经受了锻炼。队员们在总结救灾工作中还建议,医疗队员当以卫生机构为工作重点,驻扎基层卫生机构,帮助重建和恢复医疗卫生防疫网络,使当地医院切实发挥一级医院的作用。9 月 28 日,仁济医疗队满载灾区人民的深情厚谊和 10 面锦旗,返回上海。

10 月 13 日,上海市卫生局召开市援湘医疗队总结表彰大会。副市长左焕琛出席会议并讲话。附属瑞金、仁济医院医疗队由于出色地在湖南澧县、安乡县完成救灾防病任务,赢得灾区群众和上级领导的好评,同时被授予"救灾防病先进集体"荣誉称号,并记集体三等功一次。校党委发出"关于学习贯彻江泽民同志《在全国抗洪抢险总结表彰大会上的讲话》通知",要求各单位组织好党员干部和群众认真学习,深刻领会讲话的精神实质,联系实际,贯彻精神,同时结合本职工作,开展向瑞金、仁济两支援湘医疗队员学习,发扬伟大的抗洪精神,努力把全校的各项事业推向前进。10 月 30 日,二医大援湘医疗队总结表彰大会举行。学校向附属瑞金、仁济两支医疗队的 14 名队员授予抗洪救灾防病纪念铜牌和鲜花。医疗队员代表郑涛、陈磊、高仕铭和赵爱敏先后在会上作了报告。校党委书记李宣海在总结表彰大会上号召全校师生员工发扬抗洪精神,做好学校各项工作。

二、众志成城控制"非典"疫情

2003 年,一场突如其来、肆虐呈狂的传染性非典型肺炎(以下简称为"非典")在神州大地蔓延。做好"非典"疫情的预防、治疗和控制工作,关系到广大人民群众的身体健康和生命安全,关系到我国改革发展稳定的大局,关系到我国的国家利益和国际形象。党中央、国务院提出了"沉着应对、措施果断、依靠科学、有效防治、加强合作、完善机制"的总体要求,教育部发出通知要求全力预防坚决阻断"非典"在高等学校的传播。上海市委、市政府提出了"四个确保"的防治要求。按照中央和市委、市政府的要求部署,二医大举全校之力,采取多项措施,做好"非典"防治工作。

(1) 为进一步认识防治"非典"工作的重要性、紧迫性,学校把做好传染性非典型肺炎防治工作作为一项重大任务抓紧抓好,明确党政一把手为责任人,全校广泛动员,全力预防。2003 年 4 月,学校成立了防治非典型肺炎领导小组和工作小组、领导小组和工作小组。领导小组由校长沈晓明、党委书记赵佩琪任组长,工作小组分设本部和医院两个小组,分别由副校长钱关祥、朱正纲担任,加强对学校防治工作的领导和协助。学校利用报纸、宣传栏、宣传册、网络,宣传"非典"的症状特征、传播途径和预防措施,全校加强预防"非典"的宣传教育,增强师生员工防病意识和自我防护能力。学工部和研究生处联合成立了防治"非典"学生工作组,各学院相继成立了工作组,由主管副院长负责,制定了相应的措施。各学院组成了由学生党总支书记、学生办公室主任、政治辅导员等人员构成的联系网络,明确责任区域,及时做好"非典"的预防和信息上报工作。

(2) 做好防控各项预案。在校党委、校防治传染性非典型肺炎工作领导小组的统一领导下,做好预防和控制预案。学校先后制定了预防、报告及转诊工作预案,关于"非典"预防工作的方案和关于防治"非典"宣传工作方案等一系列紧急应对机制。如制定疑似患者隔离转诊预案,明确一旦发现疑似患者如何进行隔离、会诊、转诊、消毒和疫情通报,在学校保健科设立发热门诊和隔离病房,配备足够的治疗和消毒药品;制定教学方式调整预案,做到教师不停课、学生不停学、师生不离校,保证学校正常的工作和教学秩序;学生缺勤要及时上报,并说明原因;如发现学生中有疑似或者患有"非典"的情况,即取消大班教学,改为辅导或通过网络授课;调整学生实习、见习计划,见习、实习学生暂时不安排进肺科、传染科、急诊科,已在上述科室实习的学生立即调整到其他科室实习。

(3) 做好预防、监控、排查、报告等工作,做到早发现、早报告、早隔离、早治疗。学校加强对教室、宿舍、图书馆、食堂、走道、电梯等公共场所进行通风、消毒,在教学楼、宿舍的公共洗漱间和食堂水池处放置消毒液,向学生发放口罩,向住宿学生发放体温计。学生工作部门对学生积极开展心理辅导和卫生宣传,引导他们以科学武装头脑,理性应对突发事件,消除了部分学生的恐惧心理,增强了学生的自我防范意识。学校实行每天学生点名制,及时掌握学生的出勤情况,每晚组织老师对学生寝室为学生测量体温,发现有发热的学生立即就诊并跟踪,报告其病情变化;为畅通信息渠道,学校主动及时准确地发布"非典"防控信息,建立了

"一天两报制"和"一天一报制度",即各学院每天向学工部报告两次,学工部向学校报一次;保证信息的准确、公开、透明;学校还建立了教室、寝室每天消毒责任制,向学生赠送保健科自制的预防"非典"中药制剂服用。

(4)坚决阻断"非典"在学校的传播途径,全力保障师生的健康安全,维护学校政治稳定。学校在尔谊宾馆、校医疗保健中心门诊部等校门口处设置白色隔离栏栅,避免人员流动,严格控制外来人员随意进入校园,阻断"非典"病源进入校园;做好对全体师生员工近期进出情况的排摸,对2周内去过疫区人员安排到校门诊部"非典"隔离区进行观察,统计一个月内有出差、出访计划的人员及来访的人员情况。学校各单位、各部门近期不组织外出活动,不安排到疫区出差、旅游。"五一"期间,要求外地学生一律留校,同时劝阻外地学生家长不要到上海来探视。学校加开了一条咨询热线,开设了招生咨询室,尽可能采用电话咨询、宣传资料发放等形式进行,减少面对面接触。此外,学校还亲切关注留学生、外籍教师、外籍专家的身体健康和有关动向,送去口罩、体温表和中药汤剂。外籍师生积极参加关于防"非典"知识讲座和增强体质而举办的"太极拳学习班"。二医细致的"非典"防控工作得到了学校外籍师生的理解和支持。"非典"期间,留学生、外籍教师学习生活秩序正常,无一因"非典"退学离校。

(5)"非典"期间,各附属医院广大医护人员发扬救死扶伤的人道主义精神和大无畏的精神,奋战在防治工作的第一线,展现了医务工作者的良好风尚和职业道德,为上海乃至全国"非典"疫情的防控工作做出巨大贡献。6家附属医院在防治"非典"中,5家为监测点,附属上海儿童医学中心被列入上海市首批"非典"定点医院。被定为"非典"定点医院后,儿童医学中心首先成立了防病领导小组,并集医院医护骨干成立了非典型肺炎医疗救护小组,开辟了专门收治的"非典"病房、疑似病房,继而开设了发热门诊和观察室,制定了应急处置预案,配备了副高以上职称的医师负责"非典"患儿的会诊。为贯彻"早发现、早隔离、早治疗"的原则,儿中心还承担了全天候的会诊任务,随叫随到。中心的医务人员多次半夜前往儿童医院、长宁区中心医院等地会诊。

5月4日,市卫生局宣布附属新华医院列为本市第二批"非典"定点医院。对此,新华医院院长沈晓明和党委书记徐卫国表示,将以"一切为了防'非典'"为指导,带领全体职工克服困难,完成这项艰巨任务。5月5日,医院召集党政各职能部门负责人,进行了紧急动员。会后,医院立即着手从场地调整、人员培训、配置、保障物资储备等环节制定方案和预案。新华医院还决定在防"非典"工作领导小组下,设立由医务、护理等相关职能部门人员组成的防"非典"工作办公室,统一协调、实施防治工作,由质量控制办公室主任领导、协调、督促、检查发热门诊工作。5月8日,新华医院成立以沈晓明校长为总指挥、朱正纲副校长为常务副总指挥的"非典"定点医院指挥部，同时还成立以呼吸科专家邓伟吾、黄绍光为顾问，林建海为组长的"非典"防治工作专家组，做好精心部署和安排。"非典"期间，新华医院女性医护人员还组建了一支抗击"非典"娘子军医疗队，赴香港支援防控工作。

　　抗击"非典"这场战斗中，全国上下一盘棋。附属上海儿童医学中心、新华医院先后成为"非典"定点医院不仅是两所医院的大事，也是二医所有附属医院和学校的大事。瑞金医院做好院内防治工作基础上，将原28舍学生宿舍整修成发热患者隔离病房，同时抽调感染科、呼吸内科等有经验的医护人员和工勤人员到发热门急诊和隔离病房，还配备了6名医生、4名护士作为应急医疗队成员，随时准备支援上海儿童医学中心工作。仁济医院克服人员少、场地小的困难，东西两部建立了隔离区，扩大了专家队伍，配备了10张隔离床位，在原有发热门诊的基础上，24小时内开设了发热专诊，建立观察室，并组建了一支赴内蒙古疫区医疗队。新华医院被列为第二批"非典"定点医院后，仁济医院院长范关荣提出，兄弟医院不会袖手旁观，主张每个医院承包一两个病区，提供病区所需的人力和物力。这一建议得到其他附属医院的支持。九院为加大防治力度，在医院急诊室2楼建立发热门诊的基础上，将急诊室3楼改为就地隔离病房，并加大人力的培训和物力投入，在做好自身工作同时支援定点医院防治工作。附属宝钢医院虽然人员少、场地小、设备少，但在完成本职工作的同时，积极承担支援定点医院的工作任务，该院行政支部的党员纷纷递交请战书，要求增援临床一线。医院还成立了"抗'非典'青年志愿者突击队"，作为防治的后备人员，接受医院随时调遣。

　　（6）防治"非典"科研攻关。学校的科研工作者在抗击"非典"的特殊时期中，仍然没有放弃科研攻关，并取得了一些防治相关的科研成果，为一线服务。许多参加防治会诊的专家年事已高，并且超负荷、零距离地和患者、疑似患者接触。为了保护专家不受"非典"侵袭，附属新华医院副院长孙锟率领的科研小组研制出"非典"专家远程会诊系统。该系统如缝纫机大小，可方便移动，通过应用最新计算机网络技术和无线通信技术，在高保真的前提下，远程获取诊断与鉴别诊断所需的重要信息，从而实现"非典"的远程专家会诊。专家只要坐在该系统前，通过电子听诊器音频信号的网络传输、保真胸部X线片的网络高保真传输和显示心电、呼吸、血氧饱和度、血压信息的数字化传输等，就能对患者是否已患"非典"做出诊断。该系统分别安放在上海市传染病医院和上海肺科医院进行调试使用，取得良好效果后，向全市推广。针对在抗"非典"中医护人员的零距离接触情况，为保护医护人员不受飞沫喷溅，附属仁济医院研制出封闭式吸痰管系统，利用防毒面具的活性过滤器作为呼气管道的过滤消毒器，安装在呼吸机的呼气出口管道处，采用负压密封式气道抽吸痰液，并且在吸氧装置也增设活性炭空气过滤消毒器，从而达到既救治患者又预防感染的目的。该系统在"非典"的防治工作中起保护医护人员的作用。

　　此外，学校多项抗"非典"科研课题取得进展，如上海市血液学研究所陈赛娟教授领衔的用多种复试 PCR 和荧光定时定量法早期诊断和全程监测试剂盒，该研究获得中科委的立项；由健康科学中心臧敬五和龚毅负责的新型抗 SARS β－IFN 制剂研究等 3 个课题获市科委批准立项；由病原生物学教研室刘晶星负责的上海市"非典"病原检测课题协作组获得市卫生局立项；国家教育部授权的关于"非典"预防与治疗等 3 本教材的编写由上海第二医科大学公共卫生学院负责。

　　2003 年 6 月以后，我国的"非典"疫情基本得到控制。后"非典"时期，二医大积极发挥学校学科特点和优势，开展"'非典'对卫生系统中长期影响"的研究，为上海市政府决策提供依据。6 月 27 日，上海第二医科大学与美国威斯康星大学医学院主办的"中美两国专家'非典'专题远程研讨会"厅举行。二医大校长沈晓明、美国国际健康中心总裁马克·爱迪生先生共同主持了研讨会，上海市卫生局副局长刘国华参加了研讨。在研讨会上，附属瑞金医院呼吸科主任、上海市"非典"防治专家咨询组成员黄绍光教授，公共卫生学院副院长施榕教授，上海市免疫学研究所所长臧敬五教授等分别就上海出现的 8 例患者的基本情况，特别是瑞金医院诊断和治疗该院发现的上海第 3、4 例"非典"患者及上海的公共卫生预防、治疗策略做了报告。美国威斯康星大学医学院的专家教授就"非典"和国家公共卫生体系做了交流，特别是该院病毒学教研室主任 Paula Traktmen 教授就美国目前发生的猴痘疫情报告引起国内专家的兴趣，认为美国卫生预防系统对于突发性流行病疫情反应快速、控制及时等，值得国内学习与借鉴。6 月 30 日，校公共卫生学院召开后"非典"时期应对策略座谈会，主要探讨政府和非政府力量在公共卫生事件应急防范中应承担的责任和运作机制，"非典"对我国卫生

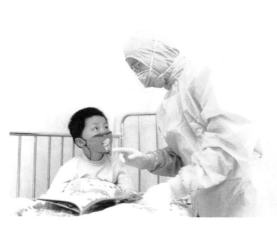

抗击"非典"

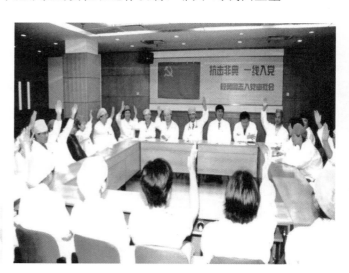

抗击"非典"一线入党

政策及卫生经济的中长期影响,对突发公共卫生事件的防范,我国法制如何建设等问题。

三、凝心聚力支援西部医疗建设

（一）选派干部援藏

上海市委、市政府高度重视援藏工作,先后向日喀则地区选派了多名优秀援藏干部,帮助和指导西藏发展建设,也培养出一批具有艰苦不怕吃苦、缺氧不缺奉献精神的党员干部。1998年年初,上海市委组织部进行选派第二批援藏干部的工作。经上海市委组织部选拔、批准,二医大党委办公室副主任李明磊入选,光荣成为本市第二批援藏干部中的一员。5月中旬,他暂别上海和亲人,肩负党的重托赴西藏日喀则地区工作3年。李明磊,1986年毕业于徐州医学院医疗系,1997年在上海第二医科大学获小儿外科硕士学位,毕业后分配至新华医院任小儿外科医师,后由医院推荐到校党办挂职锻炼,任副主任。在上海第二医科大学攻读硕士期间曾任校研究生会主席,并获得"上海市优秀学生干部"称号和首届"中国大学生跨世纪发展基金""建昊奖学金"特等奖等殊荣。在选派干部援藏工作中,李明磊克服了家庭各种困难,耐心做好妻子和岳父母的工作,主动报名参加援藏工作。他说:"党和人民培养了我,我应该服从党和国家的大局,到艰苦的地方去奉献青春,磨炼自己。"

2004年6月至2007年6月,陈睦作为上海市第四批援藏干部赴西藏日喀则地区人民医院担任该院副院长,2005年被评为"西藏日喀则地区人民医院先

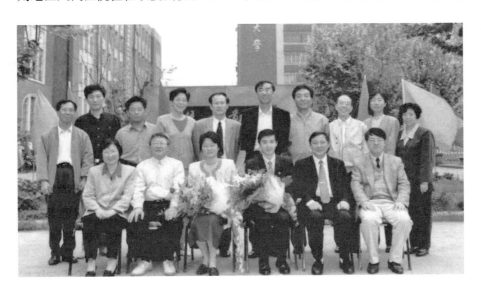

校领导与李明磊（前排右三）合影（1998年）

进工作者"，2006 年被评为"西藏日喀则地区人民医院优秀共产党员"。陈睦，历任新华医院儿骨科医师、医疗开发公司总经理、保障部主任、院长助理、副院长，瑞金医院副院长等职务，2015 年任上海交通大学医学院副院长。

2004 年，陈睦进藏后，克服了严重的高原反应，短短一个多月时间里，就对医院的实情有了深刻了解。他针对医院目前存在的问题和困难，提出了一些行之有效的策略，并根据医院的人才及医疗设备状况，努力为医院寻求各种人才培养机会和更新设备的可能。经过一年多时间，通过陈睦的努力和援助单位的无私帮助，医院建立了制氧厂，在建的高压氧舱竣工，选派了 5 名医护人员到上海进修，此外还对医院包间病房、会议室、办公楼门厅等进行装修改造。

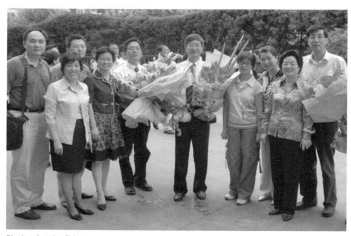

陈睦(中)完成援藏任务载誉而归(2007 年)

2005 年，由上海交通大学医学院党委副书记黄红、副院长钱关祥率领的赴日喀则慰问考察团来到日喀则地区人民医院，代表学校慰问陈睦同志，并向日喀则地区人民医院捐赠购置医疗仪器设备资金 100 万元以及一辆丰田牌 100 型汽车。日喀则地区人大工委副主任达娃，日喀则地区政协副主席、日喀则人民医院院长丹增，上海市第四批援藏干部联络处成员、日喀则地委组织部副部长丁宝定，日喀则地区行署卫生局局长尼玛，日喀则地区人民医院党委书记刘庭明等领导以及医院各科室主任、护士长出席了捐赠仪式。仪式上，丹增高兴地说："我感觉到陈睦是一名具有很高思想政治素质及领导能力的年轻干部。他视日喀则为第二故乡，视藏民为亲人，尊重民族习惯和宗教政策，政治立场坚定，坚决反对分裂，十分注重班子内部团结和民族团结，大事讲原则，小事不马虎，谦虚谨慎，以诚待人，克服语言和生活上的困难，不计较个人得失，忘我的工作精神以及模范行为赢得了全院职工的信任和好评。"

(二)赴新疆、云南智力扶贫

为贯彻中央政治局常委会关于维护新疆稳定会议纪要的精神，1997 年，根据上海市政府要求，选派优秀专业技术人员和干部支援新疆阿克苏等地的教育卫生事业。1997年2月17日，二医大选派卫校王锦达赴阿克苏工作，为期3年；1997年底又接受第二批援疆任务，选派附属瑞金医院超声诊断科主治医师詹维伟、仁济医院消化内科主治医师戴军、九院整形外科主治医师顾斌赴疆工作。在阿克苏地区工作3年；1999年1月，选派瑞金医院普外科的薛建元，仁济医院妇产科的李卫平，仁济医院妇产科主治医师赵爱民赴新疆阿克苏工作3年。

1999年7月，被称为"白衣圣人"的新疆乌恰人民医院院长吴登云先进事迹报告团来到附属瑞金医院。通过上海电视台的牵线搭桥，瑞金医院主动要求与乌恰医院结为友好医院，并于8月25日派出了一支由副院长俞卓伟率领的精简强干的医疗队伍，远赴万里之外的乌恰县，与吴登云一起生活、学习和工作。医疗队在乌恰期间，与乌恰人民医院签订了缔结友好医院的协议，并捐赠了价值人民币21.5万元的医疗器械、药品和医学书籍。为宣传、学习吴登云同志，医疗队员在副院长俞卓伟带领下统筹安排，让有限的时间发挥最大的效用，查房、巡诊、义诊、讲课、手术，队员每天工作时间超过16小时，仅仅4天，查房总人数超过100人，义诊400多人次，巡诊150人次，举办了7个专题讲座，成功为5名柯尔克孜族同胞分别作了外科和眼科手术。9月2日，瑞金医院赴新疆医疗队结束了在乌恰的医疗服务后凯旋。

根据上海云南两地《关于进一步做好两地对口帮扶协作工作纪要》的有关要求，1997年9月，由上海团市委发起并启动上海市青年志愿者赴滇扶贫接力计划。二医大党政领导和附属医院领导以及校院团委积极认真地遴选优秀青年志愿者，赴云南开展医疗支援和智力扶贫。1998年，附属瑞金医院的王健、仁济医院的冷静和新华医院的许朝晖3人入选上海市首批赴滇扶贫队伍，1999年完成工作任务返沪，并获"上海市杰出青年志愿者"称号。二医大团委获"上海青年志愿者赴滇扶贫接力计划"优秀组织奖，附属瑞金、仁济、新华分别获得"上海青年志愿者赴滇扶贫接力计划"特别贡献奖。8月，附属九院内科的吴胜斌、眼科的林明和宝钢医院外科的张彪3人作为第二批云南扶贫接力队员出征。2000年，附属瑞金医院外科杨伟国、针灸科王飞和新华医院儿内科朱晓东、心血管内科朱向阳等4名青年医生入选上海市第三批青年志愿者赴滇参加智力扶贫接力。同年，附属九院眼科主治医师林明和附属宝钢医院外科医师张彪成为本市第四批赴滇扶贫行动的志愿者。

1999年10月，附属新华医院2名眼科医师、1名护师，瑞金医院1名眼科医师参加上海市委宣传部和市精神文明建设委员会组织的"上海市教育、医疗、文艺三下乡"服务团，赴祖国西南边陲云南孟连县，为50多名白内障患者免费施行复明手术。云南省孟连县居住着傣族、拉祜族和佤族等21个少数民族2.7万人，是一个集边、少、穷为一体的典型国家级贫困县。由于当地百姓都居住在山区和半山区，海拔高，日照时间长，受紫外线辐射时间长，致使

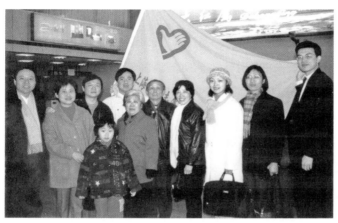

赴滇扶贫青年志愿
者出征(2001 年)

山民中患白内障比例增高,由于温饱尚未解决,所以看病诊治更无可能。

服务团中的白内障复明手术组以新华医院为组长单位,包括瑞金、华山、市一医院加盟,共有5 名医师和 2 名护师。队员们在艰苦条件下,精心为患者手术,并为每位患者免费植入人工晶体,手术取得百分百成功。一位名叫张娜发的拉祜族老太太,患白内障双目失明4 年,儿子儿媳因病去世,留下 10 岁的孙女。张老太经手术治疗双目复明后欣喜地说,上海医生使她重建光明,小孙女从此可以上学堂了。白内障复明手术结束,手术组医生还加入大型义诊行列,接待了千余名眼科咨询者。瑞金伤骨科何国础、内分泌郁忠勤、妇产科陆勇娟 3 位副教授也参加了"三下乡服务团"的医疗队,不仅到少数民族家里为患者诊病,而且参加了大型义诊活动。

(三)儿中心实施西部、东北地区培训计划

附属上海儿童医学中心自 2002 年 3 月起实施"西部、东北地区儿科医师和护士培训计划"项目,实施这一计划旨在通过对学员 1 年的培训,要求受训者回到原单位能以培训者的角色,把所学的新理论、新技术、新理念传授给当地的医务人员,推动当地的医疗水平。该培训计划最早是由二医大校长沈晓明从西方发达国家培养发展中国家青年医务人员的模式中得到启发,萌发了大都市的医院有责任帮助西部边远贫困青年医生和护士的想法,让西部、东北地区的医师和护士不用打工,就能获得培训并得到生活费,全无后顾之忧。2002—2005 年的 3 年内,该培训计划共为西部、东北地区培训了 70 名医师和护士。

后　记

　　《上海第二医科大学史》（以下简称"《二医校史》"）的编写遵循尊重历史的基本原则，在保持与已出版的《上海第二医科大学纪事（1952—2005）》（2006年）和《上海第二医科大学志》（1997年）主线相同的前提下，更加侧重档案史料的运用。在编写过程中，编写组在查阅上海市档案馆、上海交通大学医学院档案馆以及上海交通大学医学院各附属医院档案馆馆藏资料的基础上，前往华中师范大学东西方文化交流研究中心、中山大学中山医学院等查阅圣约翰大学医学院相关档案资料；前往法国耶稣会档案馆、比利时鲁汶大学等查阅震旦大学医学院相关档案材料；前往南京中国第二历史档案馆查阅民国时期医学教育相关档案材料；还前往北京、安徽、汕头等省市查阅相关档案资料，并对老领导、校友等进行访谈，搜集口述史料，更多地用史料"说话"，力求"原汁原味"。

　　《二医校史》在上海交通大学医学院党委的领导下，在主编孙大麟教授的带领下，历经数年，编写完成。副主编陈挥具体主持编写工作，制定了编写大纲，并负责全书统稿等工作。上海交通大学党史校史研究室指导并审定了编写大纲。上卷由宋霁负责编写，魏洲阳、陈杰、乙福祥和卢立波提供了绪论部分的初稿，杨天阳对相关法语档案资料进行了翻译；文丰提供了第一章的部分初稿，乙福祥提供了第二章第一节的初稿。下卷由葛鹏程负责编写，南德红等参与了下卷部分章节初稿的编写工作。整部校史的编写还得到了医学院各附属医院、各职能部处和相关单位的大力支持，在此一并表示感谢。同样还要感谢上海交通大学出版社,感谢王华祖主任率领的编辑团队认真细致的工作。

　　《二医校史》时间跨度大,涉及面广,由于编写组投入力量和水平有限,加之历史本身的复杂性以及档案资料的局限性,疏漏、失当之处在所难免,敬请广大读者批评指正。